Kaplan

Hipertensión clínica

**11.ª
edición**

Kaplan

Hipertensión clínica

11.ª edición

Norman M. Kaplan, MD

Clinical Professor of Medicine
Department of Internal Medicine
University of Texas Southwestern Medical School
Dallas, Texas

Ronald G. Victor, MD

Burns and Allen Professor of Medicine
Director, Hypertension Center
Associate Director, The Heart Institute
Cedars-Sinai Medical Center
Los Angeles, California

Con un capítulo escrito por

Joseph T. Flynn, MD, MS

Professor of Pediatrics
University of Washington School of Medicine
Chief, Division of Nephrology
Seattle Children's Hospital
Seattle, Washington

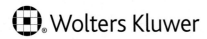

. Wolters Kluwer

Philadelphia • Baltimore • New York • London
Buenos Aires • Hong Kong • Sydney • Tokyo

Wolters Kluwer
Health

Philadelphia · Baltimore · New York · London
Buenos Aires · Hong Kong · Sydney · Tokyo

Av. Carrilet, 3, 9.ª planta – Edifici D
08902 L'Hospitalet de Llobregat. Barcelona (España)
Tel.: 93 344 47 18
Fax: 93 344 47 16
e-mail: lwwespanol@wolterskluwer.com

Traducción
Gustavo Mezzano
Cirujano general por la Universidad de Buenos Aires, Argentina
Traductor y supervisor médico

Revisión científica
Carlos A. Guízar Sánchez
Cardiólogo clínico y nuclear
Instituto Nacional de Cardiología Ignacio Chávez
Unidad de Cuidados Intensivos Coronarios
Hospital Central Sur de Alta Especialidad, PEMEX, México, D.F.

Juan Carlos de la Fuente Mancera
Fellow en Investigación en el Departamento de Cardiología Nuclear
Instituto Nacional de Cardiología Ignacio Chávez
Residente de Medicina Interna, Centro Médico ABC, México, D.F.

A todos aquéllos como
Goldblatt y Grollman,
Braun-Menéndez y Page,
Lever y Pickering,
Mancia, Brenner y Laragh,
Julius, Hansson y Freis,
y muchos otros, cuyo trabajo
ha hecho posible
que pudiéramos confeccionar
este útil libro sobre hipertensión clínica.

L a hipertensión sigue aumentando su prevalencia tanto en países desarrollados como en aquéllos en vías de desarrollo, expandiendo su papel en la morbimortalidad cardiovascular y renal en todo el mundo.

Los principales desarrollos desde la 10.ª edición son: 1) la terapia basada en dispositivos percutáneos, especialmente con la desnervación renal, pero también con el marcapasos de los barorreceptores carotídeos, y 2) las nuevas guías para la hipertensión. La aparición de publicaciones sobre ambos temas ha producido más preguntas y un amplio debate entre los expertos, lo que ha dado lugar a mucha confusión entre los médicos, los pacientes y los responsables de las políticas sanitarias. ¿Cuál es el futuro de la terapia basada en dispositivos, que parece ser tan prometedora para la hipertensión resistente a fármacos? ¿Cuáles son los objetivos adecuados para el tratamiento farmacológico? ¿Ciertos grupos de pacientes merecen un tratamiento más o menos intensivo? Hemos tratado de analizar estos temas de una manera justa y equilibrada.

La literatura médica global sobre hipertensión ha aumentado tal vez aún más que su prevalencia. Esta edición cubre una considerable cantidad de información nueva, presentada de una manera que esperamos permita al lector captar su importancia así como ponerla en perspectiva. Casi todas las páginas han sido revisadas teniendo en cuenta los mismos objetivos de las ediciones anteriores:

▎ Prestar más atención a los problemas comunes; la cobertura y el análisis de la hipertensión primaria constituye la mitad del libro.

▎ Cubrir cada forma de hipertensión al menos brevemente, ofreciendo referencias para aquéllos que busquen más información. Se proporciona cobertura adicional sobre puntos que recientemente han tomado mayor importancia, como la desnervación renal, las nuevas guías para la hipertensión y el aldosteronismo primario.

▎ Incluir los últimos datos publicados que creemos que son útiles para mejorar tanto el diagnóstico como el tratamiento.

▎ Proporcionar suficiente información sobre fisiopatología como para permitir un sólido juicio clínico.

▎ Ser objetivos y lograr identificar las áreas actuales de controversia.

Como antes, el Dr. Joseph Flynn, jefe de Nefrología Pediátrica en el Seattle Children's Hospital, ha contribuido con un capítulo sobre hipertensión en la niñez y adolescencia.

Agradecemos a los miles de investigadores cuyo trabajo nos ha permitido componer la 11.ª edición de este libro.

Norman M. Kaplan, M.D.
Ronald G. Victor, M.D.

Contenido

1

Hipertensión en la población general

La hipertensión sigue siendo un riesgo importante para el desarrollo de enfermedad cardiovascular (ECV) temprana en todo el mundo (Angeli y cols., 2013). A pesar de la comprensión cada vez mayor de su fisiopatología, el control de la hipertensión en Estados Unidos ha mejorado muy poco en la última década (Go y cols., 2014), mientras que su incidencia sigue aumentando, principalmente como una consecuencia del incremento en la longevidad. Al mismo tiempo, se ha visto que los niveles de presión arterial (PA) por encima de 120/80 mm Hg pero por debajo de 140/90 mm Hg, o sea, *prehipertensión*, aumentan la incidencia de ictus (Lee y cols., 2011).

La importancia clínica de la hipertensión se refleja en las múltiples guías elaboradas por los comités de expertos publicadas en 2013-2014 (Go y cols., 2013; Hackam y cols., 2013; James y cols., 2014; Mancia y cols., 2013; Shimamoto y cols., 2014; Weber y cols., 2014). Aun cuando pueden ser útiles, deben integrarse con las guías y las recomendaciones para otros factores de riesgo cardiovascular (CV). Según lo establecido por Peterson y cols. (2014): "Es importante crear un grupo de consenso nacional para bosquejar guías de práctica completas y actualizadas que armonicen las guías y recomendaciones para los factores de riesgo CV, que produzcan una estrategia de prevención CV más coherente y global. Este grupo debe incluir representantes de múltiples especialidades y disciplinas de atención primaria, seguir las recomendaciones del Institute of Medicine para el desarrollo de guías y cubrir todo el espectro de problemas CV, para desarrollar un abordaje integrado para la prevención, la detección y la evaluación, junto con los objetivos terapéuticos. Las recomendaciones de guías separadas (como las que existen para el colesterol, la hipertensión y la obesidad) no reflejan la necesidad de una atención integral para muchos pacientes que existe en la práctica".

Aunque la mayor parte de este libro trata sobre la hipertensión en Estados Unidos y otros países desarrollados, se debe observar que las enfermedades cardiovasculares son una causa importante de muerte en todo el mundo, sobre todo en aquellos países económicamente desarrollados, pero también en los países en vías de desarrollo (Angeli y cols., 2013). Según establecieron Lawes y cols. (2008): "En conjunto, el 80 % de la carga atribuible (a la hipertensión) afecta las economías de las clases media y baja".

A su vez, la hipertensión es globalmente el principal contribuyente del riesgo de padecer ECV. En Estados Unidos, la hipertensión es, por mucho, el factor de riesgo más prevalente para la mortalidad CV, y se estima que contribuye con el 40,6 % del total (Go y cols., 2014). Cuando se calcula el impacto global total de los factores de riesgo conocidos sobre la carga global de la enfermedad, el 54 % de los ictus y el 47 % de las coronariopatías son atribuibles a la hipertensión (Lawes y cols., 2008). De todos los factores de riesgo potencialmente modificables de infarto de miocardio en 52 países, la hipertensión es superada solamente por el tabaquismo (Danaei y cols., 2009).

La prevalencia creciente de la hipertensión se ha documentado en un estudio en curso de una muestra representativa de la población adulta de Estados Unidos, la *National Health and Nutrition Examination Survey* (NHANES), mostrando un aumento del 24,4 % de la población adulta en 1990 al 29,1 % en 2012 (Nwankwo y cols., 2013).

El sorprendente impacto del envejecimiento se manifestó en algunos participantes del *Framingham Heart Study*: entre los que permanecieron normotensos a los 55 o 65 años (en dos cohortes), a lo largo de un seguimiento de 20 años, el 90 % desarrolló hipertensión a la edad de 75 u 85 años (Vasan y cols., 2002).

El impacto del envejecimiento y la prevalencia creciente de la hipertensión, acompañante tanto en el ictus como en la mortalidad por cardiopatía isquémica (CI), se demostró claramente en un metaanálisis de los datos de más de un millón de adultos en 61 estudios realizado por *Prospective Studies Collaboration* (Lewington y cols., 2002). Como se puede observar en la figura 1-1, el riesgo absoluto de la mortalidad por CI se duplicó en cada década de edad más alta, con líneas similares de

1

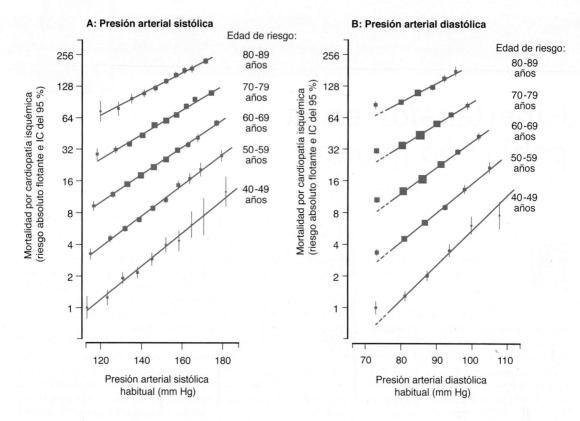

FIGURA 1-1 Tasa de mortalidad por CI en cada década de edad, representada para las presiones sistólicas **(A)** y diastólicas **(B)** habituales al comienzo de ese decenio. Datos de casi un millón de adultos en 61 estudios prospectivos (modificada de Lewington S, Clarke R, Qizilbash N, et al. Age-specific relevance of usual blood pressure to vascular mortality: A metaanalysis of individual data for one million adults in 61 prospective studies. *Lancet* 2002;360:1903–1913)

progresión tanto para la presión sistólica como para la diastólica en cada decenio.

Por fortuna, ha habido una mejoría continua en las tasas de control de la hipertensión en Estados Unidos (cuadro 1-1), pero las tasas para un control ade-cuado siguen siendo más bajas en varones afroamericanos y mexicanoamericanos que entre varones blancos no hispanos en Estados Unidos (Go y cols., 2014). Además, la mejoría en las tasas de control ha sido más lenta en la última década en todo el mundo (Mancia, 2013). Y todavía más preocupante, incluso cuando los hipertensos son tratados para alcanzar niveles óptimos, por debajo de los 120/80 mm Hg, siguen presentando un riesgo mayor

CUADRO 1-1

Tendencias en la concienciación, tratamiento y control de la presión arterial elevada en adultos de Estados Unidos (mayores de 20 años), 1976-2004

	National Health and Nutrition Examination Survey (%)					
	1976-1980	1988-1991	1991-1994	2000-2004	2005-2006	2011-2012
Concienciación	51	73	68	70	79	83
Tratamiento	31	55	54	59	61	76
Control[a]	10	29	27	34	45	52

Los datos son para adultos de 18 años o más y con una presión sistólica ≥ 140 mm Hg y/o una presión diastólica ≥ 90 mm Hg

[a]*Control* se define como la presión sistólica por debajo de los 140 mm Hg y una presión diastólica por debajo de los 90 mm Hg

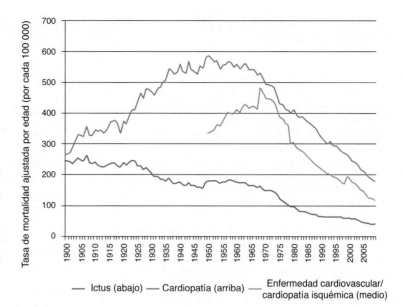

FIGURA 1-2 • Tasas de mortalidad de ictus y cardiopatía por 100 000 en la población de Estados Unidos, 1900-2005, estandarizadas para la población de EE.UU. del año 2000 (reproducida de Lackland DT, Roccella EJ, Deutsch AF, et al. Factors influencing the decline in stroke mortality: A statement from the American Heart Association/American Stroke Association. *Stroke* 2014;45(1):315–353)

de ictus que los normotensos con iguales niveles de presión arterial (Asayama y cols., 2009).

No obstante, como muestra la figura 1-2, existen impresionantes reducciones en la mortalidad tanto en la enfermedad coronaria como en el ictus, aunque esto es atribuible a la mejoría en el manejo una vez que los problemas se han producido más que a una reducción en su incidencia (Vaartjes y cols., 2013).

Por otra parte, la capacidad de proporcionar protección frente al ictus y un ataque cardíaco por medio de la terapia antihipertensiva en aquéllos que tienen hipertensión ha sido documentada de manera abrumadora (Blood Pressure Lowering Treatment Trialists' Collaboration, 2008). No hay discusión sobre los beneficios de reducir la presión arterial, aunque no hay pruebas suficientes para documentar el beneficio de tratar a personas sanas con presiones arteriales de entre 140/90 y 160/100 mm Hg, por ejemplo, con hipertensión estadio 1 (Diao y cols., 2012), lo que dio lugar a que se escribieran informes como el "Waste and Harm in the Treatment of Mild Hypertension" (Heath, 2013). Mientras tanto, el descifrado del genoma humano ha dado lugar a la esperanza de que la manipulación genética o la transferencia génica puedan prevenir la hipertensión. Por el momento esa esperanza parece extremadamente improbable, más allá de un muy pequeño número de pacientes con defectos monogenéticos que se han descubierto, dado que se ha demostrado que el número de genes que contribuyen con la variación de la presión arterial son cuando menos 28 (Arnett y Claas, 2012).

Este libro resume y analiza los trabajos de miles de médicos e investigadores de todo el mundo que han aumentado el conocimiento sobre los mecanismos detrás de la hipertensión y que han brindado tratamientos cada vez más eficaces para su control. Sin embargo, a pesar de sus continuos esfuerzos, es casi seguro que la hipertensión no podrá ser totalmente controlada, porque es una de esas enfermedades que, en palabras de un editorialista de *Lancet*, en los últimos 20 años (anónimo, 1993):

> …nos aflige desde la mediana edad en adelante (y que) simplemente podría representar genes "desfavorables" que se han acumulado para expresarse en la segunda mitad de nuestras vidas. Esto nunca podría ser corregido por ninguna presión evolutiva, porque tal presión actúa sólo en la primera mitad de nuestras vidas: una vez que nos hemos reproducido, no importa mucho si crecemos "sin dientes, sin ojos, sin nada".

Como probablemente la hipertensión no pueda prevenirse mediante la manipulación genética, es necesario tener mejorías en el estilo de vida que reduzcan los niveles de presión arterial en toda la población, tanto como 2 mm Hg, por ejemplo, una reducción moderada en la ingestión de sodio (The Executive Board of the World Hypertension League, 2014), lo cual proporcionaría beneficios importantes en la salud CV (Go y cols., 2014).

En este capítulo se revisan los problemas globales de la hipertensión en la población general. Se define la enfermedad, se cuantifican su prevalencia y sus consecuencias, se clasifican sus tipos y se describe la situación actual de su detección y control. En el resto del libro se ampliarán estas generalidades en formas prácticas de evaluar y tratar la hipertensión en sus diversas presentaciones.

DEFINICIÓN CONCEPTUAL DE LA HIPERTENSIÓN

Como se vio en la figura 1-1, la mortalidad por CI comienza a elevarse desde los niveles más bajos registrados en la población global, con presiones que van de 115/75 mm Hg, hasta duplicarse con valores de 140/90 mm Hg. Pero entonces, ¿por qué se considera universalmente que la "hipertensión" comienza en 140/90 mm Hg? Este número aparentemente surgió de los datos actuariales de la década de 1920, que mostraban una duplicación de la mortalidad por ECV en ese nivel (Society of Actuarials, 1959). La arbitrariedad de ese punto de vista fue cuestionada por Sir George Pickering, quien desacreditó la búsqueda de una línea divisoria arbitraria entre una PA normal y una elevada. En 1972 volvió a exponer su argumento: "No existe una línea divisoria. La relación entre la PA y la mortalidad es cuantitativa; cuanto más alta sea la presión, peor será el pronóstico". Consideraba la PA "como una cantidad y la consecuencia relacionada numéricamente con el tamaño de esa cantidad" (Pickering, 1972).

Sin embargo, como reconoció Pickering, los médicos se sienten más seguros cuando manejan criterios precisos, aunque éstos sean básicamente arbitrarios. Considerar una PA de 138/88 mm Hg como *normal* y una de 140/90 mm Hg como *alta* es claramente arbitrario, pero la práctica médica requiere utilizar algunos de ellos para determinar la necesidad de estudio y tratamiento. Los criterios deben ser establecidos sobre alguna base racional que incluya los riesgos de discapacidad y muerte asociados con diversos valores de PA, así como la posibilidad de disminuir estos riesgos al reducir la PA. Como señaló Rose (1980): "La definición operativa de la hipertensión es la cifra en la que los efectos beneficiosos […] de la acción superan a los de la inacción".

Incluso esta definición debería ampliarse, porque la acción (es decir, el establecimiento del diagnóstico de hipertensión con una cifra dada de PA) implica riesgos y costos así como beneficios, y la inacción puede ser provechosa. Lo anterior se resume en el cuadro 1-2. Por lo tanto, la definición conceptual de la hipertensión debe ser aquel nivel de PA en el que los beneficios (menos los riesgos y los costos) de la acción superan los riesgos y los costos (menos los efectos beneficiosos) de la inacción.

La mayoría de los elementos de esta definición conceptual son bastante obvios, aunque algunos, como la interferencia en el estilo de vida y los riesgos de los efectos secundarios bioquímicos del tratamiento, quizá no lo sean tanto. En primer lugar se ha de considerar la principal consecuencia de la inacción –la mayor incidencia de la ECV prematura–, porque ésta es la principal, si no la única, base para determinar la cifra de PA que se considera anómala y se denomina *hipertensión*.

CUADRO 1-2

Factores implicados en la definición conceptual de la hipertensión

Acción	Efectos beneficiosos	Riesgos y costos
Acción	Reduce el riesgo de enfermedad cardiovascular, debilidad y muerte	Impone una carga psicológica al "paciente hipertenso"
		Interfiere en la calidad de vida
	Disminuye los costos económicos de los episodios extremadamente graves	Requiere modificaciones del estilo de vida
		Añade riesgos y efectos secundarios por tratamiento
		Añade los costos económicos de la atención sanitaria
Inacción	Preserva el papel de "no paciente"	
	Mantiene el estilo de vida y la calidad de vida actuales	Aumenta el riesgo de enfermedad cardiovascular, debilidad y muerte
	Evita los riesgos y efectos secundarios del tratamiento	Aumenta los costos económicos de los episodios extremadamente graves
	Evita los costos económicos de la atención sanitaria	

Riesgos de la inacción: aumento del riesgo de enfermedad cardiovascular

Los riesgos de la PA elevada fueron establecidos en estudios epidemiológicos a gran escala. Como se puede ver en la figura 1-1, el grupo The Prospective Studies Collaboration (Lewington y cols., 2002) obtuvo datos de cada uno de los 958074 participantes en 61 estudios observacionales prospectivos sobre PA y mortalidad. En un promedio de 12 años, la mortalidad durante cada década de edad al momento de la muerte se asoció con la PA habitual calculada al comienzo de ese decenio. En esa misma figura se muestra la relación entre la PA sistólica y diastólica habitual y el riesgo absoluto de mortalidad por CI. Desde los 40 hasta los 89 años, se asoció cada aumento de 20 mm Hg de PA sistólica o 10 mm Hg de PA diastólica con un incremento de dos veces las tasas de mortalidad por CI y de más del doble de la mortalidad por ictus. Estas diferencias proporcionales en la mortalidad CV son alrededor de la mitad en la década de 80-89 años respecto de la de 40-49 años, pero los aumentos anuales absolutos del riesgo son considerablemente mayores en los ancianos. Como muestran las líneas rectas de la figura 1-1, no hay evidencia de un umbral en el que la PA no esté directamente asociada con el riesgo CV, incluso en cifras tan bajas como 115/75 mm Hg.

Como concluyen los autores: "Los presentes análisis no sólo confirman que existe una relación continua con el riesgo a través del rango normal de PA habitual, sino que demuestran que, dentro de esta rango, la PA habitual guarda una relación incluso más estrecha con la mortalidad vascular de lo que se había supuesto previamente". Los autores llegan a la conclusión de que una PA sistólica 10 mm Hg más alta que la habitual o una PA diastólica 5 mm Hg más elevada que la habitual se asociarían, a largo plazo, con un riesgo mayor alrededor del 40 % de muerte por ictus y alrededor del 30 % más elevado de muerte por CI.

Estos datos implican claramente cifras inferiores de PA a las consideradas habitualmente como indicativas de hipertensión, es decir, 140/90 mm Hg o superiores. Algunos datos estrechamente observados de los participantes del *Framingham Heart Study* han confirmado un aumento en el riesgo de ECV con cifras de PA previamente definidas como *normales* (120-129/80-84 mm Hg) o *en el límite superior de la normalidad* (130-139/85-89 mm Hg) en comparación con la PA *óptima* (< 120/80 mm Hg) (Vasan y cols., 2001).

Una relación similar entre los niveles de PA y la ECV se han confirmado en todo el mundo (Lim y cols., 2012), con una asociación aún más fuerte para el ictus

(Feigin y cols., 2014). Algunas de estas diferencias entre riesgo y niveles de PA pueden explicarse por factores evidentes como diferencias socioeconómicas y acceso variable a los cuidados de salud (Victor y cols., 2008; Wilper y cols., 2008).

Más allá de la contribución esencial de la PA *per se* al riesgo CV, otras diversas asociaciones pueden influir en la relación.

Sexo y riesgo

La Prospective Studies Collaboration observó que las asociaciones específicas de edad de la mortalidad por CI con la PA eran ligeramente mayores en las mujeres que en los varones y llegaron a la conclusión de que "en lo que respecta a la mortalidad vascular en su conjunto, el sexo tiene poca relevancia" (Lewington y cols., 2002). En Estados Unidos, la prevalencia de hipertensión es mayor en las mujeres de más de 65 años que en los varones (Go y cols., 2014).

Raza y riesgo

Como se muestra en la figura 1-3, los afroamericanos tienden a presentar tasas más altas de hipertensión que los de otros orígenes étnicos (Go y cols., 2014), y las

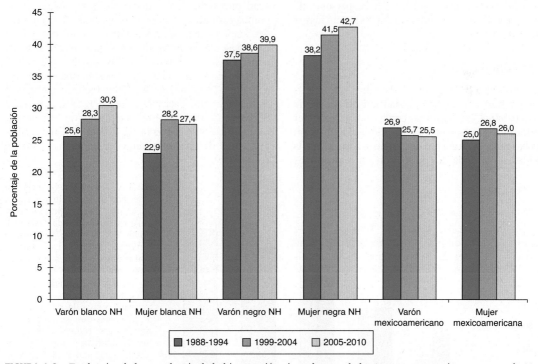

FIGURA 1-3 • Tendencias de la prevalencia de la hipertensión ajustada por edades en varones y mujeres mayores de 20 años según su raza o etnia en varias encuestas (*National Health and Nutrition Examination Survey:* 1988-1994, 1999-2004 y 2005-2010). NH indica no hispano. Fuente: National Center for Health Statics and National Heart, Lung and Blood Institute. De parte del American Heart Association Statistics Committee y del Stroke Statistics Subcommittee (tomada de Go AS, Mozaffarian D, Roger VL, et al. Heart disease and stroke statistics—2014 update: A report from the American Heart Association. *Circulation* 2014;129:e28–e292)

tasas globales de mortalidad, especialmente por ictus, son más altas en los afroamericanos (Lackland y cols., 2014).

El mayor riesgo de hipertensión en las personas de raza negra indica que es preciso prestar más atención a cifras incluso más bajas de hipertensión en este grupo, aunque parece haber pocas razones para utilizar diferentes criterios en el diagnóstico de la hipertensión en los negros que en los blancos. Las características especiales de la hipertensión en las personas de raza negra se comentan con más detalle en el capítulo 4.

Asimismo, el riesgo relativo de hipertensión difiere en otros grupos raciales. Particularmente, las tasas de hipertensión en los hispanos estadounidenses de origen mexicano son menores que en las personas de raza blanca (Go y cols., 2014). A pesar de su mayor prevalencia de obesidad y diabetes, los hispanos de Estados Unidos presentan menores tasas de ECV que los blancos o negros (Go y cols., 2014).

Edad y riesgo: ancianos

El número de personas mayores de 65 años se ha ido incrementando con rapidez, y en menos de 25 años una de cada cinco personas en Estados Unidos superará esta edad. La PA sistólica aumenta progresivamente con la edad (fig. 1-4) (Go y cols., 2014) y las personas de edad avanzada con hipertensión presentan mayor riesgo de ECV.

Presión diferencial

Como se observa en la figura 1-5, las cifras sistólicas se elevan progresivamente con la edad, mientras que, de manera habitual, las diastólicas comienzan a descender a partir de los 50 años (Burt y cols., 1995). La variación de ambas refleja el aumento de la rigidez aórtica y de la velocidad de la onda del pulso, con un retorno más rápido de las ondas de presión reflejadas, como se describe con más detalle en el capítulo 3. Por ello no debe sorprender que la ampliación progresiva de la presión diferencial sea un factor pronóstico de riesgo CV, ya que la ampliación del pulso y la mayor parte del riesgo proceden del mismo trastorno: la ateroesclerosis y la arteriosclerosis (Protogerou y cols., 2013).

Hipertensión sistólica aislada

Con base en lo mostrado en la figura 1-5, la hipertensión más frecuente a partir de los 50 años es la sistólica aislada, con una PA diastólica inferior a 90 mm Hg. En un análisis basado en los datos del NHANES III, Franklin y cols. (2001a) advirtieron que la hipertensión sistólica aislada era el diagnóstico en el 65 % de todos los casos de hipertensión no controlada observados en toda la población y en el 80 % de los pacientes mayores de 50 años. Es preciso señalar que Franklin y cols. (2001a), a diferencia de algunas publicaciones que definen la hipertensión sistólica aislada como una PA sistólica igual o superior a 160 mm Hg, utilizaron de forma adecuada la cifra de 140 mm Hg o superior.

La hipertensión sistólica aislada se asocia con una mayor morbilidad y mortalidad por enfermedad coronaria e ictus. Sin embargo, como los pacientes de mayor edad presentan ECV y deterioro de la función de la bomba cardíaca, los valores sistólicos de PA a menudo descienden y se hace evidente una curva de mortalidad cardiovascular en forma de "U": la mortalidad aumenta tanto en los pacientes con PA sistólica inferior a 120 mm Hg como en los que presentan una PA sistólica superior a 140 mm Hg. Del mismo modo, la mortalidad es mayor en los pacientes de edad igual o superior a 85 años cuando su PA sistólica es menor de 140 mm Hg o su PA diastólica es menor de 70 mm Hg, ambas cifras indicativas de una mala salud general (van Bemmel y cols., 2006).

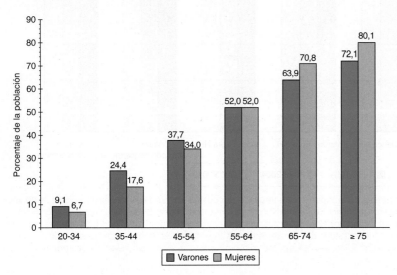

FIGURA 1-4 • Prevalencia de hipertensión en adultos mayores de 20 años de edad en varones y mujeres según la edad (*National Health and Nutrition Examination Survey*: 2007-2010). La hipertensión se define como una PA sistólica ≥ 140 mm Hg o la PA diastólica ≥ 90 mm Hg, si el sujeto contesta "sí" a tomar fármacos antihipertensivos, o si se le ha dicho dos o más veces que tenía hipertensión. Fuente: National Center for Health Statistics and National Heart, Lung, and Blood Institute (tomada de Go AS, Mozaffarian D, Roger VL, et al. Heart disease and stroke statistics—2014 update: A report from the American Heart Association. *Circulation* 2014;129: e28–e292)

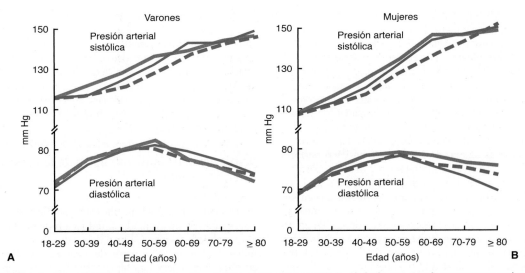

FIGURA 1-5 • Promedio de las presiones arteriales sistólicas y diastólicas según la edad y la raza o etnia en varones y mujeres de la población de EE.UU. mayores de 18 años. *Línea continua gruesa*, negros no hispanos; *línea discontinua*, blancos no hispanos; *línea continua fina*, mexicoamericanos. Datos del estudio NHANES III (modificada de Burt L, Whelton P, Roccella EJ, et al. Prevalence of hypertension in the U.S. adult population. Results from the Third National Health and Nutrition Examination Survey, 1988-1991. *Hypertension* 1995;25:305–313)

Hipertensión diastólica aislada

En menores de 45 años, la hipertensión sistólica aislada es extraordinariamente poco frecuente, pero la hipertensión diastólica aislada, es decir, una presión sistólica inferior a 140 mm Hg y una presión diastólica igual o superior a 90 mm Hg, se puede detectar en el 20 % o más de las personas (Franklin y cols., 2001a). Peters y cols. hallaron un 30 % de incremento en la mortalidad por ECV comparado con pacientes normotensos en 850 sujetos aun con una hipertensión diastólica aislada transitoria en el seguimiento durante 29 años, y Niiranen y cols. (2014) observaron un riesgo relativo de 1,95 de eventos CV comparados con pacientes normotensos en 114 sujetos con hipertensión diastólica aislada identificada mediante mediciones en el hogar de la PA en un período de 11,2 años. Por lo tanto, los pacientes con hipertensión diastólica aislada deben recibir un tratamiento antihipertensivo para reducir el riesgo CV.

Riesgo relativo frente a riesgo absoluto

Los riesgos de la PA elevada a menudo se presentan como relativos a los observados con cifras más bajas de PA. Como se ve en la figura 1-6, esta forma de analizar el riesgo tiende a exagerar su grado. Cuando se examinaron las asociaciones entre los diversos valores de PA y el riesgo de padecer un ictus en un total de 450 000 pacientes seguidos entre 5 y 30 años, se observó un claro incremento del riesgo de ictus al aumentar las cifras de PA diastólica (Prospective Studies Collaboration, 1995). En términos *relativos*, el aumento del riesgo fue mucho mayor en el grupo más joven (menores de 45 años), que pasó de 0,2 a 1,9, lo que supone un aumento de casi 10

veces del riesgo relativo en comparación con un incremento de menos de 2 veces en el grupo de más edad (10-18,4). Sin embargo, es obvio que el riesgo *absoluto* es mucho mayor en los ancianos, en los que hubo un 8,4 % (18,4-10,0) más de ictus con la PA diastólica más alta, mientras que en los más jóvenes sólo resultaron afectados por ictus el 1,7 % (1,9-0,2). No se puede ignorar la importancia de este riesgo mayor en los jóvenes

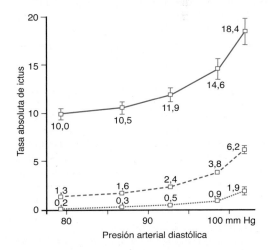

FIGURA 1-6 • Riesgos absolutos de ictus según la edad y la presión arterial diastólica habitual en 45 estudios observacionales prospectivos de 450 000 personas con 5 a 30 años de seguimiento, durante el cual 13 397 participantes sufrieron ictus. *Línea de puntos*, < 45 años; *línea discontinua*, 45-65 años; *línea continua*, ≥ 65 años (modificada de Prospective Studies Collaboration. Cholesterol, diastolic blood pressure, and stroke: 13,000 strokes in 450,000 people in 45 prospective cohorts. *Lancet* 1995;346:1647–1653)

con PA más alta, pero parece más apropiado usar la variación más pequeña del riesgo absoluto en lugar de la variación mayor en el riesgo relativo al aplicar estadísticas epidemiológicas a los pacientes individuales.

La distinción entre los riesgos para la población y para el sujeto es importante. Para la población general, el riesgo aumenta claramente con cada incremento de la PA, y las cifras de PA que se acompañan de riesgos significativamente mayores deben denominarse *altas*. Como señalan Stamler y cols. (1993): "La mayoría de las personas de más de 35 años tienen PA superiores a la óptima (< 120/< 80 mm Hg); por lo tanto, existe un mayor riesgo de ECV, es decir, el problema de la PA implica a la mayoría de la población, no sólo a la importante minoría con hipertensión clínica". Sin embargo, en forma individual, el riesgo absoluto de una PA ligeramente elevada puede ser bastante pequeño. Sussman y cols. (2013) ofrecen evidencia estadística de que el "tratamiento adaptado basado en el beneficio" que usa una estimación de la reducción de los eventos cardiovasculares por otros factores de riesgo proporciona una mejor protección frente a las enfermedades cardiovasculares y una mejor calidad de vida ajustada por los años que los "tratamientos basados en objetivos" usados hoy en día.

Efectos beneficiosos de la acción: reducción del riesgo de ECV

El principal efecto beneficioso reseñado en el cuadro 1-2 y que está implicado en la definición conceptual de la hipertensión es la cifra con la que es posible demostrar el efecto beneficioso de reducir las ECV. La inclusión de este factor se basa en el supuesto de que no tiene ningún efecto beneficioso (y, como se verá, es potencialmente nocivo) etiquetar a una persona de *hipertenso* si no se va a hacer nada para disminuir la PA.

PA natural frente a PA debida al tratamiento

Antes de comenzar, conviene hacer una advertencia. Como se ha señalado antes, se observan menos ECV en las personas con PA baja que no reciben tratamiento antihipertensivo. Sin embargo, ese hecho no se puede emplear como prueba de los efectos beneficiosos que puede tener el tratamiento, ya que es posible que la PA naturalmente baja ofrezca un grado de protección que no se consigue con una PA igualmente baja como consecuencia del tratamiento antihipertensivo.

La evidencia disponible apoya que las tasas de morbilidad y mortalidad, sobre todo las de coronariopatía, siguen siendo más altas en muchos pacientes con riesgo relativamente bajo que reciben tratamiento antihipertensivo farmacológico que en las personas no tratadas con cifras similares de PA. En el caso de las enfermedades coronarias, esto se ha demostrado en estudios de seguimiento de múltiples poblaciones (Andersson y cols., 1998; Clausen y Jensen, 1992; Thürmer y cols.,

1994) y en pacientes japoneses en el caso del ictus (Asayama y cols., 2009). También este tema se tratará con más detalle en el capítulo 5.

En contraste con los datos, hay evidencia experimental, epidemiológica y clínica que indica que reducir la PA elevada tiene efectos beneficiosos, en especial en pacientes de alto riesgo (Bakris y cols., 2014; Blood Pressure Lowering Treatment Trialists' Collaboration, 2008; Lackland y cols., 2014).

Justificación de la disminución de la presión arterial elevada

El cuadro 1-3 presenta la justificación para disminuir la PA elevada. Se ha evaluado la reducción de la ECV y la mortalidad (reseñada al final del cuadro) para determinar el valor de PA a partir del cual el beneficio se atribuye al tratamiento antihipertensivo, como se explica en el capítulo 5.

Durante los últimos 40 años, los ensayos terapéuticos controlados han reclutado pacientes con niveles de PA diastólica tan bajos como de 90 mm Hg. En el capítulo 5 se presentan análisis detallados de estos ensayos. Por ahora, basta con decir que no caben dudas y se ha demostrado la protección frente a la ECV con la disminución de las cifras iniciales de PA diastólica iguales o superiores a 95 mm Hg al comienzo, aunque todavía no hay acuerdo sobre si se ha comprobado la protección en las personas con PA diastólica inicial igual o superior a 90 mm Hg y, por otra parte, de bajo riesgo. Asimismo, se ha evidenciado protección en las personas de edad avanzada con hipertensión sistólica aislada y PA sistólica mayor o igual a 160 mm Hg, pero no existen datos sobre la extensa población anciana con cifras entre 140 y 160 mm Hg.

CUADRO 1-3

Justificación de la disminución de la presión arterial elevada

1. La morbilidad y la mortalidad como consecuencia de enfermedades cardiovasculares están directamente relacionadas con la cifra de presión arterial
2. La presión arterial se eleva más en los que ya tienen presiones altas
3. En el ser humano hay menos lesión vascular en aquellos sitios donde la presión arterial es más baja: debajo de una coartación, más allá de una estenosis vasculorrenal y en la circulación pulmonar
4. En experimentos en animales se ha demostrado que la disminución de la presión arterial protege el sistema vascular
5. El tratamiento antihipertensivo reduce la enfermedad y la mortalidad de origen cardiovascular

CUADRO 1-4

Características de las guías y recomendaciones recientes

Presión arterial (mm Hg)	NICE (2011)	Mancia y cols. (2013) ESH/ESC	Weber y cols. (2014) ASH/ISH	Go y cols. (2013) AHA/AAC/CDC	James y cols. (2014) Hypertension guidelines, U.S. "JNC 8"
Definición de hipertensión	≥ 140/90 control ambulatorio (o PA en casa ≥ 135/85)	≥ 140/90	≥ 140/90	≥ 140/90	No determinado
Tratamiento farmacológico en pacientes de bajo riesgo después de tratamiento no farmacológico	≥ 160/100 o control ambulatorio de día ≥ 150/95	≥ 140/90	≥ 140/90	≥ 140/90	< 60 años, < 140/90 ≥ 60 años, < 150/90
Objetivos de presión arterial	< 140/90; ≥ 80 años, < 150/90	< 140/90 Ancianos < 80 años, PAS 140-150; PAS < 140 en pacientes en forma; Ancianos ≥ 80 años, PAS 140-150	≥ 140/90 ≥ 80 años, < 150-90	≥ 140/90 Reducir los objetivos puede ser apropiado en algunos pacientes, incluidos los ancianos	< 60 años, < 140/90 ≥ 60 años, < 150/90
Objetivo de la presión arterial en pacientes con diabetes	No determinado	< 140/85	< 140/90	≥ 140/90 Considerar reducir los objetivos	< 140/90

Por lo tanto, los comités de expertos no han llegado a un acuerdo acerca de la cifra mínima de PA con la que se debe iniciar el tratamiento farmacológico.

En particular, como se observa en el cuadro 1-4, las recomendaciones británicas (National Institute for Health and Clinical Excellence [UK, NICE], 2011) son más conservadoras que las de Estados Unidos, las cuales recomiendan 140/90 mm Hg (Go y cols., 2013; Weber y cols., 2014). Sin embargo, los informes escritos por la mayoría de los miembros del comité JNC-8 recomiendan una PA de 150 mm Hg para todos los mayores de 60 años (James y cols., 2014). Una minoría de cuatro personas del comité JNC-8 apoya fuertemente la conservación del actual nivel de 140 mm Hg para todos los mayores de 80 años (Wright y cols., 2014).

Estos desacuerdos han resaltado la necesidad de tener en cuenta algo más que las cifras de PA al tomar esa decisión. Como se señala en el capítulo 5, considerar otros factores de riesgo, el daño a órgano blanco y la ECV sintomática, permitirá tomar una decisión más racional sobre los pacientes a los que se debe tratar.

Prevención del avance de la hipertensión

Otro efecto favorable es la prevención del avance de la hipertensión, equiparable a una reducción del riesgo de ECV. La evidencia sobre este efecto beneficioso es fuerte y se basa en múltiples ensayos clínicos aleatorizados controlados con placebo, como se muestra en el capítulo 4, cuadro 4-2. En estos ensayos, el número de pacientes cuya hipertensión progresó desde un grado inicialmente menos grave a una más grave, definida como una PA superior a 200/110 mm Hg, aumentó desde sólo 95 de 13 389 pacientes con tratamiento activo hasta 1493 de 13 342 pacientes tratados con placebo (Moser y Hebert, 1996).

Lackland y cols. (2014) demostraron que la frecuencia de distribución progresivamente menor de la PA sistólica en Estados Unidos desde 1959 hasta 2010 (fig. 1-7) es una consecuencia de mejores tratamientos contra hipertensión. La PA sistólica media ha caído de 131 mm Hg en 1960 a 122 mm Hg en 2008 (Lackland y cols., 2014).

Algunos ensayos de corto plazo de terapia antihipertensiva no han demostrado evitar la progresión en pacientes prehipertensos (Julius y cols., 2006; Luders y cols., 2008).

Riesgos y costos de la acción

La decisión de etiquetar a una persona como *hipertensa* e iniciar tratamiento implica que ésta asuma el papel de paciente, cambios en el estilo de vida, riesgos por los efectos colaterales bioquímicos del tratamiento y costos

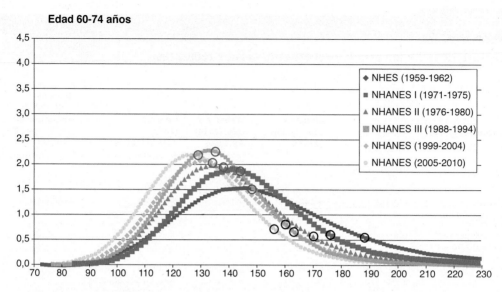

FIGURA 1-7 • Distribución de frecuencia ponderada suavizada, mediana y percentil 90 de PA diastólica: EE.UU., 1959 a 2010. Edad 60 a 74 años. NHANES significa *National Health and Nutrition Examination Survey*; y NHES, *National Health Examination Surveys* (Lackland DT, Roccella EJ., Deutsch AF, et al. Factors influencing the decline in stroke mortality: A Statement From the American Heart Association/American Stroke Association. *Stroke* 2014;45:315–353)

económicos. Como se destaca en el siguiente capítulo, el diagnóstico no debe basarse sólo en una medición o en unas pocas, ya que a menudo hay un efecto de hipertensión de bata blanca inicial que con frecuencia desaparece transcurridas unas semanas, sobre todo cuando las mediciones no se realizan en la consulta.

Asunción del papel de paciente y empeoramiento de la calidad de vida

El simple hecho de etiquetar a una persona como *hipertensa* tiene la capacidad de producir efectos negativos, así como una actividad del sistema nervioso simpático suficiente para modificar las mediciones hemodinámicas (Rostrup y cols., 1991). Los efectos adversos que produce la etiqueta se identificaron en un análisis de la calidad de vida relacionada con la salud en sujetos hipertensos que participaron en la encuesta NHANES 2001-2004 (Hayes y cols., 2008). Las personas que sabían que padecían hipertensión tuvieron mediciones de calidad de vida significativamente peores que las personas hipertensas con cifras similares de presión arterial, pero que desconocían este hecho. Las mediciones de la calidad de vida no fueron diferentes según el estado de control de la hipertensión. Por suerte, las personas hipertensas que reciben un consejo adecuado y cumplen con el tratamiento de manera correcta habitualmente no presentan deterioro y tienen el potencial de mejorar las mediciones de calidad de vida global (Zygmuntowickz y cols., 2013).

Riesgo de efectos secundarios bioquímicos del tratamiento

Resulta menos probable que el paciente perciba los riesgos bioquímicos del tratamiento que las interferencias en la calidad de vida, aunque en realidad sean más peligrosos. Estos riesgos se analizan con detalle en el capítulo 7. Por ahora, sólo se mencionarán dos: la hipocalemia, que aparece en el 5-20 % de los pacientes tratados con diuréticos, y las elevaciones de las concentraciones sanguíneas de triglicéridos y glucosa, que pueden acompañar al uso de los β-bloqueantes.

Visión general de los riesgos y efectos beneficiosos

Obviamente hay muchos aspectos implicados en la correcta determinación de la PA que suponen un riesgo a la hora de confirmar el diagnóstico de hipertensión y decidir si se requiere tratamiento, más allá de los posibles riesgos que entraña incluso una estrategia terapéutica considerada adecuada. Un análisis de los aspectos relativos a la intervención sobre los factores de riesgo realizado por Brett (1984) define claramente el problema:

La intervención sobre los factores de riesgo se suele emprender con la esperanza de lograr un efecto beneficioso a largo plazo en la supervivencia o la calidad de vida. Por desgracia, en ocasiones hay inconvenientes (como incomodidades, gastos o efectos secundarios) y es preciso sacrificar algo inmediato. Esta tensión entre los efectos beneficiosos y las obligaciones no se resuelve necesariamente apelando a afirmaciones de carácter médico, como destaca el hecho de que muchas personas en riesgo se encuentran asintomáticas. Particularmente, cuando se propone un tratamiento farmacológico, el médico no puede hacer que una persona asintomática se sienta mejor, pero sí puede hacerla sentirse peor, ya que la mayoría de los fármacos presentan cierta incidencia de acontecimientos adversos. Pero, ¿cómo se pueden cuantificar los efectos secundarios en una balanza frente al efecto beneficioso neto del fármaco? Si un antihipertensivo eficaz produce impotencia en un paciente, ¿cuántos meses o años de posible aumento de la supervivencia convierten en aceptable a este efecto secundario? Está claro que no existe una respuesta dogmática; en consecuencia, afirmaciones globales del tipo "todos los pacientes con hipertensión leve asintomática deben ser tratados" resultan inadecuadas, incluso si se demostrara claramente que el tratamiento disminuye las tasas de morbilidad o mortalidad.

Por otra parte, como muestra la figura 1-1, los riesgos relacionados con la PA se vinculan directamente con la cifra, pues aumentan progresivamente con cada incremento de la PA. Por lo tanto, se ha argumentado que, con los actuales antihipertensivos, que producen pocos efectos secundarios o ninguno, se debería administrar tratamiento incluso ante cifras de PA inferiores a 140/90 mm Hg, para evitar tanto la progresión de la PA como el daño a órgano blanco que ocurre con cifras "en el límite superior de la normalidad" (Julius, 2000). El beneficio de reducir la PA en pacientes normotensos con ECV conocida ha sido documentado (Thompson y cols., 2011), pero hay poca evidencia para el tratamiento en normotensos de bajo riesgo.

Un método aún más audaz para prevenir las consecuencias cardiovasculares de la hipertensión ha sido el propuesto por los epidemiólogos ingleses Wald y Law (2003) y Law y cols. (2009). Estos autores recomiendan una "polipíldora", una cápsula o comprimido único compuesto por dosis bajas de una estatina, un diurético, un inhibidor de la enzima convertidora de angiotensina (IECA), un β-bloqueante, ácido fólico (que posteriormente se eliminó) y ácido acetilsalicílico para administrar a todas las personas mayores de 55 años y a todos los pacientes con ECV existente, sin importar los valores de colesterol o de PA previos al tratamiento. Wald y Law llegaron a la conclusión de que el uso de la polipíldora disminuiría los episodios de CI en el 88 % de los casos y de ictus en el 80 %, logrando un efecto beneficioso en un tercio de las personas, que ganarían como promedio 11 años de vida sin CI o ictus. Estos autores calculan efectos secundarios en el 8-15 % de las personas, dependiendo de la formulación exacta. En su análisis más reciente, el uso de su polipíldora con su diseño actual proporcionaría una reducción del 46 % de la cardiopatía coronaria y del 62 % de los ictus (Law y cols., 2009). En un estudio abierto de 15 meses de la polipíldora en 2004, con pacientes con cardiopatía

conocida o con alto riesgo de cardiopatía, Thom y cols. (2013) hallaron una pequeña reducción estadísticamente significativa en la PA sistólica y el colesterol LDL. Sin embargo, como escribió Gaziano (2013), "aunque el uso de comprimidos con varios medicamentos en ciertas circunstancias sigue evaluándose, la ventaja precisa de esta estrategia sigue sin probarse".

DEFINICIONES OPERATIVAS DE LA HIPERTENSIÓN

Criterios del Seventh Joint National Committee

Según los datos que se muestran en la figura 1-1, el informe del Seventh Joint National Committee (JNC-7) ha introducido una nueva clasificación (prehipertensión) para las personas cuyas PA oscilan entre 120 y 139 mm Hg de sistólica y 80 y 89 mm Hg de diastólica, en oposición a la clasificación del JNC-6 de tales valores como "normales" o "en el límite alto de la normalidad" (cuadro 1-5) (Chobanian y cols., 2003). Además, las antiguas fases 2 y 3 se han combinado en una única categoría 2, ya que el tratamiento de todos los pacientes con PA superior a 160/100 mm Hg es similar.

Clasificación de la presión arterial

Prehipertensión

El informe JNC-7 (Chobanian y cols., 2003) establece lo siguiente:

> Prehipertensión no es una categoría de enfermedad, sino más bien una designación elegida para identificar a las per-

---

CUADRO 1-5

Cambios en la clasificación de la presión arterial

Categoría JNC 6	PAS/PAD	Categoría JNC 7
Óptima	< 120/80	Normal
Normal	120-129/80-84	Prehipertensión
Limítrofe	130-139/85-89	Prehipertensión
Hipertensión	≥ 140/90	Hipertensión
Estadio 1	140-159/90-99	Estadio 1
Estadio 2	160-179/100-109	Estadio 2
Estadio 3	≥ 180/110	Estadio 3

De The Sixth Report of the Joint National Committee on Prevention, Detection, Evaluation, and Treatment of high Blood Pressure. *Arch Intern Med* 1997;157:2413-2416; The seventh report of the Joint National Committee on Prevention, Detection, Evaluation, and Treatment of High Blood Pressure. *JAMA* 2003;289:2560–2571

sonas con riesgo elevado de desarrollar hipertensión, a fin de alertar tanto a los pacientes como a los médicos de este riesgo y alentarles a intervenir y evitar o retrasar el desarrollo de la enfermedad. Los sujetos prehipertensos no son candidatos a tratamiento farmacológico por sus cifras de PA y deben recibir firmemente el consejo de modificación de su estilo de vida para reducir el riesgo de padecer hipertensión en el futuro [...]. Además, los sujetos prehipertensos que presentan también diabetes o enfermedad renal deben considerarse candidatos a tratamiento farmacológico adecuado si en un intento de modificación del estilo de vida no consiguen disminuir su PA hasta cifras iguales o inferiores a 130/80 mm Hg [...]. El objetivo en los sujetos prehipertensos y sin indicaciones apremiantes es disminuir su PA hasta cifras normales con modificaciones del estilo de vida y evitar la elevación progresiva de dicha PA utilizando las modificaciones del estilo de vida recomendadas.

Las recomendaciones europeas (Mancia y cols., 2013) y canadienses (Hackman y cols., 2013) siguen clasificando la PA inferior a 140/90 mm Hg como *normal o normal-alta*. Sin embargo, la clasificación JNC-7 parece adecuada, pues reconoce un riesgo mayor en los personas con valores por encima de los óptimos. Dado que por cada aumento de 20/10 mm Hg de la PA se duplica el riesgo de ECV, es preferible denominar a una cifra de 135/85 mm Hg, con un riesgo doble, como *prehipertensión* que como en el *límite alto de la normalidad*.

No es sorprendente, considerando la forma de campana de la curva de PA en la población adulta de Estados Unidos (v. fig. 1-7), que el número de personas con prehipertensión sea incluso mayor que el de las hipertensas: el 37 % frente al 29 % de la población adulta (Lloyd-Jones y cols., 2009).

Es preciso recordar que (a pesar de la recomendación clara de introducir modificaciones al estilo de vida que mejoren la salud y no usar antihipertensivos) la etiqueta de *prehipertensión* puede producir ansiedad y motivar el uso prematuro de fármacos, los cuales no han demostrado ser protectores a estos niveles de PA. Los norteamericanos suelen sentirse bien al tomar muchas píldoras, y sus médicos acceden a sus peticiones aunque no sea lo más sabio. El tiempo dirá: ¿los norteamericanos son demasiado rápidos o el resto del mundo es lento?

Hipertensión sistólica en el anciano

En vista de los riesgos antes señalados de las elevaciones sistólicas aisladas, el JNC-7 recomienda que, en presencia de una PA diastólica inferior a 90 mm Hg, una PA sistólica igual o superior a 140 mm Hg se clasifique como *hipertensión sistólica aislada* (HSA). Aunque en el anciano los riesgos de estas elevaciones de la PA sistólica se han identificado claramente (Franklin y cols., 2001b), la utilidad del tratamiento para disminuir las cifras sistólicas ubicadas entre 140 y 160 mm Hg no está claramente demostrada en dicho grupo (Diao y cols., 2012).

Hipertensión lábil

Conforme se ha ido tomando registro de las mediciones ambulatorias, se ha vuelto un hecho evidente la notable variabilidad de la PA en prácticamente toda persona (v. cap. 2). En vista de la variabilidad habitual de la PA entre las personas, el término *lábil* no resulta útil ni significativo.

PREVALENCIA DE LA HIPERTENSIÓN

Como ya se ha señalado, la prevalencia de la hipertensión está creciendo en todo el mundo, en los países desarrollados debido al incremento de la longevidad con su carga de hipertensión sistólica, y en los países en vías de desarrollo por el aumento de la obesidad con relación al proceso de urbanización (Danaei y cols., 2013).

Prevalencia en la población adulta de Estados Unidos

Las mejores fuentes de datos acerca de la población de Estados Unidos se encuentran en los ya citados estudios NHANES, en los que se ha examinado una muestra representativa extensa de la población adulta a partir de los 18 años. La presencia de hipertensión fue definida en los estudios NHANES como una PA sistólica medida igual o superior a 140 mm Hg, una PA diastólica medida igual o superior a 90 mm Hg, o la ingestión de antihipertensivos. En el último NHANES de 2011 a 2012, los datos mostraron un incremento definitivo en la prevalencia global de hipertensión en Estados Unidos a un total de 29,1 % (Nwankwo y cols., 2013). Como se observa en la figura 1-4, la prevalencia aumenta en ambos sexos con la edad. Según se muestra en la figura 1-3, es más elevada la prevalencia en los norteamericanos de raza negra que en los blancos y mexicoamericanos de ambos sexos y a todas las edades. Parte de las tasas globales más bajas en los americanos de origen mexicano reflejan su promedio de edad menor. Ya con el ajuste por la edad, los mexicoamericanos tienen tasas de prevalencia similares a las de la población blanca.

Este incremento en la prevalencia en los últimos 10 años se atribuye a varios factores, incluidos:

- Un aumento en el número de hipertensos que viven más tiempo como resultado de una mejoría en la calidad de vida o de un tratamiento farmacológico más eficaz.
- Un mayor número de personas de edad avanzada.
- Un aumento en la obesidad.
- Un incremento en la tasa de hipertensión de comienzo reciente no atribuible a edad avanzada

u obesidad; las tasas de prevalencia se elevaron en todos los grupos excepto en el de 18 a 29 años.

Poblaciones no estadounidenses

Los aumentos en la prevalencia de la hipertensión, especialmente en países de bajos-medianos ingresos (Lim y cols., 2012), se acompañaron de incrementos en las incidencias de ictus (Feigin y cols., 2014).

INCIDENCIA DE LA HIPERTENSIÓN

Se sabe mucho menos acerca de la incidencia de la hipertensión de reciente comienzo que de su prevalencia. El *Framingham Heart Study* proporciona una base de datos y la incidencia en esta cohorte en 4 años se asoció directamente con el nivel previo de PA, el índice de masa corporal, el tabaquismo y la hipertensión en ambos padres (Parikh y cols., 2008).

Los mejores datos publicados disponibles en la actualidad provienen de un estudio prospectivo de cohortes de 4681 sujetos, blancos y afroamericanos, varones y mujeres, de 18-30 años en el momento del inicio entre 1985-1986 en cuatro ciudades de Estados Unidos que fueron examinados de manera repetida durante 25 años en el estudio CARDIA (Allen y cols., 2014). El criterio de valoración principal a los 25 años fue la asociación de la trayectoria de la PA con la presencia de calcificaciones de las arterias coronarias. Se identificaron cinco trayectorias diferentes. Las probabilidades de tener una puntuación de calcificación de las arterias coronarias de 100 unidades Housefield se asoció fuertemente con la trayectoria. Las probabilidades, ajustadas según la PA de inicio y a los 25 años, ascendieron progresivamente desde un grupo bajo-estable al 1,44 para el grupo moderado-estable, al 1,86 para el de aumento-moderado, 2,28 para el grupo alto-estable y 3,7 para el de alto-en aumento. Los autores concluyen: "las trayectorias de la PA durante la juventud varían, y las trayectorias de PA más alta se asociaron con un aumento del riesgo de calcificaciones de las arterias coronarias en la mediana edad. Las trayectorias en la PA pueden ayudar a tener una identificación más precisa de los individuos con ateroesclerosis subclínica".

En una editorial acompañante, Sarafidis y Bakris (2014) escribieron: "el estudio de Allen y cols. presenta un abordaje novedoso para la evaluación del riesgo de coronariopatías y cardiopatías, y los datos ofrecen una perspectiva importante para apoyar un abordaje preventivo para reducir el riesgo de coronariopatía al demostrar (1) la existencia de trayectorias de PA muy diferentes desde la juventud y hasta la mediana edad, y (2) la relación de incremento de las trayectorias de PA dentro de los grupos que son afroamericanos, obesos o diabéticos. Se justifica seguir investigando las asociaciones entre las trayectorias de PA y el desarrollo de nefropatías progresivas e insuficiencia cardíaca y brindar herramientas novedosas para la predicción del riesgo que permitan guiar intervenciones para reducir la PA en la práctica diaria".

CAUSAS DE HIPERTENSIÓN

La lista de las causas de hipertensión (cuadro 1-6) es bastante larga; sin embargo, en más del 90 % de los casos, la causa es desconocida, es decir, es una hipertensión arterial primaria o "esencial". La proporción de casos secundarios a un mecanismo identificable ha sido objeto de un debate considerable, a medida que se han ido reconociendo causas más específicas. Hay afirmaciones reiteradas de que una causa u otra es responsable de hasta el 20 % de todos los casos de hipertensión, que provienen de investigadores que están particularmente interesados en una cierta categoría de hipertensión y que, por lo tanto, sólo observan a una población muy seleccionada. En realidad, se desconocen las frecuencias de las diversas formas en la población de hipertensos por lo demás no seleccionada.

RIESGO EN LA POBLACIÓN POR LA HIPERTENSIÓN

Ahora que se dispone de la definición de hipertensión y su clasificación, junto con varios cálculos de su prevalencia, se puede considerar su efecto en la población general. Como se ha señalado, en forma individual, cuanto más alta sea la cifra de PA, mayor será el riesgo de morbilidad y mortalidad. Sin embargo, para la población global, la mayor carga de la hipertensión se produce en personas con presiones mínimamente elevadas, porque son muchos. Esta carga se muestra en la figura 1-8, donde las tasas de mortalidad CV a 12 años observadas con cada aumento de PA se confrontan con la distribución de los diversos valores de PA en los 350 000 varones de 35-57 años evaluados selectivamente para el *Multiple Risk Factor Intervention Trial* (National High Blood Pressure Education Program Working Group, 1993). Aunque las tasas de mortalidad aumentan progresivamente, la mayoría de las muertes se producen en una parte mucho más amplia de la población con presiones mínimamente elevadas. Multiplicando el porcentaje de varones con cualquier cifra dada de PA por el riesgo relativo para esa cifra, se puede observar que la mortalidad CV es mayor en las personas con una PA diastólica de 80-84 mm Hg que en aquéllas con una PA diastólica igual o superior a 95 mm Hg.

TABLA 1-6

Tipos y causas de hipertensión

Hipertensión sistólica y distólica

Causas primarias, esenciales o idiopáticas
Identificables
  Renales
    Enfermedad parenquimatosa renal
    Glomerulonefritis aguda
    Nefritis crónica
    Enfermedad poliquística
    Nefropatía diabética
    Hidronefrosis
Enfermedad renovascular
  Estenosis de la arteria renal
  Otras causas de isquemia renal
Tumores productores de renina
Renoprivas
Retención de sodio primaria: síndromes de Liddle y
  Gordon
Endocrinas
  Acromegalia
  Hipotiroidismo
  Hipertiroidismo
  Hipercalcemia (hiperparatiroidismo)
  Trastornos suprarrenales
    Trastornos corticales
      Síndrome de Cushing
      Aldosteronismo primario
      Hiperplasia suprarrenal congénita
    Tumores medulares: feocromocitoma
Tumores extrasuprarrenales cromafines
Deficiencia o inhibición de 11-β-hidroxiesteroide
  deshidrogenasa (regaliz o *licorice*)
Carcinoides
Hormonas exógenas
  Estrógenos
  Glucocorticoides
  Mineralocorticoides
  Simpatomiméticos
  Eritropoyetina

Alimentos que contienen inhibidores de tiramina y monoaminooxidasa

Coartación aórtica y aortitis
Inducidos por el embarazo
Trastornos neurológicos
  Aumento de presión intracraneal
  Apnea central del sueño
  Cuadraplejía
  Porfiria aguda
  Disautonomía familiar
  Intoxicación por plomo
  Síndrome de Guillain-Barré
Estrés agudo (incluyendo cirugía)
  Hiperventilación psicógena
  Hipoglucemia
  Quemaduras
  Abstinencia alcohólica
  Crisis de células falciformes
  Tras una reanimación
  Periquirúrgica
Aumento de volumen vascular
Alcohol
Nicotina
Ciclosporina, tacrolimús

Hipertensión sistólica

Rigidez arterial
Aumento del gasto cardíaco
Insuficiencia valvular aórtica
Fístula arteriovenosa, ducto permeable
Tirotoxicosis
Osteopatía de Paget
Beriberi

Estrategia para la población

Este riesgo desproporcionado en la población en su conjunto por la hipertensión relativamente leve tiene mucho que ver con cómo lograr la máxima reducción del riesgo de hipertensión. En el pasado, la mayoría de los esfuerzos se dirigían al grupo con cifras más elevadas de PA. Sin embargo, esta estrategia de "alto riesgo", por muy eficaz que pueda ser para los afectados, disminuye poco la morbilidad y la mortalidad totales si se ignora a los pacientes de "bajo riesgo", que constituyen la mayoría de la población de riesgo (Rose, 1985).

En la actualidad, más personas con hipertensión leve son tratadas activa e intensamente con fármacos antihipertensivos. Como los antihipertensivos de acción corta no han evitado la progresión de esta enfermedad (Julius y cols., 2006; Luders y cols., 2008), una estrategia más eficaz enfatizada por Rose (1992) sería reducir la cifra de PA en toda la población, lo cual se podría conseguir al disminuir el consumo de sodio (The Executive Board of World

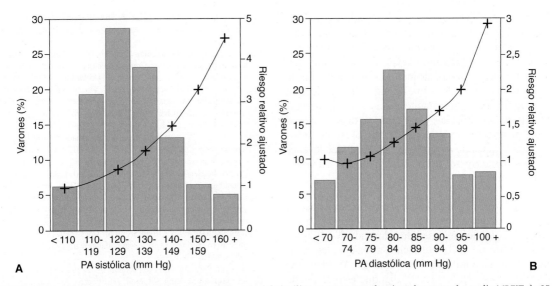

FIGURA 1-8 • A) Distribución porcentual de la presión arterial sistólica en varones seleccionados para el estudio MRFIT de 35 a 57 años de edad y sin antecedentes de infarto de miocardio (n = 347 978) (*barras*) y las tasas correspondientes a 12 años de mortalidad cardiovascular según la cifra de PA sistólica ajustada respecto a edad, raza, concentración sérica de colesterol total, consumo diario de cigarrillos, uso de medicación para diabetes mellitus e ingresos familiares imputados (utilizando las del censo para residencia) (*curva*). **B)** Igual que en la parte **(A)**, mostrando la distribución de la presión arterial diastólica (n = 356 222) (modificada de National High Blood Pressure Education Program Working Group. *Arch Intern Med.* 1993;153:186–208)

Hypertension League, 2014). Rose estimó que reducir la cifra total de PA en sólo 2 o 3 mm Hg sería tan eficaz para disminuir los riesgos globales de la hipertensión como prescribir un tratamiento farmacológico antihipertensivo a todas las personas con hipertensión manifiesta.

Este tema es abordado de forma elocuente por Stamler (1998):

> La estrategia de alto riesgo de los últimos 25 años, que implica la detección, evaluación y tratamiento (en general farmacológico) de decenas de millones de personas con PA elevada ya establecida, a pesar de parecer útil, tiene graves limitaciones: es tardía, defensiva, principalmente reactiva, consume tiempo, está asociada con efectos adversos (inevitables con los fármacos, aunque la relación beneficio-riesgo sea favorable), costosa, con un éxito sólo de manera parcial, e interminable. No ofrece la posibilidad de terminar con la epidemia de hipertensión.

> Sin embargo, los conocimientos actuales permiten perseguir un objetivo adicional de la prevención primaria de la hipertensión: la solución a la epidemia de hipertensión. Durante décadas se han recogido, en todas las disciplinas de investigación, numerosos datos concordantes que demuestran que el consumo elevado de sal, la obesidad, el consumo excesivo de alcohol, el estilo de vida sedentario y el aporte insuficiente de potasio ejercen efectos adversos en las cifras de PA de la población. Esta evidencia constituye la base científica sólida para la expansión de la estrategia

de prevención primaria de la hipertensión, mejorando el modo de vida de poblaciones enteras.

PREVENCIÓN

Con toda seguridad, el abordaje más integral es casi correcto en los aspectos epidemiológicos. Sin embargo, los cambios necesarios del estilo de vida no pueden conseguirse a nivel individual (Woolf, 2008) y requieren la introducción de cambios amplios a nivel de la sociedad. Los profesionales sanitarios pueden contribuir, como se describe en el capítulo 7, pero las acciones más importantes deben asumirlas otras personas:

▶ Los diseñadores de las ciudades, para que proporcionen lugares para pasear y carriles para bicicletas.
▶ Los administradores escolares, para que incluyan actividad física en el tiempo escolar y eliminen los refrescos y las golosinas.
▶ Los procesadores y comercializadores de alimentos, para que dejen de preparar y vender productos ricos en calorías, grasas y sal.
▶ Los programadores de televisión, para que dejen de atacar a los niños y a los jóvenes con opciones que resultan poco saludables.
▶ Los padres, para que se responsabilicen del bienestar de sus hijos.
▶ Los adultos, para que renuncien a los placeres instantáneos (*Krispy Kreme*) en favor de beneficios futuros.

▶ La sociedad, para que proteja a los adultos jóvenes inmaduros (lo bastante mayores como para morir en Irak) que seguramente continuarán fumando, bebiendo y practicando sexo sin protección. Las formas de ayuda comprenden el reforzamiento de las restricciones de venta de cigarrillos y alcohol, proporcionar acompañantes para las fiestas de estudiantes con bebidas y asegurar la disponibilidad de preservativos y píldoras del día siguiente. A los adultos quizá no les guste lo que hacen los jóvenes apasionados, pero "decir simplemente no", a veces, no es suficiente.

Hasta que llegue (si lo hace) este nirvana, pueden utilizarse tratamientos farmacológicos activos, ya sea con el método lento y medido empleado por Julius y cols. (2006) o con la utilización amplia y desmesurada de una polipíldora formulada por Wald y Law (2003) y Law y cols. (2009). Aunque esto se puede conseguir, necesitamos tener en mente el objetivo de la prevención al considerar los problemas globales de la hipertensión en el paciente individual en los siguientes capítulos.

REFERENCIAS

Allen NB, Siddique J, Wilkins JT, et al. Blood pressure trajectories in early adulthood and subclinical atherosclerosis in middle age. *JAMA* 2014;311:490–497.

Andersson OK, Almgren T, Persson B, et al. Survival of treated hypertension. *Br Med J* 1998;317:167–171.

Angeli F, Reboldi G, Verdecchia P. Hypertension around the world: New insights from developing countries. *J Hypertens* 2013;31:1358–1361.

Anonymous. Rise and fall of diseases [Editorial]. *Lancet* 1993;341:151–152.

Arnett DK, Claas SA. Preventing and controlling hypertension in the era of genomic innovation and environmental transformation. *JAMA* 2012;308:1745–1746.

Asayama K, Ohkubo T, Yoshida S, et al. Stroke risk and antihypertensive drug treatment in the general population: The Japan arteriosclerosis longitudinal study. *J Hypertens* 2009;27:357–364.

Bakris G, Sarafidis P, Agarwal R, Ruilope L. Review of blood pressure control rates and outcomes. *J Am Soc Hypertens* 2014;8:127–141.

Blood Pressure Lowering Treatment Trialists' Collaboration. Effects of different regimens to lower blood pressure on major cardiovascular events in older and younger adults: Meta-analysis of randomised trials. *Br Med J* 2008;336:1121–1123.

Brett AS. Ethical issues in risk factor intervention. *Am J Med* 1984;76:557–561.

Burt VL, Whelton P, Roccella EJ, et al. Prevalence of hypertension in the US adult population. Results from the Third National Health and Nutrition Examination Survey, 1988–91. *Hypertension* 1995;25:305–313.

Chobanian AV, Bakris GL, Black HR, et al. Seventh report of the Joint National Committee on the Prevention, Detection, Evaluation, and Treatment of High Blood Pressure. *Hypertension* 2003;42:1206–1252.

Clausen J, Jensen G. Blood pressure and mortality: And epidemiological survey with 10 years follow-up. *J Hum Hypertens* 1992;6:53–59.

Danaei G, Ding EL, Mozaffarian D, et al. The preventable cause of death in the United States: Comparative risk assessment of dietary, lifestyle, and metabolic risk factors. *PLOS Med* 2009;6:e1000058.

Danaei G, Singh GM, Paciorek CJ, et al. The global cardiovascular risk transition: Associations of four metabolic risk factors with national income, urbanization, and Western diet in 1980 and 2008. *Circulation* 2013;127:1493–1502, e1491–e1498.

Diao D, Wright JM, Cundiff DK, et al. Pharmacotherapy for mild hypertension. *Cochrane Database Syst Rev* 2012;8:CD006742.

Feigin VL, Forouzanfar MH, Krishnamurthi R, et al. Global and regional burden of stroke during 1990–2010: Findings from the Global Burden of Disease Study 2010. *Lancet* 2014;383:245–254.

Franklin SS, Jacobs MJ, Wong ND, et al. Predominance of isolated systolic hypertension among middle-aged and elderly U.S. hypertensives. *Hypertension* 2001a;37:869–874.

Franklin SS, Larson MG, Khan SA, et al. Does the relation of blood pressure to coronary heart disease change with aging? *Circulation* 2001b;103:1245–1249.

Gaziano JM. Progress with the polypill? *JAMA* 2013;310:910–911.

Go AS, Bauman M, King SM, et al. An Effective Approach to High Blood Pressure Control: A Science Advisory From the American Heart Association, the American College of Cardiology, and the Centers for Disease Control and Prevention. *Hypertension* 2014;63:878–885 [Epub ahead of print]

Go AS, Mozaffarian D, Roger VL, et al. Heart disease and stroke statistics—2014 update: A report from the American Heart Association. *Circulation* 2014;129:e28–e292.

Hackam DG, Quinn RR, Ravani P, et al. The 2013 Canadian Hypertension Education Program recommendations for blood pressure measurement, diagnosis, assessment of risk, prevention, and treatment of hypertension. *Can J Cardiol* 2013;29:528–542.

Hayes DK, Denny CH, Keenan NL, et al. Health-related quality of life and hypertension status, awareness, treatment, and control: National Health and Nutrition Examination Survey, 2001–2004. *J Hypertens* 2008;26:641–647.

Heath I. Waste and harm in the treatment of mild hypertension. *JAMA Intern Med* 2013;173:956–957.

James PA, Oparil S, Carter BL, et al. 2014 evidence-based guideline for the management of high blood pressure in adults: Report from the panel members appointed to the Eighth Joint National Committee (JNC 8). *JAMA* 2014;311:507–520.

Julius S. Trials of antihypertensive treatment. *Am J Hypertens* 2000;13:11S–17S.

Julius S, Nesbitt SD, Egan BM, et al. Feasibility of treating prehypertension with an angiotensinreceptor blocker. *N Engl J Med* 2006;354:1685–1697.

Lackland DT, Roccella EJ, Deutsch AF, et al. Factors influencing the decline in stroke mortality: A statement from the American Heart Association/American Stroke Association. *Stroke* 2014;45:315–353.

Law MR, Morris JK, Wald NJ. Use of blood pressure lowering drugs in the prevention of cardiovascular disease: Meta-analysis of 147 randomized trials in the context of expectations from prospective epidemiological studies. *Br Med J* 2009;338:b1665.

Lawes CM, Hoorn SV, Rodgers A. Global burden of blood-pressure-related disease, 2001. *Lancet* 2008;371:1513–1518.

Lee M, Saver JL, Chang B, Chang KH, et al. Presence of baseline prehypertension and risk of incident stroke: A meta-analysis. *Neurology* 2011;77:1330–1337.

Lewington S, Clarke R, Qizilbash N, et al. Age-specific relevance of usual blood pressure to vascular mortality: A meta-analysis of individual data for one million adults in 61 prospective studies. *Lancet* 2002;360:1903–1913.

Lim SS, Vos T, Flaxman AD, et al. A comparative risk assessment of burden of disease and injury attributable to 67 risk factors and risk factor clusters in 21 regions, 1990–2010: A systematic analysis for the Global Burden of Disease Study 2010. *Lancet* 2012; 380:2224–2260.

Lloyd-Jones D, Adams R, Carnethon M, et al. Heart disease and stroke statistics–2009 update: A report from the American Heart Association statistics committee and stroke statistics subcommittee. *Circulation* 2009;119:e21–e181.

Luders S, Schrader J, Berger J, et al. The PHARAO study: Prevention of hypertension with the angiotensin-converting enzyme inhibitor ramipril in patients with high-normal blood pressure: A prospective, randomized, controlled prevention trial of the German Hypertension League. *J Hypertens* 2008;26:1487–1496.

Mancia G. Blood pressure control in the hypertensive population. Is the trend favourable? *J Hypertens* 2013;31:1094–1095.

Mancia G, Fagard R, Narkiewicz K, et al. 2013 ESH/ESC Guidelines for the management of arterial hypertension: The Task Force for the management of arterial hypertension of the European Society of Hypertension (ESH) and of the European Society of Cardiology (ESC). *J Hypertens* 2013;31:1281–1357.

Moser M, Hebert PR. Prevention of disease progression, left ventricular hypertrophy and congestive heart failure in hypertension treatment trials. *J Am Coll Cardiol* 1996;27:1214–1218.

National High Blood Pressure Education Program Working Group. *Arch Intern Med* 1993;153:186–208.

National Institute for Health and Clinical Excellence (UK). *Hypertension: The Clinical Management of Primary Hypertension in Adults: Update of Clinical Guidelines 18 and 34 [Internet].* London, UK: Royal College of Physicians (UK); 2011.

Niiranen TJ, Rissanen H, Johansson JK, Jula AM. Overall cardiovascular prognosis of isolated systolic hypertension, isolated diastolic hypertension and pulse pressure defined with home measurements: The Finn-home study. *J Hypertens* 2014;32: 518–524.

Nwankwo T, Yoon SS, Burt V, Gu Q. Hypertension among adults in the United States: National Health and Nutrition Examination Survey, 2011–2012. *NCHS Data Brief* 2013;(133):1–8.

Okin PM, Hille DA, Kjeldsen SE, et al. Impact of lower achieved blood pressure on outcomes in hypertensive patients. *J Hypertens* 2012;30:802–810; discussion 810.

Parikh NI, Pencina MJ, Wang TJ, et al. A risk score for predicting near-term incidence of hypertension: The Framingham Heart Study. *Ann Intern Med* 2008;148:102–110.

Peters R, Wells F, Bulpitt C, et al. Impact of transiently elevated diastolic pressure on cause of death: 29-Year follow-up from the General Practice Hypertension Study Group. *J Hypertens* 2013; 31:71–76.

Peterson ED, Gaziano JM, Greenland P. Recommendations for treating hypertension: What are the right goals and purposes? *JAMA* 2014;311:474–476.

Pickering G. Hypertension: Definitions, natural histories and consequences. *Am J Med* 1972;52:570–583.

Protogerou AD, Blacher J, Safar ME. Isolated systolic hypertension: 'To treat or not to treat' and the role of central haemodynamics. *J Hypertens* 2013;31:655–658.

Prospective Studies Collaboration. Cholesterol, diastolic blood pressure, and stroke: 13,000 strokes in 450,000 people in 45 prospective cohorts. *Lancet* 1995;346:1647–1653.

Rose G. Epidemiology. En: Marshall AJ, Barritt DW, eds. *The Hypertensive Patient.* Kent, UK: Pitman Medical; 1980:1–21.

Rose G. Sick individuals and sick populations. *Int J Epidemiol* 1985;14:32–38.

Rose G. *The Strategy of Preventive Medicine.* Oxford, UK: Oxford University Press; 1992.

Rostrup M, Mundal MH, Westheim A, et al. Awareness of high blood pressure increases arterial plasma catecholamines, platelet noradrenaline and adrenergic responses to mental stress. *J Hypertens* 1991;9:159–166.

Sarafidis PA, Bakris GL. Early patterns of blood pressure change and future coronary atherosclerosis. *JAMA* 2014;311:471–472.

Shimamoto K, Ando K, Fujita T, et al. The Japanese Society of Hypertension Guidelines for the Management of Hypertension. *Hypertens Res* 2014;37:253–392.

Stamler J. Setting the TONE for ending the hypertension epidemic. *JAMA* 1998;279:878–879.

Stamler J, Stamler R, Neaton JD. Blood pressure, systolic and diastolic, and cardiovascular risks. *Arch Intern Med* 1993;153: 598–615.

Sussman J, Vijan S, Hayward R. Using benefit-based tailored treatment to improve the use of antihypertensive medications. *Circulation* 2013;128:2309–2317.

The Executive Board of the World Hypertension League, Campbell NR, Lackland DT, et al. The International Society of Hypertension and World Hypertension League call on governments, nongovernmental organizations and the food industry to work to reduce dietary sodium. *J Hypertens* 2014;32:446–447.

Thom S, Poulter N, Field J, et al. Effects of a fixed-dose combination strategy on adherence and risk factors in patients with or at high risk of CVD: The UMPIRE randomized clinical trial. *JAMA* 2013;310:918–929.

Thompson AM, Hu T, Eshelbrenner CL, et al. Antihypertensive treatment and secondary prevention of cardiovascular disease events among persons without hypertension: A meta-analysis. *JAMA* 2011;305:913–922.

Thürmer HL, Lund-Larsen PG, Tverdal A. Is blood pressure treatment as effective in a population setting as in controlled trials? Results from a prospective study. *J Hypertens* 1994;12:481–490.

Vaartjes I, O'flaherty M, Capewell S, et al. Remarkable decline in ischemic stroke mortality is not matched by changes in incidence. *Stroke* 2013;44:591–597.

van Bemmel T, Gussekloo J, Westendorp RG, et al. In a population-based prospective study, no association between high blood pressure and mortality after age 85 years. *J Hypertens* 2006;24:287–292.

Vasan RS, Beiser A, Seshadri S, et al. Residual lifetime risk for developing hypertension in middle-aged women and men: The Framingham Heart study. *JAMA* 2002;287:1003–1010.

Victor RG, Leonard D, Hess P, et al. Factors associated with hypertension awareness, treatment, and control in Dallas County, Texas. *Arch Intern Med* 2008;168:1285–1293.

Wald NJ, Law MR. A strategy to reduce cardiovascular disease by more than 80 %. *Br Med J* 2003;326:1419–1423.

Weber MA, Schiffrin EL, White WB, et al. Clinical practice guidelines for the management of hypertension in the community A statement by the American Society Of Hypertension and the International Society Of Hypertension. *J Hypertens* 2014; 32:3–15.

Wilper AP, Woolhandler S, Lasser KE, et al. A national study of chronic disease prevalence and access to care in uninsured U.S. adults. *Ann Intern Med* 2008;149:170–176.

Woolf SH. The power of prevention and what it requires. *JAMA* 2008;299:2437–2439.

Wright JT Jr, Fine LJ, Lackland DT, et al. Evidence supporting a systolic blood pressure goal of less than 150 mm hg in patients aged 60 years or older: The Minority View. *Ann Intern Med* 2014;160(7):499–503. doi:10.7326/M13-2981

Zygmuntowicz M, Owczarek A, Elibol A, et al. Blood pressure for optimal health-related quality of life in hypertensive patients. *J Hypertens* 2013;31:830–839.

2

Medición de la presión arterial

E stamos presenciando una transición en la forma de medir la presión arterial (PA). Más de 100 años después de que se describió la medición indirecta, y después de más de 75 años en los que la evaluación en el consultorio del médico era el único lugar para realizar su medición, la automedición en casa u hogareña de la PA ha sido reconocida como la manera más precisa, económica y disponible para diagnosticar y manejar la hipertensión. Como podrá verse, las mediciones en el consultorio y la monitorización ambulatoria automática de la presión arterial (MAAPA) seguirán teniendo su lugar, pero la medición en casa ha ganado un lugar en lo más alto de la jerarquía de estas mediciones. La predicción de Thomas Pickering y cols. en 2008 ha sido validada y se ha reconocido la obsolescencia de las mediciones en el consultorio (Sebo y cols., 2014; Stergiou y Parati, 2012).

Gran parte de esta evolución surge del reconocimiento de que las diferentes fuentes de variabilidad hacen que las lecturas en el consultorio no sean completamente confiables.

VARIABILIDAD DE LA PRESIÓN ARTERIAL

La variabilidad de la PA ha sido reconocida desde que comenzó a realizarse la medición, pero su presencia e importancia sólo fueron reconocidas cuando se consiguió un método automático y no invasivo de control.

Los múltiples tipos de variabilidad se enumeran en la figura 2-1. Parati y Bilo (2012) observaron que: "es claro que las variaciones de la PA a lo largo de diferentes períodos pueden reflejar el impacto de distintos factores fisiológicos" (v. fig. 2-1). Los cambios a muy corto plazo en la PA (en segundos o minutos) pueden reflejar una modulación autónoma central o refleja, así como los cambios en las propiedades arteriales. Las variaciones en la PA a lo largo de 24 horas dependen también de la actividad del sujeto, incluidos los ciclos

de sueño-vigilia. En cambio, la variabilidad entre una consulta y otra puede deberse, entre otros factores, a los cambios en el tratamiento antihipertensivo, a la imprecisión de la medición en el consultorio, al grado del cumplimiento terapéutico del paciente y a cambios estacionales, tanto por efectos fisiológicos directos de la temperatura ambiental como a modificaciones inadecuadas en el tratamiento en respuesta a cambios en las condiciones climáticas (Modesti y cols., 2013).

La variabilidad típica a corto plazo de la PA a lo largo de las 24 horas del día es fácilmente reconocible mediante la MAAPA (fig. 2-2). Este listado de lecturas tomadas de un solo paciente cada 15 min durante el día y cada 30 min en la noche muestra las grandes fluctuaciones en la PA diaria. Las consecuencias adversas de no reconocer y lidiar con esta variabilidad son evidentes: los pacientes pueden ser falsamente etiquetados como *hipertensos* o *normotensos*. Si es etiquetado falsamente como *normotenso*, puede negársele la necesidad de un tratamiento. Si es falsamente etiquetado como *hipertenso*, el nombre por sí solo producirá efectos patológicos (Hamer y cols., 2010) y hasta es posible que reciba un tratamiento innecesario.

Fuentes de variación en las lecturas del consultorio

Las variaciones de la PA en el consultorio pueden deberse a problemas relacionados con el observador (variación de la medición) o a factores inherentes al paciente (variación biológica).

Variaciones en las mediciones

Reeves (1995) ha recopilado una lista impresionantemente larga de factores que pueden afectar la precisión inmediata de las mediciones realizadas en el consultorio (cuadro 2-1). Estos errores son más habituales de lo que

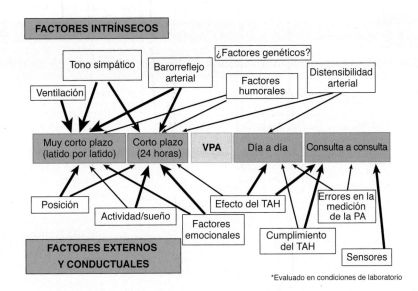

FIGURA 2-1 • Diferentes tipos de variabilidad de la PA y la compleja red de sus posibles determinantes (el grosor de las *flechas* refleja la potencia probable de la asociación con base en la evidencia disponible). VPA, variabilidad de la presión arterial; TAH, tratamiento antihipertensivo (adaptada de Parati G, Bilo G. Calcium antagonist added to angiotensin receptor blocker: A récipe for reducing blood pressure variability?: Evidence from day-to-day home blood pressure monitoring. *Hypertension* 2012;59:1091–1093)

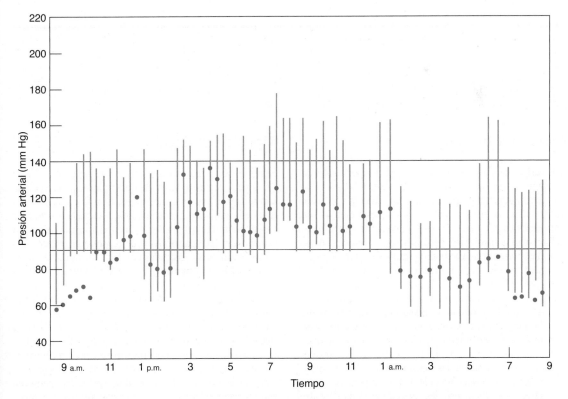

FIGURA 2-2 • Impresiones de las PA obtenidas mediante MAAPA de 24 horas, comenzando a las 9 a.m. en un paciente varón de 50 años con hipertensión sin tratamiento. El paciente durmió desde la medianoche hasta las 6 a.m. *Círculos llenos*, frecuencia cardíaca en latidos por minuto (tomada de Zachariah PK, Sheps SG, Smith RL. Defining the roles of home ambulatory monitoring. *Diagnosis* 1988;10:39–50 [con permiso])

CUADRO 2-1

Factores que afectan la precisión inmediata de las mediciones de PA de consultorio

Aumento de la PA	Disminución de la PA	Sin efecto sobre la PA
En el paciente	En el paciente	En el paciente
Sonidos de Korotkoff suaves	Sonidos de Korotkoff suaves	Fase menstrual
Seudohipertensión	Comida reciente	Ingestión crónica de cafeína
Reacción de bata blanca	Falta de brecha auscultatoria	Autoinflado del manguito
Brazo parético (por ictus)	Volumen sistólico	Paciente y examinador
Dolor, ansiedad	Ambiente, equipo	Discordancia de sexo y etnia
Tabaquismo agudo	Ruido	Examen
Cafeína aguda	Dispositivo aneroide defectuoso	Manga de ropa bajo el manguito
Ingestión aguda de alcohol	Nivel de mercurio bajo	Cinturón contra diafragma
Vejiga distendida	Perilla perforada	Inflado del manguito per se
Hablar, cantar	Examinador	Hora (durante horas laborales)
Ambiente, equipo	Leer los siguientes 5-10 mm Hg más	
Ambiente frío	bajos o sesgo de expectativas	
Perilla perforada	Hipoacusia	
Examen	Examen	
Manguito muy estrecho	Reposo demasiado prolongado	
Brazo debajo del nivel del corazón	Brazo por debajo del nivel del corazón	
Período de reposo muy breve	Desinflado demasiado rápido	
Brazo, espalda sin apoyo	Presión excesiva en la faja	
Error de paralaje	Error de paralaje (aneroide)	
Uso de la fase IV (adultos)		

Modificado de Reeves RA. Does this patient have hypertension? *JAMA* 1995;273:1211–1218

---

los médicos creen (Keenan y cols., 2009), y se requiere reentrenamiento frecuente del personal para evitarlos.

Variaciones biológicas

Las variaciones biológicas de la PA pueden ser aleatorias o sistemáticas. Las aleatorias son incontrolables, pero pueden reducirse simplemente repitiendo la medición tantas veces como sea necesario. Las sistemáticas son introducidas por algo que afecta al paciente y, si se reconocen, son controlables; pero si no se reconocen, no es posible reducirlas mediante múltiples mediciones. Modesti y cols. (2013) usaron la MAAPA en 1897 pacientes y hallaron que la PA sistólica durante el día se asociaba negativamente con la temperatura ambiental, la PA durante la noche se relacionaba positivamente con las horas de luz de día, y los ascensos matutinos se vinculaban negativamente con las horas de luz de día.

Como se ve en la figura 2-2, se pueden hallar diferencias considerables en las lecturas en diversos momentos del día, con independencia de que la persona esté o no activa. Más allá de eso, las variaciones de la PA entre las consultas pueden ser considerables. Incluso después de tres visitas al consultorio, la desviación estándar de la diferencia en la PA de una visita a otra en 32 pacientes fue de 10,4 mm Hg para la presión sistólica y de 7,0 mm Hg para la diastólica (Watson y cols., 1987).

Tipos de variación

Según lo observado en la figura 2-1, la variabilidad de la PA tiene diversas fuentes: de corto plazo, de la mañana a la noche, diarias y estacionales. La influencia primordial de la actividad desde la mañana hasta la noche y las variaciones diarias quedaron bien demostradas en un estudio de 461 pacientes hipertensos sin tratamiento cuyas PA fueron registradas con un monitor ambulatorio cada 15 min durante el día y cada 30 min durante la noche (Clark y cols., 1987). Además, antes de esto se efectuaron cinco mediciones en el consultorio y otras cinco después de las obtenidas durante 24 horas. Cuando se comparó la media de las mediciones de la PA diastólica de cada hora con la media de la PA diastólica de cada paciente en el consultorio, se observaron variaciones considerables, y las PA más bajas se registraron durante la noche y las más altas cerca del mediodía (fig. 2-3 A). Los pacientes anotaron en un diario el lugar en el que se tomaban la PA (p. ej., en el domicilio, en el trabajo o en otro sitio) y lo que hacían en dicho momento, eligiendo para ello entre 15 opciones de

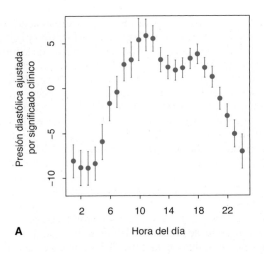
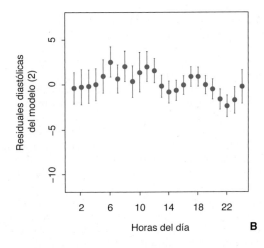

FIGURA 2-3 • **A:** Diagrama de las mediciones de la PA diastólica ajustado por significado clínico individual. **B:** Diagrama de las mediciones de la PA diastólica horaria promedio residuales después de un ajuste por varias actividades mediante un modelo *tiempo del día.* Los promedios horarios (*círculos sólidos*) ± 2 errores estándares de la media (*líneas verticales*) se muestran desplegados frente al momento del día correspondiente (modificada de Clark LA, Denby L, Pregibon D, et al. A quantitative analysis of the effects of activity and time of day on the diurnal variations of blood pressure. *J Chronic Dis* 1987;40:671–679)

actividad. Cuando se analizaron los efectos de varias combinaciones de lugar y actividad sobre la PA, se observaron efectos variables que se relacionaron con la PA anotada durante el descanso (cuadro 2-2). Cuando

los efectos estimados de varias combinaciones de lugar y actividad se restaron de las mediciones individuales obtenidas durante 24 horas, se observó poco efecto residual que estuviera relacionado con el momento del día (v. fig. 2-3 B). Como verificación, la PA normalmente desciende durante el sueño y con frecuencia es posible detectar un aumento brusco matutino, pero, más allá de estas modificaciones, no existe un ritmo circadiano de la PA (Peixoto y White, 2007).

Otras fuentes de variación

Es importante reducir al mínimo los cambios en la PA surgidos variaciones en el paciente. Incluso las cosas pequeñas pueden tener un impacto: tanto la PA sistólica como la diastólica se elevan 10 mg Hg o más por una vejiga urinaria distendida (Faguis y Karhuvaara, 1989) o durante una conversación ordinaria (Le Pailleur y cols., 1998). La simple presencia de un estudiante de medicina en la sala aumenta la PA en un promedio de 6,4/2,4 mm Hg (Matthys y cols., 2004). Los más ansiosos o eufóricos tienden a tener niveles más elevados (Ogedegbe y cols., 2008). Especialmente en ancianos, comer puede reducir la PA (Smith y cols., 2003). Dos prácticas comunes pueden ejercer efectos presores significativos: fumar (Groppelli y cols., 1992) y beber bebidas con cafeína (Hartley y cols., 2004).

La PA puede variar entre los dos brazos, y en la exploración inicial debe medirse preferiblemente en ambos, y utilizar el brazo en el que se hayan obtenido las presiones más altas para mediciones posteriores. En los pocos pacientes con estenosis de la arteria subclavia en los que se provoca el fenómeno de robo, se encuentran diferencias aún más altas.

CUADRO 2-2

Cambios promedio en la PA asociados con actividades comunes, con relación a la PA durante la relajación

Actividad	PA sistólica (mm Hg)	PA diastólica (mm Hg)
Reuniones	+ 20,2	+ 15,0
Trabajo	+ 16,0	+ 13,0
Traslados	+ 14,0	+ 9,2
Caminar	+ 12,0	+ 5,5
Vestirse	+ 11,5	+ 9,5
Tareas	+ 10,7	+ 6,7
Teléfono	+ 9,5	+ 7,2
Comer	+ 8,8	+ 9,6
Hablar	+ 6,7	+ 6,7
Trabajo de escritorio	+ 5,9	+ 5,3
Leer	+ 1,9	+ 2,2
Negocios (en casa)	+ 1,6	+ 3,2
Televisión	+ 0,3	+ 1,1
Relajación	0,0	0,0
Dormir	− 10,0	− 7,6

Datos adaptados de Clark LA, Denby L, Pregibon D, et al. A quantitative analysis of the effects of activity and time of day on the diurnal variations of blood pressure. *J Chronic Dis* 1987;40:671–679

Consecuencias pronósticas de la variabilidad

Otro líder del grupo de Milán, Giuseppe Mancia (2012), ha proporcionado una visión adicional sobre el mecanismo y las consecuencias de la variabilidad de la PA a corto y largo plazo. Al examinar la variabilidad a corto plazo, o sea, a lo largo de 24 horas, observó que la razón principal para la reducción en la variabilidad con fármacos antihipertensivos era la reducción de la PA. Más importante aún, apuntó que la variabilidad de la PA dentro de las 24 horas es un predictor independiente de la incidencia de los eventos cardiovasculares (Kikuya y cols., 2008; Parati y cols., 1987). Sin embargo, observó varias limitaciones de la variabilidad de la medición a corto plazo que necesitan una evaluación ambulatoria "latido a latido" y no invasiva, un requisito que puede resultar difícil de cumplir.

Para la variabilidad a largo plazo, Mancia (2012) apuntó que "se sabe poco sobre los factores responsables de las diferencias en la PA que se han observado entre consultas espaciadas por meses o años en estudios observacionales y en ensayos de fármacos antihipertensivos", pero agrega que "se ha demostrado que estas diferencias tienen un valor pronóstico", como en el caso del *Anglo-Scandinavian Cardiac Outcomes Trial* (ASCOT) redactado por Rothwell y cols. (2010a,b): una menor variabilidad entre los individuos y consulta a consulta observada en el grupo tratado con amlodipina, comparada con la evaluada en el grupo tratado con atenolol, "fue responsable de la disparidad en los efectos observados sobre el riesgo de ictus" (Rothwell y cols., 2010a). Concluyeron que la "variabilidad consulta a consulta en la PA sistólica y la PA sistólica máxima son predictores potentes de ictus, independientemente de la presión arterial sistólica media" (Rothwell y cols., 2010b). Cuando analizaron la variación individual en la PA sistólica en los datos de 389 ensayos, los autores hallaron un patrón de variación con varias clases de fármacos antihipertensivos que fue asociado con el riesgo de ictus, independientemente de los efectos sobre la PA sistólica media (fig. 2-4) (Webb y cols., 2010).

El sustento para este efecto de la variabilidad de la PA provino tanto del riesgo de ictus (Shimbo y cols., 2012; Zhang y cols., 2011) como del declive de la función cognitiva en los ancianos (Sabayan y cols., 2013). Sin embargo, a favor del punto de vista de Mancia (2012) sobre las múltiples limitaciones respecto de la validez de la variabilidad de la PA para evaluar el riesgo, dos estudios han demostrado que es la PA media y no la variabilidad la que predice los resultados: un estudio prospectivo de Schutte y cols. (2012) de 2944 pacientes que recibieron terapia antihipertensiva durante 12 años, y un estudio de Asayama y cols. (2013) de 2421 pacientes tratados también durante 12 años.

Hastie y cols. (2013) presentaron más evidencia del impacto de la variabilidad de la PA a largo plazo cuando examinaron las cifras de PA tomada en el consultorio a 14 522 pacientes durante el primer año de tratamiento, durante los años 1 a 5, luego durante los años 5 a 10, y después de 10 años. La mayor variabilidad de la PA a largo y a ultralargo plazo fue asociada con un incremento de la mortalidad cardiovascular, incluso en pacientes con PA sistólicas medias de menos de 140 mm Hg en todos los marcos temporales. Sorprendentemente, no se halló asociación con la mortalidad por ictus. Estos datos confirman la necesidad de mantener la variabilidad de la PA lo más baja posible durante la terapia antihipertensiva prolongada. Como se puede ver en la figura 2-4, los diuréticos y los bloqueantes de los canales de calcio proporcionan menor grado de variabilidad, y probablemente es por esto que son más eficaces en la protección frente al ictus.

Presión arterial durante el sueño y la vigilia

Patrón normal

El descenso nocturno habitual de la PA se debe en gran parte al sueño y a la inactividad, más que a la hora del día (Sayk y cols., 2007). Los descensos usuales de la PA y del ritmo cardíaco que tienen lugar al

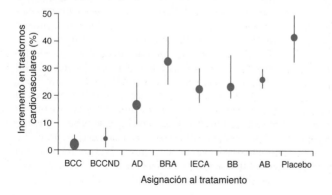

FIGURA 2-4 ● Cambios en la variación de grupo en la PA sistólica vistos en el seguimiento comparado con la línea de base y porcentaje de incremento en el coeficiente de variación. Las barras de error representan el 95 %. BCC, bloqueante de los canales de calcio; BCCND, bloqueantes de los canales de calcio no dihidropiridina; AD, fármacos diuréticos no de asa; BRA, bloqueantes de los receptores de angiotensina II; IECA, inhibidores de la enzima convertidora de angiotensina; BB, β-bloqueantes; BA, bloqueantes α1 (adaptada de Webb AJ, Fischer U, Mehta Z, Rothwell PM. Effects of antihypertensive-drug class on interindividual variation in blood pressure and risk stroke: A systematic review and meta-analysis. *Lancet* 2012;375:906–915)

dormir reflejan una disminución del tono nervioso simpático. En varones jóvenes sanos, las concentraciones plasmáticas de catecolaminas disminuyen durante la fase de sueño de movimientos oculares rápidos (REM, de *rapid eye movement*), mientras que el levantarse induce un aumento marcado de la noradrenalina (Dodt y cols., 1997).

Se han examinado extensamente dos características de los patrones de la PA demostrados en la MAAPA de 24 horas (el grado de caída de la PA durante el sueño, o "caída", y el grado de elevación de la PA al levantarse, o "ascenso matutino") por su relación con el daño hipertensivo de los órganos y con la morbimortalidad cardiovascular. Por fortuna, el patrón de caída nocturna puede reconocerse mediante dispositivos de monitorización en casa que son más accesibles y más económicos que los de la MAAPA de 24 horas. Se han usado dos dispositivos para obtener tres mediciones de la PA durante el sueño: el Omron HEM-5001 (Ishikawa y cols., 2012) y el Microlife-WatchBNP (Stergiou y cols., 2012c).

Grado del descenso (caída)

La caída nocturna de la presión en general está distribuida, sin evidencia de bimodalidad, tanto en pacientes normotensos como en hipertensos (Staessen y cols., 1997). La separación entre "con caídas profundas" y "sin caídas profundas" es, en cierto sentido, un artefacto. Sin embargo, la mayoría de los investigadores, como Ivanovic y cols. (2013), han usado los siguientes criterios en la comparación con el nivel promedio durante el día:

- Normal: reducción promedio de la PA mayor de 10 % y menor de 20 %.
- Con caídas extremas: caídas mayores del 20 %.
- Sin caídas: caídas de menos del 10 %.
- Con inversión: PA mayor que durante el día (Ivanovic y cols., 2013).

Lo que parece ser una falta de caídas nocturnas puede ser una consecuencia de levantarse para orinar (Perk y cols., 2011) o un reflejo de la apnea obstructiva del sueño (Pelttari y cols., 1998), o simplemente una mala calidad de sueño (Sherwood y cols., 2011). Además, el grado de caída durante el sueño puede verse afectado por la cantidad de sodio de la dieta en aquéllos que son sensibles a la sal: la carga de sodio atenúa la caída de estos individuos, mientras que la reducción del sodio restablece su estado de caídas (Uzu y cols., 1999). Entre 325 franceses africanos, aquéllos que excretaron una gran parte del sodio urinario durante el día tuvieron más caídas durante la noche (Bankir y cols., 2008). Además, la caída es más frecuente entre las personas que son más activas físicamente durante el día (Cavelaars y cols., 2004).

Asociaciones con la falta de descensos (sin caídas)

Se han observado diversas asociaciones con un descenso menor del habitual de la PA nocturna. Éstas son:

- Edad avanzada (Staessen y cols., 1997).
- Disfunción cognitiva (Van Boxtel y cols., 1998) y estrés psicológico (Clays y cols., 2012).
- Diabetes (Björklund y cols., 2002).
- Obesidad (Kotsis y cols., 2005).
- Estadounidenses de origen africano (Sherwood y cols., 2011) e hispano (Rodríguez y cols., 2013).
- Deterioro de la vasodilatación dependiente del endotelio (Higashi y cols., 2002).
- Disfunción diastólica (Ivanovic y cols., 2013).
- Hipertrofia ventricular izquierda (Cuspidi y cols., 2004).
- Ateroesclerosis temprana (Vasunta y cols., 2004) y calcificación de la arteria coronaria (Coleman y cols., 2011).
- Hemorragia intracraneal (Tsivgoulis y cols., 2005).
- Deterioro de la función renal (Kann y cols., 2013) y albuminuria (Syrseloudis y cols., 2011).
- Mortalidad por enfermedad cardiovascular (Redon y Lurbe, 2008).

Asociaciones con un descenso excesivo de la presión arterial nocturna (caídas extremas)

De la misma manera que la ausencia de descenso de la PA durante el sueño puede reflejar o contribuir con el daño cardiovascular, también puede haber peligro si se presenta una disminución excesiva de la PA nocturna. Floras (1988) sugirió que las disminuciones nocturnas podían inducir isquemia del miocardio en pacientes hipertensos con hipertrofia ventricular izquierda y disminución de la reserva de vasodilatación coronaria, contribuyendo así a la curva en "J" de aumento de episodios coronarios cuando la PA diastólica se sitúa por debajo de 85 mm Hg (v. cap. 5).

La primera evidencia objetiva de que un descenso excesivo representaba una amenaza fue la observación de Kario y cols. (1996) de que la enfermedad cerebrovascular silente (identificada por medio de imágenes de RM cerebral) se apreciaba entre quienes experimentaban disminuciones de más del 20 % de la PA sistólica nocturna respecto de la diurna. Más adelante, en un seguimiento durante 41 meses de 575 ancianos hipertensos, Kario y cols. (2001) observaron que había un menor riesgo de ictus con una PA diastólica de 75 mm Hg durante el sueño, mientras que el riesgo aumentaba cuando ésta bajaba de 75 mm Hg, lo cual se asoció con la toma de antihipertensivos. Un descenso nocturno de la PA demasiado pronunciado también puede aumentar el riesgo de neuropatía óptica isquémica anterior y glaucoma (Pickering, 2008).

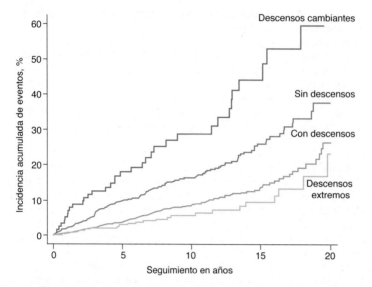

FIGURA 2-5 • Curvas de Kaplan-Meier que muestran la incidencia acumulada de enfermedad cardiovascular en las cuatro categorías de patrones de descenso de la PA (adaptada de Verdecchia P, Angeli F, Mazzotta G, et al. Day-night dip and early-morning surge in blood pressure in hypertension: Pronostic implications. *Hypertension* 2012;60:34–42)

Estas observaciones sirven como una advertencia contra la administración a última hora de la tarde o antes de acostarse de fármacos con un considerable efecto antihipertensivo durante las primeras horas después de la toma.

Debe observarse que, más allá del patrón de descenso, la presencia de hipertensión nocturna, definida como una PA mayor de 120/70 mm Hg, se asocia con un aumento en la incidencia de eventos cardiovasculares en los pacientes que tienen niveles normales de PA durante el día (Li y Wang, 2013) o descensos nocturnos normales (Cuspidi y cols., 2012).

En la figura 2-5 se muestra una relación típica entre varios patrones de descenso y los eventos cardiovasculares; los datos fueron obtenidos de una cohorte de 3012 pacientes inicialmente sin tratamiento seguidos durante un promedio de 8,4 años (Verdecchia y cols., 2012).

Ascenso matutino de la presión arterial

La PA aumenta bruscamente al despertar, ya sea a primera hora de la mañana (Gosse y cols., 2004) o tras una siesta por la tarde (Bursztyn y cols., 1999), y el grado de elevación puede variar en las mediciones repetidas (Wizner y cols., 2008). Como bien se sabe, en las primeras horas de la mañana, después de las 6:00, se produce un aumento en la prevalencia de todos los problemas cardiovasculares en comparación con el resto de las 24 horas (Muller, 1999). Se han observado aumentos matutinos de la incidencia de ictus (Foerch y cols., 2008), paro cardíaco (Soo y cols., 2000), rotura de la aorta abdominal (Manfredini y cols., 1999) y epistaxis (Manfredini y cols., 2000), posiblemente por desestabilización de las placas ateroscleróticas (Marfella y cols., 2007) dentro de las arterias de resistencia engrosadas (Rizzoni y cols., 2007).

Kairo (2010) ha enfatizado varias veces que cree que estos episodios de la mañana están directamente relacionados con la elevación matutina de la PA. Como umbral de la elevación matutina "patológica", Kairo y cols. hallaron un aumento del riesgo sólo en sujetos que se encuentran en el 10.º percentil de la PA sistólica, con una elevación de 55 mm Hg o más (Kairo, 2010). En un análisis de los datos de 5695 pacientes seguidos durante una mediana de 11,4 años, Li y cols. (2010) también observaron un incremento sólo entre los sujetos del 10.º percentil superior de la PA sistólica, un nivel de 37 mm Hg o más. Así, una elevación matutina "patológica" parece ser un nivel muy alto de aumento de la PA sistólica.

En contraparte, los datos de dos o más estudios recientes no confirman una asociación entre ningún nivel de elevación matutina y ningún evento cardiovascular (Verdecchia y cols., 2012) o mortalidad de cualquier causa (Israel y cols., 2011). Israel y cols. (2011) hallaron que una elevación matutina mayor en sujetos sin descenso nocturno se asoció con una reducción de la mortalidad de cualquier causa, y concluyeron que "un incremento en la PA matutina sobre el nivel nocturno probablemente representa una forma más saludable de variación circadiana". Verdecchia y cols. (2012), en su estudio de 3012 pacientes hipertensos inicialmente no tratados seguidos durante un promedio de 8,4 años, hallaron que "una elevación matutina leve de la PA fue un predictor independiente de eventos cardiovasculares, mientras que una elevación grande de la PA no presagia un incremento del riesgo de eventos". Ambos autores enfatizan que sus hallazgos probablemente se asocien con el grado de descenso nocturno: cuanto mayor es el descenso día-noche, mayor es la elevación matutina de la PA. Por lo tanto, como se vio antes, el grado de descenso de la PA en la noche anterior parece ser el mejor indicador pronóstico.

Efecto de bata blanca

Las mediciones de la PA pueden provocar una reacción de alerta, la cual es transitoria en la mayoría de los pacientes, pero persistente en algunos. Esto, por lo general, se observa más a menudo en las personas que experimentan un mayor aumento de la PA bajo estrés psicológico (Palatini y cols., 2003), pero la mayoría de las personas presentan una PA más alta en el consultorio que fuera de éste (O'Brien y cols., 2003).

Ambiente

Existe una jerarquía de alertas: menor en el domicilio, mayor en la clínica o en el consultorio, y mayor aún en el hospital. Las mediciones realizadas por el mismo médico fueron más altas en el hospital que en un centro de salud (Enström y cols., 2000). Para reducir la reacción de alerta, los pacientes deben relajarse en una sala tranquila y deben obtenerse varias mediciones con un dispositivo automático (Myers y cols., 2012a).

Influencia de la persona que mide la presión arterial

La figura 2-6 muestra que la presencia de un médico suele provocar un aumento de la PA, a veces muy importante (Mancia y cols., 1987). Los datos de la figura 2-6 se obtuvieron en pacientes sometidos a un registro intraarterial. Cuando las mediciones intraarteriales eran estables, un médico varón y una enfermera les tomaban la presión en el brazo no cateterizado. La mitad del tiempo era el médico quien lo hacía en primer lugar y la otra mitad la enfermera. Los pacientes no conocían al personal, pero se les había advertido que vendría. Cuando fue el médico el que realizó las primeras mediciones, la PA ascendió un promedio de 22/14 mm Hg y hasta un máximo de 74 mm Hg en el caso de la PA sistólica. Las mediciones fueron de aproximadamente la mitad por encima de los valores basales a los 5 y a los 10 min. Se observaron ascensos similares durante tres visitas posteriores. Cuando eran las enfermeras quienes se ocupaban de la primera tanda de mediciones, los aumentos fueron sólo la mitad de los del médico y la PA regresó por lo general a valores casi basales cuando se tomó de nuevo al cabo de 5 y 10 min. Los incrementos no estaban relacionados con la edad ni con el sexo del paciente y tampoco con la variabilidad general de la PA o los valores de ésta. Estas notables diferencias no se limitan a los bien parecidos doctores italiano o a sus emocionables pacientes. En otras publicaciones se han señalado repetidas veces diferencias similares entre médicos y enfermeras (Little y cols., 2002).

Estos resultados concuerdan con una gran cantidad de datos que indican una tendencia marcada en la

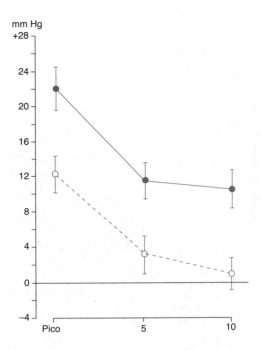

FIGURA 2-6 • Comparación de elevaciones máximas (o pico) en la PA sistólica en 30 sujetos durante la consulta a un médico (*líneas lisas*) y a un enfermero (*líneas interrumpidas*). Se muestran las elevaciones que aparecen a los 5 y 10 min de la consulta. Los datos se expresan como cambios en la media (± desviación estándar de la media) desde un valor control tomado 4 min antes de cada consulta (modificada de Mancia G, Paroti G, Pornidossi G, et al. Alerting reaction and rise in blood pressure during measurement by physician and nurse. *Hypertension* 1987;9:209–215)

mayoría de los pacientes a un descenso de la PA después de mediciones repetidas, con independencia del intervalo entre las lecturas (Verberk y cols., 2006a), y sugieren firmemente que sean las enfermeras, no los médicos, quienes midan la PA, así como que se realicen al menos tres mediciones antes de que se catalogue al paciente de hipertenso y de que se determine la necesidad del tratamiento (Graves y Sheps, 2004).

Hipertensión de bata blanca

Como ya se ha señalado, se ha definido a la *hipertensión de bata blanca* (HBB) de forma variable. La definición más aceptada es la presencia de un promedio de múltiples PA, tomadas durante el día fuera del consultorio, inferior a 135/85 mm Hg, mientras que las mediciones habituales, tomadas en el consultorio, se sitúan por encima de 140/90 mm Hg (O'Brien y cols., 2003; Verdecchia y cols., 2003).

La mayor parte de los pacientes muestran cifras más elevadas de PA cuando ésta se toma en el consultorio que cuando se toma en otro lugar, tal como revela una comparación de las PA sistólicas obtenidas

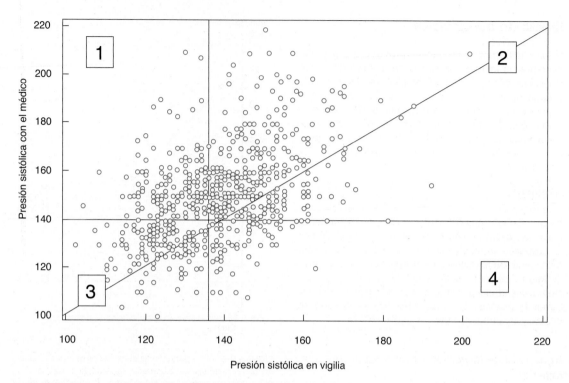

FIGURA 2-7 • Esquema de la PA sistólica clínica y ambulatoria durante el día en 573 pacientes. 1, pacientes con HBB; 2, pacientes con hipertensión persistente; 3, pacientes con PA normal; 4, pacientes cuya PA clínica subestima la PA ambulatoria. La mayoría de los hipertensos persistentes y los normotensos tuvieron presiones clínicas más altas que las presiones ambulatorias en vigilia (adaptada de Pickering TG. Ambulatory monitoring and the definition of hypertension. *J Hypertens* 1992;10:401–409)

por un médico con la media de las PA sistólicas obtenida por monitorización ambulatoria (fig. 2-7) (Pickering, 1996). En la figura, todos los puntos situados por encima de la línea diagonal representan lecturas más altas en el consultorio que fuera de éste, lo cual indica que la mayoría de los pacientes presentan el *efecto de bata blanca*.

La mayoría de los pacientes que presentaron un efecto de bata blanca también tenían mediciones elevadas fuera del consultorio, de tal manera que eran hipertensos en todos los ambientes (v. fig. 2-7, grupo 2), mientras que un número menor pero significativo de pacientes mostraron mediciones normales fuera del consultorio, lo cual quiere decir que su hipertensión era de bata blanca (v. fig. 2-7, grupo 1), y un tercer grupo presentaba lecturas normales en el consultorio, pero elevadas fuera de él (v. fig. 2-7, grupo 4). Como se describirá más adelante, esta hipertensión *oculta* recibe cada vez mayor atención. Pickering y cols. (1988) habían observado con anterioridad que, entre 292 pacientes no tratados con mediciones persistentemente elevadas en el consultorio durante una media de 6 años, las mediciones registradas por un monitor ambulatorio de 24 horas fuera del consultorio eran normales en un 21 % de los casos. A partir de esta observación, se ha comprobado que la prevalencia de la HBB es aproximadamente del 15 % en numerosos grupos de pacientes

con hipertensión en el consultorio (Dolan y cols., 2004). Para confirmar el diagnóstico, se debe realizar más de una MAAPA (Cuspidi y cols., 2007).

Es importante evitar la confusión entre el *efecto* de bata blanca y la *hipertensión* de bata blanca. Tal como subrayó Pickering (1996), "la hipertensión de bata blanca consiste en una medida del valor de la presión arterial, mientras que el efecto de bata blanca es una medida de cambio. Un amplio efecto de bata blanca no se limita de ninguna manera a los pacientes con hipertensión de bata blanca y, de hecho, es a menudo más pronunciado en los pacientes con hipertensión grave".

Conforme ha ido creciendo el interés por la HBB, se han hecho patentes varias de sus características, tales como:

▶ Su prevalencia depende en gran parte del nivel de las lecturas en el consultorio: cuanto menor es la elevación, más baja es la prevalencia de HBB, ya que hay una menor dispersión entre el límite inferior de la hipertensión del consultorio (> 140/90 mm Hg) y el límite superior de la HBB (< 135/85).

▶ La prevalencia de la HBB puede reducirse si las mediciones en el consultorio se basan al menos en cinco visitas distintas o por el proceso ambulatorio de la medición de la PA descrito por Myers (2012a) (remitirse a la sección sobre Medición automatizada de la PA en el consultorio, pág. 14).

▸ Para definir la HBB, sólo se usaron mediciones ambulatorias diurnas, pero O'Brien y cols. (2013) establecieron que "debido al aporte de la PA durante el sueño como predictor de resultados, parece ilógico excluir de la consideración dicho período... una definición alternativa de HBB deberá incluir pacientes con mediciones en el consultorio de al menos 140/90 y una PA media de 24 horas de menos de 130/80".

▸ Las mediciones múltiples obtenidas por el propio paciente en el domicilio son tan válidas como las ambulatorias para documentar la HBB (Den Hond y cols., 2003). Sin embargo, no necesariamente reflejan la extensión del efecto presor de la consulta al médico (Saladini y cols., 2012).

▸ La prevalencia aumenta con la edad del paciente (Mansoor y cols., 1996) y es particularmente elevada en pacientes ancianos con hipertensión sistólica aislada (Jumabay y cols., 2005).

▸ Las mujeres son más propensas a presentar HBB (Dolan y cols., 2004).

▸ Algunos casos etiquetados como hipertensión *resistente* o *no controlada,* de acuerdo con las mediciones efectuadas en el consultorio, en realidad presentan HBB y, por lo tanto, puede que no necesiten un tratamiento más intensivo si no sufren lesiones orgánicas (Redon y cols., 1998). Sin embargo, la mayoría de los hipertensos tratados con mediciones persistentemente altas en el consultorio también presentan valores elevados fuera del consultorio, de tal manera que su control insuficiente no puede atribuirse al efecto de bata blanca (Mancia y cols., 1997). Además, Franklin y cols. (2012a) hallaron pacientes con hipertensión sistólica aislada que cuando fueron tratados siguieron presentando efecto de bata blanca y un riesgo dos veces mayor de eventos cardiovasculares que los de los normotensos no tratados. Los autores se refieren a estos pacientes como portadores de "hipertensión normalizada tratada", mientras que Myers (2012b) prefiere el término "hipertensión tratada seudorresistente".

Aparte de estas características, persisten dos cuestiones más importantes y relacionadas entre sí: ¿cuál es la evolución natural de la HBB y cuál es su pronóstico?

Evolución natural

Muy pocos pacientes fueron observados durante el tiempo suficiente como para estar seguros de la evolución natural de la HBB. Pickering y cols. (1999) registraron que sólo del 10 al 30 % se vuelven hipertensos a lo largo de 3-5 años. Más recientemente, Mancia y cols. (2009) observaron que el 43 % de los pacientes con HBB presentaban hipertensión persistente después de 10 años. Como se ha señalado, la magnitud del efecto de bata blanca varía considerablemente, por lo que es necesario obtener varias MAAPA para confirmar el diagnóstico (Muxfeld y cols., 2012).

Pronóstico

Hay menos incertidumbre sobre los riesgos de la HBB a medida que se sigue a más pacientes durante más tiempo. En un análisis de los datos de cuatro estudios prospectivos de cohortes realizados en Italia, Estados Unidos y Japón, y que utilizó una metodología semejante para la MAAPA de 24 horas en 1549 normotensos y 4406 pacientes con hipertensión esencial, la prevalencia de la HBB fue del 9 % (Verdecchia y cols., 2005). Durante los 6 primeros años de seguimiento, el riesgo de ictus en un análisis multifactorial fue de un 1,15 en el grupo de HBB, aunque sin alcanzar significación estadística, frente a un 2,01 en el grupo con hipertensión ambulatoria en comparación con el grupo normotenso. Sin embargo, la incidencia de ictus comenzó a aumentar a partir del sexto año en el grupo de HBB y, llegado el noveno año, cruzó la curva de riesgo del grupo de hipertensión ambulatoria.

Pierdomenico y cols. (2008) siguieron a 305 personas con PA normal, 399 con HBB y 1333 con hipertensión permanente durante 14 años. Las tasas de supervivencia libre de eventos fueron las mismas en los hipertensos y en el grupo de HBB hasta el décimo año, cuando cayeron en el grupo de HBB, pero aún siguieron más altas que las vistas en el grupo de la hipertensión sostenida. Ben-Dov y cols. (2008) han descrito datos similares en un grupo aún mayor de sujetos con HBB tratados, en comparación con un grupo de hipertensión permanente. Por otro lado, Franklin y cols. (2012a) hallaron que en un seguimiento promedio de 10,6 años, los 334 sujetos con hipertensión sistólica aislada y efecto de bata blanca que permanecieron sin tratar tuvieron los mismos riesgos cardiovasculares que los vistos entre 5271 pacientes normotensos no tratados.

Antes de que se aprecien los episodios clínicos, se ha demostrado el aumento de la rigidez arterial (Sung y cols., 2013) y el espesor (Puato y cols., 2008) de la pared arterial en las personas con HBB. Obviamente, resulta obligatorio un seguimiento estrecho de los pacientes diagnosticados con HBB (Muxfeldt y cols., 2012). Al menos se les debe recomendar que modifiquen su estilo de vida de manera apropiada y se debe seguir supervisando el estado de su PA.

Hipertensión enmascarada

Como puede verse en la parte inferior derecha de la figura 2-7, número 4, algunos pacientes muestran una PA normal en el consultorio (< 140/90 mm Hg) pero mediciones ambulatorias elevadas (> 135/85 mm Hg).

Estos hipertensos "enmascarados" pueden constituir una parte significativa, el 10 % o más, de la población general (O'Brien y cols., 2013). Se hallaron mediciones ambulatorias diurnas de PA más altas que las mediciones en el consultorio en el 41 % de 1814 pacientes de más de 75 años con una PA normal en el consultorio (Calcciolati y cols., 2011). Tales pacientes tienen tasas más elevadas de morbilidad cardiovascular, casi tan altas como las vistas en aquéllos con hipertensión clínica o ambulatoria (Ben-Dov y cols., 2008; Bobrie y cols., 2008; Pierdomenico y Cuccurullo, 2011).

Dado que, por definición, estos pacientes tienen unas lecturas normales de PA en el consultorio, la única forma de excluir una hipertensión enmascarada es obtener lecturas fuera del consultorio. Si bien sólo se necesitan algunas mediciones en el domicilio (Mallion y cols., 2004), la mayoría de los pacientes no pueden obtenerlas. Por lo tanto, la búsqueda debe limitarse a aquellos casos que tengan más probabilidades de tener la PA elevada fuera del consultorio, como los pacientes con diabetes (Franklin y cols., 2013), taquicardia no explicada (Grassi y cols., 2007), hipertrofia ventricular izquierda (Hanninen y cols., 2013) o apnea obstructiva del sueño (Baguet y cols., 2008).

En general, los pacientes que reciben tratamiento antihipertensivo presentan un descenso menor, un promedio del 30 % o menos, en la PA ambulatoria en comparación con las mediciones del consultorio (Mancia y Parati, 2004), y a menudo muestran un patrón de hipertensión enmascarada. Sin embargo, este estado no se debe llamar "enmascarada", porque ya son hipertensos antes de iniciar el tratamiento. O'Brien y cols. (2013) prefieren el término *hipertensión enmascarada no controlada*. Los pacientes diabéticos muestran esta forma más frecuentemente que los no diabéticos (Franklin y cols., 2013).

MEDICIÓN DE LA PRESIÓN ARTERIAL EN EL CONSULTORIO

A pesar de ciertos inconvenientes inherentes a la forma actual de realizar las mediciones en el consultorio, este método seguirá siendo ampliamente utilizado, por lo que se describe en su totalidad. Como se verá, se ha descrito una forma posible de rescatar su uso (Myers, 2012a). Además, menos de la mitad de los hipertensos en Estados Unidos tienen dispositivos de monitorización en sus casas (Ostchega y cols., 2013), y en muchos lugares los consultorios, aun los rudimentarios, siguen siendo el único sitio disponible para medir la PA.

En el mejor de los casos, todas las causas previamente descritas de variabilidad son difíciles de controlar. Aun bajo condiciones controladas, todos los valores indirectos son diferentes de los obtenidos intraarterialmente, unos 5 mm Hg más bajos para la sistólica y 10 mm Hg para la diastólica (Smulyan y Safar, 2011). El uso de las guías mostradas en el cuadro 2-3 reduce los errores de medición más prevalentes. Se pueden encontrar más detalles en un informe de expertos (Stergiou y cols., 2012a).

Posición del paciente y del brazo

El paciente debe estar cómodamente sentado con el brazo apoyado y situado a la altura del corazón (fig. 2-8). Las mediciones que fueron tomadas con el brazo colgando del costado del paciente fueron en promedio 10 mm Hg superiores a las tomadas con el brazo apoyado en posición horizontal a la altura del corazón (Netea y cols., 2003). Cuando el paciente está sentado en posición erguida sobre una superficie sin respaldo, las mediciones pueden ser hasta 10 mm Hg más altas debido al esfuerzo isométrico que se necesita para soportar el cuerpo y el brazo. Las mediciones de la presión sistólica son unos 8 mm Hg más altas en decúbito supino que sentado, incluso cuando el brazo está a la altura de la aurícula derecha (Netea y cols., 2003).

Diferencias entre los brazos

Como ya se ha analizado en este capítulo, al principio la PA debe medirse en ambos brazos para confirmar las diferencias entre ellos; si la medición es más alta en un brazo, ése es el que se debe utilizar para las mediciones futuras. En dos metaanálisis de datos de las mediciones de PA, algunos con pacientes derivados debido a sospechas de enfermedad vascular periférica, se hallaron diferencias de 10 mm Hg o más en el 15-20 % de los sujetos, que se asociaron con un aumento de la prevalencia de enfermedad vascular periférica y de la mortalidad (Clark y cols., 2012; Verberk y cols., 2011). Hay una PA mucho menor en el brazo izquierdo en pacientes con robo de la subclavia por flujo reverso de la arteria vertebral distal a la arteria subclavia ocluida, lo cual se vio en el 9 % de 500 pacientes con soplos asintomáticos en el cuello (Bornstein y Norris, 1986). La PA puede ser más alta o más baja en el brazo parético de un paciente con ictus (Dewar y cols., 1992).

Presión en bipedestación

Las mediciones se deben realizar inmediatamente después de que el paciente se ponga de pie y después de haber permanecido en dicha posición al menos 2 min para comprobar los cambios posturales espontáneos o inducidos por la medicación, en particular en los ancianos y en los diabéticos. Si no se observa ninguna disminución de la PA en pacientes con síntomas sugestivos, el tiempo de permanencia en pie en una actitud descansada debe prolongarse al menos 5 min. En la mayoría de las personas, la PA sistólica baja y la diastólica suben unos milímetros de mercurio al ponerse de pie después

---

CUADRO 2-3

Guías para la medición de la PA en el consultorio

Condiciones del paciente
Postura
▸ Inicialmente, en particular en aquellos > 65 años, con diabetes o que reciben tratamiento antihipertensivo, controlar los cambios posturales tomando lecturas después de 5 min en posición supina, luego inmediatamente y 2 min después de levantarse
▸ Para el seguimiento de rutina, el paciente debe sentarse tranquilamente con el brazo apoyado y a nivel del corazón, y la espalda apoyada contra la silla. El tiempo necesario antes de la medición no es claro, pero la mayoría de las guías recomiendan al menos 1 min
Circunstancias
▸ No tomar cafeína ni fumar 30 min antes de la medición
▸ Brindar un ambiente tranquilo y cálido
Equipo
Tamaño del manguito
▸ La cámara de aire debe rodear al menos el 80 % de la circunferencia y cubrir dos tercios de la longitud del brazo
▸ Una cámara de aire muy pequeña puede causar lecturas falsamente elevadas
Manómetro
▸ Usar un dispositivo de mercurio, aneroide recientemente calibrado o electrónico validado
▸ Como el mercurio es peligroso, cada vez se están usando más dispositivos oscilométricos que no requieren buscar los sonidos de Korotkoff
Estetoscopio
▸ Debe usarse la campana del estetoscopio, no se debe presionar en exceso
Bebés
▸ Usar ecografía (p. ej., Doppler)
Técnica
Número de mediciones
▸ En cada ocasión, tomar al menos dos lecturas, separadas por todo el tiempo que resulte práctico; si las mediciones varían > 5 mm Hg, tomar nuevas lecturas hasta que haya dos cercanas
▸ Para diagnóstico, obtener tres conjuntos de mediciones separadas al menos por 1 semana
▸ En principio, tomar la presión en ambos brazos simultáneamente; si la presión difiere, usar el brazo con la presión más alta
▸ Si la presión del brazo es elevada, tomar la presión en una pierna, en especial en pacientes < 30 años
Ejecución
▸ Inflar el manguito rápidamente a una presión 20 mm Hg por encima de la presión sistólica, que se evidencia por la desaparición del pulso radial, para evitar la brecha auscultatoria
▸ Desinflar el manguito a unos 3 mm Hg/s
▸ Registrar los sonidos de Korotkoff fase I (aparición) y fase V (desaparición)
▸ Si los sonidos de Korotkoff son débiles, elevar el brazo del paciente y pedirle que abra y cierre la mano 5-10 veces; luego, inflar el manguito rápidamente
Registros
▸ Anotar la presión, la posición del paciente, el brazo y el tamaño del manguito (p. ej., 140/90, sentado, brazo derecho y manguito grande de adulto, respectivamente)

---

de estar en decúbito supino. En los ancianos son más frecuentes los descensos posturales significativos de 20 mm Hg o más en la PA sistólica, que se producen en un 10 % de las personas ambulatorias de más de 65 años y en más de la mitad de las personas que residen en centros de cuidados prolongados, en particular en aquéllos con una PA sistólica alta en decúbito supino (Gupta y Lipsitz, 2007).

Presión en las piernas

Si las mediciones en los brazos son elevadas, en especial en pacientes de menos de 30 años, la PA debe tomarse en una pierna para descartar la posibilidad de una coartación aórtica.

Esfigmomanómetro

En el sitio web www.dableducational.org se pueden encontrar evaluaciones independientes de la precisión de los dispositivos de medición de la PA, pero no hay estándares obligatorios que se deban respetar. Se detectaron errores significativos con manómetros tanto de mercurio como aneroides en más del 5 % de los valores obtenidos en consultorio (Niyonsenga y cols., 2008).

Dado que los manómetros de mercurio se están retirando progresivamente del mercado debido al potencial tóxico del metal en caso de pérdidas, y dada la imprecisión de los manómetros aneroides, los aparatos electrónicos automáticos se utilizan cada vez más, lo que debería mejorar la exactitud de las mediciones.

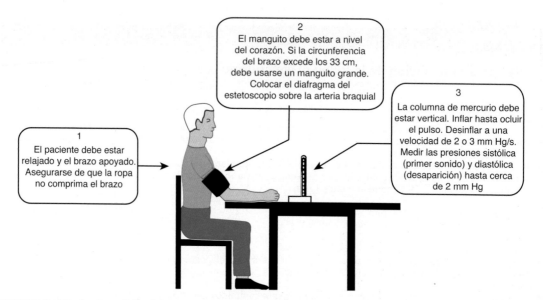

FIGURA 2-8 • Técnica de medición de la PA recomendada por la British Hypertension Society (tomada de la British Hypertension Society. Standardization of blood pressure measurement. *J Hypertens* 1985;3:29–31)

Tamaño de la cámara inflable del manguito

La anchura de la cámara inflable debe equivaler aproximadamente a dos terceras partes de la distancia entre la axila y el espacio antecubital; una cámara inflable de 16 cm de ancho es adecuada para la mayoría de los adultos. Debe ser lo suficientemente larga como para rodear al menos el 80 % del brazo. La utilización de una cámara interior excesivamente corta puede dar lugar a mediciones erróneamente altas (Aylett y cols., 2001), y si es demasiado ancha, a mediciones erróneamente bajas (Bakx y cols., 1997).

La mayoría de los esfigmomanómetros que se venden en Estados Unidos tienen un manguito con una cámara inflable de 12 cm de ancho y 22 cm de longitud, que es demasiado corta para los pacientes con una circunferencia de brazo superior a los 26 cm, ya sea por la grasa o por la masa muscular (Aylett y cols., 2001). Para brazos obesos, la British Hypertension Society (BHS) sugiere un tamaño de manguito más largo (p. ej., 12 × 40 cm) (O'Brien y cols., 2003). La American Heart Association recomienda manguitos cada vez más grandes conforme aumente la circunferencia del brazo:

- Circunferencia del brazo de entre 22 y 26 cm, manguito de 12 × 22 cm (adulto pequeño).
- Circunferencia del brazo de entre 27 y 34 cm, manguito de 16 × 30 cm (adulto).
- Circunferencia del brazo de entre 35 y 44 cm, manguito de 16 × 36 cm (adulto grande).
- Circunferencia del brazo de entre 45 y 52 cm, manguito de 16 × 42 cm (muslo del adulto).

Los niños requieren manguitos más pequeños, según su tamaño.

Posición del manguito

En caso de que la cámara interior del manguito no rodee el brazo por completo, se debe procurar que al menos esté situada sobre la arteria humeral. El borde inferior del manguito debe estar ubicado aproximadamente 2,5 cm por encima del pliegue antecubital. En las personas sumamente obesas, se puede utilizar un manguito de muslo con la cámara inflable doblada sobre sí misma si es necesario, o bien, ésta puede colocarse sobre el antebrazo para escuchar los sonidos sobre la arteria radial.

Manómetro

Los dispositivos oscilométricos se están adueñando con rapidez del mercado hogareño y muy probablemente se conviertan en el dispositivo habitual en consultorios y hospitales. Por suerte, su precisión y su fiabilidad están mejorando y muchos de ellos han superado con éxito los protocolos de la U.S. Association for the Advancement of Medical Instrumentation (AAMI) y de la BHS. Se han creado varios sitios web (www.dableducational.com y bhsec.org/blood_pressure.list.stm) que proporcionan toda la información necesaria disponible sobre los aparatos que se están comercializando.

Casi todos los dispositivos oscilométricos detectan las oscilaciones iniciales (sistólica) y máximas (PA media) en la arteria humeral y calculan la PA diastólica con base en algoritmos patentados. Por lo general, las mediciones obtenidas por medio de aparatos auscultatorios y oscilométricos están estrechamente relacionadas. En una población grande en la que se compararon tanto dispositivos oscilométricos (p. ej., Omron HEM-907XL) como manómetros de mercurio, las diferencias promedio fueron de menos de 2 mm Hg, excepto en sujetos obesos que requirieron manguitos extragrandes, donde la diferencia en el promedio de la sistólica fue de 3,1 mm Hg (Ostchega y cols., 2012).

Los dispositivos oscilométricos son más rápidos y su uso es más sencillo, y minimizan la frecuente preferencia por el dígito terminal, redondeado a 0 o 5. Algunos aparatos electrónicos se inflan automáticamente, lo cual es útil, sobre todo para los pacientes con artritis. Otros tienen una impresora conectada y algunos pueden descargar los datos tras haber guardado cierto número de mediciones. Hay aparatos disponibles para la transmisión automática de datos a una central (Møller y cols., 2003). Es posible adquirir un buen aparato por menos de 40 dólares. Con vistas a asegurar su uso adecuado y su exactitud, el aparato electrónico se debe poner a prueba haciendo que el paciente lo utilice en un brazo mientras que simultáneamente se le toma la presión en el consultorio con un esfigmomanómetro en el otro brazo.

Si se toman al menos tres mediciones, los dispositivos oscilométricos proporcionan lecturas precisas en pacientes con fibrilación auricular (Pagonas y cols., 2013).

Medición automática de la PA en el consultorio

Martin Myers (2012a) ha propuesto una forma de aumentar la precisión de las mediciones en el consultorio con un procedimiento de "presión arterial automatizada en el consultorio (PAAC)", que requiere cinco lecturas tomadas en intervalos de 1 minuto con un dispositivo oscilométrico completamente automático mientras el paciente está sentado y tranquilo. Myers y cols. (2010) proporcionan evidencia de que el promedio de estas cinco mediciones se aproxima al de las obtenidas tanto durante la porción diurna de la monitorización ambulatoria de 24 horas como durante las múltiples mediciones tomadas en la casa. Este procedimiento elimina casi completamente el efecto de bata blanca y también reduce la prevalencia de la hipertensión enmascarada (Myers y cols., 2012).

Aunque este procedimiento parece muy atractivo, requiere ocupar un espacio en el consultorio y un dispositivo automático que puede llegar a costar hasta $600 dólares.

Mientras tanto, se ha desarrollado un dispositivo de bajo costo de energía solar (Omron HEM-SOLAR) que podría ser útil para los ambientes de bajos recursos (Parati y cols., 2010a).

Otras tecnologías

Fujikawa y cols. (2013) han diseñado un nuevo dispositivo manométrico que usa un triple manguito y mide cambios en el tiempo de llegada de las mediciones más que oscilaciones en el manguito a medida que se desinfla. Esta técnica puede ser una forma más precisa de medir la PA.

Dispositivos de muñeca y de dedo

Los dispositivos oscilométricos de muñeca son útiles, especialmente para la gente obesa cuyo miembro superior es demasiado grande para obtener lecturas precisas. Deben mantenerse a la altura del corazón. Los últimos tres de ellos han demostrado ser precisos (dableducational.com). Los dispositivos usados en el dedo miden la presión a través de una pletismografía de volumen. Se puede usar el sistema Finapres para monitorización continua bajo condiciones cuidadosamente controladas (Silke y McAuley, 1998), pero no es adecuado para mediciones intermitentes. Las unidades hogareñas de dedo no están recomendadas para automonitorización (Pickering y cols., 2008).

Dispositivos automáticos en la comunidad

Los dispositivos automáticos oscilométricos se encuentran cada vez más en las farmacias y en general proporcionan mediciones precisas, pero pueden ser inexactas en pacientes obesos o muy delgados (Van Durme y cols., 2000). Para los pacientes que no pueden usar dispositivos hogareños más precisos (y más fácilmente validados), las mediciones obtenidas por aparatos automáticos son mejores que no tener nada, pero no podrán ser tratados solamente con base en estas lecturas.

Técnicas para medir la presión arterial

Como muestra el cuadro 2-3, se debe subir la presión en la cámara inflable aproximadamente 20 mm Hg por encima del valor sistólico, lo cual se debe verificar con la desaparición del pulso radial, ya que algunos pacientes pueden presentar una brecha auscultatoria, es decir, una desaparición temporal del ruido después de haber aparecido que se debe al aumento de la rigidez arterial.

El manguito debe desinflarse a una velocidad de 2-4 mm Hg por segundo; un ritmo más lento o rápido puede provocar mediciones falsamente más altas (Bos y cols., 1992). Sin embargo, la mayoría de los dispositivos oscilométricos están ajustados para un desinflado más rápido.

En la auscultación, la desaparición del ruido (fase V) es un parámetro más sensible y reproducible que su amortiguamiento (fase IV) (de Mey, 1995). En algunos pacientes con una circulación hipercinética (con anemia o embarazo), los ruidos no desaparecen y se escucha un ruido sordo muy por debajo de la PA diastólica esperada, a veces cerca de cero. Este fenómeno también se puede producir al presionar demasiado el estetoscopio contra la arteria. En caso de arritmia, se deberán tomar mediciones adicionales con aparatos auscultatorios u oscilométricos para determinar la PA sistólica y diastólica media (Lip y cols., 2001).

Seudohipertensión

Como escribieron Franklin y cols. (2012b): "el término *seudohipertensión* en los ancianos puede llevar a una confusión; sugiere un trastorno benigno secundario a la elevación falsa en la PA diastólica oscilométrica o auscultatoria comparada con la PA diastólica intraarterial, mientras que, cuando se descartan la hipertensión de bata blanca o el efecto de bata blanca, los hallazgos de hipertensión sistólica aislada con una presión diferencial amplia se asocian con un riesgo cardiovascular considerable".

Métodos para amplificar los ruidos

En la auscultación, la intensidad y la agudeza de los ruidos de Korotkoff dependen en parte de la presión diferencial entre las arterias en el antebrazo y las situadas por debajo de la cámara inflable. Para aumentar el diferencial y, con ello, la intensidad de los ruidos, se debe disminuir la cantidad de sangre en el antebrazo o aumentar la capacidad del lecho vascular. La cantidad de sangre se puede reducir inflando rápidamente la cámara, lo cual acorta el tiempo en el que se impide el retorno venoso sin que cese el flujo arterial, o bien, levantando el brazo durante unos segundos para drenar la sangre venosa antes de inflar la cámara. La capacidad del lecho vascular puede aumentarse induciendo una vasodilatación por medio de ejercicio muscular, específicamente haciendo al paciente abrir y cerrar la mano diez veces antes de inflar la cámara. Si los ruidos no se escuchan bien, se deberá desinflar e inflar de nuevo la cámara, pues en caso de no ser así los vasos se habrán vuelto a llenar parcialmente y los ruidos serán sordos.

Toma de la presión arterial en el muslo

Para evitar mediciones falsamente elevadas, se debe utilizar un manguito grande (para el muslo). Con el paciente en posición de decúbito prono y la pierna sostenida por el observador, éste escucha con el este-toscopio los sonidos de Korotkoff en la fosa poplítea. Esto debe formar parte de la investigación inicial de todos los pacientes hipertensos jóvenes, en quienes la coartación es más frecuente. Normalmente, la PA sistólica es más alta y la diastólica un poco más baja en la rodilla que en el brazo, debido al contorno de la onda del pulso (Smulyan y Safar, 2011).

Cómo se debe tomar la presión arterial en los niños

Si el niño está tranquilo, se debe aplicar la misma técnica que se emplea con los adultos; sin embargo, hay que utilizar manguitos más pequeños y estrechos (v. cap. 16). Si el niño está irritado, el mejor procedimiento para determinar la PA sistólica puede ser simplemente la palpación del pulso radial conforme se desinfla el manguito. En los lactantes se utilizan de manera frecuente técnicas ecográficas.

Registro de los resultados

Con independencia del método que se utilice para la medición de la PA, se deben anotar las condiciones en las que se hace para que otros puedan comparar los resultados o interpretarlos correctamente. Esto reviste una importancia capital en las comunicaciones científicas y, sin embargo, muchos artículos sobre hipertensión no proporcionan dicha información.

Presión arterial durante el ejercicio

Se ha observado que una respuesta excesiva de la PA durante o inmediatamente después de un ejercicio gradual en pruebas de esfuerzo predice el desarrollo de hipertensión en personas normotensas (Holmqvist y cols., 2012) y su posterior morbimortalidad por enfermedad cardiovascular (Schultz y cols., 2013). En varias series se han utilizado límites superiores diferentes para una respuesta normal al ejercicio, pero una respuesta excesiva, hasta un valor sistólico superior a 200 mm Hg con una carga de trabajo de 100 W, aumenta las probabilidades de aparición de hipertensión entre dos y cuatro veces a lo largo de los 5-10 años siguientes, en comparación con los valores observados con respuestas no excesivas.

Presión diferencial

La presión diferencial es la diferencia entre las PA sistólica y diastólica. Entre los 13 340 participantes en un estudio en curso con 18 años de seguimiento, la presión diferencial fue el mayor contribuyente al riesgo de insuficiencia cardíaca y a la mortalidad de cualquier causa, mientras que la PA sistólica se asoció más fuertemente con coronariopatía e ictus (Cheng y cols., 2013). Además, en el ensayo HYVET de pacientes de 80 años o más, una mayor presión diferencial se asoció fuertemente con riesgo de demencia (Peters y cols., 2013).

Importancia de las presiones arteriales obtenidas en el consultorio

Aunque se respeten todas las recomendaciones enumeradas en el cuadro 2-3, las mediciones de PA de rutina en el consultorio con esfigmomanometría siguen mostrando una considerable variabilidad. Sin embargo, antes de descartar las mediciones ocasionales de la PA, incluso si son aisladas, es preciso recordar que casi todos los datos descritos en el capítulo 1 sobre los riesgos de la hipertensión se basan en sólo una o varias mediciones tomadas en el consultorio en amplios grupos de personas. No hay duda de que tales datos tienen valor epidemiológico, pero unas cuantas mediciones ocasionales en el consultorio no suelen ser suficientes para determinar el estado de un paciente individual. Hay dos acciones que reducen al mínimo la variabilidad. Primero, se deben realizar al menos dos mediciones en cada visita o tantas como sean necesarias para obtener un valor estable con menos de 5 mm Hg de diferencia; segundo, se deben obtener al menos tres grupos de mediciones, de preferencia más, en varias semanas distintas, a menos que el valor inicial sea tan alto (> 180/120 mm Hg) que exija tratamiento inmediato.

Aunque las mediciones múltiples realizadas minuciosamente en el consultorio pueden ser tan fiables como las obtenidas mediante monitorización ambulatoria, las del consultorio proporcionan datos adicionales, ya sea para confirmar el diagnóstico o para establecer la conveniencia del tratamiento, lo cual es incluso más importante.

MEDICIONES EN CASA

Existen varias razones por las cuales se pone énfasis en las mediciones de PA en casa:

▶ La disponibilidad que hay de dispositivos económicos y confiables (www.dableducational.com).
▶ El esclarecimiento del esquema óptimo para las mediciones en casa (Niiranen y cols., 2011).
▶ El establecimiento de un umbral para las mediciones que se obtienen en casa para verificar el riesgo cardiovascular (Niiranen y cols., 2013).
▶ El reconocimiento de la equivalencia entre las mediciones en casa y con monitores ambulatorios y la superioridad de ambos métodos sobre las mediciones de consultorio (Stergiou y Bliziotis, 20011; Ward y cols., 2012).

▶ El hallazgo de que la monitorización en casa es una de las formas para mejorar el cumplimiento del tratamiento antihipertensivo (Bosworth y cols., 2011).
▶ La disponibilidad de técnicas para asegurar la precisión de la traducción de las mediciones en casa tanto en la memoria del dispositivo como mediante telemonitorización (Omboni y cols., 2013).

Cuando se documentó la forma de medición de la PA durante el sueño con los dispositivos hogareños (Ishikawa y cols., 2012), y a medida que se hicieron más accesibles, se derrumbó uno de los principales motivos para utilizar la MAAPA. Además, como dice Zanchetti (2011), las mediciones en casa son la forma más práctica para evaluar la variabilidad de la PA.

Estas son las recomendaciones actuales (Parati y cols., 2010b):

▶ La medición en casa de la PA se debe convertir en un componente frecuente de la medición de la PA para la mayoría de los pacientes con hipertensión conocida o sospechada. Sin embargo, menos de la mitad de los hipertensos en Estados Unidos tienen dispositivos hogareños (Ostchega y cols., 2013).
▶ Debe aconsejarse a los pacientes que adquieran un monitor oscilométrico que mida la PA en la parte superior del brazo, que éste disponga de un manguito de tamaño apropiado y cuya precisión haya sido demostrada según los protocolos de referencia internacionales. El personal sanitario debe explicar su utilización al paciente.
▶ Deben realizarse dos o tres mediciones mientras el sujeto está en reposo sentado, por la mañana y por la noche, durante una semana. Para tomar decisiones clínicas se recomienda disponer de un mínimo de 12 lecturas (Niiranen y cols., 2011).
▶ La medición en casa de la PA está indicada para pacientes con sospecha de hipertensión o hipertensión de nuevo diagnóstico, en los que permite distinguir entre la HBB y la hipertensión persistente. En los pacientes con prehipertensión, la medición en casa de la PA puede detectar la hipertensión enmascarada.
▶ Es recomendable utilizar la medición en casa de la PA para evaluar la respuesta del paciente a cualquier tipo de tratamiento antihipertensivo, y puede mejorar el cumplimiento terapéutico.
▶ El objetivo de tratamiento de la medición en casa es una PA de menos de 130/80 mm Hg (Niiranen y cols., 2013).
▶ La medición en casa de la PA es útil en los ancianos (Cushman y cols., 2012), en los que aumentan la variabilidad de la PA y el efecto de bata blanca; en pacientes con diabetes (Eguchi y cols., 2012), en los que el control adecuado de la PA tiene una importancia capital; y en mujeres embarazadas, niños y pacientes con nefropatías.
▶ La medición en casa de la PA puede mejorar la calidad asistencial a la vez que reduce los costos, y debería ser reembolsada (Pickering y cols., 2008).

Unos cuantos pacientes no pueden superar su ansiedad durante la medición de su propia PA, una reacción de alerta constante. Otros se preocupan demasiado, a pesar de los consejos, respecto de una lectura elevada ocasional. Para unos pocos, el estrés supera el beneficio, y se les debe aconsejar darle el dispositivo a un familiar o vendérselo al vecino.

MONITORIZACIÓN AMBULATORIA

La MAAPA ha estado disponible por más de 30 años y su valor pronóstico fue demostrado en 1983 (Perloff y cols., 1983). Mientras que la MAAPA no está disponible actualmente para la mayoría de los médicos, la reciente recomendación del U.K. National Institute for Health and Clinical Excellente (NICE) de que la MAAPA se use para establecer el diagnóstico y luego guíe la instauración del tratamiento antihipertensivo en todos los pacientes que tengan una PA elevada en el consultorio (Ritchie y cols., 2011), probablemente estimulará la disponibilidad y el uso del procedimiento.

La recomendación del NICE estuvo acompañada por dos publicaciones. La primera validó la sensibilidad y la especificidad de la MAAPA sobre las mediciones en casa y de consultorio (Hodgkinson y cols., 2011). La otra examinó la eficiencia en relación con los costos de la MAAPA después del hallazgo inicial de una medición elevada en el consultorio, y concluyó que usar la MAAPA de esta manera "reduciría los errores diagnósticos y ahorraría costos" al dismunuir el número de diagnósticos incorrectos así como de pacientes mal tratados (Lovibond y cols., 2011).

La capacidad de la MAAPA de aportar la mejor evidencia para el diagnóstico de hipertensión y el pronóstico de los pacientes ha sido validada en varios tipos de pacientes, incluidos aquéllos con nefropatía crónica (Minutolo y cols., 2011), deterioro cognitivo (Celle y cols., 2012), enfermedad cerebrovascular asintomática (Hara y cols., 2012) y fibrilación auricular (Stergiou y cols., 2012b). Además, la MAAPA diurna de 6 horas mostró una asociación fuerte con la monitorización de 24 horas en niños (King-Schultz y cols., 2012) y adultos (Ernst y cols., 2011). Por lo tanto, la capacidad de tales intervalos cortos para diagnosticar y establecer la corrección del tratamiento reduciría los inconvenientes del procedimiento de 24 horas (Wolak y cols., 2013).

Por estas y otras razones, la MAAPA ha sido recomendada para ser usada en las encuestas NHANES en la población norteamericana (Giles y cols., 2012) y para evaluar los efectos de los fármacos sobre la PA (O'Brien y Turner, 2013). Los umbrales recomendados para la MAAPA se muestran en el cuadro 2-4.

A pesar de los evidentes atractivos, existen algunos problemas con la MAAPA. Primero, es cara y la mayoría de los seguros de salud de Estados Unidos no la cubren.

CUADRO 2-4

Umbrales recomendados para la MAAPA en adultos

Promedio de 24 horas	≥ 130/80 mm Hg
Promedio en vigilia (diurno)	≥ 135/85 mm Hg
Promedio dormido (nocturno)	≥ 120/70 mm Hg

Adaptado de O'Brien E, et al. European Society of Hypertension position paper on ambulatory blood pressure monitoring. *J Hypertens* 2013;31:1731–1768

Segundo, muchos dispositivos carecen de la precisión adecuada (Hodgkinson y cols., 2013), aunque hay 13 dispositivos recomendados en el sitio web *dableducational*. Tercero, es posible medir la PA durante el sueño con dispositivos más fáciles de usar y más económicos (Ishikawa y cols., 2012).

La recomendación de Palatini (2012) parece apropiada: "Obtener información en la clínica, de las automediciones por parte del paciente y de 24 horas puede representar el procedimiento clínico óptimo... Cada vez que sea posible, se recomienda que las mediciones de PA en la clínica, en casa y ambulatorias se usen tanto para el diagnóstico como para el manejo de la hipertensión".

PRESIÓN ARTERIAL CENTRAL

Hay técnicas más modernas que la MAAPA que pueden estar trasladándose de la investigación a la práctica clínica: la medición de la velocidad de la onda de pulso y de la PA central con métodos no invasivos y

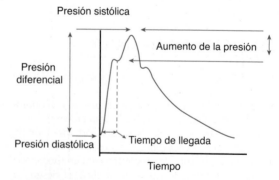

FIGURA 2-9 • Onda de presión central. La altura del pico sistólico final por encima de la inflexión define el aumento de presión; la relación del aumento de presión a PP define el índice de aumento (en porcentaje) (reimpresión de Agabiti-Rosei E, Mancia G, O'Rourke MF, et al. Central blood pressure measurements and antihypertensive therapy: A consensus document. *Hypertension* 2007;50:154–160 [con permiso])

dispositivos actualmente comercializados (Cameron y cols., 2013). En estudios más recientes se ha utilizado un micromanómetro de alta fidelidad para registrar formas de onda de las arterias radial o carótida, mediante una función de transferencia generalizada para obtener la forma de onda de la presión central (en aorta ascendente) correspondiente (Salvi y cols., 2013) (fig. 2-9).

Se puede encontrar una descripción más detallada de los reflejos y la velocidad de la onda de pulso, la rigidez arterial y otros aspectos de esta área emergente en el campo de la hipertensión en el capítulo 3. Por el momento, la medición de la PA central seguirá siendo una herramienta de investigación interesante, pero probablemente no se introducirá en la práctica clínica porque gran parte de su información depende de la presión diferencial y de otras mediciones de la rigidez arterial (Williams y cols., 2013). No obstante, cuando se reduzca el costo del material y las pruebas de su superioridad respecto de las mediciones periféricas (braquiales) sean más convincentes (Williams y cols., 2013), la medición de la PA central puede ser el siguiente gran avance en la hipertensión clínica.

Frecuencia cardíaca

A pesar de toda la atención que merecen las mediciones de la PA, la frecuencia cardíaca y su variabilidad también aportan información para la evaluación del riesgo cardiovascular (Julius y cols., 2012).

Índice tobillo-brazo

El índice tobillo-brazo se usa para identificar y cuantificar enfermedad vascular periférica. Hoy en día el procedimiento se realiza midiendo la PA sistólica en el tobillo y en el brazo con un dispositivo Doppler, y los valores de menos de 0,9 indican enfermedad vascular periférica y un aumento del riesgo cardiovascular. Verberk y cols. (2012) recomendaron el uso de monitores de PA oscilométricos como una alternativa práctica al Doppler.

CONCLUSIÓN

A pesar de todas las razones esgrimidas para afirmar que las mediciones domiciliarias y ambulatorias son mejores que las obtenidas en el consultorio, por ahora la esfigmomanometría en el consultorio sigue siendo el instrumento principal para diagnosticar y vigilar la hipertensión. Las mediciones en casa se utilizan de forma más amplia, tanto para confirmar el diagnóstico como para estar más seguros de que el tratamiento es apropiado. La monitorización ambulatoria se debe emplear con mayor frecuencia. La medición de la PA central podría convertirse en el siguiente gran avance en este campo.

Pasaremos ahora a ocuparnos de los mecanismos responsables de la elevación de la PA en el 90 % de los pacientes con hipertensión, es decir, en aquéllos que presentan hipertensión primaria (esencial).

REFERENCIAS

Asayama K, Kikuya M, Schutte R, et al. Home blood pressure variability as cardiovascular risk factor in the population of Ohasama. *Hypertension* 2013;61:61–69.

Aylett M, Marples G, Jones K, et al. Evaluation of normal and large sphygmomanometer cuffs using the Omron 705CP. *J Hum Hypertens* 2001;15:131–134.

Baguet J-P, Levy P, Barone-Rochette G, et al. Masked hypertension in obstructive sleep apnea syndrome. *J Hypertens* 2008;26:885–892.

Bakx C, Oeriemans G, van den Hoogen, et al. The influence of cuff size on blood pressure measurement. *J Hum Hypertens* 1997;11(7):439–445.

Bankir L, Bochud M, Maillard M, et al. Nighttime blood pressure and nocturnal dipping are associated with daytime urinary sodium excretion in African subjects. *Hypertension* 2008;51:891–898.

Ben-Dov IZ, Kark JD, Mekler J, et al. The white coat phenomenon is benign in referred treated patients: A 14-year ambulatory blood pressure mortality study. *J Hypertens* 2008;26:699–705.

Björklund K, Lind L, Andren B, et al. The majority of nondipping men do not have increased cardiovascular risk. *J Hypertens* 2002;20:1501–1506.

Bobrie G, Clerson P, Ménard J, et al. Masked hypertension: A systematic review. *J Hypertens* 2008;26:1715–1725.

Bornstein NM, Norris JW. Subclavian steal: A harmless haemodynamic phenomenon? *Lancet* 1986;2:303–305.

Bos WJW, van Goudoever J, van Montfrans GA, et al. Influence of short-term blood pressure variability on blood pressure determinations. *Hypertension* 1992;19:606–609.

Bosworth HB, Powers BJ, Olsen MK, et al. Home blood pressure management and improved blood pressure control: Results from a randomized controlled trial. *Arch Intern Med* 2011;171:1173–1180.

Bursztyn M, Ginsberg, G, Hammerman-Rozenberg R, et al. The siesta in the elderly: Risk factor for mortality? *Arch Intern Med* 1999;159:1582–1586.

Cacciolati C, Hanon O, Alperovitch A, et al. Masked hypertension in the elderly. *Am J Hypertens* 2011;24:674–680.

Cameron JD. Comparison of noninvasive devices for assessing central blood pressure parameters: What to compare, when and why. *J Hypertens* 2013;31:27–31.

Cavelaars M, Tulen JHM, van Bemmel JH, et al. Physical activity, dipping and haemodynamics. *J Hypertens* 2004;22:2303–2309.

Celle S, Annweiler C, Pichot V, et al. Association between ambulatory 24-hour blood pressure levels and brain volume reduction. *Hypertension* 2012;60:1324–1331.

Cheng S, Gupta DK, Claggett B, et al. Differential influence of distinct components of increased blood pressure on cardiovascular outcomes: From the atherosclerosis risk in communities study. *Hypertension* 2013;62:492–498.

Clark LA, Denby L, Pregibon D, et al. A quantitative analysis of the effects of activity and time of day on the diurnal variations of blood pressure. *J Chronic Dis* 1987;40:671–679.

Clark CE, Taylor RS, Shore AC, et al. Association of a difference in systolic blood pressure between arms with vascular disease and mortality. *Lancet* 2012;379:905–914.

Clays E, Van Herck K, De Buyzere M, et al. Behavioural and psychosocial correlates of nondipping blood pressure pattern among middle-aged men and women at work. *J Hum Hypertens* 2012;26:381–387.

Coleman CT, Stowasser M, Jenkins C, et al. Central hemodynamics and cardiovascular risk in nondippers. *J Clin Hypertens (Greenwich)* 2011;13:557–562.

Cushman WC, Duprez DA, Weintraub HS, et al. Home and clinic blood pressure responses in elderly individuals with systolic hypertension. *J Am Soc Hypertens* 2012;6:210–218.

Cuspidi C, Meani S, Sala C, et al. How reliable is isolated clinical hypertension defined by a single 24-h ambulatory blood pressure monitoring? *J Hypertens* 2007;25:315–320.

Cuspidi C, Meani S, Salerno M, et al. Cardiovascular target organ damage in essential hypertensives with or without reproducible nocturnal fall in blood pressure. *J Hypertens* 2004;22: 273–280.

Cuspidi C, Sala C, Valerio C, et al. Nocturnal hypertension and organ damage in dippers and nondippers. *Am J Hypertens* 2012;25:869–875.

De Mey C. Method specificity of the auscultatory estimates of the inodilatory reduction of diastolic blood pressure based on Korotkoff IV and V criteria. *Br J Clin Pharmacol* 1995;39: 485–490.

Den Hond E, Celis H, Fagard R, et al. Self-measured versus ambulatory blood pressure in the diagnosis of hypertension. *J Hypertens* 2003;21:717–722.

Dewar R, Sykes D, Mulkerrin E, et al. The effect of hemiplegia on blood pressure measurement in the elderly. *Postgrad Med J* 1992;68:888–891.

Dodt C, Breckling U, Derad I, et al. Plasma epinephrine and norepinephrine concentrations of healthy humans associated with nighttime sleep and morning arousal. *Hypertension* 1997;30: 71–76.

Dolan E, Stanton A, Atkins N, et al. Determinants of white-coat hypertension. *Blood Press Monit* 2004;9:307–309.

Eguchi K, Hoshide S, Ishikawa S, et al. Aggressive blood pressure-lowering therapy guided by home blood pressure monitoring improves target organ damage in hypertensive patients with type 2 diabetes/prediabetes. *J Clin Hypertens (Greenwich)* 2012;14: 422–428.

Enström I, Pennert K, Lindholm LH. Difference in blood pressure, but not in heart rate, between measurements performed at a health centre and at a hospital by one and the same physician. *J Hum Hypertens* 2000;14:355–358.

Ernst ME, Sezate GS, Lin W, et al. Indication-specific 6-h systolic blood pressure thresholds can approximate 24-h determination of blood pressure control. *J Hum Hypertens* 2011;25: 250–255.

Faguis J, Karhuvaara S. Sympathetic activity and blood pressure increases with bladder distension in humans. *Hypertension* 1989;14:511–517.

Floras JS. Antihypertensive treatment, myocardial infarction, and nocturnal myocardial ischaemia. *Lancet* 1988;2:994–996.

Foerch C, Korf H-W, Steinmetz H, et al. Abrupt shift of the pattern of diurnal variation in stroke onset with daylight saving time transitions. *Circulation* 2008;118:284–290.

Franklin SS, Thijs L, Hansen TW, et al. Significance of white-coat hypertension in older persons with isolated systolic hypertension. *Hypertension* 2012a;59:564–571.

Franklin SS, Thijs L, Li Y, et al. Masked hypertension in diabetes mellitus: Treatment implications for clinical practice. *Hypertension* 2013;61:964–971.

Franklin SS, Wilkinson IB, McEniery CM. Unusual hypertensive phenotypes: What is their significance? *Hypertension* 2012b;59: 173–178.

Fujikawa T, Tochikubo O, Sugano T, et al. Accuracy of the pulse delay time technique with triple cuff for objective indirect blood pressure measurement. *J Hypertens* 2013;31:278–286.

Giles TD, Black HR, Messerli F, et al. Ambulatory blood pressure monitoring should be included in the National Health and Nutritional Examination Survey (NHANES). *J Am Soc Hypertens* 2012;6:364–366.

Gosse P, Lasserre R, Minifié C, et al. Blood pressure surge on rising. *J Hypertens* 2004;22:1113–1118.

Grassi G, Seravalle G, Trevano FQ, et al. Neurogenic abnormalities in masked hypertension. *Hypertension* 2007;50:537–542.

Graves JW, Sheps SG. Does evidence-based medicine suggest that physicians should not be measuring blood pressure in the hypertensive patient? *Am J Hypertens* 2004;17:354–360.

Groppelli A, Giorgi DMA, Omboni S, et al. Persistent blood pressure increase induced by heavy smoking. *J Hypertens* 1992;10: 495–499.

Gupta V, Lipsitz LA. Orthostatic hypotension in the elderly: Diagnosis and treatment. *Am J Med* 2007;120:841–847.

Hamer M, Batty GD, Stamatakis E, et al. Hypertension awareness and psychological distress. *Hypertension* 2010;56:547–550.

Hanninen MR, Niiranen TJ, Puukka PJ, et al. Target organ damage and masked hypertension in the general population: The Finn-Home study. *J Hypertens* 2013;31:1136–1143.

Hara A, Tanaka K, Ohkubo T, et al. Ambulatory versus home versus clinic blood pressure: The association with subclinical cerebrovascular diseases: The Ohasama Study. *Hypertension* 2012;59: 22–28.

Hartley TR, Lovallo WR, Whitsett TL. Cardiovascular effects of caffeine in men and women. *Am J Cardiol* 2004;93:1022–1026.

Hastie CE, Jeemon P, Coleman H, et al. Long-term and ultra long-term blood pressure variability during follow-up and mortality in 14 522 patients with hypertension. *Hypertension* 2013;62: 698–705.

Higashi Y, Nakagawa K, Kimura M, et al. Circadian variation of blood pressure and endothelial function in patients with essential hypertension. *J Am Coll Cardiol* 2002;40:2039–2043.

Hodgkinson J, Mant J, Martin U, et al. Relative effectiveness of clinic and home blood pressure monitoring compared with ambulatory blood pressure monitoring in diagnosis of hypertension: Systematic review. *BMJ* 2011;342:d3621.

Hodgkinson JA, Sheppard JP, Heneghan C, et al. Accuracy of ambulatory blood pressure monitors: A systematic review of validation studies. *J Hypertens* 2013;31:239–250.

Holmqvist L, Mortensen L, Kanckos C, et al. Exercise blood pressure and the risk of future hypertension. *J Hum Hypertens* 2012;26: 691–695.

Ishikawa J, Hoshide S, Eguchi K, et al. Nighttime home blood pressure and the risk of hypertensive target organ damage. *Hypertension* 2012;60:921–928.

Israel S, Israel A, Ben-Dov IZ, et al. The morning blood pressure surge and all-cause mortality in patients referred for ambulatory blood pressure monitoring. *Am J Hypertens* 2011;24:796–801.

Ivanovic BA, Tadic MV, Celic VP. To dip or not to dip? The unique relationship between different blood pressure patterns and cardiac function and structure. *J Hum Hypertens* 2013;27:62–70.

Julius S, Palatini P, Kjeldsen SE, et al. Usefulness of heart rate to predict cardiac events in treated patients with high-risk systemic hypertension. *Am J Cardiol* 2012;109:685–692.

Jumabay M, Ozawa Y, Kawamura H, et al. White coat hypertension in centenarians. *Am J Hypertens* 2005;18:1040–1045.

Kanno A, Kikuya M, Asayama K, et al. Night-time blood pressure is associated with the development of chronic kidney disease in a general population: The Ohasama Study. *J Hypertens* 2013;31(12): 2410–2417.

Kario K. Morning surge in blood pressure and cardiovascular risk. *Hypertension* 2010;56:765–773.

Kario K, Matsuo T, Kobayashi H, et al. Nocturnal fall of blood pressure and silent cerebrovascular damage in elderly hypertensive patients. *Hypertension* 1996;27:130–135.

Kario K, Shimada K, Schwartz JE, et al. Silent and clinically overt stroke in older Japanese subjects with white-coat and sustained hypertension. *J Am Coll Cardiol* 2001;38:238–245.

Keenan K, Haven A, Neal BC, et al. Long term monitoring in patients receiving treatment to lower blood pressure. *BMJ* 2009;338:b1492.

Kikuya M, Ohkubo T, Metoki H, et al. Day-by-day variability of blood pressure and heart rate at home as a novel predictor of prognosis: the Ohasama Study. *Hypertension* 2008;52:1045–1050.

King-Schultz L, Weaver AL, Cramer CH. Correlation of blood pressure readings from 6-hour intervals with the daytime period of 24-hour ambulatory blood pressure monitoring in pediatric patients. *J Clin Hypertens (Greenwich)* 2012;14:396–400.

Kotsis V, Stabouli S, Bouldin M, et al. Impact of obesity on 24-hour ambulatory blood pressure and hypertension. *Hypertension* 2005;45:602–607.

Le Pailleur C, Helft G, Landais P, et al. The effects of talking, reading, and silence on the "white coat" phenomenon in hypertensive patients. *Am J Hypertens* 1998;11:203–207.

Li Y, Wang JG. Isolated nocturnal hypertension: A disease masked in the dark. *Hypertension* 2013;61:278–283.

Li Y, Thijs L, Hansen TW, et al. Prognostic value of the morning blood pressure surge in 5645 subjects from 8 populations. *Hypertension* 2010;55:1040–1048.

Lip GYH, Zarifis J, Beevers DG. Blood pressure monitoring in atrial fibrillation using electronic devices. *Arch Intern Med* 2001; 161:294.

Little P, Barnett J, Barnsley L, et al. Comparison of agreement between different measures of blood pressure in primary care and daytime ambulatory blood pressure. *Br Med J* 2002;325:254–257.

Lovibond K, Jowett S, Barton P, et al. Cost-effectiveness of options for the diagnosis of high blood pressure in primary care: A modelling study. *Lancet* 2011;378:1219–1230.

Mallion JM, Genes N, Vaur L, et al. Detection of masked hypertension by home blood pressure measurement. *Blood Press Monit* 2004;9:301–305.

Mancia G. Short- and long-term blood pressure variability: Present and future. *Hypertension* 2012;60:512–517.

Mancia G, Parati G. Office compared with ambulatory blood pressure in assessing response to antihypertensive treatment: A meta-analysis. *J Hypertens* 2004;22:435–445.

Mancia G, Bombelli M, Facchetti R, et al. Long-term risk of sustained hypertension in white-coat or masked hypertension. *J Hypertens* 2009;54:226–232.

Mancia G, Parati G, Pomidossi G, et al. Alerting reaction and rise in blood pressure during measurement by physician and nurse. *Hypertension* 1987;9:209–215.

Mancia G, Sega R, Milesi C, et al. Blood pressure control in the hypertensive population. *Lancet* 1997;349:454–457.

Manfredini R, Portaluppi F, Salmi R, et al. Circadian variation in onset of epistaxis. *Br Med J* 2000;321:11–12.

Manfredini R, Portaluppi F, Zamboni P, et al. Circadian variation in spontaneous rupture of abdominal aorta. *Lancet* 1999;353: 643–644.

Mansoor GA, McCabe EJ, White WB. Determinants of the white-coat effect in hypertensive subjects. *J Hum Hypertens* 1996;10:87–92.

Marfella R, Siniscalchi M, Portoghese M, et al. Morning blood pressure surge as a destabilizing factor of atherosclerotic plaque. *Hypertension* 2007;49:784–791.

Matthys J, De Meyere M, Mervielde I, et al. Influence of the presence of doctors-in-training on the blood pressure of patients. *J Hum Hypertens* 2004;18:769–773.

Minutolo R, Agarwal R, Borrelli S, et al. Prognostic role of ambulatory blood pressure measurement in patients with nondialysis chronic kidney disease. *Arch Intern Med* 2011;171:1090–1098.

Modesti PA, Morabito M, Massetti L, et al. Seasonal blood pressure changes: An independent relationship with temperature and daylight hours. *Hypertension* 2013;61:908–914.

Møller DS, Dideriksen A, Sørensen S, et al. Accuracy of telemedical home blood pressure measurement in the diagnosis of hypertension. *J Hum Hypertens* 2003;17:549–554.

Muller JE. Circadian variation in cardiovascular events. *Am J Hypertens* 1999;12:35S–42S.

Muxfeldt ES, Fiszman R, de Souza F, et al. Appropriate time interval to repeat ambulatory blood pressure monitoring in patients with white-coat resistant hypertension. *Hypertension* 2012;59:384–389.

Myers MG. The great myth of office blood pressure measurement. *J Hypertens* 2012a;30:1894–1898.

Myers MG. Pseudoresistant hypertension attributed to white-coat effect. *Hypertension* 2012b;59:532–533.

Myers MG, Godwin M, Dawes M, et al. Measurement of blood pressure in the office. *Hypertension* 2010;55:195–200.

Myers MG, Godwin M, Dawes M, et al. The conventional versus automated measurement of blood pressure in the office (CAMBO) trial. *J Hypertens* 2012;30:1937–1941.

Netea RT, Lenders JW, Smits P, et al. Influence of body and arm position on blood pressure readings. *J Hypertens* 2003;21: 237–241.

Niiranen TJ, Asayama K, Thijs L, et al. Outcome-driven thresholds for home blood pressure measurement. *Hypertension* 2013;61: 27–34.

Niiranen TJ, Johansson JK, Reunanen A, et al. Optimal schedule for home blood pressure measurement based on prognostic data. *Hypertension* 2011;57:1081–1086.

Niyonsenga T, Vanasse A, Courteau J, et al. Impact of terminal digit preference by family physicians and sphygmomanometer calibration errors on blood pressure value. *J Clin Hypertens (Greenwich)* 2008;10:341–347.

O'Brien E, Turner JR. Assessing blood pressure responses to noncardiovascular drugs. *J Clin Hypertens (Greenwich)* 2013;15:55–62.

O'Brien E, Asmar R, Beilin L, et al. European Society of Hypertension recommendations for conventional, ambulatory and home blood pressure measurement. *J Hypertens* 2003;21:821–848.

O'Brien E, Parati G, Stergiou G, et al. European Society of Hypertension position paper on ambulatory blood pressure monitoring. *J Hypertens* 2013;31:1731–1768.

Ogedegbe G, Pickering TG, Clemow L, et al. The misdiagnosis of hypertension: The role of patient anxiety. *Arch Intern Med* 2008;168:2459–2465.

Omboni S, Gazzola T, Carabelli G, et al. Clinical usefulness and cost effectiveness of home blood pressure telemonitoring: Meta-analysis of randomized controlled studies. *J Hypertens* 2013;31: 455–467.

Ostchega Y, Berman L, Hughes JP, et al. Home blood pressure monitoring and hypertension status among us adults: The national health and nutrition examination survey (NHANES), 2009–2010. *Am J Hypertens* 2013;26:1086–1092.

Ostchega Y, Zhang G, Sorlie P, et al. Blood pressure randomized methodology study Comparing automatic oscillometric and mercury sphygmomanometer devices. *National Health Statistics Reports* 2012;no 59.

Pagonas N, Schmidt S, Eysel J, et al. Impact of atrial fibrillation on the accuracy of oscillometric blood pressure monitoring. *Hypertension* 2013;62:579–584.

Palatini P. Ambulatory, home blood pressure measurement: Complementary rather than competitive methods. *Hypertension* 2012;59:2–4.

Palatini P, Palomba D, Bertolo O, et al. The white-coat effect is unrelated to the difference between clinic and daytime blood pressure and is associated with greater reactivity to public speaking. *J Hypertens* 2003;21:545–553.

Parati G, Pomidossi G, Albini F, et al. Relationship of 24-hour mean and variability to severilty of target-organ damage in hypertension. *J Hypertens* 1987;5:93–98.

Parati G, Bilo G. Calcium antagonist added to angiotensin receptor blocker: A recipe for reducing blood pressure variability? *Hypertension* 2012;59:1091–1093.

Parati G, Kilama MO, Faini A, et al. A new solar-powered blood pressure measuring device for low-resource settings. *Hypertension* 2010a;56:1047–1053.

Parati G, Stergiou GS, Asmar R, et al. European Society of Hypertension practice guidelines for home blood pressure monitoring. *J Hum Hypertens* 2010b;24:779–785.

Peixoto AJ, White WB. Circadian blood pressure: Clinical implications based on the pathophysiology of its variability. *Kidney Int* 2007;71:855–860.

Pelttari LH, Hietanen EK, Salo TT, et al. Little effect of ordinary antihypertensive therapy on nocturnal high blood pressure in patients with sleep disordered breathing. *Am J Hypertens* 1998;11: 272–279.

Perk G, Ben-Arie L, Mekler J, et al. Dipping status may be determined by nocturnal urination. *Hypertension* 2001;37:749–752.

Perloff D, Sokolow M, Cowan R. The prognostic value of ambulatory blood pressure. *JAMA* 1983;249(20):2792–2798.

Peters R, Beckett N, Fagard R, et al. Increased pulse pressure linked to dementia: Further results from the Hypertension in the Very Elderly Trial-HYVET. *J Hypertens* 2013;31:1868–1875.

Pickering TG. Ambulatory monitoring and the definition of hypertension. *J Hypertens* 1992;10:401–409.

Pickering TG. White coat hypertension. *Curr Opin Nephrol Hypertens* 1996;5:192–198.

Pickering TG, Coats A, Mallion JM, et al. White-coat hypertension. *Blood Press Monit* 1999;4:333–341.

Pickering TG, James GD, Boddie C, et al. How common is white coat hypertension? *JAMA* 1988;259:225–228.

Pickering TG, Miller NH, Ogedegbe G, et al. Call to action on use and reimbursement for home blood pressure monitoring. *Hypertension* 2008;52:10–29.

Pierdomenico SD, Cuccurullo F. Prognostic value of white-coat and masked hypertension diagnosed by ambulatory monitoring in initially untreated subjects. *Am J Hypertens* 2011;24:52–58.

Pierdomenico SD, Lapenna D, Di Mascio R, et al. Short- and long-term risk of cardiovascular events in white-coat hypertension. *J Hum Hypertens* 2008;22:408–414.

Puato M, Palatini P, Zanardo M, et al. Increase in carotid intima-media thickness in grade I hypertensive subjects. *Hypertension* 2008;51:1300–1305.

Redon J, Lurbe E. Nocturnal blood pressure versus nondipping pattern: What do they mean? *Hypertension* 2008;51:41–42.

Redon J, Campos C, Narciso ML, et al. Prognostic value of ambulatory blood pressure monitoring in refractory hypertension. *Hypertension* 1998;31:712–718.

Reeves RA. Does this patient have hypertension? *JAMA* 1995;273: 1211–1218.

Ritchie LD, Campbell NC, Murchie P. New NICE guidelines for hypertension. *BMJ* 2011;343:d5644.

Rizzoni D, Porteri E, Platto C, et al. Morning rise of blood pressure and subcutaneous small resistance artery structure. *J Hypertens* 2007;25:1698–1703.

Rodriguez CJ, Jin Z, Schwartz JE, et al. Socioeconomic status, psychosocial factors, race and nocturnal blood pressure dipping in a Hispanic cohort. *Am J Hypertens* 2013;26:673–682.

Rothwell PM, Howard SC, Dolan E, et al. Effects of beta blockers and calcium-channel blockers on within-individual variability in blood pressure and risk of stroke. *Lancet Neurol* 2010a;9:469–480.

Rothwell PM, Howard SC, Dolan E, et al. Prognostic significance of visit-to-visit variability, maximum systolic blood pressure, and episodic hypertension. *Lancet* 2010b;375:895–905.

Sabayan B, Wijsman LW, Foster-Dingley JC, et al. Association of visit-to-visit variability in blood pressure with cognitive function in old age: Prospective cohort study. *BMJ* 2013;347:f4600.

Saladini F, Benetti E, Malipiero G, et al. Does home blood pressure allow for a better assessment of the white-coat effect than ambulatory blood pressure? *J Hypertens* 2012;30:2118–2124.

Salvi P, Safar ME, Parati G. Arterial applanation tonometry: Technical aspects relevant for its daily clinical use. *J Hypertens* 2013;31: 469–471.

Sayk F, Becker C, Teckentrup C, et al. To dip or not to dip: On the physiology of blood pressure decrease during nocturnal sleep in healthy humans. *Hypertension* 2007;49:1070–1076.

Schultz MG, Otahal P, Cleland VJ, et al. Exercise-induced hypertension, cardiovascular events, and mortality in patients undergoing exercise stress testing. *Am J Hypertens* 2013;26:357–366.

Schutte R, Thijs L, Liu YP, et al. Within-subject blood pressure level—not variability—predicts fatal and nonfatal outcomes in a general population. *Hypertension* 2012;60:1138–1147.

Sebo P, Pechere-Bertschi A, Herrmann FR, et al. Blood pressure measurements are unreliable to diagnose hypertension in primary care. *J Hypertens* 2014;32:509–517.

Sherwood A, Routledge FS, Wohlgemuth WK, et al. Blood pressure dipping: Ethnicity, sleep quality, and sympathetic nervous system activity. *Am J Hypertens* 2011;24:982–988.

Shimbo D, Newman JD, Aragaki AK, et al. Association between annual visit-to-visit blood pressure variability and stroke in postmenopausal women. *Hypertension* 2012;60:625–630.

Silke B, McAuley D. Accuracy and precision of blood pressure determination with the Finapres. *J Hum Hypertens* 1998;12: 403–409.

Smith NL, Psaty BM, Rutan GH, et al. The association between time since last meal and blood pressure in older adults: The cardiovascular health study. *J Am Geriatr Soc* 2003;51:824–828.

Smulyan H, Safar ME. Blood pressure measurement: Retrospective and prospective views. *Am J Hypertens* 2011;24:628–634.

Soo LH, Gray D, Young T, et al. Circadian variation in witnessed out of hospital cardiac arrest. *Heart* 2000;84:370–376.

Staessen JA, Bieniaszewski L, O'Brien E, et al. Nocturnal blood pressure fall on ambulatory monitoring in a large international database. *Hypertension* 1997;29:30–39.

Stergiou GS, Bliziotis IA. Home blood pressure monitoring in the diagnosis and treatment of hypertension: A systematic review. *Am J Hypertens* 2011;24:123–134.

Stergiou GS, Parati G. Home blood pressure monitoring may make office measurements obsolete. *J Hypertens* 2012;30:463–465.

Stergiou GS, Parati G, Asmar R, et al. Requirements for professional office blood pressure monitors. *J Hypertens* 2012a;30:537–542.

Stergiou GS, Kollias A, Destounis A, et al. Automated blood pressure measurement in atrial fibrillation. *J Hypertens* 2012b;30: 2074–2082.

Stergiou GS, Nasothimiou EG, Destounis A, et al. Assessment of the diurnal blood pressure profile and detection of non-dippers based on home or ambulatory monitoring. *Am J Hypertens* 2012c;25:974–978.

Sung SH, Cheng HM, Wang KL, et al. White coat hypertension is more risky than prehypertension: Important role of arterial wave reflections. *Hypertension* 2013;61:1346–1353.

Syrseloudis D, Tsioufis C, Aragiannis D, et al. The dominant role of the systolic component of nondipping status on target-organ damage in never-treated hypertensives. *Am J Hypertens* 2011;24: 292–298.

Tsivgoulis G, Vemmos KN, Zakopoulos N, et al. Association of blunted nocturnal blood pressure dip with intracerebral hemorrhage. *Blood Press Monit* 2005;10:189–195.

Uzu T, Fujii T, Nishimura M, et al. Determinants in circadian blood pressure rhythm in essential hypertension. *Am J Hypertens* 1999;12:35–39.

Van Boxtel MPJ, Gaillard C, Houx PJ, et al. Is nondipping in 24 h ambulatory blood pressure related to cognitive dysfunction? *J Hypertens* 1998;16:1425–1432.

Van Durme DJ, Goldstein M, Pal N, et al. The accuracy of community-based automated blood pressure machines. *J Fam Pract* 2000;49:449–452.

Vasunta RL, Kesaniemi YA, Ylitalo A, et al. Nondipping pattern and carotid atherosclerosis in a middle-aged population: OPERA Study. *Am J Hypertens* 2012;25:60–66.

Verberk WJ, Kessels AG, Thien T. Blood pressure measurement method and inter-arm differences: A meta-analysis. *Am J Hypertens* 2011;24:1201–1208.

Verberk WJ, Kollias A, Stergiou GS. Automated oscillometric determination of the ankle-brachial index: A systematic review and meta-analysis. *Hypertens Res* 2012;35:883–891.

Verberk WJ, Kroon AA, Kessels AGH, et al. The optimal scheme of self blood pressure measurement as determined from ambulatory blood pressure recordings. *J Hypertens* 2006;24:1541–1548.

Verdecchia P, Angeli F, Mazzotta G, et al. Day-night dip and early-morning surge in blood pressure in hypertension: Prognostic implications. *Hypertension* 2012;60:34–42.

Verdecchia P, O'Brien E, Pickering T, et al. When can the practicing physician suspect white coat hypertension? *Am J Hypertens* 2003;16:87–91.

Verdecchia P, Reboldi GP, Angeli F, et al. Short- and long-term incidence of stroke in white-coat hypertension. *Hypertension* 2005;45:203–208.

Ward AM, Takahashi O, Stevens R, et al. Home measurement of blood pressure and cardiovascular disease. *J Hypertens* 2012;30:449–456.

Watson RDS, Lumb R, Young MA, et al. Variation in cuff blood pressure in untreated outpatients with mild hypertension—Implications for initiating antihypertensive treatment. *J Hypertens* 1987;5:207–211.

Webb AJ, Fischer U, Mehta Z, et al. Effects of antihypertensive-drug class on interindividual variation in blood pressure and risk of stroke. *Lancet* 2010;375:906–915.

Williams B, Lacy PS, Baschiera F, et al. Novel description of the 24-hour circadian rhythms of brachial versus central aortic blood pressure and the impact of blood pressure treatment in a randomized controlled clinical trial: The Ambulatory Central Aortic Pressure (AmCAP) Study. *Hypertension* 2013;61:1168–1176.

Winston GJ, Palmas W, Lima J, et al. Pulse pressure and subclinical cardiovascular disease in the multi-ethnic study of atherosclerosis. *Am J Hypertens* 2013;26:636–642.

Wizner B, Dechering DG, Thijs L, et al. Short-term and long-term repeatability of the morning blood pressure in older patients with isolated systolic hypertension. *J Hypertens* 2008;26:1328–1335.

Wolak T, Wilk L, Paran E, et al. Is it possible to shorten ambulatory blood pressure monitoring? *J Clin Hypertens (Greenwich)* 2013;15:570–574.

Zanchetti A. Wars, war games, and dead bodies on the battlefield. *Stroke* 2011;42:2722–2724.

Zhang Y, Agnoletti D, Safar ME, et al. Effect of antihypertensive agents on blood pressure variability. *Hypertension* 2011;58:155–160.

3

Hipertensión primaria: patogenia (con una sección especial sobre la desnervación renal y estimulación de los barorreceptores carotídeos)

A pesar de las décadas de investigación y controversia sobre este tema, aún no se dispone de un mecanismo unificador (y, por lo tanto, tampoco de un único objetivo terapéutico) de la hipertensión primaria en el ser humano. Un argumento decisivo defendería la participación de mecanismos nerviosos, renales, hormonales y vasculares, conspirando de mil formas para terminar produciendo la hipertensión. Hace unos 60 años, Irvine Page propuso la teoría del mosaico patogénico de la hipertensión (Page, 1949), que establece que varios factores (incluidos los genéticos, ambientales, hemodinámicos, humorales, endocrinos, neurales, adaptativos y anatómicos) interactúan para elevar la presión arterial (PA). En las últimas dos décadas se ha vuelto claro que la inflamación y la producción de especies reactivas de oxígeno son dos eventos celulares y moleculares comunes que subyacen a muchos de los factores hipertensivos de Page y que operan a escala biológica (Harrison, 2013a). En los 4 años transcurridos desde la publicación de la última edición de este libro, la intervención percutánea, a través de la desnervación renal o estimulación de los barorreceptores, es el desarrollo más emocionante y también el más desconcertante en hipertensión, y ha vuelto a despertar un gran interés en los mecanismos neurales y en la teoría del mosaico.

CONSIDERACIONES GENERALES

Antes de continuar y profundizar en teorías y datos específicos, vale la pena plantear algunas consideraciones generales. En particular, la etiopatogenia de la hipertensión primaria ha sido difícil de desenmarañar por varias razones:

▶ La relevancia de los modelos de roedores respecto de la enfermedad en los humanos es dudosa (Rice, 2012; Seok y cols., 2013) y los métodos están limitados a probar hipótesis mecanicistas en el ser humano.

▶ La dicotomía entre la normotensión y la hipertensión es arbitraria, ya que la PA es un rasgo cuantitativo que presenta una relación positiva continua con el riesgo cardiovascular (Lewington y cols., 2002). En consecuencia, muchos expertos, comenzando por Sir Thomas Pickering (Pickering, 1964) e incluyendo a muchos miembros del American Society of Hypertension Working Group (Giles y cols., 2005), han propuesto que una PA alta no es por sí misma ni siquiera una enfermedad. Se puede argumentar lo mismo para los valores altos de colesterol sérico, y se sabe mucho más de los mecanismos moleculares de la hiperlipidemia que de los de la hipertensión. La búsqueda de la causa no es necesariamente fútil, pero es difícil.

▶ Las dificultades comienzan cuando se desea obtener la representación exacta de la PA "habitual" de una persona. Como se analizó en el capítulo 2, la PA de una persona varía más de un momento a otro y de un día a otro que cualquier otra medida de rutina en la medicina clínica. La variabilidad intrasujeto nubla aún más la distinción entre lo normal y lo anómalo, entre la normotensión y la hipertensión.

▶ La PA es un rasgo complejo influido por factores tanto ambientales, de sobra conocidos, como genéticos, poco conocidos en la actualidad. Después del entusiasmo inicial despertado por el *Human Genome Project*, la hipertensión ha demostrado ser mucho más resistente a la disección genética que la dislipidemia y la ateroesclerosis. La sensación de futilidad apareció tras el gasto de cientos de millones de dólares en investigación, los numerosos resultados negativos y los resultados falsos positivos de los estudios de asociación. Sin embargo, recientemente han aparecido nuevas vías, y algunas de ellas soportan el escrutinio de la replicación independiente en varias muestras de estudios.

▶ Todos los diseños de investigaciones clínicas tienen sus limitaciones. En los estudios transversales de casos y controles entre sujetos normotensos y sujetos hipertensos es muy difícil distinguir causalidad de compensación. Una vez que la PA ya está elevada aunque sea ligeramente, otros factores de riesgo cardiovascular coexisten junto con el remodelado de los músculos cardíaco y liso vascular. Resulta ser demasiado tarde para hacer algo. Los hijos normotensos de padres hipertensos ofrecen un modelo para identificar los factores patógenos que preceden a la aparición de la hipertensión, una relación que, por lo tanto, puede ser causal. No obstante, estos estudios requieren muestras grandes para detectar efectos pequeños. Los estudios realizados en hospitales y clínicas presentan sesgos de reclutamiento de sujetos que buscan atención médica, que no reflejan la enorme carga de la enfermedad en la población general, especialmente en poblaciones minoritarias que han sido infrarrepresentadas en la investigación clínica (Victor y cols., 2004). Se sabe que los estudios observacionales no pueden demostrar causalidad. Con demasiada frecuencia, las interferencias mecánicas se deben al análisis *post hoc* de los estudios aleatorizados y controlados con fármacos que no fueron diseñados para determinar los mecanismos de la enfermedad y en los que el patrocinador tenía intereses financieros o económicos en los resultados.

▶ La hipertensión primaria ya no se puede considerar una única entidad, sino que puede subdividirse en varios subgrupos hemodinámicos diferentes, incluida la hipertensión diastólica, principalmente en personas de mediana edad, y la hipertensión sistólica aislada, en especial en personas mayores. La hipertensión asociada con la obesidad parece ser una entidad diferente de la hipertensión que presentan las personas delgadas. Se puede esperar que definir los fenotipos con mayor rigor permita conocer mejor los mecanismos de la génesis y la progresión de la hipertensión en segmentos específicos de la población e identificar a los sujetos que podrían beneficiarse de la medicina personalizada. Este es un santo grial bastante elusivo.

Es imposible describir la contribución de tantos investigadores, pasados y presentes, en los confines de un solo capítulo. A continuación se explicarán los conceptos básicos en términos generales y, siempre que sea posible, se enfatizarán los datos más recientes obtenidos en estudios aplicados a personas. Se comenzará con la hemodinámica sistémica y después con el análisis de los mecanismos de la enfermedad, la genética humana y los modificadores ambientales (fig. 3-1).

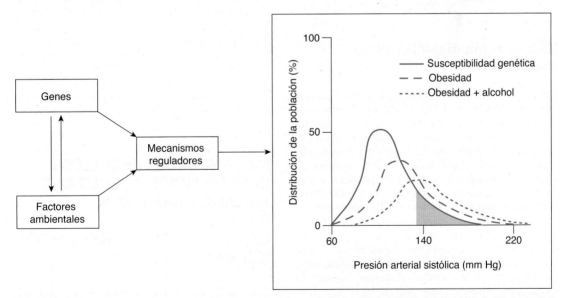

FIGURA 3-1 • Interacción entre factores genéticos y ambientales en el desarrollo de la hipertensión. El lado izquierdo de la figura muestra que los genes y el ambiente interactúan al afectar varios mecanismos hipertensivos. El lado derecho de la figura señala esquemáticamente los efectos acumulativos de los factores genéticos y ambientales sobre la PA de la población, que normalmente está distribuida. Las *líneas sólidas* presentan la distribución teórica de la PA causada por susceptibilidad genética solamente; el *área sombreada* indica la PA sistólica en el rango hipertensivo. Las *líneas interrumpidas* y las *punteadas* muestran las poblaciones en las que se han agregado uno (obesidad) o dos (obesidad más gran ingestión alcohólica) factores ambientales (modificada de Carretero OA, Oparil S. Essential hypertension. *Circulation* 2000;101:329–335)

SUBTIPOS HEMODINÁMICOS

La evidencia aportada por los investigadores del *Framingham Heart Study* y otros autores indica que la hipertensión en humanos se puede dividir al menos en tres subtipos hemodinámicos que varían con la edad.

Hipertensión sistólica en adolescentes y adultos jóvenes

En general, la hipertensión aislada se asocia con los ancianos (v. más adelante, «Hipertensión sistólica aislada en personas mayores»), pero también es el tipo principal en adultos jóvenes (17-25 años). Las anomalías hemodinámicas clave son un aumento del gasto cardíaco y la rigidez aórtica, lo que probablemente refleje una hiperactividad del sistema nervioso simpático. La prevalencia puede alcanzar hasta el 25 % en hombres jóvenes, especialmente atletas altos, pero sólo afecta al 2 % de las mujeres jóvenes. Varios estudios recientes han demostrado que las personas jóvenes con hipertensión sistólica aislada tienen una PA sistólica central, controlada con el método SphygmoCor, y una PA sistólica braquial elevadas, lo que indica un aumento de la carga hemodinámica (Franklin y cols., 2012). Por lo tanto, la hipertensión sistólica aislada en jóvenes puede predisponer a hipertensión diastólica en la mediana edad.

Hipertensión diastólica en la mediana edad

Cuando la hipertensión arterial se diagnostica durante la mediana edad, el patrón de PA más común es la elevación de la presión diastólica con presión sistólica normal (hipertensión diastólica aislada, HDA) o elevada (hipertensión sistólica/diastólica combinada) (Franklin y cols., 2005). Es la "hipertensión esencial" clásica. La HDA es más frecuente en varones y se asocia con el aumento de peso en la edad madura y con el síndrome metabólico (Franklin y cols., 2006). Sin tratamiento, la HDA a menudo progresa a hipertensión sistólica/diastólica combinada.

El defecto hemodinámico fundamental es una elevación de la resistencia vascular sistémica junto con un gasto cardíaco inadecuadamente "normal". La vasoconstricción en las arteriolas de resistencia, 100-200 μm de diámetro, es consecuencia del aumento de la estimulación neurohormonal y de una reacción autorreguladora del músculo liso vascular ante la expansión del volumen plasmático, la cual se debe al deterioro de la capacidad renal de excretar el sodio (Stolarz-Skrzypek y cols., 2013).

Hipertensión sistólica aislada en personas mayores

Después de los 55 años, la forma más frecuente de hipertensión es la sistólica aislada (HSA), o sea, una PA sistólica mayor de 140 mm Hg y una PA diastólica menor de 90 mm Hg (Franklin, 2012). En los países industrializados, la PA sistólica aumenta gradualmente con la edad; en contraste, la PA diastólica aumenta hasta los 55 años y después disminuye progresivamente (Burt y cols., 1995). La ampliación resultante de la presión diferencial, a veces llamada *presión de pulso*, indica un endurecimiento de la aorta central, una reducción del diámetro aórtico y un retorno más rápido de las ondas de pulso reflejadas desde la periferia, lo que aumenta la presión aórtica sistólica (McEniery y cols., 2014). La acumulación del poco distensible colágeno, incrementa su proporción en forma adversa respecto de la elastina en la pared aórtica.

La HSA puede representar una aceleración de este proceso de endurecimiento que depende de la edad (Franklin y cols., 2012), aunque la PA sistólica y la presión diferencial aumentan con la edad sólo en la vida urbana; por ejemplo, no aumenta en las monjas de claustro (Timio y cols., 1999). La HSA es más común en las mujeres y es un factor de riesgo importante de la insuficiencia cardíaca diastólica, que también es más frecuente en las mujeres (Franklin y cols., 2006). La mayoría de los casos de HSA aparecen de novo después de los 60 años y no son consecuencia de la explosión de la hipertensión diastólica en la mediana edad (Franklin, 2012). Comparado con los jóvenes o los adultos de mediana edad que tienen una PA óptima, los que tienen una PA en el rango de prehipertensión tienen más probabilidades de desarrollar una HSA después de los 60 años (Franklin y cols., 2005).

Muchos mecanismos neurohormonales, renales y vasculares interactúan en diversos grados para impulsar los distintos patrones hemodinámicos de hipertensión.

MECANISMOS NEURALES E INTERVENCIÓN PERCUTÁNEA: ESTIMULACIÓN DE LOS BARORRECEPTORES CAROTÍDEOS Y DESNERVACIÓN NEURAL

Dos tipos de intervención percutánea, la implantación de un marcapasos de los barorreceptores carotídeos y la desnervación renal con catéter (v. cap. 7), han avivado el interés en los mecanismos neurales de la hipertensión clínica. La figura 3-2 muestra los principales mecanismos centrales y reflejos que se cree disparan la hiperactividad simpática en los humanos hipertensos

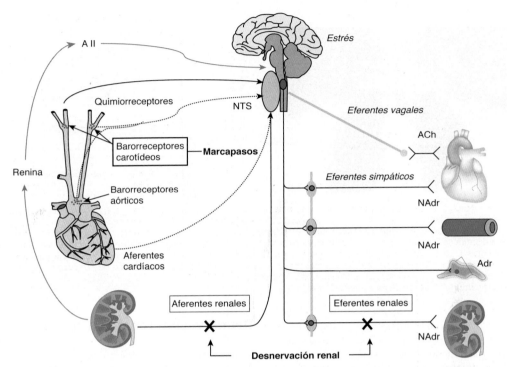

FIGURA 3-2 • Mecanismos neurales simpáticos de regulación de la PA y objetivos terapéuticos de la estimulación de los barorreceptores carotídeos y la desnervación renal. Se observa que los barorreceptores aórticos, que también influyen en la PA, no están
estimulados y que la desnervación renal afecta los nervios renales aferentes y eferentes. Las *flechas con puntos* representan las
influencias neurales inhibitorias de la PA, y las *flechas sólidas* representan las influencias neurales excitatorias sobre el flujo
simpático hacia el corazón, la vasculatura periférica y los riñones. A II, angiotensina II; ACh, acetilcolina; Adr, adrenalina; NAdr,
noradrenalina; NTS, núcleo del tracto solitario (modificada de Martin EA, Victor RG. Premise, promise, and potential limitations
of invasive devices to treat hypertension. *Curr Cardiol Resp* 2011;13:86–92)

(Martin y Victor, 2011). Esto incluye, entre otros factores, el reajuste de los barorreceptores y la activación de
los nervios sensitivos renales llamados *nervios aferentes*.
La figura 3-2 también especifica los mecanismos que
son el objetivo de los tratamientos con dispositivos. A
pesar de los impresionantes resultados en los ensayos
abiertos fases 2A y 2B, no se alcanzaron los criterios de
valoración primarios de eficacia en los ensayos clínicos
aleatorizados fundamentales de fase 3 con ninguno de
los dispositivos (Bhatt y cols., 2014; Bisognano y cols.,
2011; Medtronic, 2014).

Marcapasos de los barorreceptores carotídeos

El sistema Rheos (CVRx, Inc., Minneapolis, MN) es un
marcapasos de los barorreceptores carotídeos colocado
quirúrgicamente. Los cables electrodos se implantan
con anestesia general alrededor de los nervios del seno
carotídeo en el cuello y se conectan a un generador de
marcapasos colocado en una bolsa subcutánea en el
pecho. La estimulación eléctrica de los nervios del seno
carotídeo envía señales neurales aferentes que el tronco

del encéfalo interpreta como una elevación de la PA, lo
que evoca un reflejo de reducción de la PA. La rama
eferente de este arco reflejo implica una reducción de la
actividad nerviosa simpática (ANS) eferente hacia el corazón, lo que reduce la frecuencia cardíaca, hacia la circulación periférica, disminuyendo la resistencia vascular
sistémica, y hacia los riñones, lo que reduce la liberación
de renina y aumenta la excreción renal de sodio. La activación del dispositivo Rheos disminuye en forma aguda
la actividad nerviosa simpática, la PA y la frecuencia
cardíaca, y puede además evitar la crisis hipertensiva
aguda (fig. 3-3) (Mohaupt y cols., 2007). Aunque los
barorreceptores del seno carotídeo y del arco aórtico
amortiguan los incrementos agudos de la PA, faltan
datos respecto de la durabilidad de la acción antihipertensiva de la estimulación continua de los barorreceptores carotídeos. Esta cuestión fue abordada por el *Rheos
Pivotal Trial*, un estudio aleatorizado doble ciego controlado con placebo que evaluó la estimulación de los barorreceptores carotídeos en pacientes con hipertensión
resistente a los fármacos (Bisognano y cols., 2011).

En el ensayo del Rheos, 265 pacientes con hipertensión resistente y con una PA basal promedio de
169/101 mm Hg (a pesar del tratamiento de la mayoría

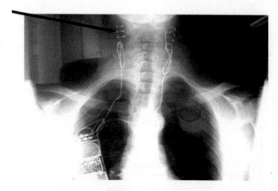
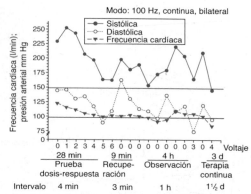

FIGURA 3-3 • Manejo de una crisis hipertensiva con un marcapasos de los barorreceptores carotídeos. *Panel izquierdo*, placa de tórax después del implante que muestra los electrodos colocados alrededor de ambos senos carotídeos y el estimulador, que es un poco más grande que un marcapasos convencional. *Panel derecho*, mediciones del paciente durante una crisis hipertensiva. La PA sistólica disminuyó > 45 mm Hg y la PA diastólica se redujo 50 mm Hg. Después se apagó el dispositivo y la PA aumentó en el curso de 4 horas. La continuación del estímulo produjo una reducción de la PA a los valores previos a la estimulación. El voltaje está indicado en el eje x. La estimulación fue bilateral con un patrón de onda cuadrada continua a una frecuencia de 100 Hz y un ancho de pulso de 480 µs (modificada de Mohaupt MG, Schmidli J, Luft FC. Management of uncontrollable hypertension with a carotid sinus stimulation device. *Hypertension* 2007;50:825–828)

de los pacientes con cinco o más medicaciones para la PA) fueron sometidos a la implantación de un dispositivo Rheos y la posterior aleatorización (2:1) 1 mes después de la implantación e inicio inmediato de la estimulación bilateral de los barorreceptores carotídeos (Grupo A) o la postergación del inicio hasta la consulta de 6 meses de seguimiento (Grupo B); todos los pacientes fueron puestos en estimulación conocida durante otros 6 meses. Los resultados fueron negativos, pero mixtos. No hubo diferencias entre los grupos de 6 y 12 meses en los criterios de valoración coprimarios de porcentaje de sujetos en los que la PA se redujo en al menos 10 mm Hg, 54 % para el Grupo A y 46 % para el Grupo B; *p* = NS; y el 9 % de los pacientes desarrollaron lesión transitoria o persistente del nervio facial. Aun así, un análisis *post hoc* demostró que el 42 % de los pacientes del Grupo A y el 24 % del Grupo B lograron controlar la PA sistólica a ≤ 140 mm Hg a los 6 meses (*p* = 0,005), y casi el 50 % de ambos grupos logró el control de la PA sistólica a los 12 meses, punto en el cual el Grupo B había recibido estimulación de los barorreceptores durante 6 meses. La reducción en la PA se asoció con una disminución inicial pequeña en la tasa de filtración glomerular estimada (Alnima y cols., 2013). Las nuevas investigaciones deberán determinar si la eficacia y la seguridad pueden mejorar con refinamientos adicionales de la técnica o si las respuestas compensadoras de los barorreceptores aórticos, que no están estimulados, limitan inherentemente este abordaje. Un sistema de segunda generación de marcapasos nerviosos carotídeos unilaterales mínimamente invasivos (Barostim neo®) ha ofrecido resultados preliminares alentadores en términos de seguridad y eficacia (Alnima y cols., 2013; Hoppe y cols., 2012). Un estudio norteamericano fundamental de Barostim neo se encuentra en curso (ClinicalTrials.gov Identifier NCT01679132).

Desnervación renal con catéter

Algunos estudios en roedores indican la trascendencia de los nervios renales simpáticos en el desarrollo de la hipertensión (Guyenet, 2006), pero su importancia en la hipertensión humana no había sido estudiada directamente. Dibona (2005) demostró, en ratas, que los nervios simpáticos renales producen una vasoconstricción renal e hipertrofia vascular a través de los receptores α1, estimulan la liberación de renina a través de los receptores β1, y potencian la reabsorción renal de sodio y agua a través de los receptores α1 (fig. 3-4). Por lo tanto, la desnervación renal con catéter es una intervención muy moderna y emocionante para la hipertensión. Los nervios renales, que se localizan en la superficie adventicia de las arterias renales, son destruidos por una corriente de radiofrecuencia con un catéter intraluminal. Bajo sedación consciente, se introduce un catéter Symplicity® en cada arteria renal, y se aplican de cuatro a seis tratamientos con radiofrecuencia a baja intensidad a lo largo de cada arteria.

El seguimiento final de 3 años del ensayo abierto no controlado Symplicity HTN-1 en 88 pacientes con hipertensión grave resistente a fármacos demostró reducciones sostenidas impresionantes en la PA en consultorio, un promedio de –36/–14 mm Hg, pero la PA ambulatoria no fue evaluada (Krum y cols., 2014). En ese estudio, la desnervación renal no evitó la reducción de la tasa de filtración glomerular estimada, pero, sin un grupo control, esta declinación puede ser menor o mayor que la provocada por la hipertensión sola sin desnervación.

En el ensayo no cegado *Symplicity HTN-2* (*Renal Denervation in Patients with Uncontrolled Hypertension*) (Esler y cols., 2010), 106 pacientes no norteamericanos con hipertensión resistente al tratamiento y una PA

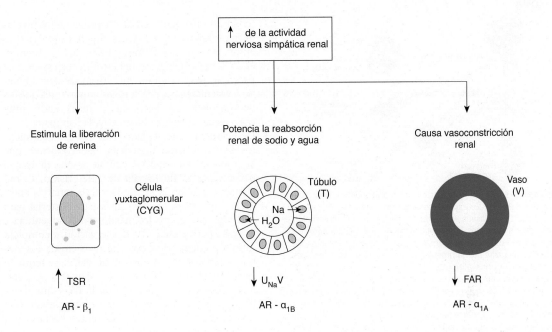

FIGURA 3-4 • Efectos del aumento de la actividad neuronal simpática-renal sobre los tres neuroefectores renales: las células yuxtaglomerulares (CYG), con aumento de la tasa de secreción de renina (TSR) a través de la estimulación de los adrenorreceptores (AR) β1; las células epiteliales tubulares renales (T), con un aumento de la reabsorción tubular renal de sodio y una reducción de la excreción urinaria de sodio ($U_{Na}V$) a través de la estimulación de los $AR\alpha_{1B}$; y la vasculatura renal (V), con disminución del flujo arterial renal (FAR) a través de la estimulación de los $AR\alpha_{1A}$ (tomada de DiBona GF. Physiology in perspective: The wisdom of the body. Neural control of the kidney. Am J Physiol Regul Integr Comp Physiol 2005;289:R633-R641)

basal de 178/97 mm Hg a pesar del tratamiento con un promedio de cinco o más fármacos antihipertensivos fueron aleatorizados a desnervación renal más tratamiento con los mismos fármacos que venían usando o continuar con la terapia previa sola. Los pacientes que cumplieron los criterios iniciales fueron excluidos si la PA sistólica cayó por debajo de los 160 mm Hg en una segunda evaluación de escrutinio o si tenían una anatomía renal poco favorable. El criterio de valoración primario fue el cambio en los valores basales de las mediciones de la PA sistólica de consultorio en posición sedente a los 6 meses. La PA en el consultorio cayó drásticamente (–32/–12 mm Hg) en el grupo del tratamiento activo en comparación con el nulo cambio en el grupo control. La PA ambulatoria de 24 horas, medida en menos de la mitad de los pacientes, cayó menos drásticamente (–11/–7 mm Hg) en el grupo de tratamiento activo, frente a nulo cambio en el grupo control. No hubo eventos adversos graves.

Luego, un análisis *post hoc* de los datos de los *Symplicity HTN-1* y *HTN-2* y de otros estudios pequeños ha sugerido varios beneficios auxiliares de la desnervación renal. Éstos incluyen mejoría en el control de la glucemia (Mahfoud y cols., 2011), apnea del sueño (Witkowski y cols., 2011) y calidad de vida (Lambert y cols., 2012), regresión de la hipertrofia ventricular izquierda (Brandt y cols., 2012a), reducción en el endurecimiento de la aorta central (Brandt y cols.,

2012b) y disminución de la frecuencia ventricular en pacientes con fibrilación auricular (Linz y cols., 2013). Presumiblemente, estos beneficios diversos no se deben a la destrucción de las fibras nerviosas simpáticas renales, sino más bien a la destrucción de los nervios renales aferentes (sensitivos), que causaría una reducción refleja global en el flujo simpático a varios tejidos y lechos vasculares (fig. 3-5) (Thompson y cols., 2011).

Gracias a estos datos, la desnervación renal ha sido aprobada para su uso clínico en Europa, Australia y Asia (v. cap. 7), y hay publicadas guías prácticas (Schmieder y cols., 2012). Sin embargo, el ensayo fundamental *U.S. Symplicity HTN-3* no mostró una reducción significativa de la PA sistólica en pacientes con hipertensión resistente 6 meses después de la desnervación de la arteria renal comparado con el grupo control simulado (Bhatt y cols., 2014).

En el grupo *Symplicity HTN-3*, 535 pacientes con hipertensión resistente al tratamiento estadio 2 y PA sistólica base en el consultorio de 179 mm Hg y PA sistólica ambulatoria de 24 horas de 159 mm Hg a pesar del tratamiento con cinco medicamentos antihipertensivos, recibieron una angiografía renal bajo sedación y fueron aleatorizados (2:1) en la sala de cateterismo para una desnervación renal real o simulada, y tanto los pacientes como el grupo de investigación ignoraban en qué grupo estaban, doble ciego. El

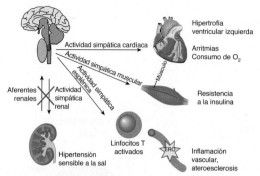

FIGURA 3-5 • Marco conceptual con el cual la desnervación de las aferentes renales explica los beneficios auxiliares de la desnervación renal basada en catéter. En pacientes con hipertensión resistente a fármacos, la hiperactividad de la actividad nerviosa simpática-renal eferente contribuye con la hipertensión sensible a la sal, mientras que la hiperactividad de los nervios sensitivos renales excitatorios (aferentes) dispara incrementos reflejos sostenidos en la actividad neuronal simpática cardíaca que producen hipertensión del ventrículo izquierdo, arritmias y aumento del consumo de oxígeno; en la actividad simpática del músculo esquelético, que produce resistencia a la insulina; y en la actividad simpática esplénica, activando los linfocitos T, que se dirigen al músculo liso vascular y liberan especies reactivas de oxígeno (ERO) que promueven inflamación vascular y ateroesclerosis

criterio de valoración primario fue un cambio en la PA sistólica en el consultorio después de 6 meses, mientras que el secundario prioritario fue la reducción en la PA sistólica de 24 horas evaluada mediante la monitorización ambulatoria de la PA en todos los pacientes. Después de 6 meses, la PA sistólica en el consultorio cayó –14 ± 24 mm Hg (media ± desviación estándar) en el grupo de la desnervación renal frente a –12 ± 26 mm Hg el grupo simulado ($p = 0,26$); la PA sistólica ambulatoria de 24 horas cayó –7 ± 15 mm Hg en el grupo de la desnervación renal frente a –5 ± 17 mm Hg en el grupo simulado (Bhatt y cols., 2014).

Las probables explicaciones para los resultados negativos del ensayo *Symplicity HTN-3* y la dificultad de demostrar un beneficio terapéutico global en la desnervación renal con monitorización de la PA ambulatoria de 24 horas incluyen:

▶ *Selección del paciente.* Las grandes desviaciones estándar alrededor de las reducciones medias en la PA en los estudios *Symplicity HTN-1, 2* y *3* muestran gran variabilidad interindividual en la respuesta (Messerli y Bangalore, 2014). No todos los pacientes con hipertensión resistente mostrarán hiperactividad simpática. De hecho, el análisis de los subgrupos mostró efectos de la intervención pequeños pero estadísticamente significativos en pacientes jóvenes, pero no en los mayores de 65 años, y en pacientes no negros, pero no en pacientes negros. La noradrenalina renal liberada está más consistentemente elevada en hipertensos jóvenes

(edad 20 -39), pero es indistinguible de los niveles normotensivos en pacientes hipertensos mayores entre 60 y 79 años (Parati y Esler, 2012). Además, el 25 % de la población del estudio correspondió a pacientes negros, en quienes los mecanismos renales y vasculares pueden ser más importantes que los neurogénicos. La desnervación renal tendrá muy poco efecto si no hay hiperactividad simpática.

▶ *Desnervación incompleta.* No hay procedimientos de verificación inmediata para confirmar que la desnervación renal sea completa antes de que el paciente salga de la sala de cateterismo. Como el catéter está en la luz de la arteria renal, la energía térmica tiene que cruzar la pared arterial para alcanzar los nervios localizados en la adventicia y la grasa perivascular. La desnervación incompleta es una preocupación especial respecto de los aferentes renales; en estudios en animales, se requiere la destrucción del 100 % de los aferentes para atenuar el reflejo de elevación de la PA y una desaferenciación casi total no tiene efecto debido a la redundancia en las salidas aferentes hacia el sistema nervioso central (SNC).

▶ *Problemas de diseño de los ensayos.* La violación de los protocolos sobre el cumplimiento con la medicación por parte de los médicos participantes y de los pacientes es probablemente un factor de confusión porque los pacientes en estos ensayos recibían un promedio de cinco fármacos antihipertensivos, incluidos bloqueantes adrenérgicos y simpaticolíticos centrales, así como antagonistas de los receptores de los mineralocorticoides, que también parecen tener efectos simpaticolíticos. Que la PA no haya mostrado una declinación en el grupo de control no cegado del *Symplicity HTN-2* representa una advertencia, porque la PA siempre mejora en pacientes aleatorizados a grupos ciegos de control en los ensayos sobre hipertensión (incluido *Symplicity HTN-3*) debido al efecto Hawthorne y a la regresión de la media. Estos factores inespecíficos explican por qué los pacientes con las PA basales más altas muestran la mayor reducción en la PA después de la desnervación renal, un hallazgo que no proporciona una visión mecanicista. Además, un pequeño estudio piloto reciente sugiere que el manejo intensivo con medicación puede ser más eficaz que la desnervación renal y, por lo tanto, es un comparador activo adecuado para los futuros ensayos (Fadl Elmula y cols., 2014).

▶ *Hipertensión de bata blanca.* La hipertensión de bata blanca es común e invalida la PA de consultorio como medida de resultado primaria cuando se evalúa una terapia basada en mecanismos neurales. Los datos de 6 meses registrados de 47 pacientes sometidos a desnervación renal por indicaciones clínicas en Europa demostraron que la PA en el consultorio cayó –18/–7 mm Hg (de 175/98 a 158/91, $p = 0,01$), pero la PA de 24 horas mostró un cambio más pequeño y estadísticamente no sig-

FIGURA 3-6 • Datos del registro europeo sobre los valores de la PA en consultorio convencional y ambulatoria de 24 h en la línea de base de 3 y 6 meses después de una desnervación renal en 47 pacientes. La PAS y PAD indican las PA sistólica y diastólica, respectivamente. Los valores de *p* informan la significancia comparada con la línea de base en análisis ajustados (datos de Persu A, Jin Y, Azizi M, et al. Blood pressure changes after renal denervation at 10 European expert centers. *J Hum Hypertens* 2013; 28:150–156)

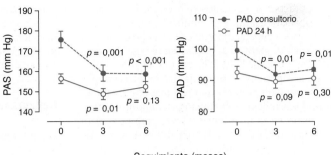

Seguimiento (meses)

nificativo de –6/–4 mm Hg (de 157/92 a 151/88, *p* = 0,3), con mucha variación interindividual (fig. 3-6) (Persu y cols., 2013). Resulta claro que la PA ambulatoria, ya sea en vigilia o durante el sueño, debe reemplazar a la PA en el consultorio como resultado primario en futuros estudios de la desnervación renal, el marcapasos carotídeo y las intervenciones relacionadas.

Por lo tanto, los futuros ensayos sobre desnervación renal probablemente se enfoquen en los hipertensos jóvenes. Se requiere mucho más trabajo para diseñar un criterio de valoración inmediato que permita comprender mejor las contribuciones relativas de los nervios eferentes renales contra los aferentes en el mecanismo de acción de la desnervación y, más importante, para identificar qué pacientes obtendrán más beneficios de la desnervación renal y cuáles no. A este respecto, es importante recordar que, en la década de 1940, menos de un tercio de los hipertensos graves mostraron una mejoría sustancial en la PA con la simpatectomía quirúrgica total torácica/lumbar/esplácnica más gangliectomía celíaca (fig. 3-7) (Grimson y cols., 1949).

Mientras tanto, algunos estudios recientes de desnervación renal ciertamente han vuelto a enfocar la atención en los mecanismos neurales de la hipertensión. Antes se había incluido principalmente al sistema nervioso simpático en el inicio de la hipertensión, pero no en su mantenimiento. Estos estudios también implicaron el enorme papel de los aferentes renales, que se creía contribuían principalmente con la hipertensión del parénquima renal y la hipertensión inducida por ciclosporinas (Converse y cols., 1992; Zhang y cols., 2000). Para poner en perspectiva este campo desconcertante y en rápido crecimiento, a continuación se hace un análisis detallado de los mecanismos neurales de la hipertensión.

Revisión del sistema nervioso simpático

Los trabajos pioneros de Julius y cols. y otros autores indican que a menudo la hipertensión se inicia por un aumento de la estimulación adrenérgica del gasto car-

díaco, una circulación "hiperdinámica", pero es mantenida por la vasoconstricción posterior, el remodelado vascular y cierta autorregulación que produce un aumento de la vasoconstricción con un gasto cardíaco inadecuadamente normal (Julius y cols., 1991). En adultos jóvenes, la hipertensión primaria se asocia consistentemente con un aumento de la frecuencia cardíaca y del gasto cardíaco, las concentraciones de noradrenalina plasmática y urinaria, la liberación regional de noradrenalina, la activación de los nervios simpáticos periféricos posganglionares (determinada por registros con microelectrodos) y el tono vasoconstrictor mediado por receptores α-adrenérgicos en la circulación periférica (Martin y Victor, 2011). La hiperactividad simpática se produce en la hipertensión primaria temprana y en varias otras formas de hipertensión establecida en seres humanos, incluida la hipertensión asociada con la obesidad, la apnea del sueño, la diabetes mellitus tipo 2 temprana y la prediabetes, la nefropatía crónica, la insuficiencia cardíaca y la terapia inmunosupresora con inhibidores de la calcineurina, como las ciclosporinas. En estos trastornos, el aumento de la actividad simpática central puede deberse a la desactivación de las aferencias neurales inhibitorias, por ejemplo, los barorreceptores; a la activación de las aferencias neurales excitatorias, por ejemplo, los quimiorreceptores de los corpúsculos carotídeos, los aferentes renales; o a la angiotensina II (Ang II) circulante, que activa el conjunto de neuronas excitatorias del tronco del encéfalo con una barrera hematoencefálica escasamente formada.

Como muestra la figura 3-2, existen varios mecanismos centrales y reflejos involucrados en el control neural de la PA.

Barorreceptores

Los principales reflejos inhibidores surgen en: 1) los barorreceptores arteriales de alta presión del seno carotídeo y del arco aórtico, y 2) los barorreceptores cardiopulmonares de baja presión en el corazón y las grandes venas. La activación de estos barorreceptores, por el aumento de la PA o por la mayor presión del llenado del corazón, respectivamente, envía señales inhibidoras al SNC a través del núcleo del tracto solitario y provoca incrementos reflejos de la actividad parasimpática eferente y disminuciones de la actividad simpática eferente, lo que ocasiona bradicardia y vasodilatación periférica, mecanismos que amortiguan el aumento de la PA (Guyenet, 2006).

En la hipertensión primaria, los barorreceptores se reajustan para proteger un nivel más alto de PA. El control barorreflejo de la función del nódulo sinusal es anómalo en la hipertensión leve, pero el control barorreflejo de la resistencia vascular periférica y de la PA está bien preservado hasta que la función sistólica se deteriora (Grassi y cols., 2009). La falla completa de los barorreceptores causa hipertensión lábil, más frecuentemente en los sobrevivientes de cáncer de garganta como complicación tardía de la radioterapia, que produce una destrucción gradual de los nervios barorreceptores (Huang y cols., 2013). Una disfunción parcial de los barorreceptores es común en los ancianos hipertensos y en general se manifiesta

con la tríada hipotensión ortostática, hipertensión supina e hipotensión posprandial sintomática, esta última iniciada por la carga esplácnica producida después de comidas ricas en hidratos de carbono (Barochiner y cols., 2013).

Reflejos nerviosos excitadores

Los principales reflejos excitadores surgen de los quimiorreceptores del corpúsculo carotídeo, de los riñones y del músculo esquelético. La activación de los quimiorreceptores de los corpúsculos carotídeos por la hipoxia provoca un reflejo de activación simpática. La activación reiterada de este quimiorreflejo excitador ha sido implicada en la patogenia de la hipertensión de la apnea del sueño. Es por esto que se está estudiando la desnervación carotídea como otra forma de intervención percutánea para la hipertensión (McBryde y

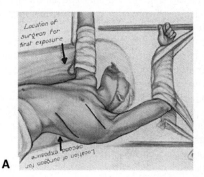
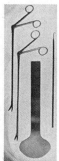
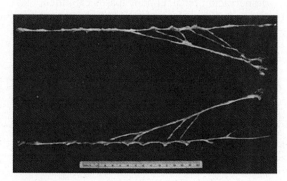

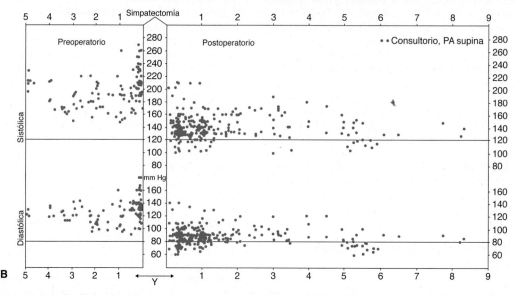

FIGURA 3-7 ● Estudio clásico de 1940 que muestra una simpatectomía lumbar total (**A**) y mediciones de PA en el consultorio en pacientes cuyas PA mejoraron marcadamente (**B**), aquéllos en quienes la PA mejoró un poco (**C**), y aquéllos en quienes la PA no mejoró (D)

(continúa)

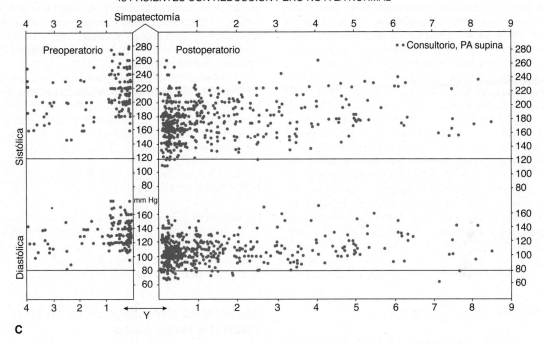

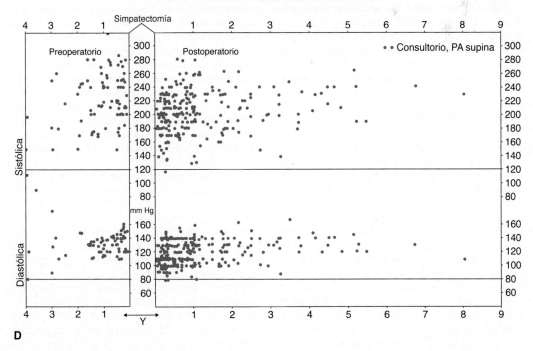

FIGURA 3-7 • *(Continúa)* (de Grimson KS, Orgain ES, Anderson B, et al. Results of treatment of patients with hypertension by total thoracic and partial to total lumbar sympathectomy, splanchnicectomy and celiac ganglionectomy. *Ann Surg* 1949;129:850–871)

cols., 2013). Como ya se mencionó, los riñones están muy inervados con ramos sensitivos aferentes que se proyectan en dirección central hasta el núcleo del tracto solitario y que pueden provocar una excitación simpática refleja. La activación de los aferentes excitadores renales por parte de los metabolitos de la isquemia (p. ej., adenosina) ha sido implicada en la patogenia de la hipertensión renovascular. La activación de estos aferentes por metabolitos de isquemia o urémicos (p. ej., urea) ha sido vinculada en la patogenia de la hipertensión de la nefropatía crónica (Converse y cols., 1992); la hiperactividad simpática aumenta a medida que se agrava la nefropatía (Grassi y cols., 2011). Los músculos esqueléticos también están inervados con ramos sensitivos aferentes que informan al cerebro de los cambios mecánicos y químicos que se producen localmente durante la contracción muscular. Durante el ejercicio, los aferentes musculares provocan incrementos reflejos de la PA y del gasto cardíaco que aumentan la perfusión muscular. Este mecanismo reflejo puede estar amplificado en la hipertensión y provocar una elevación exagerada de la PA durante el ejercicio (Vongpatanasin y cols., 2011).

Eferencia simpática central

Las aferencias sinápticas excitatorias e inhibitorias provenientes del núcleo del tracto solitario se proyectan hacia las neuronas de la zona rostral ventrolateral del bulbo raquídeo, sitio de origen de las eferencias del tronco del encéfalo (Guyenet, 2006). Desde allí, las fibras preganglionares simpáticas hacen sinapsis en la médula suprarrenal, donde liberan adrenalina, y en los ganglios de las cadenas paravertebrales simpáticas. Las fibras posganglionares, que liberan noradrenalina, inervan el corazón, los vasos sanguíneos y los riñones.

Receptores adrenérgicos

Las catecolaminas producen sus efectos a través de los receptores α y β-adrenérgicos acoplados a la proteína G. Los receptores adrenérgicos $\alpha 1$ son más abundantes en los vasos de resistencia y median la mayor parte de la vasoconstricción debida a la noradrenalina liberada en las terminaciones nerviosas. Hay tres subtipos de receptores adrenérgicos $\alpha 2$ cuya ubicación y función varían (Knaus y cols., 2007). Los estudios efectuados en ratones modificados mediante ingeniería genética indican que los receptores $\alpha 2A$ están situados en la zona rostral ventrolateral del bulbo raquídeo y suprimen tónicamente las eferencias simpáticas. Median el efecto hipotensor de la clonidina y los simpaticolíticos centrales relacionados. Los subtipos $\alpha 2A$ y $\alpha 2C$ se localizan en las terminales nerviosas simpáticas y provocan la inhibición por retroalimentación de la liberación de noradrenalina, mientras que los subtipos $\alpha 2B$ se localizan en los vasos de resistencia pero, a diferencia de los receptores $\alpha 1$, no forman parte de la unión neuroefectora, sino que median la vasoconstricción producida por las catecolaminas circulantes. Su respuesta también explica la hipertensión paradójica observada con el tratamiento con clonidina en pacientes con fallo autónomo, ya que este fármaco estimula los tres subtipos de receptores $\alpha 2$-adrenérgicos.

La estimulación β-adrenérgica del corazón aumenta la contractilidad ventricular y la frecuencia cardíaca, elevando en consecuencia el gasto cardíaco. La estimulación α-adrenérgica de la vasculatura periférica provoca vasoconstricción y, con el tiempo, favorece el remodelado y la hipertrofia vascular (Bleeke y cols., 2004).

Influencias corticales

Las influencias corticales son particularmente evidentes en el descenso nocturno normal de la PA, el ascenso matutino de la PA, durante el estrés físico y emocional, especialmente en los trastornos de angustia, y en caso de reacción de bata blanca (v. cap. 2).

Regulación simpática de la presión arterial a largo plazo

Como ya hemos visto, el sistema nervioso simpático regula los cambios de la PA a corto plazo por mecanismos de sobra conocidos, como las respuestas presoras transitorias durante el estrés físico y emocional. Además, la activación sostenida de los nervios simpáticos renales puede contribuir a la regulación a largo plazo de la PA al favorecer la retención de sodio (DiBona, 2005). Por otra parte, las acciones de la noradrenalina en los receptores adrenérgicos $\alpha 1$ constituyen un estímulo trófico para la hipertrofia del músculo cardíaco liso y vascular (Bleeke y cols., 2004). En los pacientes con hipertensión e hipertrofia ventricular izquierda, la actividad nerviosa simpática está aumentada y predispone a la hipertrofia y la muerte súbita cardíaca (Grassi y cols., 2009; Schlaich y cols., 2003).

La hiperactividad simpática sostenida se ha demostrado no sólo en la hipertensión primaria inicial, sino también en otras formas de hipertensión establecida, como la hipertensión asociada con la obesidad, la apnea del sueño, las primeras etapas de la diabetes mellitus tipo 2 y la prediabetes, la nefropatía crónica, la insuficiencia cardíaca y el tratamiento inmunosupresor con inhibidores de la calcineurina, como la ciclosporina A (Martin y Victor, 2011). En estas condiciones, las eferencias simpáticas centrales pueden depender de la desactivación de las aferencias neurales inhibidoras (p. ej., los barorreceptores), la activación de otras aferencias neurales excitadoras (p. ej., los quimiorreceptores del corpúsculo carotídeo o los aferentes renales), y también de la Ang II circulante, que activa las neuronas excitadoras del tronco del encéfalo que carecen de barrera hematoencefálica (v. fig. 3-2). Aparentemente, la aldosterona circulante también puede actuar en el sistema nervioso central produciendo una hiperactividad nerviosa simpática en los pacientes con aldosteronismo primario (Kontak y cols., 2010).

Partiendo de toda esta información, a continuación se revisan los datos que apoyan el componente neurógeno de la hipertensión primaria.

Detección de la hiperactividad simpática en la hipertensión primaria

En etapas iniciales, la hipertensión primaria se asocia consistentemente con el incremento de la frecuencia y del gasto cardíacos, la noradrenalina en plasma y orina, un excedente regional de noradrenalina, el descenso de la recaptación de noradrenalina, las descargas de los nervios simpáticos posganglionares periféricos y el tono vasoconstrictor mediado por los receptores α-adrenérgicos en la circulación periférica (Martin y Victor, 2011).

Estos efectos son difíciles de demostrar, en parte porque la actividad simpática es difícil de medir, especialmente en el entorno clínico. Las concentraciones plasmáticas de noradrenalina no son una forma sensible de medición. El análisis de frecuencias de la variabilidad de la frecuencia cardíaca es una medición fácil de realizar y no invasiva, pero por sí sola no es una forma válida de evaluar la actividad simpática (Taylor y Studinger, 2006). Las dos técnicas más modernas para cuantificar la actividad simpática en el ser humano son las mediciones con marcadores radiactivos del excedente regional de noradrenalina (Esler, 2014) y la microneurografía, mediciones de la actividad nerviosa simpática con microelectrodos (Manolis y cols., 2013). La primera es invasiva y requiere canulación arterial; la segunda es mínimamente invasiva, pero requiere formación especializada.

Excedente regional de noradrenalina

El trabajo innovador de Esler, Lambert y cols. ha mostrado que la hipertensión primaria estadio 1 se caracteriza por la activación simpática dirigida al riñón, el corazón y la vasculatura del músculo esquelético (Esler, 2014).

Hiperactividad simpática en la hipertensión primaria

Como se ve en la figura 3-8, la microneurografía proporciona mediciones directas de la actividad neuronal sináptica, el estímulo neural próximo a la liberación de noradrenalina (Guyenet, 2006). Ésta es una poderosa herramienta de la investigación clínica (Guyenet, 2006; Manolis y cols., 2013), pero demasiado demandante técnicamente para usar en pruebas de rutina.

El término *actividad nerviosa simpática-muscular* (ANSM) se refiere a las descargas simpáticas posganglionares espontáneas dirigidas a la vascularización del músculo esquelético. Esta actividad se encuentra estrechamente regulada por los barorreceptores del seno carotídeo y del arco aórtico, junto con los cambios paralelos en el tono vasomotor regional, y eliminada por el bloqueo ganglionar (Guyenet, 2006; Wallin y Charkoudian, 2007). Éstos son impulsos vasoconstrictores que liberan noradrenalina. Los niveles basales de ANSM proporcionan una medición válida de la actividad simpática durante el reposo, al menos para un lecho vascular importante que contribuye con la resistencia total periférica y la PA.

La figura 3-8 también muestra un ejemplo de uno de los tantos estudios que confirman que los individuos hipertensos tienen niveles de ANSM más altos que los normotensos, pero con una superposición entre los grupos (Guyenet, 2006). La superposición se eliminó cuando el grupo de control normotenso fue cuidadosamente definido usando una monitorización ambulatoria de la PA de 24 horas (Grassi y cols., 2007). Cuando aquéllos con hipertensión de bata blanca (sólo en el consultorio) y con hipertensión enmascarada (PA elevada sólo fuera del consultorio) quedaron eliminados del grupo control, los valores promedio de la ANSM fueron 70 % más elevados que los normales en los individuos con hipertensión de bata blanca o enmascarada.

Mecanismos potenciales

Varios mecanismos han sido implicados en el compromiso del sistema nervioso simpático en la hipertensión.

Estrés emocional y físico

La activación simpaticosuprarrenal aumenta la PA y la frecuencia cardíaca transitoriamente durante los episodios de estrés físico y emocional, pero queda una duda: ¿puede causar hipertensión crónica?

Para Guyton, el sistema nervioso es sólo un controlador a corto plazo que ajusta los cambios de la PA latido a latido y minuto a minuto, pero que participa de manera trivial en la hipertensión crónica (Guyton, 1991). Por el contrario, el fisiólogo sueco Bjorn Folkow propuso que los picos adrenérgicos repetidos de la PA podrían, finalmente, dañar los vasos sanguíneos produciendo hipertensión mantenida (Folkow, 2004).

A pesar de la gran cantidad de literatura científica publicada, aún no hay pruebas concluyentes de la hipótesis de Folkow (Thijssen y cols., 2011). El estrés psicológico es difícil de cuantificar y los factores estre-

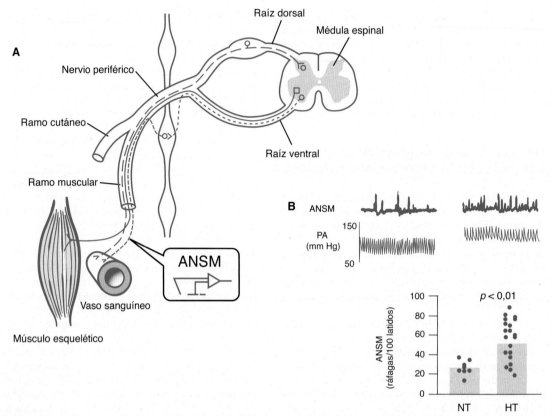

FIGURA 3-8 • Mediciones microneurográficas de la actividad neuronal simpática-muscular (ANSM) en seres humanos normotensos e hipertensos. **A)** Esquema que muestra el sitio de introducción del microelectrodo de registro en un haz nervioso simpático periférico que inerva vasos sanguíneos en el músculo esquelético humano. **B)** Registros multiunidad de la ANSM y la PA de dos sujetos humanos ilustrativos (*panel superior*) y datos de resumen (*panel inferior*) que muestran niveles promedio más altos de disparo nervioso en pacientes hipertensos (HT) y normotensos (NT) (**A**, modificada de Guyenet PG. The sympathetic control of blood pressure. *Nat Rev Neurosci* 2006;7:335-346. **B**, adaptada de Schlaich MP, Lambert E, Kaye DM, et al. Sympathetic augmentation in hypertension: Role of nerve firing, norepinephrine reuptake, and angiontensin neuromodulation. *Hypertension* 2004;43:169–175)

santes semicuantitativos utilizados habitualmente en el laboratorio son estímulos simpáticos débiles que no reflejan el estrés de la vida real. El aumento agudo de la PA durante la prueba presora con frío (manos en agua helada) es tanto un índice indirecto del aumento de la actividad nerviosa simpática-muscular como de la reactividad vascular α-adrenérgica (Lambert y cols., 2014; Victor y cols., 1987).

El patrón de respuesta hemodinámica a otros tipos de estrés más realistas en el entorno del laboratorio puede predecir el valor de PA en la vida real medido con monitorización ambulatoria (Ottaviani y cols., 2011). La *rumiación*, o persistencia de eventos estresantes pasados o que causan ira (p. ej., reminiscencia de la ira), puede producir una activación simpática repetitiva que lleve a hipertensión crónica (Gerin y cols., 2012). En un estudio de 60 adultos jóvenes normotensos delgados, la PA sistólica ambulatoria diurna media fue de 133 mm Hg cuando estaban rumiando frente a los 114 mm Hg cuando no lo estaban (Ottaviani y cols., 2011). La rumiación redujo la variabilidad de la frecuencia cardíaca y la vaso-

constricción periférica, y aumentó los marcadores inflamatorios en sangre, como la molécula de adhesión intercelular-1 (ICAM-1) (Ottaviani y cols., 2007, 2013), y se asoció con un menor descenso nocturno de la PA (Johnson y cols., 2014).

Tanto el estrés laboral como la privación del sueño pueden causar hipertensión (Magnavita y Fileni, 2013; Pickering, 2006). Entre los afroamericanos, el racismo se ha asociado con hipertensión nocturna (Brondolo y cols., 2011). La liberación de noradrenalina aumenta en los cerebros de pacientes con hipertensión primaria y en aquéllos con trastornos de pánico (Esler, 2014).

Reajuste de barorreceptores

Aunque los barorreceptores se reajustan para defenderse de una PA más alta, no se explica la hiperactividad simpática en la hipertensión en humanos (Schlaich y cols., 2004). El control barorreflejo de la frecuencia cardíaca se encuentra alterado incluso en la hipertensión leve, pero el control barorreflejo de la actividad nerviosa simpática, la resistencia vascular y la PA están bien conservados (Guo y cols., 1983). La insuficiencia total de los barorreflejos después de la resección de un tumor bilateral del corpúsculo carotídeo no provoca hipertensión sostenida (Timmers y cols., 2004).

Efectos centrales de la angiotensina II

En modelos de roedores, la Ang II puede ingresar en el tronco encefálico por grupos neuronales específicos que están muy vascularizados y carecen de barrera hematoencefálica (*órganos circumventriculares*), y elevar la producción simpática central con la activación mediada por receptores de AT1 en el cerebro de las oxidasas NADPH que producen especies reactivas de oxígeno (Lob y cols., 2013). En ratas espontáneamente hipertensas, un modelo común de hipertensión programada genéticamente, la inhibición cerebral del sistema renina-angiotensina-aldosterona (SRAA) en la madre gestante elimina la hipertensión en sus descendientes (Wu y Berecek, 1993). Si se administra un bloqueante del SRAA por vía sistémica a las crías después del parto, la hipertensión se posterga y atenúa, aunque no se elimina del todo. La inhibición crónica de la renina con aliskireno reduce la ANSM en pacientes adultos con hipertensión primaria no complicada (Okada y cols., 2013).

Compresión del tronco del encéfalo

Jannetta y cols., neurocirujanos de la Universidad de Pittsburgh, sostienen que la compresión pulsátil en la zona rostral ventrolateral izquierda del bulbo raquídeo izquierdo por un asa de la arteria cerebelosa posteroinferior puede provocar hipertensión neurógena (Levy y cols., 2001). Después de desarrollar un modelo animal, han realizado una cirugía de descompresión microvascular en cientos de pacientes hipertensos. Sin embargo, las dudas persisten debido a resultados inconsistentes por observaciones no controladas en muestras pequeñas con seguimientos cortos (Legrady y cols., 2013) y a la incapacidad de la resonancia magnética (RM) cerebral para detectar la compresión neurovascular en estudios prospectivos (Boogaarts y cols., 2012).

En un estudio alemán independiente, 14 pacientes con hipertensión primaria fueron seguidos secuencialmente durante 24 meses después de la cirugía con monitorización ambulatoria automática de PA (MAAPA) repetida y microneurografías (Frank y cols., 2009). La descompresión neurovascular sólo proporcionó un alivio temporal de la hipertensión, ya que la PA y la ANSM cayeron durante los primeros 6 meses después de la cirugía, pero volvieron lenta y sostenidamente a los valores preoperatorios. Es necesario efectuar mayores estudios a largo plazo. La hipertensión puede ser la causa y no el resultado de la tortuosidad vascular.

Casos en los que el aumento de la ANSM causa hipertensión

El aumento de la ANSM no causa hipertensión cuando se acompaña del descenso compensador del gasto cardíaco y de la sensibilidad del receptor α-adrenérgico a la noradrenalina (Hart y cols., 2014). En gente joven, la influencia de una gran ANSM sobre la PA es equilibrada por un menor gasto cardíaco y una menor respuesta vasoconstrictora adrenérgica. La ANSM tónica puede restringir las respuestas vasodilatadoras en pacientes jóvenes, mientras que en hombres mayores, una falta de esa restricción puede proteger frente a los efectos presores de la mayor actividad nerviosa simpática. Cabe suponer que la hiperactividad simpática lleva a la hipertensión sólo al fallar estas compensaciones.

El aumento de la ANSM puede producir hipertensión sólo cuando va acompañado por uno o más de los siguientes mecanismos adicionales:

- Un gasto cardíaco inadecuadamente "normal" (Charkoudian y cols., 2005). Esto puede tener menos importancia en las mujeres que en los varones (Hart y cols., 2009).
- Una mayor sensibilidad del receptor α-adrenérgico a la noradrenalina (Charkoudian y cols., 2005).
- El deterioro de la recaptación de noradrenalina por parte de las terminaciones nerviosas simpáticas (Ester y cols., 2014).
- El secuestro simultáneo de la adrenalina de las terminaciones nerviosas simpáticas (Berecek y Brody, 1982; Floras y cols., 1988; Rumantir y cols., 2000).

Resumen

A pesar de la abundante documentación de la hiperactividad simpática en la hipertensión simpática, aún no se puede cuantificar la contribución neurógena. Se requiere más trabajo para definir el papel de la estimulación de los barorreceptores y la desnervación renal en el tratamiento antihipertensivo y, de esta manera, mejorar la comprensión fundamental de los mecanismos neurógenos. Con esta salvedad, ahora se continuará con la explicación de los mecanismos renales.

MECANISMOS RENALES

Los riñones se consideran a la vez víctimas y culpables de la hipertensión. La hipertensión parenquimatosa renal se analizará en el capítulo 9 y la hipertensión renovascular en el capítulo 10.

A mediados del siglo XIX, Richard Bright asoció la cardiopatía hipertensiva con riñones pequeños reducidos. En la década de 1930, el trabajo fundamental de Harry Goldblatt demostró que los riñones pueden causar hipertensión (Goldblatt y cols., 1934). A partir del trabajo de Guyton y cols. en la década de 1960, son muchos los autores que opinan que la disfunción renal es un requisito imprescindible para la hipertensión.

De acuerdo con esto, el defecto fundamental en cualquier hipertensión es la incapacidad del riñón para excretar el exceso de la carga de sodio impuesto por una dieta rica en sal (Kotchen y cols., 2013).

Exceso de sodio en la dieta como causa principal de la hipertensión

La base generalmente aceptada sobre el papel del exceso de sodio en la dieta (aunque no en sí misma suficiente) es la siguiente: como nuestros ancestros prehistóricos consumían menos de 0,5 g de NaCl (< 10 mmol de Na) al día, nuestros riñones desarrollaron un mecanismo de transporte eficiente para retener el sodio filtrado, que ayuda a la supervivencia durante la privación de sal y agua, pero contribuye a la aparición de hipertensión cuando la sal es abundante en la dieta (He y MacGregor, 2010). Sólo en los últimos siglos (un período muy corto en la evolución de la humanidad) el consumo diario de NaCl en los países industrializados ha aumentado varias veces hasta 10 o 12 g al día, que sobrepasan la capacidad del riñón humano para mantener el equilibrio de sodio (He y MacGregor, 2010; Kotchen y cols., 2013). El exceso residual del sodio corporal total, el principal catión extracelular, expande el volumen plasmático, aumenta el gasto cardíaco y activa las respuestas autorreguladoras que incrementan la resistencia vascular sistémica. El ión sodio también aumenta la contracción del músculo liso provocada por varias sustancias vasoconstrictoras endógenas.

La mayoría del exceso de sodio de nuestra dieta no procede del salero, sino de la forma moderna de preparar los alimentos, que añade sodio y elimina potasio. En el cuadro 3-1 se muestra que nuestros antepasados herbívoros probablemente consumían menos de 10 mmol de sodio al día, mientras que nuestros antepasados carnívoros podrían haber consumido hasta 30 mmol al día (Eaton y cols., 1996). La fisiología humana evolucionó en un ambiente pobre en sodio y rico en potasio, y parece que estamos mal preparados para hacer frente a la exposición actual a mucho sodio y poco potasio (He y MacGregor, 2010). Nuestra preferencia actual por el consumo de sal probablemente sea un gusto adquirido, que se podría desarrollar al principio de la infancia.

La sal dietética tiene 40 % de sodio y 60 % de cloro. Por lo tanto:

▶ 1 g de sodio = 2,5 g de sal
▶ 1 mmol de sodio = 23 mg de sodio
▶ 1 g de sal = 0,4 g de sodio = 17 mmol de sodio

La evidencia que asocia la sal de la dieta con la hipertensión es abrumadora y proviene de varias líneas de investigación.

Estudios epidemiológicos

▶ En los países subdesarrollados, las personas que ingieren poco sodio tienen poca o nula incidencia de hipertensión y su PA no aumenta con la edad, caso contrario de lo que sucede en los países industrializados y en vías de desarrollo (Denton y cols., 1995; Page y cols., 1981). Por ejemplo, los indios Yanomami del norte de Brasil, que sólo excretan alrededor de 1 mmol de sodio al día, tienen una PA promedio de 107/67 mm Hg en el caso de los varones y de 98/62 mm Hg en el caso de las mujeres de 40-49 años de edad (Oliver y cols., 1975).
▶ La falta de hipertensión puede atribuirse a otras diferencias en el estilo de vida, pero las comparaciones realizadas en grupos con condiciones de vida pareci-

---

CUADRO 3-1

Dieta estimada de los humanos en el Paleolítico tardío frente a los norteamericanos contemporáneos

Nutrimentos	Dieta del Paleolítico tardío (suponiendo un 35 % de carne)	Dieta norteamericana actual
Energía total de la dieta, %		
Proteínas	30	12
Hidratos de carbono	45-50	46
Grasas	20-25	42
Relación grasa poliinsaturada:grasa saturada	1,41	0,44
Fibras, g/día	86	10-20
Sodio, mg	604	3400
Potasio, mg	6970	2400
Relación potasio:sodio	12:1	0,7:1
Calcio, mg	1520	740

Datos tomados de Eaton SB, Eaton SB III, Konner MJ. An evolutionary perspective enhances understanding of human nutritional requirments. *J Nutr* 1996;126:1732–1740

das asocian la PA más directamente con el grado de consumo de sal en la dieta (Page y cols., 1981). En los países en desarrollo, la incorporación al modo de vida urbano, que incluye un mayor consumo de sal, produce hipertensión (Lawes y cols., 2008). Y aunque no se adopte un estilo de vida urbano, la hipertensión tiende a aparecer en tribus subdesarrolladas que consumen una dieta rica en sal (Page y cols., 1981).

> En la mayoría de los grandes estudios poblacionales se ha observado una asociación fuerte entre el consumo de sal y el desarrollo de hipertensión (Chien y cols., 2008; Khaw y cols., 2004; Zhou y cols., 2003), aunque no en todos (Smith y cols., 1988). Los datos más sólidos proceden del estudio *Intersalt*, en el que se midieron electrolitos en orina de 24 horas y la PA en 10 079 varones y mujeres de 20-59 años de edad en 52 centros distribuidos por el mundo (Elliott y cols., 1996; Intersalt Cooperative Research Group, 1988). En los 52 centros hubo una asociación positiva entre la excreción de sodio y la PA tanto sistólica como diastólica, pero una asociación aún más significativa entre la excreción de sodio y las variaciones de la PA con la edad (fig. 3-9). Se encontraron pocas poblaciones cuyo consumo de sodio fuera del orden de 50-100 mmol por día (3 g de NaCl), dentro del umbral en el que se sitúa el efecto del sodio sobre la PA (fig. 3-10) (He y cols., 1991; Pouler y cols., 1990).

Estudios de migración

La migración de personas desde ambientes rurales de bajo consumo de sal a urbanos donde hay altos consumos de sal se acompaña de un aumento de la PA (He y cols., 1991; Poulter y cols., 1990).

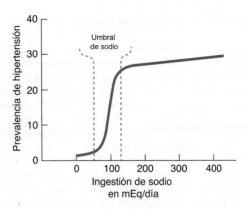

FIGURA 3-10 • Asociación probable entre ingestión de sodio en una dieta habitual y la prevalencia de hipertensión en grandes poblaciones (modificada de Kaplan NM. Dietary salt intake and blood pressure. *JAMA* 1984;251:1429–1430)

Intervenciones en la alimentación a escala poblacional

En general es poco efectivo tratar de reducir la ingestión de sal de una persona solamente con un consejo alimentario. Mayores efectos requerirán regulaciones sociales y gubernamentales de la industria alimentaria, dado que del 75 al 80 % de la sal de la dieta proviene de alimentos procesados. Cuando esto ocurra, el nivel de PA de la población habrá caído.

> Durante los últimos 30 años se ha llevado a cabo en Finlandia una campaña nacional exhaustiva y exitosa para reducir la ingestión de sal en un tercio, después de la cual se ha conseguido reducir la PA sistólica y diastólica media poblacional en 10 mm Hg, junto a un descenso del 75-80 % de la mortalidad por cardiopatía coronaria (Karppanen y Mervaala, 2006).
> Canadá está siguiendo esos pasos (Campbell y Spence, 2008).
> Un estudio intervencionista de 2 años en dos villas portuguesas similares produjo una reducción de 13/6 en la PA en la villa con una reducción un 50 % mayor de la ingestión de sal (Forte y cols., 1989).
> Del 2003 al 2011 en Inglaterra, una reducción de la ingestión de sal del 15 % (1,4 g/día) se vio acompañada por una reducción en los niveles de PA de 3/1 mm Hg y una disminución del 42 % en la mortalidad por ictus (He y cols., 2014; Stamler y cols., 1989).
> Se han proyectado reducciones modestas en el contenido de sal de la dieta de las comidas procesadas en Estados Unidos de sólo 3 g/día para reducir los niveles de PA sistólica de la población en 2 o 3 mm Hg para evitar de 54 000 a 99 000 infartos de miocardio y de 32 000 a 66 000 infartos por año, y se proyecta un mayor beneficio en afroamericanos (Bibbins-Domingo y cols., 2010).

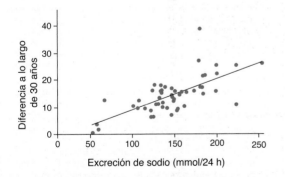

FIGURA 3-9 • Diagrama de las diferencias en la PA sistólica durante 30 años (PA a los 55 años menos PA a los 25 años) en relación con la mediana de la excreción urinaria de sodio en 52 poblaciones (modificada de Stamler J, Elliott P, Dyer AR, et al. Commentary: Sodium and blood pressure in the *Intersalt* study and other studies. *BMJ* 1996;312:1285–1287)

Estudios sobre la alimentación

Cuando se restringe la ingestión de sodio en los sujetos hipertensos se reduce su PA. Pueden producirse descensos espectaculares de la PA después de una restricción estricta de sodio (Kempner, 1948), mientras que una menos estricta hasta un nivel de 100 mEq/día (5-6 g de NaCl) reduce la PA de manera más modesta, en 5/3 mm Hg como media (He y MacGregor, 2010), como se describirá en el capítulo 6.

- Cuando los sujetos prehipertensos restringen moderadamente su ingestión de sodio, se reduce su progresión a hipertensión avanzada (Stamler y cols., 1989; Whelton y cols., 1998).
- Aunque los estudios de intervención a largo plazo, los cuales se inician con lactantes y niños, para confirmar que en los seres humanos la restricción de sodio puede prevenir la hipertensión o que el exceso de sodio puede producirla, no son fáciles, un metaanálisis reciente mostró que dicha reducción tiene efectos positivos a corto plazo (He y MacGregor, 2006; Stamler y cols., 1989). Diez estudios que incluían un total de 966 niños y adolescentes mostraron que en el 42 % la PA se redujo de 1,1/1,2 mm Hg en promedio después de reducir la ingestión de sal durante una media de 4 semanas. Y tres estudios con 551 lactantes informaron que en el 54 % la PA sistólica descendió 2,5 mm Hg después de reducir la ingestión de sal durante una media de 8 semanas.

Estudios en animales

Como se puede observar en la figura 3-11, la evidencia más impresionante sobre la importancia que tiene la sal como inductora de hipertensión proviene de un estudio efectuado en chimpancés en libertad, la mitad de los cuales recibió cantidades progresivamente crecientes de sodio en su comida, mientras que la otra mitad continuaba con una dieta normal baja en sodio (Denton y cols., 1995; Stamler y cols., 1989). Durante las 89 semanas en las que los animales recibieron sodio adicional, la PA se elevó un promedio de 33/10 mm Hg, y posteriormente regresó a los valores basales después de 20 semanas sin sodio añadido. En concordancia con la variable de sensibilidad al sodio, la PA sólo se elevó en siete de los diez chimpancés a los que se les añadió sodio. Un aspecto importante es que la ingestión de sal de los chimpancés varió de 0,5 g al día (equivalente a la que tenían los predecesores del ser humano) hasta 10-15 g al día (que es muy similar a la dieta moderna, la cual es rica en sal).

Estudios de genética humana

La alteración de la excreción renal de sodio es la vía final común que media prácticamente en todas las causas monogénicas poco frecuentes de la hipertensión en humanos (Lifton y cols., 2001), como se comentará más adelante en esta sección.

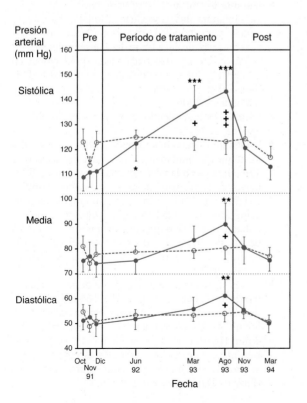

FIGURA 3-11 • Se estudió a un grupo de 22 chimpancés que fue mantenido en pequeños grupos sociales estables durante un tiempo prolongado y alimentados a base de una dieta de frutas y verduras con la adición de una fórmula de lactante. Los 12 animales de control (*círculos blancos, línea de puntos*) no encontraron modificaciones de las condiciones durante 2,4 años ni variaciones significativas de la presión arterial (PA) sistólica, diastólica o media (media ± error estándar de la media). En los 10 animales experimentales (*círculos negros, línea continua*) se añadieron a la fórmula de lactante 5 g de NaCl al día durante 19 semanas, 10 g al día durante 3 semanas y 15 g al día durante 67 semanas. A continuación hubo un período de 20 semanas sin adición de sal. La significación del aumento de la PA con respecto a la media de tres determinaciones basales fue la siguiente: *$p < 0,05$, **$p < 0,0021$; la significación de la diferencia entre los grupos experimental y de control fue: *$p < 0,05$, ***$p < 0,001$ (modificada de Denton D, Weisinger R, Mundy NI, et al. The effect of increased salt intake on blood pressure of chimpanzees. *Nat Med* 1995;1:1009–1016)

¿Hay una curva en "J" entre restricción de sal y riesgo cardiovascular?

He, MacGregor y cols. sostuvieron que la restricción de sal en la dieta reduce de manera sorprendente el riesgo de eventos cardiovasculares (He y MacGregor, 2010) y un informe de la American Heart Association (AHA) de 2011 recomendó la restricción estricta de sal en toda la población, con ingestión de sodio < 1 500 mg/24 h (Appel y cols., 2011); sin embargo, un informe del Institute of Medicine de 2013 (IOM, 2013) concluyó que la calidad de la evidencia no era suficiente para apoyar la recomendación de la AHA, mientras que Alderman y cols. han argumentado que las dietas muy altas y muy bajas de sal (esta última recomendada por la AHA) aumentan el riesgo cardiovascular. A esto se le conoce como *curva en "J" de sodio* (Graudal y cols., 2014) y se ha atribuido a la activación de un reflejo inducido por hipovolemia del sistema nervioso simpático y el sistema renina-angiotensina. La evidencia a favor de una curva en "J" de sodio incluye lo expresado en los siguientes puntos:

▶ En los ensayos ONTARGET y TRANSCEND, la relación observada entre la ingestión estimada de sodio y los eventos cardiovasculares tenía forma de "J" (O'Donnell y cols., 2011). Los estudios han sido criticados porque fue un análisis *post hoc* y la ingestión de sodio se estimó de una sola prueba de orina que es un sustituto cuestionable (He y MacGregor, 2012).

▶ En unos estudios prospectivos belgas y europeos sobre los resultados de genes y salud, un subgrupo de 3 681 sujetos sin enfermedad cardiovascular (ECV) al inicio mostró una asociación positiva entre la excreción de sodio de 24 horas con la PA sistólica en la línea de base y a los 6 años de seguimiento, pero una asociación inversa débil con respecto a los resultados cardiovasculares (Stolarz-Skrzypek y cols., 2011).

▶ En un metaanálisis de 23 estudios de cohortes y dos estudios de seguimiento de ensayos clínicos controlados, una ingestión tanto baja como alta de sodio se asoció con un aumento de la mortalidad (Graudal y cols., 2014). No se identificó ningún ensayo clínico controlado con muestras de población sana para su inclusión en este metaanálisis.

La evidencia contra la curva "J" de sodio incluye:

▶ El metaanálisis de Graudal y cols. ha sido criticado por incluir estudios de plazo ultracorto (4-5 días) de restricción intensa de sal, de 20 a 1 g/día, con consecuencias limitadas en la salud pública (He y cols., 2013). En contraste, una revisión sistemática Cochrane y un metaanálisis de 34 ensayos aleatorizados de disminución modesta en la excreción urinaria de sodio en 24 h, de 40 a 120 mmol (equivalente a una reducción de 2,3 a 7 g de ingestión de sal por día) por al menos 4 semanas, demostró descensos promedio significativos en la PA de –4/–2 mm Hg con incrementos mínimos en la actividad plasmática de la renina (PRA), la noradrenalina plasmática y la aldosterona sérica, y sin cambios en los lípidos plasmáticos (He y cols., 2013). Sin embargo, en el último metaanálisis, no fueron evaluados los resultados cardiovasculares.

▶ Una revisión sistemática reciente de estudios observacionales apoya la relación directa entre la ingestión de sal, comenzando con valores tan bajos como los recomendados por la AHA, y el ictus (Whelton y cols., 2012).

▶ La mejor evidencia contra una curva en "J" de sodio proviene de los datos de un nuevo seguimiento de 10-15 años de los *Trials of Hypertension Prevention* (TOHP), que mostraron una reducción continua en los eventos cardiovasculares en los sujetos prehipertensos con una menor ingestión de sodio tan baja como 1 500 mg/día (fig. 3-12) (Cook y cols., 2014). En contraste con los metaanálisis que han incluido estudios que usan registros diarios de la dieta, una prueba instantánea de sodio o hasta una muestra de sodio urinario de 24 h, cada sujeto en el TOHP tiene de tres a siete recolecciones de orina de 24 h para obtener mediciones extremadamente precisas de la exposición dietética promedio. Este estudio supera los defectos de muchos estudios previos sobre este tema, como el seguimiento a corto plazo, la confusión por diuréticos potentes y la causalidad invertida en estudios observacionales con los pacientes más enfermos (o sea, con insuficiencia cardíaca) que recibieron las dietas con mayor restricción de sodio.

¿Cómo hace la sal para elevar la PA?

No hay una explicación simple sobre cómo el exceso de sal eleva la PA. Hay varias posibilidades: la sal promueve la vasoconstricción, el remodelado vascular y la hipertensión tanto por mecanismos dependientes de volumen como independientes de volumen (Rodríguez-Iturbe y cols., 2007) (cuadro 3-2).

Mecanismos dependientes del volumen

El sodio, que representa el principal catión extracelular, es el determinante primario del volumen del líquido extracelular, que a su vez aumenta la precarga y el gasto cardíaco. El aumento del gasto cardíaco puede iniciar la hipertensión; sin embargo, parece que se necesitan tanto la vasoconstricción de los pequeños vasos como el endurecimiento de los grandes vasos para mantenerla.

Dos teorías, la autorregulación y los compuestos endógenos como la ouabaína, han estado en el centro del mecanismo dependiente del volumen.

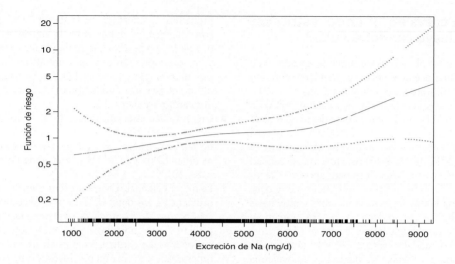

FIGURA 3-12 • Datos del seguimiento a largo plazo del ensayo THOP. Curvas de función de riesgo para la ECV mediante la media de la excreción de sodio expresada en miligramos por día, ajustada según covariables. Estos datos no muestran evidencia de una curva en "J" de sodio en los eventos cardiovasculares. Valor de p para linealidad = 0,044; valor de p para no linealidad = 0,76. El gráfico indica la distribución de la excreción de sodio (tomada de Cook NR, Appel LJ, Whelton PK. Lower levels of sodium intake and reduced cardiovascular risk. *Circulation* 2014;129:981–989)

Autorregulación

El proceso de autorregulación fue descrito por primera vez por Borst y Borst (1963) y demostrado experimentalmente por Guyton y Coleman (1969). Según esta hipótesis, la retención renal de sodio neta es el episodio inductor de todos los estados hipertensos. El incremento del volumen sanguíneo aumenta la precarga cardíaca y, por lo tanto, el gasto cardíaco que, a su vez, aumenta la perfusión de los tejidos periféricos. Cuando la perfusión tisular excede las demandas metabólicas, las arterias de resistencia se contraen y, por lo tanto, se reduce la sobreperfusión, eso sí, a "expensas" del incre-

mento de la resistencia vascular sistémica y la PA. El aumento resultante de la poscarga cardíaca devuelve el gasto cardíaco a su normalidad. El término *autorregulación* significa que la respuesta vasoconstrictora es una propiedad intrínseca del músculo liso vascular y no requiere aferencias hormonales o nerviosas.

Guyton demostró por primera vez la conversión del gasto cardíaco alto a una resistencia vascular sistémica alta con un gasto cardíaco inadecuadamente normal durante varios días de infusión de volumen en perros con masa renal reducida (fig. 3-13) (Guyton, 1992). Su concepto se ha confirmado en estudios reali-

CUADRO 3-2

Cómo la retención de sodio puede elevar la PA

Mecanismos dependientes del volumen
Autorregulación
   Producción de esteroides endógenos similares a la ouabaína[a]
Mecanismos independientes del volumen
   Efectos en el sistema nervioso central mediados por la angiotensina
   Aumento de la actividad del sistema nervioso simpático
   Hipertrofia de mioblastos cardíacos y de la contractilidad de las células del músculo liso vascular
   Aumento de la producción del factor nuclear κB
   Aumento de la expresión del receptor AT1 en el tejido renal
   Aumento de la producción del factor transformador del crecimiento β

[a]La expansión del volumen extracelular induce la producción de esteroides similares a la ouabaína con deterioro de la bomba de sodio-potasio trifosfatasa y aumento del sodio intracelular. La actividad del intercambiador de sodio/calcio aumenta el calcio en el citosol, lo que provoca vasoconstricción y aumento de la resistencia vascular periférica.
AT1r, receptor de angiotensina II tipo 1.
Adaptado de Rodríguez-Iturbe B, Romero F, Johnson U. Pathophysiological mechanisms of salt-dependent hypertension. *Am J Kidney Dis* 2007a;50:655–672

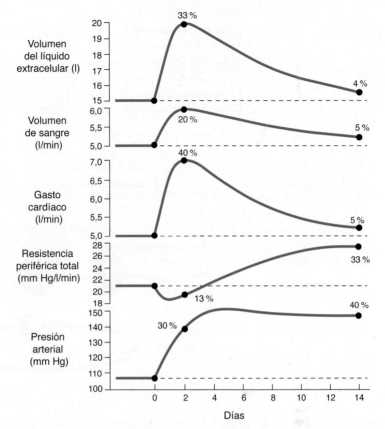

FIGURA 3-13 • Variaciones progresivas de variables importantes del aparato circulatorio durante las primeras semanas en la hipertensión por sobrecarga de volumen. La elevación inicial del gasto cardíaco es la causa básica de la hipertensión. Luego, el mecanismo de autorregulación prácticamente normaliza el gasto cardíaco y al mismo tiempo produce un aumento secundario de la resistencia periférica total (modificada de Guyton AC. Kidneys and fluids in pressure regulation: Small volume but large pressure changes. *Hypertension* 1992;19 (Suppl 1):12–18)

zados en humanos, que indicaron que existía una conversión durante una o dos décadas desde un gasto cardíaco de inicio alto al aumento posterior de la resistencia vascular sistémica (Julius y cols., 1991).

La autorregulación es una propiedad de las arterias pequeñas y, por lo tanto, puede no tener nada que ver con la hipertensión sistólica aislada en ancianos, que afecta principalmente a las arterias de conducción grandes (Franklin, 2012). Puede desempeñar un papel más importante en la dependencia de volumen de la hipertensión diastólica y de la hipertensión parenquimatosa renal, que se analiza en el capítulo 9.

Compuestos endógenos similares a la ouabaína

Haddy y Overbeck (1976) y Blaustein (1977) fueron los primeros en proponer la teoría de que los inhibidores endógenos similares a ouabaína de la Na+/K+-ATPasa participan en la vasoconstricción periférica de la hipertensión provocada por la sal. De acuerdo con esta teoría, que ha evolucionado a lo largo de 40 años (fig. 3-14), la retención de sal puede estimular las células glomerulares suprarrenales para liberar compuestos similares a la ouabaína, glucósidos cardíacos, que inhiben la Na+/K+-ATPasa en el músculo liso vascular y en el músculo cardíaco. El incremento resultante del flujo de sodio provoca que el intercambiador de Na+/Ca2+ aumente el Ca2+ en el citosol, con lo que aumenta la vasoconstric-

ción y la contractilidad cardíaca, además de la hipertrofia cardíaca y vascular dependientes del Ca^{2+} (Iwamoto, 2007). Una mayor concentración de NaCl en el líquido cefalorraquídeo (LCR) provoca hipertensión en ratones, y está mediada por una sustancia similar a la ouabaína en el cerebro, específicamente por su unión con una isoforma de la Na+/K+-ATPasa (Van Huysse y cols., 2011).

Los inhibidores específicos del intercambiador Na+/Ca^{2+} reducen bruscamente la PA en varios modelos de hipertensión sensible a la sal en ratas, pero no afectan a la PA en ratas normotensas o hipertensas, cuya enfermedad no es sensible a la sal (Iwamoto, 2007). Por lo tanto, estos inhibidores y los inhibidores de la ouabaína resultan prometedores como nuevos fármacos específicos para pacientes con hipertensión sensible a la sal.

Mecanismos independientes del volumen

Trabajos recientes han resaltado la importancia de los mecanismos independientes del volumen de la hipertensión inducida por la sal, que se enumeran en el cuadro 3-2:

▶ Pequeños incrementos del sodio sérico pueden aumentar el flujo de salida simpático central (de Wardener y cols., 2004). Los canales de sodio de los órganos subfornicales detectan pequeños incrementos de sodio en el LCR (Orlov y Mongin, 2007).

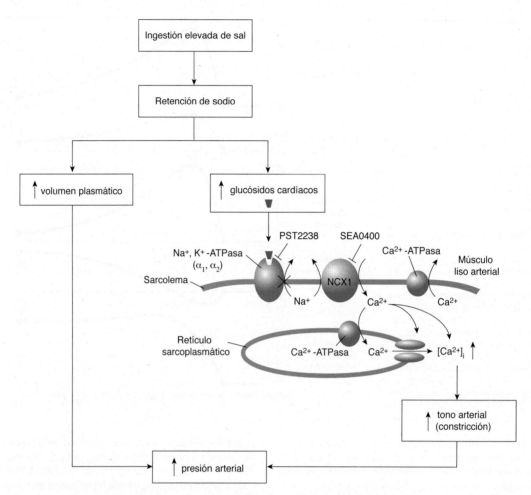

FIGURA 3-14 • Vía propuesta por la que el intercambio de Na$^+$/Ca^{2+} media la hipertensión sensible a la sal. La ingestión elevada de sal aumenta los niveles plasmáticos de los glucósidos cardíacos endógenos que inhiben la Na$^+$, K$^+$-ATPasa. Esto aumenta la concentración de Na$^+$ de la membrana subplasmática en el músculo liso arterial, que eleva la concentración citosólica de Ca^{2+} a través del intercambiador de Na$^+$/Ca^{2+} (NCX1), y así potencia el tono arterial y contribuye con la hipertensión. El SEA0400, un inhibidor del NCX1, y el PST2238, un antagonista de la ouabaína, bloquea la entrada de Ca^{2+} y reduce la PA en modelos experimentales de hipertensión sensible a la sal. RyR, receptor de rianodina (modificada de Iwamoto T. Na$^+$/Ca^{2+} Exchange as a drug target—Insights from molecular pharmacology and genetic engineering. *Ann N Y Acad Sci* 2007;1099:516–528)

- El sodio extracelular estimula la liberación renal de NF-κB y otras citocinas proinflamatorias que producen un estado crónico de inflamación renal (Rodríguez-Iturbe y cols., 2007).
- El sodio extracelular estimula la producción del factor de crecimiento transformante β, TGF-β, una citocina profibrótica que favorece la hipertensión y el remodelado vascular. En los ratones que no tienen emilina-1, un inhibidor endógeno del TGF-β, se desarrolla hipertensión sensible a la sal (Zacchigna y cols., 2006).
- El sodio extracelular aumenta la expresión de receptores tipo 1 de Ang II en el riñón (Gu y cols., 1998).
- La aldosterona no causa problemas cuando se restringe el sodio de la dieta, pero se convierte en una toxina cardíaca, vascular y renal que promueve la inflamación y la fibrosis cuando el sodio de la dieta es abundante (Pimenta y Calhoun, 2006).

Sensibilidad y resistencia a la sal

La mayoría de los adultos han ingerido una dieta rica en sodio desde su infancia, pero sólo una parte desarrolla hipertensión a los 55 años, lo que indica que el grado de sensibilidad de la PA al sodio es variable (Rodríguez-Iturbe y cols., 2007).

En el modelo de ratas desarrollado por Lewis K. Dahl, aquéllas sensibles a la sal de cepas endogámicas siguen siendo normotensas con una dieta baja en sal, pero con una dieta rica en ésta desarrollan hipertensión, mientras que las ratas resistentes a la sal siguen siendo normotensas incluso cuando reciben una dieta rica en sal (Dahl y Heine, 1975). Por ello, la hipertensión sensible a la sal se considera un ejemplo clásico de interacción gen-entorno. Pero en los humanos, la sensibilidad a la sal también puede ser adquirida, por ejemplo, por el aumento de peso, por una dieta baja en potasio, por una lesión renal inespecífica o por una lesión renal progresiva secundaria a una hipertensión no controlada.

La sensibilidad y la resistencia a la sal pueden deberse a mecanismos que son tanto intrínsecos como extrínsecos al riñón (cuadro 3-3).

CUADRO 3-3

Mecanismos fisiopatológicos en una tendencia sostenida a la retención de sodio por parte de los riñones

Defectos genéticos
  Variantes y polimorfismos genéticos[a]
  Mutaciones genéticas de los canales y
    transportadores renales de sodio[b]
Mecanismos sistémicos
  Aumento del tono simpático
  Supresión insuficiente del sistema
    renina-angiotensina-aldosterona
  Descenso de la actividad del péptido natriurético
    auricular
  Descenso de la hormona γ-estimulante de los melanocitos
  Insulina, síndrome metabólico
  Hiperuricemia
Mecanismos renales
  Defectos específicos
    Sobreactividad del receptor de la endotelina (A)
    Deterioro de la acción de la endotelina 1 y la
      endotelina (B) en el tubo colector
    Descenso de la actividad de la dopamina
      (desacoplamiento)
  Defectos inespecíficos
    Descenso del número de nefronas
    Sobreproducción renal del TGF-β inducida por
      sodio (progresión de la NC)
    Descenso de la actividad del sistema
      calicreína-cinina
    Deterioro de la síntesis de 20-HETE y descenso de
      las concentraciones de epoxigenasa
    Incremento de origen renal de la actividad del
      sistema nervioso simpático
    Estrés oxidativo intrarrenal
    Aumento de la angiotensina II intrarrenal
    Inflamación tubulointersticial

[a]Aldosteronismo tratable con glucocorticoides, la variante
p.Gly460Trp del gen α-aducina, la variante p.Gly40Ser del gen del
glucagón, mutaciones de la cinasa regulada por glucocorticoides,
familias de genes involucradas en el metabolismo del ácido
araquidónico (genotipo SS [homocigoto para un pequeño número
de repeticiones] del gen de la prostaciclina sintetasa humana),
polimorfismos de angiotensinógeno
[b]Mutaciones de las subunidades β y γ del ENaC sensible a la
amilorida (síndrome de Liddle), cotransporte de sodio-cloruro
(síndrome de Gitelman), cotransporte de sodio-potasio-cloruro,
canales de potasio y cloruro (síndrome de Bartter), cinasas
WNK1 y WNK4 (síndrome de Gordon), aldosterona sintasa/11β-
hidroxilasa (aldosteronismo tratable con glucocorticoides),
11β-hidroxilasa/11α-hidroxilasa (hiperplasia suprarrenal),
receptor de mineralocorticoides, 11β-hidroxiesteroide
deshidrogenasa (exceso aparente de mineralocorticoides),
receptor de mineralocorticoides (hipertensión inducida por
progesterona), seudohipoaldosteronismo

TGF-β, de *transforming growth factor*-β; CKD, de *chronic kidney
disease*; 20-HETE, de *20-hydroxyarachidonic acid*

Hipertensión e hipotensión monogénicas en el humano

El estudio de los rasgos mendelianos poco frecuentes, realizado por el grupo de Richard Lifton y cols., ha permitido identificar 20 genes en los cuales las mutaciones homocigóticas causan varias formas familiares de hipotensión o hipertensión (Lifton y cols., 2001). Cabe destacar que cada una de estas mutaciones afecta a la PA principalmente mediante la alteración de la capacidad de excreción renal de sodio, como se muestra en la figura 3-15.

Para mantener el equilibrio de agua y sal, los riñones reabsorben normalmente más del 99 % de la carga de sodio filtrado de la siguiente forma: el 60 % del sodio filtrado se reabsorbe en el túbulo proximal mediante el intercambio de Na^+/H^+, el objetivo de la acetazolamida; el 30 % en la rama ascendente gruesa del asa de Henle por el transportador $Na^+/K^+/2Cl^-$, el blanco de los diuréticos de asa; el 7 % en el túbulo contorneado distal mediante el cotransportador de Na^+/Cl^-, la diana de los diuréticos tiazidas; y el 2 % en el tubo colector cortical a través del canal epitelial de sodio, que se activa por la aldosterona (dentro del grupo efector del SRAA) y es el blanco de los antagonistas de la aldosterona.

En los trastornos familiares con hipotensión, por ejemplo, en los síndromes de Bartter y Gitelman, las mutaciones que causan la enfermedad deterioran los transportadores sensibles a diuréticos y provocan pérdida de sal e hipotensión hipovolémica (Lifton y cols., 2001). Normalmente se presentan en el período neonatal o al inicio de la infancia.

En los trastornos hipertensivos familiares, las mutaciones que causan la enfermedad aumentan la actividad del canal epitelial de sodio, directamente como en el síndrome de Liddle o indirectamente debido a la sobreproducción de mineralocorticoides, como en el aldosteronismo tratable con glucocorticoides, o la desregulación del receptor de mineralocorticoides, como en la hipertensión exacerbada por el embarazo (Lifton y cols., 2001). El resultado neto es una hipertensión grave sensible a la sal que se presenta en las primeras dos décadas de vida. El pilar del tratamiento consiste en utilizar diuréticos específicos.

Más adelante en este capítulo se analizará si éstas u otras mutaciones participan en la hipertensión primaria común en la población general. En este momento, basta con decir que se trata de *experimentos de la naturaleza* extremos que demuestran que el manejo renal de sodio puede tener efectos espectaculares en la PA del ser humano.

No obstante, y como se podrá ver a continuación, definir los grados más moderados de resistencia y sensibilidad al sodio en el ser humano requiere aplicar una metodología de investigación clínica estricta que, en general, es demasiado engorrosa para su uso clínico frecuente.

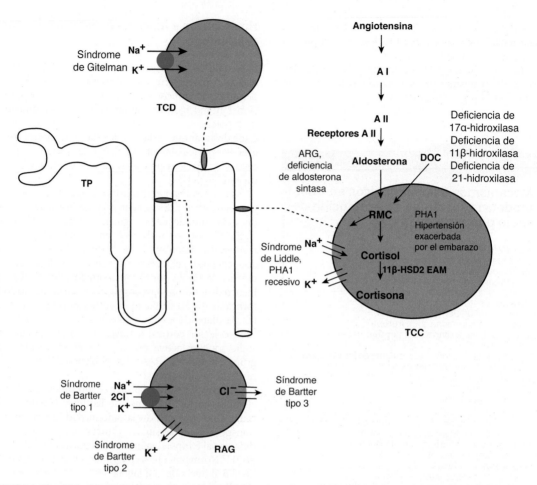

FIGURA 3-15 • Mutaciones que alteran la presión arterial en el ser humano. Diagrama de una nefrona, la unidad de filtración del riñón. Se muestran las vías moleculares que median la reabsorción de NaCl en células renales individuales situadas en la rama ascendente gruesa (RAG) del asa de Henle, túbulo contorneado distal (TCD) y túbulo colector cortical (TCC), junto a la vía del sistema renina-angiotensina, el principal regulador de la reabsorción renal de sal. Asimismo, se indican las enfermedades hereditarias que afectan a estas vías, subrayándose los trastornos hipertensivos. Ang I, angiotensina I; ECA, enzima convertidora de angiotensina; Ang II, angiotensina II; RMC, receptor de mineralocorticoides; ARG, aldosteronismo tratable con glucocorticoides; PHA1, seudohipoaldosteronismo de tipo 1; 11b-HSD2, 11β-hidroxiesteroide deshidrogenasa 2; EAM, exceso aparente de mineralocorticoides; DOC, desoxicorticosterona; TP, túbulo proximal (adaptada de Lifton RP, Gharavi AG, Geller DS. Molecular mechanisms of human hypertension. *Cell* 2001;104:545–556)

Metodología para la investigación clínica

Desde que Luft y cols. (1977) y Kawasaki y cols. (1978) describieron las respuestas variables de la PA a los períodos cortos del aporte bajo y alto de sodio, se han utilizado numerosos protocolos para determinar la denominada *sensibilidad al sodio*, los cuales han presentado resultados variables (de la Sierra y cols., 2002).

Weinberger y cols. (1986) definieron la *sensibilidad al sodio* como una disminución igual o superior a 10 mm Hg en la PA media a partir de las cifras medidas después de una infusión de 2 l de solución salina normal durante 4 h, en comparación con las cifras medidas por la mañana después de un día con una dieta de 10 mmol de sodio, durante el cual se

administraron tres dosis orales de furosemida a las 10 de la mañana, las 2 de la tarde y las 6 de la tarde. Con base en este criterio, estos investigadores observaron que el 51 % de los hipertensos y el 26 % de los normotensos eran sensibles al sodio. En la mayoría de los estudios, la PA es más sensible a la sal en las personas de mayor edad, que tienen sobrepeso o hipertensión o son de ascendencia africana (Luft y Weinberger, 1997).

El aumento de la reactividad de la PA secundaria a la prueba presora por frío puede representar una forma más sencilla de identificar a los sujetos con PA sensible al sodio (Chen y cols., 2008a). Una ingestión elevada de sodio en la dieta, en relación con la de potasio, puede actuar tanto a nivel central para aumentar la reactividad simpática a muchos estímulos, por ejemplo, el estrés por frío, como a nivel periférico para incrementar la reactividad vascular a la noradrenalina liberada en las terminaciones nerviosas.

La RM con ^{23}Na es una herramienta de investigación nueva y promisoria que permite aumentar la comprensión mecanicista de cómo el sodio se almacena en el cuerpo y contribuye con la hipertensión (Kopp y cols., 2012, 2013). El Na$^+$ se une a los proteoglicanos negativamente cargados abundantes en la piel y el músculo esquelético; cuando este depósito se ve perturbado, puede aparecer la hipertensión sensible a la sal. Esta técnica de RM no invasiva in vivo ha sido validada con análisis químicos en extractos de tejidos y ha mostrado un aumento en el depósito tisular de Na$^+$ en pacientes con aldosteronismo primario después de una terapia exitosa (Kopp y cols., 2012). En un estudio transversal de 57 hombres y mujeres con hipertensión primaria y 56 controles sanos, se vio que la concentración de Na$^+$ en la piel y el músculo esquelético aumentó con la edad y fue más alta en pacientes con hipertensión refractaria (fig. 3-16) (Kopp y cols., 2013). Se necesita más trabajo para determinar si pueden detectarse diferencias entre los pacientes con sensibilidad a la sal respecto de la hipertensión resistente a la sal,

y si el sodio tisular predice la respuesta de la PA al tratamiento diurético.

Importancia de la natriuresis por presión

En las personas normotensas, cuando aumenta la PA, también lo hace la excreción renal de sodio y agua, lo que disminuye el volumen de líquido y normaliza la PA: el fenómeno de la *natriuresis por presión*. Mediante experimentos en animales y modelos informatizados, Guyton (1961; 1992) consideró que la regulación del volumen de líquido corporal por los riñones era el mecanismo dominante en el control a largo plazo de la PA (el único de los numerosos controles reguladores que posee un poder mantenido e infinito). Por lo tanto, si aparece hipertensión, algo debe estar pasando mal en el mecanismo de control de la natriuresis por presión; de otra manera, la PA recuperaría los valores normales.

Apoyo experimental

El concepto está basado en un fundamento sólido: cuando se eleva la PA, el riñón normal excreta más sal y agua, esto es, se produce natriuresis por presión (Selkurt, 1951). La curva que asocia la PA con la excreción de sodio es abrupta (fig. 3-17). Una pequeña variación en la presión de perfusión renal produce una gran variación en la tasa de excreción de sodio y agua, actuando como un poderoso estabiliza-

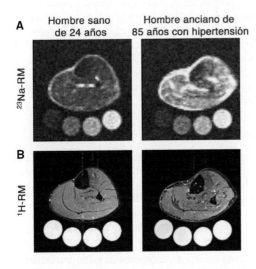

FIGURA 3-16 • Resonancia magnética (RM) con ^{23}Na (^{23}Na-RM) de tejido. **A)** Imagen representativa de ^{23}Na-RM de la pierna de un joven normotenso y comparación con un anciano con hipertensión en quien la concentración de Na en la piel y el músculo ha aumentado claramente. Los tubos con solución dispuestos debajo tienen NaCl a concentraciones de 10, 20, 30 y 40 mmol/l para calibración. **B)** Agua tisular en los mismos dos sujetos detectada con ^{1}H-RM convencional, que no muestra diferencias visibles en el contenido de agua tisular (tomada de Koop C, Linz P, Dahlmann A, et al. ^{23}Na magnetic resonance imaging-determined tissue sodium in healthy subjects and hypertensive patients. *Hypertension* 2013;61:635–640)

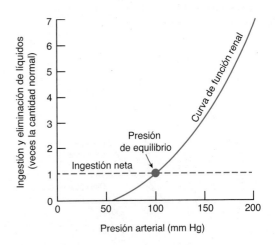

FIGURA 3-17 • Análisis gráfico de la regulación de la presión arterial por el sistema renal de control de la presión del volumen de líquido. La presión se aproxima continuamente al punto en el que la curva de función renal corta la línea de aporte neto (es decir, presión de equilibrio) (modificada de Guyton AC. Kidneys and fluids in pressure regulation. *Hypertension* 1992;19:12–18)

dor de la retroalimentación negativa de la PA sistémica. Al elevarse la PA, el aumento de la presión de
perfusión renal da lugar a una disminución de la reabsorción de sodio, en particular en la médula, en la
rama ascendente gruesa del asa de Henle (Cowley
2008; Dickhout y cols., 2002). En consecuencia, los
volúmenes de líquido corporal se contraen lo suficiente como para bajar la PA a los valores de normalidad previos.

Reajuste de la natriuresis por presión

En los pacientes con hipertensión primaria, al igual
que en cualquier forma genética de hipertensión experimental, el reajuste de la curva de presión-excreción
de sodio evita que la PA se normalice, de modo que el
equilibrio de líquidos sólo se mantiene a expensas de
una PA elevada (Mayer, 2008). Gran parte del trabajo
de Guyton, Hall, Brands y cols. (Hall y cols., 1996b)
muestra la importancia del reajuste como causa de la
hipertensión y no como una mera adaptación ante el
aumento de la PA. Este reajuste explica por qué se produce la retención de sodio cuando se reduce la PA utilizando fármacos no diuréticos.

Como se observa en la figura 3-18, se puede desplazar toda la curva a la derecha o se puede disminuir
la pendiente, dependiendo del tipo de lesión renal,
que, a su vez, se refleja en la variación de la sensibilidad al sodio (Hall y cols., 1996a). La hipertensión
resistente a la sal se caracteriza por un desplazamiento
paralelo de la curva de presión-natriuresis, mientras
que la hipertensión sensible a la sal se acompaña de
un cambio de la pendiente, un incremento o descenso
exagerados de la PA cuando aumenta o disminuye el
aporte de sodio, respectivamente.

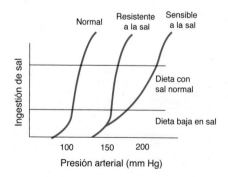

FIGURA 3-18 • Esquema del reajuste de la natriuresis por
presión en la hipertensión. Relaciones en estado de equilibrio entre presiones y excreción de sodio (igual al ingreso)
en hipertensión esencial tanto sensible como insensible
a la sal (modificada de Hall JE, Brands MW, Henegar JR.
Angiotensin II and long-term arterial pressure regulation. *J
Am Soc Nephrol* 1999;10:S258–S265)

Mecanismos de reajuste

La natriuresis por presión y el reajuste que se produce
debido a la hipertensión están mediados en primer
lugar, y sobre todo, por cambios en el transporte tubular de sodio sin modificaciones en la filtración glomerular (Cowley, 2008; He y MacGregor., 2010). En
los extensos estudios de Cowley y cols. en ratas, se
identifica la médula renal exterior como el lugar clave
en el que se produce la natriuresis por presión
(Cowley, 2008).

La médula renal es particularmente vulnerable a
los procesos isquémicos por varias razones. En situaciones de reposo, la extracción de oxígeno se encuentra casi en el máximo para mantener la actividad basal
de los transportadores de sodio dependientes de energía, que están muy concentrados en esta parte del
riñón. Con el aumento brusco de la PA, el flujo sanguíneo medular debe aumentar para satisfacer las
demandas de energía de dichos transportadores. En
otras palabras, el flujo sanguíneo de la médula renal
debe tener una autorregulación baja si ocurre una
natriuresis por presión. El deterioro de la regulación
del flujo sanguíneo medular altera la natriuresis por
presión, lo cual es evidente en prácticamente todos los
modelos de hipertensión en ratas.

El cuadro 3-3 contiene algunos de los muchos
mecanismos explicativos que subyacen en el desplazamiento hacia la derecha en la curva de natriuresis por
presión. Entre ellos, se incluye el aumento de los
mecanismos vasoconstrictores medulares o el deterioro de los mecanismos vasodilatadores medulares,
ambos mecanismos autocrinos que son intrínsecos a
los mecanismos neurohormonales tanto renales como
extrarrenales.

Mecanismos intrarrenales

La mejor evidencia, aunque sea en roedores, indica un
desequilibrio entre la sobreactivación del SRAA, que
reduce el flujo sanguíneo medular renal, y una vía del
óxido nítrico (NO) defectuosa, que normalmente
mantiene el flujo sanguíneo medular y protege frente
a la hipertensión (Dickhout y cols., 2002).

Sistema renina-angiotensina-aldosterona intrarrenal

El sistema renina-angiotensina-aldosterona (SRAA) es
un mecanismo fundamental para regular el manejo
renal de sodio y produce la mayoría de sus efectos biológicos a través de los receptores AT1. En los riñones, los
receptores AT1 estimulan la vasoconstricción en la
médula renal e incrementan la reabsorción de sodio. Los
experimentos con trasplantes renales cruzados entre
ratones con y sin alteraciones causadas en el gen del
receptor AT1, de Coffman y cols., enfatizan la importancia de los receptores AT1 en la génesis de la hipertensión
dependiente de Ang II (Crowley y Coffman, 2008).

Además, los receptores AT1 cerebrales regulan el apetito de sal y la sed, y modulan la liberación de vasopresina. Los receptores AT1 suprarrenales potencian la secreción de aldosterona, el principal mineralocorticoide.

Como se ha demostrado en varias ocasiones, la Ang II provoca un desplazamiento hacia la derecha de la curva de natriuresis por presión (Hall y cols., 1996b). El efecto es potente, puesto que la retención de sodio aumenta mucho con concentraciones de Ang II muy inferiores a las necesarias para provocar la vasoconstricción.

Como se muestra en la figura 3-19, en condiciones normales, la Ang II provoca en la médula de la rata una señal coordinada para el calcio en los pericitos de los vasos rectos descendentes, promoviendo la vasoconstricción, y para las células epiteliales tubulares de la rama ascendente gruesa, provocando la liberación de NO, un potente vasodilatador que difunde hacia los vasos rectos adyacentes y anula la vasoconstricción dependiente de Ang II (Dickhout y cols., 2002). El equilibrio entre los factores vasoconstrictores y vasodilatadores se denomina *interferencia tubulovascular*. También participan otros factores vasoconstrictores, como las especies reactivas de oxígeno, tanto los superóxidos como el peróxido de hidrógeno. Los factores vasodilatadores asociados son la ciclooxigenasa (COX-2) y las prostaglandinas (PGE_2) (Cowley, 2008). Cualquier desequilibrio tiene la capacidad de provocar isquemia medular, deterioro de la natriuresis por presión e hipertensión inducida por sal.

Uno de los motivos por los que el SRAA es tan importante en el manejo renal de sodio podría ser que la Ang II se encuentra concentrada selectivamente en el riñón. Navas y cols. han demostrado que las concentraciones intrarrenales de Ang II son varias veces mayores que las concentraciones en sangre, ya que el riñón la produce y la secuestra activamente (Navas, 2014). En varias formas experimentales de hipertensión se demuestra que las concentraciones renales de Ang II están elevadas, incluso cuando las concentraciones plasmáticas son normales o bajas. La enzima convertidora de angiotensina renal (ECA renal) es necesaria para concentrar la Ang II en el riñón porque la ablación tisular específica de la ECA renal en el ratón entorpece marcadamente la hipertensión inducida por una infusión de Ang II (González-Villalobos y cols., 2013). Así, la hiperactividad selectiva del SRAA intrarrenal podría causar la hipertensión, incluso cuando las pruebas extrarrenales, o sea, la actividad plasmática de la renina, indican, como sucede en la mayoría de los casos de hipertensión primaria en el ser humano, que la actividad sistémica del SRAA queda marcadamente suprimida o "inapropiadamente normal".

Mientras que los receptores AT1 promueven la retención de sodio, los receptores AT2 parecen promover la natriuresis (al menos en el ratón), mediada en

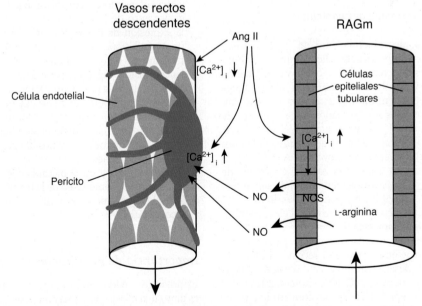

FIGURA 3-19 • Modelo que resume las acciones de la Ang II en la rama ascendente gruesa medular (RAGm) y los vasos rectos descendentes adyacentes. La Ang II aumenta la concentración intracelular de $[Ca^{2+}]_i$ en los pericitos de los vasos rectos descendentes y la reduce en el endotelio de los vasos rectos descendentes. También aumenta el óxido nítrico (NO) en los pericitos de los vasos rectos descendentes, pero sólo cuando estas células se encuentran cerca de los túbulos que rodean la RAGm. La Ang II aumenta las concentraciones intracelulares de Ca^{2+} y NO en las RAGm, incluso en túbulos aislados. Todo esto indica que la Ang II ejerce un efecto constrictor sobre los vasos rectos descendentes mediante su acción en los pericitos, y esta acción queda amortiguada por el NO que difunde desde las RAGm hacia los pericitos de los vasos rectos descendentes (de Dickhout JG, Mori T, Cowley AW Jr. Tubulovascular nitric oxide crosstalk: Buffering of angiotensin II-induced medullary vasoconstriction. *Circ Res* 2002;91:487–493)

parte por la liberación de NO (Carey y Padia, 2013). Los bloqueantes de los receptores de la angiotensina, que bloquean selectivamente los receptores AT1, inducen la natriuresis en roedores al desenmascarar y activar los receptores AT2 en el túbulo proximal (Carey y Padia, 2013). A pesar del abundante apoyo experimental, esta teoría no se ha verificado aún en pacientes, ya que no se dispone de antagonistas selectivos del receptor AT2 que puedan utilizarse en seres humanos.

Existen otros dos sistemas que pueden contrarrestar la retención de sodio mediada por el receptor AT1 que merecen un análisis.

Sistema dopaminérgico renal

La dopamina provoca natriuresis en roedores y seres humanos, al estimular los receptores de dopamina (D1). Las células del túbulo proximal renal pueden sintetizar la dopamina localmente a partir de la L-dopa y, según los estudios de ratones sin receptores de dopamina, el sistema dopaminérgico intrarrenal permite explicar la mitad de la excreción renal de sodio que se observa durante la carga de sal (Carey, 2013). La interacción normal tipo yin-yang entre los receptores D1 y AT1 se encuentra alterada y provoca retención de sodio en modelos experimentales comunes de hipertensión.

Sistema medular renal de endotelina

La endotelina, descubierta como un potente vasoconstrictor derivado del endotelio, también es abundante en la médula renal, donde causa vasodilatación y natriuresis y, por lo tanto, reduce la PA y protege frente a la hipertensión inducida por sal (Kohan, 2013). Estos efectos son mediados por el receptor de endotelina B (ETB), mientras que las acciones vasoconstrictoras y prohipertensivas de la endotelina están mediadas por el receptor de endotelina A (ETA).

Una dieta rica en sal provoca la expresión de endotelina en el riñón, aumentando el flujo sanguíneo en la médula renal a través de prostaglandinas y NO (Schneider y cols., 2008) e inhibiendo el efecto antinatriurético de la vasopresina. Los ratones y ratas manipulados mediante ingeniería genética para que no puedan producir endotelina o el receptor ETB en la médula renal desarrollan una hipertensión dependiente de sal (Gariepy y cols., 2000; Kohan, 2013). Por lo tanto, el receptor ETB se ha convertido en un nuevo objetivo de los fármacos antihipertensivos. *Sin embargo, los antagonistas de los receptores de la endotelina inhiben tanto a los receptores ETA como los ETB, lo que probablemente explica su efecto decepcionantemente pequeño sobre la PA, a pesar de mostrar una gran promesa para el tratamiento de la hipertensión pulmonar* (Gariepy y cols., 2000; Pulido y cols., 2013).

Mecanismos extrarrenales

Se ha demostrado que los siguientes mecanismos sistémicos también reajustan la natriuresis por presión y que participan en la génesis de la hipertensión sensible a la sal:

- La disfunción de los péptidos natriuréticos (Dries y cols., 2005).
- La insulina (Rodríguez-Iturbe y cols., 2007).
- La melanotropina u hormona estimulante de melanocitos α (α-MSH), que causa o exacerba la hipertensión sensible a la sal en modelos en roedores a través del sistema central de melanocortina y la inducción de la actividad nerviosa simpática (da Silva y cols., 2008; Greenfield y cols., 2009).
- *Activación de los nervios simpáticos renales.* DiBona y cols. han demostrado que la activación de los nervios simpáticos renales desplaza la curva de natriuresis por presión y contribuye a la hipertensión sensible a la sal en ratas (DiBona, 2005). Al contrario, la desnervación renal impide el desarrollo, atenúa la magnitud o retrasa el inicio de la hipertensión en varios modelos animales (DiBona, 2005). Campese y cols. demostraron que una lesión parenquimatosa renal, aunque sea leve (con una sola inyección de fenol en el polo inferior de un riñón en una rata por lo demás sana), produce hipertensión sostenida sensible a la sal, mediada en parte por la activación de los aferentes renales que incrementarán de forma refleja la actividad nerviosa simpática-renal y, por otra, por el descenso de la producción de NO (descenso de la expresión de la óxido nítrico sintasa [NOS]) en un riñón lesionado (Bai y cols., 2007), es decir, por mecanismos tanto extrarrenales como intrarrenales.
- La activación del cotransportador de NaCl sensible a las tiazidas por estimulación de los receptores adrenérgicos-β1 (Terker y cols., 2014) o mediante la inhibición de la calcineurina (Hoorn y cols., 2011) puede provocar una hipertensión sensible a la sal en modelos de roedores y posiblemente también en pacientes humanos.
- Varios de estos y otros mecanismos probables han sido incluidos como causa de la hipertensión sensible a la sal en pacientes negros no hispanos (Richardson y cols., 2013).

Importancia de la inflamación renal

Estudios en roedores indican que la inflamación renal es tanto una causa como una consecuencia de la isquemia medular renal (Franco y cols., 2013; Rodríguez-Iturbe y cols., 2013). La inflamación renal (tanto si es el huevo o la gallina) es el sello tanto del inicio como de la progresión de la hipertensión sensible a la sal experimental. Finalmente, la isquemia renal en curso acabará por destruir suficientes nefronas como para disminuir la filtración glomerular.

Nicturia

La nicturia puede ser un signo clínico de anomalías en la natriuresis por presión y un indicio de hipertensión sensible a la sal no controlada asociada con el envejecimiento, la hipertensión y, en particular, con un patrón de anulación o inversión del descenso nocturno de la PA (Bankir y cols., 2008). En las personas normotensas, el flujo urinario nocturno es responsable del 53 % de la diuresis entre las personas de 60-80 años de edad, en comparación con el 25 % entre las de 25-35 años (McKeigue y Reynard, 2000). Los hipertensos muestran tener aún más nicturia, lo que puede reflejar el reajuste de la relación presión-natriuresis (Fulcuda y cols., 2006). El líquido retenido periféricamente durante el día provoca la expansión del volumen central por la noche, y la PA nocturna elevada rige la natriuresis por presión (Bankir y cols., 2008).

La sensibilidad a la sal de la PA puede ser hereditaria o adquirida (in útero) en las primeras etapas de la vida posnatal o durante la vida adulta como consecuencia de una dieta baja en potasio o una hipertensión no controlada.

Defectos renales inherentes en la excreción de sodio

Con el uso de ratas criadas para ser sensibles o resistentes a la acción hipertensiva del sodio de la dieta, Dahl y Heine (1975) demostraron la importancia del riñón en el desarrollo de hipertensión mediante una serie de experimentos de trasplante renal. La PA sigue al riñón: cuando se trasplantó un riñón de un donante normotenso a un huésped hipertenso, la PA del receptor se normalizó. Y a la inversa, cuando se trasplantó un riñón hipertenso a un huésped normotenso, la PA se elevó. Además, el trasplante de un riñón de una rata hipertensa convertida brevemente en normotensa mediante un inhibidor de la enzima convertidora de angiotensina (IECA) hace que la PA se normalice en el huésped hipertenso (Smallegange y cols., 2004).

Curtis y cols. (1983) observaron remisiones prolongadas de la hipertensión después del trasplante renal en seis pacientes varones de raza negra que probablemente desarrollaron insuficiencia renal exclusivamente como consecuencia de una hipertensión primaria. Como cinco de estos pacientes seguían siendo hipertensos después de la extracción de sus riñones naturales, su hipertensión presumiblemente no sería de origen presor renal. La explicación más probable sobre la reversión de la hipertensión en estos pacientes fue la implantación de tejido renal normal, que permitió controlar el volumen de líquido corporal, algo que sus riñones originales habían sido incapaces de realizar. Además, la hipertensión es más frecuente en los receptores de trasplantes renales procedentes de donantes

hipertensos que en los receptores de órganos de donantes normotensos (Guidi y cols., 1996).

Como ya hemos visto, el deterioro de la excreción renal de sodio es la vía final común de la mayoría de las formas monogénicas conocidas de hipertensión en el ser humano (Lifton y cols., 2001).

Origen perinatal de la hipertensión sensible a la sal en el adulto: descenso del número de nefronas

El peso bajo al nacer con reducción de la nefrogénesis aumenta el riesgo de desarrollar hipertensión dependiente de sal en el adulto. Los hipertensos adultos tienen menos glomérulos en cada riñón, pero muy pocos glomérulos deteriorados, lo que indica que el descenso del número de nefronas y de la superficie total de filtración son una causa y no la consecuencia de la hipertensión (Keller y cols., 2003). Se trata de una de las áreas más importantes de la investigación clínica mecanicista de la hipertensión primaria.

Brenner y cols. fueron los primeros en proponer que la hipertensión se podía producir por una disminución congénita del número de nefronas o de la superficie de filtración por glomérulo, lo que limita la capacidad para excretar sodio, eleva la PA y establece un círculo vicioso donde la hipertensión sistémica genera hipertensión glomerular, que a su vez produce más hipertensión sistémica (fig. 3-20) (Brenner y Chertow, 1994).

La primera afirmación importante de la hipótesis de Brenner provino de un análisis post mórtem del número total de nefronas de 10 pacientes previamente hipertensos y de 10 personas previamente normotensas, todos ellos fallecidos en accidentes (Keller y cols., 2003). Los dos grupos eran comparables en edad, sexo, estatura y peso. La mediana del número de glomérulos en los pacientes hipertensos era inferior a la mitad del número presente en los normotensos. Además, el volumen glomerular de los hipertensos era mayor, lo que indica que estaban hiperfiltrando. Las probabilidades de que los pacientes hipertensos tuvieran un menor número de glomérulos al nacer se sustentaba en la ausencia de glomérulos deteriorados, que sí se habrían observado si hubieran estado presentes y sufrido un deterioro posterior.

Oligonefropatía congénita

La hipótesis de Brenner implica un número reducido de nefronas por oligonefropatía congénita, es decir, menos nefronas como consecuencia de un retraso en el crecimiento intrauterino (Mackenzie y Brenner, 1995). Como publicaron por primera vez el Dr. David Barker y cols., con base en estudios epidemiológicos, los lac-

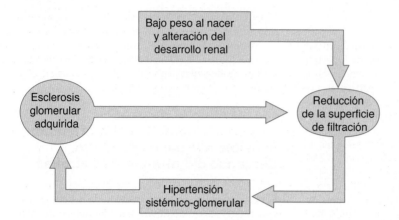

FIGURA 3-20 • Diagrama de la hipótesis de que los riesgos de desarrollar hipertensión primaria y daño renal progresivo en la vida adulta aumentan como consecuencia de la oligonefropatía congénita o de un déficit innato de la superficie de filtración causado por una alteración del desarrollo renal (modificada de Brenner BM, Chertow GM. Congenital oligonephropathy and the etiology of adult hypertension and progressive renal injury. *Am J Kidney Dis* 1994;23:171–175)

tantes pequeños para su edad gestacional, es decir, con bajo peso al nacer, presentan mayor riesgo de desarrollar hipertensión, diabetes y ECV en etapas posteriores de la vida (Barker y cols., 1989). El concepto de "programación perinatal" se ha centrado en la restricción de proteínas maternas (Woods y cols., 2004) como responsable de la desviación de los combustibles necesarios hacia el cerebro en desarrollo a expensas de órganos menos vitales como los riñones y el páncreas, una hipótesis conocida como *fenotipo ahorrativo* (Hales y Barker, 2001).

La presencia de oligonefropatía congénita en bebés nacidos con retraso del crecimiento intrauterino fue demostrada por primera vez por Hinchliff y cols. (1992) y confirmada por varios grupos (Hughson y cols., 2008; Konje y cols., 1996; Manalich y cols., 2000), con un promedio de 260 000 nefronas menos por cada kilo de disminución del peso al nacer. El número reducido de nefronas en los bebés con bajo peso al nacer no se recupera posteriormente mediante una excelente nutrición posnatal, ya que la mayoría de las nefronas se forman en la primera parte del último trimestre y ya no existe nefrogénesis a partir de las semanas 34-36 de gestación (Lucas y Morley, 1994).

El escenario subsiguiente ha sido descrito por Mackenzie y Brenner (1995):

> Las deficiencias en la cantidad total de nefronas, que limitan la capacidad excretora renal total e influyen así en el punto en el que se alcanzan las condiciones de estado estable entre PA y excreción de sodio, podrían afectar profundamente a la regulación de la PA a largo plazo. Cuando la masa renal disminuye mucho, como ocurre en el caso de la ablación experimental extensa del riñón en roedores, la PA aumenta en la circulación arterial sistémica y en los capilares glomerulares, incrementando así la filtración glomerular y favoreciendo la excreción de líquidos. Sin embargo, las elevaciones sostenidas de la presión hidráulica en los capilares glomerulares se asocian con el desarrollo de esclerosis glomerular focal y segmentaria, que da lugar a una mayor pérdida de nefronas y a una autoperpetuación del círculo vicioso de hipertensión y lesión glomerular progresiva.

> ... Dada la asociación entre bajo peso al nacer y menos nefronas... resulta lógicamente tentador especular con que los orígenes de la hipertensión en los adultos con bajo peso al nacer se basa en una deficiente dotación de nefronas debida al retraso del crecimiento intrauterino.

La evidencia reciente que apoya la hipótesis de Barker/Brenner incluye:

- Un metaanálisis de 20 estudios halló que el bajo peso al nacer (< 2,5 kg), comparado con un peso mayor de 2,5 kg al nacer, estaba relacionado con un aumento del 21 % de riesgo de desarrollar hipertensión en la adolescencia o en la adultez, mientras que el peso elevado al nacer (> 4 kg) se asoció con una reducción del riesgo del 22 % (Mu y cols., 2012).
- El estudio de autopsias más grande del número de nefronas en humanos (176 afroamericanos, 132 americanos blancos, 19 aborígenes australianos y 24 australianos blancos) mostró que la media es de 895 711 nefronas por riñón, con un enorme rango de 12 veces desde 210 000 hasta 2 702 079 (Bertram y cols., 2011). No obstante, desde el trabajo fundamental del grupo de Brenner publicado en el NEJM (Keller y cols., 2003), no ha habido estudios suficientes para confirmar la relación del bajo número de nefronas con una PA alta (Luyckx y cols., 2013).
- Con el bajo peso al nacer como sustituto para el bajo número de nefronas, dos grupos demostraron que el bajo peso al nacer en blancos se asoció con sensibilidad de la PA a la sal en adultos jóvenes sanos (de Boer y cols., 2008) y en preadolescentes y adolescentes (Simonetti y cols., 2008).
- No obstante, Flynn y cols. (2014) no pudieron demostrar una asociación entre el bajo peso al nacer/nacimiento prematuro/pequeño para la edad gestacional mediante PA ambulatoria de 24 horas o tasa de filtración glomerular en una cohorte de niños con nefropatía crónica, posiblemente debido a una confusión con la nefropatía crónica.

▶ El *National Longitudinal Health Study* de más de 10 000 adultos jóvenes halló una relación inversa significativa entre el peso al nacer y la PA sistólica en hombres negros y blancos, pero no en mujeres (Richardson y cols., 2011).

▶ Un estudio comparativo de hermanos, basado en la población de más de 3 millones de niños suizos (el estudio más grande en este campo hasta la fecha), demostró que el bajo peso al nacer se asoció con un incremento del 169 % de riesgo de muerte cardiovascular y un incremento del 79 % de diabetes (Class y cols., 2014).

Aumento de peso posnatal

A pesar de que todos los datos coinciden en el papel del bajo peso al nacer sobre la hipertensión del adulto, su contribución puede ser cuantitativamente pequeña (Bertram y cols., 2011). Se ha demostrado una contribución aún mayor para la rápida "puesta al día" posnatal del peso corporal (Singhal y Lucas, 2004). Sinhgal y cols. (2004) han resumido gran parte de los datos, propios y de otros autores, convincentes de la existencia de un período crítico (las primeras 2 semanas después del nacimiento) donde la sobrealimentación programa al lactante para una obesidad posterior, resistencia a la insulina y disfunción endotelial que, a su vez, dan lugar a diabetes, hipertensión y coronariopatía.

Su evidencia incluye varias observaciones acerca de los efectos positivos de la alimentación con leche materna (con menor contenido calórico y menor volumen inicial) con respecto a la leche artificial (que tiene mayor contenido calórico y mayor volumen) sobre la salud posterior del adulto (Lawlor y cols., 2004; Martin y cols., 2006).

Junto a estas líneas de trabajo, en Finlandia, un análisis adicional de una cohorte de 2003 nacimientos en Helsinki llevaron a Barker y cols. a proponer dos vías diferentes por las cuales un peso bajo al nacer predispone a la hipertensión (Barker y cols., 2007). En la primera, el bajo peso al nacer es consecuencia de la infranutrición fetal y de una placenta pequeña, lo que hace que el niño sea vulnerable a las condiciones deficientes de vida en la etapa posnatal, como una dieta de comida rápida rica en sal. El bajo peso al nacer durante la lactancia se traduce en un crecimiento rápido que provoca sobrepeso antes de los 11 años. Ya como adultos, son obesos y desarrollan resistencia a la insulina, hipertensión grave y coronariopatía. En la segunda vía, el raquitismo materno o un grado menor de deficiencia de vitamina C hace que la madre tenga una pelvis ósea de un diámetro pequeño. Los lactantes de bajo peso al nacer siguen siendo bajos y delgados durante la infancia, posiblemente debido a la mala nutrición proteica. Como adultos, desarrollan hipertensión leve, perfiles lipídicos aterogénicos e ictus.

Dos estudios recientes dan mayor sustento a esta teoría:

▶ Un estudio prospectivo de 139 recién nacidos mostró que la aceleración rápida del aumento de peso en los lactantes agravó los efectos que tenía el bajo peso al nacer sobre la PA sistólica, la glucemia y los niveles de insulina, y el ácido úrico a los 5 años de edad (Lurbe y cols., 2014).

▶ Un estudio de cohortes prospectivo de 9031 mujeres y sus hijos demostró que los niños de madres nulíparas tienen un peso fetal menor pero tasas de crecimiento mayores durante la lactancia, con riesgos más elevados de sobrepeso en la niñez así como perfiles cardiometabólicos adversos (Gaillard y cols., 2014).

Las consecuencias para la salud pública parecen obvias. Los recortes recientes al apoyo a la anticoncepción adolescente, nutrición materna y cuidados posnatales en Estados Unidos sugieren que se seguirán pagando miles de millones de dólares para el cuidado de nefropatías terminales asociadas con la hipertensión, los ictus y los paros cardíacos, en lugar de millones para el cuidado preventivo de los menos favorecidos.

Limitaciones

Estas teorías no parecen explicar la hipertensión excesiva en los afroamericanos (Bertram y cols., 2011; Hughson y cols., 2008; Luyckx y cols., 2013).

Resumen

Si bien puede haber más evidencia para los mecanismos renales que para otros en la hipertensión primaria, también hay otros mecanismos involucrados.

MECANISMOS VASCULARES

Las alteraciones de la estructura y la función de las pequeñas y grandes arterias también desempeñan una función central en el origen y la progresión de la hipertensión (Montezano y Touyz, 2014). En la mayoría de los casos de hipertensión en humanos, aumenta la resistencia vascular periférica mientras que el gasto cardíaco se mantiene normal. Según la ley de Poiseuille, la PA está directamente asociada con el gasto cardíaco elevado a la primera potencia, pero inversamente asociada con el radio del vaso sanguíneo elevado a la cuarta potencia. Por lo tanto, incluso cambios pequeños en el diámetro del vaso tienen un efecto enorme sobre la PA.

Mecanismos celulares de la vasoconstricción

Como muestra la figura 3-21, el incremento de calcio en el citosol es la vía final común que media la contracción del músculo liso vascular (Harrison, 2007). La mayoría de los fármacos antihipertensivos más potentes son vasodilatadores, como se analiza en el capítulo 7. La PA está elevada en ratones con aumento de la resistencia vascular alterados genéticamente, lo cual pone de manifiesto que la constricción del vaso sanguíneo por sí sola puede causar hipertensión sin la participación del riñón (Harrison, 2013b).

Disfunción de las células endoteliales y vía del óxido nítrico

El revestimiento endotelial de los vasos sanguíneos es fundamental para la salud vascular y constituye una barrera defensiva de primera línea frente a la ateroesclerosis y la hipertensión (Harrison y cols., 2012). La disfunción endotelial es una de las primeras alteraciones que inducen el desarrollo de la hipertensión y de otros factores de riesgo cardiovascular. Se caracteriza por un deterioro de la liberación de los factores relajantes derivados del endotelio (NO, un factor hiperpolarizante derivado del endotelio) y una mayor liberación de factores constrictores, proinflamatorios, protrombóticos y de crecimiento derivados del endotelio. Entre los últimos, se incluyen la endotelina, el tromboxano y el TGF-β (Montezano y Touyz, 2014). Hay cada vez más evidencia que indica que los vasos sanguíneos están inflamados en la hipertensión y que una inflamación vascular latente desempeña un papel central en la génesis y las complicaciones de la PA alta (Harrison y cols., 2012; Montezan y Touyz, 2014).

El endotelio de todos los vasos sanguíneos expresa la enzima NOS, que se activa por la bradicinina o la acetilcolina o por la tensión laminar de cizallamiento cíclica que acompaña a la hipertensión. Una vez activada, la NOS convierte la L-arginina en citrulina, una sustancia inerte, y en NO, un gas volátil que se difunde hacia el músculo liso vascular adyacente y activa una serie de cinasas G que culminan en la vasodilatación (fig. 3-22). Por lo tanto, la vía del NO parece ser uno de los mecanismos reguladores más importantes de protección frente a la hipertensión, por lo que se cree que la deficiencia de NO contribuye a ella (Montezano y Touyz, 2014).

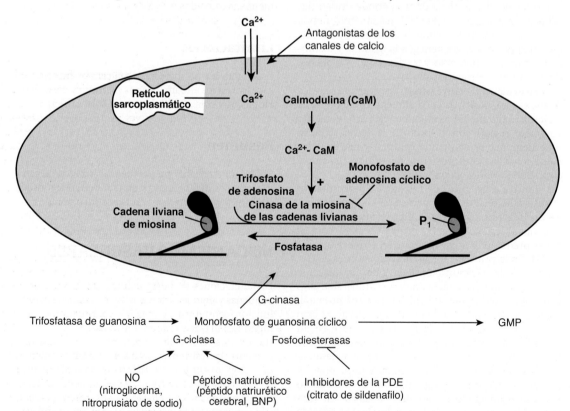

FIGURA 3-21 • Mecanismos de contracción del músculo liso vascular. *NTG,* nitroglicerina; *SNP,* nitroprusiato de sodio (de Harrison DG. *Vascular mediators of hypertension.* New York, NY: American Society of Hypertension, Inc (ASH); 2013b:107–125. Adaptada de Griendling K, Harrison D, Alexander R. Biology of the vessel wall. En: Fuster V, Walsh R, O'Rourke R, Poole-Wilson P (eds). *Hurst's The heart,* 12th ed. New York, NY: McGraw-Hill; 2008:135–154)

Uno de los mecanismos principales que causan la disfunción endotelial en la hipertensión es la producción del anión superóxido y otras especies reactivas de oxígeno (ERO) que neutralizan el NO y reducen su biodisponibilidad. El término "estrés oxidativo" se refiere a la elevación crónica de los radicales de oxígeno que se asocia con la hipertensión, la ateroesclerosis y la diabetes (Paravicini y Touyz, 2008).

Las dos principales especies reactivas de oxígeno son el radical superóxido (O_2^-) y el H_2O_2 (fig. 3-23). La sobreproducción de O_2^- y H_2O_2 puede activar las moléculas de señalización que provocan crecimiento celular, fibrosis, inflamación y, finalmente, remodelado vascular (fig. 3-24).

Fuentes enzimáticas del superóxido

Hay cuatro fuentes enzimáticas principales del superóxido vascular: 1) las NADPH oxidasas, que se expresan universalmente en todos los tipos de células vasculares y que se activan por la Ang II circulante y otros factores; 2) la NOS, que produce superóxido sólo en caso de deficiencia de un cofactor importante (tetrahidrobiopterina o BH_4), un proceso que se denomina *desacoplamiento de la NOS*; 3) la xantinooxidasa, que produce ácido úrico; y 4) las mitocondrias (Paravicini y Touyz, 2006).

▶ NADPH oxidasas. La producción de superóxido por parte de la NADPH oxidasa es uno de los principales mecanismos que participan en la hipertensión inducida por Ang II. Las NADPH oxidasas también se expresan en el riñón y el cerebro, donde participan en la hipertensión experimental a través de la retención renal de sodio y la activación simpática central, respectivamente (Montezano y cols., 2014). Los bloqueantes del SRAA deberían inhibir la activación de estas NADPH oxidasas en los pacientes, pero no hay evidencia que lo confirme.

▶ NOS endotelial desacoplada (eNOS). La eNOS normalmente genera NO, pero en ausencia de L-arginina o BH_4 suspende esta acción y comienza, en cambio, a utilizar oxígeno como sustrato para la producción del superóxido (v. fig. 3-23) (Mueller y cols., 2005). En los modelos experimentales, las especies reactivas de oxígeno generadas por la NADPH oxidasa oxidan la BH_4 y desacoplan la NOS; el estrés oxidativo produce más estrés oxidativo. La BH_4 administrada por vía oral puede mejorar la función endotelial y reducir la PA en los pacientes (Porkert y cols., 2008).

▶ Xantinooxidasa. La generación de especies reactivas de oxígeno por parte de la xantinooxidasa puede explicar la asociación entre la elevación de las concentraciones séricas de ácido úrico, la disfunción endotelial y la hipertensión (Feig y cols., 2013).

Pruebas de función endotelial

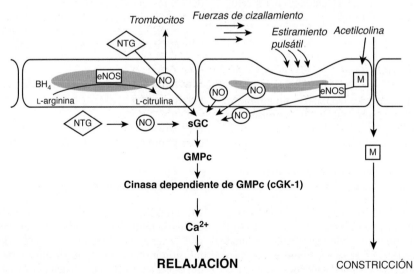

FIGURA 3-22 • Regulación del tono vascular mediante el endotelio. La eNOS provoca la formación de L-citrulina mediante una oxidación en dos pasos del aminoácido L-arginina. El óxido nítrico (NO) se libera al torrente sanguíneo, inhibiendo de esta forma la agregación plaquetaria y la liberación de factores vasoconstrictores como la serotonina y el tromboxano. El NO difunde también a la capa media y activa la guanilato ciclasa soluble (GCs). El segundo mensajero resultante cGMP activa a su vez la cinasa dependiente de cGMP, que interviene en el descenso de la concentración intracelular de Ca^{2+}, con lo que provoca la relajación del vaso. Los estímulos fisiológicos para liberar el NO son las fuerzas de cizallamiento y el estiramiento pulsátil. M, receptor muscarínico de acetilcolina; *NTG*, nitroglicerina (de Munzel T, Sinning C, Post F, et al. Pathophysiology, diagnosis and prognostic implications of endothelial dysfunction. *Ann Med* 2008;40:180–196)

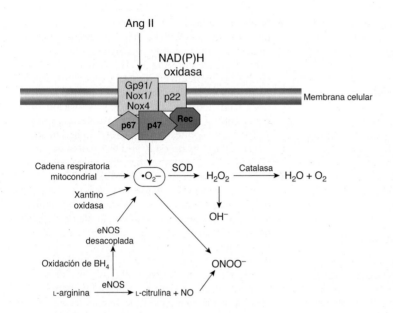

FIGURA 3-23 • Generación de O_2 y H_2O_2 a partir del O_2 de las células vasculares. Muchos sistemas enzimáticos, incluidos el de la NAD(P)H oxidasa, la xantinooxidasa y la NOS desacoplada, entre otros, pueden generar especies reactivas de oxígeno. La NAD(P)H oxidasa es una enzima de varias subunidades como Gp91phox (o sus homólogas, Noxi y Nox4), p22phox, p47phox, p67phox y p40phox, regulados por muchos estímulos, incluidos agentes vasoactivos como la Ang II, la superóxido dismutasa (SOD) o la tetrahidrobiopterina (BH4) (de Paravicini TM, Touyz HM. Redox signaling in hypertension. *Cardiovasc Res* 2006:71:247–258)

Como veremos más adelante en este mismo capítulo, las concentraciones elevadas de ácido úrico se asocian estrechamente con la hipertensión de reciente comienzo en niños, y hay nuevos datos que indican que el descenso del ácido úrico con alopurinol reduce la PA en algunos pacientes pediátricos (Feig y cols., 2008; Soletsky y Feig, 2012).

▹ Transporte mitocondrial de electrones. La Ang II también puede inducir disfunción mitocondrial in vitro al activar la NADPH oxidasa en las células endoteliales y la formación de peroxinitrito (Montezano y cols., 2014).

Inhibición de la NOS

La dimetilarginina asimétrica (ADMA) es un inhibidor endógeno de la NOS y, como tal, es un mecanismo de creación de disfunción endotelial e hipertensión atractivo, pero no confirmado (Rochette y cols., 2013). La administración farmacológica de ADMA o de argininas metiladas sintéticas estrechamente relacionadas eleva bruscamente la PA en ratas normotensas (Augustyniak y cols., 2006) y en personas normotensas (Achan y cols., 2003; Sander y cols., 1999). Las concentraciones plasmáticas de ADMA son más elevadas en pacientes con nefropatía terminal (Vallance y cols., 1992) y se asocian con el descenso de la función endotelial en sujetos jóvenes claramente sanos con hipercolesterolemia o sin ella (Ardigo y cols., 2007) y en africanos negros sanos comparados con europeos sanos de raza blanca (Melikian y cols., 2007). La ADMA plasmática es un factor predictivo independiente, aunque débil, de mortalidad por cualquier causa a nivel poblacional (Boger y cols., 2009). Sorprendentemente, se desconoce si las concentracio-

nes plasmáticas de ADMA se asocian con hipertensión primaria o si predicen su aparición. Además, las concentraciones plasmáticas de L-arginina, el sustrato endógeno de la NOS, son mayores en el orden de dos veces más que los niveles en plasma de ADMA (Boger y cols., 2009), lo que podría parecer una concentración demasiado baja como para inhibir competitivamente la NOS in vivo. Además, de manera sorpendente, un informe reciente de un seguimiento de 7 años del *Dallas Heart Study* halló que no es la ADMA sino la arginina dimetil simétrica (SDMA), que en general se considera inerte, la que predice la mortalidad de cualquier causa (Gore y cols., 2013).

Medición de la disfunción endotelial en el ser humano

Hay varias formas de evaluar la función endotelial en el ser humano (Munzel y cols., 2008), y todas ellas tienen sus limitaciones.

Dilatación mediada por el flujo

La vasodilatación dependiente del endotelio puede evaluarse midiendo el incremento del diámetro de una gran arteria (antebrazo o coronaria) después de la infusión intraarterial de acetilcolina o de la liberación de la isquemia (p. ej., al detener la circulación del antebrazo) o una elevación brusca de la PA (prueba presora por frío). La ecografía no invasiva de la arteria humeral es la técnica más utilizada; la tonometría arterial (EndoPAT) es un método técnicamente más sencillo pero menos sensible que requiere validación (Wilk y cols., 2013). Los inhibidores competitivos de la NOS bloquean específicamente la dilatación depen-

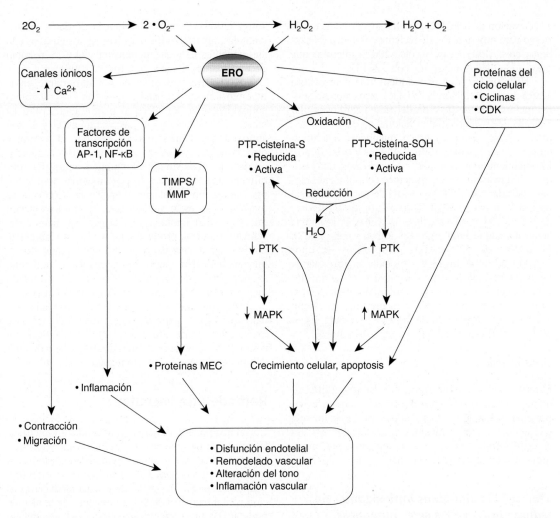

FIGURA 3-24 • Vías de señalización dependientes de reacciones redox en células del músculo liso vascular. Las especies reactivas de oxígeno (ERO) intracelulares modifican la actividad de las proteínas tirosina-cinasas (PTK), como Sre, Ras, JAK2, Pyk2, P13K y el EGFR, así como otras proteínas cinasas activadas por mitógenos (MAPK), en particular p38MAPK, JNK y ERK5. Es probable que estos procesos tengan lugar a través de la oxidación/reducción de proteínas tirosina-fosfatasas (FTP), que son sensibles a la oxidación e inactivación por las ERO. A su vez, las ERO también influyen en la expresión de los genes y las proteínas al activar los factores de transcripción como NF-κB, la proteína activadora 1 (AP-1) y el factor 1 inducible por hipoxia (HIF-1). Las ERO estimulan los canales iónicos, como los canales de Ca^{2+} y K^+ de la membrana plasmática, lo que provoca cambios en la concentración de los cationes. La activación de estas vías sensibles a reacciones redox da lugar a numerosas respuestas celulares que, si no se controlan, podrían contribuir al daño vascular hipertensivo. *MEC*, matriz extracelular; *MMP*, metaloproteinasas de matriz; *TIMP* (de *tissue inhibitor of matrix metalloproteinase*), inhibidor tisular de la metaloproteinasa de matriz (de Paravicini TM, Touyz RM. Redox signaling in hypertension. *Cardiovasc Res* 2006;71:247–258)

diente del endotelio, pero no la dilatación de esas arterias producida por nitrovasodilatadores exógenos como la nitroglicerina y el nitroprusiato.

Proteína C reactiva

La *proteína C reactiva* (PCR) es un biomarcador sérico de la inflamación de un vaso sanguíneo y, por lo tanto, también de la disfunción endotelial, fácil de medir (Savoia y Schiffrin, 2006). La PCR podría ser más que un marcador de riesgo para el desarrollo de la hipertensión en el futuro: los ratones transgénicos que

expresan PCR humana desarrollan hipertensión (Vongpatanasin y cols., 2007). Sin embargo, los datos clínicos respecto de la asociación entre PCR e hipertensión son variados. Algunos estudios transversales han demostrado una asociación fuerte entre la PCR elevada con rigidez arterial y una presión diferencial alta (Krishnan, 2014; Lakoski y cols., 2005); sin embargo, análisis recientes de la base de datos del NHANES 2009-2010 hallaron que la PCR no se asoció con hipertensión después de controlar el ácido úrico, que mostró una asociación más fuerte (Krishnan, 2014). Algunos estudios longitudinales han implicado a la elevación de la PCR como un marcador o factor de riesgo para hipertensión de reciente comienzo (Niskanen y cols., 2004; Sesso y cols., 2003), mientras que otros no lo hicieron (Seven y cols., 2014).

Hace tiempo que se mantiene una controversia acerca de si la medición de la PCR y otros biomarcadores mejora la estratificación del riesgo cardiovascular más allá de la valoración tradicional mediante los factores de riesgo de Framingham, que incluyen la hipertensión (Wang y cols., 2006; Zethelius y cols., 2008). El tratamiento con estatinas reduce el riesgo de episodios cardiovasculares en pacientes con concentraciones elevadas de PCR, a pesar de un valor basal promedio de colesterol LDL (de *low density lipoproteins*) de 108 mg/dl y una PA media situada en el límite alto de la normalidad (134/80 mm Hg) (Ridker y cols., 2008). El análisis de 52 estudios prospectivos de unos 246 000 adultos sin ECV conocida sugirió que la medición de la PCR o las concentraciones de fibrinógeno en gente con un riesgo intermedio para eventos cardiovasculares puede ayudar a prevenir un evento adicional en un período de 10 años por cada 400 o 500 personas estudiadas (Kaptoge y cols., 2012).

Otros métodos

El estrés oxidativo también puede evaluarse indirectamente midiendo las concentraciones urinarias de isoproteínas (Ashfaq y cols., 2008) o, directamente, midiendo las concentraciones de la NADPH oxidasa en células endoteliales humanas separadas por procedimientos en forma aguda (Donato y cols., 2007).

¿Por qué las vitaminas antioxidantes no reducen la PA en los seres humanos?

Como se puede ver en la figura 3-23, la enzima celular superóxido dismutasa (SOD) convierte el superóxido en peróxido de hidrógeno, que luego es convertido por la catalasa en agua y oxígeno. En ratas y ratones, la hipertensión puede eliminarse tratando a los animales con fármacos similares a la SOD, como el tempol, que son antioxidantes poderosos (Paravicini y

Touyz, 2008). Dada la abundancia de datos experimentales, los resultados negativos de los ensayos con antioxidantes para la hipertensión y la ECV resultan decepcionantes (Paravicini y Touyz, 2008).

Si el estrés oxidativo es tan importante en la hipertensión en humanos, ¿por qué las vitaminas antioxidantes no son efectivas para reducir la PA? La mejor explicación es que las vitaminas C y E son antioxidantes débiles, más débiles que el tempol y otros fármacos usados en estudios animales. A diferencia del tempol, la vitamina E no puede renovarse continuamente a sí misma y deja de funcionar después de una interacción inicial con el superóxido. Con la dosis oral estándar, estos suplementos vitamínicos tienen una capacidad limitada para cruzar las membranas celulares donde se produce superóxido y no inhiben la producción de peróxido de hidrógeno, que por sí mismo puede deteriorar la salud vascular. Claramente, se requiere antioxidantes más potentes, así como mejores formas de medir el estrés oxidativo in vivo.

Mientras tanto, se cree que la reducción del estrés oxidativo explica parte de los efectos beneficiosos de los bloqueantes del SRAA (cap. 7) y las estatinas, así como la dieta DASH (Enfoques dietéticos para detener la hipertensión) y el ejercicio regular (v. cap. 6).

Remodelado vascular

Con el tiempo, la disfunción de las células endoteliales, la activación neurohormonal, la inflamación vascular y la elevación de la PA causan el remodelado de los vasos sanguíneos que perpetúa aún más la hipertensión (fig. 3-25). El aumento del grosor de la capa media en relación con el diámetro de la luz (aumento de la *relación media-luz*) es una característica esencial del remodelado hipertensivo en arterias tanto grandes como pequeñas.

Mecanismos

El remodelado de las pequeñas arterias se inicia con la vasoconstricción, que normaliza las tensiones parietales y evita la respuesta trófica (Duprez, 2006). Las células

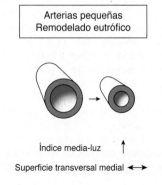

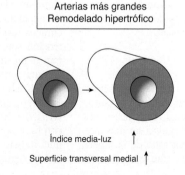

FIGURA 3-25 • Remodelado vascular de arterias pequeñas y grandes debido a la hipertensión. Se presentan las secciones transversales de las arterias, mostrando las capas adventicia, media e íntima (modificada de Duprez DA. Role of the renin-angiotensin-aldosterone system in vascular remodeling and inflammation: A clinical review. *J Hypertens* 2006;24:983–991)

del músculo liso normal se reorganizan por sí solas alrededor de luces más pequeñas, un proceso denominado *remodelado eutrófico interno*. La relación media-luz aumenta, pero la superficie transversal de la media no se modifica; en otras palabras, este tipo de remodelado describe el descenso del diámetro de la luz sin cambiar la composición o la cantidad de material que forma la pared del vaso. Cuando disminuye el diámetro de la luz en la circulación periférica, el remodelado eutrófico interno aumenta la resistencia vascular sistémica, que es la característica hemodinámica esencial de la hipertensión diastólica.

El SRAA parece ser el mecanismo dominante en esta forma de remodelado (Duprez, 2006). La Ang II dirige este proceso mediante la generación de ERO, la activación del receptor de tirosina-cinasas y la anulación de los efectos protectores del receptor activado por el proliferador de peroxisomas (PPARγ).

Por el contrario, el remodelado de las grandes arterias se caracteriza por la expresión de genes hipertróficos, que provoca el aumento del grosor de la capa media y también de la relación media-luz (Duprez, 2006). Este *remodelado hipertrófico* implica el aumento del tamaño de las células del músculo liso vascular, así como también la acumulación de proteínas de la matriz extracelular, como el colágeno y la fibronectina, debido a la activación del TGF-β. La rigidez resultante de las arterias grandes es la característica hemodinámica principal de la hipertensión sistólica aislada.

La presión intravascular, es decir, la tensión de cizallamiento, los nervios simpáticos y la generación de especies reactivas de oxígeno (especialmente, de H_2O_2) inducida por la Ang II parecen ser los mediadores clave del remodelado hipertrófico.

Evaluación del remodelado vascular en la hipertensión humana

Para estudiar el remodelado de las arterias en la hipertensión humana se utilizan varios métodos:

Biopsia del glúteo

Las arterias de resistencia pueden aislarse a partir del tejido subcutáneo que se obtiene mediante una biopsia del glúteo. Las mediciones directas de la presión intraarterial, de las dimensiones de la pared del vaso y de la densidad de receptores demuestran que el remodelado de las pequeñas arterias en la hipertensión puede revertirse mediante el tratamiento oral con bloqueantes del SRAA, pero no con β-bloqueantes (a pesar de alcanzar niveles comparables en la reducción de la PA), lo que implica un papel específico de la Ang II en el proceso de remodelado (Montezano y cols., 2014). El músculo liso arterial de los pacientes hipertensos genera mayores cantidades de superóxido cuando se expone a la Ang II (Montezano y cols., 2014).

Evaluación no invasiva de la presión aórtica central

El remodelado vascular puede controlarse con métodos no invasivos mediante derivación de las formas de onda de la presión aórtica central a partir de la tonografía por aplanamiento de la arteria radial. Aunque sea medida indirectamente, la presión aórtica central es mejor que la PA en la arteria humeral como índice de estrés hemodinámico hacia los vasos cerebrales, coronarios y renales (Agabiti-Rosei y cols., 2007).

Perfil de las ondas de presión centrales frente a las periféricas

La forma de onda de la presión arterial cambia cuando se desplaza desde la aorta central a las arterias periféricas. Los conceptos clave se resumen en el documento de consenso de la American Heart Association (Agabiti-Rosei y cols., 2007):

La onda de presión generada por el ventrículo izquierdo viaja por el árbol arterial y después se refleja en varias localizaciones periféricas, principalmente en las arterias de resistencia (pequeñas arterias musculares y arteriolas). Como consecuencia, la forma de onda de presión registrada en cualquier punto del árbol arterial es la suma del desplazamiento anterógrado de la forma de onda generada por la eyección ventricular izquierda y por el desplazamiento retrógrado de la onda, el "eco" de la onda incidente reflejada en la periferia. Cuando las grandes arterias de conducción están sanas y distensibles, la onda reflejada se fusiona con la onda incidente durante la diástole, aumentando así la PA diastólica y facilitando la perfusión coronaria. Por el contrario, cuando las arterias están rígidas, la velocidad de la onda de pulso aumenta y se aceleran las ondas incidente y reflejada. Así, la onda reflejada se fusiona con la onda incidente en la sístole y aumenta la presión sistólica en aorta y no la diastólica. Como resultado, aumenta la poscarga en el ventrículo izquierdo y se deterioran la relajación ventricular y el llenado coronario normales. …Otro aspecto importante a tener en cuenta es la "amplificación de la onda de presión". Normalmente, las presiones diastólica y media varían poco a lo largo del árbol arterial, aunque la PA sistólica se amplifica cuando se pasa desde la aorta hacia la periferia (fig. 3-26). En general, la presión sistólica y la presión diferencial medidas en el brazo tienden a sobreestimar la presión sistólica y la presión diferencial centrales, tanto en sujetos más jóvenes como en ancianos.

DISPOSITIVOS COMERCIALES

Entre los dispositivos comercializados, el SphygmoCor® (AtCor Medical, Houston, TX) es el más utilizado en los estudios clínicos. Emplea la medición estándar de la PA con manguito en la arteria humeral y una función de transferencia generalizada validada, un programa informático patentado, que convierte la forma de onda de la arteria radial o carotídea, medida por tonografía de apla-

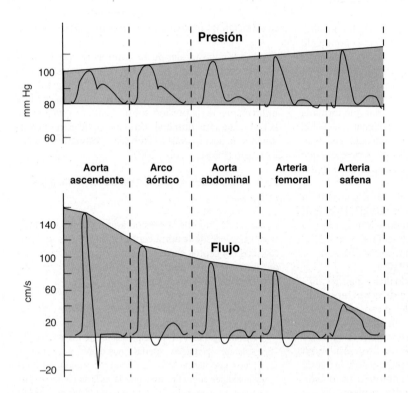

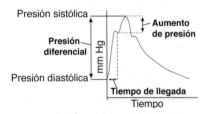

FIGURA 3-26 ● Cambios en el perfil de la onda de presión (*parte superior*) y de la onda de flujo (*parte inferior*) entre la aorta ascendente y la arteria safena (de Agabiti-Rosei E, Mancia G, O'Rourke MF, et al. Central blood pressure measurements and antihypertensive therapy: A consensus document. *Hypertension* 2007:50:154–160)

namiento, en una forma de onda de la PA aórtica central derivada (fig. 3-27) (Agabiti-Rosei y cols., 2007). Los valores derivados de la presión diferencial aórtica, el índice de aumento y la velocidad de la onda de pulso son indicadores del remodelado vascular y, en particular, de la rigidez aórtica. Normalmente, en la hipertensión aumenta la presión diferencial, el índice de aumento y la velocidad de la onda de pulso, y la muesca dicrótica está ausente. Recientemente se ha validado un sistema de tonómetro de manguito braquial (Hwang y cols., 2014).

MEDICIÓN AMBULATORIA DE LA RIGIDEZ AÓRTICA

Se puede calcular un índice de la rigidez aórtica a partir de la MAAPA estándar monitorizando la presión sistólica en función de la presión diastólica (Dechering

FIGURA 3-27 ● Forma de la onda de presión central. La altura del pico sistólico tardío por encima de la inflexión define el aumento de la presión, y la relación entre este aumento y la presión diferencial define el índice de aumento porcentual (de Agabiti-Rosei E, Mancia G, O'Rourke MF, et al. Central blood pressure measurements and antihypertensive therapy: A consensus document. *Hypertension* 2007:50:154–160)

y cols., 2008). La teoría es sencilla: para un incremento dado de la PA diastólica, la PA sistólica debería aumentar más si las grandes arterias son rígidas que si son distensibles. El índice de rigidez arterial ambulatorio se calcula trazando el valor de 1 menos la pendiente de regresión de cada valor individual de la PA sistólica y la PA diastólica descargada del monitor ambulatorio de la PA. Sin embargo, hay algunos datos contradictorios sobre la reproducibilidad del índice de rigidez arterial ambulatorio y su asociación con la velocidad de la onda de pulso y otras mediciones mejor conocidas de la rigidez arterial (Dechering y cols., 2008; Gosse y cols., 2007; Schillaci y Parati, 2008). Se ha desarrollado la tecnología para la medición ambulatoria de 24 horas de la velocidad de la onda de pulso, el índice del aumento aórtico y la PA central, y se están realizando estudios de validación (Kutznetsova y cols., 2014).

La pregunta que persiste es si cualquiera de estas mediciones costosas proporcionará información adicional importante sobre los mecanismos de la hipertensión, su pronóstico o su tratamiento, más allá de la ya proporcionada simplemente por la PA en el brazo.

Rarefacción de pequeños vasos y deterioro de la perfusión tisular

La hipertensión, ya sea experimental o humana, se acompaña con frecuencia de *rarefacción microvascular*, descenso del número o de la longitud combinada de los pequeños vasos en un volumen dado de tejido (Levy y cols., 2008). Las especies reactivas de oxígeno pueden causar tanto constricción de los vasos precapilares con rarefacción funcional (es decir, descenso del reclutamiento capilar por las demandas metabólicas) como apoptosis con rarefacción anatómica (muerte celular del músculo liso vascular, con deterioro del vaso).

La *rarefacción microvascular* consiste en el descenso del reclutamiento de los capilares de la piel y en la hiperemia reactiva en las circulaciones del antebrazo o coronaria, incluso en ausencia de ateroesclerosis a este último nivel (Levy y cols., 2008). La rarefacción/isquemia microvascular es un mecanismo atractivo que explica la coexistencia frecuente de hipertensión y diabetes, en particular el deterioro de la captación de glucosa mediada por insulina en el músculo esquelético, y la lesión orgánica en pacientes que presentan ambas afecciones. Además, la insulina incrementa la perfusión muscular por la fosforilación de la eNOS, que abre los esfínteres precapilares para aumentar el área de la superficie capilar para la difusión del oxígeno, los nutrimentos, la glucosa y la insulina en el músculo esquelético (Barrett y cols., 2009); de tal manera, la alteración de la regulación de la eNOS es posiblemente otro mecanismo microvascular que relaciona la diabetes con la hipertensión.

Resumen

El remodelado de las pequeñas y grandes arterias puede comenzar de manera temprana en el proceso hipertensivo, y puede ser tanto la causa como la consecuencia de una PA elevada. Es posible que el tratamiento antihipertensivo no proporcione una protección cardiovascular óptima, a menos que se prevenga o revierta el remodelado vascular normalizando la carga hemodinámica, al restaurar la función normal de las células endoteliales, neutralizar la inflamación vascular y eliminar la activación neurohormonal adversa.

MECANISMOS HORMONALES: SISTEMA RENINA-ANGIOTENSINA-ALDOSTERONA

Como se ha visto, la activación del SRAA es uno de los mecanismos más importantes que contribuyen a la retención renal de sodio, la disfunción de las células endoteliales, la inflamación y el remodelado vasculares, así como la consiguiente hipertensión (fig. 3-28) (Montezano y cols., 2014).

Aspectos generales

A partir del descubrimiento de la renina en 1898 por el fisiólogo finlandés Robert Tigerstedt y su alumno de medicina Bergman, son muchos los grupos de investigadores que han trabajado para hacernos llegar los conocimientos actuales sobre este tema, los cuales siguen evolucionando (Luft, 2008).

La *renina*, una proteasa producida únicamente por las células yuxtaglomerulares renales, escinde el angiotensinógeno (el sustrato de la renina producido por el hígado) y la transforma en Ang I, que por acción de la enzima convertidora de la angiotensina (ECA) se convierte en angiotensina II (Ang II) (v. fig. 3-28). La ECA es más abundante en el pulmón, pero también está presente en el corazón y la vasculatura sistémica (ECA *tisular*). La quimasa, una serina proteasa del corazón y las arterias sistémicas, proporciona una vía alternativa para la conversión de Ang I en Ang II. La interacción de la Ang II con los receptores AT1 acoplados a la proteína G activa numerosos procesos celulares que contribuyen a la hipertensión y aceleran el daño terminal en órganos por la hipertensión. Entre ellos podemos citar la vasoconstricción, la generación de especies reactivas de oxígeno, la inflamación vascular, el remodelado vascular y cardíaco, y la producción de aldosterona. Cada vez existen más datos que demuestran que la aldosterona, la Ang II e incluso la renina y la prorrenina activan varias vías de señalización que pueden dañar la salud vascular y causar hipertensión. Otros metabolitos de la Ang I, incluidas las Ang 1-7, pueden proteger frente a la hipertensión, aunque los datos clínicos al respecto no son consistentes.

Aldosterona y regulación del canal epitelial de sodio

La activación del SRAA constituye un mecanismo de defensa a corto plazo frente a la hipotensión hipovolémica, como sucede en caso de hemorragia o privación de sal. La interacción de la aldosterona con receptores citosólicos de mineralocorticoides en las células del tubo colector renal recluta canales de sodio desde el citosol hacia la superficie del epitelio renal. Los canales de sodio epiteliales reclutados aumentan la reabsorción de sodio, con lo que se reexpande el volumen plasmático.

A la inversa, las dietas modernas ricas en sal deberían dar lugar a una retroalimentación inhibidora continuada del SRAA. La supresión de la aldosterona sérica debería causar endocitosis y destrucción de los canales de Na epiteliales (a través de la desfosforilación y, por lo tanto, de la activación de la ubicuitina ligasa Nedd4-2), y un aumento de la excreción renal de sodio, reduciendo, en consecuencia, el volumen plasmático y defendiendo frente a la hipertensión por sal (Victor, 2007).

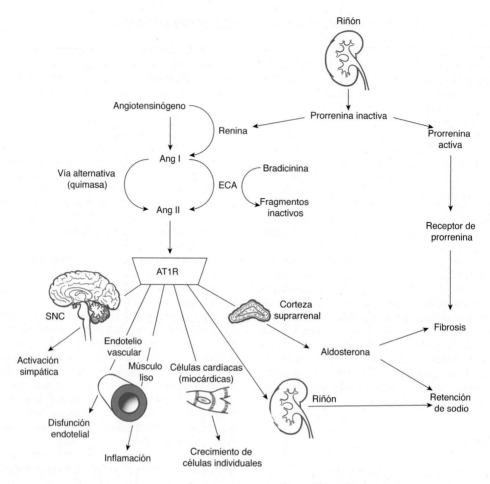

FIGURA 3-28 • Sistema renina-angiotensina-aldosterona. Ang I, angiotensina I; Ang II, angiotensina II; ECA, enzima convertidora de la angiotensina; AT1R, receptor de angiotensina de tipo 1

Con la ingestión de una dieta rica en sodio y una PA elevada, el SRAA debería estar completamente suprimido y cualquier grado de actividad del SRAA sería inadecuado (Victor, 2007). Sin embargo, el riesgo de desarrollar hipertensión aumenta en los sujetos normotensos cuando se elevan las concentraciones séricas de aldosterona dentro del rango "normal" (Vasan y cols., 2004). Los valores séricos de aldosterona son más bajos en individuos negros hipertensos que en blancos hipertensos, pero la sensibilidad de los receptores de mineralocorticoides puede ser mayor (Tu y cols., 2014).

Los receptores de mineralocorticoides se expresan abundantemente fuera de los riñones, de forma que la aldosterona puede deteriorar la salud vascular por varios mecanismos extrarrenales (Briet y Schiffrin, 2012). Inducida por la Ang II, la aldosterona amplifica la inflamación y el remodelado vascular (Kasal y cols., 2012). Al estimular los receptores mineralocorticoides situados en el corazón y el riñón, la aldosterona circulante promueve la fibrosis cardíaca y renal en la hipertensión (Kusche-Vihrog y cols., 2014). Cuando se

estimulan estos receptores en los órganos circumventriculares del tronco del encéfalo, la aldosterona contribuye con la hiperactividad simpática. Sin embargo, parece que la aldosterona sólo causa problemas en presencia de una dieta rica en sodio (Korte y cols., 2014; Williams y cols., 2005a), lo que es consistente con un nuevo descubrimiento de la activación por "retroalimentación positiva" de los canales de sodio epiteliales por el sodio elevado (Korte y cols., 2014).

Acciones de la angiotensina II mediadas por receptores

La Ang II es el principal péptido efector del SRAA. Se conocen dos tipos principales de receptores de angiotensina acoplados a la proteína G. Los receptores AT1 se expresan abundantemente en los vasos sanguíneos, los riñones, las glándulas suprarrenales, el corazón, el hígado y el cerebro. La activación de dichos receptores explica la mayoría de las acciones hipertensivas de la

Ang II. Como se vio, la estimulación de los receptores AT1 por parte de la Ang II es el mecanismo mejor estudiado para la activación de la NADPH oxidasa vascular y, por lo tanto, de las especies reactivas de oxígeno en la vasculatura, en los riñones y en el cerebro.

Además, el aumento de la señalización mediada por los receptores AT1 proporciona una explicación mecanicista común para la frecuente coexistencia de la elevación de la PA con la resistencia a la insulina y la ateroesclerosis, y constituye un objetivo terapéutico principal para interrumpir todos los pasos de la progresión de la ECV, desde el remodelado vascular y la formación de la placa ateroesclerótica hasta el ictus, el infarto de miocardio y la muerte (fig. 3-29).

En contraste, los receptores AT2 se distribuyen ampliamente en el feto, pero en adultos se encuentran únicamente en la médula suprarrenal, el útero, el ovario, el endotelio vascular y algunas regiones cerebrales. En roedores, la activación del receptor AT2 se opone a la mayoría (aunque quizá no a todos) de los efectos nocivos de los receptores AT1 al promover la vasodilatación dependiente del endotelio a través de las vías de la bradicinina y el NO. Sin embargo, otros datos obtenidos en animales indican que los receptores AT2 pueden ser profibróticos y su función en la hipertensión en humanos sigue siendo meramente especulativa.

El hallazgo de varios metabolitos de la angiotensina se suma a la complejidad del SRAA (fig. 3-30).

Acciones de la renina y la prorrenina mediadas por receptores

En la visión tradicional del SRAA, la prorrenina se considera el precursor inactivo de la renina, que funciona únicamente para generar Ang I mediante la escisión enzimática del angiotensinógeno. Los nuevos conceptos evolucionan con rapidez, ya que los datos indican que la prorrenina y la renina son toxinas cardíacas y renales directas, una idea que fue propuesta por primera vez y defendida de forma entusiasta por Laragh, Sealey y cols. (Laragh, 2001).

La prorrenina es inactiva porque una bisagra de 43 aminoácidos está cerrada e impide la unión con el angiotensinógeno. En los riñones, la prorrenina inactiva se convierte en renina activa cuando esta región de aminoácidos inhibidora es escindida enzimáticamente. Cuando la prorrenina circulante se une a un receptor de (pro)renina recién descubierto en el corazón y los riñones, el prosegmento (la bisagra) se abre, pero no se escinde, de manera que este proceso no enzimático activa completamente la prorrenina (fig. 3-31) (Danser,

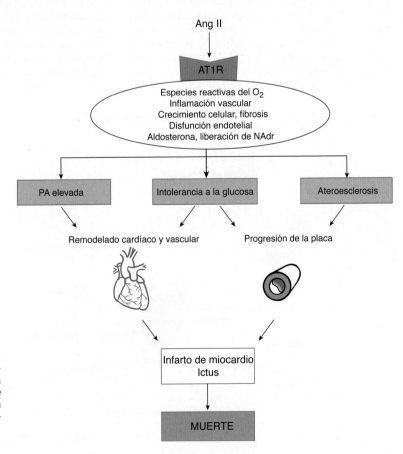

FIGURA 3-29 • Función mecanicista central de la señalización mediada por el receptor tipo 1 de Ang II (AT$_1$R) en la progresión de la hipertensión y de la ECV. NAdr, noradrenalina; PA, presión arterial

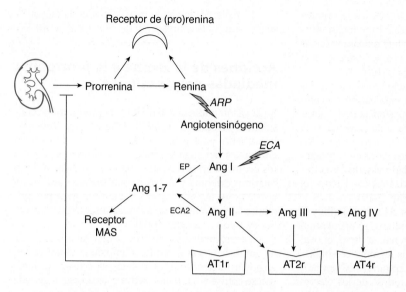

FIGURA 3-30 • Aumento de la complejidad del sistema renina-angiotensina conocido. La Ang 1-7 interactúa con un receptor MAS acoplado a proteína G específico y, en general, se opone a las acciones vasoconstrictoras y proliferativas de la Ang II. Ang I, angiotensina I; Ang II, angiotensina II; Ang III, angiotensina III; Ang IV, angiotensina IV; Ang 1-7, angiotensina 1 a 7; AT1r, receptor de angiotensina de tipo 1; ARP, actividad de la renina plasmática; ECA, enzima convertidora de la angiotensina; ECA2, enzima convertidora de la angiotensina de tipo 2; EP, endopeptidasa; AT2r, receptor de angiotensina de tipo 2; AT4r, receptor de angiotensina de tipo 4

2006; Huang y cols., 2006). Como resultado, se acelera la producción del TGF-β, lo que provoca el depósito de colágeno y fibrosis.

Este proceso mediado por receptores es independiente de la generación de Ang II y, por lo tanto, no se ve afectado por los IECA ni los bloqueantes de los receptores de angiotensina. Aunque se trata de fármacos antihipertensivos excelentes (cap. 7), ponen en marcha un aumento reactivo de la producción de prorrenina y renina que puede contrarrestar parte de la protección cardiovascular que se ha conseguido mediante una menor activación del receptor AT1. Los aumentos reactivos son

aún mayores con un nuevo inhibidor directo de la renina, el aliskireno, que reduce la capacidad de la renina de escindir el angiotensinógeno y generar Ang I, a pesar de lo cual no inhibe la señalización profibrótica del receptor de pro(renina) (Feldt y cols., 2008; Schefe y cols., 2008).

Las concentraciones sanguíneas de prorrenina son típicamente unas 100 veces mayores que las de renina, por lo que la activación del receptor de pro(renina) puede convertirse en un mecanismo importante de la hipertensión en humanos. Su reciente descubrimiento ha renovado el interés por algunas observaciones más antiguas y olvidadas en gran medida. Sealy y Laragh

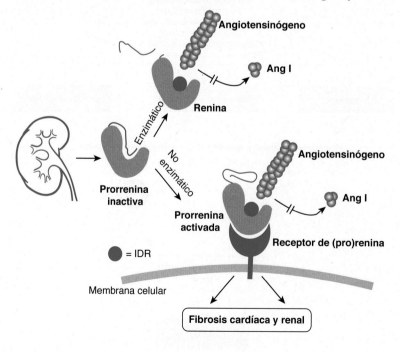

FIGURA 3-31 • Inhibición de la activación enzimática y no enzimática de la prorrenina. Ang, angiotensina; IDR, inhibidor directo de la renina (modificada de Danser AH, Deinum J. Renin, prorenin and the putative (pro)renin receptor. *Hypertension* 2005;46:1069–1076)

(1975) encontraron prorrenina en el plasma humano. Varios años después, Wilson y Luetscher (1990) observaron que los niños con diabetes tipo 1 tienen concentraciones altas de prorrenina a pesar de una actividad de renina plasmática baja; además, aquéllos con niveles altos de prorrenina desarrollaron complicaciones diabéticas de insuficiencia renal, ceguera y neuropatía. Por lo tanto, la prorrenina puede ser un "nuevo" biomarcador, en particular de las complicaciones microvasculares y macrovasculares de la hipertensión y la diabetes.

La actividad plasmática de la renina como índice clínico de la actividad del SRAA

Pruebas clínicas

Se pueden medir tanto la actividad plasmática de la renina como la concentración de renina en plasma. La actividad plasmática de la renina se mide incubando el plasma del paciente, que contiene tanto angiotensinógeno como renina, para generar Ang I, y después medirlo mediante radioinmunoensayo (Sealey y cols., 2005). La cantidad de Ang I generada es proporcional a la cantidad de renina presente. Debe tenerse la precaución de evitar la crioactivación de la prorrenina, que provocaría elevaciones espurias de la actividad plasmática de la renina (Sealey y cols., 2005). Si el plasma se enfría a 4 °C, se abre el prosegmento de aminoácidos y a continuación se escinde mediante las proteasas plasmáticas (fig. 3-32). Para evitar la crioactivación de la prorrenina, las muestras de plasma deben procesarse a temperatura ambiente.

La actividad plasmática de la renina se puede medir en muchos laboratorios comerciales. En contraste, la concentración de renina en plasma y las concentraciones de prorrenina se miden principalmente con fines de investigación. Hasta la fecha, no se ha demostrado una clara ventaja clínica de la concentración de renina en plasma respecto de la actividad plasmática de la renina, ya que ambos métodos

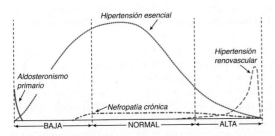

FIGURA 3-32 • Representación esquemática de la actividad de la renina plasmática en varias enfermedades hipertensivas. Se indica el número aproximado de pacientes con cada tipo de hipertensión, junto con su proporción de valores de renina bajos, normales o altos (modificada de Kaplan NM. Renin profiles. *JAMA* 1977;238:611–613)

requieren seguir unos estándares de laboratorio rigurosos y evitar la crioactivación.

Niveles de actividad plasmática de la renina

Los múltiples factores que pueden alterar la secreción de renina se presentan en el cuadro 3-4, y es probable que los más importantes sean los cambios de presión dentro de las arteriolas aferentes (barorreceptores intrarrenales), la concentración de sodio en la mácula densa y la actividad nerviosa simpática-renal, la cual está mediada por los adrenorreceptores β1.

Considerando todos los factores que afectan a la actividad plasmática de la renina, el acuerdo que se observa en la literatura científica es bastante sorprendente: casi todos los pacientes con aldosteronismo primario tienen valores suprimidos, mientras que la mayoría de los sujetos con hipertensión renovascular o acelerada maligna presentan concentraciones elevadas; además, la prevalencia de valores suprimidos en los pacientes con hipertensión primaria es sorprendentemente similar en las diferentes series (v. fig. 3-32). En los capítulos siguientes se proporciona información específica acerca de la utilización del análisis de la actividad plasmática de la renina en la evaluación de diversas formas identificables de hipertensión.

En el cuadro 3-4 no se pretende cubrir todos los procesos y enfermedades conocidos en los que se haya realizado un análisis de renina, sino que están reseñados los más importantes clasificados por su mecanismo. Algunos procesos podrían incluirse en dos o más categorías; por ejemplo, la postura erecta podría implicar una disminución del volumen plasmático eficaz y de la activación simpática y un descenso de la perfusión renal.

Función en la hipertensión primaria

La elevación de la PA en sí misma, en particular la hipertensión sensible a la sal con expansión de volumen, debería causar la supresión total por retroalimentación de la actividad plasmática de la renina. De hecho, los pacientes con hipertensión primaria tienden a presentar valores de actividad plasmática de la renina más bajos que las personas normotensas del mismo sexo y grupo de edad (Helmer, 1964; Meade y cols., 1993). Sin embargo, la mayoría de los pacientes con hipertensión primaria no muestran supresión de la actividad plasmática de la renina, lo que ha dado lugar a una amplia investigación clínica para explicar los valores "inadecuadamente" normales o incluso elevados de actividad plasmática de la renina (v. fig. 3-32).

Se han presentado dos explicaciones lógicas: Sealey y cols. (1988) propusieron la teoría de heterogeneidad nefronal, con una población de nefronas isquémicas que contribuirían al exceso de renina; y Esler y cols. (1977) plantearon que la hipertensión primaria

CUADRO 3-4

Trastornos médicos o situaciones que afectan la actividad plasmática de la renina

Reducción de la actividad	Aumento de la actividad
Expansión del volumen de líquido	Disminución del volumen de líquido
Sobrecargas de sal, orales o intravenosas	Restricción de sodio
Retención primaria de sal	Pérdidas de líquido
Síndrome de Liddle	Inducidas por diuréticos
Síndrome de Gordon	Pérdidas gastrointestinales
Exceso de mineralocorticoides	Hemorragia
Aldosteronismo primario	Disminución del volumen plasmático eficaz
Síndrome de Cushing	Postura erecta
Hiperplasia suprarrenal congénita	Cirrosis con ascitis
Exceso de desoxicorticosterona (DOC),	Síndrome nefrótico
18-hidroxi-DOC	
Inhibición de la 11β- hidroxiesteroide deshidrogenasa	Disminución de la presión de perfusión renal
(regaliz)	
Inhibición simpática	Hipertensión renovascular
Disfunción autónoma	Hipertensión acelerada-maligna
Tratamiento con bloqueantes neuronales adrenérgicos	Nefropatía crónica (dependiente de renina)
Tratamiento con β-bloqueantes	Hiperplasia yuxtaglomerular
Hipercalemia	Activación simpática
Disminución del sustrato de la renina	Tratamiento con vasodilatadores directos
Tratamiento androgénico	Feocromocitoma
Disminución del tejido renal	Estrés: ejercicio, hipoglucemia
Hipoaldosteronismo hiporreninémico	Hipertiroidismo
Nefropatía crónica (dependiente de volumen)	Fármacos simpaticomiméticos (cafeína)
Anefria	Hipocalemia
Envejecimiento	Aumento del sustrato de la renina
Desconocido	Embarazo
Hipertensión primaria con renina baja	Tratamiento con estrógenos
Raza negra	Hipersecreción autónoma de renina
	Tumores secretores de renina
	Lesión aguda de las células yuxtaglomerulares
	Glomerulonefritis aguda
	Disminución de la inhibición por retroalimentación
	Valores bajos de Ang II (tratamiento con IECA)
	Desconocido
	Hipertensión primaria con renina alta

con concentración de renina alta es neurógena, con una actividad nerviosa simpática-renal elevada. Hollenberg, Williams y cols. (Williams y cols., 1992) propusieron el concepto de la no modulación, o una regulación por retroalimentación defectuosa del SRAA dentro de los riñones y las glándulas suprarrenales.

Hipertensión primaria con renina baja

Está claro que existen numerosas explicaciones posibles para los valores normales de renina en la hipertensión, que es el hallazgo habitual. Aunque serían de esperar concentraciones bajas de renina en ausencia de una u otra de las circunstancias descritas previamente, se ha realizado un gran trabajo para descubrir mecanismos especiales, pronósticos y tratamientos para los hipertensos con renina baja, sobre todo porque la prevalencia de renina baja es de más del doble en los negros que en los no negros (Sagnella, 2010).

MECANISMOS

Uno de los posibles mecanismos de la hipertensión con renina baja es la expansión del volumen, con exceso de mineralocorticoides o sin él, aunque la mayoría de los análisis realizados a conciencia no indican expansión del volumen (Sagnella, 2001) ni cifras aumentadas de mineralocorticoides (Pratt y cols., 1999). En los casos en que coexisten cifras normales de aldosterona a pesar de las cifras bajas de renina, los hipertensos con renina baja mostraron un menor aumento de la secreción de aldosterona con la dieta baja en sodio (Fisher y cols., 1999).

El deterioro de la excreción renal de sodio determinado genéticamente se ha asociado con hipertensión con renina baja (Lifton y cols., 2001). Como se describe en los capítulos 13 y 14, recientemente se han identificado nuevas formas de hipertensión con renina baja, una con mayores cantidades de esteroides 18-hidroxilados y otra con valores altos de cortisol procedente de la inhibición de la enzima 11β-hidroxiesteroide deshidrogenasa. No es de extrañar que se hayan buscado grados sutiles de estos defectos en los hipertensos con renina baja, aunque los resultados han sido equívocos (Carvajal y cols., 2005; Rossi y cols., 2001; Soro y cols., 1995; Williams y cols., 2005b).

TRATAMIENTO

Laragh (1973) y Laragh y Sealey (2003) han concedido durante mucho tiempo una gran importancia a la diversidad en los valores de actividad de renina plasmática vista en los pacientes con hipertensión primaria. Opinan que los valores de renina permiten identificar las contribuciones relativas de la vasoconstricción y la expansión de volumen de líquido corporal a la patogenia de la hipertensión. Según el "análisis bipolar vasoconstricción-volumen", la vasoconstricción arteriolar por la Ang II es la principal responsable de la hipertensión en los pacientes con renina alta, mientras que la expansión de volumen lo es en pacientes con renina baja.

Acorde con el supuesto pero no demostrado exceso de volumen, algunos investigadores (Preston y cols., 1998; Vaughan y cols., 1973), aunque otros no (Ferguson y cols., 1977; Holland y cols., 1979; Hunyor y cols., 1975), han constatado que los pacientes con hipertensión y renina baja muestran una mayor disminución de la PA cuando reciben diuréticos que aquéllos con renina normal. En algunos estudios, la edad y la raza no fueron mejores factores predictivos de la respuesta a varios fármacos (Preston y cols., 1998), mientras que en otros el estado de reninas no refleja la respuesta en ningún aspecto (Weir y Saunders, 1998).

Más recientemente, en estudios a corto plazo, se ha demostrado que una actividad de renina plasmática baja predice normalmente un mayor descenso inicial de la PA con un diurético tiazídico, mientras que una actividad de renina plasmática alta predice un descenso inicial mayor con un IECA o un bloqueante de los receptores de angiotensina; no obstante, el efecto es pequeño comparado con el grado importante de variabilidad inter e intrasujetos en estas respuestas. Estos estudios se resumen de la siguiente forma:

▶ En un estudio de 203 afroamericanos y 236 blancos hipertensos, la actividad de renina plasmática previa al tratamiento se asoció positivamente con la respuesta de la PA a un bloqueante de los receptores de angiotensina, explicando la actividad de renina plasmática el 15 % de la variación entre sujetos de la respuesta (Canzanello y cols., 2008).

▶ En un estudio prospectivo de 208 varones finlandeses con hipertensión moderada, el valor de la actividad de renina plasmática antes del tratamiento se asoció positivamente con la respuesta de la PA a un bloqueante de los receptores de angiotensina o un β-bloqueante, y se relacionó negativamente con la respuesta de la PA a un diurético tiazídico. No obstante, la actividad de renina plasmática explicó sólo el 4 % de la variabilidad global de la respuesta entre los pacientes (Suonsyrjä y cols., 2008).

▶ De igual modo, la actividad de renina plasmática explicó sólo el 4 % de la variabilidad entre sujetos tras 1 mes de monoterapia con hidroclorotiazida (HCTZ) en otro estudio de 197 afroamericanos y 190 sujetos de raza blanca con hipertensión (Turner y cols., 2001); además, las respuestas de cada sujeto no fueron predecibles en los que repitieron el protocolo.

En la práctica clínica general, la mayoría de los médicos estiman innecesaria la determinación sistemática del perfil de reninas para determinar el pronóstico o el tratamiento. Sin embargo, como se verá en los capítulos sucesivos, es frecuente usar el perfil de reninas para el diagnóstico de las formas secundarias con renina alta y baja en la hipertensión resistente al tratamiento médico.

Hipertensión inducida por angiotensina II y linfocitos T: una nueva hipótesis unificadora

Estudios con ratones indican que la hipertensión inducida por Ang II se debe a la activación selectiva de la NADPH oxidasa sólo en los vasos sanguíneos (Landmesser y cols., 2002), en los riñones (Dickhout y cols., 2002) y en el órgano subfornical cerebral (Zimmerman y cols., 2002). Al tratar de conciliar estos resultados contradictorios, Harrison y cols. buscaron una señal que se transmitiera por la sangre circulante como hipótesis unificadora y aportaron datos que indican que los linfocitos T, que también expresan los receptores AT1 y la NADPH oxidasa, tienen una función central en la génesis de la hipertensión, al menos en los ratones y posiblemente en el ser humano (Trott y Harrison, 2014).

De acuerdo con esta nueva teoría que se ilustra en la figura 3-33, la Ang II, la sal y el estrés crónico actúan sobre el SNC aumentando la actividad simpática. Los órganos circunventriculares, especialmente el órgano subfornical, están expuestos a la Ang II y el Na séricos porque están muy vascularizados y tienen una barrera hematoencefálica muy ligera y fácil de franquear. La Ang II y el Na activan la NADPH oxidasa e incrementan la cantidad de especies reactivas de oxígeno en el órgano subfornical, que dispara la actividad nerviosa simpática hacia varios tejidos y lechos vasculares, lo que produce una ligera elevación de la PA, o sea, prehipertensión. El mecanismo molecular mediante el cual la Ang II y otras señales aumentan el estrés oxidativo en el órgano subfornical implica tanto estrés del retículo endoplasmático (Young y cols., 2012) como activación de la isoforma cerebral de los canales de Na epiteliales (Osborn y cols., 2014). El aumento de la actividad nerviosa simpática también está dirigida hacia el bazo y los ganglios linfáticos, provocando la liberación de más linfocitos T hacia la circulación, e incrementa la producción renal de IL-6 y actúa sobre los receptores adrenérgicos de los linfoci-

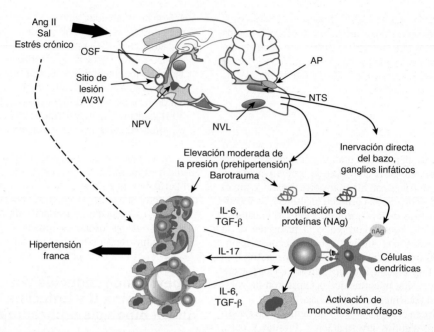

FIGURA 3-33 • Paradigma propuesto para la inflamación y la activación de células inmunitarias en la hipertensión. Estímulos como la angiotensina II (Ang II), la sal y el estrés crónico actúan sobre el SNC y aumentan la actividad simpática. Los órganos circunventriculares (OCV), incluido el órgano subfornical (OSF), la eminencia preóptica media del órgano vascular de la lámina terminal y el área postrema (AP) tienen una barrera hematoencefálica débil y responden a la Ang II circulante y al sodio. Estos estímulos aumentan la producción de especies reactivas de oxígeno (ERO), en los OCV, que proporcionan estímulos a los centros hipotalámicos, incluido el núcleo paraventricular (NPV). Las células de la microglia son activadas en este proceso y aumentan la actividad hacia los centros del tronco del encéfalo, incluido el núcleo ventrolateral (NVL) y el núcleo del tracto solitario (NTS). Éstos incrementan la actividad simpática, que produce una modesta elevación de la PA a niveles compatibles con prehipertensión. La activación simpática también incrementa la producción renal de IL-6 y actúa sobre los receptores de los linfocitos T adrenérgicos para modificar su polarización. Las elevaciones de la presión, las acciones directas y las catecolaminas y la Ang II activan la producción de ERO en el riñón y la vasculatura, aumentando la producción de quimiocina y la expresión de moléculas de adhesión. Los neoantígenos (NAg) se forman a partir de proteínas endógenas en el riñón y la vasculatura, presentadas por las células dendríticas y los linfocitos T. Los linfocitos T activados interactúan con los monocitos/macrófagos, promoviendo la transformación de los macrófagos, y estos leucocitos se acumulan en los riñones. La IL-6 y el TGF-β producidos en estos órganos ayudan directamente a la producción de IL-17 de los linfocitos T. La IL-17 y otras citocinas producidas por estas células promueven la producción de ERO en el músculo liso vascular y los riñones, que llevan a vasoconstricción, retención de sodio y finalmente hipertensión grave (tomada de Harrison DG, Marvar PJ, Titze JM. Vascular inflammatory cells in hypertension. *Front Physiol* 2012;3:128)

tos T, modificando su polarización. Los linfocitos T infiltran los riñones y los vasos sanguíneos. El mecanismo mediante el cual los linfocitos T se activan probablemente involucra una interacción con las células dendríticas, que presentan antígenos nuevos a los linfocitos T, lo que lleva a la producción de citocinas, incluida la IL-17 y el interferón γ, el cual promueve la retención de sodio, la vasoconstricción y el remodelado vascular que aceleran el proceso hipertensivo.

En otras palabras, se cree que la activación del SNC del estímulo vasoconstrictor simpático inicia el proceso hipertensivo, mientras que la activación de los linfocitos T en los vasos sanguíneos y los riñones convierte gradualmente la prehipertensión en hipertensión franca.

Evidencia experimental

Cada vez se dispone de más datos experimentales sobre la participación de los linfocitos T activados en la hipertensión, entre los que se incluyen los siguientes:

▶ La timectomía neonatal retrasa la aparición de la hipertensión en modelos de roedores (Khraibi y cols., 1987).
▶ El inmunosupresor selectivo de los linfocitos T, micofenolato de mofetilo, reduce la PA y atenúa el daño renal en ratas Dahl sensibles a la sal que reciben una dieta rica en sal (Tian y cols., 2007) y en aquellas ratas con hipertensión sensible a la sal inducida por isquemia renal aguda (Pechman y cols., 2008).
▶ Los ratones que carecen del gen activador de la recombinasa (ratones RAG1 –/–) no tienen linfocitos T y B, y su respuesta a la hipertensión provocada por Ang II o acetato de desoxicorticosterona (DOCA) y sal se ve atenuada (Guzik y cols., 2007). La transferencia de linfocitos T, pero no de linfocitos B, restaura plenamente la hipertensión.
▶ La mutación del gen *RAG1* mejora la hipertensión y el daño renal en las ratas Dahl sensibles a la sal (Mattson y cols., 2013).

▶ El antagonista del TNF-α bloquea la generación de especies reactivas de oxígeno en el territorio vascular y normaliza la PA en modelos murinos de hipertensión inducida por Ang II e hipertensión inducida por mineralocorticoides (Guzik y cols., 2007).

▶ Las lesiones del tercer ventrículo cerebral anterolateral, región que incluye el órgano subfornical, evita la activación de los linfocitos T inducida por la Ang II, la infiltración aórtica con linfocitos T y, por lo tanto, la hipertensión en ratones (Trott y Harrison, 2014). Estos datos indican que la Ang II no activa los linfocitos T directamente, sino indirectamente a través de la activación del flujo simpático central del bazo.

▶ Los ratones normales (silvestres) expuestos a 1 semana de estrés (restricción y cambios de jaulas) desarrollaron una activación de los linfocitos T y aumentaron la PA, mientras que los ratones Rag-1 con desactivación génica, o sea, deficientes en linfocitos T, no lo hicieron (hasta que se les transfieren linfocitos T adoptivos), lo que indica el papel crucial del SNC en la orquestación de la respuesta de los linfocitos T que producen hipertensión (Trott y Harrison, 2014).

▶ Los linfocitos T más implicados en esta hipertensión experimental se llaman *células Th 17*, una subpoblación que produce IL-17; los ratones sin IL-17 muestran una respuesta hipertensiva breve a una infusión de Ang II (Trott y Harrison, 2014).

▶ Los linfocitos T requieren dos señales para su activación: 1) la interacción del receptor de linfocitos T con un antígeno, y 2) la estimulación de moléculas coestimuladoras como CD28 sobre los linfocitos T mediante ligandos sobre las células presentadoras de antígenos. La hipertensión inducida por Ang II y por DOCA/sal en ratones se anula cuando se interrumpe tal coestimulación (Trott y Harrison, 2014).

Evidencia traslacional en pacientes

La evidencia traslacional, aunque atractiva, aún es circunstancial:

▶ En pacientes con sida, la PA es baja antes del tratamiento y aumenta conforme se eleva el recuento de linfocitos T con la terapia antirretroviral de gran actividad (Seaberg y cols., 2005). No pueden excluirse los efectos de confusión del peso corporal y de la salud en general en este estudio de 5578 hombres.

▶ Los pacientes con artritis reumatoide, psoriasis y otras colagenopatías inflamatorias tienen tasas muy altas de hipertensión (Panoulas y cols., 2008). Aunque el riesgo de hipertensión aumenta cuanto más grave es la enfermedad inflamatoria (Neimann y cols., 2006), el tratamiento con esteroides también contribuye (Panoulas y cols., 2007).

▶ Recientemente se han hallado linfocitos T CD8[+] proinflamatorios en pacientes con hipertensión primaria (Youn y cols., 2013). Estas células muestran una pérdida de CD28 y producen TNF-α y otras citocinas.

▶ Algunos estudios piloto sugieren que el micofenolato de mofetilo puede beneficiar la hipertensión en pacientes con enfermedad del colágeno vascular (Herrera y cols., 2006). En este estudio no controlado de ocho pacientes con psoriasis o artritis reumatoide e hipertensión estadio 1 no complicada, la PA clínica promedio cae de 152/92 a 137/83 mm Hg después de 3 meses de micofenolato de mofetilo y luego regresa a los niveles pretratamiento una vez suspendido. Los cambios en la PA imitan los cambios en la excreción urinaria de TNF-α. Se requiere un ensayo adecuado para sacar conclusiones mecanicistas.

Claramente, el reto será trasladar este convincente cuerpo de investigación inmunitaria preclínica para beneficiar a los pacientes al descubrir nuevos tratamientos que puedan interrumpir el inicio y la progresión de la hipertensión. Implicar la activación de los linfocitos T como causa de la hipertensión primaria puede parecer contraintuitivo porque muchos otros antiinflamatorios (incluidos los AINE, la prednisona y la ciclosporina) a menudo causan hipertensión, como se analizará en el capítulo 14. En las dosis farmacológicas estándares, estos agentes provocan retención renal de sodio y vasoconstricción por muchos otros mecanismos.

La activación de linfocitos T puede ser importante de manera particular en la hipertensión asociada con obesidad, que se analiza a continuación, seguida por una consideración de algunos trastornos médicos que también se asocian con una alta incidencia de hipertensión.

HIPERTENSIÓN ASOCIADA CON LA OBESIDAD, EL SÍNDROME METABÓLICO Y LA DIABETES TIPO 2

El primero de estos procesos clínicos y el más importante es la tríada de obesidad, síndrome metabólico y diabetes tipo 2. La hipertensión forma parte de la obesidad epidémica, que está aumentando a una velocidad meteórica, sobre todo en la gente joven (Flynn, 2013) (v. cap. 16). Antes de analizar los mecanismos que causan la hipertensión asociada con la obesidad, conviene realizar algunos análisis a modo de introducción.

Obesidad epidémica

En los últimos 20 años se ha observado un drástico incremento de la obesidad y la diabetes tipo 2, tanto en países industrializados como en países en desarrollo. Estas son algunas de las estadísticas más alarmantes:

▶ Dos tercios de la población adulta estadounidense tienen sobrepeso (IMC > 25), el 32 % son obesos (IMC > 30); entre estos últimos, el 5 % son muy obesos (IMC > 40) (Grundy, 2008).

- Entre los niños de Estados Unidos, la prevalencia de la obesidad (definida como un IMC mayor del percentil 95) ha aumentado desde el 5 % en 1970 hasta el 17 % en 2004 (Barlow, 2007). Actualmente, se estima que 13 millones de niños estadounidenses son obesos (DeMarco y cols., 2014).
- La obesidad se asocia con una menor esperanza de vida, tanto en modelos de roedores como en el ser humano. Entre los no fumadores, la obesidad acorta la esperanza de vida en 5,8 años en los varones y en 7,1 años en las mujeres (Peters y cols., 2003).

La obesidad epidémica como interacción genes-entorno

La reciente epidemia de obesidad se atribuye a la cultura moderna de comida rápida y un estilo de vida sedentario. En palabras de Esler (2008), el aumento de la obesidad infantil se debe a las "papas fritas (*chips*) y a los chips informáticos". La introducción del jarabe de maíz con alta fructosa en las comidas procesadas tiene una importancia particular (Rivard y cols., 2013). Por lo tanto, la modificación del estilo de vida con dieta y ejercicio se considera el pilar del tratamiento (Harsha y Bray, 2008), aunque la recidiva es prácticamente universal y, según Mark (2008), "el tratamiento dietético de la obesidad es un rey sin ropa".

Hay factores tanto genéticos como biológicos que contribuyen a la dificultad universal de mantener una dieta baja en calorías (Mark, 2008). En tanto, la pérdida de peso activa mecanismos compensadores poderosos que estimulan el apetito y enlentecen el metabolismo. Por otro lado, en estudios de gemelos y adopciones se demuestra que el IMC es un rasgo altamente heredable y que la propensión o resistencia genética al aumento de peso es muy variable, sobre todo en nuestro entorno moderno tóxico.

Asociación con la hipertensión

Al analizar las diferencias entre poblaciones, la prevalencia de la hipertensión se asocia con el IMC, como se muestra en la diáspora africana: a pesar de los genes ancestrales comunes, la hipertensión está presente sólo en el 10 % de los africanos que viven en zonas rurales de Camerún, donde el IMC promedio es de 22, en el 25 % de los jamaicanos, que tienen un IMC promedio de 25, pero en el 40 % de los afroamericanos en Illinois, con un 35 de IMC promedio (fig. 3-34) (Cooper y cols., 1997). El aumento de peso, incluso hasta valores que no son considerados como problemáticos, aumenta la incidencia de hipertensión. Según los cálculos de los investigadores del *Framingham Heart Study*, el 70 % de la hipertensión observada en los varones y el 61 % de la medida en las mujeres son directamente atribuibles al exceso de adiposidad; cada 5 kg de aumento de peso se asociaron con una elevación promedio de 4,5 mm Hg en la PA sistólica (Kannel y cols., 1993).

Además, la obesidad se acompaña de una mayor incidencia de desenlaces asociados con la hipertensión, como el ictus (Jood y cols., 2004), la coronariopatía (Widlansky y cols., 2004), la insuficiencia cardíaca (Kenchaiah y cols., 2002) y la miocardiopatía (Pilz y cols., 2004).

Mecanismos de la hipertensión asociada con la obesidad

El patrón hemodinámico de la hipertensión asociada con la obesidad es: expansión de volumen, aumento del gasto cardíaco y resistencia vascular sistémica que no disminuye lo suficiente como para equilibrar el gasto cardíaco más alto (Esler y cols., 2006).

Los datos de observaciones en animales y seres humanos respaldan un gran número de mecanismos

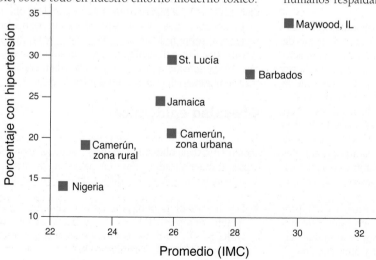

FIGURA 3-34 • Prevalencia de la hipertensión ajustada según edad y sexo en siete poblaciones originarias de África occidental (modificada de Cooper R, Rotimi C, Ataman S, et al. The prevalence of hypertension in seven populations of West African origin. *Am J Public Health* 1997;87:160–168)

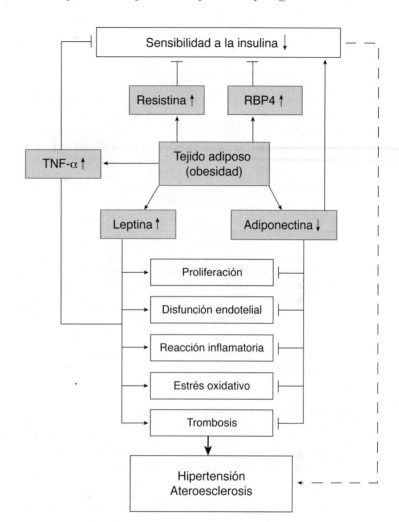

FIGURA 3-35 • Las adipocitocinas interactúan de manera compleja para regular la función vascular y, en último término, la aparición de enfermedades cardiovasculares (de Katagiri H, Yamada T, Oka Y. Adiposity and cardiovascular disorders: Disturbance of the regulatory system consisting of humoral and neuronal signals. *Circ Res* 2007; 101:27–39)

(fig. 3-35) (DeMarco y cols., 2014; Katagiri y cols., 2007). Una lista parcial incluye:

▶ Hiperactividad nerviosa simpática (Esler y cols., 2014).

▶ Resistencia selectiva a leptina (Correia y Haynes, 2004; Yang y Barouch, 2007).

▶ Adipocinas, como la leptina, los ácidos grasos libres, la Ang II (Katagiri y cols., 2007).

▶ La dipeptidil peptidasa 4, la cual no sólo degrada incretinas (hormonas intestinales), sino que también está implicada en la regulación del músculo liso vascular y la coestimulación de los linfocitos T (Zhong y cols., 2013).

▶ Hiperactividad del SRAA, especies reactivas de oxígeno y deficiencia de NO (Katagiri y cols., 2007) con activación de linfocitos T (Wu y cols., 2007).

▶ Hiperactividad de la vía de endocannabinoides (Grassi y cols., 2008b).

Como se ilustra en la figura 3-36, el tejido adiposo visceral parece asociar la obesidad con la hipertensión y la ateroesclerosis. El tejido adiposo ya no se considera una mera reserva energética pasiva. Los adipocitos producen una gran cantidad de sustancias biológicamente activas conocidas como *adipocinas* (Katagiri y cols., 2007), muchas de las cuales parecen ser prohipertensivas, como la leptina, el angiotensinógeno, la resistina, la proteína de unión al retinol (RBP4), el inhibidor 1 del activador del plasminógeno (PAI-1), el factor de necrosis tumoral (TNF-α), los ácidos grasos, los esteroides sexuales y los factores de crecimiento. Otros, como la adiponectina, se consideran antihipertensivos. Se cree que las adipocinas prohipertensivas/proateroescleróticas deterioran la salud vascular a través de varios mecanismos, como la proliferación del músculo liso vascular, la inflamación, el estrés oxidativo, la disfunción endotelial y, por último, la trombosis.

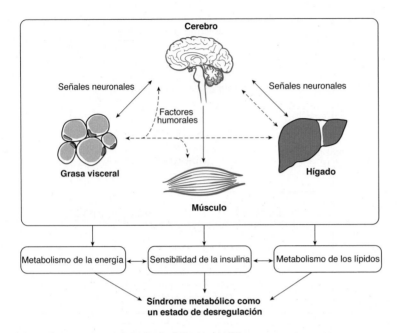

FIGURA 3-36 • Propuesta sobre las comunicaciones existentes entre órganos y tejidos a través de las vías humorales y neuronales implicadas en el síndrome metabólico (de Katagiri H, Yamada T, Oka Y. Adiposity and cardiovascular disorders: Disturbance of the regulatory system consisting of humoral and neuronal signals. *Circ Res* 2007;101:27–39)

Mecanismos neurales de la hipertensión asociada con la obesidad

La hiperactividad simpática es uno de los mecanismos más importantes, quizá el más, de los que asocian la obesidad con la hipertensión y con la lesión orgánica que origina (Mancia y cols., 2007). La actividad nerviosa simpática-muscular (ANSM) es mayor en sujetos normotensos obesos que en normotensos delgados, y aún mayor en hipertensos obesos (Lambert y cols., 2007). Parece que, al incrementarse el peso, el aumento de la actividad nerviosa simpática es un mecanismo compensador que pretende quemar la grasa, pero a expensas de la activación simpática en tejidos que regulan la PA, como el riñón y el músculo liso vascular (v. fig. 3-36) (Landsberg, 2006).

No obstante, esta atractiva teoría teleológica, propuesta por Landsberg (2006), ha sido puesta en duda: el bloqueo ganglionar causa un descenso mayor de la PA en hipertensos obesos que en hipertensos delgados pero, sorprendentemente, tiene un efecto menor en el gasto energético en reposo (Shibao y cols., 2007). Así, la evidencia que demuestra la contribución simpática a la hipertensión asociada con la obesidad es consistente, pero aún no tenemos el cuadro completo.

Varios factores pueden activar el sistema nervioso simpático en los sujetos obesos: 1) la apnea obstructiva del sueño, que provoca hipoxia recurrente y activa los quimiorreceptores del corpúsculo carotídeo que, a su vez, incrementan en forma refleja la actividad simpática (Biaggioni, 2007); 2) la acumulación de grasa en el hígado, que activa los aferentes sensitivos hepáticos y, en consecuencia, incrementa en forma refleja la actividad nerviosa simpática (Katagiri y cols., 2007); y 3) la sobrealimentación de los adipocitos, que liberan adipo-

cinas que atraviesan la barrera hematoencefálica y activan la actividad nerviosa simpática a través de mecanismos centrales (Katagiri y cols., 2007).

La apnea obstructiva del sueño como causa de la hipertensión neurógena

La apnea obstructiva del sueño, como se verá en el capítulo 14, es frecuente en las personas obesas y se considera una causa importante de hipertensión y cardiopatía hipertensiva (Biaggioni, 2007). En la apnea obstructiva del sueño se producen episodios repetidos de desaturación arterial durante el sueño que desencadenan cambios importantes en la ANSM y la PA (Narkiewicz y cols., 2005). En la apnea obstructiva del sueño parece producirse un reajuste de los quimiorreflejos que provoca una activación simpática sostenida, incluso durante las horas de vigilia.

En los pacientes con apnea obstructiva del sueño las concentraciones elevadas de catecolaminas en plasma y orina pueden simular las que se observan en el feocromocitoma, como se analizará en el capítulo 12.

Si la apnea obstructiva del sueño es una causa frecuente de hipertensión neurógena, ¿por qué la presión positiva continua en las vías respiratorias (CPAP), el mejor tratamiento disponible para la apnea obstructiva del sueño, tiene un efecto tan decepcionante como tratamiento antihipertensivo? Un metaanálisis reciente (Montesi y cols., 2012) que incluyó a 1948 pacientes en 28 ensayos ha confirmado tres metaanálisis previos (Alajmi y cols., 2007; Bazzano y cols., 2007; Haentjens y cols., 2007) que demostraron que la CPAP sólo reduce la PA en el consultorio aproximadamente 3/2 mm Hg. Un ensayo reciente de 194 pacientes mostró efectos similares de la CPAP sobre la PA ambulatoria de 24 horas con un beneficio un poco mayor sobre la PA nocturna al convertir a algunos pacientes del grupo sin descenso nocturno al patrón de descenso nocturno (Martínez-García y cols., 2013).

La apnea obstructiva del sueño no sólo es un estado hiperadrenérgico, sino que también es un estado de hiperaldosteronismo (Gonzaga y cols., 2010; Pimenta y cols., 2013; Sim y cols., 2011). La excesiva estimulación de los receptores de mineralocorticoides en el tronco encefálico aumenta la actividad nerviosa simpática en animales (DeMarco y cols., 2014). Estudios piloto en pacientes con hipertensión no controlada sugieren que la reducción del retorno venoso con presión positiva en la mitad inferior del cuerpo puede reducir el área transversal de la vía aérea superior y la circunferencia del cuello (Friedman y cols., 2013) y que la terapia intensa con diuréticos puede reducir el intercambio de líquidos nocturno rostral y la apnea obstructiva del sueño (Kasai y cols., 2014). Se requieren más ensayos clínicos para determinar si la mejoría de la apnea obstructiva del sueño normaliza la hiperactividad simpática y mejora la PA.

La hipertensión asociada con la obesidad como variante de la hipertensión neurógena

En ausencia de apnea obstructiva del sueño, la hipertensión asociada con la obesidad se acompaña de un patrón muy característico de activación simpática, cualitativamente diferente del que se observa en los sujetos hipertensos delgados.

La activación simpática en pacientes obesos hipertensos y no obesos se dirige a los riñones y el músculo esquelético (Esler y cols., 2006). En pacientes hipertensos no obesos se dirige, además, al corazón, lo que podría contribuir con la hipertrofia ventricular izquierda y las arritmias ventriculares. Sin embargo, en pacientes obesos, de alguna manera, no se produce esta activación simpática en el corazón (Esler y cols., 2006). Por lo tanto, el trabajo de Esler, Lambert y cols. involucra la participación de los nervios simpáticos cardíacos en la hipertrofia cardíaca por sobrecarga de presión, es decir, en la hipertrofia ventricular izquierda asociada con la hipertensión, pero no en el remodelado e hipertrofia del corazón asociados con la obesidad.

Además, Lambert y cols. (2007) determinaron que la hipertensión en pacientes no obesos se asocia con un aumento de la tasa de descarga de axones individuales que ya estaban activos. Por el contrario, la obesidad aumenta la ANSM reclutando fibras previamente inactivas sin incrementar la tasa de descarga. Los circuitos nerviosos centrales que rigen la ANSM posganglionar pueden estar modulados por la frecuencia en los sujetos hipertensos delgados, pero estarlo por la amplitud en la hipertensión asociada con la obesidad, como si los cerebros estuvieran sintonizados en "FM" o en "AM".

Más evidencia de la diferencia de mecanismos de la hipertensión en personas delgadas y obesas proviene de una fuente improbable, específicamente de un análisis *post hoc* del ensayo *Avoiding Cardiovascular Events through Combination Therapy in Patients Living with Systolic Hypertension* (ACCOMPLISH) (Weber y cols., 2013). En hipertensos obesos, los resultados cardiovasculares fueron comparables con la combinación IECA/bloqueantes de los canales de calcio y con la combinación IECA/tiazidas, mientras que, en los hipertensos delgados, los resultados cardiovasculares fueron mejores con los IECA/bloqueantes de los canales de calcio. Se cree que los diuréticos causaron una mayor activación neurohormonal compensatoria en los hipertensos delgados.

Como se ilustra en la figura 3-36 (Katagiri y cols., 2007), otros mecanismos neurohormonales implicados en la hipertensión asociada con la obesidad son: 1) las señales nerviosas aferentes procedentes del hígado, y 2) las adipocinas, es decir, las señales hormonales procedentes de los adipocitos.

Señales nerviosas aferentes del hígado

En modelos de roedores, si aumentan las concentraciones de glucosa o ácidos grasos libres en la vena porta, se incrementa la descarga de aferentes sensitivos que se proyectan hacia el SNC a través del nervio vago y desencadenan la activación simpática refleja (Katagiri y cols., 2007). En casos de obesidad, la acumulación de grasa en el hígado puede enviar señales hacia el cerebro sobre el exceso de energía almacenada y provocar incrementos reflejos de la actividad nerviosa simpática que eleva el gasto energético y la lipólisis pero que, a la vez, contribuye a la hipertensión (Katagiri y cols., 2007). Esta versión revisada de la hipótesis de Landsberg no se ha estudiado directamente en el ser humano. En contraste, gran parte del trabajo llevado a cabo recientemente sugiere la participación de las adipocinas en la relación de la obesidad, en especial la obesidad abdominal, con la hipertensión, la ateroesclerosis y la diabetes tipo 2.

Adipocinas

El trabajo se ha centrado principalmente en dos adipocinas: la leptina, que incrementa el IMC y que parece contribuir a la hipertensión relacionada con la obesidad; y la adiponectina, que disminuye cuando aumenta el IMC y parece tener un efecto protector.

LEPTINA

La *leptina*, una proteína de 16 kDa que procede principalmente de los adipocitos, actúa sobre el hipotálamo y regula el metabolismo energético mediante la disminución del apetito y el aumento del gasto energético a través de la estimulación simpática de muchos tejidos. En los modelos de obesidad en roedores, la leptina pierde su capacidad de suprimir el apetito, pero mantiene su capacidad de incrementar la actividad nerviosa simpática (en particular hacia el riñón), en lo que se ha denominado *resistencia selectiva a la leptina* (Mark y cols., 2013; Mark y cols., 2004). Recientemente se ha demostrado que una infusión i.v. de leptina causa un aumento agudo, aunque modesto, en la ANSM en sujetos sanos de peso normal (Machleidt y cols., 2013).

La leptina también puede contribuir a la hipertensión de la obesidad al inducir la proliferación de células del músculo liso, la inflamación y el estrés oxidativo (DeMarco y cols., 2014). La leptina puede estimular la liberación de NO y provocar vasodilatación dependiente del endotelio, un mecanismo protector que puede perderse con la obesidad, un estado de inflamación y estrés oxidativo).

Adiponectina

La *adiponectina* es la proteína producida de forma más abundante por los adipocitos. Sus concentraciones plasmáticas son normalmente elevadas (3-30 mg/ml) y se asocian inversamente con el IMC (DeMarco y cols., 2014). Esta relación inversa es más potente en el tejido adiposo visceral que en el subcutáneo. Las concentraciones de adiponectina son normales en sujetos obesos "sanos" que no tienen hipertensión ni diabetes (Aguilar-Salinas y cols., 2008). Los obesos con concentraciones normales de adiponectina pueden estar protegidos frente a la disfunción endotelial, el remodelado vascular y la ateroesclerosis. La presencia de hipertensión se asocia con concentraciones menores de adiponectina en plasma (Shankar y cols., 2008).

Hiperactividad del SRAA y activación de los linfocitos T en el tejido adiposo

A pesar de la sobrecarga de volumen, que normalmente suprimiría el SRAA, todos los componentes de dicho sistema suelen estar aumentados en los pacientes obesos (Engeli y cols., 2005), más aún cuando la obesidad se acompaña de hipertensión (Dall'Asta y cols., 2009). La hipertensión relacionada con la obesidad es una hipertensión con renina alta (Umemura y cols., 1997). Lógicamente, la actividad nerviosa simpática-renal puede estar provocando la producción de renina en las células yuxtaglomerulares.

En los modelos de hipertensión inducida por Ang II en ratones, la grasa perivascular (pero no el músculo liso vascular propiamente) está invadida por linfocitos T activados, lo que demuestra una afinidad selectiva por los adipocitos (Guzik y cols., 2007). El tejido adiposo visceral también está invadido con linfocitos T activados en la obesidad inducida por la dieta, tanto en ratones como en el hombre (Wu y cols., 2007). En los pacientes obesos, la activación de las vías simpáticas, el SRAA, las citocinas inflamatorias y los linfocitos T pueden establecer una tormenta perfecta para la hipertensión (Harrison y cols., 2008).

Síndrome metabólico

La obesidad abdominal (en la parte superior del cuerpo) es peor que la subcutánea (parte inferior), desde el punto de vista tanto metabólico como cardiovascular. Esta diferencia ya la observó Jean Vague (1956), de hecho, en 1947, pero en una publicación francesa a la que se prestó poca atención, y ha sido tan bien confirmada, que el aumento del perímetro de la cintura es un componente principal del síndrome metabólico (Grundy, 2008).

El diagnóstico del síndrome metabólico requiere tres o más de los cinco componentes que se mencionan en el cuadro 3-5. Las afecciones asociadas con el síndrome incluyen hígado graso, litiasis biliar de colesterol, gota, depresión, apnea obstructiva del sueño y síndrome del ovario poliquístico. El síndrome metabólico también implica un riesgo dos veces mayor de ECV ateroesclerótica y cinco veces mayor de diabetes tipo 2 (Grundy, 2012); incrementa el riesgo de coronariopatía, de ictus y de mortalidad cardiovascular, más allá del que representarían los componentes individuales del síndrome, como lo es la hipertensión.

El síndrome metabólico es una pandemia mundial que afecta al 20-30 % de los adultos en la mayoría de los países occidentales, incluido Estados Unidos (Grundy, 2008).

Mecanismos

Como se ve en la figura 3-37, el exceso de grasa corporal es el principal factor desencadenante del síndrome metabólico, aunque son necesarios otros factores de susceptibilidad, tanto genéticos como ambientales, para su expresión completa (Grundy, 2007). El síndrome avanzado consiste en un estado

---

CUADRO 3-5

Criterios diagnósticos para el síndrome metabólico

Tres o más de las cinco características siguientes:

1. Perímetro abdominal, ≥ 102 cm en varones o ≥ 88 cm en mujeres
2. Triglicéridos, ≥ 150 mg/dl
3. c-HDL, < 40 mg/dl en varones o < 50 mg/dl en mujeres
4. Presión arterial, ≥ 130/85 mm Hg
5. Glucemia basal, ≥ 100 mg/dl (incluida la diabetes)

Modificado de Grundy SM. Metabolic syndrome pandemic. *Arterioscler Thromb Vasc Biol* 2008;28:629–636

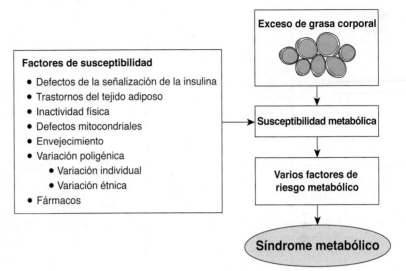

Factores de susceptibilidad

- Defectos de la señalización de la insulina
- Trastornos del tejido adiposo
- Inactividad física
- Defectos mitocondriales
- Envejecimiento
- Variación poligénica
    - Variación individual
    - Variación étnica
- Fármacos

Exceso de grasa corporal → Susceptibilidad metabólica → Varios factores de riesgo metabólico → **Síndrome metabólico**

FIGURA 3-37 • Esquema propuesto para la patogenia del síndrome metabólico. Para presentar los muchos factores de riesgo metabólico que componen el síndrome, se debe combinar el exceso de grasa corporal con la susceptibilidad metabólica que, a menudo, se manifiesta a través de resistencia a la insulina. Hay muchas influencias adversas que contribuyen a la susceptibilidad metabólica (de Grundy SM. Metabolic syndrome: A multiplex cardiovascular risk factor. *J Clin Endocrinol Metab* 2007;92:399–404)

proinflamatorio y protrombótico que provoca disfunción endotelial, intolerancia a la glucosa, hipertensión y ateroesclerosis. También es un estado prediabético que aumenta el riesgo de diabetes franca con sus complicaciones tanto microvasculares como macrovasculares (Grundy, 2012). Los mecanismos patogénicos incluyen adipocinas, moléculas de adhesión, mediadores inflamatorios, hiperactividad del SRAA y del sistema nervioso simpático e hiperactividad del sistema endocannabinoide.

Diabetes

Prevalencia

La obesidad epidémica está acompañada de una epidemia paralela de diabetes mellitus tipo 2 (Selvin y cols., 2014). Más de 21 millones de adultos estadounidenses (10 % de la población adulta) tienen diabetes tipo 2, que no está diagnosticada en un tercio de los casos, y otro 12 % de la población adulta tiene prediabetes (Selvin y cols., 2014). La diabetes tipo 2 es un equivalente de riesgo coronario y se ha convertido en la causa número uno de nefropatía terminal (Almdal y cols., 2004). En Estados Unidos, el riesgo de presentar diabetes de por vida en las personas nacidas en 2000 es de alrededor del 33 % para los varones y del 39 % para las mujeres (Narayan y cols., 2003). Si se les diagnostica a los 40 años de edad, los varones diabéticos perderán 11,6 años de vida, y las mujeres 14,3 años. Se calcula que, para el 2030, 366 millones de personas en todo el mundo tendrán diabetes (Wild y cols., 2004).

Asociación con la hipertensión

La diabetes y la hipertensión coexisten de manera habitual, con mucha mayor frecuencia de la que predeciría el azar. Como la diabetes es tan prevalente en la población hipertensa y acelera la lesión orgánica, debe evaluarse a todos los pacientes con hipertensión para descartar la presencia de dicha enfermedad (Norris y cols., 2008).

En palabras de los colaboradores de *Global Burden of Metabolic Risk Factor for Chronic Disease Collaborators* (The Global Burden of Metabolic Risk Factors for Chronic Diseases Collaboration, 2014):

La característica sobresaliente de la enfermedad cardiometabólica y los factores de riesgo epidémico a comienzos del siglo XXI son la presión arterial y el aumento de los efectos de la obesidad y la diabetes. La carga de la mortalidad de los factores de riesgo cardiometabólico ha cambiado de los países de altos ingresos a los de ingresos bajos y medios. La reducción del riesgo cardiometabólico a través de intervenciones en la dieta, del comportamiento y farmacológicas debe ser una parte de la respuesta global a enfermedades no comunicables.

En el año 2010, la PA era el principal factor de riesgo para muertes debido a ECV, nefropatía crónica y diabetes en la región, causando más del 40 % de las muertes en todo el mundo; el IMC y la glucosa elevados fueron responsables del 15 % de las muertes, y el colesterol alto de más del 10 %. Una vez tomada en cuenta la multicausalidad, el 63 % (10,8 millones) de las muertes por estas enfermedades en 2010 fueron atribuibles a los efectos combinados de estos cuatro factores de riesgo metabólico (The Global Burden of Metabolic Risk Factors for Chronic Diseases Collaboration, 2014).

Mecanismos

Los mismos mecanismos patógenos que subyacen el síndrome metabólico parecen explicar la asociación entre hipertensión y diabetes.

Las consecuencias de la coexistencia de diabetes e hipertensión se estudian en el capítulo 4 y el tratamiento del hipertenso diabético, en el capítulo 7. Los problemas especiales de la nefropatía diabética se describen en el capítulo 9.

Problemas de las teorías actuales y observaciones aún no explicadas

Aún falta conocer algunos eslabones en la cadena que vincula la hipertensión con la obesidad y con otros componentes del síndrome metabólico. Las teorías actuales no explican plenamente algunas observaciones clínicamente importantes:

▶ *El síndrome metabólico varía según la raza o el grupo étnico.* Entre los afroamericanos, la hipertensión predomina, pero las concentraciones séricas de triglicéridos son menores que en los sujetos de otras razas, y el riesgo de esteatosis hepática es bajo (Walker y cols., 2012). En contraste, entre los americanos de origen mexicano predomina la diabetes y el riesgo de esteatosis hepática es mucho mayor, pero el riesgo de hipertensión es desproporcionadamente bajo para las elevadas tasas de obesidad (Szczepaniak y cols., 2012). De forma similar, los nativos americanos presentan tasas elevadas de diabetes y litiasis biliar relacionadas con obesidad, pero tasas bajas de hipertensión y coronariopatía (Saad y cols., 1991). Los valores de ANSM no se monitorizan con el IMC ni en los indios pima (Spraul y cols., 1993) ni en los varones afroamericanos en quienes los niveles de ANSM son elevados (Abate y cols., 2001; Spraul y cols., 1993), incluso después de perder una gran cantidad de peso (Abbas y cols., 2010; Spraul y cols., 1993). Estas susceptibilidades diferentes se asocian, en parte, con genes ancestrales (Romeo y cols., 2008).

▶ *La pérdida de peso, ya sea mediante dieta, fármacos o cirugía, suele producir una mejoría de la PA proporcionalmente menor que la de la tolerancia a la glucosa, los triglicéridos séricos y otros componentes del síndrome metabólico.* Los efectos de la cirugía bariátrica están particularmente desproporcionados (Mark, 2008; Spraul y cols., 1993). Como único tratamiento eficaz de la obesidad grave, la cirugía bariátrica produce una pérdida de peso sostenida pero, inexplicablemente, presenta un efecto a largo plazo mucho mayor en la diabetes y la dislipidemia que en la hipertensión. En un estudio prospectivo importante de cirugía bariátrica se siguió a 1700

pacientes, la mayoría de los cuales pesaba 20 kg menos 10 años después. A pesar de los beneficios importantes y mantenidos sobre la tolerancia a la glucosa, los triglicéridos y la diabetes incidente, dichos beneficios sobre la PA y el riesgo de hipertensión fueron menores y de corta duración (fig. 3-38) (Mark, 2008; Sjostrom y cols., 2000; Sjostrom y cols., 2004). Entre 8 y 10 años después de la cirugía bariátrica no había efectos detectables sobre la PA o la hipertensión incidente. Algunos ensayos grandes recientes apoyan la conclusión de que, con todas las formas de cirugía bariátrica, los beneficios sobre la PA son poco impresionantes dada la enorme reducción de peso, sobre todo cuando se comparan con los grandes y consistentes beneficios sobre el metabolismo de la glucosa (Courcoulas y cols., 2013; Ikramuddin y cols., 2013; Schauer y cols., 2012). Un estudio piloto indicó que la cirugía bariátrica da lugar a una reducción sustancial de la ANSM (Seravalle y cols., 2014); pero de nuevo, la magnitud de la reducción fue mucho menor que la informada con una pérdida de peso mucho más pequeña inducida por la dieta (Mark y cols., 2014). Tal vez el peso corporal está sobreestimado como factor relacionado con la PA, o quizá la pérdida de peso obtenida con procedimientos quirúrgicos activa mecanismos presores compensadores.

Prevención de la hipertensión debida a la obesidad

Las modificaciones del estilo de vida y el tratamiento farmacológico de la hipertensión debida a la obesidad serán abordados en los capítulos 6 y 7, respectivamente. Sin embargo, debido a su importancia, parecen adecuados algunos comentarios acerca de la necesidad y de los posibles métodos de prevención de la obesidad.

Como ya se ha señalado en este capítulo, el problema de la obesidad y la hipertensión relacionada con la obesidad comienza en la infancia temprana (Flynn y cols., 2013). Algunos grupos demográficos particulares están afectados de forma desproporcionada: el 24 % de las niñas afroamericanas y el 22 % de los niños americanos de origen mexicano son obesos (Barlow, 2007). La obesidad también está aumentando rápidamente entre los niños nativos americanos y los americanos de origen asiático. En general, la obesidad es más frecuente entre las minorías de nivel socioeconómico bajo que habitan en zonas urbanas y que no se pueden permitir acceder a los alimentos saludables y a patios de recreo seguros. Los niños obesos tienen más probabilidades que los niños de peso normal de ser adultos obesos y de sufrir hipertensión, diabetes y coronariopatía. Es por ello que la prevención tiene que comenzar en la lactancia y en la infancia.

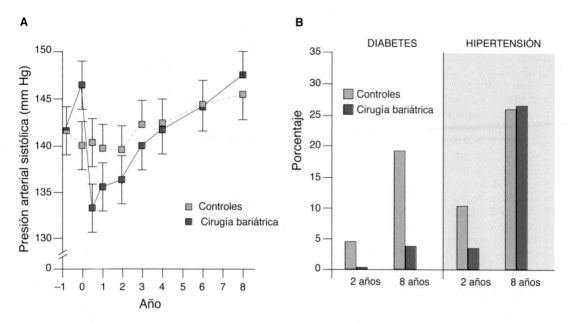

FIGURA 3-38 • Los datos del *Swedish Obesity Study* muestran un efecto diferencial a largo plazo de la cirugía bariátrica en la diabetes y la hipertensión. La presión arterial disminuyó inicialmente después de la cirugía bariátrica, pero volvió a los valores de control después de 6-8 años, a pesar de un descenso persistente sustancial del peso corporal **(A)**. Además, aunque la cirugía bariátrica se acompañó de un descenso persistente de la incidencia e intensidad de la diabetes y la dislipidemia, la incidencia a 8-10 años de hipertensión no fue diferente entre los grupos de cirugía y control **(B)** (de Mark AL. Dietary therapy for obesity. An emperor with no clothes. *Hypertension* 2008;51:1426–1434; adaptado de Sjostrom L, Lindroos AK, Peltonen M, et al. Lifestyle, diabetes, and cardiovascular risk factors 10 years after bariatric surgery. *N Engl J Med* 2004;351:2683–2693; y Sjostrom CD, Peltonen M, Wedel H, et al. Differentiated long-term effects of intentional weight loss on diabetes and hypertension. *Hypertension* 2000;36:20–25)

CUADRO 3-6

Un abordaje sensato para la prevención y el tratamiento de la obesidad en los niños

Hogar	Dedicar tiempo para
	  Comidas sanas
	  Actividad física
	Limitar el tiempo para ver la televisión y jugar videojuegos

Escuela	Hacer la educación física como obligatoria Establecer normas más estrictas para los programas de alimentación escolar Eliminar los alimentos poco saludables (p. ej., refrescos y dulces) de las máquinas de venta Proporcionar refrigerios sanos mediante puestos y máquinas de venta
Diseño urbano	Proteger los espacios abiertos Construir pavimentos (paseos), vías para bicicletas, parques, campos de juego y zonas peatonales
Atención sanitaria	Mejorar la cobertura de los seguros para un tratamiento eficaz de la obesidad
Mercadeo y medios	Considerar la implantación de un impuesto sobre las comidas rápidas y los refrescos Subvencionar los alimentos nutritivos, p. ej., frutas y verduras Exigir el etiquetado nutrimental en los envases de las comidas rápidas Prohibir los anuncios y la promoción comercial dirigidos a los niños Aumentar los fondos para las campañas de salud pública dirigidas a prevenir la obesidad
Políticas	Regular las contribuciones a los políticos por parte de la industria alimentaria

Modificado de Ebbeling, et al. (2002)

Ante el escaso éxito de la terapia conductual individual, será necesario introducir cambios globales en la sociedad (cuadro 3-6). Probablemente se necesiten las mismas estrategias agresivas y múltiples utilizadas en la lucha contra el tabaco para obligar a las grandes multinacionales responsables de fomentar el consumo de alimentos ricos en energía a un público complaciente, sobre todo niños. Hasta que esta campaña funcione, si es que lo hace, sólo el aumento de la actividad física diaria puede tener un efecto importante en la prevención de la obesidad y sus consecuencias metabólicas negativas (Blair y Church, 2004). Quizá podamos subir andando ese tramo de escaleras, o mejor aún, seguir las recomendaciones de la AHA/ACC sobre el manejo del estilo de vida para reducir el riesgo cardiovascular (Eckel y cols., 2014) como un ejemplo para nuestros pacientes.

ÁCIDO ÚRICO E HIPERTENSIÓN

La evidencia cada vez mayor de un papel causal del ácido úrico y la xantinooxidasa en la hipertensión primaria es impresionante, aunque aún no es concluyente y tampoco apoya el uso del inhibidor de la xantinooxidasa alopurinol para reducir el riesgo de desarrollar hipertensión en personas jóvenes con hiperuricemia asintomática (Gois y Souza, 2013).

Evidencia

Cada vez se conoce mejor el posible papel del ácido úrico como causa de la hipertensión, en gran parte como consecuencia del trabajo persistente de Richard Johnson, Daniel Feig y cols. (Feig y cols., 2013). Su evidencia incluye los siguientes puntos:

- La descripción inicial de la asociación entre ácido úrico e hipertensión realizada por Mahomed en 1879 fue seguida por numerosas observaciones similares durante los 100 años siguientes (Feig y cols., 2013).
- La inducción de hipertensión en ratas a las que se convirtió en hiperuricémicas (Feig y cols., 2013).
- La publicación constante de estudios (ya son más de una docena) y un reciente metaanálisis (Grayson y cols., 2011) demuestran que un aumento en los niveles de ácido úrico predice el desarrollo de hipertensión. Entre ellos se encuentran datos del *Bogalusa Heart Study*, en el que las concentraciones de ácido úrico en la infancia predijeron la hipertensión a lo largo de un promedio de 12 años de seguimiento (Alper Jr. y cols., 2005), del *Framingham Study,* en el que la concentración de ácido úrico fue un factor de predicción independiente, aunque modesto, de hipertensión (Sundström y cols., 2005), y más recientemente del NHANES 3, el cual demostró que

los adolescentes normotensos que tenían ácido úrico sérico mayor de 5,5 mg/dl tuvieron un riesgo dos veces mayor de desarrollo de hipertensión, con un aumento del riesgo del 38 % por cada 0,1 mg/dl de incremento en los niveles de ácido úrico (Loeffler y cols., 2012).

- La demostración de un deterioro de la función endotelial con la hiperuricemia, que mejoró cuando disminuyeron las concentraciones de ácido úrico (Kanbay y cols., 2011b; Kato y cols., 2005).
- El reconocimiento de que una concentración elevada de ácido úrico es un poderoso factor de predicción independiente de mortalidad cardiovascular y nefropatía crónica, independientemente de la PA y de otros factores de riesgo tradicionales (Kanbay y cols., 2011a; Ofori y Odia, 2014).
- La evidencia de que una concentración sérica elevada de ácido úrico resulta un factor de predicción independiente de preeclampsia en las mujeres con hipertensión gestacional (Bellomo y cols., 2011).
- La publicación del primer ensayo clínico cuidadosamente controlado aunque pequeño de fase 2B que demostró que el tratamiento con alopurinol reduce la PA en la hipertensión primaria (Feig y cols., 2008). En un estudio cruzado, aleatorizado, doble ciego y controlado con placebo de 30 adolescentes con hiperuricemia y diagnosticados recientemente con hipertensión, el tratamiento durante 1 mes con alopurinol redujo la PA ambulatoria durante 24 h −7/−5 mm Hg, alcanzándose la normotensión en dos tercios de los sujetos. Este es un estudio de corto plazo y no se sabe si estos impresionantes resultados se deben al descenso del ácido úrico o a alguna otra propiedad del alopurinol, en particular a la reducción de la actividad de la xantinooxidasa y, por lo tanto, al descenso de la producción de superóxido.
- La publicación posterior de un ensayo más grande de fase 2B de 60 adolescentes obesos prehipertensos aleatorizado igualmente a alopurinol, probenecid o placebo. Después de 8 semanas, la PA de 24 horas no cambió con el placebo, pero se redujo −10/−8 mm Hg con el alopurinol y −9/−7 mm Hg con el probenecid, lo que indica que la reducción en la PA se asoció con la reducción del ácido úrico sérico per se (Soletsky y Feig, 2012). Aunque estos datos ciertamente avanzan con la hipótesis de que el ácido úrico desempeña un papel causal importante y potencialmente reversible en el inicio de la hipertensión clínica, faltan pruebas concluyentes de un ensayo multicéntrico de largo plazo y fase 3.

Mecanismos potenciales

Los datos de nuevos ensayos clínicos piloto son consistentes con los datos de modelos animales que sugieren un mecanismo de dos fases para la hipertensión mediada por ácido úrico: la primera fase es causada por vasoconstricción periférica y puede ser revertida por una terapia de reducción de los uratos, mientras que la segunda fase es causada por un deterioro en la excreción renal de sodio y no puede revertirse (Feig y cols., 2013). Mientras que los cristales extracelulares de ácido úrico causan gota, el ácido úrico intracelular puede estimular el estrés oxidativo en el músculo liso vascular y los riñones tanto de modo indirecto mediante la estimulación de la NADPH oxidasa, como de modo indirecto como un bioproducto del aumento de la hiperactividad de la xantinooxidasa; un mayor estrés oxidativo puede contribuir con la iniciación y con la progresión de la hipertensión, causando una alteración en la respiración mitocondrial, la destrucción del NO, la activación del SRAA y el aumento de la endotelina (Johnson y cols., 2013).

Las concentraciones promedio de ácido úrico se han duplicado en el último siglo, ya que los estadounidenses consumen más carne, más fructosa y más calorías totales (Feig y cols., 2013). La hiperuricemia puede deberse a la sobreproducción, como en el síndrome metabólico, o al descenso del transporte renal, como cuando se consume alcohol en exceso o el tratamiento con diuréticos.

Las concentraciones de ácido úrico son mayores en el ser humano y en el mono que en los demás mamíferos debido a una mutación de sentido alterado en el gen que codifica la uricasa hepática, que convierte el ácido úrico, un anión orgánico insoluble, en alantoína, que es más soluble y, por lo tanto, se excreta más fácilmente en la orina. Desde un punto de vista evolutivo, esta mutación puede haberle permitido a los simios convertir la fructosa en grasa y elevar la PA, proporcionando una ventaja en la supervivencia en la edad del hielo del Mioceno, pero contribuyendo con la diabetes y la hipertensión en la era moderna (Kratzer y cols., 2014).

DIFERENCIAS ENTRE SEXOS Y HORMONAS SEXUALES

Antes de los 50 años, las mujeres tienen menos hipertensión que los varones, pero les alcanzan rápidamente después de la menopausia y más adelante tienen más hipertensión (Ong y cols., 2007). No obstante, se sabe muy poco sobre los mecanismos que participan en estas diferencias entre los sexos en la hipertensión. ¿Se asocian con efectos protectores de los estrógenos, con los efectos prohipertensores de los andrógenos o con ambos?

Andrógenos

La participación de los andrógenos en la génesis de la hipertensión primaria sigue siendo controvertida, pero hay cada vez más evidencia a su favor (Qiao y cols., 2008). En casi todos los modelos de hipertensión en roedores, los machos tienen una PA mucho más alta que las hembras antes de la castración pero no después (Kienitz y Quinkler, 2008). Es posible que las mediciones de testosterona no proporcionen una explicación completa, ya que la producción de esta hormona puede descender bruscamente con el estrés y pueden estar implicados otros andrógenos.

La hiperandrogenemia está implicada en la hipertensión y otras anomalías metabólicas en las mujeres con síndrome del ovario poliquístico (Kienitz y Quinkler, 2008; Sung y cols., 2014). La administración a largo plazo de testosterona a transexuales mujer-a-varón aumenta la PA, a veces excesivamente (Kienitz y Quinkler, 2008; Mueller y cols., 2007). Los andrógenos pueden contribuir con la vasoconstricción y con la hipertensión mediante la regulación positiva de la expresión de tromboxano A2, noradrenalina y Ang II, y la acción endotelial (Kienitz y Quinkler, 2008).

Estrógenos

En concentraciones fisiológicas, los efectos de los estrógenos en la PA no son tan evidentes como los de la testosterona (Qiao y cols., 2008). Los estrógenos exógenos, como en la píldora anticonceptiva en mujeres premenopáusicas o en el tratamiento hormonal sustitutivo en la posmenopausia, pueden elevar la PA y contribuir a la hipertensión, como se analiza en el capítulo 15.

Factores asociados con la hipertensión en mujeres

No existen diferencias importantes entre los sexos en los factores que predisponen a la hipertensión. En el estudio *Women's Health Initiative* (una cohorte bien definida de 98 705 mujeres entre 50 y 79 años), la hipertensión fue más frecuente entre las mujeres que tenían sobrepeso frente a las delgadas (48 % vs. 29 %), entre las que no hacían ejercicio físico frente a las físicamente activas (45 % vs. 31 %) y entre las no bebedoras o bebedoras importantes frente a las bebedoras moderadas (46 % vs. 36 % vs. 32 %) (Oparil, 2006).

Otras asociaciones

Lee (2002) ha resumido la asociación de varios factores hemorreológicos asociados con la hipertensión. Estos factores pueden asociarse con inflamación vascular, y son los siguientes: un aumento en las células endoteliales inflamatorias circulantes, que se desprenden de la pared de los vasos en sitios de lesión vascular (Eirin y cols., 2013), el aumento del hematocrito (Eirin y cols., 2013; Smith y cols., 1994), la elevación del fibrinógeno plasmático (Landin y cols., 1990), el descenso de la actividad fibrinolítica al aumentar las concentraciones del

PAI y del antígeno activador del plasminógeno tisular (Poli y cols., 2000) y la mayor viscosidad de la sangre (Devereux y cols., 2000). El incremento de la viscosidad de la sangre junto con la elevación del hematocrito y los factores trombogénicos puede ser responsable de una mayor amenaza de complicaciones trombóticas más que de complicaciones hemorrágicas en los pacientes hipertensos.

En el capítulo 14 se describen otras enfermedades que se acompañan con frecuencia de hipertensión.

GENES Y ENTORNO

Antecedentes familiares

La hipertensión viene de familia. Los antecedentes de hipertensión en los padres aumentan el riesgo de desarrollar hipertensión en los hijos, en especial si ambos padres fueron hipertensos (Wang y cols., 2008b). Algunos estudios grandes en hermanos biológicos y adoptados que usaron MAAPA calcularon que alrededor del 60 % de la asociación familiar del aumento de PA se debe a genes compartidos y el 40 % al entorno compartido (Kupper y cols., 2005). Conocemos mucho mejor los factores ambientales que los factores genéticos.

Determinantes genéticos de la hipertensión primaria

Comentarios generales

La regulación de la PA es un mecanismo complejo que ha frustrado la disección genética de la hipertensión en los humanos, fuera con genes candidatos, barridos genómicos, fenotipos intermedios, estudios de expresión génica y genómica comparativa en modelos de roedores. El entusiasmo despertado por el esclarecimiento del genoma humano fue desalentado rápidamente por la realidad, como advirtió Sir George Pickering hace 50 años (1964), cuando dijo "la presión arterial elevada no es función de un gen, sino de una multitud de genes, cada uno contribuyendo con un pequeño efecto". Las "señales" genéticas aparentemente débiles, los poderosos determinantes ambientales de la PA, la gran cantidad de información genética no relacionada y el gran "ruido" en la medición de la PA aumentan el riesgo de resultados tanto falsos positivos como falsos negativos.

En palabras del Dr. Joseph Loscalzo (2007), redactor en jefe de *Circulation*:

> Aunque muchos expertos, y yo mismo, creemos que el conocimiento de los detalles moleculares del genoma nos permitirá finalmente tener una perspectiva única de los riesgos y mecanismos patogénicos de la enfermedad, cada vez que reviso los nuevos datos que aparecen en los estudios de asociación entre enfermedad y genoma no acabo convencido de que podamos alcanzar pronto este objetivo… Debido al extraordinario número de comparaciones que se pueden hacer entre dos poblaciones muy grandes, por ejemplo, 500 000 SNP (polimorfismos de un solo nucleótido) en el genoma humano de 17 000 sujetos en un estudio reciente de asociación por parte del genoma, las pequeñas diferencias de prevalencia pueden alcanzar una significación estadística importante que resulta alarmante, incluso después del ajuste debido a las comparaciones múltiples… Recuérdese que, aunque 500 000 SNP puedan parecer muchos, hay 3200 millones de pares de bases en el genoma humano, lo que significa que estamos valorando específicamente menos del 0,02 % del genoma con este panel de marcadores […] Los epidemiólogos genetistas abordan este problema reafirmando la asociación estadística entre los grupos de SNP (es decir, los haplotipos).

Estudios de asociación de polimorfismos de genoma completo mediante barrido genómico

El Wellcome Trust Case Control Consortium (2007) llevó a cabo un estudio de referencia de asociación mediante barrido de genoma completo de 14 000 casos de siete enfermedades comunes (incluidos 2000 casos de hipertensión primaria) y 3000 controles en el Reino Unido; el análisis de 500 000 SNP en cada sujeto confirmó la asociación de varios SNP ya conocidos y la identificación de otros nuevos en relación con la coronariopatía y la diabetes, pero no pudieron identificar ninguna asociación con la hipertensión con un nivel de significación estadística previamente definido. Sin embargo, seis SNP mostraron una asociación con un valor de p corregido menos estricto.

Posteriormente, se demostró que sólo uno de esos seis SNP podría estar asociado con hipertensión en un estudio de 11 433 sujetos de Estados Unidos del *Family Blood Pressure Program* (Ehret y cols., 2008). Extrañamente, la asociación fue positiva en los americanos de origen europeo, negativa en los de origen hispano y nula entre los afroamericanos. Este SNP (rs1937506) está situado en un "desierto" de genes en el cromosoma 13q21, en el que los dos genes flanqueadores más próximos nunca se han asociado con hipertensión.

Ante estos resultados negativos, los informes positivos de estudios de asociación de menor tamaño sobre los SNP deben aceptarse con reservas.

Estos resultados de estudios recientes de asociación de genoma completo en hipertensión incluyen:

▶ Un estudio de asociación de genoma completo en 1017 afroamericanos identificó varios SNP que alcanzaron significación genómica estadística para la PA sistólica (Adeyemo y cols., 2009). Sin embargo, ninguna de las asociaciones pudo ser duplicada en una muestra posterior independiente de 2424 afroamericanos (Kidambi y cols., 2012). Ahora se requiere una duplicación independiente para publicar los estudios de asociación genética en la mayoría de las publicaciones.

- Dos estudios grandes de asociación de genoma completo han confirmado la asociación con variantes previamente descubiertas y muchas variables nuevas pero escasos efectos sobre la PA (Ehret y cols., 2011; Nguyen y cols., 2013). Estos consorcios de investigación mundiales de estudios de asociación de genoma completo confirmaron varios locus para la PA, pero el tamaño del efecto individual para cada uno es tan pequeño que juntos estos locus explican menos del 1 % de la varianza de la PA. La enorme brecha entre la varianza estimada y observada (denominada *heredabilidad perdida*) podría deberse en parte a la "epigenética", que se refiere a la herencia de patrones de expresión de genes no completamente dependiente de las diferencias en la secuencia de ADN (Cowley y cols., 2012).

- Otro hallazgo alentador es que el 88 % de las 30 variantes genéticas asociadas con una PA elevada en los estudios mencionados también se asoció con coronariopatías, una de las mayores complicaciones de la hipertensión (Lieb y cols., 2013). En promedio, cada alelo aumentó el riesgo de coronariopatía un 3 %; sin embargo, el cuartil de sujetos portadores del mayor número de alelos para aumento de la PA tuvo una probabilidad 70 % mayor de presentar coronariopatías que aquéllos en el cuartil inferior.

Otros estudios de asociación génica: candidatos y nuevos SNP descubiertos

Debemos observar algunos ejemplos de resultados positivos recientes de estudios de asociación génica, incluidos algunos que han podido ser duplicados en muestras de estudios independientes.

- *Alelo menor del gen corina, hipertensión e hipertrofia ventricular izquierda en sujetos de raza negra.* La corina es una serina proteasa que convierte enzimáticamente el pro-ANP y pro-BNP, que son prohormonas inactivas, en otros péptidos natriuréticos más pequeños biológicamente activos. En el *Dallas Heart Study*, un estudio grande y multiétnico basado en una muestra poblacional, se definió al *alelo menor* (menos frecuente) por dos mutaciones de sentido alterado en el gen de la corina, el cual es portado por el 12 % de los sujetos de raza negra pero está prácticamente ausente entre los de raza blanca, y se asocia con mayor prevalencia de hipertensión y una PA sistólica más alta (4 mm Hg a nivel poblacional). Estos resultados se confirman en otras dos muestras poblacionales independientes más grandes (Dries y cols., 2005). Cuando se expresan simultáneamente en varias células, estos SNP reducen la actividad enzimática de la corina in vitro, aunque ninguno de ellos tuvo efecto alguno cuando se encontraba solo (Wang y cols., 2008d). Aún no sabemos si reducen la función de la corina en los pacientes. Si es así, lo que podría indicar es que los péptidos natriuréticos en condiciones normales defienden contra la hipertensión y que el deterioro genético de este mecanismo de defensa podría explicar el 10 % de las hipertensiones y las cardiopatías hipertensivas en los sujetos de raza negra en Estados Unidos.

- *Polimorfismos del receptor adrenérgico.* El *Dallas Heart Study* no pudo establecer una asociación entre los alelos candidatos α2A o α2C, solos o en combinación, con la hipertensión, la PA no tratada o la masa del ventrículo izquierdo (Li y cols., 2006), y tampoco hubo asociación entre varios alelos candidatos del receptor β-adrenérgico solos o en combinación con los alelos α2C e hipertrofia del ventrículo izquierdo (Canham y cols., 2007). Por otro lado, O'Connor y cols. en San Diego encontraron varias asociaciones (aunque indirectas) entre la hipertensión y los índices de reactividad simpática ante los factores estresantes en el laboratorio con nuevas variantes en los genes que regulan la síntesis y liberación exocítica de las catecolaminas (Fung y cols., 2008; O'Connor y cols., 2008; Rao y cols., 2007a; 2007b; Shih y O'Connor, 2008; Zhang y cols., 2007). A partir de este trabajo emerge una imagen más concisa, ya que algunas asociaciones son específicas sólo de la PA diastólica y otras se ven sólo en varones pero no en mujeres. La consecuencia sería que la variabilidad individual de la reactividad de la PA ante los factores estresantes ambientales está parcialmente determinada genéticamente.

- *Un nuevo transportador de tiamina.* O'Connor y cols. descubrieron recientemente un nuevo locus de susceptibilidad a la hipertensión al encontrar un nuevo transportador de tiamina previamente insospechado cuyas variantes genéticas se acompañaron por un aumento del gasto cardíaco y una reducción de la resistencia vascular periférica que recuerda el estado de alto rendimiento causado por la deficiencia de tiamina (Zhang y cols., 2014). La asociación inicial del alelo de riesgo con la PA se halló al estudiar los extremos de PA en una población grande de atención primaria y luego confirmada en una muestra de población independiente. La siguiente asociación con gasto cardíaco alto/resistencia vascular baja (y aumento de la respuesta presora al frío) se descubrió en estudios de pares de gemelos. La posibilidad de generalizar esta rigurosamente determinada e inesperada asociación aún debe establecerse, dado que la vasoconstricción periférica es, con raras excepciones, condición *sine qua non* para la mayor parte de los casos de hipertensión entre los humanos.

- *Variantes comunes del gen de la uromodulina (UMOD) no codificante e hipertensión sensible a la sal.* Uno de los grupos de las variantes comunes identificadas por estudios de asociación de genoma completo sobre hipertensión involucra al promotor del gen *UMOD* que codifica la uromodulina (proteína de Tamm-Horsfall), que es la principal excretada en la orina. La sobreexpresión de uromodulina en ratones transgénicos produjo una hipertensión sensible a la sal mediada por la activación del cotransportador de Na renal sensible a la furosemida NKCC2 (Trudu y cols., 2013). Imprevisiblemente, los autores demostraron que la inhibición farmacológica del NKCC2 por la furosemida fue más eficaz para reducir la PA en pacientes hipertensos que eran homocigóticos para los alelos *UMOD* promotores de riesgo que en otros pacientes con hipertensión. Esta poderosa combinación de ratones transgénicos funcionales y farmacocinética traslacional para humanos es un hito importante para futuros estudios en genética molecular de la hipertensión humana.

- *Variantes de eNOS como genes de susceptibilidad a la hipertensión.* Los estudios internacionales GWAS también identificaron una variante genética de *eNOS* (rs3918226) con un pequeño efecto sobre la PA. En una cohorte de 2722 europeos seguidos durante una media de 7,6 años, la PA aumentó 10/7 mm Hg en promedio en 28 homocigóticos frente a 4/2 mm Hg de 2694 portadores de alelos C (Salvi y cols., 2013). Además, se encontró una actividad promotora de *eNOS* 20-40 % menor en células *T* contra *C* transfectadas (Salvi y cols., 2013). Tiene sentido que un defecto genético en la actividad eNOS pueda predisponer a la PA alta. Parecería importante controlar si los pacientes hipertensos homocigóticos para el alelo *T* son particularmente sensibles a la terapia antihipertensiva con donantes de NO inorgánico, que suele producir reducciones modestas en la PA (Siervo y cols., 2013).

- *Mutaciones en los canales de K+ en los adenomas productores de aldosterona.* Recientemente, el grupo Lifton descubrió que más de un tercio de los pacientes con adenomas productores de aldosterona (síndrome de Conn, cap. 11) tienen mutaciones somáticas en el gen del canal de K+ KCNJ5 (Choi y cols., 2011). Los canales mutantes producen un aumento anómalo de la conductancia del Na+ y despolarización celular, y por lo tanto entrada de Ca²+ que en las células de la glomerulosa suprarrenal señalan la producción de aldosterona y la proliferación celular, promoviendo una explicación mecanicista para una enfermedad que tal vez es la forma secundaria más frecuente de hipertensión. Posteriormente se identificaron mutaciones adicionales que producen una entrada excesiva de Ca²+ (Moraitis y cols., 2013).

- *Variantes comunes (SNP) de los genes subyacentes a la hipertensión e hipotensión monogénicas en la población general.* En un estudio de 2037 adultos de 520 familias en el Reino Unido (Tobin y cols., 2008), fueron identificados 298 SNP candidatos en regiones de genes en las que las deleciones, copias o sustituciones de regiones cromosómicas comparativamente grandes provocan las formas monogénicas raras de hipertensión o hipotensión descritas antes. Cinco polimorfismos en el gen que codifica el canal de potasio ROMK (involucrado en una forma del síndrome de Bartter) no se asocian con alteraciones en la PA en

la MAAPA de 24 h. El efecto más poderoso se encuentra en un alelo en el cromosoma 11, que está presente en el 16 % de la población, que se asocia con una PA sistólica 1,5 mm Hg más baja y un voltaje electrocardiográfico menor (Tobin y cols, 2008), un hallazgo que aún debe tener una confirmación independiente.

Mutaciones en los portadores de los síndromes de Bartter y Gitelman en población general

Como se estableció antes en este capítulo, las mutaciones principales (no SNP) en 20 genes moduladores de la sal causan las formas monogénicas extremadamente raras de hipotensión e hipertensión grave de inicio temprano. Pero la aplicabilidad de este trabajo a la hipertensión primaria se desconocía. Nuevos datos del *Framingham Heart Study* muestran que las mutaciones génicas que subyacen en los síndromes perdedores de sal pediátricos (Bartter y Gitelman) en el estado homocigótico se encuentran presentes en el 1-2 % de la población general adulta en estados heterocigóticos y pueden conferir resistencia contra la hipertensión primaria (Ji y cols., 2008). Hasta 1 de cada 64 de estos sujetos porta una de tres mutaciones funcionales de genes que codifican el NCCT, el NKCC2 o el ROMK. En aquéllos en el rango de 51 a 60 años de edad, la hipertensión estuvo presente en sólo el 19 % de los portadores, comparado con el 42 % de los no portadores (fig. 3-39).

Por lo tanto, los adultos jóvenes normotensos que no presentan estas (y otras) mutaciones protectoras pueden mostrar un riesgo mayor de desarrollar hipertensión

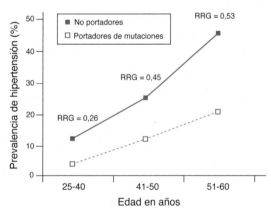

FIGURA 3-39 • Descenso de la prevalencia de la hipertensión entre portadores de una mutación. Prevalencia de la hipertensión en la última revisión en sujetos de 25-40 años, 41-50 años y 51-60 años para portadores y no portadores de mutaciones relacionadas con los síndromes de Bartter y Gitelman. Se muestra el riesgo relativo del genotipo (RRG) de los portadores de la mutación (de Ji˙ W, Foo JN, O'Roak BJ, et al. Rare independent mutations in renal salt handling genes contribute to blood pressure variation. *Nat Genet* 2008;40:592–599)

sensible a la sal en la mediana edad y pueden beneficiarse de una terapia preventiva con dosis bajas de diuréticos o al menos una dieta baja en sodio. Los portadores presumiblemente tienen una PA resistente a la sal y no necesitan preocuparse sobre comer demasiada sal.

Aspectos raciales y étnicos de la hipertensión

Entre los adultos de Estados Unidos, el 44 % de los sujetos no hispanos de raza negra tienen hipertensión, en comparación con el 33 % en los blancos no hispanos y el 29 % de los hispanos (Go y cols., 2014). Resulta sorprendente que la hipertensión no sea más frecuente entre los hispanos, dado que tienen tasas altas de obesidad y diabetes tipo 2. Aún más sorprendente es que la hipertensión sea más frecuente en México que entre los inmigrantes mexicanos de Estados Unidos, lo que sugiere la importancia de los factores ambientales, aparte de la obesidad (Barquera y cols., 2008).

La hipertensión no es sólo más prevalente en los afroamericanos que en otros grupos raciales o étnicos, sino que en este grupo también comienza a una edad más temprana, es más grave y provoca más lesiones orgánicas, más discapacidad prematura y mayor mortalidad (Go y cols., 2014). La elevada prevalencia de hipertensión entre personas de raza negra en Estados Unidos se ha atribuido a la presión de selección en las poblaciones de origen subsahariano para aumentar la absorción renal de sodio (Chun y cols., 2008). La reducción de la excreción urinaria de sodio durante el día se asocia con un descenso nocturno menor en la PA, que se ve más a menudo en individuos negros que en blancos (Bankir y cols., 2008). La actividad plasmática de la renina es menor en negros que en otros grupos, pero más alta en hispanos, lo que sugiere mecanismos diferentes de hipertensión (Rifkin y cols., 2014).

La investigación clínica más reciente sugiere lo siguiente sobre la patogenia de la hipertensión en negros no hispanos:

▶ Comparados con los adultos jóvenes normotensos de raza blanca, los adultos jóvenes normotensos de raza negra tienen una constricción mayor de las venas de la mano con la infusión de fenilefrina, lo que sugiere un aumento en la sensibilidad de los receptores adrenérgicos vasculares α-1 (Adefurin y cols., 2013).

▶ Sin embargo, en el ensayo *Simplicity HTN-3* de los pacientes con hipertensión de difícil tratamiento, la desnervación renal redujo la PA en blancos pero no en negros (Bhatt y cols., 2014), lo que apoya la vieja suposición de que los mecanismos neurógenos son menos importantes en la patogenia y la progresión de la hipertensión en negros que en blancos.

▶ A pesar de reducir la actividad plasmática de la renina y de presentar una menor respuesta de la PA a la monoterapia con IECA (Peck y cols., 2013), los individuos negros tienen una mayor excreción urinaria de 24 h de angiotensinógeno, lo que sugiere una hiperactividad del sistema renina-angiotensina intrarrenal que, por lo tanto, puede contribuir con la hipertensión (Michel y cols., 2014)

▶ En una cohorte de individuos negros y blancos estudiados a la edad de 11 años y luego a los 31, los niños negros tuvieron niveles más bajos de actividad plasmática de la renina y de aldosterona sérica y sus efectos persisten en la adultez (Tu y cols., 2014).

▶ En dicha cohorte (Tu y cols., 2014), una estimulación oral de 2 semanas con fludrocortisona, un agonista de los receptores de mineralocorticoides, elevó la PA en consultorio y ambulatoria y aumentó el peso corporal en adultos negros pero no en adultos blancos, lo que implica una potenciación de la sensibilidad de la PA a los agonistas endógenos de los receptores de mineralocorticoides (aldosterona, desoxicorticosterona y cortisol). Estos hallazgos deben confirmarse en una cohorte mayor e independiente.

Los estudios en centros de investigación clínica deben interpretarse con cautela porque no suelen ser diseñados para tener en cuenta los efectos de las desventajas socioeconómicas y otros factores relacionados con prejuicios raciales (Victor y cols., 2004). Las diferencias observadas en la regulación de la PA en muestras más bien pequeñas entre las razas negra y blanca pueden estar más asociadas con toda una vida de dieta poco saludable alta en sal/baja en potasio que con genes ancestrales (Bartley y cols., 2014; Stamler y cols., 2003, 2013). Los análisis metabólicos de participantes negros normotensos de mediana edad de la cohorte del *Atherosclerosis Risk in Communities* (ARIC) identificaron un producto del microbioma intestinal como un factor de riesgo nuevo para la hipertensión incidental (Zheng y cols., 2013).

Aunque en general se acepta que los afroamericanos presentan las tasas más altas de hipertensión del mundo, esto no es cierto (Cooper y cols., 2005). La hipertensión es más prevalente en varios países europeos de etnia predominantemente blanca que entre los afroamericanos, y es relativamente infrecuente entre sujetos de raza negra que viven en África (fig. 3-40). Estos datos internacionales subrayan la importancia del entorno en las variaciones de la PA en el ser humano.

El análisis de genes ancestrales (como se analiza en el cap. 9) ha proporcionado grandes avances en la comprensión de la genética de la nefropatía crónica no diabética, que afecta de manera desproporcionada a las poblaciones de origen africano. Dos variantes frecuentes en el gen de la apolipoproteína L1 (*APOL1*), que confiere resistencia contra la infección letal por *Trypanosoma brucei*, se asocian con un aumento del riesgo de nefropatía terminal debida a formas comunes de enfermedad renal, incluyendo las relacionadas con la hipertensión (Parsa y cols., 2013). Sin embargo, el mismo tipo de análisis de gen ancestral no ha producido aún un descubrimiento para la hipertensión per se.

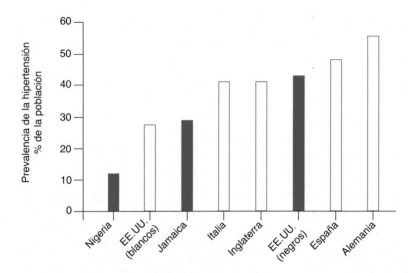

FIGURA 3-40 • Prevalencia de la hipertensión ajustada por edad en poblaciones de descendientes africanos y europeos (modificada de Cooper RS, Wolf-Maier K, Luke A, et al. An international comparative study of blood pressure in populations of European vs African descent. *BMC Med* 2005;3:2)

DETERMINANTES AMBIENTALES

En este capítulo ya se han analizado los factores de exposición más importantes y mejor estudiados en la hipertensión primaria, entre los que destacan el entorno fetal, el aumento de peso posnatal y la obesidad del adulto. Muchos otros factores pueden desencadenar o agravar la hipertensión o contrarrestar los efectos del tratamiento antihipertensivo.

Tabaquismo

La nicotina del humo del cigarrillo eleva agudamente la PA, sobre todo al estimular la liberación de noradrenalina desde las terminales nerviosas simpáticas (Fitzgerald, 2013), un efecto que aumenta al alterarse los reflejos barorreceptores, como sucede en los ancianos con coronariopatía (Shinozaki y cols., 2008). No se desarrolla tolerancia, de manera que la PA aumenta con cada cigarrillo 7/4 mm Hg en promedio pero puede llegar al doble en muchos pacientes (Verdecchia y cols., 1995). Los cigarros y el tabaco mascado o aspirado también elevan la PA (Bolinder y de Faire, 1998), pero los tratamientos sustitutivos con nicotina no parecen hacerlo (incluso en dosis altas) (Hatsukami y cols., 2007).

Sin embargo, el efecto de cada cigarrillo es transitorio y desaparece en 30 min; si se toma la PA en un ambiente sin humo, como es el caso de la mayoría de los consultorios médicos y en los centros de investigación, es posible que no se detecte este efecto presor (Verberk y cols., 2008). Por lo tanto, las mediciones casuales de la PA que se utilizan en los estudios epidemiológicos de gran tamaño (Bowman y cols., 2007; Halperin y cols., 2008) quizá subestimaron el riesgo del consumo de cigarrillos en la incidencia de hipertensión. Además de aumentar las concentraciones plasmáticas de nora-

drenalina, el humo de los cigarrillos también puede contribuir a la hipertensión, ya que altera la vasodilatación dependiente de NO mediante el aumento del estrés oxidativo y las concentraciones plasmáticas de ADMA (Zhang y cols., 2007).

Fumar en narguile, hooka o pipa de agua es una crisis de salud pública emergente que afecta a adolescentes y adultos jóvenes del bachillerato y la universidad, quienes son demasiado jóvenes para ir a bares pero pueden disfrutar de un "ambiente de bar" en los cafés *Hookah*, que no están incluidos en la Ley de aire libre de humo (Cobb y cols., 2010, 2012a). En una sesión típica de 90 min de fumar un narguile, los adultos jóvenes inhalan tanta nicotina como con 50 o 100 cigarrillos, lo que produce un aumento agudo de la PA y de la frecuencia cardíaca; incluso fumar un narguile libre de nicotina reduce la variabilidad de la frecuencia cardíaca probablemente debido a la inhalación de partículas finas emitidas por quemar carbón, que es la fuente de calor (Cobb y cols., 2012b). Se está investigando el efecto de los cigarrillos electrónicos y de los narguiles electrónicos.

Café, refrescos de cola y cafeína

La cafeína, el estimulante más consumido del mundo, aumenta en forma aguda la PA por un bloqueo de los receptores vasodilatadores de adenosina y un aumento de la noradrenalina plasmática (Cano-Marquina y cols., 2013). En el entorno controlado del laboratorio, el consumo de la cafeína equivalente a la contenida en dos o tres tazas de café eleva la PA en forma aguda, pero el tamaño de la respuesta presora es muy variable entre los estudios y entre las personas, desde 3/4 a 15/13 mm Hg, más en los sujetos hipertensos (Cano-Marquina y cols., 2013). La PA suele alcanzar su máximo 1 h después de la ingestión de cafeína y vuelve al valor basal 4 h después. No obstante, como afirma Myers (2004): "a pesar de haber realizado muchos estudios […], aún no sabemos si la cafeína aumenta la PA sólo en las condiciones ideales de laboratorio o si provoca una respuesta presora clínicamente importante con el uso habitual durante las actividades cotidianas". En particular, ¿el consumo frecuente de bebidas con cafeína desarrolla habituación al efecto presor agudo de la cafeína a lo largo del día y aumenta el riesgo de desarrollar hipertensión crónica?

En el *Nurses' Health Study,* el riesgo de una mujer de desarrollar hipertensión no varió al consumir café, pero aumentó bruscamente cuando se consumía cafeína en los refrescos (incluso en los refrescos de cola sin azúcar) (Winkelmayer y cols., 2005), posiblemente porque el café contiene antioxidantes protectores, polifenoles, que no incluyen los refrescos de cola (Cano-Marquina y cols., 2013). Es posible que los polifenoles del café también protejan en cierta medida frente al desarrollo de la diabetes (Beaudoin y Graham, 2011; O'Keefe y cols., 2013), mientras que los refrescos aumentan el riesgo de desarrollar todos los componentes del síndrome metabólico, incluida la hipertensión (Cohen y cols., 2012).

Alcohol

Una copa de alcohol aumenta en ocasiones la PA debido al aumento de la actividad nerviosa simpática, y a veces la reduce por la vasodilatación arterial (Chen y cols., 2008b; Randin y cols., 1995). Éticamente, no se pueden efectuar estudios clínicos prospectivos aleatorizados y controlados sobre los efectos del consumo crónico de etanol en los valores de la PA.

La mayoría de los estudios epidemiológicos grandes hallaron que la asociación entre el consumo de alcohol y la aparición de episodios vasculares, incluidos los valores de PA, la aparición de hipertensión, el riesgo de padecer un ictus y la mortalidad total, tiene una forma de "J" (fig. 3-41) (Kloner y Rezkalla, 2007; O'Keefe y cols., 2007). El riesgo es más alto en los abstemios que en los bebedores moderados, quienes toman una o dos copas por día, pero luego aumenta progresivamente en los grandes bebedores. Sin embargo, se ha dicho que la curva en "J" es un artefacto debido a la inclusión previa de grandes bebedores, quienes presentan una alta prevalencia de hipertensión, entre los no bebedores (Okubo y cols., 2014). Cuando se excluyeron de la selección los individuos que habían sido grandes bebedores de una cohorte de mediana edad y de ancianos de unos 37 000 japoneses varones y unas 78 000 mujeres japonesas que eran normotensos en el momento del inicio, el riesgo a 10 años de desarrollar hipertensión aumentó en forma lineal y dependiente de la dosis con el consumo de alcohol, sin ninguna evidencia de curva en "J" (Okubo y cols., 2014).

Además, las personas orientales con una mutación de pérdida de la función en el gen que codifica la alcohol deshidrogenasa (ALDH2) presentaron enrojecimiento y náuseas después de beber muy poco alcohol. Un metaa-

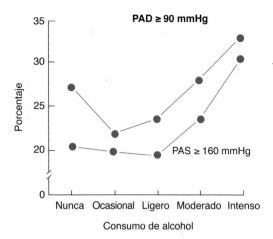

FIGURA 3-41 • Tasas de prevalencia (%) de la hipertensión sistólica y diastólica ajustadas por la edad medida según los grados de consumo de alcohol en copas. *Intenso,* más de seis copas al día; *ligero,* una o dos copas al día; *moderado,* tres a seis copas al día; *ocasional,* bebedor ocasional; *PAD,* presión arterial diastólica; *PAS,* presión arterial sistólica (modificada de Shaper AG, Wannamethee G, Whincup P. Alcohol and blood pressure in middle-aged British men. *J Hum Hipertens* 1988; 2:71S–78S)

nálisis de 10 estudios publicados de hombres japoneses halló un efecto dosis-gen lineal, sin evidencia de una curva en "J" inicial (Chen y cols., 2008b). Los hombres con genotipo *1*1 (mayor tolerancia/ingestión de alcohol) y aquéllos con genotipo *1*2 (tolerancia/ingestión intermedia) mostraron 2,4 y 1,7 veces más probabilidades de presentar hipertensión que los hombres con fenotipo *2*2 (menor tolerancia/ingestión de alcohol). En contraste, no se halló ninguna asociación entre el genotipo *ALDH2* y la hipertensión o niveles de PA en mujeres japonesas que bebían muy poco alcohol por razones culturales sin importar el genotipo.

El riesgo de desarrollar hipertensión parece ser más alto para los grandes bebedores episódicos, debido a la activación simpática con cada mini-período de abstinencia (Kloner y Rezkalla, 2007). El poderoso fármaco simpaticolítico dexmedetomidina reduce en forma efectiva la PA y los requerimientos de benzodiacepinas durante el síndrome de abstinencia alcohólica (Frazee y cols., 2014).

Temperatura y altitud

La PA tiende a ser más alta en entornos de clima frío (Modesti y cols., 2006), lo que puede influir en el aumento de la mortalidad cardiovascular que se observa durante los meses de invierno (Gerber y cols., 2006). Igualmente, el ascenso a una mayor altitud puede elevar la PA (Wolfel y cols., 1994), a veces dramáticamente, y se observa una mayor incidencia de hipertensión entre las personas que viven a mayor altitud (Khalid y cols., 1994).

Es probable que la activación simpática explique estos efectos. La exposición al frío aumenta la ANSM y la PA (Victor y cols., 1987). Las presiones parciales de oxígeno más bajas activan los quimiorreceptores del cuerpo carotídeo (McBryde y cols., 2013) y el aumento de la actividad neuronal simpática dura al menos 4 semanas después de ascender a una gran altitud (Hansen y Sander, 2003).

Por otra parte, en el mayor estudio sobre la temperatura ambiente y la PA mediante MAAPA, realizado en 6404 pacientes, se determinó que el clima cálido se asociaba no sólo con menores PA ambulatorias diurnas y en el consultorio, sino, sorprendentemente, con PA nocturnas mayores, en especial en los ancianos (Modesti y cols., 2006). La menor PA diurna parece deberse a la vasodilatación y la mayor PA durante el sueño podría deberse al empleo de termostatos con menor temperatura y mayor uso del aire acondicionado por la noche.

Vitamina D

Algunos estudios observacionales apoyan la idea de que la deficiencia de vitamina D causa hipertensión, pero varios ensayos con vitamina D no han demostrado una mejoría en la PA.

Los estudios observacionales positivos se resumen así:

- En el estudio *Intersalt*, la hipertensión fue más prevalente en poblaciones que están alejadas del ecuador (Rostand, 1997).
- La PA tiende a ser mayor en invierno que en verano (Richart y cols., 2007). Este dato, y la asociación con la latitud comentada anteriormente, pueden estar relacionados con la temperatura más fría y con la menor exposición al sol.
- Se ha propuesto que una menor absorción de vitamina D por parte de la piel oscura sea la posible explicación de la PA más alta en sujetos de raza negra, que tienen concentraciones sanguíneas más bajas de vitamina D (Scragg y cols., 2007).
- En ensayos de cohorte prospectivos, las concentraciones sanguíneas bajas de 25-hidroxivitamina D_2 se han asociado independientemente con un aumento de riesgo de hipertensión (Forman y cols., 2007; 2008; Wang y cols., 2008a), eventos cardiovasculares (Giovannucci y cols., 2008; Wang y cols., 2008c) y muerte (Melamed y cols., 2008). En el *Nurses' Health Study*, las mujeres normotensas que tomaban suplementos de vitamina D tenían menos probabilidades de desarrollar hipertensión dos décadas más tarde (Forman y cols., 2007).

El 80 % de la vitamina D procede de la luz solar, concretamente de la luz UVB, que se absorbe a través de la piel, y el 20 % procede de la dieta y se absorbe por medio del intestino (Richart y cols., 2007). La vitamina D_3 se convierte a 25-hidroxivitamina D_2, un metabolito inactivo que a su vez es convertido por la enzima hidroxilasa en 1,25-hidroxi D_2, que constituye la forma activa. La enzima se expresa de manera abundante no sólo en el riñón, sino también en el músculo liso vascular y en otros tejidos que participan en la regulación de la PA (Richart y cols., 2007). Como en los análisis de sangre se detecta sólo la 25-hidroxivitamina D_2 inactiva, los datos epidemiológicos, aunque sean positivos, pueden subestimar la fuerza de la asociación. Los ratones que carecen de receptores de vitamina D desarrollan hipertensión con renina alta, ya que la vitamina D regula la señal de calcio que normalmente suprime la liberación de renina de las células yuxtaglomerulares (Bouillon y cols., 2008).

Sin embargo, el entusiasmo inicial que suscitó esta hipótesis se empañó por los resultados negativos de un estudio aleatorizado de más de 36 000 mujeres posmenopáusicas, en las cuales los suplementos de calcio y vitamina D no afectaron la PA ni el riesgo de desarrollar hipertensión a lo largo de un lapso de 7 años (Margolis y cols., 2008).

- En el ensayo aleatorizado *Vitamin D Isolated Systolic Hypertension* (VitDISH) de 159 pacientes mayores con hipertensión sistólica aislada estadio 2 y bajos niveles de vitamina D, la vitamina D oral no fue diferente del placebo sobre la PA en el consultorio, la PA central, la función endotelial, la rigidez arterial o la capacidad de caminar (Witham y cols., 2013).
- En un ensayo clínico aleatorizado de 68 pacientes que tenían hipertensión resistente, 6 meses de tratamiento con altas dosis de vitamina D_3 (100 000 unidades contra placebo cada 2 meses) no tuvieron efecto sobre la PA ambulatoria, la PA en el consultorio ni sobre la masa del ventrículo izquierdo (Witham y cols., 2014).
- En un ensayo clínico aleatorizado de 283 sujetos negros normotensos que tenían bajos niveles de vitamina D_3 en sangre, 3 meses de tratamiento con vitamina D tuvieron un efecto marginal sobre la PA sistólica y nulo efecto sobre la diastólica (Forman y cols., 2013).

Nutrimentos

El estudio INTERMAP (Stamler y cols., 2003), una investigación epidemiológica importante de 4680 hombres y mujeres de 40-59 años de 17 poblaciones de todo el mundo, está aportando nuevos datos sobre asociaciones de macronutrimentos y micronutrimentos con la PA medida minuciosamente, y no mediante el recuerdo subjetivo, como en otros estudios de gran tamaño, como el *Nurses' Health Study*.

El estudio INTERMAP y otras bases de datos contribuyen con información actualizada sobre las deficiencias de nutrimentos como causas potenciales de la hipertensión:

▶ La PA es 7/7 mm Hg más alta en los participantes del estudio INTERMAP procedentes del norte de China que en los procedentes del sur de ese país, lo que está relacionado con una mayor ingestión de calorías y sal y una ingestión menor de potasio, magnesio y fósforo (Zhao y cols., 2004).
▶ La PA es 5/3 mm Hg más alta en los hombres afroamericanos que en los hombres blancos estadounidenses y 9/5 mm Hg más alta en mujeres afroamericanas que en las mujeres blancas estadounidenses, y entre un cuarto y la mitad de la hipertensión en los afroamericanos se atribuye al consumo de dietas pobres en varios nutrimentos (Stamler y cols., 2013).

El análisis de cada nutrimento puede subestimar las consecuencias de la dieta sobre la PA debido a posibles interacciones, por ejemplo, entre el exceso de sodio y la deficiencia de potasio en la dieta (Adrogué y Madias, 2007).

Potasio

El potasio es el catión intracelular más abundante en el cuerpo, y los canales de potasio desempeñan un papel clave en la relajación del músculo liso vascular, que reduce la PA (Storlarz-Skrypek y cols., 2013). Mientras que nuestros ancestros prehistóricos consumían 200 mmol/día de potasio, las comidas procesadas tienen poco potasio y el consumo promedio de este ion en la mayoría de los países occidentales alcanza menos de 70 mmol/día (v. cuadro 3-1), que está bastante por debajo de las recomendaciones de la OMS como el límite inferior de 120 mmol/día (Aburto y cols., 2013).

Como se señala en el capítulo 6, la depleción de potasio eleva la PA, mientras que sus suplementos pueden disminuirla. El consumo global de potasio en el mundo moderno ciertamente ha disminuido con respecto a la de nuestros ancestros, por lo que existen razones lógicas para abogar por la recuperación de una dieta más "natural", con más potasio y menos sodio.

Algunos análisis recientes de la tercera cohorte del NHANES muestran que:

▶ Entre los adultos que consumen una dieta baja en sodio y que no toman fármacos antihipertensivos, el riesgo de un incidente hipertensivo es 40 % más alto que el de aquéllos que consumen los cuartiles más altos frente a los más bajos de ingestión de potasio en la dieta (Zhang y cols., 2013).

▶ Entre los adultos normotensos e hipertensos que no toman dietas bajas en sodio, el riesgo de mortalidad global en 15 años fue 20 % más bajo en aquéllos que consumían dietas altas en potasio (Yang y cols., 2011).

El más reciente y más completo metaanálisis de datos de ensayos clínicos aleatorizados sobre suplementación de la dieta con potasio halló que el agregado se asocia con una reducción corregida por placebo en la PA de –3/–2 mm Hg (Aburto y cols., 2013). Además, una ingestión alta en potasio se asoció con una reducción del 24 % en el riesgo de ictus (Aburto y cols., 2013). Una revisión sistémica independiente llegó a las mismas conclusiones (Aaron y Sanders, 2013).

Magnesio, calcio y fósforo

El magnesio es el segundo catión intracelular más abundante después del calcio. Como la mayoría de los cationes penetran en la célula a través de los canales de calcio con compuerta de voltaje, el magnesio viene a ser un antagonista endógeno del canal del calcio. En el estudio INTERMAP, el calcio y el fósforo de la dieta varían con el magnesio, mostrando una relación inversa pero débil con el aumento de la PA (Elliot y cols., 2008). Más recientemente, el ensayo prospectivo de cohortes PREVEND (*Prevention of Renal and Vascular End-Stage Disease*) de 7,5 años de duración estudió a 5511 sujetos inicialmente normotensos y descubrió que los bajos niveles de magnesio urinario en 24 h son un predictor poderoso de hipertensión (Joosten y cols., 2013). En mujeres hipertensas con una tiazida, las concentraciones de magnesio en los eritrocitos se asocian con PA más altas en el consultorio y mayores variaciones en la presión central (Cunha y cols., 2013; Joosten y cols., 2013). Los bajos niveles de magnesio se asocian con presiones diferenciales e índices de aumento más altos (Afsar y Elsurer, 2014). Sin embargo, aún no se sabe bien si los suplementos de magnesio reducen la PA, y tres metaanálisis muestran resultados dispares según qué estudios se incluyan (Kass y cols., 2012; Rosanoff, 2010; Rosanoff y Plesset, 2013).

Citrato

Una excreción baja de citrato en orina de 24 h se asocia con hipertensión autorreferida en el *Nurses' Health Study* y en el *Health Professionals Follow-up Study* (Mandel y cols., 2013). La hipocitruria puede deberse a una deficiencia dietética de cítricos o a una orina ácida (por un consumo abundante de carne), que altera el transporte renal de citratos. El citrato bajo en orina constituye un posible mecanismo común del pequeño aumento de riesgo de litiasis renal en pacientes con hipertensión (Taylor y cols., 2006).

Exposición a sustancias tóxicas

Plomo

Una gran exposición laboral al plomo provoca daño renal y, por lo tanto, hipertensión (Ghiasvand y cols., 2013; Vaziri, 2008). La exposición crónica leve al plomo aumenta la rigidez aórtica y, en consecuencia, la PA en las ratas (Silveira y cols., 2014), y se ha asociado con hipertensión sistólica aislada en los ancianos, tal vez debido a la mayor exposición al plomo en el pasado y al depósito del plomo en las paredes arteriales que contribuyen con la rigidez arterial (Perlstein y cols., 2007).

La mayoría de los estudios poblacionales indican una asociación positiva, aunque débil, entre las concentraciones sanguíneas de plomo y la PA y la incidencia de hipertensión (Navas-Acien y cols., 2007). No obstante, no hay que olvidar que las concentraciones sanguíneas reflejan la exposición aguda al metal, mientras que la asociación con la hipertensión crónica puede ser algo más sólida si nos basamos en la medición del plomo en la tibia mediante radiografías, que refleja mejor la exposición acumulada (Navas-Acien y cols., 2007; Perlstein y cols., 2007).

Contaminación ambiental

En condiciones experimentales, la exposición a corto plazo a la contaminación ambiental aumenta rápidamente la PA (en especial la diastólica) en sujetos normotensos (Urch y cols., 2005). En una cohorte que incluía 3236 mujeres negras inicialmente normotensas (promedio de edad 38 años) que vivían en Los Ángeles entre 1995 y 2005, el riesgo a 10 años de desarrollar hipertensión se incrementó un 48 % con cada 10 µg/m^3 de aumento a la exposición a partículas finas, con un diámetro aerodinámico menor o igual a los 2,5 µm (PM$_{2,5}$) (Coogan y cols., 2012). La inhalación de tales partículas finas estimula los aferentes pulmonares que elevan en forma refleja la actividad nerviosa simpática, mientras que las partículas más pequeñas pueden ingresar en la circulación sistémica causando estrés oxidativo e inflamación vascular (Brook y cols., 2010).

En un estudio retrospectivo de 1705 pacientes internados en el área de Boston con ictus isquémico agudo, las probabilidades de tener un ictus fueron un 34 % más elevadas después de un día de calidad de aire moderada que después de uno con aire bueno (Wellenius y cols., 2012). El riesgo más elevado se produjo dentro de las 12 h de la exposición a niveles elevados de PM$_{2,5}$ y se asoció con más fuerza con marcadores de polución relacionada con el tráfico. Por lo tanto, la polución urbana puede participar en la patogenia de la hipertensión y en su complicación aguda más temible.

CONCLUSIONES

Lo expuesto anteriormente no agota por completo los posibles mecanismos de la hipertensión primaria, pero al menos menciona todos los que han recibido una atención singular hasta la fecha. Sería preciso volver a resaltar que pueden estar implicados múltiples defectos y que algunos de los factores posiblemente involucrados en la patogenia quizá no se puedan discernir, al quedar ocultos a medida que la hipertensión se desarrolla. Sin marcadores genéticos específicos es imposible saber si una persona normotensa, incluso con unos antecedentes familiares muy positivos, padecerá definitivamente hipertensión, de modo que los estudios prospectivos a largo plazo son difíciles de diseñar y llevar a cabo.

En ausencia de una mayor certeza acerca de la patogenia de la hipertensión, será difícil convencer a muchos pacientes de que deben adoptar medidas preventivas. Aun así, parece que moderar el consumo de sodio, de energía y de alcohol, mantener una buena forma física y evitar en lo posible el exceso de estrés no son medidas nocivas y pueden resultar incluso muy beneficiosas. Tal y como se describe en el capítulo 6, el valor de estas medidas preventivas está demostrado.

Una vez que se han examinado las posibles causas de la hipertensión primaria, hablaremos de la evolución natural y las consecuencias clínicas de esta enfermedad, ya que, con independencia de la causa, es preciso enfrentarse a sus consecuencias.

REFERENCIAS

Aaron KJ, Sanders PW. Role of dietary salt and potassium intake in cardiovascular health and disease: A review of the evidence. *Mayo Clin Proc* 2013;88:987–995.

Abate NI, Mansour YH, Tuncel M, et al. Overweight and sympathetic overactivity in black Americans. *Hypertension* 2001;38:379–383.

Abbas A, Szczepaniak LS, Tuncel M, et al. Adiposity-independent sympathetic activity in black men. *J Appl Physiol* 2010;108: 1613–1618.

Aburto NJ, Hanson S, Gutierrez H, et al. Effect of increased potassium intake on cardiovascular risk factors and disease: Systematic review and meta-analyses. *BMJ* 2013;346:f1378.

Achan V, Broadhead M, Malaki M, et al. Asymmetric dimethylarginine causes hypertension and cardiac dysfunction in humans and is actively metabolized by dimethylarginine dimethylaminohydrolase. *Arterioscler Thromb Vasc Biol* 2003;23:1455–1459.

Adefurin A, Ghimire LV, Kohli U, et al. Blacks have a greater sensitivity to alpha1-adrenoceptor-mediated venoconstriction compared with whites. *Hypertension* 2013;61:915–920.

Adeyemo A, Gerry N, Chen G, et al. A genome-wide association study of hypertension and blood pressure in African Americans. *PLoS Genet* 2009;5:e1000564.

Adrogué HJ, Madias NE. Sodium and potassium in the pathogenesis of hypertension. *N Engl J Med* 2007;356(19):1966–1978.

Afsar B, Elsurer R. The relationship between magnesium and ambulatory blood pressure, augmentation index, pulse wave velocity, total peripheral resistance, and cardiac output in essential hypertensive patients. *J Am Soc Hypertens* 2014;8:28–35.

Agabiti-Rosei E, Mancia G, O'Rourke MF, et al. Central blood pressure measurements and antihypertensive therapy: A consensus document. *Hypertension* 2007;50:154–160.

Aguilar-Salinas CA, Garcia EG, Robles L, et al. High adiponectin concentrations are associated with the metabolically healthy obese phenotype. *J Clin Endocrinol Metab* 2008;93:4075–4079.

Alajmi M, Mulgrew AT, Fox J, et al. Impact of continuous positive airway pressure therapy on blood pressure in patients with obstructive sleep apnea hypopnea: A meta-analysis of randomized controlled trials. *Lung* 2007;185:67–72.

Almdal T, Scharling H, Jensen JS, et al. The independent effect of type 2 diabetes mellitus on ischemic heart disease, stroke, and death: A population-based study of 13,000 men and women with 20 years of follow-up. *Arch Intern Med* 2004;164:1422–1426.

Alnima T, de Leeuw PW, Tan FE, et al. Renal responses to long-term carotid baroreflex activation therapy in patients with drug-resistant hypertension. *Hypertension* 2013;61:1334–1339.

Alper AB Jr, Chen W, Yau L, et al. Childhood uric acid predicts adult blood pressure: The Bogalusa Heart Study. *Hypertension* 2005; 45:34–38.

Appel LJ, Frohlich ED, Hall JE, et al. The importance of population-wide sodium reduction as a means to prevent cardiovascular disease and stroke: A call to action from the American Heart Association. *Circulation* 2011;123:1138–1143.

Ardigo D, Stuehlinger M, Franzini L, et al. ADMA is independently related to flow-mediated vasodilation in subjects at low cardiovascular risk. *Eur J Clin Invest* 2007;37:263–269.

Ashfaq S, Abramson JL, Jones DP, et al. Endothelial function and aminothiol biomarkers of oxidative stress in healthy adults. *Hypertension* 2008;52:80–85.

Augustyniak RA, Victor RG, Morgan DA, et al. L-NAME and ADMA-induced sympathetic neural activation in conscious rats. *Am J Physiol Regul Integr Comp Physiol* 2006;290:R726–R732.

Bai Y, Ye S, Mortazavi R. Effect of renal injury-induced neurogenic hypertension on NO synthase, caveolin-1, AKt, calmodulin and soluble guanylate cyclase expressions in the kidney. *Am J Physiol Renal Physiol* 2007;292:F974–F980.

Bankir L, Bochud M, Maillard M, et al. Nighttime blood pressure and nocturnal dipping are associated with daytime urinary sodium excretion in African subjects. *Hypertension* 2008;51:891–898.

Barker DJ, Osmond C, Forsen TJ, et al. Maternal and social origins of hypertension. *Hypertension* 2007;50:565–571.

Barker DJ, Osmond C, Golding J, et al. Growth in utero, blood pressure in childhood and adult life, and mortality from cardiovascular disease. *BMJ* 1989;298:564–567.

Barlow SE. Expert committee recommendations regarding the prevention, assessment, and treatment of child and adolescent overweight and obesity: Summary report. *Pediatrics* 2007;120(Suppl 4):S164–S192.

Barochiner J, Alfie J, Aparicio LS, et al. Postprandial hypotension detected through home blood pressure monitoring: A frequent phenomenon in elderly hypertensive patients. *Hypertens Res* 2013.

Barquera S, Durazo-Arvizu RA, Luke A, et al. Hypertension in Mexico and among Mexican Americans: Prevalence and treatment patterns. *J Hum Hypertens* 2008;22:617–626.

Barrett EJ, Eggleston EM, Inyard AC, et al. The vascular actions of insulin control its delivery to muscle and regulate the rate-limiting step in skeletal muscle insulin action. *Diabetologia* 2009; 52:752–764.

Bartley K, Jung M, Yi S. Diet and blood pressure: Differences among whites, blacks and Hispanics in New York City 2010. *Ethn Dis* 2014;24:175–181.

Bazzano LA, Khan Z, Reynolds K, He J. Effect of nocturnal nasal continuous positive airway pressure on blood pressure in obstructive sleep apnea. *Hypertension* 2007;50:417–423.

Beaudoin MS, Graham TE. Methylxanthines and human health: Epidemiological and experimental evidence. *Handb Exp Pharmacol* 2011;200:509–548.

Bellomo G, Venanzi S, Saronio P, et al. Prognostic significance of serum uric acid in women with gestational hypertension. *Hypertension* 2011;58:704–708.

Berecek KH, Brody MJ. Evidence for a neurotransmitter role for epinephrine derived from the adrenal medulla. *Am J Physiol* 1982;242:H593–H601.

Bertram JF, Douglas-Denton RN, Diouf B, et al. Human nephron number: Implications for health and disease. *Pediatr Nephrol* 2011;26:1529–1533.

Bhatt DL, Kandzari DE, O'Neill WW, et al. A controlled trial of renal denervation for resistant hypertension. *N Engl J Med* 2014;370: 1393–1401.

Biaggioni I. Should we target the sympathetic nervous system in the treatment of obesity-associated hypertension? *Hypertension* 2008;51:168–171.

Bibbins-Domingo K, Chertow GM, Coxson PG, et al. Projected effect of dietary salt reductions on future cardiovascular disease. *N Engl J Med* 2010;362:590–599.

Bisognano JD, Bakris G, Nadim MK, et al. Baroreflex activation therapy lowers blood pressure in patients with resistant hypertension: Results from the double-blind, randomized, placebo-controlled rheos pivotal trial. *J Am Coll Cardiol* 2011;58:765–773.

Blair SN, Church TS. The fitness, obesity, and health equation: Is physical activity the common denominator? *JAMA* 2004;292:1232–1234.

Blaustein MP. Sodium ions, calcium ions, blood pressure regulation, and hypertension: A reassessment and a hypothesis. *Am J Physiol* 1977;232:C165–C173.

Bleeke T, Zhang H, Madamanchi N, et al. Catecholamine-induced vascular wall growth is dependent on generation of reactive oxygen species. *Circ Res* 2004;94:37–45.

Boger RH, Sullivan LM, Schwedhelm E, et al. Plasma asymmetric dimethylarginine and incidence of cardiovascular disease and death in the community. *Circulation* 2009;119:1592–1600.

Bolinder G, de Faire U. Ambulatory 24-h blood pressure monitoring in healthy, middle-aged smokeless tobacco users, smokers, and nontobacco users. *Am J Hypertens* 1998;11:1153–1163.

Boogaarts HD, Menovsky T, de Vries J, et al. Primary hypertension and neurovascular compression: A meta-analysis of magnetic resonance imaging studies. *J Neurosurg* 2012;116:147–156.

Borst JG, BorstDe GEUS. Hypertension explained by Starling's theory of circulatory homoeostasis. *Lancet* 1963;1:677–682.

Bouillon R, Carmeliet G, Verlinden L, et al. Vitamin D and human health: Lessons from vitamin D receptor null mice. *Endocr Rev* 2008;29:726–776.

Bowman TS, Gaziano JM, Buring JE, et al. A prospective study of cigarette smoking and risk of incident hypertension in women. *J Am Coll Cardiol* 2007;50:2085–2092.

Brandt MC, Mahfoud F, Reda S, et al. Renal sympathetic denervation reduces left ventricular hypertrophy and improves cardiac function in patients with resistant hypertension. *J Am Coll Cardiol* 2012;59:901–909.

Brandt MC, Reda S, Mahfoud F, et al. Effects of renal sympathetic denervation on arterial stiffness and central hemodynamics in patients with resistant hypertension. *J Am Coll Cardiol* 2012;60: 1956–1965.

Brenner BM, Chertow GM. Congenital oligonephropathy and the etiology of adult hypertension and progressive renal injury. *Am J Kidney Dis* 1994;23:171–175.

Briet M, Schiffrin EL. Vascular actions of aldosterone. *J Vasc Res* 2012;50:89–99.

Brondolo E, Love EE, Pencille M, et al. Racism and hypertension: A review of the empirical evidence and implications for clinical practice. *Am J Hypertens* 2011;24:518–529.

Brook RD, Rajagopalan S, Pope CA III, et al. Particulate matter air pollution and cardiovascular disease: An update to the scientific statement from the American Heart Association. *Circulation* 2010;121:2331–2378.

Burt VL, Whelton P, Roccella EJ, et al. Prevalence of hypertension in the US adult population. Results from the Third National Health and Nutrition Examination Survey, 1988–1991. *Hypertension* 1995;25:305–313.

Campbell NR, Spence JD. Stroke prevention and sodium restriction. *Can J Neurol Sci* 2008;35:278–279.

Canham RM, Das SR, Leonard D, et al. Alpha2cDel322-325 and beta1Arg389 adrenergic polymorphisms are not associated with reduced left ventricular ejection fraction or increased left ventricular volume. *J Am Coll Cardiol* 2007;49:274–276.

Cano-Marquina A, Tarin JJ, Cano A. The impact of coffee on health. *Maturitas* 2013;75:7–21.

Canzanello VJ, Baranco-Pryor E, Rahbari-Oskoui F, et al. Predictors of blood pressure response to the angiotensin receptor blocker candesartan in essential hypertension. *Am J Hypertens* 2008;21: 61–66.

Carey RM. The intrarenal renin-angiotensin and dopaminergic systems: Control of renal sodium excretion and blood pressure. *Hypertension* 2013;61:673–680.

Carey RM, Padia SH. Role of angiotensin AT(2) receptors in natriuresis: Intrarenal mechanisms and therapeutic potential. *Clin Exp Pharmacol Physiol* 2013;40:527–534.

Carvajal CA, Romero DG, Mosso LM, et al. Biochemical and genetic characterization of 11 beta-hydroxysteroid dehydrogenase type 2 in low-renin essential hypertensives. *J Hypertens* 2005;23:71–77.

Charkoudian N, Joyner MJ, Johnson CP, et al. Balance between cardiac output and sympathetic nerve activity in resting humans: Role in arterial pressure regulation. *J Physiol* 2005;568:315–321.

Chen J, Gu D, Jaquish CE, et al. Association between blood pressure responses to the cold pressor test and dietary sodium intervention in a Chinese population. *Arch Intern Med* 2008;168:1740–1746.

Chen L, Davey SG, Harbord RM, et al. Alcohol intake and blood pressure: A systematic review implementing a Mendelian randomization approach. *PLoS Med* 2008;5:e52.

Choi M, Scholl UI, Yue P, et al. K⁺ channel mutations in adrenal aldosterone-producing adenomas and hereditary hypertension. *Science* 2011;331:768–772.

Chun TY, Bankir L, Eckert GJ, et al. Ethnic differences in renal responses to furosemide. *Hypertension* 2008;52:241–248.

Class QA, Rickert ME, Lichtenstein P, et al. Birth weight, physical morbidity, and mortality: A population-based sibling-comparison study. *Am J Epidemiol* 2014;179:550–558.

Cobb C, Ward KD, Maziak W, et al. Waterpipe tobacco smoking: An emerging health crisis in the United States. *Am J Health Behav* 2010;34:275–285.

Cobb CO, Khader Y, Nasim A, et al. A multiyear survey of waterpipe and cigarette smoking on a US university campus. *J Am Coll Health* 2012;60:521–527.

Cobb CO, Sahmarani K, Eissenberg T, et al. Acute toxicant exposure and cardiac autonomic dysfunction from smoking a single narghile waterpipe with tobacco and with a "healthy" tobacco-free alternative. *Toxicol Lett* 2012;215:70–75.

Cohen L, Curhan G, Forman J. Association of sweetened beverage intake with incident hypertension. *J Gen Intern Med* 2012;27: 1127–1134.

Converse RL Jr, Jacobsen TN, Toto RD, et al. Sympathetic overactivity in patients with chronic renal failure. *N Engl J Med* 1992; 327:1912–1918.

Coogan PF, White LF, Jerrett M, et al. Air pollution and incidence of hypertension and diabetes mellitus in black women living in Los Angeles. *Circulation* 2012;125:767–772.

Cook NR, Appel LJ, Whelton PK. Lower levels of sodium intake and reduced cardiovascular risk. *Circulation* 2014;129:981–989.

Cooper R, Rotimi C, Ataman S, et al. The prevalence of hypertension in seven populations of west African origin. *Am J Public Health* 1997;87:160–168.

Cooper RS, Wolf-Maier K, Luke A, et al. An international comparative study of blood pressure in populations of European vs African descent. *BMC Med* 2005;3:2.

Correia ML, Haynes WG. Obesity-related hypertension: Is there a role for selective leptin resistance? *Curr Hypertens Rep* 2004;6: 230–235.

Courcoulas AP, Christian NJ, Belle SH, et al. Weight change and health outcomes at 3 years after bariatric surgery among individuals with severe obesity. *JAMA* 2013;310:2416–2425.

Cowley AW Jr. Renal medullary oxidative stress, pressure-natriuresis, and hypertension. *Hypertension* 2008;52:777–786.

Cowley AW Jr, Nadeau JH, Baccarelli A, et al. Report of the National Heart, Lung, and Blood Institute Working Group on epigenetics and hypertension. *Hypertension* 2012;59:899–905.

Crowley SD, Coffman TM. In hypertension, the kidney breaks your heart. *Curr Cardiol Rep* 2008;10:470–476.

Cunha AR, Medeiros F, Umbelino B, et al. Altered vascular structure and wave reflection in hypertensive women with low magnesium levels. *J Am Soc Hypertens* 2013;7:344–352.

Curtis JJ, Luke RG, Dustan HP, et al. Remission of essential hypertension after renal transplantation. *N Engl J Med* 1983;309: 1009–1015.

da Silva AA, do Carmo JM, Kanyicska B, et al. Endogenous melanocortin system activity contributes to the elevated arterial pressure in spontaneously hypertensive rats. *Hypertension* 2008;51: 884–890.

Dahl LK, Heine M. Primary role of renal homografts in setting chronic blood pressure levels in rats. *Circ Res* 1975;36: 692–696.

Dall'Asta C, Vedani P, Manunta P, et al. Effect of weight loss through laparoscopic gastric banding on blood pressure, plasma renin activity and aldosterone levels in morbid obesity. *Nutr Metab Cardiovasc Dis* 2009;19:110–114.

Danser AH. Prorenin: Back into the arena. *Hypertension* 2006;47: 824–826.

de Boer MP, Ijzerman RG, de Jongh RT, et al. Birth weight relates to salt sensitivity of blood pressure in healthy adults. *Hypertension* 2008;51:928–932.

de la Sierra A. Lack of correlation between two methods for the assessment of salt sensitivity in essential hypertension. *J Hum Hypertens* 2002;16(4):255–260.

de Wardener HE, He FJ, MacGregor GA. Plasma sodium and hypertension. *Kidney Int* 2004;66:2454–2466.

Dechering DG, van der Steen MS, Adiyaman A, et al. Reproducibility of the ambulatory arterial stiffness index in hypertensive patients. *J Hypertens* 2008;26:1993–2000.

DeMarco VG, Aroor AR, Sowers JR. The pathophysiology of hypertension in patients with obesity. *Nat Rev Endocrinol* 2014;10: 364–376.

Denton D, Weisinger R, Mundy NI, et al. The effect of increased salt intake on blood pressure of chimpanzees. *Nat Med* 1995;1:1009–1016.

Devereux RB, Case DB, Alderman MH, et al. Possible role of increased blood viscosity in the hemodynamics of systemic hypertension. *Am J Cardiol* 2000;85:1265–1268.

DiBona GF. Physiology in perspective: The Wisdom of the Body. Neural control of the kidney. *Am J Physiol Regul Integr Comp Physiol* 2005;289:R633–R641.

Dickhout JG, Mori T, Cowley AW Jr. Tubulovascular nitric oxide crosstalk: Buffering of angiotensin II-induced medullary vasoconstriction. *Circ Res* 2002;91:487–493.

Donato AJ, Eskurza I, Silver AE, et al. Direct evidence of endothelial oxidative stress with aging in humans: Relation to impaired endothelium-dependent dilation and upregulation of nuclear factor-kappaB. *Circ Res* 2007;100:1659–1666.

Dries DL, Victor RG, Rame JE, et al. Corin gene minor allele defined by 2 missense mutations is common in blacks and associated with high blood pressure and hypertension. *Circulation* 2005;112: 2403–2410.

Duprez DA. Role of the renin-angiotensin-aldosterone system in vascular remodeling and inflammation: A clinical review. *J Hypertens* 2006;24:983–991.

Eaton SB, Eaton SB III, Konner MJ. An evolutionary perspective enhances understanding of human nutritional requirements. *J Nutr* 1996;126:1732–1740.

Ebbeling CB, Pawlak DB, Ludwig DS. Childhood obesity: Public-health crisis, common sense cure. *Lancet* 2002;360(9331):473–482.

Eckel RH, Jakicic JM, Ard JD, et al. 2013 AHA/ACC guideline on lifestyle management to reduce cardiovascular risk: A report of the American College of Cardiology/American Heart Association

Task Force on Practice Guidelines. *Circulation* 2014;129(2): 76–99.

Ehret GB, Morrison AC, O'Connor AA, et al. Replication of the Wellcome Trust genome-wide association study of essential hypertension: The Family Blood Pressure Program. *Eur J Hum Genet* 2008;16(12):1507–1511.

Ehret GB, Munroe PB, Rice KM, et al. Genetic variants in novel pathways influence blood pressure and cardiovascular disease risk. *Nature* 2011;478:103–109.

Eirin A, Zhu XY, Woollard JR, et al. Increased circulating inflammatory endothelial cells in blacks with essential hypertension. *Hypertension* 2013;62:585–591.

Elliott P, Kesteloot H, Appel LJ, et al. Dietary phosphorus and blood pressure: International study of macro- and micro-nutrients and blood pressure. *Hypertension* 2008;51:669–675.

Elliott P, Stamler J, Nichols R, et al. Intersalt revisited: Further analyses of 24 hour sodium excretion and blood pressure within and across populations. Intersalt Cooperative Research Group. *BMJ* 1996;312:1249–1253.

Engeli S, Bohnke J, Gorzelniak K, et al. Weight loss and the renin-angiotensin-aldosterone system. *Hypertension* 2005;45:356–362.

Esler M. Sympathetic nervous system moves toward center stage in cardiovascular medicine: From Thomas Willis to resistant hypertension. *Hypertension* 2014;63:e25–e32.

Esler M, Julius S, Zweifler A, et al. Mild high-renin essential hypertension. Neurogenic human hypertension? *N Engl J Med* 1977; 296:405–411.

Esler M, Straznicky N, Eikelis N, et al. Mechanisms of sympathetic activation in obesity-related hypertension. *Hypertension* 2006;48: 787–796.

Esler MD, Eikelis N, Lambert E, et al. Neural mechanisms and management of obesity-related hypertension. *Curr Cardiol Rep* 2008; 10:456–463.

Esler MD, Krum H, Sobotka PA, et al. Renal sympathetic denervation in patients with treatment-resistant hypertension (The Symplicity HTN-2 Trial): A randomised controlled trial. *Lancet* 2010;376: 1903–1909.

Fadl Elmula FE, Hoffmann P, Larstorp AC, et al. Adjusted drug treatment is superior to renal sympathetic denervation in patients with true treatment-resistant hypertension. *Hypertension* 2014;63:991–999.

Feig DI, Madero M, Jalal DI, et al. Uric acid and the origins of hypertension. *J Pediatr* 2013;162:896–902.

Feig DI, Soletsky B, Johnson RJ. Effect of allopurinol on blood pressure of adolescents with newly diagnosed essential hypertension: A randomized trial. *JAMA* 2008;300:924–932.

Feldt S, Batenburg WW, Mazak I, et al. Prorenin and renin-induced extracellular signal-regulated kinase 1/2 activation in monocytes is not blocked by aliskiren or the handle-region peptide. *Hypertension* 2008;51:682–688.

Ferguson RK, Turek DM, Rovner DR. Spironolactone and hydrochlorothiazide in normal-renin and low-renin essential hypertension. *Clin Pharmacol Ther* 1977;21:62–69.

Fisher ND, Hurwitz S, Ferri C, et al. Altered adrenal sensitivity to angiotensin II in low-renin essential hypertension. *Hypertension* 1999;34:388–394.

Fitzgerald PJ. Elevated norepinephrine may be a unifying etiological factor in the abuse of a broad range of substances: Alcohol, nicotine, marijuana, heroin, cocaine, and caffeine. *Subst Abuse* 2013; 7:171–183.

Floras JS, Aylward PE, Victor RG, et al. Epinephrine facilitates neurogenic vasoconstriction in humans. *J Clin Invest* 1988;81: 1265–1274.

Flynn J. The changing face of pediatric hypertension in the era of the childhood obesity epidemic. *Pediatr Nephrol* 2013;28: 1059–1066.

Flynn JT, Ng DK, Chan GJ, et al. Chronic Kidney Disease in Children Study. The effect of abnormal birth history on ambulatory blood pressure and disease progression in children with chronic kidney disease. *J Pediatr* 2014;165:154.e1–162.e1. doi: 10.1016/j.jpeds. 2014.02.051.

Folkow B. Pathogenesis of structural vascular changes in hypertension. *J Hypertens* 2004;22:1231–1233.

Forman JP, Curhan GC, Taylor EN. Plasma 25-hydroxyvitamin D levels and risk of incident hypertension among young women. *Hypertension* 2008;52:828–832.

Forman JP, Giovannucci E, Holmes MD, et al. Plasma 25-hydroxyvitamin D levels and risk of incident hypertension. *Hypertension* 2007;49: 1063–1069.

Forman JP, Scott JB, Ng K, et al. Effect of vitamin D supplementation on blood pressure in blacks. *Hypertension* 2013;61:779–785.

Forte JG, Miguel JM, Miguel MJ, et al. Salt and blood pressure: A community trial. *J Hum Hypertens* 1989;3:179–184.

Franco M, Tapia E, Bautista R, et al. Impaired pressure natriuresis resulting in salt-sensitive hypertension is caused by tubulointerstitial immune cell infiltration in the kidney. *Am J Physiol Renal Physiol* 2013;304:F982–F990.

Frank H, Heusser K, Geiger H, et al. Temporary reduction of blood pressure and sympathetic nerve activity in hypertensive patients after microvascular decompression. *Stroke* 2009;40:47–51.

Franklin SS. Elderly hypertensives: How are they different? *J Clin Hypertens (Greenwich)* 2012;14:779–786.

Franklin SS, Barboza MG, Pio JR, et al. Blood pressure categories, hypertensive subtypes, and the metabolic syndrome. *J Hypertens* 2006;24:2009–2016.

Franklin SS, Pio JR, Wong ND, et al. Predictors of new-onset diastolic and systolic hypertension: The Framingham Heart Study. *Circulation* 2005;111:1121–1127.

Franklin SS, Wilkinson IB, McEniery CM. Unusual hypertensive phenotypes: What is their significance? *Hypertension* 2012;59: 173–178.

Frazee EN, Personett HA, Leung JG, et al. Influence of dexmedetomidine therapy on the management of severe alcohol withdrawal syndrome in critically ill patients. *J Crit Care* 2014;29: 298–302.

Friedman O, Bradley TD, Logan AG. Influence of lower body positive pressure on upper airway cross-sectional area in drug-resistant hypertension. *Hypertension* 2013;61:240–245.

Fukuda M, Goto N, Kimura G. Hypothesis on renal mechanism of non-dipper pattern of circadian blood pressure rhythm. *Med Hypotheses* 2006;67:802–806.

Fung MM, Nguyen C, Mehtani P, et al. Genetic variation within adrenergic pathways determines in vivo effects of presynaptic stimulation in humans. *Circulation* 2008;117:517–525.

Gaillard R, Rurangirwa AA, Williams MA, et al. Maternal parity, fetal and childhood growth, and cardiometabolic risk factors. *Hypertension* 2014.

Gariepy CE, Ohuchi T, Williams SC, et al. Salt-sensitive hypertension in endothelin-B receptor-deficient rats. *J Clin Invest* 2000; 105:925–933.

Gerber Y, Jacobsen SJ, Killian JM, et al. Seasonality and daily weather conditions in relation to myocardial infarction and sudden cardiac death in Olmsted County, Minnesota, 1979 to 2002. *J Am Coll Cardiol* 2006;48:287–292.

Gerin W, Zawadzki MJ, Brosschot JF, et al. Rumination as a mediator of chronic stress effects on hypertension: A causal model. *Int J Hypertens* 2012;2012:9,453465.

Ghiasvand M, Aghakhani K, Salimi A, et al. Ischemic heart disease risk factors in lead exposed workers: Research study. *J Occup Med Toxicol* 2013;8:11.

Giles TD, Berk BC, Black HR, et al. Expanding the definition and classification of hypertension. *J Clin Hypertens (Greenwich)* 2005;7:505–512.

Giovannucci E, Liu Y, Hollis BW, et al. 25-Hydroxyvitamin D and risk of myocardial infarction in men: A prospective study. *Arch Intern Med* 2008;168:1174–1180.

Go AS, Mozaffarian D, Roger VL, et al. Heart Disease and Stroke Statistics—2014 update: A report from the American Heart Association. *Circulation* 2013.

Go AS, Mozaffarian D, Roger VL, et al. American Heart Association Statistics Committee and Stroke Statistics Subcommittee. Heart disease and stroke statistics—2014 update: A report from the American Heart Association. *Circulation* 2014;129(3):e28–e292.

Gois PH, Souza ER. Pharmacotherapy for hyperuricemia in hypertensive patients. *Cochrane Database Syst Rev* 2013;1:CD008652.

Goldblatt H, Lynch J, Hanzal RF, et al. Studies on experimental hypertension: I. The production of persistent elevation of systolic blood pressure by means of renal ischemia. *J Exp Med* 1934;59:347–379.

Gonzaga CC, Gaddam KK, Ahmed MI, et al. Severity of obstructive sleep apnea is related to aldosterone status in subjects with resistant hypertension. *J Clin Sleep Med* 2010;6:363–368.

Gonzalez-Villalobos RA, Janjoulia T, Fletcher NK, et al. The absence of intrarenal ACE protects against hypertension. *J Clin Invest* 2013;123:2011–2023.

Gore MO, Luneburg N, Schwedhelm E, et al. Symmetrical dimethylarginine predicts mortality in the general population: Observations from the Dallas heart study. *Arterioscler Thromb Vasc Biol* 2013;33:2682–2688.

Gosse P, Papaioanou G, Coulon P, et al. Can ambulatory blood-pressure monitoring provide reliable indices of arterial stiffness? *Am J Hypertens* 2007;20:831–838.

Grassi G, Quarti-Trevano F, Seravalle G, et al. Blood pressure lowering effects of rimonabant in obesity-related hypertension. *J Neuroendocrinol* 2008;20(Suppl 1):63–68.

Grassi G, Seravalle G, Ghiadoni L, et al. Sympathetic nerve traffic and asymmetric dimethylarginine in chronic kidney disease. *Clin J Am Soc Nephrol* 2011;6:2620–2627.

Grassi G, Seravalle G, Quarti-Trevano F, et al. Sympathetic and baroreflex cardiovascular control in hypertension-related left ventricular dysfunction. *Hypertension* 2009;53:205–209.

Grassi G, Seravalle G, Trevano FQ, et al. Neurogenic abnormalities in masked hypertension. *Hypertension* 2007;50:537–542.

Graudal N, Jürgens G, Baslund B, et al. Compared with usual sodium intake, low- and excessive-sodium diets are associated with increased mortality: A meta-analysis. *Am J Hypertens* 2014. [Epub ahead of print].

Grayson PC, Kim SY, LaValley M, et al. Hyperuricemia and incident hypertension: A systematic review and meta-analysis. *Arthritis Care Res (Hoboken)* 2011;63:102–110.

Greenfield JR, Miller JW, Keogh JM, et al. Modulation of blood pressure by central melanocortinergic pathways. *N Engl J Med* 2009;360:44–52.

Grimson KS, Orgain ES, Anderson B, et al. Results of treatment of patients with hypertension by total thoracic and partial to total lumbar sympathectomy, splanchnicectomy and celiac ganglionectomy. *Ann Surg* 1949;129:850–871.

Grundy SM. Metabolic syndrome: A multiplex cardiovascular risk factor. *J Clin Endocrinol Metab* 2007;92:399–404.

Grundy SM. Metabolic syndrome pandemic. *Arterioscler Thromb Vasc Biol* 2008;28:629–636.

Grundy SM. Pre-diabetes, metabolic syndrome, and cardiovascular risk. *J Am Coll Cardiol* 2012;59:635–643.

Gu JW, Anand V, Shek EW, et al. Sodium induces hypertrophy of cultured myocardial myoblasts and vascular smooth muscle cells. *Hypertension* 1998;31:1083–1087.

Guidi E, Menghetti D, Milani S, et al. Hypertension may be transplanted with the kidney in humans: A long-term historical prospective follow-up of recipients grafted with kidneys coming from donors with or without hypertension in their families. *J Am Soc Nephrol* 1996;7:1131–1138.

Guo GB, Thames MD, Abboud FM. Arterial baroreflexes in renal hypertensive rabbits. Selectivity and redundancy of baroreceptor influence on heart rate, vascular resistance, and lumbar sympathetic nerve activity. *Circ Res* 1983;53:223–234.

Guyenet PG. The sympathetic control of blood pressure. *Nat Rev Neurosci* 2006;7:335–346.

Guyton AC. Physiologic regulation of arterial pressure. *Am J Cardiol* 1961;8:401–407.

Guyton AC. Blood pressure control—special role of the kidneys and body fluids. *Science* 1991;252:1813–1816.

Guyton AC. Kidneys and fluids in pressure regulation: Small volume but large pressure changes. *Hypertension* 1992;19:12–18.

Guyton AC, Coleman TG. Quantitative analysis of the pathophysiology of hypertension. *Circ Res* 1969;24:1–19.

Guzik TJ, Hoch NE, Brown KA, et al. Role of the T cell in the genesis of angiotensin II induced hypertension and vascular dysfunction. *J Exp Med* 2007;204:2449–2460.

Haddy FJ, Overbeck HW. The role of humoral agents in volume expanded hypertension. *Life Sci* 1976;19:935–947.

Haentjens P, Van Meerhaeghe A, Moscariello A, et al. The impact of continuous positive airway pressure on blood pressure in patients with obstructive sleep apnea syndrome: Evidence from a meta-analysis of placebo-controlled randomized trials. *Arch Intern Med* 2007;167:757–764.

Hales CN, Barker DJ. The thrifty phenotype hypothesis. *Br Med Bull* 2001;60:5–20.

Hall JE, Brands MW, Shek EW. Central role of the kidney and abnormal fluid volume control in hypertension. *J Hum Hypertens* 1996;10:633–639.

Hall JE, Guyton AC, Brands MW. Pressure-volume regulation in hypertension. *Kidney Int Suppl* 1996;55:S35–S41.

Halperin RO, Gaziano JM, Sesso HD. Smoking and the risk of incident hypertension in middle-aged and older men. *Am J Hypertens* 2008;21:148–152.

Hansen J, Sander M. Sympathetic neural overactivity in healthy humans after prolonged exposure to hypobaric hypoxia. *J Physiol* 2003;546:921–929.

Harrison DG. The mosaic theory revisited: Common molecular mechanisms coordinating diverse organ and cellular events in hypertension. *J Am Soc Hypertens* 2013a;7:68–74.

Harrison DG. *Vascular Mediators of Hypertension.* Clinical Hypertension Review Course Syllabus. American Society of Hypertension, Inc (ASH), New York, NY, 2013b:107–125.

Harrison DG, Guzik TJ, Goronzy J, et al. Is hypertension an immunologic disease? *Curr Cardiol Rep* 2008;10:464–469.

Harrison DG, Marvar PJ, Titze JM. Vascular inflammatory cells in hypertension. *Front Physiol* 2012;3:128.

Harsha DW, Bray GA. Weight loss and blood pressure control (Pro). *Hypertension* 2008;51:1420–1425.

Hart EC, Charkoudian N, Wallin BG, et al. Sex differences in sympathetic neural-hemodynamic balance: Implications for human blood pressure regulation. *Hypertension* 2009;53:571–576.

Hart EC, Wallin BG, Barnes JN, et al. Sympathetic nerve activity and peripheral vasodilator capacity in young and older men. *Am J Physiol Heart Circ Physiol* 2014;306:H904–H909.

Hatsukami D, Mooney M, Murphy S, et al. Effects of high dose transdermal nicotine replacement in cigarette smokers. *Pharmacol Biochem Behav* 2007;86:132–139.

He FJ, Li J, MacGregor GA. Effect of longer term modest salt reduction on blood pressure: Cochrane systematic review and meta-analysis of randomised trials. *BMJ* 2013;346:f1325.

He FJ, MacGregor GA. Importance of salt in determining blood pressure in children: Meta-analysis of controlled trials. *Hypertension* 2006;48:861–869.

He FJ, MacGregor GA. Reducing population salt intake worldwide: From evidence to implementation. *Prog Cardiovasc Dis* 2010;52:363–382.

He FJ, MacGregor GA. Cardiovascular disease: Salt and cardiovascular risk. *Nat Rev Nephrol* 2012;8:134–136.

He FJ, Pombo-Rodrigues S, MacGregor GA. Salt reduction in England from 2003 to 2011: Its relationship to blood pressure, stroke and ischaemic heart disease mortality. *BMJ Open* 2014;4:e004549.

He J, Klag MJ, Whelton PK, et al. Migration, blood pressure pattern, and hypertension: The Yi Migrant Study. *Am J Epidemiol* 1991;134:1085–1101.

Helmer OM. Renin activity in blood from patients with hypertension. *Can Med Assoc J* 1964;90:221–225.

Herrera J, Ferrebuz A, MacGregor EG, et al. Mycophenolate mofetil treatment improves hypertension in patients with psoriasis and rheumatoid arthritis. *J Am Soc Nephrol* 2006;17:S218–S225.

Hinchliffe SA, Lynch MR, Sargent PH, et al. The effect of intrauterine growth retardation on the development of renal nephrons. *Br J Obstet Gynaecol* 1992;99:296–301.

Holland OB, Gomez-Sanchez C, Fairchild C, et al. Role of renin classification for diuretic treatment of black hypertensive patients. *Arch Intern Med* 1979;139:1365–1370.

Hoorn EJ, Walsh SB, McCormick JA, et al. The calcineurin inhibitor tacrolimus activates the renal sodium chloride cotransporter to cause hypertension. *Nat Med* 2011;17:1304–1309.

Hoppe UC, Brandt MC, Wachter R, et al. Minimally invasive system for baroreflex activation therapy chronically lowers blood pressure with pacemaker-like safety profile: Results from the Barostim neo trial. *J Am Soc Hypertens* 2012;6:270–276.

Huang CC, Huang TL, Hsu HC, et al. Long-term effects of neck irradiation on cardiovascular autonomic function: A study in nasopharyngeal carcinoma patients after radiotherapy. *Muscle Nerve* 2013;47:344–350.

Huang Y, Wongamorntham S, Kasting J, et al. Renin increases mesangial cell transforming growth factor-beta1 and matrix proteins through receptor-mediated, angiotensin II-independent mechanisms. *Kidney Int* 2006;69:105–113.

Hughson MD, Gobe GC, Hoy WE, et al. Associations of glomerular number and birth weight with clinicopathological features of African Americans and Whites. *Am J Kidney Dis* 2008;52:18–28.

Hunyor SN, Zweifler AJ, Hansson L, et al. Effect of high dose spironolactone and chlorthalidone in essential hypertension: Relation to plasma renin activity and plasma volume. *Aust N Z J Med* 1975;5:17–24.

Hwang MH, Yoo JK, Kim HK, et al. Validity and reliability of aortic pulse wave velocity and augmentation index determined by the new cuff-based SphygmoCor Xcel. *J Hum Hypertens* 2014. doi: 10.1038/jhh.2013.144. [Epub ahead of print].

Ikramuddin S, Korner J, Lee WJ, et al. Roux-en-Y gastric bypass vs intensive medical management for the control of type 2 diabetes, hypertension, and hyperlipidemia: The Diabetes Surgery Study Randomized Clinical Trial. *JAMA* 2013;309:2240–2249.

Institute of Medicine. Sodium intake in populations. Assessment of evidence. http://www.iom.edu/Reports/2013/Sodium-Intake-in-Populations-Assessment-of-Evidence.aspx

Intersalt Cooperative Research Group. Intersalt: An international study of electrolyte excretion and blood pressure. Results for 24 hour urinary sodium and potassium excretion. *BMJ* 1988;297: 319–328.

Iwamoto T. Na$^+$/Ca^{2+} exchange as a drug target—insights from molecular pharmacology and genetic engineering. *Ann N Y Acad Sci* 2007;1099:516–528.

Ji W, Foo JN, O'Roak BJ, et al. Rare independent mutations in renal salt handling genes contribute to blood pressure variation. *Nat Genet* 2008;40:592–599.

Johnson JA, Key BL, Routledge FS, et al. High trait rumination is associated with blunted nighttime diastolic blood pressure dipping. *Ann Behav Med* 2014. [Epub ahead of print].

Johnson RJ, Sanchez-Lozada LG, Mazzali M, et al. What are the key arguments against uric acid as a true risk factor for hypertension? *Hypertension* 2013;61:948–951.

Jood K, Jern C, Wilhelmsen L, et al. Body mass index in mid-life is associated with a first stroke in men: A prospective population study over 28 years. *Stroke* 2004;35:2764–2769.

Joosten MM, Gansevoort RT, Mukamal KJ, et al. Urinary magnesium excretion and risk of hypertension: The prevention of renal and vascular end-stage disease study. *Hypertension* 2013;61: 1161–1167.

Julius S, Krause L, Schork NJ, et al. Hyperkinetic borderline hypertension in Tecumseh, Michigan. *J Hypertens* 1991;9:77–84.

Kanbay M, Sanchez-Lozada LG, Franco M, et al. Microvascular disease and its role in the brain and cardiovascular system: A potential role for uric acid as a cardiorenal toxin. *Nephrol Dial Transplant* 2011;26:430–437.

Kanbay M, Yilmaz MI, Sonmez A, et al. Serum uric acid level and endothelial dysfunction in patients with nondiabetic chronic kidney disease. *Am J Nephrol* 2011;33:298–304.

Kannel WB, Garrison RJ, Dannenberg AL. Secular blood pressure trends in normotensive persons: The Framingham Study. *Am Heart J* 1993;125:1154–1158.

Kaptoge S, Di AE, Pennells L, et al. C-reactive protein, fibrinogen, and cardiovascular disease prediction. *N Engl J Med* 2012;367: 1310–1320.

Karppanen H, Mervaala E. Sodium intake and hypertension. *Prog Cardiovasc Dis* 2006;49:59–75.

Kasai T, Bradley TD, Friedman O, et al. Effect of intensified diuretic therapy on overnight rostral fluid shift and obstructive sleep apnoea in patients with uncontrolled hypertension. *J Hypertens* 2014;32:673–680.

Kasal DA, Barhoumi T, Li MW, et al. T regulatory lymphocytes prevent aldosterone-induced vascular injury. *Hypertension* 2012;59: 324–330.

Kass L, Weekes J, Carpenter L. Effect of magnesium supplementation on blood pressure: A meta-analysis. *Eur J Clin Nutr* 2012;66: 411–418.

Katagiri H, Yamada T, Oka Y. Adiposity and cardiovascular disorders: Disturbance of the regulatory system consisting of humoral and neuronal signals. *Circ Res* 2007;101:27–39.

Kato M, Hisatome I, Tomikura Y, et al. Status of endothelial dependent vasodilation in patients with hyperuricemia. *Am J Cardiol* 2005;96:1576–1578.

Kawasaki T, Delea CS, Bartter FC, et al. The effect of high-sodium and low-sodium intakes on blood pressure and other related variables in human subjects with idiopathic hypertension. *Am J Med* 1978;64:193–198.

Keller G, Zimmer G, Mall G, et al. Nephron number in patients with primary hypertension. *N Engl J Med* 2003;348:101–108.

Kempner W. Treatment of hypertensive vascular disease with rice diet. *Am J Med* 1948;4:545–577.

Kenchaiah S, Evans JC, Levy D, et al. Obesity and the risk of heart failure. *N Engl J Med* 2002;347:305–313.

Khalid ME, Ali ME, Ahmed EK, et al. Pattern of blood pressures among high and low altitude residents of southern Saudi Arabia. *J Hum Hypertens* 1994;8:765–769.

Khaw KT, Bingham S, Welch A, et al. Blood pressure and urinary sodium in men and women: The Norfolk Cohort of the European Prospective Investigation into Cancer (EPIC-Norfolk). *Am J Clin Nutr* 2004;80:1397–1403.

Khraibi AA, Smith TL, Hutchins PM, et al. Thymectomy delays the development of hypertension in Okamoto spontaneously hypertensive rats. *J Hypertens* 1987;5:537–541.

Kidambi S, Ghosh S, Kotchen JM, et al. Non-replication study of a genome-wide association study for hypertension and blood pressure in African Americans. *BMC Med Genet* 2012;13:27.

Kienitz T, Quinkler M. Testosterone and blood pressure regulation. *Kidney Blood Press Res* 2008;31:71–79.

Kloner RA, Rezkalla SH. To drink or not to drink? That is the question. *Circulation* 2007;116:1306–1317.

Knaus AE, Muthig V, Schickinger S, et al. Alpha2-adrenoceptor subtypes—unexpected functions for receptors and ligands derived from gene-targeted mouse models. *Neurochem Int* 2007;51: 277–281.

Kohan DE. Role of collecting duct endothelin in control of renal function and blood pressure. *Am J Physiol Regul Integr Comp Physiol* 2013;305:R659–R668.

Konje JC, Bell SC, Morton JJ, et al. Human fetal kidney morphometry during gestation and the relationship between weight, kidney morphometry and plasma active renin concentration at birth. *Clin Sci (Lond)* 1996;91:169–175.

Kontak AC, Wang Z, Arbique D, et al. Reversible sympathetic overactivity in hypertensive patients with primary aldosteronism. *J Clin Endocrinol Metab* 2010;95:4756–4761.

Kopp C, Linz P, Dahlmann A, et al. ^{23}Na magnetic resonance imaging-determined tissue sodium in healthy subjects and hypertensive patients. *Hypertension* 2013;61:635–640.

Kopp C, Linz P, Wachsmuth L, et al. (23)Na magnetic resonance imaging of tissue sodium. *Hypertension* 2012;59:167–172.

Korte S, Strater AS, Druppel V, et al. Feedforward activation of endothelial ENaC by high sodium. *FASEB J* 2014.

Kotchen TA, Cowley AW Jr, Frohlich ED. Salt in health and disease—a delicate balance. *N Engl J Med* 2013;368:1229–1237.

Kratzer JT, Lanaspa MA, Murphy MN, et al. Evolutionary history and metabolic insights of ancient mammalian uricases. *Proc Natl Acad Sci USA* 2014;111:3763–3768.

Krishnan E. Interaction of inflammation, hyperuricemia, and the prevalence of hypertension among adults free of metabolic syndrome: NHANES 2009–2010. *J Am Heart Assoc* 2014;3: e000157.

Krum H, Schlaich MP, Sobotka PA, et al. Percutaneous renal denervation in patients with treatment-resistant hypertension: Final 3-year report of the Symplicity HTN-1 study. *Lancet* 2014;383(9917):622–629.

Kupper N, Willemsen G, Riese H, et al. Heritability of daytime ambulatory blood pressure in an extended twin design. *Hypertension* 2005;45:80–85.

Kusche-Vihrog K, Jeggle P, Oberleithner H. The role of ENaC in vascular endothelium. *Pflugers Arch* 2014;466:851–859.

Kuznetsova TY, Korneva VA, Bryantseva EN, et al. The 24-hour pulse wave velocity, aortic augmentation index, and central blood pressure in normotensive volunteers. *Vasc Health Risk Manag* 2014;10:247–251.

Lakoski SG, Cushman M, Palmas W, et al. The relationship between blood pressure and C-reactive protein in the Multi-Ethnic Study of Atherosclerosis (MESA). *J Am Coll Cardiol* 2005;46:1869–1874.

Lambert E, Straznicky N, Schlaich M, et al. Differing pattern of sympathoexcitation in normal-weight and obesity-related hypertension. *Hypertension* 2007;50:862–868.

Lambert EA, Chatzivlastou K, Schlaich M, et al. Morning surge in blood pressure is associated with reactivity of the sympathetic nervous system. *Am J Hypertens* 2014;27:783–792.

Lambert GW, Hering D, Esler MD, et al. Health-related quality of life after renal denervation in patients with treatment-resistant hypertension. *Hypertension* 2012;60:1479–1484.

Landin K, Tengborn L, Smith U. Elevated fibrinogen and plasminogen activator inhibitor (PAI-1) in hypertension are related to metabolic risk factors for cardiovascular disease. *J Intern Med* 1990;227:273–278.

Landmesser U, Cai H, Dikalov S, et al. Role of p47(phox) in vascular oxidative stress and hypertension caused by angiotensin II. *Hypertension* 2002;40:511–515.

Landsberg L. A teleological view of obesity, diabetes and hypertension. *Clin Exp Pharmacol Physiol* 2006;33:863–867.

Laragh JH. Vasoconstriction-volume analysis for understanding and treating hypertension: The use of renin and aldosterone profiles. *Am J Med* 1973;55:261–274.

Laragh JH. Abstract, closing summary, and table of contents for Laragh's 25 lessons in pathophysiology and 12 clinical pearls for treating hypertension. *Am J Hypertens* 2001;14:1173–1177.

Laragh JH, Sealey JE. Relevance of the plasma renin hormonal control system that regulates blood pressure and sodium balance for correctly treating hypertension and for evaluating ALLHAT. *Am J Hypertens* 2003;16:407–415.

Lawes CM, Vander HS, Rodgers A. Global burden of blood-pressure-related disease, 2001. *Lancet* 2008;371:1513–1518.

Lawlor DA, Najman JM, Sterne J, et al. Associations of parental, birth, and early life characteristics with systolic blood pressure at 5 years of age: Findings from the Mater-University study of pregnancy and its outcomes. *Circulation* 2004;110:2417–2423.

Lee AJ. Haemorheological, platelet and endothelial factors in essential hypertension. *J Hum Hypertens* 2002;16:529–531.

Legrady P, Voros E, Bajcsi D, et al. Observations of changes of blood pressure before and after neurosurgical decompression in hypertensive patients with different types of neurovascular compression of brain stem. *Kidney Blood Press Res* 2013;37:451–457.

Levy BI, Schiffrin EL, Mourad JJ, et al. Impaired tissue perfusion: A pathology common to hypertension, obesity, and diabetes mellitus. *Circulation* 2008;118:968–976.

Levy EI, Scarrow AM, Jannetta PJ. Microvascular decompression in the treatment of hypertension: Review and update. *Surg Neurol* 2001;55:2–10.

Lewington S, Clarke R, Qizilbash N, et al. Age-specific relevance of usual blood pressure to vascular mortality: A meta-analysis of individual data for one million adults in 61 prospective studies. *Lancet* 2002;360:1903–1913.

Li JL, Canham RM, Vongpatanasin W, et al. Do allelic variants in alpha2A and alpha2C adrenergic receptors predispose to hypertension in blacks? *Hypertension* 2006;47:1140–1146.

Lieb W, Jansen H, Loley C, et al. Genetic predisposition to higher blood pressure increases coronary artery disease risk. *Hypertension* 2013;61:995–1001.

Lifton RP, Gharavi AG, Geller DS. Molecular mechanisms of human hypertension. *Cell* 2001;104:545–556.

Linz D, Mahfoud F, Schotten U, et al. Renal sympathetic denervation provides ventricular rate control but does not prevent atrial electrical remodeling during atrial fibrillation. *Hypertension* 2013; 61:225–231.

Lob HE, Schultz D, Marvar PJ, et al. Role of the NADPH oxidases in the subfornical organ in angiotensin II-induced hypertension. *Hypertension* 2013;61:382–387.

Loeffler LF, Navas-Acien A, Brady TM, et al. Uric acid level and elevated blood pressure in US adolescents: National Health and Nutrition Examination Survey, 1999–2006. *Hypertension* 2012;59:811–817.

Loscalzo J. Association studies in an era of too much information: Clinical analysis of new biomarker and genetic data. *Circulation* 2007;116:1866–1870.

Lucas A, Morley R. Does early nutrition in infants born before term programme later blood pressure? *BMJ* 1994;309:304–308.

Luft FC. A brief history of renin. *J Mol Med* 2008;86:611–613.

Luft FC, Weinberger MH. Heterogeneous responses to changes in dietary salt intake: The salt-sensitivity paradigm. *Am J Clin Nutr* 1997;65:612S–617S.

Lurbe E, Garcia-Vicent C, Torro MI, et al. Associations of birth weight and postnatal weight gain with cardiometabolic risk parameters at 5 years of age. *Hypertension* 2014;63:1326–1332.

Luyckx VA, Bertram JF, Brenner BM, et al. Effect of fetal and child health on kidney development and long-term risk of hypertension and kidney disease. *Lancet* 2013;382:273–283.

Machleidt F, Simon P, Krapalis AF, et al. Experimental hyperleptinemia acutely increases vasoconstrictory sympathetic nerve activity in healthy humans. *J Clin Endocrinol Metab* 2013;98:E491–E496.

Mackenzie HS, Brenner BM. Fewer nephrons at birth: A missing link in the etiology of essential hypertension? *Am J Kidney Dis* 1995; 26:91–98.

Magnavita N, Fileni A. Work stress and metabolic syndrome in radiologists: First evidence. *Radiol Med* 2013.

Mahfoud F, Schlaich M, Kindermann I, et al. Effect of renal sympathetic denervation on glucose metabolism in patients with resistant hypertension: A pilot study. *Circulation* 2011;123:1940–1946.

Manalich R, Reyes L, Herrera M, et al. Relationship between weight at birth and the number and size of renal glomeruli in humans: A histomorphometric study. *Kidney Int* 2000;58:770–773.

Mandel EI, Taylor EN, Curhan GC. Dietary and lifestyle factors and medical conditions associated with urinary citrate excretion. *Clin J Am Soc Nephrol* 2013;8:901–908.

Manolis AJ, Poulimenos LE, Kallistratos MS, et al. Sympathetic overactivity in hypertension and cardiovascular disease. *Curr Vasc Pharmacol* 2013;12:4–15.

Margolis KL, Ray RM, Van Horn L, et al. Effect of calcium and vitamin D supplementation on blood pressure: The Women's Health Initiative Randomized Trial. *Hypertension* 2008;52:847–855.

Mark AL. Dietary therapy for obesity: An emperor with no clothes. *Hypertension* 2008;51:1426–1434.

Mark AL. Selective leptin resistance revisited. *Am J Physiol Regul Integr Comp Physiol* 2013;305:R566–R581.

Mark AL, Correia ML, Rahmouni K, et al. Loss of leptin actions in obesity: Two concepts with cardiovascular implications. *Clin Exp Hypertens* 2004;26:629–636.

Mark AL, Norris AW, Rahmouni K. Sympathetic inhibition after bariatric surgery. *Hypertension* 2014. pii: HYPERTENSIONAHA. 114.03183. [Epub ahead of print].

Martin D, Glass TA, Bandeen-Roche K, et al. Association of blood lead and tibia lead with blood pressure and hypertension in a community sample of older adults. *Am J Epidemiol* 2006;163:467–478.

Martin EA, Victor RG. Premise, promise, and potential limitations of invasive devices to treat hypertension. *Curr Cardiol Rep* 2011; 13:86–92.

Martinez-Garcia MA, Capote F, Campos-Rodriguez F, et al. Effect of CPAP on blood pressure in patients with obstructive sleep apnea and resistant hypertension: The HIPARCO randomized clinical trial. *JAMA* 2013;310:2407–2415.

Mattson DL, Lund H, Guo C, et al. Genetic mutation of recombination activating gene 1 in Dahl salt-sensitive rats attenuates hypertension and renal damage. *Am J Physiol Regul Integr Comp Physiol* 2013;304:R407–R414.

Mayer G. An update on the relationship between the kidney, salt and hypertension. *Wien Med Wochenschr* 2008;158:365–369.

McBryde FD, Abdala AP, Hendy EB, et al. The carotid body as a putative therapeutic target for the treatment of neurogenic hypertension. *Nat Commun* 2013;4:2395.

McEniery CM, Cockcroft JR, Roman MJ, et al. Central blood pressure: Current evidence and clinical importance. *Eur Heart J* 2014.

McKeigue PM, Reynard JM. Relation of nocturnal polyuria of the elderly to essential hypertension. *Lancet* 2000;355:486–488.

Meade TW, Cooper JA, Peart WS. Plasma renin activity and ischemic heart disease. *N Engl J Med* 1993;329:616–619.

Medtronic 2014 http://newsroom.medtronic.com/phoenix.zhtml? c=251324&p=irol-newsArticle&ID=1889335. On-line source, January 9, 2014. Accessed June 25, 2014.

Melamed ML, Michos ED, Post W, et al. 25-Hydroxyvitamin D levels and the risk of mortality in the general population. *Arch Intern Med* 2008;168:1629–1637.

Melikian N, Wheatcroft SB, Ogah OS, et al. Asymmetric dimethylarginine and reduced nitric oxide bioavailability in young Black African men. *Hypertension* 2007;49:873–877.

Messerli FH, Bangalore S. Renal denervation for resistant hypertension? *N Engl J Med* 2014;370:1454–1457.

Michel FS, Norton GR, Maseko MJ, et al. Urinary angiotensinogen excretion is associated with blood pressure independent of the circulating Renin-Angiotensin system in a group of African ancestry. *Hypertension* 2014;64(1):149–156.

Modesti PA, Morabito M, Bertolozzi I, et al. Weather-related changes in 24-hour blood pressure profile: Effects of age and implications for hypertension management. *Hypertension* 2006;47:155–161.

Mohaupt MG, Schmidli J, Luft FC. Management of uncontrollable hypertension with a carotid sinus stimulation device. *Hypertension* 2007;50:825–828.

Montezano AC, Nguyen Dinh CA, Rios FJ, et al. Angiotensin II and vascular injury. *Curr Hypertens Rep* 2014;16:431.

Montezano AC, Touyz RM. Reactive oxygen species, vascular Noxs, and hypertension: Focus on translational and clinical research. *Antioxid Redox Signal* 2014;20:164–182.

Moraitis AG, Rainey WE, Auchus RJ. Gene mutations that promote adrenal aldosterone production, sodium retention, and hypertension. *Appl Clin Genet* 2013;7:1–13.

Mu M, Wang SF, Sheng J, et al. Birth weight and subsequent blood pressure: A meta-analysis. *Arch Cardiovasc Dis* 2012;105:99–113.

Mueller A, Kiesewetter F, Binder H, et al. Long-term administration of testosterone undecanoate every 3 months for testosterone supplementation in female-to-male transsexuals. *J Clin Endocrinol Metab* 2007;92:3470–3475.

Mueller CF, Laude K, McNally JS, et al. ATVB in focus: Redox mechanisms in blood vessels. *Arterioscler Thromb Vasc Biol* 2005;25: 274–278.

Munzel T, Sinning C, Post F, et al. Pathophysiology, diagnosis and prognostic implications of endothelial dysfunction. *Ann Med* 2008;40:180–196.

Myers MG. Effect of caffeine on blood pressure beyond the laboratory. *Hypertension* 2004;43:724–725.

Narayan KM, Boyle JP, Thompson TJ, et al. Lifetime risk for diabetes mellitus in the United States. *JAMA* 2003;290:1884–1890.

Narkiewicz K, Wolf J, Lopez-Jimenez F, et al. Obstructive sleep apnea and hypertension. *Curr Cardiol Rep* 2005;7:435–440.

Navar LG. Intrarenal renin-angiotensin system in regulation of glomerular function. *Curr Opin Nephrol Hypertens* 2014;23:38–45.

Navas-Acien A, Guallar E, Silbergeld EK, et al. Lead exposure and cardiovascular disease—A systematic review. *Environ Health Perspect* 2007;115:472–482.

Neimann AL, Shin DB, Wang X, et al. Prevalence of cardiovascular risk factors in patients with psoriasis. *J Am Acad Dermatol* 2006;55:829–835.

Nguyen KD, Pihur V, Ganesh SK, et al. Effects of rare and common blood pressure gene variants on essential hypertension: Results from the Family Blood Pressure Program, CLUE, and Atherosclerosis Risk in Communities studies. *Circ Res* 2013;112:318–326.

Niskanen L, Laaksonen DE, Nyyssonen K, et al. Inflammation, abdominal obesity, and smoking as predictors of hypertension. *Hypertension* 2004;44:859–865.

Norris SL, Kansagara D, Bougatsos C, et al. Screening adults for type 2 diabetes: A review of the evidence for the U.S. Preventive Services Task Force. *Ann Intern Med* 2008;148:855–868.

O'Connor DT, Zhu G, Rao F, et al. Heritability and genome-wide linkage in US and Australian twins identify novel genomic regions controlling chromogranin A: Implications for secretion and blood pressure. *Circulation* 2008;118:247–257.

O'Donnell MJ, Yusuf S, Mente A, et al. Urinary sodium and potassium excretion and risk of cardiovascular events. *JAMA* 2011; 306:2229–2238.

O'Keefe JH, Bhatti SK, Patil HR, et al. Effects of habitual coffee consumption on cardiometabolic disease, cardiovascular health, and all-cause mortality. *J Am Coll Cardiol* 2013;62:1043–1051.

O'Keefe JH, Bybee KA, Lavie CJ. Alcohol and cardiovascular health: The razor-sharp double-edged sword. *J Am Coll Cardiol* 2007; 50:1009–1014.

Ofori SN, Odia OJ. Serum uric acid and target organ damage in essential hypertension. *Vasc Health Risk Manag* 2014;10:253–261.

Okada Y, Jarvis SS, Best SA, et al. Chronic renin inhibition lowers blood pressure and reduces upright muscle sympathetic nerve activity in hypertensive seniors. *J Physiol* 2013;591: 5913– 5922.

Okubo Y, Sairenchi T, Irie F, et al. Association of alcohol consumption with incident hypertension among middle-aged and older Japanese population: The Ibarakai Prefectural Health Study (IPHS). *Hypertension* 2014;63:41–47.

Oliver WJ, Cohen EL, Neel JV. Blood pressure, sodium intake, and sodium related hormones in the Yanomamo Indians, a "no-salt" culture. *Circulation* 1975;52:146–151.

Ong KL, Cheung BM, Man YB, et al. Prevalence, awareness, treatment, and control of hypertension among United States adults 1999–2004. *Hypertension* 2007;49:69–75.

Oparil S. Women and hypertension: What did we learn from the Women's Health Initiative? *Cardiol Rev* 2006;14:267–275.

Orlov SN, Mongin AA. Salt-sensing mechanisms in blood pressure regulation and hypertension. *Am J Physiol Heart Circ Physiol* 2007;293:H2039–H2053.

Osborn JW, Olson DM, Guzman P, et al. The neurogenic phase of angiotensin II-salt hypertension is prevented by chronic intracerebroventricular administration of benzamil. *Physiol Rep* 2014; 2:e00245.

Ottaviani C, Shapiro D, Couyoumdjian A. Flexibility as the key for somatic health: From mind wandering to perseverative cognition. *Biol Psychol* 2013;94:38–43.

Ottaviani C, Shapiro D, FitzGerald L Rumination in the laboratory: What happens when you go back to everyday life? *Psychophysiology* 2011;48:453–461.

Ottaviani C, Shapiro D, Goldstein IB, et al. Vascular profile, delayed recovery, inflammatory process, and ambulatory blood pressure: Laboratory-to-life generalizability. *Int J Psychophysiol* 2007;66:56–65.

Page IH. Pathogenesis of arterial hypertension. *J Am Med Assoc* 1949;140:451–458.

Page LB, Vandevert DE, Nader K, et al. Blood pressure of Qash'qai pastoral nomads in Iran in relation to culture, diet, and body form. *Am J Clin Nutr* 1981;34:527–538.

Panoulas VF, Douglas KM, Milionis HJ, et al. Prevalence and associations of hypertension and its control in patients with rheumatoid arthritis. *Rheumatology (Oxford)* 2007;46:1477–1482.

Panoulas VF, Metsios GS, Pace AV, et al. Hypertension in rheumatoid arthritis. *Rheumatology (Oxford)* 2008;47:1286–1298.

Parati G, Esler M. The human sympathetic nervous system: Its relevance in hypertension and heart failure. *Eur Heart J* 2012;33: 1058–1066.

Paravicini TM, Touyz RM. Redox signaling in hypertension. *Cardiovasc Res* 2006;71:247–258.

Paravicini TM, Touyz RM. NADPH oxidases, reactive oxygen species, and hypertension: Clinical implications and therapeutic possibilities. *Diabetes Care* 2008;31(Suppl 2):S170–S180.

Parsa A, Kao WH, Xie D, et al. APOL1 risk variants, race, and progression of chronic kidney disease. *N Engl J Med* 2013;369:2183–2196.

Pechman KR, Basile DP, Lund H, et al. Immune suppression blocks sodium-sensitive hypertension following recovery from ischemic acute renal failure. *Am J Physiol Regul Integr Comp Physiol* 2008;294:R1234–R1239.

Peck RN, Smart LR, Beier R, et al. Difference in blood pressure response to ACE-inhibitor monotherapy between black and white adults with arterial hypertension: A meta-analysis of 13 clinical trials. *BMC Nephrol* 2013;14:201.

Perlstein T, Weuve J, Schwartz J, et al. Cumulative community-level lead exposure and pulse pressure: The normative aging study. *Environ Health Perspect* 2007;115:1696–1700.

Persu A, Jin Y, Azizi M, et al. Blood pressure changes after renal denervation at 10 European expert centers. *J Hum Hypertens* 2013;28:150–156.

Peters A, Barendregt JJ, Willekens F, et al. Obesity in adulthood and its consequences for life expectancy: A life-table analysis. *Ann Intern Med* 2003;138:24–32.

Pickering G. Systemic arterial hypertension. In: Fisherman A, Richards C (eds). *Circulation of the Blood: Men and Ideas*. Bethesda, MD: American Physiological Society; 1964:487–544.

Pickering TG. Could hypertension be a consequence of the 24/7 society? The effects of sleep deprivation and shift work. *J Clin Hypertens (Greenwich)* 2006;8:819–822.

Pilz B, Brasen JH, Schneider W, et al. Obesity and hypertension-induced restrictive cardiomyopathy: A harbinger of things to come. *Hypertension* 2004;43:911–917.

Pimenta E, Calhoun DA. Aldosterone, dietary salt, and renal disease. *Hypertension* 2006;48:209–210.

Pimenta E, Stowasser M, Gordon RD, et al. Increased dietary sodium is related to severity of obstructive sleep apnea in patients with resistant hypertension and hyperaldosteronism. *Chest* 2013;143: 978–983.

Poli KA, Tofler GH, Larson MG, et al. Association of blood pressure with fibrinolytic potential in the Framingham offspring population. *Circulation* 2000;101:264–269.

Porkert M, Sher S, Reddy U, et al. Tetrahydrobiopterin: A novel antihypertensive therapy. *J Hum Hypertens* 2008;22:401–407.

Poulter NR, Khaw KT, Hopwood BE, et al. The Kenyan Luo migration study: Observations on the initiation of a rise in blood pressure. *BMJ* 1990;300:967–972.

Pratt JH, Rebhun JF, Zhou L, et al. Levels of mineralocorticoids in whites and blacks. *Hypertension* 1999;34:315–319.

Preston RA, Materson BJ, Reda DJ, et al. Age-race subgroup compared with renin profile as predictors of blood pressure response to antihypertensive therapy. Department of Veterans Affairs Cooperative Study Group on Antihypertensive Agents. *JAMA* 1998;280: 1168–1172.

Pulido T, Adzerikho I, Channick RN, et al. Macitentan and morbidity and mortality in pulmonary arterial hypertension. *N Engl J Med* 2013;369:809–818.

Qiao X, McConnell KR, Khalil RA. Sex steroids and vascular responses in hypertension and aging. *Gend Med* 2008;5(Suppl A): S46–S64.

Randin D, Vollenweider P, Tappy L, et al. Suppression of alcohol-induced hypertension by dexamethasone. *N Engl J Med* 1995;332:1733–1737.

Rao F, Wen G, Gayen JR, et al. Catecholamine release-inhibitory peptide catestatin (chromogranin A(352–372)): naturally occurring amino acid variant Gly364Ser causes profound changes in human autonomic activity and alters risk for hypertension. *Circulation* 2007;115:2271–2281.

Rao F, Zhang L, Wessel J, et al. Tyrosine hydroxylase, the rate-limiting enzyme in catecholamine biosynthesis: Discovery of common human genetic variants governing transcription, autonomic activity, and blood pressure in vivo. *Circulation* 2007;116:993–1006.

Rice J. Animal models: Not close enough. *Nature* 2012;484:S9.

Richardson LJ, Hussey JM, Strutz KL. Origins of disparities in cardiovascular disease: Birth weight, body mass index, and young adult systolic blood pressure in the national longitudinal study of adolescent health. *Ann Epidemiol* 2011;21:598–607.

Richardson SI, Freedman BI, Ellison DH, et al. Salt sensitivity: A review with a focus on non-Hispanic blacks and Hispanics. *J Am Soc Hypertens* 2013;7:170–179.

Richart T, Li Y, Staessen JA. Renal versus extrarenal activation of vitamin D in relation to atherosclerosis, arterial stiffening, and hypertension. *Am J Hypertens* 2007;20:1007–1015.

Ridker PM, Danielson E, Fonseca FA, et al. Rosuvastatin to prevent vascular events in men and women with elevated C-reactive protein. *N Engl J Med* 2008;359:2195–2207.

Rifkin DE, Khaki AR, Jenny NS, et al. Association of Renin and aldosterone with ethnicity and blood pressure: The multi-ethnic study of atherosclerosis. *Am J Hypertens* 2014;27:801–810.

Rivard C, Thomas J, Lanaspa MA, et al. Sack and sugar, and the aetiology of gout in England between 1650 and 1900. *Rheumatology (Oxford)* 2013;52:421–426.

Rochette L, Lorin J, Zeller M, et al. Nitric oxide synthase inhibition and oxidative stress in cardiovascular diseases: Possible therapeutic targets? *Pharmacol Ther* 2013;140:239–257.

Rodriguez-Iturbe B, Franco M, Johnson RJ Impaired pressure natriuresis is associated with interstitial inflammation in salt-sensitive hypertension. *Curr Opin Nephrol Hypertens* 2013;22:37–44.

Rodriguez-Iturbe B, Romero F, Johnson RJ. Pathophysiological mechanisms of salt-dependent hypertension. *Am J Kidney Dis* 2007;50:655–672.

Romeo S, Kozlitina J, Xing C, et al. Genetic variation in PNPLA3 confers susceptibility to nonalcoholic fatty liver disease. *Nat Genet* 2008;40:1461–1465.

Rosanoff A. Magnesium supplements may enhance the effect of antihypertensive medications in stage 1 hypertensive subjects. *Magnes Res* 2010;23:27–40.

Rosanoff A, Plesset MR. Oral magnesium supplements decrease high blood pressure (SBP>155 mmHg) in hypertensive subjects on anti-hypertensive medications: A targeted meta-analysis. *Magnes Res* 2013;26:93–99.

Rossi E, Regolisti G, Perazzoli F, et al. -344C/T polymorphism of CYP11B2 gene in Italian patients with idiopathic low renin hypertension. *Am J Hypertens* 2001;14:934–941.

Rostand SG. Ultraviolet light may contribute to geographic and racial blood pressure differences. *Hypertension* 1997;30:150–156.

Rumantir MS, Jennings GL, Lambert GW, et al. The 'adrenaline hypothesis' of hypertension revisited: Evidence for adrenaline release from the heart of patients with essential hypertension. *J Hypertens* 2000;18:717–723.

Saad MF, Lillioja S, Nyomba BL, et al. Racial differences in the relation between blood pressure and insulin resistance. *N Engl J Med* 1991;324:733–739.

Sagnella GA. Why is plasma renin activity lower in populations of African origin? *J Hum Hypertens* 2001;15:17–25.

Salvi E, Kuznetsova T, Thijs L, et al. Target sequencing, cell experiments, and a population study establish endothelial nitric oxide synthase (eNOS) gene as hypertension susceptibility gene. *Hypertension* 2013;62:844–852.

Sander M, Chavoshan B, Victor RG. A large blood pressure-raising effect of nitric oxide synthase inhibition in humans. *Hypertension* 1999;33:937–942.

Savoia C, Schiffrin EL. Inflammation in hypertension. *Curr Opin Nephrol Hypertens* 2006;15:152–158.

Schauer PR, Kashyap SR, Wolski K, et al. Bariatric surgery versus intensive medical therapy in obese patients with diabetes. *N Engl J Med* 2012;366:1567–1576.

Schefe JH, Neumann C, Goebel M, et al. Prorenin engages the (pro) renin receptor like renin and both ligand activities are unopposed by aliskiren. *J Hypertens* 2008;26:1787–1794.

Schillaci G, Parati G. Ambulatory arterial stiffness index: Merits and limitations of a simple surrogate measure of arterial compliance. *J Hypertens* 2008;26:182–185.

Schlaich MP, Kaye DM, Lambert E, et al. Relation between cardiac sympathetic activity and hypertensive left ventricular hypertrophy. *Circulation* 2003;108:560–565.

Schlaich MP, Lambert E, Kaye DM, et al. Sympathetic augmentation in hypertension: Role of nerve firing, norepinephrine reuptake, and Angiotensin neuromodulation. *Hypertension* 2004;43:169–175.

Schmieder RE, Redon J, Grassi G, et al. ESH position paper: Renal denervation—an interventional therapy of resistant hypertension. *J Hypertens* 2012;30:837–841.

Schneider MP, Ge Y, Pollock DM, et al. Collecting duct-derived endothelin regulates arterial pressure and Na excretion via nitric oxide. *Hypertension* 2008;51:1605–1610.

Scragg R, Sowers M, Bell C. Serum 25-hydroxyvitamin D, ethnicity, and blood pressure in the Third National Health and Nutrition Examination Survey. *Am J Hypertens* 2007;20:713–719.

Seaberg EC, Munoz A, Lu M, et al. Association between highly active antiretroviral therapy and hypertension in a large cohort of men followed from 1984 to 2003. *AIDS* 2005;19:953–960.

Sealey JE, Blumenfeld JD, Bell GM, et al. On the renal basis for essential hypertension: Nephron heterogeneity with discordant renin secretion and sodium excretion causing a hypertensive vasoconstriction-volume relationship. *J Hypertens* 1988;6:763–777.

Sealey JE, Gordon RD, Mantero F. Plasma renin and aldosterone measurements in low renin hypertensive states. *Trends Endocrinol Metab* 2005;16:86–91.

Sealey JE, Laragh JH. "Prorenin" in human plasma? *Circ Res* 1975;36:10–16.

Selkurt EE. Effect of pulse pressure and mean arterial pressure modification on renal hemodynamics and electrolyte and water excretion. *Circulation* 1951;4:541–551.

Selvin E, Parrinello CM, Sacks DB, et al. Trends in prevalence and control of diabetes in the United States, 1988–1994 and 1999–2010. *Ann Intern Med* 2014;160:517–525.

Seok J, Warren HS, Cuenca AG, et al. Genomic responses in mouse models poorly mimic human inflammatory diseases. *Proc Natl Acad Sci USA* 2013;110:3507–3512.

Seravalle G, Colombo M, Perego P, et al. Long-term sympathoinhibitory effects of surgically induced weight loss in severe obese patients. *Hypertension* 2014.pii:HYPERTENSIONAHA.113.02988. [Epub ahead of print].

Sesso HD, Buring JE, Rifai N, et al. C-reactive protein and the risk of developing hypertension. *JAMA* 2003;290:2945–2951.

Seven E, Husemoen LL, Wachtell K, et al. Overweight, adipocytokines and hypertension: A prospective population-based study. *J Hypertens* 2014;32(7):1488–1494.

Shankar A, Marshall S, Li J. The association between plasma adiponectin level and hypertension. *Acta Cardiol* 2008;63:160–165.

Shibao C, Gamboa A, Diedrich A, et al. Autonomic contribution to blood pressure and metabolism in obesity. *Hypertension* 2007;49:27–33.

Shih PA, O'Connor DT. Hereditary determinants of human hypertension: Strategies in the setting of genetic complexity. *Hypertension* 2008;51:1456–1464.

Shinozaki N, Yuasa T, Takata S. Cigarette smoking augments sympathetic nerve activity in patients with coronary heart disease. *Int Heart J* 2008;49:261–272.

Siervo M, Lara J, Ogbonmwan I, et al. Inorganic nitrate and beetroot juice supplementation reduces blood pressure in adults: A systematic review and meta-analysis. *J Nutr* 2013;143:818–826.

Silveira EA, Siman FD, de Oliveira FT, et al. Low-dose chronic lead exposure increases systolic arterial pressure and vascular reactivity of rat aortas. *Free Radic Biol Med* 2014;67:366–376.

Sim JJ, Yan EH, Liu IL, et al. Positive relationship of sleep apnea to hyperaldosteronism in an ethnically diverse population. *J Hypertens* 2011;29:1553–1559.

Simonetti GD, Raio L, Surbek D, et al. Salt sensitivity of children with low birth weight. *Hypertension* 2008;52:625–630.

Singhal A, Cole TJ, Fewtrell M, et al. Breastmilk feeding and lipoprotein profile in adolescents born preterm: Follow-up of a prospective randomised study. *Lancet* 2004;363:1571–1578.

Singhal A, Lucas A. Early origins of cardiovascular disease: Is there a unifying hypothesis? *Lancet* 2004;363:1642–1645.

Sjostrom CD, Peltonen M, Wedel H, et al. Differentiated long-term effects of intentional weight loss on diabetes and hypertension. *Hypertension* 2000;36:20–25.

Sjostrom L, Lindroos AK, Peltonen M, et al. Lifestyle, diabetes, and cardiovascular risk factors 10 years after bariatric surgery. *N Engl J Med* 2004;351:2683–2693.

Smallegange C, Hale TM, Bushfield TL, et al. Persistent lowering of pressure by transplanting kidneys from adult spontaneously hypertensive rats treated with brief antihypertensive therapy. *Hypertension* 2004;44:89–94.

Smith S, Julius S, Jamerson K, et al. Hematocrit levels and physiologic factors in relationship to cardiovascular risk in Tecumseh, Michigan. *J Hypertens* 1994;12:455–462.

Smith WC, Crombie IK, Tavendale RT, et al. Urinary electrolyte excretion, alcohol consumption, and blood pressure in the Scottish heart health study. *BMJ* 1988;297:329–330.

Soletsky B, Feig DI. Uric acid reduction rectifies prehypertension in obese adolescents. *Hypertension* 2012;60:1148–1156.

Soro A, Ingram MC, Tonolo G, et al. Evidence of coexisting changes in 11 beta-hydroxysteroid dehydrogenase and 5 beta-reductase activity in subjects with untreated essential hypertension. *Hypertension* 1995;25:67–70.

Spraul M, Ravussin E, Fontvieille AM, et al. Reduced sympathetic nervous activity. A potential mechanism predisposing to body weight gain. *J Clin Invest* 1993;92:1730–1735.

Stamler J, Brown IJ, Yap IK, et al. Dietary and urinary metabonomic factors possibly accounting for higher blood pressure of black compared with white Americans: Results of International Collaborative Study on macro-/micronutrients and blood pressure. *Hypertension* 2013;62:1074–1080.

Stamler J, Elliott P, Appel L, et al. Higher blood pressure in middle-aged American adults with less education-role of multiple dietary factors: The INTERMAP study. *J Hum Hypertens* 2003;17:655–775.

Stamler J, Rose G, Stamler R, et al. INTERSALT study findings. Public health and medical care implications. *Hypertension* 1989;14:570–577.

Stolarz-Skrzypek K, Bednarski A, Czarnecka D, et al. Sodium and potassium and the pathogenesis of hypertension. *Curr Hypertens Rep* 2013;15:122–130.

Stolarz-Skrzypek K, Kuznetsova T, Thijs L, et al. Fatal and nonfatal outcomes, incidence of hypertension, and blood pressure changes in relation to urinary sodium excretion. *JAMA* 2011;305:1777–1785.

Sundstrom J, Sullivan L, D'Agostino RB, et al. Relations of serum uric acid to longitudinal blood pressure tracking and hypertension incidence. *Hypertension* 2005;45:28–33.

Sung YA, Oh JY, Chung H, et al. Hyperandrogenemia is implicated in both the metabolic and reproductive morbidities of polycystic ovary syndrome. *Fertil Steril* 2014;101:840–845.

Suonsyrja T, Hannila-Handelberg T, Paavonen KJ, et al. Laboratory tests as predictors of the antihypertensive effects of amlodipine, bisoprolol, hydrochlorothiazide and losartan in men: Results from the randomized, double-blind, crossover GENRES Study. *J Hypertens* 2008;26:1250–1256.

Szczepaniak LS, Victor RG, Mathur R, et al. Pancreatic steatosis and its relationship to beta-cell dysfunction in humans: Racial and ethnic variations. *Diabetes Care* 2012;35:2377–2383.

Taylor EN, Mount DB, Forman JP, et al. Association of prevalent hypertension with 24-hour urinary excretion of calcium, citrate, and other factors. *Am J Kidney Dis* 2006;47:780–789.

Taylor JA, Studinger P. Counterpoint: Cardiovascular variability is not an index of autonomic control of the circulation. *J Appl Physiol* 2006;101:678–681.

Terker AS, Yang CL, McCormick JA, et al. Sympathetic stimulation of thiazide-sensitive sodium chloride cotransport in the generation of salt-sensitive hypertension. *Hypertension* 2014;64(1):178–184.

The Global Burden of Metabolic Risk Factors for Chronic Diseases Collaboration. Cardiovascular disease, chronic kidney disease, and diabetes mortality burden of cardiometabolic risk factors from 1980 to 2010: A comparative risk assessment. *Lancet Diabetes Endocrinol* 2014. pii: S2213-8587(14)70102-0. doi: 10.1016/S2213-8587(14)70102-0. [Epub ahead of print].

Thijssen DH, Willems L, van den Munckhof I, et al. Impact of wall thickness on conduit artery function in humans: Is there a "Folkow" effect? *Atherosclerosis* 2011;217:415–419.

Thompson KA, Kar S, Makkar R, et al. Drug-resistant hypertension: Is renal sympathetic denervation the answer? *Curr Cardiol Rep* 2011;13:93–95.

Tian N, Gu JW, Jordan S, et al. Immune suppression prevents renal damage and dysfunction and reduces arterial pressure in salt-sensitive hypertension. *Am J Physiol Heart Circ Physiol* 2007; 292:H1018–H1025.

Timio M, Saronio P, Venanzi S, et al. Blood pressure in nuns in a secluded order: A 30-year follow-up. *Miner Electrolyte Metab* 1999;25:73–79.

Timmers HJ, Wieling W, Karemaker JM, et al. Cardiovascular responses to stress after carotid baroreceptor denervation in humans. *Ann N Y Acad Sci* 2004;1018:515–519.

Tobin MD, Tomaszewski M, Braund PS, et al. Common variants in genes underlying monogenic hypertension and hypotension and blood pressure in the general population. *Hypertension* 2008;51: 1658–1664.

Trott DW, Harrison DG. The immune system in hypertension. *Adv Physiol Educ* 2014;38:20–24.

Trudu M, Janas S, Lanzani C, et al. Common noncoding UMOD gene variants induce salt-sensitive hypertension and kidney damage by increasing uromodulin expression. *Nat Med* 2013;19:1655–1660.

Tu W, Eckert GJ, Hannon TS, et al. Racial differences in sensitivity of blood pressure to aldosterone. *Hypertension* 2014;63:1212–1218.

Turner ST, Schwartz GL, Chapman AB, et al. C825T polymorphism of the G protein beta(3)-subunit and antihypertensive response to a thiazide diuretic. *Hypertension* 2001;37:739–743.

Umemura S, Nyui N, Tamura K, et al. Plasma angiotensinogen concentrations in obese patients. *Am J Hypertens* 1997;10:629–633.

Urch B, Silverman F, Corey P, et al. Acute blood pressure responses in healthy adults during controlled air pollution exposures. *Environ Health Perspect* 2005;113:1052–1055.

Vague J. The degree of masculine differentiation of obesities: A factor determining predisposition to diabetes, atherosclerosis, gout, and uric calculous disease. *Am J Clin Nutr* 1956;4:20–34.

Vallance P, Leone A, Calver A, et al. Accumulation of an endogenous inhibitor of nitric oxide synthesis in chronic renal failure. *Lancet* 1992;339:572–575.

Van Huysse JW, Dostanic I, Lingrel JB, et al. Hypertension from chronic central sodium chloride in mice is mediated by the ouabain-binding site on the Na,K-ATPase alpha(2)-isoform. *Am J Physiol Heart Circ Physiol* 2011;301:H2147–H2153.

Vasan RS, Evans JC, Larson MG, et al. Serum aldosterone and the incidence of hypertension in nonhypertensive persons. *N Engl J Med* 2004;351:33–41.

Vaughan ED Jr, Laragh JH, Gavras I, et al. Volume factor in low and normal renin essential hypertension. Treatment with either spironolactone or chlorthalidone. *Am J Cardiol* 1973;32:523–532.

Vaziri ND. Mechanisms of lead-induced hypertension and cardiovascular disease. *Am J Physiol Heart Circ Physiol* 2008;295:H454–H465.

Verberk WJ, Kessels AG, de Leeuw PW. Prevalence, causes, and consequences of masked hypertension: A meta-analysis. *Am J Hypertens* 2008;21:969–975.

Verdecchia P, Schillaci G, Borgioni C, et al. Cigarette smoking, ambulatory blood pressure and cardiac hypertrophy in essential hypertension. *J Hypertens* 1995;13:1209–1215.

Victor RG. Pathophysiology of target-organ disease: Does angiotensin II remain the key? *J Clin Hypertens (Greenwich)* 2007;9:4–10.

Victor RG, Haley RW, Willett DL, et al. The Dallas Heart Study: A population-based probability sample for the multidisciplinary study of ethnic differences in cardiovascular health. *Am J Cardiol* 2004;93:1473–1480.

Victor RG, Leimbach WN Jr, Seals DR, et al. Effects of the cold pressor test on muscle sympathetic nerve activity in humans. *Hypertension* 1987;9:429–436.

Vongpatanasin W, Thomas GD, Schwartz R, et al. C-reactive protein causes downregulation of vascular angiotensin subtype 2 receptors and systolic hypertension in mice. *Circulation* 2007;115: 1020–1028.

Vongpatanasin W, Wang Z, Arbique D, et al. Functional sympatholysis is impaired in hypertensive humans. *J Physiol* 2011;589:1209–1220.

Walker SE, Gurka MJ, Oliver MN, et al. Racial/ethnic discrepancies in the metabolic syndrome begin in childhood and persist after adjustment for environmental factors. *Nutr Metab Cardiovasc Dis* 2012;22:141–148.

Wallin BG, Charkoudian N. Sympathetic neural control of integrated cardiovascular function: Insights from measurement of human sympathetic nerve activity. *Muscle Nerve* 2007;36:595–614.

Wang L, Manson JE, Buring JE, et al. Dietary intake of dairy products, calcium, and vitamin D and the risk of hypertension in middle-aged and older women. *Hypertension* 2008;51:1073–1079.

Wang NY, Young JH, Meoni LA, et al. Blood pressure change and risk of hypertension associated with parental hypertension: The Johns Hopkins Precursors Study. *Arch Intern Med* 2008;168:643–648.

Wang TJ, Gona P, Larson MG, et al. Multiple biomarkers for the prediction of first major cardiovascular events and death. *N Engl J Med* 2006;355:2631–2639.

Wang TJ, Pencina MJ, Booth SL, et al. Vitamin D deficiency and risk of cardiovascular disease. *Circulation* 2008;117:503–511.

Wang XF, Lu XM, Lin RY, et al. Lack of association of functional variants in alpha-ENaC gene and essential hypertension in two ethnic groups in China. *Kidney Blood Press Res* 2008;31(4):268–273.

Weber MA, Jamerson K, Bakris GL, et al. Effects of body size and hypertension treatments on cardiovascular event rates: Subanalysis of the ACCOMPLISH randomised controlled trial. *Lancet* 2013;381: 537–545.

Weinberger MH, Miller JZ, Luft FC, et al. Definitions and characteristics of sodium sensitivity and blood pressure resistance. *Hypertension* 1986;8:II127–II134.

Weir MR, Saunders E. Renin status does not predict the antihypertensive response to angiotensin-converting enzyme inhibition in African-Americans. Trandolapril Multicenter Study Group. *J Hum Hypertens* 1998;12:189–194.

Wellcome Trust Case Control Consortium. Genome-wide association study of 14,000 cases of seven common disease and 3,000 shared controls. *Nature* 2007;447:661–678.

Wellenius GA, Burger MR, Coull BA, et al. Ambient air pollution and the risk of acute ischemic stroke. *Arch Intern Med* 2012;172:229–234.

Whelton PK, Appel LJ, Espeland MA, et al. Sodium reduction and weight loss in the treatment of hypertension in older persons: A randomized controlled trial of nonpharmacologic interventions in the elderly (TONE). TONE Collaborative Research Group. *JAMA* 1998;279:839–846.

Whelton PK, Appel LJ, Sacco RL, et al. Sodium, blood pressure, and cardiovascular disease: Further evidence supporting the American Heart Association sodium reduction recommendations. *Circulation* 2012;126:2880–2889.

Widlansky ME, Sesso HD, Rexrode KM, et al. Body mass index and total and cardiovascular mortality in men with a history of cardiovascular disease. *Arch Intern Med* 2004;164:2326–2332.

Wild S, Roglic G, Green A, et al. Global prevalence of diabetes: Estimates for the year 2000 and projections for 2030. *Diabetes Care* 2004;27:1047–1053.

Wilk G, Osmenda G, Matusik P, et al. Endothelial function assessment in atherosclerosis: Comparison of brachial artery flowmediated vasodilation and peripheral arterial tonometry. *Pol Arch Med Wewn* 2013;123:443–452.

Williams GH, Dluhy RG, Lifton RP, et al. Non-modulation as an intermediate phenotype in essential hypertension. *Hypertension* 1992;20:788–796.

Williams JS, Williams GH, Jeunemaitre X, et al. Influence of dietary sodium on the renin-angiotensin-aldosterone system and prevalence of left ventricular hypertrophy by EKG criteria. *J Hum Hypertens* 2005;19:133–138.

Williams TA, Mulatero P, Filigheddu F, et al. Role of HSD11B2 polymorphisms in essential hypertension and the diuretic response to thiazides. *Kidney Int* 2005;67:631–637.

Wilson DM, Luetscher JA. Plasma prorenin activity and complications in children with insulin-dependent diabetes mellitus. *N Engl J Med* 1990;323:1101–1106.

Winkelmayer WC, Stampfer MJ, Willett WC, et al. Habitual caffeine intake and the risk of hypertension in women. *JAMA* 2005;294:2330–2335.

Witham MD, Ireland S, Houston JG, et al. Vitamin D therapy to reduce blood pressure and left ventricular hypertrophy in resistant hypertension: Randomized, controlled trial. *Hypertension* 2014;63:706–712.

Witham MD, Price RJ, Struthers AD, et al. Cholecalciferol treatment to reduce blood pressure in older patients with isolated systolic hypertension: The VitDISH randomized controlled trial. *JAMA Intern Med* 2013;173:1672–1679.

Witkowski A, Prejbisz A, Florczak E, et al. Effects of renal sympathetic denervation on blood pressure, sleep apnea course, and glycemic control in patients with resistant hypertension and sleep apnea. *Hypertension* 2011;58:559–565.

Wolfel EE, Selland MA, Mazzeo RS, et al. Systemic hypertension at 4,300 m is related to sympathoadrenal activity. *J Appl Physiol* 1994;76:1643–1650.

Woods LL, Weeks DA, Rasch R. Programming of adult blood pressure by maternal protein restriction: Role of nephrogenesis. *Kidney Int* 2004;65:1339–1348.

Wu H, Ghosh S, Perrard XD, et al. T-cell accumulation and regulated on activation, normal T cell expressed and secreted upregulation in adipose tissue in obesity. *Circulation* 2007;115:1029–1038.

Wu JN, Berecek KH. Prevention of genetic hypertension by early treatment of spontaneously hypertensive rats with the angiotensin converting enzyme inhibitor captopril. *Hypertension* 1993;22:139–146.

Yang Q, Liu T, Kuklina EV, et al. Sodium and potassium intake and mortality among US adults: Prospective data from the Third National Health and Nutrition Examination Survey. *Arch Intern Med* 2011;171:1183–1191.

Yang R, Barouch LA. Leptin signaling and obesity: Cardiovascular consequences. *Circ Res* 2007;101:545–559.

Youn JC, Yu HT, Lim BJ, et al. Immunosenescent CD8+ T cells and C-X-C chemokine receptor type 3 chemokines are increased in human hypertension. *Hypertension* 2013;62:126–133.

Young CN, Cao X, Guruju MR, et al. ER stress in the brain subfornical organ mediates angiotensin-dependent hypertension. *J Clin Invest* 2012;122:3960–3964.

Zacchigna L, Vecchione C, Notte A, et al. Emilin1 links TGF-beta maturation to blood pressure homeostasis. *Cell* 2006;124:929–942.

Zethelius B, Berglund L, Sundstrom J, et al. Use of multiple biomarkers to improve the prediction of death from cardiovascular causes. *N Engl J Med* 2008;358:2107–2116.

Zhang K, Huentelman MJ, Rao F, et al. Genetic implication of a novel thiamine transporter in human hypertension. *J Am Coll Cardiol* 2014;63:1542–1555.

ZhangL, Rao F, Zhang K, et al. Discovery of common human genetic variants of GTP cyclohydrolase 1 (GCH1) governing nitric oxide, autonomic activity, and cardiovascular risk. *J Clin Invest* 2007;117:2658–2671.

Zhang W, Li JL, Hosaka M, et al. Cyclosporine A-induced hypertension involves synapsin in renal sensory nerve endings. *Proc Natl Acad Sci U S A* 2000;97:9765–9770.

Zhang Z, Cogswell ME, Gillespie C, et al. Association between usual sodium and potassium intake and blood pressure and hypertension among U.S. adults: NHANES 2005–2010. *PLoS One* 2013;8:e75289.

Zhao L, Stamler J, Yan LL, et al. Blood pressure differences between northern and southern Chinese: Role of dietary factors: The International Study on Macronutrients and Blood Pressure. *Hypertension* 2004;43:1332–1337.

Zheng Y, Yu B, Alexander D, et al. Metabolomics and incident hypertension among blacks: The atherosclerosis risk in communities study. *Hypertension* 2013;62:398–403.

Zhong J, Rao X, Rajagopalan S. An emerging role of dipeptidyl peptidase 4 (DPP4) beyond glucose control: Potential implications in cardiovascular disease. *Atherosclerosis* 2013;226:305–314.

Zhou BF, Stamler J, Dennis B, et al. Nutrient intakes of middle-aged men and women in China, Japan, United Kingdom, and United States in the late 1990s: The INTERMAP study. *J Hum Hypertens* 2003;17:623–630.

Zimmerman MC, Lazartigues E, Lang JA, et al. Superoxide mediates the actions of angiotensin II in the central nervous system. *Circ Res* 2002;91:1038–1045.

4

Hipertensión primaria: evolución natural y evaluación

Una vez consideradas las causas probables de la hipertensión primaria, se abordarán su evolución clínica y sus complicaciones. Primero se estudiará la evolución natural de la enfermedad no tratada, examinando específicamente la forma en que la hipertensión origina un daño cardiovascular prematuro y el modo en el que este daño se expresa en la clínica. También se considerarán poblaciones especiales (ancianos, mujeres, personas de raza negra y otros grupos étnicos, diabéticos, con obesidad) que pueden tener diferentes evoluciones. Tomando como base esta información, se presentan recomendaciones y guías para la evaluación del paciente hipertenso recién diagnosticado.

Como se ha señalado en capítulos anteriores, parece lógico dividir la hipertensión en tres categorías fundamentales: hipertensión diastólica aislada en los jóvenes, hipertensión diastólica con hipertensión sistólica e hipertensión sistólica aislada en los ancianos. El cuadro 4-1 muestra algunas de las diferencias principales entre las dos formas que se ven en sujetos mayores de 50 años. Por ejemplo, cerca de un tercio de los pacientes con hipertensión sistólica aislada presentan inicialmente hipertensión sistólica y diastólica combinada (Franklin y cols., 2005). La mayor parte del texto siguiente se refiere a ambas formas, pero la mayoría de los estudios sobre la evolución natural de la hipertensión se refieren a pacientes jóvenes que presentan enfermedad combinada. Sólo recientemente, la hipertensión sistólica aislada ha recibido la atención que merece (Franklin y cols., 2001; McEniery y cols., 2005; Wallace y cols., 2007).

EVOLUCIÓN NATURAL DE LA HIPERTENSIÓN PRIMARIA

La evolución natural de la hipertensión, la cual se describe de una manera simplista en la figura 4-1, comienza cuando cierta combinación de factores hereditarios y ambientales pone en marcha alteraciones transitorias pero repetitivas de la homeostasis cardiovascular (*prehipertensión*), que resultan insuficientes para aumentar la presión arterial (PA) a niveles definidos como anómalos, pero suficientes para iniciar la cascada que, después de muchos años, induce a valores de PA elevados (*hipertensión incipiente*). Mediante las modificaciones del estilo de vida, algunas personas pueden revertir el proceso y volver a ser normotensas. La mayoría, sin embargo, evoluciona a la hipertensión establecida o franca, la cual, si persiste, puede provocar una serie de complicaciones identificables como lesión orgánica y enfermedad.

Como ya fue mencionado en el capítulo 1, cuanto mayor sea la PA y más tiempo se mantenga elevada, mayor resulta la morbimortalidad. Aunque algunos pacientes con una PA no tratada muy elevada nunca tienen problemas, no hay manera de identificar con exactitud por adelantado qué personas presentarán una evolución no complicada, cuáles serán los pocos que entrarán en una fase acelerada-maligna de progresión rápida y cuáles serán los muchos que experimentarán complicaciones cardiovasculares de una manera más lenta, pero progresiva. Incluso aunque no se cuente con ese conocimiento previo, las tasas de morbimortalidad relacionada con la hipertensión se han reducido (Go y cols., 2013). En el capítulo 5 se analizan los datos que evidencian estos cambios, y en los capítulos 6 y 7 se resumen y analizan los métodos para que se produzcan.

Debe mencionarse que es probable que el papel de la hipertensión esté subestimado en las estadísticas de morbimortalidad, que en gran medida se basan en los certificados de defunción. Cuando un paciente fallece por ictus, cardiopatía o insuficiencia renal (todos directamente atribuibles a una hipertensión no controlada), se suelen indicar como causa de la muerte el ictus, la cardiopatía o la insuficiencia renal, pero *no* la hipertensión.

CUADRO 4-1		
Diferencias entre PA sistólica y diastólica combinadas frente a hipertensión sistólica aislada		
	Combinadas	Hipertensión sistólica aislada
Edad de inicio	30-50 años	> 55 años
Mecanismos	Múltiples	Rigidez ateroesclerótica
Progresión	Lenta variable	Continua, más rápida
Consecuencias	Coronariopatía, nefroesclerosis	Ictus, insuficiencia cardíaca
Respuesta al tratamiento	Bloqueantes de renina-angiotensina	Diuréticos, bloqueantes de los canales de calcio

PREHIPERTENSIÓN

La evolución natural de la hipertensión comienza con una PA normal (menor de 120/80 mm Hg), que suele subir lentamente hasta la edad adulta, cuando aparece la hipertensión, es decir, una PA de 140/90 mm Hg o mayor. En muchas personas, la PA sistólica sólo se eleva con la edad, incluida la hipertensión sistólica aislada, que es la forma más común de hipertensión en personas mayores de 50 años (Cheng y cols., 2012).

Como se puede observar en los datos de la cohorte de Framingham mostrados en la figura 4-2, se suele seguir la evolución de la PA durante muchos años, la cual se mantiene en la misma posición relativa a lo largo del tiempo (Franklin y cols., 1997). Los sujetos que están encuadrados en cada segmento de PA tendieron a permanecer en dicho segmento, con un incremento lento y gradual durante los 30 años de seguimiento del estudio. En un estudio posterior de la población de Framingham, apareció hipertensión en un período de 4 años sólo en el 5 % de los varones y las mujeres con PA óptima menor de 120/80 mm Hg, en el 18 % con PA normal inferior a 130/85 mm Hg, y en el 37 % con PA en el límite alto de la normalidad de 130-139/85-89 mm Hg (Vasan y cols., 2001).

Naturalmente, la elevación progresiva de la PA de 120/80 mm Hg a 140/90 mm Hg atraviesa varios niveles que tradicionalmente se consideraban hipertensión "normal alta". Sin embargo, más y más evidencia muestra la aparición de factores de riesgo cardiovascular y lesión orgánica en las personas afectadas (Sheng y cols., 2003). Este fue el motivo por el cual en el informe del Joint National Committee (JNC-7) de 2003 se introdujo el término "prehipertensión", para incluir las elevaciones sostenidas de la PA ubicadas entre 120/80 y 139/89 mm Hg (Chobanian y cols., 2003). Aunque la "prehipertensión" no fue aceptada en las pautas europeas de 2013 (Mancia y cols., 2013), el término debe reconocerse por la justificación racional del JNC-7:

La prehipertensión no es una categoría de enfermedad. Se trata más bien de una denominación elegida para

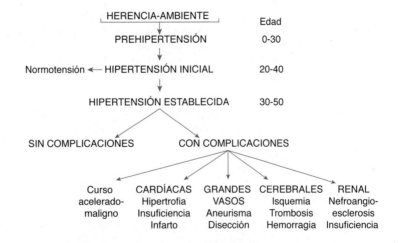

FIGURA 4-1 • Representación de la evolución natural de la hipertensión esencial no tratada

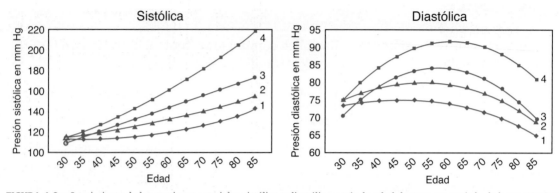

FIGURA 4-2 • Seguimiento de las presiones arteriales sistólica y diastólica según la edad durante un período de hasta 30 años en el *Framingham Heart Study.* Se estratificó a los sujetos con arreglo a su PA en la mediana edad de la siguiente manera: < 120, 120-139, 140-159 y < 160 mm Hg. Las curvas se obtienen a partir del análisis de regresión individual promedio (modificada de Franklin SS, Gustin W IV, Wong NO, et al. Hemodynamic patterns of age-related changes in blood pressure: The Framingham Heart Study. *Circulation* 1997;96:308-315)

identificar a aquellos sujetos con riesgo elevado de desarrollar hipertensión, para que tanto médicos como pacientes estén alerta ante este riesgo, y se les anime a intervenir y prevenir o retrasar el desarrollo de la enfermedad. El objetivo para los sujetos con prehipertensión y sin indicaciones absolutas es reducir la PA a una normal con cambios en el estilo de vida y evitar la elevación progresiva de la presión arterial.

Prevalencia

Hay tantas o más personas con prehipertensión que con hipertensión, y el promedio calculado según las encuestas poblacionales en Estados Unidos es de 60 millones de afectados (Elliott y Black, 2007).

Factores predictivos

Dado que la prehipertensión es un camino hacia la hipertensión, en el desarrollo de ambas participan los mismos factores. La obesidad es el factor más importante, seguido por el sexo masculino y la raza negra (Franklin y cols., 2005; Toprak y cols., 2009). Además, los siguientes factores se asocian fuertemente con prehipertensión: la diabetes, la alteración de la tolerancia a la glucosa, el síndrome metabólico, la dislipidemia y el tabaquismo (Elliott y Black, 2007; Parikh y cols., 2008).

Asociaciones

Como se demostró en el *Prospective Studies Collaboration* (2002), un incremento de la PA de 115/75 mm Hg a 135/85 mm Hg aumenta al doble la

tasa de mortalidad, tanto por cardiopatía isquémica como por ictus (v. fig. 1-1, cap. 1). Los datos que indican lesiones orgánicas en la prehipertensión son las siguientes:

▶ Hipertrofia ventricular izquierda (HVI) (Kokkinos y cols., 2007).
▶ Calcificación coronaria (Pletcher y cols., 2008).
▶ Reducción de la reserva del flujo coronario (Erdogan y cols., 2007).
▶ Progresión de la ateroesclerosis coronaria (Sipahi y cols., 2006).
▶ Aumento de coronariopatía e ictus (Lee y cols., 2008).
▶ Deterioro de la función cognitiva (Knecht y cols., 2008).
▶ Cambios vasculares en la retina (Nguyen y cols., 2007).
▶ Proteinuria (Konno y cols., 2013).
▶ Arteriosclerosis renal (Ninomiya y cols., 2007).
▶ Elevación del ácido úrico sérico (Cicero y cols., 2014).
▶ Aumento de la concentración de varios marcadores de riesgo cardiovascular, incluida la proteína C reactiva (PCR) (Bo y cols., 2009).

Debido a todos estos índices de daño de órganos inminente o en curso, se ha intentado prevenir la prehipertensión o, al menos, frenar su progresión a hipertensión. Como se abordará con más detalle en los capítulos 6 y 7, las medidas de prevención se han enfocado a las modificaciones del estilo de vida (Bavikati y cols., 2008), pero las dificultades que plantea conseguir efectos duraderos han llevado a la realización de estudios con fármacos antihipertensivos (Julius y cols., 2006; Luders y cols., 2008; Skov y cols., 2007).

HIPERTENSIÓN INCIPIENTE: EVOLUCIÓN DE LA PRESIÓN ARTERIAL

En la mayoría de las personas que se vuelven hipertensas, la hipertensión persiste, pero en algunas la PA se normaliza, probablemente manteniéndose dentro de parámetros normales. Como se enfatiza en el capítulo 2, se debe confirmar la hipertensión mediante varias mediciones, preferentemente en el consultorio, antes de establecer el diagnóstico e iniciar el tratamiento. Si los valores posteriores son considerablemente menores y además el paciente no presenta complicaciones vasculares evidentes, se debe recomendar al sujeto que lleve un estilo de vida sano y vuelva pocos meses después para tomarle de nuevo la presión o se mida la PA en casa.

Los datos de un ensayo clínico australiano demuestran el acierto de esta línea de conducta (*Management Committee*, 1982); el 12,8 % de los pacientes con valores promedio de PA diastólica superiores a 95 mm Hg en dos series de mediciones iniciales obtenidas con un intervalo de 2 semanas presentaron un descenso posterior a menos de 95 mm Hg, que se mantuvo a lo largo del año siguiente, de tal forma que estos pacientes no pudieron ingresar al ensayo. Un porcentaje incluso mayor (47,5 %) de los que se incorporaron con una PA diastólica superior a 95 mm Hg y que recibieron únicamente comprimidos de placebo durante los 3 años siguientes mantuvo su PA diastólica promedio en menos de 95 mm Hg. Una proporción significativa se mantuvo por debajo de 90 mm Hg con placebo, incluido el 11 % de los sujetos cuya PA diastólica inicial se situaba entre 105 y 109 mm Hg. Por otro lado, el 12,2 % de los pacientes tratados con placebo experimentaron un incremento progresivo de la PA diastólica a más de 110 mm Hg.

A partir de estos y otros datos que se describirán, cabe extraer una serie de consecuencias:

▶ Pueden ser necesarias múltiples mediciones de la PA, preferentemente en el consultorio, durante al menos 6 semanas, para poder establecer el diagnóstico de hipertensión.
▶ Muchos pacientes no tratados con antihipertensivos presentarán una reducción significativa de la PA, a menudo hasta valores considerados seguros que no requieren tratamiento.
▶ Los pacientes con bajo riesgo cardiovascular global y sin lesión orgánica, y cuya PA diastólica sea inferior a 90 mm Hg, pueden mantenerse con seguridad sin tratamiento farmacológico activo.
▶ Si no se tratan, hay que mantener en observación a los pacientes, porque un porcentaje significativo presentará un aumento de la presión hasta valores que requieran tratamiento activo.

HIPERTENSIÓN ESTABLECIDA

Como se señaló en el capítulo 1 y se puede ver en la figura 1-1, están claros los efectos a largo plazo de los valores progresivamente mayores de PA sobre la incidencia de ictus y coronariopatía: en 61 estudios observacionales prospectivos de casi un millón de personas con una PA inicial de 115/75 mm Hg seguidas durante un período de hasta 25 años, las asociaciones fueron "positivas, continuas y aparentemente independientes" (Prospective Studies Collaboration, 2002).

Pacientes no tratados en ensayos clínicos

Los mejores datos actuales sobre hipertensión no tratada vienen de los pacientes que sirvieron como poblaciones control en los ensayos de tratamiento contra la hipertensión hasta mediados de la década de 1990, momento en el que los ensayos controlados con placebo dejaron de considerarse éticos, con la excepción de uno en pacientes muy ancianos en el que los datos no estaban disponibles, el HYVET (Beckett y cols., 2008). Aunque estos estudios no fueron diseñados para observar la evolución natural de la hipertensión, sus datos pueden ayudar a definir el curso posterior de la enfermedad no tratada (cuadro 4-2). Los estudios con pacientes ancianos se consideran por separado.

Los tipos de pacientes incluidos en estos ensayos aleatorizados y controlados, y la manera en que fueron seguidos difieren considerablemente, por lo que las comparaciones entre ellos son bastante deficientes. Además, los pacientes inscritos en estos ensayos clínicos controlados y aleatorizados eran, en general, más sanos que la población general. En la mayoría de los estudios se exigía que estuvieran libres de trastornos graves, y a menudo se requería que tampoco tuvieran enfermedades coexistentes como la diabetes. Por ejemplo, sólo el 1,1 % de los sujetos cribados para los estudios fueron elegibles para el *Systolic Hypertension in the Elderly Program* (SHEP, SHEP Coopertative Research Group, 1991). Por lo tanto, la tasa de complicaciones durante los pocos años de seguimiento en tratamiento pueden considerarse las mínimas. En la población general se pueden esperar tasas más elevadas de enfermedad cardiovascular, y los peligros de no tratar la hipertensión obviamente crecen con el tiempo. Se verá más sobre estos ensayos en el capítulo 5.

Pacientes ancianos no tratados en los ensayos clínicos

El cuadro 4-3 resume los datos de ocho ensayos aleatorizados de ancianos hipertensos. Dos de ellos (el del SHEP Cooperative Research Group [1991] y el *Systolic*

CUADRO 4-2

Complicaciones entre los grupos control en ensayos de hipertensos no ancianos

Factor	Veterans Administration Cooperative[a]		USPHS[b]	Australia[c]	Oslo[d]	Medical Research Council[e]
	1967	1970				
Edad promedio (años)	51	52	44	50	45	52
Rango de PA sistólica (mm Hg)	115-129	90-114	90-115	95-109	90-110	95-109
Número de sujetos en el grupo placebo	70	194	196	1,617	379	8,654
Seguimiento promedio (años)	1,3	3,3	7,0	3,0	5,5	5,5
Coronariopatía[f]						
Letal	1,0	6,0	2,0	0,4	0,5	1,1
No letal	3,0	1,0	26,0	4,9	2,9	1,6
Insuficiencia cardíaca congestiva[f]	3,0	6,0	1,0	0,1	0,2	—
Enfermedad cerebrovascular[f]	16,0	11,0	3,0	1,5	1,8	1,3
Insuficiencia renal[f]	4,0	2,0	1,0	0,1	—	—
Progresión de la hipertensión[f]	4,0	10,0	12,0	12,1	17,2	11,7
Mortalidad total[f]	6,0	10,0	2,0	1,2	2,4	2,9

USPHS, U.S. Public Health Service

[a]Datos de Veterans Administration Cooperative Study Group on Antihypertensive Agents. Effects of treatment on morbidity in hypertension. *JAMA* 1967;202:116–122;1970;213:1143–1152

[b]Datos de Smith WM. Treatment of mild hypertension. *Circ Res* 1977;40(Suppl 1):98–115

[c]Datos de Management Committee. The Australian therapeutic trial in mild hypertension. *Lancet* 1980;1:1261–1267

[d]Datos de Helgeland A. Treatment of mild hypertension. *Am J Med* 1980;69:725–732

[e]Datos de Medical Research Council Working Party. Medical Research Council trial of treatment of mild hypertension. *Br Med J* 1985;291:97–104

[f]Datos informados como tasa por cada 100 pacientes para todo el ensayo

Hypertension in Europe Trial [Staerssen y cols., 1997]) sólo incluyeron pacientes con hipertensión sistólica aislada, mientras que los otros contemplaron una porción con hipertensión sistólica aislada. Los pacientes del grupo control en estos estudios tenían tasas más altas de varios criterios de valoración que las de los ensayos de hipertensos más jóvenes enumerados en el cuadro 4-2.

Presión sistólica frente a diastólica

Un metaanálisis de todos los ensayos publicados hasta el año 2000 de pacientes de edad avanzada (Staessen y cols., 2000) volvió a confirmar lo que se ha demostrado repetidas veces en múltiples estudios observacionales: el aumento de los valores sistólicos y la reducción de los valores diastólicos, con la ampliación resultante de la presión diferencial, son modificaciones típicas que ocurren con el envejecimiento y todas predicen riesgo cardiovascular (Gu y cols., 2014). Como se puede ver en la figura 4-3, el riesgo de fallecer aumenta de modo pronunciado con cada incremento de la PA sistólica pero, además, en cada nivel de PA sistólica el riesgo aumenta aún más cuanto menor es la PA diastólica.

A partir de estas múltiples fuentes se obtiene la descripción de la evolución natural de la hipertensión mostrada en la figura 4-1. A continuación se examinarán las diversas complicaciones indicadas en la parte inferior de dicha figura.

COMPLICACIONES DE LA HIPERTENSIÓN

El desenlace de la evolución natural de la hipertensión no tratada es el aumento de las probabilidades de discapacidad o muerte prematuras por enfermedad cardiovascular. Antes de considerar los tipos específicos de lesión orgánica y las causas de fallecimiento relacionadas con la hipertensión, se examinará la base de las alteraciones arteriales causadas por la hipertensión y la manera en la que tales alteraciones se expresan clínicamente.

Tipos de lesiones vasculares

Como se describe en el capítulo 3, la patogenia de la hipertensión sistólica y diastólica combinada consiste en anomalías estructurales de las arteriolas de resistencia que reciben el nombre de *remodelado e hipertrofia*. Conforme las personas envejecen, la ateroesclerosis de las grandes arterias se convierte en un factor cada vez más importante, agravado por la elevada tensión de cizallamiento de la hipertensión (Lakatta y Levy, 2003). La esclerosis de las pequeñas arterias y las arteriolas puede considerarse una consecuencia secundaria de la típica hipertensión sistólica-diastólica combinada, en tanto que la ateroesclerosis de los gran-

CUADRO 4-3

Complicaciones entre los grupos control en ensayos de hipertensos ancianos

Complicación	Australiano[a]	EWPHE[b]	Coope y Warrender[c]	SHEP[d]	STOP-HT[e]	MRC-2[f]	Syst-Eur[g]	HYVET[h]
Promedio de edad (años)	64	72	69	72	76	70	70	84
Presión arterial en el momento de inclusión (mm Hg)								
Sistólica	<200	160-239	190-230	160-219	<180-230	160-209	160-219	160-199
Diastólica	95-109	90-119	105-120	<90	90-120	<115	<95	<110
Media	165/101	182/101	197/110	170/77	195/102	185/91	174/85	173/91
Número de sujetos tratados con placebo	289	424	465	2,371	815	2,113	2,297	1,912
Seguimiento medio (años)	3,0	4,6	4,4	4,5	2,1	5,7	2,0	1,8
Coronariopatía[i]								
Mortal	1,3	11,8	6,0	3,4	2,5	5,2	1,8	
No mortal	8,3	2,8	2,2	3,4	2,7	2,3	1,4	
Insuficiencia cardíaca congestiva[i]	—	5,4	7,7	4,5	4,8	—	2,1	‑6,4‑
Enfermedad cerebrovascular[i]	4,2	13,7	9,4	6,8	6,6	6,4	3,4	‑8,0‑
Progresión de la hipertensión[i]	—	6,8	—	15,0	9,3	8,3	5,5	‑22,0‑
Mortalidad total[j]	3,1	35,1	14,8	10,2	7,9	15,0	6,0	

EWPHE, European Working Party on Hypertension in the Elderly; MRC, Medical Research Council; SHEP, Systolic Hypertension in the Elderly Program; STOP-HT, Swedish Trial in Old Patients with Hypertension; Syst-Eur, Systolic Hypertension in Europe Trial

[a] Datos del Management Committee. Treatment of mild hypertension in the elderly. Med J Aust 1981;2:398-402

[b] Datos de Amery A, Birkenäger W, Brixko P, et al. Mortality and morbidity results from the European Working Party on High Blood Pressure in the Elderly Trial. Lancet 1985;1:1349-1354

[c] Datos de Coope J, Warrender TS. Randomized trial of treatment of hypertension in elderly patients in primary care. BMJ 1986;293:1145-1151

[d] Datos del SHEP Cooperative Research Group. Prevention of stroke by antihypertensive drug treatment in older persons with isolated systolic hypertension. JAMA 1991;266:3255-3264

[e] Datos de Dahlöf B, Lindholm LH, Hansson L, et al. Morbidity and mortality in the Swedish Trial in Older Patients with Hypertension. Lancet 1991;338:1281-1285

[f] Datos del Medical Research Council Working Party. Medical Research Council trial of treatment in older adults. BMJ 1992;304:405-412

[g] Datos de Staessen JA, Fagard R, Thijs L, et al. Randomized double-blind comparison of placebo and active treatment for older patients with isolated systolic hypertension. Lancet 1997;350:757-764

[h] Datos de Beckett NS, Peters R, Fletcher AE, et al. Treatment of hypertension in patients 80 years of age or older. N Engl J Med 2008;358:1887-1898

[i] Datos expresados como tasa por 100 pacientes en el ensayo completo

[j] Los datos del estudio HYVET se expresan como tasas por 100 pacientes-año

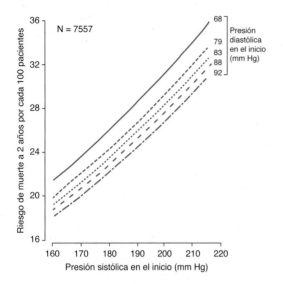

FIGURA 4-3 • Probabilidad de morir a los 2 años asociada con la presión arterial sistólica según diferentes valores de presión diastólica en el período basal en mujeres ancianas no tratadas con hipertensión aislada pero sin complicaciones cardiovasculares previas, incluidas en ocho ensayos clínicos controlados (modificada de Staessen JA, Gasowski J, Wang JG, et al. Risks of untreated and treated isolated systolic hypertension in the elderly. *Lancet* 2000;355:865–872)

des vasos es primordialmente responsable del predominio de la hipertensión sistólica en los ancianos.

La mayor parte de la morbimortalidad prematura asociada con hipertensión se relaciona con la ateroesclerosis. Aunque en general es sólo uno de los varios factores de riesgo implicados, la hipertensión tiene un papel independiente (Vernooij y cols., 2013). Hay tasas variables de rigidez ateroesclerótica entre los sexos (Waddell y cols., 2001) y los grupos étnicos (Chaturverdi y cols., 2004), lo que explica la variabilidad en el daño vascular entre ellos (Daugherty y cols., 2013).

Causas de muerte

Se puede producir la muerte cuando estas arterias lesionadas se rompen o se obstruyen lo suficiente como para provocar isquemia o infarto de los tejidos que irrigan. Las causas de muerte de las personas hipertensas, fundamentalmente a partir de series publicadas antes de la disponibilidad de un tratamiento eficaz, se pueden resumir de la siguiente forma:

- Las enfermedades cardiovasculares son responsables de una mayor proporción de muertes a medida que empeora la hipertensión.
- La cardiopatía sigue siendo la principal causa de muerte en todo el mundo, pero el ictus es cada vez más frecuente en poblaciones mayores de 65 años (Kjeldsen y cols., 2001).
- La insuficiencia cardíaca es cada vez más frecuente en los ancianos (Rodeheffer y cols., 2011).

AFECTACIÓN DE LOS ÓRGANOS SUSCEPTIBLES

Se examinará ahora con más detalle la fisiopatología y las consecuencias de estas diversas complicaciones. Luego, las manifestaciones clínicas y de laboratorio de la lesión orgánica se incorporarán a las directrices para evaluar al paciente hipertenso.

Cardiopatía hipertensiva

La hipertensión aumenta más de dos veces el riesgo de padecer coronariopatía sintomática, incluido el infarto agudo de miocardio y la muerte súbita, y más de tres veces el riesgo de insuficiencia cardíaca congestiva (ICC) (Kannel, 1996). Como se puede ver en la figura 4-4, la hipertensión, normalmente junto con otros factores de riesgo, produce HVI, isquemia o infarto de miocardio. A su vez, estos procesos precipi-

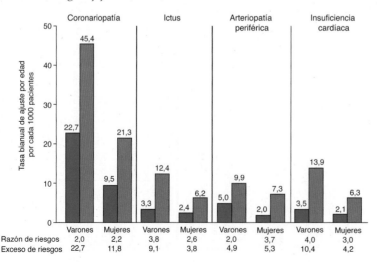

FIGURA 4-4 • Riesgo de sufrir episodios cardiovasculares dependiendo del estado hipertensivo en sujetos de 35-64 años del estudio de Framingham después de un seguimiento de 36 años. La coronariopatía suele incluir manifestaciones clínicas como infarto de miocardio, angina de pecho, muerte súbita, otras muertes coronarias y síndrome de insuficiencia coronaria; la arteriopatía periférica se manifiesta como claudicación intermitente. Las *barras izquierdas* de cada serie de columnas representan a los normotensos; las *barras derechas* a los hipertensos (modificada de Kannel WB. Blood pressure as a cardiovascular risk factor. *JAMA* 1996;275:1571–1576)

tan la disfunción sistólica y diastólica que, a menudo, evoluciona hasta una ICC manifiesta (Drazner, 2011).

Hipertrofia ventricular izquierda

Prevalencia

Mientras que la HVI se encuentra con electrocardiografía en sólo el 5-18 % de los hipertensos, según los criterios utilizados (Ang y Lang, 2008), su presencia en el ECG predice ictus (Ishikawa y cols., 2009) y acompaña el daño renal (Peterson y cols., 2013). Si se usa la ecocardiografía, la HVI se halla en muchos más adultos hipertensos, casi en el 30 % de los sujetos no seleccionados y hasta en el 90 % de los hipertensos graves (Schmieder y Messerli, 2000). Se observa más HVI en casos de obesidad, ingestión elevada de sodio, anemia de la nefropatía terminal, alcoholismo, diabetes e hipercolesterolemia (de Simone y cols., 2001). A pesar de su costo, las guías europeas del 2013 recomiendan usar la ecocardiografía como parte de la evaluación inicial de todos los hipertensos (Mancia y cols., 2013).

Asociaciones

La asociación entre HVI e hipertensión es más fuerte para los valores sistólicos, que son los que más contribuyen en la relación entre la presión diferencial y la HVI (Mule y cols., 2003). El incremento de la presión diferencial se asocia con la masa del ventrículo izquierdo (VI), independientemente de otros componentes de la presión (de Simone y cols., 2005). Además de la tensión y la sobrecarga originados por el aumento de la PA per se, contribuyen otros factores:

▶ El genotipo, que es el mecanismo probable de la mayor prevalencia de la hipertrofia ventricular izquierda en hipertensos negros respecto de hipertensos blancos (Kizer y cols., 2004).

▶ Un polimorfismo del gen del receptor de la angiotensina de tipo 2 (-1332G/A) (Alfakih y cols., 2004).

▶ Un papel importante del sistema renina-angiotensina está respaldado por el impresionante efecto de los inhibidores de la enzima convertidora de angiotensina (IECA) y los bloqueantes de los receptores de la angiotensina en la regresión de la HVI y la prevención del remodelado después de un infarto de miocardio (Kenchaiah y cols., 2004).

▶ En las mujeres, pero no en los varones, la asociación de la aldosterona sérica con el remodelado cardíaco (Vasan y cols., 2004), que podría reflejar el aumento de actividad del sistema renina-angiotensina.

▶ En vista de los efectos profibróticos de la aldosterona descritos en el capítulo 3, ésta podría estar implicada en el aumento de la síntesis de colágeno de tipo 1 y en el remodelado cardíaco observados en pacientes con insuficiencia cardíaca hipertensiva (Querejeta y cols., 2004).

▶ El incremento de la actividad nerviosa simpática cardíaca (Schlaich y cols., 2003).

▶ PA nocturnas más elevadas (Cuspidi y cols., 2013).

Patrones

Los patrones de HVI difieren según el tipo de carga hemodinámica: la sobrecarga de volumen produce una hipertrofia excéntrica, mientras que la sobrecarga de PA pura origina un aumento del espesor de la pared del VI sin incremento concomitante del volumen de la cavidad, es decir, una hipertrofia concéntrica (fig. 4-5).

En el estudio de Bang y cols. de 939 pacientes con estadios variables de hipertensión, se detectaron por ecocardiografía los siguientes porcentajes de diversos patrones: 25 % de geometría normal; 29 % de hipertrofia concéntrica no dilatada; 14 % de hipertrofia concéntrica dilatada; 12 % de hipertrofia excéntrica no dilatada; y 20 % de hipertrofia excéntrica dilatada.

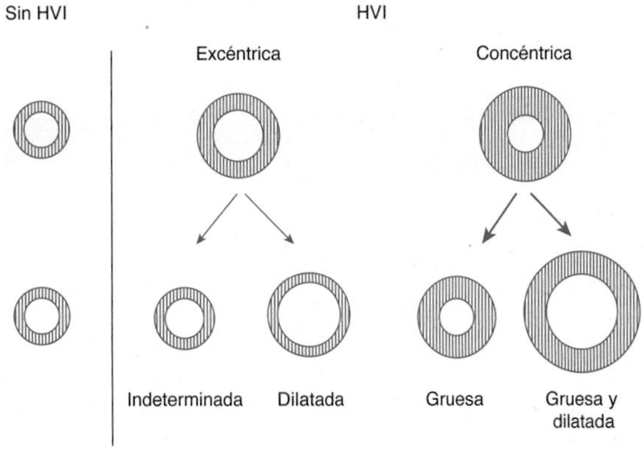

FIGURA 4-5 • Diagrama de la clasificación convencional de dos estratos y una propuesta nueva de clasificación de cuatro estratos de la HVI. El *círculo externo* representa la masa promedio del ventrículo izquierdo y el *círculo interno*, el volumen promedio al final de la diástole (adaptada de Khouri MG, Peshock RM, Ayers CR, et al. A 4-tiered classification of left ventricular hypertrophy based on left ventricular geometry: The Dallas Heart Study. *Circ Cardiovasc Imaging* 2010;3:164–171)

	Sin HVI	Excéntrica		Concéntrica	
		Indeterminada	Dilatada	Gruesa	Gruesa y dilatada
Aumento de la masa/volumen del ventrículo izquierdo[2,7]	–	+	+	+	+
Concentricidad aumentada[0,67]	ND	–	–	+	+
Aumento de volumen al final de la diástole/área superficie VI	ND	–	+	–	+

Consecuencias

Incluso sin HVI, los pacientes con hipertensión incipiente pueden presentar una reserva coronaria significativamente reducida como consecuencia del deterioro de la capacidad de vasodilatación coronaria (Kawecka-Jaszcz y cols., 2008). La presencia de HVI se asocia fuerte y consistentemente con la morbimorbilidad posterior (Krakoff, 2013). Es probable que el mayor riesgo de muerte súbita en los pacientes hipertensos esté relacionado con alteraciones de la conducción y repolarización ventriculares asociadas con la HVI (Oikarinen y cols., 2004).

Regresión

Se observó una regresión de la hipertrofia ventricular izquierda en el 52 % de 937 sujetos hipertensos tratados durante 4,8 años en el estudio LIFE (Gerdts y cols., 2008). La regresión disminuye el riesgo de padecer un ictus (Verdecchia y cols., 2006). En el capítulo 7 se revisan los efectos de varios fármacos antihipertensivos.

Disfunción sistólica y diastólica

De Simone y cols. (2004) emplean el término *masa ventricular izquierda "inapropiada"* cuando la masa ventricular izquierda supera el valor teórico previsto por el sexo, el tamaño corporal y el trabajo sistólico. Esta masa ventricular izquierda excesiva se traduce en una geometría concéntrica del ventrículo izquierdo y en disfunción sistólica y diastólica que, a su vez, son los predecesores de la insuficiencia cardíaca sistólica y diastólica. Los pacientes con disfunción sistólica asintomática del VI tienen mayor riesgo de insuficiencia cardíaca y muerte, incluso con fracciones de eyección sólo ligeramente reducidas (Verdecchia y cols., 2005). Asimismo, la *disfunción diastólica*, definida como una fracción de eyección normal según la ecocardiografía pero un llenado anómalo del VI en un hipertenso asintomático con HVI, es un precursor de la insuficiencia cardíaca diastólica (Aurigemma y Gaasch, 2004).

Insuficiencia cardíaca congestiva

La hipertensión se presenta en más de dos tercios de los pacientes que desarrollan ICC (Yancy y cols., 2006). La hipertensión se mantiene como el principal factor evitable en la enfermedad y actualmente es la primera causa de hospitalización de adultos mayores de 65 años en Estados Unidos (Hall y cols., 2012). Es probable que los antihipertensivos utilizados en el tratamiento no eviten totalmente la ICC, pero retrasan su desarrollo por varias décadas y mejoran la supervivencia en esta enfermedad (Roger y cols., 2004).

La mayoría de los episodios de ICC en los pacientes hipertensos se asocian con disfunción diastólica, reflejada con una fracción de eyección conservada (cuadro 4-4) (Bursi y cols., 2006). Vasan y Benjamin (2001) explican de la siguiente manera la predisposición de los hipertensos, particularmente de los que presentan HVI, a la insuficiencia cardíaca diastólica:

> En las situaciones de tensión hemodinámica (ejercicio, taquicardia, aumento de la poscarga o precarga excesiva), las personas hipertensas son incapaces de aumentar su volumen telediastólico (es decir, tienen una reserva de precarga limitada) como consecuencia de una menor relajación y distensibilidad del VI. Por lo tanto, se inicia una sucesión de acontecimientos en la que se eleva la PA telediastólica del VI, aumenta la presión en la aurícula izquierda y se desarrolla edema pulmonar.

El tratamiento de la ICC en los pacientes hipertensos se expone en el capítulo 7.

CUADRO 4-4

Características de pacientes con insuficiencia cardíaca sistólica o diastólica

Características	Insuficiencia cardíaca sistólica	Insuficiencia cardíaca diastólica
Edad	Todas las edades, típicamente 50-70 años	Frecuentemente en ancianos
Sexo	Más a menudo en varones	Es frecuente en mujeres
Fracción de eyección ventricular izquierda	Deprimida, aproximadamente el 40 % o menor	Conservada o normal, el 40 % o mayor
Tamaño de la cavidad del ventrículo izquierdo	En general dilatada	En general normal, a menudo con HVI concéntrica
HVI en la electrocardiografía	A veces presente	En general presente
Radiografía de tórax	Congestión y cardiomegalia	Congestión con o sin cardiomegalia
Ritmo de galope presente	Tercer ruido cardíaco	Cuarto ruido cardíaco

Cardiopatía coronaria

Como se describe en el capítulo 1, la hipertensión es cuantitativamente el mayor factor de riesgo para cardiopatía coronaria. El desarrollo de isquemia miocárdica refleja un desequilibrio entre el aporte de oxígeno al miocardio y la demanda de oxígeno. Al reducir el aporte y aumentar la demanda, la hipertensión puede inclinar fácilmente la balanza.

Manifestaciones clínicas

La hipertensión puede cumplir un mayor papel en la patogenia de la coronariopatía de lo que suele creerse por dos motivos. Primero, los hipertensos sufren más isquemia asintomática (Boon y cols., 2003) e infarto de miocardio indoloro (Kannel y cols., 1985) que los normotensos. Segundo, una hipertensión previa puede pasar inadvertida en pacientes atendidos por primera vez posterior a un infarto. Aunque después del inicio del dolor isquémico se pueden producir aumentos agudos de la PA, ésta suele descender inmediatamente después del infarto si se altera la función de bomba.

Una vez que se produce un infarto, el pronóstico empeora si la hipertensión es preexistente y reconocida (Thune y cols., 2008). Por otro lado, se ha observado el aumento de la mortalidad después del infarto en los sujetos con una presión sistólica inferior a 120 mm Hg en el momento de su internación (Lee y cols., 2013).

Fibrilación auricular

Ante una fibrilación auricular, se requieren más mediciones de la PA para confirmar el nivel de presión (Pagonas y cols., 2013). La probabilidad de fibrilación auricular aumenta con el envejecimiento, los niveles de PA, la masa ventricular izquierda y el diámetro auricular izquierdo. Cuando existe, este trastorno aumenta el riesgo de hemorragia intracraneal durante la terapia antitrombótica (Manolis y cols., 2013). El riesgo de fibrilación auricular se redujo un 60 % en los hipertensos tratados adecuadamente (Young-Xu y Ravid, 2004).

Estenosis aórtica

De 193 pacientes con estenosis aórtica sintomática, el 32 % presentó hipertensión, y la carga de trabajo adicional fue quizá responsable de los síntomas surgidos con áreas valvulares más grandes y menor pérdida de trabajo sistólico (Antonini-Canterin y cols., 2003). Por otro lado, la gravedad de la estenosis aórtica puede verse enmascarada por hipertensión coexistente (Kaden y Haghi, 2008). En los hipertensos sistémicos y con estenosis aórtica grave de bajo gradiente con fracción de eyección preservada, los antihipertensivos vasodilatadores ofrecen mejoría significativa (Eleid y cols., 2013).

Enfermedad de grandes vasos

Aneurisma de la aorta abdominal

La incidencia de aneurismas de la aorta abdominal está aumentando, probablemente como consecuencia de un número cada vez mayor de personas ancianas portadoras de factores de riesgo cardiovascular desde la edad adulta (Rodin y cols., 2003). Dado que la hipertensión es uno de estos factores de riesgo, se recomienda el uso de un estudio único de ecografía abdominal para hombres mayores de 65 años que nunca han fumado (Earnshaw y cols., 2004).

Disección aórtica

El 80 % de los pacientes con disección aórtica padecen hipertensión (Golledge y Eagle, 2008). Es probable que el mecanismo de la disección implique la combinación de tensión elevada de la onda del pulso y ateroesclerosis acelerada. Cuanto mayor es la presión, mayores son las probabilidades de disección.

La disección aórtica puede ocurrir en la aorta ascendente (proximal o de tipo A), que requiere cirugía, o en la aorta descendente (distal o de tipo B), en cuyo caso el tratamiento suele ser médico (Golledge y Eagle, 2008). Con mayor frecuencia, la hipertensión es el factor en las disecciones distales, mientras que los síndromes de Marfan y Ehlers-Danlos y la necrosis quística de la media son más habituales en la lesión proximal (Patel y Deeb, 2008).

Enfermedad vascular periférica

La presencia de enfermedad vascular periférica sintomática, generalmente manifestada por una claudicación intermitente, supone un alto riesgo de mortalidad cardiovascular posterior (Arain y Cooper, 2008). Al cuantificar el índice tobillo-brazo (ITB) de PA con un dispositivo Doppler, se identificó enfermedad vascular periférica en el 4,3 % de los adultos estadounidenses mayores de 40 años, sobre todo en los de edad avanzada, negros, diabéticos, fumadores o hipertensos (Selvin y Erlinger, 2004). La angiografía por tomografía computarizada (TC) representa el mejor procedimiento para establecer la presencia de enfermedad vascular periférica (Wennbert, 2013).

Arteritis de Takayasu

Se ha observado hipertensión en casi la mitad de los pacientes con enfermedad de Takayasu, una afección inflamatoria crónica e idiopática de grandes arterias, que es más frecuente en Japón e India (Weaver y cols., 2004).

Arteriopatía carotídea

La presencia de un soplo sobre la arteria carótida indica un riesgo dos veces mayor de infarto de miocardio y de mortalidad cardiovascular comparado con las personas que no presentan soplos (Pickett y cols., 2008).

El aumento del grosor de la íntima-media carotídea es una medición indirecta habitual de la enfermedad vascular hipertensiva y predice la aparición de ictus isquémicos (Prati y cols., 2008).

Enfermedad cerebrovascular

El ictus es la segunda causa de muerte en todo el mundo, la causa principal de discapacidad neurológica permanente en adultos y la indicación más común para el uso de camas hospitalarias y de centros de cuidados prolongados (Donnan y cols., 2008). La tasa de mortalidad por ictus es incluso mayor en los afroamericanos que viven en el sudeste de Estados Unidos, una tasa similar a la observada en otros muchos grupos de todo el mundo que reciben una atención sanitaria insuficiente (Donnan y cols., 2008). Las tasas de mortalidad por ictus han descendido considerablemente desde la década de 1950 en la mayoría de los países industrializados, lo que se atribuye a un mejor control de los factores de riesgo, incluida la hipertensión (Towfighi y Saber, 2011). Sin embargo, la incidencia de ictus probablemente siga aumentando en la población anciana (Ovbiagele y cols., 2013).

Importancia de la hipertensión

Incluso más que en la cardiopatía, la hipertensión es la principal causa de ictus. Cerca del 50 % de los ictus son atribuibles a la hipertensión y el riesgo aumenta en tándem con el incremento de la PA (Beauchet y cols., 2013). Los hipertensos tienen un riesgo tres a cuatro veces mayor de ictus y los sujetos con una PA superior a 130/85 mm Hg tienen un riesgo 1,5 veces mayor que el de las personas normotensas. Además de su asociación con el ictus, la hipertensión se relaciona con un aumento en la incidencia de demencia, tanto vascular como por Alzheimer (Faraco y Iadecola, 2013).

En los hipertensos, casi el 80 % de los ictus son isquémicos, como consecuencia de trombosis o embolia arteriales, el 15 % se debe a hemorragia intraparenquimatosa y el otro 5 % a hemorragia subaracnoidea (Donnan y cols., 2008). Se pueden producir accidentes isquémicos transitorios (episodios agudos de pérdida focal de la función cerebral o visual de menos de 24 horas de duración y atribuidos a una irrigación sanguíneo insuficiente) por émbolos procedentes de las placas ateroescleróticas en las carótidas o trombos en el corazón (Flemming y cols., 2004), que se asocian con un riesgo alto de ictus (Daffertshofer y cols., 2004).

La hipertensión sistólica aislada en el anciano se relaciona con una incidencia 2,7 veces mayor de ictus respecto de los normotensos de la misma edad (Qureshi y cols., 2002). Con mayor frecuencia, los hipertensos de edad avanzada tienen enfermedad cerebrovascular (ECV) asintomática (Vermeer y cols., 2002) y lesiones de la sustancia blanca cerebral en la resonancia magnética (RM) (Verhaaren y cols., 2013), que finalmente originan atrofia cerebral y demencia vascular.

Se han detectado microhemorragias cerebrales en el 15 % de los pacientes hipertensos, particularmente en los que presentan hipertensión nocturna detectada con monitores ambulatorios (Henskens y cols., 2008). El aumento de la presión diferencial durante el sueño se asocia con un incremento significativo del riesgo de ictus (Kario y cols., 2004), lo cual probablemente refleja la importancia de la rigidez arterial (Laurent y cols., 2003).

Ya sean hipertensos o normotensos antes del ictus, la mayoría de los pacientes que sufren este trastorno muestran una elevación transitoria de la PA al ser atendidos por primera vez, que desciende espontáneamente en unos días (Venimos y cols., 2004). Por lo tanto, se recomienda precaución al disminuir la PA durante el período inmediatamente posterior al ictus, como se señala de nuevo en el capítulo 7. Por otro lado, se verá más adelante, la reducción a largo plazo de la PA constituye la protección más eficaz frente al ictus inicial y recurrente (Donnan y cols., 2008).

Deterioro cognitivo y demencia

Tanto el aumento como la reducción de la PA se asocian con deterioro cognitivo, incluso si no hay ECV clínicamente evidente (Birns y Kalra, 2009). Se ha observado una asociación no lineal similar con la presión diferencial: un aumento excesivo (que refleja rigidez arterial) y una reducción (que refleja disminución de la perfusión cerebral) se asocian con un mayor riesgo de enfermedad de Alzheimer y demencia (Qui y cols., 2003).

Nefropatía

La hipertensión desempeña una función importante en el daño renal, ya sea que se manifieste como proteinuria, disminución de la tasa de filtración glomerular (TFG) o progresión a nefropatía terminal (NT) (Cozzolino y cols., 2013).

Evaluación

La *microalbuminuria* es ampliamente conocida como una manifestación temprana del daño renal por cualquier causa (Cirillo y cols., 2008). Se ha determinado que incluso unas concentraciones de albúmina inferiores a 30 mg/l o un índice albúmina-creatinina menor de 20 mg/g acompañan y predicen la hipertensión y la ECV (Danziger, 2008). La microalbuminuria puede reflejar la presencia de hipertensión dado que se ha visto aun en prehipertensos no diabéticos y en la enfermedad vascular ateroesclerótica (Hsu y cols., 2009).

La *tasa de filtración glomerular estimada* (TFGe), basada en fórmulas que incluyen la creatinina sérica, se utiliza cada vez más como indicador del daño renal, independientemente de la microalbuminuria, pero sumada a ella como factores predictivos del riesgo cardiovascular (Hallan y cols., 2007). Las *concentraciones séricas de cistatina C*, tanto en términos absolutos como en reemplazo de la creatinina sérica para estimar el filtrado glomerular, permiten evaluar la función renal. La *cistatina C* es una proteína filtrada libremente por el glomérulo, pero que es reabsorbida o catalizada en gran medida en las células epiteliales tubulares. Dado que su concentración no depende de la masa muscular, puede ser un marcador de la función renal mejor que la creatinina sérica (Bloomfield y cols., 2013).

Consecuencias

Tal como se analiza más extensamente en el capítulo 9, la creencia popular vincula la hipertensión con la nefropatía crónica (NC) de forma bidireccional: la hipertensión causa NC y, a su vez, la NC causa hipertensión. Una secuencia de eventos generalmente aceptada para la hipertensión como causa de la NC es mediante la pérdida de la autorregulación renal, la cual normalmente atenúa la transmisión de una presión sistémica mayor a los glomérulos (Bidani y Griffin, 2004). En consecuencia, los pacientes con daño renal presentan un riesgo más elevado de disfunción renal progresiva y enfermedad cardiovascular (Farbom y cols., 2008). Además, la reducción de la PA puede retrasar e incluso detener la progresión de las enfermedades renales y de los episodios cardiovasculares acompañantes (Blood Pressure Lowering Treatment Trialist' Collaboration, 2013).

Antes la progresión de la hipertensión hacia la NC se llamaba "nefroangioesclerosis hipertensiva", diagnóstico que se consideraba la segunda causa más frecuente de NC, detrás de la nefropatía diabética. No obstante, se vio que una mutación con cambio de sentido en el gen *APOL1*, originalmente atribuida al cercano gen *MYH9* (Kao y cols., 2008; Kopp y cols., 2008), tanto en individuos de etnias negras como en el sur y el oeste de África (Skorecki y Wasser, 2013), se asocia fuertemente con la progresión de la nefropatía (Parsa y cols., 2013).

Estos hallazgos pueden tener aplicaciones clínicas importantes. En los estudios *African American Study of Kidney Disease and Hypertension* (AASK) y *Chronic Renal Insufficiency Cohort* (CRIC), el descenso intensivo de la PA no frenó la progresión del daño renal (Parsa y cols., 2013). Las variantes del riesgo renal en *APOL1* se asociaron con las tasas de riesgo de NT y de progresión de la nefropatía en pacientes blancos en esos dos estudios. La manera mediante la cual estas mutaciones contribuyen con la hipertensión y la NC sigue sin conocerse.

EVOLUCIÓN NATURAL DE POBLACIONES ESPECIALES

Antes de pasar a la evaluación, se describirán grupos de personas cuya hipertensión, por varios motivos, puede tener una evolución diferente de la observada en las poblaciones constituidas predominantemente por varones blancos de edad madura, que son las que participan en la mayoría de los ensayos clínicos y en estudios observacionales a largo plazo. Estos grupos especiales incluyen una parte importante de la población hipertensa: ancianos, mujeres y negros, y otros grupos étnicos, diabéticos y obesos.

Ancianos

Hay dos tipos de patrones de hipertensión en los ancianos: hipertensión sistólica y diastólica combinada (la continuación de la hipertensión primaria [esencial] habitual de la mediana edad) e hipertensión sistólica aislada (la forma más frecuente en personas mayores de 60 años). Sin embargo, como las consecuencias importantes y, como se analiza en el capítulo 7, el tratamiento de ambas es bastante parecido, en la mayor parte de esta exposición no se distinguirá entre las dos.

Prevalencia de la hipertensión

Como se mencionó en el capítulo 1, mientras que la PA diastólica tiende a alcanzar una meseta antes de los 60 años y disminuye después, la PA sistólica aumenta de manera progresiva. Por consiguiente, la incidencia de la *hipertensión sistólica aislada* (es decir, presión sistólica de 140 mm Hg o mayor y presión diastólica de 90 mm Hg o inferior) aumenta progresivamente con la edad. En el *National Health and Nutrition Examination Survey III*, la proporción de diversos tipos de hipertensión observados con el avance de la edad progresivamente cambió de la hipertensión diastólica y combinada a la hipertensión sistólica aislada (Franklin y cols., 2001). En las personas mayores de 60 años, la hipertensión sistólica aislada fue el patrón hallado en el 87 % de los pacientes no tratados. En el estudio de Framingham, casi la mitad de los que desarrollaron hipertensión sistólica aislada no tenían antecedentes de hipertensión diastólica, y sólo el 29 % tenía una presión diastólica previa de 95 mm Hg o superior (Franklin y cols., 2005). Casi el 90 % de los sujetos del estudio de Framingham que eran normotensos a la edad de 55 o 65 años desarrollaron hipertensión 20 años después (Vasan y cols., 2002).

Riesgos de la hipertensión

Como se puede ver en el cuadro 4-3, en los datos del grupo placebo de los pacientes de edad avanzada admitidos en siete ensayos clínicos aleatorizados de los últimos 20 años, la mortalidad de los ancianos hipertensos es significativa, en especial por ictus, incluso en el breve intervalo de 2-5 años de estos ensayos. Como se ha indicado, los pacientes incluidos suelen ser más sanos que la población general, por lo que los riesgos de la hipertensión sistólica-diastólica combinada y de la hipertensión sistólica aislada son incluso mayores que los mostrados en el cuadro 4-3.

Se aprecia un patrón diferente en las personas muy ancianas con mayor debilidad. En sujetos vigilados en el estudio de Framingham de 75-94 años, los riesgos de mortalidad global y cardiovascular aumentaron en los valores de PA sistólica menores de 120 mm Hg (Kannel y cols., 1997).

Además del aumento de la mortalidad observado con una PA sistólica baja o alta en los pacientes muy ancianos, ambas se asocian con el desarrollo de deterioro cognitivo (Waldstein y cols., 2005).

Fisiopatología de la hipertensión sistólica aislada

El mecanismo básico del aumento progresivo habitual de la PA sistólica con la edad es la disminución de la distensibilidad y la elasticidad de las grandes arterias de capacitancia, un proceso demostrado de manera excelente hace más de 75 años (fig. 4-6) (Hallock y Benson, 1937). Se infundieron volúmenes cada vez mayores de solución salina en las aortas aisladas resecadas de pacientes después del fallecimiento, cuyas edades oscilaban entre los 20 y los 70 años. La presión intraaórtica de los ancianos se elevó mucho más con pequeños incrementos del volumen en comparación con los sujetos más jóvenes, lo que reflejó la rigidez de los vasos.

Luego, se halló que el aumento progresivo de la presión sistólica con la edad refleja un área transversal reducida de lecho vascular periférico y una mayor rigidez de la aorta y de las grandes arterias, lo que produce un incremento de la velocidad de la onda del pulso y un retorno precoz del reflejo de dicha onda en la sístole (Safar y Benetos, 2003). El retorno precoz de la onda de presión reflejada eleva la presión en la sístole, lo cual incrementa la presión sistólica y diferencial, aumenta aún más el trabajo del ventrículo izquierdo y reduce la presión aórtica diastólica que sustenta el flujo coronario (Pierini y cols., 2000).

Hipotensión postural

Como se analiza en el capítulo 7, el tratamiento de la hipertensión en el anciano es vital, pero a menudo debe

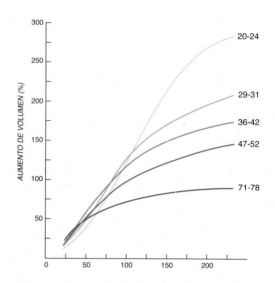

FIGURA 4-6 • *Curvas* que muestran la relación del porcentaje de incremento en la presión con el aumento en el volumen infundido en aortas extirpadas en autopsias de pacientes divididos en cinco grupos etarios diferentes. Las *curvas* se construyeron a partir de los valores promedio obtenidos de varias aortas (reimpresión de Hallock P, Benson IC. Studies of the elastic properties of human isolated aorta. *J Clin Invest* 1937; 16:595–602)

equilibrarse con la necesidad de corregir primero la *hipotensión postural* coexistente, definida como la caída en la presión sistólica de 20 mm Hg o más después de 1 min de estar de pie tranquilo.

Aunque hay varias causas para este problema, principalmente neurológicas (Ejaz y cols., 2004), el único factor predisponente para la hipotensión postural hallado en una población anciana no seleccionada fue la hipertensión (Räihä y cols., 1995). Como se vio en la figura 4-7, cuanto más alta fue la PA supina basal, mayor fue la tendencia para una caída postural (Lipsitz y cols., 1985).

Mecanismo

El envejecimiento normal se asocia con diversos cambios que pueden causar hipotensión postural. Los dos cambios más frecuentes son la acumulación de sangre en las venas de los miembros inferiores y la disminución de la sensibilidad de los barorreceptores (Jones y cols., 2003). Aunque los ancianos hipertensos tienen intacta la modulación barorreceptora del tráfico nervioso simpático, presentan un deterioro marcado del control barorreceptor de la frecuencia cardíaca y del control reflejo cardiopulmonar de la circulación periférica (Grassi y cols., 2000). Además, la acumulación esplácnica de sangre después de comer puede provocar una hipotensión posprandial grave (Puisieux y cols., 2000).

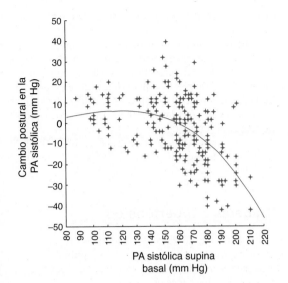

FIGURA 4-7 • Relación entre la PA basal supina y el cambio postural en la PA sistólica de datos de sujetos ancianos (modificada de Lipsitz LA, Storch HA, Minaker KL, et al. Intraindividual variability in postural BP in the elderly. *Clin Sci* 1985;69:337–341)

Mujeres

Antes de los 50 años, las mujeres tienen una prevalencia de hipertensión menor que la de los varones, pero después de los 55 años, presentan un mayor aumento relacionado con la edad de la rigidez aórtica proximal, lo que se traduce en una incidencia superior de hipertensión sistólica en las mujeres ancianas (Pemu y Ofili, 2008). Además, las mujeres presentan otras dos características que tienden a bajar la PA diastólica y ampliar la presión diferencial: primero, una estatura más baja, lo que provoca un retorno más rápido de la onda del pulso para aumentar la presión sistólica máxima; y segundo, una mayor frecuencia cardíaca, que induce un período diastólico más corto (Safar y Smulyan, 2004).

Aunque todas las mujeres a cualquier edad tienen una menor incidencia de infartos e ictus que los hombres, también presentan una asociación fuerte, continua y lineal entre la PA sistólica y los eventos cardiovasculares (Mason y cols., 2004).

Personas de raza negra

La muerte por hipertensión es la causa más frecuente de la mayor tasa de mortalidad en personas de raza negra respecto de las de otras razas en Estados Unidos (Minor y cols., 2008). Las personas de raza negra tienen más hipertensión y mayor morbilidad por esta enfermedad debido, al menos en parte, a una posición socioeconómica más baja y a la reducción resultante del acceso a los servicios de salud necesarios (Jha y cols., 2003), y una

peor nutrición (Stamler y cols., 2013) junto con una mutación de sentido alterado común (Parsa y cols., 2013). Si se proporciona la terapia adecuada, gran parte de este aumento de la morbimortalidad relacionada con la hipertensión puede reducirse.

Prevalencia de la hipertensión

Los niveles de PA más elevados en los afroamericanos comienzan durante la niñez y la adolescencia, y se establecen en la edad adulta temprana (Berenson y cols., 2011). La mayor parte de la PA elevada en los jóvenes negros se atribuye a un mayor tamaño corporal y a sus cuerpos más largos (Toprak y cols., 2009). En la mediana edad, los individuos negros y blancos tienen incidencias similares de hipertensión dados los mismos valores basales de PA según su índice de masa corporal (IMC) (He y cols., 1998). Sin embargo, la hipertensión en negros es un mayor factor de riesgo para coronariopatía, ictus y, en particular, NT que en blancos (Minor y cols., 2008). En la mayoría de los estudios, los negros tienen PA mayores durante el sueño, según se registró en la monitorización ambulatoria (Harshfield y cols., 2002a,b).

Fisiopatología de la hipertensión

Hay varias características genotípicas y fenotípicas halladas en los individuos hipertensos negros que pueden explicar la elevada prevalencia de hipertensión o el mayor grado de daño de órganos. En particular, una mutación de sentido alterado común en el gen *APOL1*, originalmente atribuida al gen cercano *MYH9*, se encontró en un gran porcentaje de los pacientes negros del sur y el oeste de África (Skorecki y Wassen, 2013). Los alelos *APOL1* ofrecieron una ventaja en la supervivencia en el pasado por su asociación con la protección frente a la tripanosomiasis. Se ha demostrado que estos individuos negros con dos alelos tienen una alta prevalencia de hipertensión y progresión de la NC (Parsa y cols., 2013).

Además, la pobreza, la discriminación racial y la imposibilidad de obtener atención sanitaria también participan en la mayor morbimortalidad relacionada con la hipertensión en los negros estadounidenses (Jha y cols., 2003), al igual que el estrés y la nutrición.

Estrés

Como se describió en el capítulo 3, existe una asociación entre el estrés y la posición socioeconómica baja y la hipertensión. Un buen ejemplo de la probable interacción entre la posición socioeconómica baja y un rasgo genético es el hallazgo de que los niveles de PA se asociaron fuertemente con la piel de color oscuro, pero sólo en aquellos negros en los más bajos niveles de posición socioeconómica (Klag y cols., 1991).

Dieta

La mayor prevalencia de la hipertensión guarda una asociación clara con la obesidad (Minor y cols., 2008), en especial en mujeres ancianas de raza negra. Aunque tienen mayor sensibilidad vasotensora al sodio (Palacios y cols., 2004), no parece que los sujetos de raza negra consuman más sodio que los de otras razas (Ganguli y cols., 1999). Sin embargo, su consumo de potasio y calcio sí es menor (Langford y Watson, 1990) y presentan más casos de hipocalemia no provocada (Andrew y cols., 2002) y una excreción de potasio en orina más baja que, aparentemente, podría ser atribuida a su menor ingestión de potasio (Turban y cols., 2008).

Complicaciones de la hipertensión

La hipertensión no sólo es más frecuente en negros, sino que además es más grave, es peor manejada y, por lo tanto, más letal. Según se pudo determinar, los individuos negros en cualquier nivel dado de PA no tienen un mayor daño vascular que los no negros; más bien, muestran un desplazamiento a la derecha de la distribución de la PA, lo que produce una prevalencia global más elevada y una mayor proporción de enfermedad grave (Cooper y cols., 1996). La única excepción evidente es una tasa mucho más alta de NC en afroamericanos, según se describió en el apartado de "Nefropatía" en este capítulo.

Otros grupos étnicos

Se sabe menos sobre las características especiales de otros grupos étnicos que de los afroamericanos, por lo que sólo se comentarán algunas generalizaciones al respecto.

Ambiente primitivo frente a industrializado

Las personas pertenecientes a cualquier raza o etnia que tienen un modo de vida rural y más primitivo tienden a consumir menos sodio, suelen mantenerse menos obesos y padecen menos hipertensión. Cuando estas personas se trasladan a zonas urbanas y adoptan estilos de vida más modernos, se observa una mayor ingestión de sodio, un aumento de peso y padecen más hipertensión (Cooper y cols., 1999). Se han registrado cambios bastante espectaculares de la prevalencia de la hipertensión y de la naturaleza de las complicaciones cardiovasculares en grupos étnicos originalmente aislados que después se trasladaron a un ambiente industrializado, como se vio con los habitantes del sur de Asia que emigraron al Reino Unido (Khattar y cols., 2000).

Persistencia de las diferencias étnicas

Aunque los cambios ambientales suelen alterar la PA y otros rasgos cardiovasculares, algunos grupos étnicos conservan características que probablemente reflejen influencias genéticas más poderosas. Los ejemplos son los beduinos en Israel (Paran y cols., 1992) y los nativos norteamericanos (Howard, 1996). En Estados Unidos, los hispanos, en particular los de origen mexicano, tienen una prevalencia menor de hipertensión, a pesar de su elevada prevalencia de obesidad, diabetes y resistencia a la insulina (Aranda y cols., 2008).

Diabetes e hipertensión

La combinación de diabetes e hipertensión plantea un problema muy importante de salud pública por su incremento en la incidencia a medida que la población envejece y se hace más obesa.

▶ Mientras que el número de adultos con diabetes franca en Estados Unidos se estima en 26 millones, el de prediabéticos es de 79 millones (Lee y cols., 2012).
▶ El 71 % de los diabéticos adultos estadounidenses padecen hipertensión (Geiss y cols., 2002), y un número significativo de hipertensos presenta diabetes no diagnosticada (Salmasi y cols., 2004).
▶ La coexistencia de diabetes e hipertensión se asocia con un mayor grado de rigidez arterial (Tedesco y cols., 2004), lo que induce un incremento precoz de las presiones sistólica y diferencial (Ronnback y cols., 2004), el patrón del envejecimiento arterial acelerado.
▶ La presencia de diabetes tipo 1 (Knerr y cols., 2008) o tipo 2 (Mazzone y cols., 2008), y hasta de prediabetes, aumenta la tasa de enfermedades cardiovasculares ateroescleróticas, incluido el ictus (Lee y cols., 2012).
▶ Las complicaciones microvasculares de la diabetes también se aceleran por la hipertensión, en particular la retinopatía (Gallego y cols., 2004).
▶ No se ha visto que el control intensivo combinado de la hipertensión y la diabetes prevengan las complicaciones microvasculares (Ismail-Beigi y cols., 2012), reforzando la necesidad de modificaciones del estilo de vida descrita en el capítulo 6.

Obesidad e hipertensión

Incluso en ausencia de diabetes tipo 2, la obesidad es uno de los factores más frecuentemente responsables de hipertensión (Schlaich y cols., 2009). En el *National Health and Nutrition Examination Survey III* se observó un incremento progresivo de la prevalencia de hipertensión con el aumento del IMC en todas las edades (fig. 4-8) (Thompson y cols., 1999). La prevalencia aumenta aún más cuando la obesidad es de predominio abdominal (Allemann y cols., 2001).

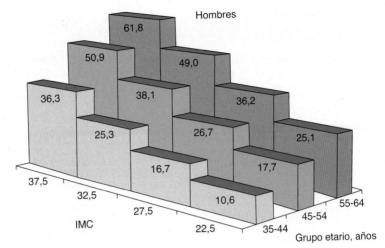

FIGURA 4-8 • Riesgo estimado (%) de hipertensión por grupo etario e índice de masa corporal (IMC) entre hombres del *National Health and Nutrition Examination Survey III* (modificada de Thompson D, Edelsberg J, Colditz GA, et al. Lifetime health and economic consequences of obesity. *Arch Intern Med* 1999;159:2177–2183)

MODIFICACIÓN DE LA EVOLUCIÓN NATURAL

Una vez analizados los posibles mecanismos, la evolución natural, las principales consecuencias y las poblaciones especiales de la hipertensión primaria no tratada, se debe abordar la prevención.

La mayoría de los esfuerzos realizados para alterar la evolución natural de la hipertensión implica la instauración de tratamientos farmacológicos y no farmacológicos. Sin embargo, también se deben promover y realizar todos los esfuerzos necesarios para *prevenir* la hipertensión. Sin conocer las causas específicas de la enfermedad, no se puede recomendar alguna medida preventiva concreta con garantías de que dará resultado. Sin embargo, insistir en conocer las causas específicas antes de intentar la prevención es como decir que John Snow no debía haber cerrado la bomba porque no tenía pruebas de que los microorganismos de *Vibrio cholerae* eran la causa de la muerte de los que bebían el agua contaminada. Las medidas preventivas que probablemente ayudan, como la moderación del consumo de sodio, la reducción de la obesidad, el mantenimiento de la forma física, la reducción del estrés y una mayor atención a los otros factores de riesgo coexistentes de enfermedad cardiovascular prematura, no hacen daño y pueden ser muy provechosas para quien las adopta.

Se ha demostrado su utilidad en la prevención de la diabetes (Diabetes Prevention Program Research Group, 2002; Tuomilehto y cols., 2001) y para prevenir la hipertensión (Whelton y cols., 2002). No obstante, al reconocer la dificultad de modificar el estilo de vida, se han realizado ensayos de antihipertensivos para demostrar que pueden al menos retrasar, si no interrumpir, el progreso inexorable de la hipertensión (Julius y cols., 2006; Luders y cols., 2008; Skov y cols., 2007), pero no han confirmado que breves períodos de tratamiento en los pacientes de mediana edad con hipertensión estadio 1 aliviarán la hipertensión.

EVALUACIÓN DEL PACIENTE HIPERTENSO

Después de examinar la evolución natural de varias poblaciones hipertensas, estos hallazgos ahora se incorporan dentro de una estrategia táctica para evaluar a los pacientes hipertensos.

Hay tres motivos fundamentales para estudiar a los pacientes con hipertensión: a) determinar el tipo de hipertensión, investigando específicamente las causas identificables, b) valorar la repercusión de la hipertensión en los órganos susceptibles de resultar afectados, y c) determinar el perfil de riesgo global del paciente con respecto al desarrollo de enfermedad cardiovascular prematura. Tal evaluación puede realizarse con relativa facilidad y debe formar parte del examen inicial de todo hipertenso recién diagnosticado. Cuanto más joven sea el paciente y más alta sea la PA, más intensiva debe ser la búsqueda de las causas identificables. En las personas de mediana edad y los ancianos, se debe prestar mayor atención al perfil de riesgo cardiovascular global, pues estas poblaciones son más susceptibles a complicaciones inmediatas.

Anamnesis

La anamnesis del paciente debe centrarse en la duración de la elevación de la PA y en cualquier tratamiento previo, el uso en ese momento de diversos fármacos que pueden elevar la presión y los síntomas de disfunción de órganos susceptibles de resultar afectados (cuadro 4-5). También debe prestarse atención a

CUADRO 4-5

Aspecto importante de los antecedentes del paciente

Duración de la hipertensión
  Última PA normal conocida
  Evolución de la PA
Tratamiento previo de la hipertensión
  Fármacos: tipos, dosis, efectos colaterales
Consumo de productos que pueden interferir
  Antiinflamatorios no esteroideos
  Anticonceptivos orales
  Simpaticomiméticos
  Esteroides suprarrenales
  Consumo excesivo de sodio
  Alcohol (más de 2 copas al día)
  Productos de fitoterapia
Antecedentes familiares
  Hipertensión
  Enfermedad cardiovascular o muerte prematuras
  Enfermedades familiares: feocromocitoma, nefropatía,
    diabetes, gota
Síntomas de causas secundarias
  Debilidad muscular
  Crisis de taquicardia, sudoración, temblor
  Adelgazamiento de la piel
  Dolor en el flanco
Síntomas de lesión orgánica
  Cefaleas
  Debilidad o ceguera transitorias
  Pérdida de la agudeza visual
  Dolor torácico
  Disnea
  Edema
  Claudicación

Presencia de otros factores de riesgo
  Tabaquismo
  Diabetes
  Dislipidemia
  Inactividad física
Enfermedades concomitantes
Antecedentes dietéticos
  Cambios en el peso
  Alimentos frescos o procesados
  Sodio
  Grasas saturadas
Función sexual
Manifestaciones de apnea del sueño
  Cefaleas al principio de la mañana
  Somnolencia diurna
  Ronquidos fuertes
  Sueño irregular

Capacidad para modificar el estilo de vida y mantener el
    tratamiento
  Conocimiento de la naturaleza de la hipertensión y de
    la necesidad de régimen
  Capacidad para hacer ejercicio
  Fuente de preparación de las comidas
  Restricciones económicas
  Capacidad para leer las instrucciones
  Necesidad de cuidadores

---

la situación psicosocial del paciente, incluida la disposición a introducir los cambios necesarios en el estilo de vida y a tomar medicamentos. Un aspecto de gran importancia es la disfunción sexual, a menudo desatendida hasta que surge después de recibir el tratamiento antihipertensivo. La disfunción eréctil, a menudo atribuida a los antihipertensivos, puede afectar hasta a un tercio de los varones hipertensos no tratados y muy probablemente se asocia con su enfermedad vascular subyacente (v. cap. 7).

Los antecedentes familiares positivos de hipertensión son frecuentes, en especial con varios miembros afectados (Westerdhal y cols., 2003).

Síntomas relacionados con ansiedad

Muchos de los síntomas descritos por los hipertensos, como cefaleas en banda, mareos y aturdimiento, cansancio, palpitaciones y molestias torácicas, reflejan una hiperventilación recurrente, un problema habitual en todos los pacientes (DeGuire y cols., 1992), en especial entre los hipertensos que están ansiosos por su diagnóstico y sus consecuencias (Kaplan, 1997). La ansiedad y las crisis de angustia son incluso más frecuentes entre los pacientes que presentan intolerancia inespecífica al tratamiento con varios antihipertensivos (Davies y cols., 2003).

La situación es similar con respecto a los síntomas depresivos. Tales síntomas y la ansiedad no son más frecuentes antes del comienzo de la hipertensión (Shinn y cols., 2001), pero sí después de establecer el diagnóstico (Scherrer y cols., 2003).

Cefaleas

En estudios transversales, la cefalea es uno de los síntomas más frecuentemente informados (Middeke y cols., 2008). Estas cefaleas habían sido atribuidas habitualmente al estrés psicológico de tener un "asesino silencioso" (Friedman, 2002). Sin embargo, datos de ensayos clínicos aleatorizados controlados con placebo demuestran que la prevalencia de la cefalea suele disminuir cuando desciende la PA, independientemente de los fármacos utilizados para reducirla (Law y cols., 2005). Debe señalarse que la apnea del sueño es común entre los hipertensos incluso mínimamente obesos, como se describe en el capítulo 14, por lo que quizás las cefaleas al principio de la mañana no reflejen la hipertensión, sino la hipoxia nocturna.

Nicturia

La nicturia es más frecuente en los hipertensos, a menudo como consecuencia de una hipertrofia prostática benigna coexistente (Blanker y cols., 2000) o simplemente como resultado de una menor capacidad vesical (Weiss y Blaivas, 2000). Al menos en teoría, la relación presión-natriuresis alterada descrita en el capítulo 3 podría postergar la excreción urinaria, y es posible que la pérdida de la capacidad de concentración sea un signo precoz de deterioro renal.

Exploración física

La exploración física debe incluir una búsqueda minuciosa de lesiones orgánicas y de características de diversas causas identificables (cuadro 4-6). Se debe medir el perímetro de la cintura, porque los valores mayores de 88 cm en las mujeres y de 102 cm en los varones son indicativos de obesidad abdominal y síndrome metabólico (Wilson y Grundy, 2003) y sirven como factor de riesgo cardiovascular independiente del peso (Malik y cols., 2004).

Una frecuencia cardíaca de 80 lpm o más es más común en los hipertensos y es un factor de riesgo de enfermedad cardiovascular (Palatini, 2011).

Oftalmoscopia

Sólo en el fondo de ojo se pueden ver fácilmente vasos sanguíneos pequeños, pero esto requiere la dilatación de la pupila, un procedimiento que se debe realizar

---

CUADRO 4-6

Aspectos importantes de la exploración física

Precisión en la medición de la PA
Aspecto general: distribución de la grasa corporal, lesiones en la piel, fuerza muscular, estado de alerta
Oftalmoscopia
Cuello: palpación y auscultación de las carótidas, tiroides
Corazón: tamaño, ritmo, ruidos
Pulmones: roncus, crepitantes
Abdomen: masas renales, soplos sobre la aorta y las arterias renales, pulsos femorales, perímetro de la cintura
Miembros: pulsos periféricos, edema
Evaluación neurológica, incluida función cognitiva

---

casi siempre utilizando un midriático de acción corta, como la tropicamida al 1 %. Esta oftalmoscopia convencional puede revelar las principales alteraciones de la retinopatía hipertensiva (fig. 4-9) (Ong y Mitchell, 2013). No obstante, la identificación exacta de las alteraciones tempranas más sutiles, que pueden aparecer incluso antes de que se manifieste la hipertensión, requiere de la toma de fotografías digitales de la retina (Ong y cols., 2013).

La clasificación más lógica de los cambios retinianos es la de Wong y Mitchell (2004) (cuadro 4-7). Los cambios progresan desde la fase de estrechamiento inicial a la esclerosis y luego a los exudados, como se ve en la figura 4-9. La asociación sorprendente de los signos retinianos con el riesgo de ictus (Ong y cols., 2013) hace que el examen cuidadoso de la retina sea una parte esencial de la evaluación inicial de todos los hipertensos y del seguimiento.

Pruebas de laboratorio

Estudios de rutina

En la mayoría de los pacientes, los procedimientos y estudios de rutina necesarios son hematocrito, análisis de orina (incluido un examen microscópico y tiras reactivas para proteinuria), química sanguínea automatizada (glucosa, creatinina, electrolitos y calcio), ácido úrico y calcio, perfil lipídico (colesterol LDL y HDL, triglicéridos) y ECG de 12 derivaciones (fig. 4-10) (Mancia y cols., 2013). La sangre de los estudios se debe extraer después de una noche en ayunas para mejorar la precisión diagnóstica de las concentraciones de glucosa y triglicéridos. Ninguno de estos indicadores suele estar alterado en las fases no complicadas iniciales de la hipertensión primaria, pero siempre se deben obtener para disponer de valores basales. La creatinina sérica y la cistatina C deben utilizarse, junto con la edad, el sexo y el peso del paciente, para calcular la filtración glomerular (Matsushita y cols., 2012). Sin embargo, una TFG por debajo de 60 no debe ser tomada como indicativa de NT en pacientes ancianos y debe repetirse y controlarse (Moynihan y cols., 2013).

Pruebas adicionales

Las guías europeas del 2013 han recomendado varias pruebas adicionales "de acuerdo con los antecedentes, el examen físico y los hallazgos de las pruebas de laboratorio de rutina" (cuadro 4-8) (Mancia y cols., 2013). Como se vio antes, el fondo de ojo (oftalmoscopia) debe realizarse sistemáticamente y, como se describió en el capítulo 2, la monitorización en casa de la PA también debe convertirse en sistemática. Por otro lado, la medición de la velocidad de la onda de pulso sigue siendo un procedimiento utilizado sólo en la

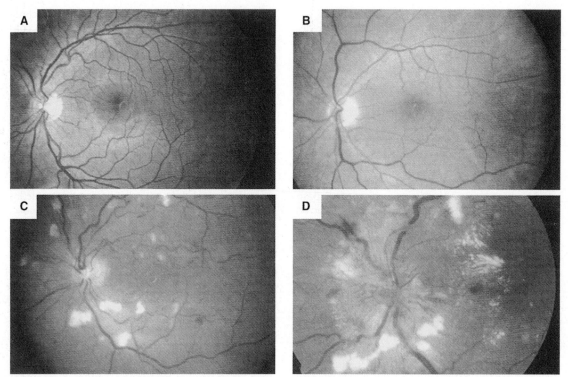

FIGURA 4-9 • Fotografías de la retina de una retinopatía hipertensiva progresivamente más grave. **A** y **B**: Grado A (no maligna). **C** y **D**: Grado B (maligna) (de Pache M, Kube T, Wolf S, et al. Do angiographic data support a detailed classification of hypertensive fundus changes? *J Hum Hypertens* 2002;16:405-410)

investigación, y el resto de estos estudios adicionales se recomiendan sólo si los antecedentes, la exploración física y las pruebas de laboratorio de rutina apoyan que son necesarios.

Hay dos razones para limitar los estudios adicionales. Primero, los análisis de otras pruebas de labora-

torio frecuentes muestran costos muy elevados para cada año de vida ajustado por edad (Boulware y cols., 2003). Se han recomendado análisis más detallados del valor de las pruebas diagnósticas (Ferrante di Ruffano y cols., 2012). Como los costos sanitarios siguen elevándose, los médicos deben conocer cuánto

CUADRO 4-7

Clasificación de la retinopatía hipertensiva

Grado de retinopatía	Signos retinianos	Asociaciones sistémicas
Nula	Sin signos detectables	Ninguna
Leve	Estrechamiento arteriolar generalizado, estrechamiento arteriolar localizado, muescas arteriovenosas, opacidad ("hilos de cobre") de la pared arteriolar o una combinación de estos signos	Asociación modesta con alto riesgo de ictus, coronariopatías y muerte
Moderada	Hemorragias (en forma de mancha, punto o llamas), microaneurismas, manchas algodonosas, exudados duros o una combinación de estos signos	Asociación fuerte con riesgo de ictus, deterioro cognitivo y muerte de causas cardiovasculares
Grave	Signos de retinopatía moderada más edema bilateral de la papila óptica	Asociación fuerte con muerte

Modificado de Wong TY, Mitchell P. Hypertensive retinopathy. *N Engl J Med* 2004;351:2310–2317

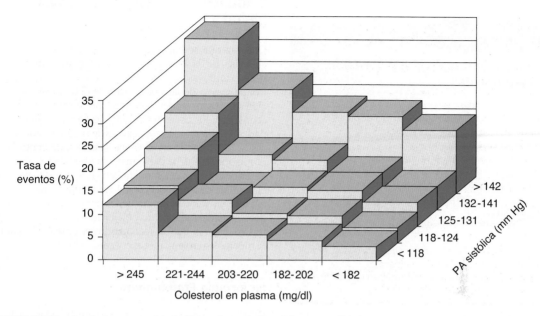

FIGURA 4-10 • Asociaciones entre PA sistólica, colesterol plasmático y mortalidad por coronariopatía durante un seguimiento medio de 12 años en los 316 099 varones evaluados en el *Multiple Risk Factor Intervention Trial* (MRFIT) (datos adaptados de Neaton JD, Wentworth D. Serum cholesterol, blood pressure, cigarette smoking, and death from coronary, heart disease: Overall findings and differences by age for 316,099 white men. *Arch Intern Med* 1992;152:56–64)

vale lo que en general solicitan para cada paciente y saber lo que eso representa en grandes poblaciones.

La segunda razón para limitar las pruebas es la posibilidad de resultados falsos positivos, en especial en pacientes con cierta probabilidad de padecer el trastorno que están buscando. En estos pacientes, un resultado positivo tendría más probabilidades de ser un falso positivo que un verdadero positivo. Por lo tanto, los estudios deben repetirse y se requieren procedimientos adicionales, inclusive con un mayor costo, para descartar el diagnóstico.

En resumen, los médicos que evalúan pacientes deben usar las pruebas de manera selectiva y conocer los costos ocultos y el potencial de falsos positivos que obligan a realizar pruebas adicionales. Obviamente, algunas pruebas como la glucosa y los lípidos en sangre pueden estar justificados porque se necesitan para evaluar el riesgo global; otros, para descubrir el daño de órganos, como un ECG o un análisis en busca de albuminuria. Pero otros estudios deben reservarse para el reconocimiento de trastornos que pueden tratarse con las terapias existentes.

Búsqueda de causas identificables

Las frecuencias de las diversas causas identificables de hipertensión son bastante reducidas en la población global que tiene hipertensión asintomática leve. No obstante, se deben buscar indicios de la presencia de una causa identificable de hipertensión en la evaluación sistemática de todo paciente hipertenso nuevo. Si se descubren indicios o si el individuo presenta características de hipertensión "inapropiada" (cuadro 4-9), es necesario realizar un estudio adicional en busca de una causa identificable.

CUADRO 4-8

Estudios adicionales según los antecedentes, la exploración física y las pruebas de laboratorio de rutina

- Hemoglobina A1c (si la glucosa en plasma en ayunas es > 5,6 mmol/l [102 mg/ml] o si hay diagnóstico previo de diabetes)
- Proteinuria cuantitativa (si las tiras reactivas son positivas)
- Concentración de potasio y sodio urinarios y su relación
- Monitorización ambulatoria de la PA de 24 horas
- Ecocardiograma
- Monitorización Holter en caso de arritmias
- Ecografía carotídea
- Ecografía arterial periférica/abdominal
- Velocidad de la onda de pulso
- Índice tobillo-brazo
- Oftalmoscopia

Reproducido de Mancia G, Fagard R, Narkiewicz K, et al. ESH/ESC practice guidelines for the management of arterial hypertension. *J Hypertens* 2013; 31:1281–1357

Características de la hipertensión "inapropiada"

Edad de comienzo: menos de 20 o más de 50 años
Valor de presión arterial: > 180/110 mm Hg
Daño orgánico
   Grado II o superior en la oftalmoscopia
   Creatinina sérica > 1,5 mg/dl
   Cardiomegalia o HVI en el electrocardiograma
Presencia de características indicativas de causas
   secundarias
   Hipocalemia no provocada
   Soplo abdominal
   Presiones variables con taquicardia, sudoración, temblor
   Antecedentes familiares de nefropatía
Respuesta insuficiente a un tratamiento generalmente
   eficaz

Los estudios iniciales mencionados en el cuadro 4-10 suelen servir como procedimientos de detección adecuados y están al alcance de cualquier médico. En caso de que sean anómalos, se deben efectuar los procedimientos adicionales citados, tal vez después de derivar al paciente a un especialista en hipertensión, junto con las demás pruebas necesarias para confirmar el diagnóstico. En los respectivos capítulos se proporcionan más detalles sobre estos procedimientos.

Evaluación del riesgo cardiovascular global

Una vez que se han evaluado las causas y las consecuencias de la hipertensión, es necesario valorar el riesgo cardiovascular global del paciente. Para el control adecuado de la hipertensión se debe prestar atención a todos los factores de riesgo modificables. Se debe aconsejar a los pacientes de alto riesgo y hay que ayudarles a reducir todos sus factores de riesgo. En muchos casos, la PA puede ser el riesgo más fácil de controlar, por lo que se le debe dar la máxima prioridad. Como se describe con más detenimiento en el capítulo siguiente, el perfil de riesgo global constituye una base más racional que un valor arbitrario de PA para determinar si se debe iniciar el tratamiento y el objetivo terapéutico de la misma manera que se recomendó recientemente para la hipercolesterolemia (Stone y cols., 2013).

La fórmula Framingham

La mayoría de las evaluaciones están basadas en los datos del *Framingham Heart Study*, el seguimiento más largo y más completo de una amplia población estudiada minuciosamente (D'Agostino y cols., 2008) que también se aplica a adultos jóvenes (Carson y cols., 2013). Los modelos incluyen edad, sexo, tabaquismo, índice de masa corporal, antecedentes paternos de hipertensión y PA sistólica y diastólica. Aunque la edad supera a todos los demás factores en el aumento del riesgo (Wald y cols., 2011), hay otros (más allá de

Guía global para detectar las causas más frecuentes identificables de hipertensión

Diagnóstico	Procedimientos diagnósticos	
	Inicial	Adicional
Nefropatía crónica	Análisis de orina, creatinina sérica, TFG estimada	Renografía
Enfermedad renovascular	Ecografía doble	Angiografía por RM o TC, angiografía
Coartación	PA en las piernas	Ecocardiografía, aortograma
Aldosteronismo primario	Potasio en plasma y orina, renina y aldosterona plasmática	Aldosterona en plasma u orina después de sobrecarga con salino, muestreo venoso suprarrenal
Síndrome de Cushing	Cortisol plasmático matutino después de 1 mg de dexametasona al acostarse	Cortisol urinario después de dosis variables de dexametasona, TC suprarrenal y centellografía
Feocromocitoma	Metanefrina plasmática	Catecolaminas urinarias, catecolaminas plasmáticas (basales y después de 0,3 mg de clonidina), TC suprarrenal y centellografía

TC, tomografía computarizada; RM, resonancia magnética

los antecedentes familiares) que son modificables y, por lo tanto, exigen atención.

Se debe aconsejar a los pacientes de una manera clara y comprensible sobre sus propios estados de riesgo, tanto para motivarlos a hacer los cambios en el estilo de vida y en las medicaciones como para incluirlos en el proceso de toma de decisiones, y así proporcionarles una mayor autonomía.

Tomando en cuenta la evolución natural, a continuación se analizarán temas como por qué, cuándo y cómo se requieren tratamientos para un manejo adecuado de la hipertensión.

REFERENCIAS

Alfakih K, Maqbool A, Sivananthan M, et al. Left ventricle mass index and the common, functional, X-linked angiotensin II type-2 receptor gene polymorphism (-1332G/A) in patients with systemic hypertension. *Hypertension* 2004;43:1189–1194.

Allemann Y, Hutter D, Aeschbacher BC, et al. Increased central body fat deposition precedes a significant rise in resting blood pressure in male offspring of essential hypertensive patients: A 5 year follow-up study. *J Hypertens* 2001;19:2143–2148.

Andrew ME, Jones DW, Wofford MR, et al. Ethnicity and unprovoked hypokalemia in the Atherosclerosis Risk in Communities Study. *Am J Hypertens* 2002;15:594–599.

Ang D, Lang C. The prognostic value of the ECG in hypertension: Where are we now? *J Hum Hypertens* 2008;22:460–467.

Antonini-Canterin F, Huang G, Cervesato E, et al. Symptomatic aortic stenosis: Does systemic hypertension play an additional role? *Hypertension* 2003;41:1268–1272.

Arain FA, Cooper LT Jr. Peripheral arterial disease: Diagnosis and management. *Mayo Clin Proc* 2008;83:944–949.

Aranda JM Jr, Calderon R, Aranda JM Sr. Clinical characteristics and outcomes in hypertensive patients of Hispanic descent. *Prev Cardiol* 2008;11:116–120.

Aurigemma GP, Gaasch WH. Diastolic heart failure. *N Engl J Med* 2004;351:1097–1105.

Bang CN, Gerdts E, Aurigemma GP, et al. Systolic left ventricular function according to left ventricular concentricity and dilatation in hypertensive patients: The Losartan intervention for endpoint reduction in hypertension study. *J Hypertens* 2013;31: 2060–2068.

Bavikati VV, Sperling LS, Salmon RD, et al. Effect of comprehensive therapeutic lifestyle changes on prehypertension. *Am J Cardiol* 2008;102:1677–1680.

Beauchet O, Celle S, Roche F, et al. Blood pressure levels and brain volume reduction: A systematic review and meta-analysis. *J Hypertens* 2013;31:1502–1516.

Beckett NS, Peters R, Fletcher AE, et al. Treatment of hypertension in patients 80 years of age or older. *N Engl J Med* 2008;358: 1887–1898.

Berenson GS, Chen W, Dasmahapatra P, et al. Stimulus response of blood pressure in black and white young individuals helps explain racial divergence in adult cardiovascular disease: The Bogalusa Heart Study. *J Am Soc Hypertens* 2011;5:230–238.

Bidani AK, Griffin KA. Pathophysiology of hypertensive renal damage: Implications for therapy. *Hypertension* 2004;44:595–601.

Birns J, Kalra L. Cognitive function and hypertension. *J Hum Hypertens* 2009;23:86–96.

Blanker MH, Bohnen AM, Groeneveld FPMJ, et al. Normal voiding patterns and determinants of increased diurnal and nocturnal voiding frequency in elderly men. *J Urol* 2000;164:1201–1205.

Blood Pressure Lowering Treatment Trialists Collaboration, Ninomiya T, Perkovic V, et al. Blood pressure lowering and major cardiovascular events in people with and without chronic kidney disease: Meta-analysis of randomised controlled trials. *BMJ* 2013;347:f5680.

Bloomfield GS, Yi SS, Astor BC, et al. Blood pressure and chronic kidney disease progression in a multi-racial cohort: The Multi-Ethnic Study of Atherosclerosis. *J Hum Hypertens* 2013;27:421–426.

Bo S, Gambino R, Gentile L, et al. High-normal blood pressure is associated with a cluster of cardiovascular and metabolic risk factors: A population-based study. *J Hypertens* 2009;27:102–108.

Boon D, van Goudoever J, Piek JJ, et al. ST segment depression criteria and the prevalence of silent cardiac ischemia in hypertensives. *Hypertension* 2003;41:476–481.

Boulware LE, Jaar BG, Tarver-Carr ME, et al. Screening for proteinuria in US adults: A cost-effectiveness analysis. *JAMA* 2003;290: 3101–3114.

Bursi F, Weston SA, Redfield MM, et al. Systolic and diastolic heart failure in the community. *JAMA* 2006;296:2209–2216.

Carson AP, Lewis CE, Jacobs DR, Jr, et al. Evaluating the Framingham Hypertension Risk Prediction Model in Young Adults: The Coronary Artery Risk Development in Young Adults (CARDIA) Study. *Hypertension* 2013;62:1015–1020.

Chaturvedi N, Bulpitt CJ, Leggetter S, et al. Ethnic differences in vascular stiffness and relations to hypertensive target organ damage. *J Hypertens* 2004;22:1731–1737.

Cheng S, Xanthakis V, Sullivan LM, et al. Blood pressure tracking over the adult life course: Patterns and correlates in the Framingham heart study. *Hypertension* 2012;60:1393–1399.

Cicero AF, Salvi P, D'Addato S, et al. Association between serum uric acid, hypertension, vascular stiffness and subclinical atherosclerosis: Data from the Brisighella Heart Study. *J Hypertens* 2014; 32:57–64.

Chobanian AV, Bakris GL, Black HR, et al. Seventh report of the Joint National Committee on Prevention. Detection, Evaluation, and Treatment of High Blood Pressure. *Hypertension* 2003;42: 1206–1252.

Cirillo M, Lanti MP, Menotti A, et al. Definition of kidney dysfunction as a cardiovascular risk factor: Use of urinary albumin excretion and estimated glomerular filtration rate. *Arch Intern Med* 2008;168:617–624.

Cooper RS, Liao Y, Rotimi C. Is hypertension more severe among U.S. blacks, or is severe hypertension more common? *Ann Epidemiol* 1996;6:173–180.

Cooper RS, Rotimmi CN, Ward R. The puzzle of hypertension in African-Americans. *Sci Am* 1999;280(2):56–63.

Cozzolino M, Gentile G, Mazzaferro S, et al. Blood pressure, proteinuria, and phosphate as risk factors for progressive kidney disease: A hypothesis. *Am J Kidney Dis* 2013;62:984–992.

Cuspidi C, Facchetti R, Bombelli M, et al. Nighttime blood pressure and new-onset left ventricular hypertrophy: Findings from the Pamela population. *Hypertension* 2013;62:78–84.

Daffertshofer M, Mielke O, Pullwitt A, et al. Transient ischemic attacks are more than "ministrokes." *Stroke* 2004;35: 2453–2458.

D'Agostino RB Sr, Vasan RS, Pencina MJ, et al. General cardiovascular risk profile for use in primary care: The Framingham Heart Study. *Circulation* 2008;117:743–753.

Danziger J. Importance of low-grade albuminuria. *Mayo Clin Proc* 2008;83:806–812.

Daugherty SL, Masoudi FA, Zeng C, et al. Sex differences in cardiovascular outcomes in patients with incident hypertension. *J Hypertens* 2013;31:271–277.

Davies SJC, Jackson PR, Ramsay LE, et al. Drug intolerance due to nonspecific adverse effects related to psychiatric morbidity in hypertensive patients. *Arch Intern Med* 2003;163:592–600.

de Simone G, Kitzman DW, Palmieri V, et al. Association of inappropriate left ventricular mass with systolic and diastolic dysfunction. *Am J Hypertens* 2004;17:828–833.

de Simone G, Pasanisi F, Contraldo F. Link of nonhemodynamic factors to hemodynamic determinants of left ventricular hypertrophy. *Hypertension* 2001;38:13–18.

de Simone G, Roman MJ, Alderman MH, et al. Is high pulse pressure a marker of preclinical cardiovascular disease? *Hypertension* 2005;45:575–579.

DeGuire S, Gevirty R, Kawahara Y, et al. Hyperventilation syndrome and the assessment of treatment for functional cardiac symptoms. *Am J Cardiol* 1992;70:673–677.

Diabetes Prevention Program Research Group. Reduction in the incidence of type 2 diabetes with lifestyle intervention or metformin. *N Engl J Med* 2002;346:393–403.

Donnan GA, Fisher M, Macleod M, et al. Stroke. *Lancet* 2008;371: 1612–1623.

Drazner MH. The progression of hypertensive heart disease. *Circulation* 2011;123:327–334.

Earnshaw JJ, Shaw E, Whyman WR, et al. Screening for abdominal aortic aneurysms in men. *Br Med J* 2004;328:1122–1124.

Ejaz AA, Haley WE, Wasiluk A, et al. Characteristics of 100 consecutive patients presenting with orthostatic hypotension. *Mayo Clin Proc* 2004;79:890–894.

Eleid MF, Nishimura RA, Sorajja P, et al. Systemic hypertension in low-gradient severe aortic stenosis with preserved ejection fraction. *Circulation* 2013;128:1349–1353.

Elliott WJ, Black HR. Prehypertension. *Nat Clin Pract Cardiovasc Med* 2007;4:538–548.

Erdogan D, Yildinm I, Ciftci O, et al. Effects of normal blood pressure, prehypertension, and hypertension on coronary microvascular function. *Circulation* 2007;115:593–599.

Faraco G, Iadecola C. Hypertension: A harbinger of stroke and dementia. *Hypertension* 2013;62:810–817.

Fàrbom P, Wahlstrand B, Almgren P, et al. Interaction between renal function and microalbuminuria for cardiovascular risk in hypertension: The nordic diltiazem study. *Hypertension* 2008;52: 115–122.

Ferrante Di Ruffano L, Hyde CJ, Mccaffery KJ, et al. Assessing the value of diagnostic tests: A framework for designing and evaluating trials. *BMJ* 2012;344:e686.

Flemming KD, Brown RD Jr, Petty GW, et al. Evaluation and management of transient ischemic attack and minor cerebral infarction. *Mayo Clin Proc* 2004;79:1071–1086.

Franklin SS, Gustin W IV, Wong ND, et al. Hemodynamic patterns of age-related changes in blood pressure: The Framingham Heart Study. *Circulation* 1997;96:308–315.

Franklin SS, Jacobs MJ, Wong ND, et al. Predominance of isolated systolic hypertension among middle-aged and elderly US hypertensives. *Hypertension* 2001;37:869–874.

Franklin SS, Pio JR, Wong ND, et al. Predictors of new-onset diastolic and systolic hypertension: The Framingham Heart Study. *Circulation* 2005;111:1121–1127.

Friedman D. Headache and hypertension: Refuting the myth. *J Neurol Neurosurg Psychiatry* 2002;72:431.

Gallego PH, Craig ME, Hing S, et al. Role of blood pressure in development of early retinopathy in adolescents with type 1 diabetes: Prospective cohort study. *Br Med J* 2008;337:a918.

Ganguli MC, Grimm RH Jr, Svendsen KH, et al. Urinary sodium and potassium profile of blacks and whites in relation to education in two different geographic urban areas. *Am J Hypertens* 1999;12: 69–72.

Geiss LS, Rolka DB, Engelgau MM. Elevated blood pressure among U.S. adults with diabetes, 1988–1994. *Am J Prev Med* 2002;22: 42–48.

Gerdts E, Cramariuc D, de SG, et al. Impact of left ventricular geometry on prognosis in hypertensive patients with left ventricular hypertrophy (the LIFE study). *Eur J Echocardiogr* 2008;9:809–815.

Go AS, Mozaffarian D, Roger VL, et al. Executive summary: Heart disease and stroke statistics—2013 update: A report from the American Heart Association. *Circulation* 2013;127:143–152.

Golledge J, Eagle KA. Acute aortic dissection. *Lancet* 2008;372: 55–66.

Grassi G, Seravalle G, Bertinieri G, et al. Sympathetic and reflex alterations in systo-diastolic and systolic hypertension in the elderly. *J Hypertens* 2000;18:587–593.

Gu Y-M, Thijs L, Li y, et al. Outcome-driven thresholds for ambulatory pulse pressure in 9938 participants recruited from 11 populations. *Hypertension* 2014;63:229–237.

Hall MJ, Levant S, Defrances CJ. Hospitalization for congestive heart failure: United States, 2000–2010. *NCHS Data Brief* 2012;108:1–8.

Hallan S, Astor B, Romundstad S, et al. Association of kidney function and albuminuria with cardiovascular mortality in older vs younger individuals: The HUNT II Study. *Arch Intern Med* 2007;167:2490–2496.

Hallock P, Benson IC. Studies of the elastic properties of human isolated aorta. *J Clin Invest* 1937;16:595–602.

Harshfield GA, Treiber FA, Wilson ME, et al. A longitudinal study of ethnic differences in ambulatory blood pressure patterns in youth. *Am J Hypertens* 2002a;15:525–530.

Harshfield GA, Wilson ME, Hanevold C, et al. Impaired stress-induced pressure natriuresis increases cardiovascular load in African American youths. *Am J Hypertens* 2002b;15:903–906.

He J, Klag MJ, Appel LJ, et al. Seven-year incidence of hypertension in a cohort of middle-aged African Americans and whites. *Hypertension* 1998;31:1130–1135.

Henskens LH, van Oostenbrugge RJ, Kroon AA, et al. Brain microbleeds are associated with ambulatory blood pressure levels in a hypertensive population. *Hypertension* 2008;51:62–68.

Howard BV. Blood pressure in 13 American Indian communities. *Public Health Rep* 1996;111:47–48.

Hsu CC, Brancati FL, Astor BC, et al. Blood pressure, atherosclerosis, and albuminuria in 10,113 participants in the atherosclerosis risk in communities study. *J Hypertens* 2009;27:397–409.

Ishikawa J, Ishikawa K, Kabutoya T, et al. Cornell product left ventricular hypertrophy in electrocardiogram and the risk of stroke in a general population. *J Hypertens* 2009;53:28–34.

Ismail-Beigi F, Craven TE, O'connor PJ, et al. Combined intensive blood pressure and glycemic control does not produce an additive benefit on microvascular outcomes in type 2 diabetic patients. *Kidney Int* 2012;81:586–594.

Jha AK, Varosy PD, Kanaya AM, et al. Differences in medical care and disease outcomes among black and white women with heart disease. *Circulation* 2003;108:1089–1094.

Jones PP, Christou DD, Jordan J, et al. Baroreflex buffering is reduced with age in healthy men. *Circulation* 2003;107:1770–1774.

Julius S, Nesbitt SD, Egan BM, et al. Feasibility of treating prehypertension with an angiotensin-receptor blocker. *N Engl J Med* 2006;354:1685–1697.

Kaden JJ, Haghi D. Hypertension in aortic valve stenosis—a Trojan horse. *Eur Heart J* 2008;29:1934–1935.

Kannel WB. Blood pressure as a cardiovascular risk factor. *JAMA* 1996;275:1571–1576.

Kannel WB, D'Agostino RB, Silbershatz H. Blood pressure and cardiovascular morbidity and mortality rates in the elderly. *Am Heart J* 1997;134:758–763.

Kannel WB, Dannenberg AL, Abbott RD. Unrecognized myocardial infarction and hypertension. *Am Heart J* 1985;109:581–585.

Kao WH, Klag MJ, Meoni LA, et al. MYH9 is associated with nondiabetic end-stage renal disease in African Americans. *Nat Genet* 2008;40:1185–1192.

Kaplan NM. Anxiety-induced hyperventilation. *Arch Intern Med* 1997;157:945–948.

Kario K, Ishikawa J, Eguchi K, et al. Sleep pulse pressure and awake mean pressure as independent predictors for stroke in older hypertensive patients. *Am J Hypertens* 2004;17:439–445.

Kawecka-Jaszcz K, Czarnecka D, Olszanecka A, et al. Myocardial perfusion in hypertensive patients with normal coronary angiograms. *J Hypertens* 2008;26:1686–1694.

Kenchaiah S, David BR, Braunwald E, et al. Antecedent hypertension and the effect of captopril on the risk of adverse cardiovascular outcomes after acute myocardial infarction with left ventricular systolic dysfunction: Insights from the Survival and Ventricular Enlargement trial. *Am Heart J* 2004;148:356–364.

Khattar RS, Swales JD, Senior R, et al. Racial variation in cardiovascular morbidity and mortality in essential hypertension. *Heart* 2000;83:267–271.

Khouri MG, Peshock RM, Ayers CR, et al. A 4-tiered classification of left ventricular hypertrophy based on left ventricular geometry: The Dallas heart study. *Circ Cardiovasc Imaging* 2010;3:164–171.

Kizer JR, Arnett DK, Bella JN, et al. Differences in left ventricular structure between black and white hypertensive adults: The Hypertension Genetic Epidemiology Network Study. *Hypertension* 2004;43:1182–1188.

Kjeldsen SE, Julius S, Hedner T, et al. Stroke is more common than myocardial infarction in hypertension: analysis based on 11 major randomized intervention trials. *Blood Press* 2001;10:190–192.

Klag MJ, Whelton PK, Coresh J, et al. The association of skin color with blood pressure in US blacks with low socioeconomic status. *JAMA* 1991;265:599–602.

Knecht S, Wersching H, Lohmann H, et al. High-normal blood pressure is associated with poor cognitive performance. *Hypertension* 2008;51:663–668.

Knerr I, Dost A, Lepler R, et al. Tracking and prediction of arterial blood pressure from childhood to young adulthood in 868 patients with type 1 diabetes: A multicenter longitudinal survey in Germany and Austria. *Diabetes Care* 2008;31:726–727.

Kokkinos P, Pittaras A, Narayan P, et al. Exercise capacity and blood pressure associations with left ventricular mass in prehypertensive individuals. *Hypertension* 2007;49:55–61.

Konno S, Hozawa A, Miura Y, et al. High-normal diastolic blood pressure is a risk for development of microalbuminuria in the general population: The Watari study. *J Hypertens* 2013;31:798–804.

Kopp JB, Smith MW, Nelson GW, et al. MYH9 is a major-effect risk gene for focal segmental glomerulosclerosis. *Nat Genet* 2008;40:1175–1184.

Krakoff LR. AASK why is left ventricular hypertrophy so deleterious? *Hypertension* 2013;62:455–456.

Lakatta EG, Levy D. Arterial and cardiac aging: Major shareholders in cardiovascular disease enterprises. *Circulation* 2003;107:139–146.

Langford HG, Watson RL. Potassium and calcium intake, excretion, and homeostasis in blacks, and their relation to blood pressure. *Cardiovasc Drugs Ther* 1990;4:403–406.

Laurent S, Katsahian S, Fassot C, et al. Aortic stiffness is an independent predictor of fatal stroke in essential hypertension. *Stroke* 2003;34:1203–1206.

Law M, Morris J, Jordan R, et al. High blood pressure and headaches: Results from a meta-analysis of 94 randomised placebo controlled trials with 24000 participants. *Circulation* 2005;2301–2306.

Lee D, Goodman SG, Fox KA, et al. Prognostic significance of presenting blood pressure in non-ST-segment elevation acute coronary syndrome in relation to prior history of hypertension. *Am Heart J* 2013;166:716–722.

Lee M, Saver JL, Chang B, et al. Presence of baseline prehypertension and risk of incident stroke: A meta-analysis. *Neurology* 2011;77:1330–1337.

Lee M, Saver JL, Hong KS, et al. Effect of pre-diabetes on future risk of stroke: Meta-analysis. *BMJ* 2012;344:e3564.

Lewington S, Clarke R, Qizilbash N, et al. Age-specific relevance of usual blood pressure to vascular mortality: A meta-analysis of individual data for one million adults in 61 prospective studies. *Lancet* 2002;360:1903–1913.

Lipsitz LA, Storch HA, Minaker KL, et al. Intra-individual variability in postural BP in the elderly. *Clin Sci* 1985;69:337–341.

Luders S, Schrader J, Berger J, et al. The PHARAO study: Prevention of hypertension with the angiotensin-converting enzyme inhibitor ramipril in patients with high-normal blood pressure: A prospective, randomized, controlled prevention trial of the German Hypertension League. *J Hypertens* 2008;26:1487–1496.

Malik S, Wong ND, Franklin SS, et al. Impact of the metabolic syndrome on mortality from coronary heart disease, cardiovascular disease, and all causes in United States adults. *Circulation* 2004;110:1245–1250.

Management Committee. Untreated mild hypertension. *Lancet* 1982;1:185–191.

Mancia G, Fagard R, Narkiewicz K, et al. 2013 ESH/ESC Guidelines for the management of arterial hypertension: The Task Force for the management of arterial hypertension of the European Society of Hypertension (ESH) and of the European Society of Cardiology (ESC). *J Hypertens* 2013;31:1281–1357.

Manolis A, Doumas M, Poulimenos L, et al. The unappreciated importance of blood pressure in recent and older atrial fibrillation trials. *J Hypertens* 2013;31:2109–2117.

Mason PJ, Manson JE, Sesso HD, et al. Blood pressure and risk of secondary cardiovascular events in women: The Women's Antioxidant Cardiovascular Study (WACS). *Circulation* 2004;109:1623–1629.

Matsushita K, Mahmoodi BK, Woodward M, et al. Comparison of risk prediction using the CKD-EPI equation and the MDRD study equation for estimated glomerular filtration rate. *JAMA* 2012;307:1941–1951.

Mazzone T, Chait A, Plutzky J. Cardiovascular disease risk in type 2 diabetes mellitus: Insights from mechanistic studies. *Lancet* 2008;371:1800–1809.

McEniery CM, Yasmin Wallace S, et al. Increased stroke volume and aortic stiffness contribute to isolated systolic hypertension in young adults. *Hypertension* 2005;46:221–226.

Middeke M, Lemmer B, Schaaf B, et al. Prevalence of hypertension-attributed symptoms in routine clinical practice: A general practitioners-based study. *J Hum Hypertens* 2008;22:252–258.

Minor DS, Wofford MR, Jones DW. Racial and ethnic differences in hypertension. *Curr Atheroscler Rep* 2008;10:121–127.

Moynihan R, Glassock R, Doust J. Chronic kidney disease controversy: How expanding definitions are unnecessarily labelling many people as diseased. *BMJ* 2013;347:f4298.

Mule G, Nardi E, Andronico G, et al. Pulsatile and steady 24-h blood pressure components as determinants of left ventricular mass in young and middle-aged essential hypertensives. *J Hum Hypertens* 2003;17:231–238.

Nguyen TT, Wang JJ, Wong TY. Retinal vascular changes in prediabetes and prehypertension: New findings and their research and clinical implications. *Diabetes Care* 2007;30:2708–2715.

Ninomiya T, Kubo M, Doi Y, et al. Prehypertension increases the risk for renal arteriosclerosis in autopsies: The Hisayama Study. *J Am Soc Nephrol* 2007;18:2135–2142.

Oikarinen L, Nieminen MS, Viitasalo M, et al. QRS duration and QT interval predict mortality in hypertensive patients with left ventricular hypertrophy: The Losartan Intervention for End-point Reduction in Hypertension Study. *Hypertension* 2004;43:1029–1034.

Ong YT, Wong TY, Klein R, et al. Hypertensive retinopathy and risk of stroke. *Hypertension* 2013;62:706–711.

Ovbiagele B, Goldstein LB, Higashida RT, et al. Forecasting the future of stroke in the United States: A policy statement from the American Heart Association and American Stroke Association. *Stroke* 2013;44:2361–2375.

Pagonas N, Schmidt S, Eysel J, et al. Impact of atrial fibrillation on the accuracy of oscillometric blood pressure monitoring. *Hypertension* 2013;62:579–584.

Palacios C, Wigertz K, Maritn BR, et al. Sodium retention in black and white female adolescents in response to salt intake. *J Clin Endocrinol Metab* 2004;89:1858–1863.

Palatini P. Role of elevated heart rate in the development of cardiovascular disease in hypertension. *Hypertension* 2011;58:745–750.

Paran E, Galily Y, Abu-Rabia Y, et al. Environmental and genetic factors of hypertension in a biracial Beduin population. *J Hum Hypertens* 1992;6:107–112.

Parikh NI, Pencina MJ, Wang TJ, et al. A risk score for predicting near-term incidence of hypertension: The Framingham Heart Study. *Ann Intern Med* 2008;148:102–110.

Parsa A, Kao WH, Xie D, et al. APOL1 risk variants, race, and progression of chronic kidney disease. *N Engl J Med* 2013;369: 2183–2196.

Patel HJ, Deeb GM. Ascending and arch aorta: Pathology, natural history, and treatment. *Circulation* 2008;118:188–195.

Pemu PI, Ofili E. Hypertension in women: Part I. *J Clin Hypertens* 2008;40:406–410.

Peterson GE, de Backer T, Contreras G, et al. Relationship of left ventricular hypertrophy and diastolic function with cardiovascular and renal outcomes in African Americans with hypertensive chronic kidney disease. *Hypertension* 2013;62:518–525.

Pickett CA, Jackson JL, Hemann BA, et al. Carotid bruits as a prognostic indicator of cardiovascular death and myocardial infarction: A meta-analysis. *Lancet* 2008;371:1587–1594.

Pierini A, Bertinien G, Pagnozzi G, et al. Effects of systemic hypertension on arterial dynamics and left ventricular compliance in patients 70 years of age. *Am J Cardiol* 2000;86:882–886.

Pletcher MJ, Bibbins-Domingo K, Lewis CE, et al. Prehypertension during young adulthood and coronary calcium later in life. *Ann Intern Med* 2008;149:91–99.

Prati P, Tosetto A, Vanuzzo D, et al. Carotid intima media thickness and plaques can predict the occurrence of ischemic cerebrovascular events. *Stroke* 2008;39:2470–2476.

Puisieux F, Bulckaen H, Fauchais AL, et al. Ambulatory blood pressure monitoring and postprandial hypotension in elderly persons with falls or syncopes. *J Gerontol* 2000;55A:M535–M540.

Qiu C, Winblad B, Viitanen M, et al. Pulse pressure and risk of Alzheimer disease in persons aged 75 years or older: A community-based, longitudinal study. *Stroke* 2003;34:594–599.

Querejeta R, Lopez B, Gonzalez A, et al. Increased collagen type I synthesis in patients with heart failure of hypertensive origin: Relation to myocardial fibrosis. *Circulation* 2004;110:1263–1268.

Qureshi AI, Suri FK, Mohammad Y, et al. Isolated and borderline isolated systolic hypertension relative to long-term risk and type of stroke: A 20-year follow-up of the National Health and Nutrition Survey. *Stroke* 2002;33:2781–2788.

Räihä I, Luutonen S, Piha J, et al. Prevalence, predisposing factors, and prognostic importance of postural hypotension. *Arch Intern Med* 1995;155:930–935.

Rodeheffer RJ. Hypertension and heart failure: The ALLHAT imperative. *Circulation* 2011;124:1803–1805.

Rodin MB, Daviglus ML, Wong GC, et al. Middle age cardiovascular risk factors and abdominal aortic aneurysm in older age. *Hypertension* 2003;42:61–68.

Roger VL, Weston SA, Redfield MM, et al. Trends in heart failure incidence and survival in a community-based population. *JAMA* 2004;292:344–350.

Ronnback M, Fagerudd J, Forsblom C, et al. Altered age-related blood pressure pattern in type 1 diabetes. *Circulation* 2004;110:1076–1082.

Safar ME, Benetos A. Factors influencing arterial stiffness in systolic hypertension in the elderly: Role of sodium and the renin-angiotensin *system*. *Am J Hypertens* 2003;16:249–258.

Safar ME, Smulyan H. Hypertension in women. *Am J Hypertens* 2004;17:82–87.

Salmasi A-M, Alimo A, Dancy M. Prevalence of unrecognized abnormal glucose tolerance in patients attending a hospital hypertension clinic. *Am J Hypertens* 2004;17:483–488.

Scherrer JF, Xian H, Bucholz KK, et al. A twin study of depression symptoms, hypertension, and heart disease in middle-aged men. *Psychosom Med* 2003;65:548–557.

Schlaich MP, Grassi G, Lambert GW, et al. European Society of Hypertension Working Group on Obesity Obesity-induced hypertension and target organ damage: Current knowledge and future directions. *J Hypertens* 2009;27:207–211.

Schlaich MP, Kaye DM, Lambert E, et al. Relation between cardiac sympathetic activity and hypertensive left ventricular hypertrophy. *Circulation* 2003;108:560–565.

Schmieder RE, Messerli FH. Hypertension and the heart. *J Hum Hypertens* 2000;14:597–604.

Selvin E, Erlinger TP. Prevalence of and risk factors for peripheral arterial disease in the United States: Results from the National Health and Nutrition Examination Survey, 1999–2000. *Circulation* 2004;110:738–743.

Shen L, Ma H, Xiang MX, et al. Meta-analysis of cohort studies of baseline prehypertension and risk of coronary heart disease. *Am J Cardiol* 2013;112:266–271.

SHEP Cooperative Research Group. Prevention of stroke by antihypertensive drug treatment in older persons with isolated systolic hypertension. *JAMA* 1991;265:3255–3264.

Shinn EH, Poston WSC, Kimball KT, et al. Blood pressure and symptoms of depression and anxiety: A prospective study. *Am J Hypertens* 2001;14:660–664.

Sipahi I, Tuzcu EM, Schoenhagen P, et al. Effects of normal, prehypertensive, and hypertensive blood pressure levels on progression of coronary atherosclerosis. *J Am Coll Cardiol* 2006;48: 833–838.

Skorecki KL, Wasser WG. Hypertension-misattributed kidney disease in African Americans. *Kidney Int* 2013;83:6–9.

Skov K, Eiskjaer H, Hansen HE, et al. Treatment of young subjects at high familial risk of future hypertension with an angiotensin-receptor blocker. *Hypertension* 2007;50:89–95.

Sng CC, Wong WL, Cheung CY, et al. Retinal vascular fractal and blood pressure in a multiethnic population. *J Hypertens* 2013;31: 2036–2042.

Staessen JA, Fagard R, Thijs L, et al. Randomized double-blind comparison of placebo and active treatment for older patients with isolated systolic hypertension. *Lancet* 1997;350:757–764.

Staessen JA, Gasowski J, Wang JG, et al. Risks of untreated and treated isolated systolic hypertension in the elderly. *Lancet* 2000;355:865–872.

Stamler J, Brown IJ, Yap IK, et al. Dietary and urinary metabonomic factors possibly accounting for higher blood pressure of black compared with white Americans: Results of International Collaborative Study on macro-/micronutrients and blood pressure. *Hypertension* 2013;62:1074–1080.

Stone NJ, Robinson J, Lichtenstein AH, et al. 2013 ACC/AHA Guideline on the treatment of blood cholesterol to reduce atherosclerotic cardiovascular risk in adults: A Report of the American College of Cardiology/American Heart Association Task Force on Practice Guidelines. *J Am Coll Cardiol* 2013 [PMID 24239923].

Tedesco MA, Natale F, Di Salvo G, et al. Effects of coexisting hypertension and type II diabetes mellitus on arterial stiffness. *J Hum Hypertens* 2004;18:469–473.

Thompson D, Edelsberg J, Colditz GA, et al. Lifetime health and economic consequences of obesity. *Arch Intern Med* 1999;159:2177–2183.

Thune JJ, Signorovitch J, Kober L, et al. Effect of antecedent hypertension and follow-up blood pressure on outcomes after high-risk myocardial infarction. *Hypertension* 2008;51:48–54.

Toprak A, Wang H, Chen W, et al. Prehypertension and black-white contrasts in cardiovascular risk in young adults: Bogalusa Heart Study. *J Hypertens* 2009;27:243–250.

Towfighi A, Saver JL. Stroke declines from third to fourth leading cause of death in the United States: Historical perspective and challenges ahead. *Stroke* 2011;42:2351–2355.

Tuomilehto J, Linström J, Eriksson JG, et al. Prevention of type 2 diabetes mellitus by changes in lifestyle among subjects with impaired glucose tolerance. *N Engl J Med* 2001; 344:1343–1350.

Turban S, Miller ER III, Ange B, et al. Racial differences in urinary potassium excretion. *J Am Soc Nephrol* 2008;19:1396–1402.

Vasan RS, Benjamin EJ. Diastolic heart failure. *N Engl J Med* 2001;344:56–59.

Vasan RS, Beiser A, Seshadri S, et al. Residual lifetime risk for developing hypertension in middle-aged women and men: The Framingham Heart Study. *JAMA* 2002;287:1003–1010.

Vasan RS, Evans JC, Benjamin EJ, et al. Relations of serum aldosterone to cardiac structure: Gender-related differences in the Framingham Heart Study. *Hypertension* 2004;43:957–962.

Vasan RS, Larson MG, Leip EP, et al. Impact of high-normal blood pressure on the risk of cardiovascular disease. *N Engl J Med* 2001;345:1291–1297.

Venimos KN, Spengos K, Tsivgoulis G, et al. Factors influencing acute blood pressure values in stroke subtypes. *J Hum Hypertens* 2004;18:253–259.

Verdecchia P, Angeli F, Gattobigio R, et al. Asymptomatic left ventricular systolic dysfunction in essential hypertension: Prevalence, determinants and prognostic value. *Hypertension* 2005;45: 412–418.

Verdecchia P, Angeli F, Gattobigio R, et al. Regression of left ventricular hypertrophy and prevention of stroke in hypertensive subjects. *Am J Hypertens* 2006;19:493–499.

Verhaaren BF, Vernooij MW, de Boer R, et al. High blood pressure and cerebral white matter lesion progression in the general population. *Hypertension* 2013;61:1354–1359.

Vermeer SE, Koudstaal PJ, Oudkerk M, et al. Prevalence and risk factors of silent brain infarcts in the population-based Rotterdam Scan Study. *Stroke* 2002;33:21–25.

Vernooij JW, Van Der Graaf Y, Nathoe HM, et al. Hypertensive target organ damage and the risk for vascular events and all-cause mortality in patients with vascular disease. *J Hypertens* 2013;31: 492–499; discussion 499–500.

Waddell TK, Dart AM, Gatzka CD, et al. Women exhibit a greater age-related increase in proximal aortic stiffness than men. *J Hypertens* 2001;19:2205–2212.

Wald NJ, Simmonds M, Morris JK. Screening for future cardiovascular disease using age alone compared with multiple risk factors and age. *PLoS One* 2011;6:e18742.

Waldstein SR, Giggey PP, Thayer JF, et al. Nonlinear relations of blood pressure to cognitive function: The Baltimore Longitudinal Study of Aging. *Hypertension* 2005;45:374–379.

Wallace SM, Yasmin, McEniery C, et al. Isolated systolic hypertension is characterized by increased aortic stiffness and endothelial dysfunction. *Hypertension* 2007;50:228-233.

Weaver FA, Kumar SR, Yellin AE, et al. Renal revascularization in Takayasu arteritis-induced renal artery stenosis. *J Vasc Surg* 2004;39:749–757.

Weiss JP, Blaivas JG. Nocturia. *J Urol* 2000;163:5–12.

Wennberg PW. Approach to the patient with peripheral arterial disease. *Circulation* 2013;128:2241–2250.

Westerdahl C, Li X, Sundquist J, et al. Family history as a predictor of hospitalization for hypertension in Sweden. *J Hypertens* 2013;31:1952–1958.

Whelton PK, He J, Appel LJ, et al. Primary prevention of hypertension: Clinical and public health advisory from the National High Blood Pressure Education Program. *JAMA* 2002;288:1882–1888.

Wilson PWF, Grundy SM. The metabolic syndrome: Practical guide to origins and treatment: Part I. *Circulation* 2003;108:1422–1425.

Wong TY, Mitchell P. Hypertensive retinopathy. *N Engl J Med* 2004;351:2310–2317.

Yancy CW, Lopatin M, Stevenson LW, et al. Clinical presentation, management, and in-hospital outcomes of patients admitted with acute decompensated heart failure with preserved systolic function: A report from the Acute Decompensated Heart Failure National Registry (ADHERE) Database. *J Am Coll Cardiol* 2006;47:76–84.

Young-Xu Y, Ravid S. Optimal blood pressure control for the prevention of atrial fibrillation [Abstract]. *Circulation* 2004;110(Suppl 3):III-768.

5

Tratamiento de la hipertensión: por qué, cuándo y cuánto

En los cuatro capítulos anteriores se ha revisado la epidemiología, la evolución natural y la fisiopatología de la hipertensión primaria (esencial). En este capítulo se abordarán los costos y beneficios del tratamiento, y en los próximos dos capítulos medidas más concretas sobre el uso de tratamientos no farmacológicos y farmacológicos.

En este capítulo se analizarán tres cuestiones fundamentales:

- Primera, ¿cuál es la evidencia de que el tratamiento resulta de beneficio?
- Segunda, ¿con qué valor de presión arterial (PA) se debe iniciar un tratamiento farmacológico activo? Las modificaciones de los hábitos en el estilo de vida, que se examinarán en el próximo capítulo, pueden estar justificadas en cualquier persona, sea o no hipertensa.
- Tercera, ¿cuál es el objetivo del tratamiento? y ¿hay diferentes objetivos para diferentes pacientes?

Para responder a estas preguntas, en este capítulo sólo se considerarán datos comparativos de los pacientes bajo tratamiento farmacológico activo frente a pacientes no tratados o tratados con placebo. En el capítulo 7 se examinarán los datos que comparan las distintas formas terapéuticas.

PRUEBAS DE LOS EFECTOS BENEFICIOSOS DEL TRATAMIENTO

La evidencia de los efectos beneficiosos del tratamiento procede en parte de los estudios epidemiológicos y experimentales, pero fundamentalmente de los resultados de los ensayos clínicos aleatorizados a gran escala.

Evidencia epidemiológica

La evidencia epidemiológica, presentada en el capítulo 1, proporciona una conclusión clara: el riesgo de morbimortalidad cardiovascular aumenta progresivamente con el incremento de los valores de PA (Lewington y cols., 2002). Por otro lado, parece lógico pensar que la reducción de la PA disminuiría estos riesgos en un grado similar. Sin embargo, esto no es así, ya que las tasas de mortalidad siguen siendo más altas en los hipertensos tratados para reducir la PA a un determinado nivel que en los que tienen la misma PA sin antecedentes de hipertensión (Franklin y cols., 2012). Se examinarán las razones de este *riesgo residual* cuando se analice la evidencia proveniente de estos ensayos terapéuticos.

A pesar de este riesgo residual, encuestas comunitarias documentan que el mejor control de la PA se acompaña de una menor mortalidad relacionada con la hipertensión arterial (Murphy y Xu, 2013), aunque persisten diferencias raciales y étnicas (MMWR, 2013).

Interrupción de la progresión de la hipertensión

Un estudio longitudinal realizado en Gales, de 15 a 17 años de duración (Miall y Chinn, 1973), y el seguimiento durante 24 años de aviadores estadounidenses (Oberman y cols., 1967) demostraron que la hipertensión genera más hipertensión. En estos estudios, cuanto mayor era la PA, mayor era la tasa de cambio de la presión, lo que apuntaba a una conclusión obvia: se pueden evitar los aumentos progresivos de la PA manteniendo la presión baja. Algunos ensayos clínicos aleatorizados controlados con placebo lo han confirmado: mientras que el 10-17 % de los pacientes tratados con placebo mantuvieron sus cifras de presión diastólica superiores a 110 mm Hg, esto ocurrió sólo en unos cuantos de los pacientes tratados con fármacos (v. cap. 4, cuadros 4-2 y 4-3).

Evidencia de experimentos naturales en seres humanos

El daño vascular y el valor de PA muestran una asociación fuerte en tres situaciones: vasculopatía renal unilateral, coartación e hipertensión pulmonar. Estos tres experimentos naturales aportan evidencia de que lo importante es el nivel de PA que fluye por un lecho vascular, y no otros efectos perjudiciales asociados con hipertensión sistémica. Los tejidos con menor PA están protegidos; los que presentan mayor presión, se dañan.

▶ El riñón con estenosis de la arteria renal está expuesto a una presión menor que el riñón contralateral sin estenosis. El riñón no estenótico con presión elevada desarrolla una nefrosclerosis arteriolar, ocasionalmente en un grado tal que la hipertensión sólo se puede aliviar extirpando el riñón no estenótico y reparando la estenosis (Thal y cols., 1963).

▶ Los vasos expuestos a una presión elevada por encima de la coartación desarrollan ateroesclerosis en un grado mucho mayor que los situados más allá de la coartación, donde la presión es baja (Hollander y cols., 1976).

▶ La baja presión en la arteria pulmonar generalmente protege a estos vasos de la lesión vascular. Cuando los pacientes presentan hipertensión pulmonar secundaria a estenosis mitral o a ciertos tipos de cardiopatía congénita, se desarrollan a menudo tanto arteriosclerosis como necrosis arteriolar en los vasos pulmonares (Heath y Edwards, 1958).

Evidencia de experimentos con animales

Igual que la hipertensión acelera y empeora la ateroesclerosis en los seres humanos, los animales convertidos en hipertensos presentan más ateroesclerosis que los animales normotensos alimentados con la misma dieta rica en colesterol (Chobanian, 1990). En animales, las lesiones inducidas por la hipertensión, incluida la ateroesclerosis acelerada, se pueden prevenir reduciendo la presión con fármacos antihipertensivos (Chobanian y cols., 1992).

Evidencia de ensayos clínicos de tratamiento antihipertensivo

La última prueba (que es beneficioso reducir una PA elevada) es la más importante. En las últimas seis décadas, desde que se introdujo el tratamiento antihipertensivo oral, se ha demostrado el efecto protector de esta terapéutica al reducir progresivamente los valores de presión, incluso en el anciano (Beckett y cols., 2008). El beneficio del tratamiento farmacológico es tan superior al del placebo que en la actualidad no es viable la realización de estudios controlados con placebo, de manera que la atención se dirige ahora a estudios en los que se comparan uno o dos fármacos frente a otros uno o dos. Los datos obtenidos en numerosos metaanálisis (Czernichow y cols., 2011; Staessen y cols., 2003; Wang y cols., 2007) validan las recomendaciones de las sociedades europeas, en el sentido de que "los principales bene-

ficios del tratamiento antihipertensivo se deben al descenso de la PA per se" (Mancia y cols., 2014). Como se verá, esta recomendación amplia cubre grupos dispares de pacientes que pueden diferir en sus respuestas a diferentes fármacos antihipertensivos (Czernichow y cols., 2011).

Problemas al aplicar los resultados de los ensayos en la práctica clínica

Antes de examinar los resultados y metaanálisis de los numerosos ensayos aleatorizados y controlados que se usan para la elaboración de las recomendaciones que guiarán la práctica clínica, se deben hacer algunas advertencias. Los médicos deben ser conscientes de las características, tanto buenas como malas del funcionamiento y la presentación de los ensayos clínicos porque son el fundamento de la *medicina basada en la evidencia*, es decir, la decisión de usar un tratamiento basándose en análisis sistemáticos de pruebas científicas no sesgadas (*Institute of Medicine,* 2011b).

Problemas con los ensayos clínicos

Como se ha señalado anteriormente, los ensayos clínicos aleatorizados son necesarios para evaluar de un modo fiable los modestos efectos que el tratamiento antihipertensivo ejerce sobre la evolución general de los pacientes hipertensos típicos durante un período relativamente breve, de 3-5 años, en el que es posible una observación atenta. Como establecieron Schillaci y cols. (2013):

> En los últimos 50 años, el notable progreso en el tratamiento y el control de la PA elevada, uno de los logros más sorprendentes de la medicina moderna, fue impulsado por los resultados de varios ensayos clínicos aleatorizados grandes basados en los eventos. La posición influyente de los ensayos clínicos aleatorizados en la investigación clínica y terapéutica, a diferencia de los estudios observacionales del mundo real (encuestas, registros y análisis retrospectivos de las bases de datos existentes), proviene de su elevada validez interna (o sea, la potencia para responder las cuestiones clínicas con un bajo nivel de sesgo interno).

Aunque resultan esenciales, los ensayos clínicos también pueden ser engañosos, en parte por su naturaleza y en parte debido a la falibilidad humana (DeSimone y cols., 2013). En particular, el patrocinio financiero de los ensayos clínicos por parte de las empresas farmacéuticas, aunque a menudo esencial para poder realizarlos, se ha asociado con una selección de agentes de comparación inadecuados y con métodos de calidad más pobres, comunicación selectiva de resultados y conclusiones más positivas que las vistas en ensayos patrocinados por fuentes sin fines de lucro (Yank y cols., 2007).

Más allá de estos sesgos a menudo sutiles y no reconocidos que se vinculan con el patrocinador financiero, otros factores pueden exagerar o disminuir los aparentes efectos positivos del tratamiento, como recientemente se observó (DeSimone y cols., 2013).

Posible subestimación del efecto beneficioso

Los resultados de los ensayos pueden subestimar los verdaderos efectos positivos del tratamiento antihipertensivo por varios motivos, incluidos los que se exponen a continuación:

- *Catalogación errónea de los pacientes*: la detección de hipertensión para la inclusión en ensayos se suele basar en dos o tres series de mediciones de la PA en el consultorio durante 1-2 meses. Como se ha analizado detalladamente en el capítulo 2, es probable que estas mediciones limitadas detecten a un gran número de personas con hipertensión clínica aislada o transitoria (de bata blanca), lo que reducirá la eficacia del tratamiento, ya que todos los antihipertensivos disminuyen más la PA en relación con una PA inicial mayor, y la mayoría disminuye muy poco la PA si no hay hipertensión persistente.
- *Intervención demasiado tardía*: la hipertensión puede producir daño mucho antes de que los pacientes tengan una PA suficientemente alta para ser elegibles para ser inscritos. Incluso si reciben un tratamiento eficaz, estos daños pueden ser irreversibles, sobre todo si no se corrigen también otros factores de riesgo.
- *Tratamiento demasiado breve*: los ensayos suelen durar menos de 5 años. Sin embargo, el efecto positivo de los fármacos puede tardar mucho más en manifestarse completamente, lo cual minimiza la aparente eficacia del tratamiento farmacológico.
- *Tratamiento insuficiente*: la reducción global de la PA corregida con placebo conseguida en la mayoría de los ensayos clínicos, en torno a 12/6 mm Hg, probablemente no sea suficiente para reducir al máximo los daños de la hipertensión. El grado de lesión guarda una relación evidente con el valor de PA alcanzado durante el tratamiento y no con la cifra previa a dicho tratamiento (Czernichow y cols., 2011). Debido a que en algunos ensayos hasta el 40 % de los pacientes no consiguen el objetivo de PA, los efectos positivos podrían ser inferiores a los que se habrían obtenido si se hubiera llevado a cabo un tratamiento más intensivo (DeSimone y cols., 2013).
- *Pacientes perdidos durante el seguimiento*: en algunos ensayos se ha perdido el contacto hasta con el 25 % de los pacientes antes de terminar el seguimiento. En general, esto ocurre con los pacientes de riesgo más elevado, lo que resta solidez a la evidencia indicativa de un efecto beneficioso (Mancia, 2006).

- *Cambios en el tratamiento de los pacientes*: en todos los ensayos, un número considerable de pacientes aleatorizados inicialmente para recibir placebo son trasladados a la rama de tratamiento activo porque su PA sobrepasa el umbral predeterminado de presunta seguridad. El tratamiento de estos pacientes de alto riesgo en los grupos de control hace que se subestime el beneficio real de la terapia activa.
- *Efectos perjudiciales de los fármacos*: la medicación disponible y elegida en casi todos los primeros ensayos de los menores de 60 años consistía en dosis altas de diuréticos e inhibidores adrenérgicos, sobre todo β-bloqueantes no selectivos. Como se trató en el capítulo 7, se han documentado con gran frecuencia múltiples alteraciones metabólicas, que en especial agravan los valores de lípidos y glucosa-insulina con estos tratamientos. Estas alteraciones inducidas por fármacos quizá hayan atenuado o anulado la mejoría del riesgo coronario conseguida con una menor PA.
- *Incumplimiento del tratamiento*: algunos pacientes a los que se les asigna un tratamiento farmacológico activo no toman toda su medicación y, en consecuencia, obtienen un beneficio menor. Aunque se suelen hacer recuentos de los comprimidos, no hay manera de evaluar con precisión el cumplimiento.

Posible sobreestimación del efecto beneficioso

Por otro lado, el tratamiento antihipertensivo puede resultar menos eficaz de lo que se observa en los ensayos clínicos aleatorizados debido a la *falta de validez externa*: los resultados de los ensayos clínicos pueden no ser aplicables a la práctica clínica habitual. Los datos de los ensayos pueden sobrevalorar los efectos positivos del tratamiento al usarlos para todo el universo de hipertensos por los siguientes motivos:

- *Inclusión de criterios de valoración inadecuados*: para maximizar el impacto de un tratamiento, pueden combinarse varios criterios de valoración (*end points*), algunos de importancia cuestionable, como las hospitalizaciones, que ocurren según un criterio subjetivo del investigador (Lim y cols., 2008). En opinión de Lauer y Topol (2003), sólo la mortalidad global debe ser el criterio principal de valoración porque es el único que resulta objetivo, clínicamente relevante y no está sesgado. Como señalan: "Cualquier criterio de valoración que requiera una medición en la que intervenga la opinión humana es inherentemente susceptible de un sesgo".
- *Exclusión de pacientes de alto riesgo*: en muchos de los primeros ensayos clínicos aleatorizados fueron excluidos pacientes con diversas enfermedades cardiovasculares sintomáticas, daño de órganos o factores de riesgo importantes, lo que dejó una población bastante sana que podía responder mejor que la mezcla habitual de pacientes (Uijen y cols., 2007).

▶ *Mejor cumplimiento del tratamiento*: es posible que en los pacientes inscritos en los ensayos clínicos (en los que los fármacos y toda la atención sanitaria son gratuitos y se realiza un seguimiento minucioso) tengan más probabilidades de cumplir con el tratamiento que los pacientes de la práctica clínica. Por ello, también pueden obtener un mayor beneficio.

▶ *Exceso de énfasis en los informes iniciales*: el primer informe de un ensayo de un nuevo fármaco suele ser más positivo que los siguientes, pero el primero es el que tiene más probabilidades de ser citado y publicado (Ioannidis, 2005).

▶ *Cambios relativos frente a cambios absolutos*: en muchos de los informes de los ensayos clínicos aleatorizados, las reducciones de la enfermedad coronaria y el ictus son relativas, es decir, hay diferencias entre las tasas de los pacientes tratados y las de los no tratados. Sin embargo, como se documenta en el cuadro 5-1, las grandes diferencias relativas pueden traducirse en pequeñas diferencias absolutas. Una reducción del 40 % del riesgo relativo con el tratamiento de la hipertensión "leve" se traduce en una reducción del riesgo absoluto de sólo el 0,6 %. La presentación de los datos de los ensayos como grandes reducciones relativas del riesgo es mucho más atractiva para el público y los médicos que las reducciones absolutas, habitualmente mucho menores; sin embargo, con los datos relativos es fácil engañar a los incautos y hacer que piensen que se beneficiarán muchos más pacientes de lo que realmente es posible.

Como se puede ver en la última columna a la derecha del cuadro 5-1, estos investigadores proponen usar la medición *número que es necesario tratar* (NNT), calculado como la inversa de la reducción del riesgo absoluto, porque "informa tanto significancia estadística como clínica para el médico" y "puede usarse para extrapolar hallazgos publicados a un paciente con un riesgo basal especificado arbitrariamente" (Cook y Sackett, 1995).

La necesidad de utilizar el riesgo absoluto, o el NNT, se demuestra con claridad en la figura 5-1 (Lever y Ramsay, 1995). En la figura 5-1 A se aprecia la similitud de las reducciones del riesgo relativo de ictus en seis ensayos importantes en el anciano y en el ensayo de hipertensos jóvenes del Medical Research Council, más antiguo. La figura 5-1 B presenta los mismos datos en términos absolutos, mostrando con nitidez que el efecto positivo del tratamiento es progresivamente mayor cuando el riesgo previo a la medicación es superior, tal como se refleja en las tasas de los grupos placebo.

El uso de los NNT con base en la reducción del riesgo absoluto es evidentemente más preciso que lo que muestran los riesgos relativos. El NNT debe estar relacionado con la duración del ensayo. Esto se consigue mejor usando la *diferencia del riesgo (hazard difference)*, expresada como mortalidad por unidad de paciente-tiempo (Lubsen y cols., 2000). Sin embargo, en estudios más recientes, los resultados se presentan como *curvas de supervivencia*, que muestran las diferencias en los resultados que cambian con el tiempo usando el método de tablas de vida de Kaplan-Meier para estimar la proporción de pacientes que presentan un evento según el tiempo desde la aleatorización (Pocock y cols., 2002). Cuando se elaboran adecuadamente (o sea, indicando tanto el número de sujetos que permanecen en el ensayo a lo largo del tiempo como la incertidumbre estadística), estas curvas describen muy bien los resultados observados en los ensayos clínicos aleatorizados.

Combinación de fármacos: para alcanzar el objetivo predefinido del tratamiento, por ejemplo, una PA inferior a 140/90 mm Hg, en la mayoría de los ensayos que compararon fármaco frente a placebo (como se verá más adelante) o un fármaco con otro (como se analiza en el capítulo 7) deben añadirse otros fármacos al del estu-

CUADRO 5-1

Cálculos de reducción del riesgo absoluto y relativo, y número que es necesario tratar para pacientes con hipertensión

Hipertensión	Ictus en 5 años		Reducción del riesgo relativo $(P_c - P_a)/P_c$	Reducción del riesgo absoluto, $P_c - P_a$	Número que es necesario tratar, $1/(P_c - P_a)$
	Grupo control	Grupo de tratamiento activo			
Diastólica ≤ 115 mm Hg					
Tasa de eventos (P)	0,20	0,12	0,40	0,08	13
Número total de pacientes	16 778	16 898			
Diastólica ≤ 110 mm Hg					
Tasa de eventos (P)	0,015	0,009	0,40	0,006	167
Número total de pacientes	15 165	15 238			

Modificado de Cook RJ, Sackett DL. The number needed to treat: A clinically useful measure of treatment effect. *BMJ* 1995;310:452–454. Con base en los resultados de Collins R, Peto R, MacMahon S, et al. Blood pressure, stroke and coronary heart disease. Part 2: Short-term reductions in blood pressure. *Lancet* 1990;335:827–838

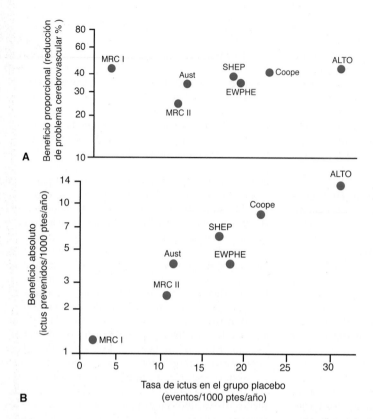

FIGURA 5-1 • Comparación entre los beneficios proporcionales (relativos) **(A)** y absolutos **(B)** para la reducción en la incidencia de ictus en seis estudios en ancianos y en otros ensayos (*Medical Research Counci I* [MRC-I]) con un diseño similar, pero en los que el riesgo absoluto de ictus fue mucho más bajo. Las tasas de eventos son para ictus letales y no letales combinados. *Aust*, estudio australiano; *EWPHE*, European Working Party on High BP in the Elderly Trial; *Coope*, Coope y Warrender; *SHEP*, Systolic Hypertension in the Elderly Program; *STOP*, Swedish Trial in Old Patients with Hypertension (modificada de Lever AF, Ramsay LE. Treatment of hypertension in the elderly. *J Hypertens* 1995;13:571–579)

dio. En algunos ensayos, el 80 % o más de los pacientes acabaron tomando dos o más fármacos. Aquéllo que se le atribuye exclusivamente al fármaco del estudio podría representar el efecto de otros muchos productos (Mancia y cols., 2014).

Confianza en las mediciones de la PA convencionales basadas en la clínica

En todos los ensayos clínicos aleatorizados, los resultados se asocian con los cambios en las mediciones de la PA convencionales basadas en la clínica, las cuales (como se detalló en el capítulo 2) pueden sobreestimar la PA fuera del consultorio debido a hipertensión de bata blanca y subestimar la PA fuera del consultorio debido a hipertensión oculta. El tratamiento con fármacos puede cambiar la hipertensión sostenida (o sea, la PA alta tanto dentro como fuera del consultorio) a una forma de hipertensión oculta (o sea, parcialmente tratada), al reducir la PA en el consultorio más que la PA ambulatoria (Franklin y cols., 2013). Mientras que la PA ambulatoria diurna y la PA nocturna son superiores a la PA convencional en el consultorio como predictores del daño de órganos y de resultados clínicos (O'Brien y cols., 2013), pocos ensayos clínicos aleatorizados han incluido la monitorización ambulatoria de la PA y ninguno ha evaluado si el tratamiento de la hipertensión oculta mejora el resultado.

Soluciones a los problemas de los ensayos

La monitorización ambulatoria de la PA debe volverse una parte estándar de los futuros ensayos clínicos aleatorizados. Aquéllos que realizan o informan ensayos clínicos aleatorizados deben seguir las directrices establecidas por los criterios CONSORT (*Consolidated Standards of Reporting Trials*) (Schultz y cols., 2010). Sin embargo, los mismos médicos deben estar preparados para evaluar la validez de los datos de los ensayos, tal como señalan Montori y cols. (2004):

> La ciencia no suele ser objetiva. La inversión emocional en ideas particulares y los intereses personales en el éxito académico pueden llevar a los investigadores a sobreenfatizar la importancia de sus hallazgos y la calidad de su trabajo. Surgen incluso conflictos más graves cuando organizaciones con fines de lucro, incluidas las compañías farmacéuticas, proporcionan fondos para investigación y asesoría, se encargan de la gestión y el análisis de los datos, y escriben los informes en representación de los investigadores.

Montori y cols. (2004) proporcionan este conjunto de directrices para que los médicos no se dejen engañar por una presentación e interpretación sesgada de los datos de los ensayos:

▶ Leer las secciones de "Métodos y Resultados". Recordar que la sección "Discusión" a menudo ofrece inferencias que difieren de las que extraería un lector desapasionado.

▶ Leer resúmenes y comentarios en publicaciones secundarias objetivas como *ACP Journal Club, Evidence-Based Medicine, UpToDate, The Medical Letter.*

▶ Tener cuidado con los fármacos de comparación de poca utilidad clínica. A menudo se elige un fármaco de escasa potencia en los ensayos comparativos; tal vez el más utilizado es el β-bloqueante atenolol (Carlberg y cols., 2004).

▶ Tener cuidado con los criterios de valoración compuestos; como se ha mencionado antes, la mortalidad global difícilmente puede ignorarse.

▶ Ser cauto con los pequeños efectos del tratamiento, sobre todo cuando los datos se describen como diferencias en los riesgos relativos. Si el intervalo de confianza del 95 % cruza la línea media, ¡hay que tener cuidado!

▶ Tener cuidado con los análisis de subgrupos. Se debe cumplir una serie de condiciones para garantizar que las aparentes diferencias en las respuestas de subgrupos son reales, en particular que se verificaron sólo algunas hipótesis especificadas antes de disponer de los resultados (Rothwell, 2005).

Mientras tanto, los estudiantes y los médicos deben aprovechar mejor las fuentes disponibles de información clínica basada en la evidencia (Zwolman y cols., 2012). Actualmente, la *Cochrane Library* es el proveedor más prolífico, pero cada vez hay más fuentes disponibles, muchas de ellas gratuitas.

Problemas con los metaanálisis y las revisiones sistemáticas

Los metaanálisis y las revisiones sistemáticas de múltiples ensayos clínicos aleatorizados bien realizados constituyen el máximo nivel de pruebas científicas utilizado por los paneles de expertos para elaborar guías prácticas, componer listas de fármacos, armar planes de pagos o incluso establecer los contenidos de los libros (Thompson y Higgins, 2005). Desafortunadamente, estos métodos tampoco están exentos de sesgos. Como advierte Kicinski (2001):

> Cuando algunos resultados de estudios tienen más probabilidades de ser publicados que otros, la literatura disponible para los médicos, los científicos y quienes establecen las políticas proporciona una información engañosa. Resulta claro que los resultados estadísticamente significativos que apoyan las hipótesis del investigador a menudo tienen una mayor probabilidad de ser publicadas y completamente informadas. Una consecuencia de subinformar es que esto influye con la muestra de estudios disponibles para un metaanálisis. Cuando ocurre un sesgo de publicación, la validez del metaanálisis puede ser dudosa.

Para reducir el subinforme de los *ensayos negativos*, desde 2005 el International Committee of Medical Journal Editors ha solicitado que se registren prospectivamente todos los ensayos clínicos en el dominio público (www.clinicaltrials.gov) como una condición para la publicación, y desde 2007, la U.S. Food and Drug Administration (FDA) ha solicitado el registro de todos los resultados de ensayos (Kicinski, 2013).

Un asunto aún mayor son los sesgos personales del autor al establecer los criterios, como qué ensayo incluir y cuál excluir de un metaanálisis. Si sólo hay un pequeño número de ensayos sobre un tema determinado, los criterios de inclusión restrictivos pueden eliminar un único ensayo y hacer oscilar la conclusión global sobre el posible efecto terapéutico como positivo o negativo.

Aun bajo las mejores condiciones, los metaanálisis y las revisiones sistemáticas de ensayos clínicos aleatorizados pueden ofrecer información adecuada sobre los resultados a largo plazo de enfermedades crónicas como la hipertensión, dado que casi todos los ensayos clínicos tienen una duración relativamente corta.

Problemas con las guías

Las recomendaciones de mayor peso sobre el mejor tratamiento de la hipertensión son las guías publicadas por los comités de expertos, tanto los nacionales como los internacionales.

Las guías actuales plantean problemas como:

▶ Hay cada vez más guías para la hipertensión y sus recomendaciones difieren.

▶ Son demasiado largas para ser usadas cuando se necesitan, aunque actualmente existen "Guías prácticas" y programas informáticos o aplicaciones desarrollados para incorporar recomendaciones para "su uso inmediato" en registros de salud electrónicos (Vandvik y cols., 2013).

▶ No tienen en cuenta las creencias y las capacidades de los pacientes (Vandvik y cols., 2013).

▶ Los participantes en los comités de preparación de estas guías pueden mostrar un punto de vista demasiado estrecho, tener intereses comerciales o carecer de espíritu crítico.

Al detectar estos problemas, el Institute of Medicine (2011a) propuso los siguientes estándares para mejorar la fiabilidad de las guías para la práctica clínica:

▶ Establecer la transparencia en el proceso de desarrollo de las guías.

▶ Solucionar los conflictos de interés entre los miembros del panel.

▶ Establecer comités que sean multidisciplinarios e incluyan pacientes afectados y representantes de los grupos de defensa de los pacientes.

▶ Usar revisiones sistemáticas para evaluar la evidencia.

- Delinear la base de la evidencia y el grado de potencia de dicha evidencia para cada recomendación (v. más adelante).
- Expresar las recomendaciones sin ambigüedades.
- Someter las recomendaciones de las guías a una revisión externa por todo el espectro de participantes interesados, incluidos expertos científicos, expertos clínicos, sociedades de la especialidad, agencias gubernamentales federales y representantes públicos.
- Puesta al día continua de las recomendaciones a medida que aparece nueva evidencia.

El sistema GRADE (*Grading of Recommendation Assessment, Development and Evaluation*) se ha vuelto un estándar internacional para graduar la calidad de la evidencia y la potencia correspondiente de la recomendación (Guyatt y cols., 2011).

Los criterios mostrados en el cuadro 5-2 permiten clasificar la *calidad de la evidencia* para muchas recomendaciones específicas según:

- *Alta*: es muy poco probable que más investigación cambie nuestra confianza en la valoración del efecto.
- *Moderada*: es probable que más investigación tenga un impacto importante sobre nuestra confianza en la valoración del efecto y pueda cambiar la valoración.
- *Baja*: es muy probable que una mayor investigación tenga un impacto importante sobre nuestra confianza en la valoración del efecto y es probable que cambie la valoración.
- *Muy baja*: cualquier valoración es muy dudosa.

Este sistema de clasificación es bastante reproducible (Mustafá y cols., 2013).

De esta manera, la *fuerza de la recomendación* se clasifica en:

- *Fuerte a favor*: el panel tiene mucha confianza en que las consecuencias deseables superan las indeseables.
- *Fuerte en contra*: el panel tiene mucha confianza de que las consecuencias indeseables superan a las deseables.
- *Débil a favor*: el panel tiene poca confianza de que las consecuencias deseables superen las indeseables.
- *Débil en contra*: el panel tiene poca confianza de que las consecuencias indeseables superen las deseables.

El cuadro 5-3 muestra un sistema de clasificación un poco diferente, el cual fue desarrollado por un lado por el National Heart, Lung and Blood Intitute (NHLBI) y por el otro por el American College of Cardiology (ACC)/American Heart Association (AHA) (Eckel y cols., 2013).

A pesar de los problemas con los ensayos clínicos, los metaanálisis y las guías, debemos usar todos ellos para determinar la forma más efectiva para controlar la hipertensión. A continuación se examina la evidencia que determina que reducir la PA con fármacos proporciona beneficios, comenzando con la hipertensión más grave y terminando con la prehipertensión.

Como resulta obvio, la evidencia de beneficio se vuelve progresivamente más difícil de documentar a medida que el nivel de base de la PA y el grado global de riesgo disminuyen. Los investigadores pocas veces viven lo suficiente o tienen los fondos como para obtener datos de resultados "duros" sobre pacientes con PA mínimamente elevada o poco riesgo cardiovascular.

CUADRO 5-2

Sistema GRADE para la evaluación de la calidad de la evidencia

Diseño del estudio	Calidad de la evidencia	Más baja si	Más alta si
Ensayo aleatorizado	**Alta:** es muy poco probable que más investigación cambie la confianza en la valoración del efecto **Moderada:** es probable que más investigación tenga un impacto importante sobre la confianza en la valoración del efecto y pueda cambiar la valoración	Riesgo de sesgos −1 grave −2 muy grave Inconsistencia −1 grave −2 muy grave −1 grave −2 muy grave	Gran efecto + 1 grande + 2 muy grande Respuesta a la dosis + evidencia de un gradiente Todos los factores de confusión plausibles
Estudio observacional	**Baja:** es muy probable que más investigación tenga un impacto importante sobre la confianza en la valoración del efecto y es probable que cambie la valoración **Muy baja:** cualquier valoración del efecto es muy dudosa	Indirecta −1 grave −2 muy grave Imprecisión −1 grave −2 muy grave Sesgo de publicación −1 grave −2 muy grave	+ 1 reduciría un efecto demostrado o + 1 sugeriría un efecto falso cuando los resultados no muestran efecto alguno

Adaptado de Guyatt G, et al. GRADE guidelines: 1. Introduction—GRADE evidence profiles and summary of findings Tables. *J Clin Epidemiol* 2013;64:383–394

CUADRO 5-3

Sistema de clasificación del American College of Cardiology (ACC)/American Heart Association (AHA) y el National Heart, Lung and Blood Institute (NHLBI) para la calidad de la evidencia y la potencia de las recomendaciones

TAMAÑO DEL EFECTO TERAPÉUTICO

		CLASE I	CLASE IIa	CLASE IIb	CLASE III sin beneficio o CLASE III daño
		Beneficio >>> Riesgo	Beneficio >> Riesgo	Beneficio ≥ Riesgo	
		El procedimiento/tratamiento **DEBE** realizarse/administrarse	Se requieren más estudios con foco en los objetivos **ES RAZONABLE** realizar procedimientos/administrar tratamientos	Se requieren más estudios con objetivos amplios; más registros serían útiles **PUEDEN CONSIDERARSE procedimientos/tratamientos**	**COR III:** No es útil / No se ha probado beneficio — sin beneficio **COR III:** Costo excesivo / Daño al paciente — daño sin beneficio ni daño
ESTIMACIÓN DE CERTEZA (PRECISIÓN) DEL EFECTO TERAPÉUTICO	**NIVEL A** Varias poblaciones evaluadas* Datos derivados de varios ensayos clínicos aleatorizados o metaanálisis	■ Recomendación de que el procedimiento o el tratamiento es útil/eficaz ■ Evidencia suficiente de varios ensayos aleatorizados o metaanálisis	■ Recomendación a favor de que el procedimiento o el tratamiento es útil/eficaz ■ Algunas evidencias en conflicto de varios ensayos aleatorizados o metaanálisis	■ Recomendaciones de utilidad/eficacia menos establecidas ■ Evidencia mucho más conflictiva de varios ensayos aleatorizados o metaanálisis	■ Recomendación de que el tratamiento no es útil/eficaz y puede ser dañino ■ Evidencia suficiente de varios ensayos aleatorizados o metaanálisis
	NIVEL B Poblaciones limitadas evaluadas* Datos derivados de un sólo ensayo clínico aleatorizado o estudios no aleatorizados	■ Recomendación de que el procedimiento o el tratamiento es útil/eficaz ■ Evidencia de sólo un ensayo aleatorizado o de estudios no aleatorizados	■ Recomendación a favor de que el procedimiento o el tratamiento es útil/eficaz ■ Algunas evidencias en conflicto de un ensayo aleatorizado o varios estudios no aleatorizados	■ Recomendaciones de utilidad/eficacia menos establecidas ■ Evidencia mucho más conflictiva de sólo un ensayo aleatorizado o estudios no aleatorizados	■ Recomendación de que el procedimiento o el tratamiento no es útil/eficaz y puede ser dañino ■ Evidencia de sólo un ensayo aleatorizado o estudios no aleatorizados
	NIVEL C Poblaciones muy limitadas evaluadas* Sólo opinión de consenso de expertos, estudios de casos o estándares de atención	■ Recomendación de que el procedimiento o el tratamiento es útil/eficaz ■ Sólo opinión de consenso de expertos, estudios de casos o estándares de atención	■ Recomendación a favor de que el procedimiento o el tratamiento es útil/eficaz ■ Sólo opinión divergente de expertos, estudios de casos o estándares de atención	■ Recomendaciones de utilidad/eficacia menos establecidas ■ Sólo opinión divergente de expertos, estudios de casos o estándares de atención	■ Recomendación de que el procedimiento o el tratamiento no es útil/eficaz y puede ser dañino ■ Sólo opinión de expertos, estudios de casos o estándares de atención
	Frases sugeridas por recomendaciones escritas	debe es recomendable está indicado es útil/efectivo/beneficioso	es razonable/ puede ser útil/eficaz/ beneficioso y probable- mente redomendado o indicado	puede/podría considerarse puede/podría ser razonablemente de utilidad/ efectividad desconocida/ poco clara/dudosa o no bien establecida	**COR III:** sin beneficio no está recomendado no está indicado no debe realizarse/ administrarse/ otros no es útil/ beneficioso/ eficaz // **COR III:** daño potencialmente dañino causa daño asociado con morbimortalidad excesiva no debe realizarse/ administrarse/ otros
	Frases de efectividad comparada†	tratamiento/estrategia A es recomendado/indicado en presencia del tratamiento B, tratamiento A debe elegirse sobre el tratamiento B	tratamiento/estrategia A probablemente recomendado/indicado en presencia del tratamiento B, es razonable elegir el tratamiento A sobre el B		

Tomado de Eckel RH, et al. 2013 AHA/ACC Guideline on Lifestyle Management to Reduce Cardiovascular Risk: A Report of the American College of Cardiology/American Heart Association Task Force on Practice Guidelines. *Circulation* 2013. doi: 10.1161/01. cir.0000437740.48606.d1

Resultados de los ensayos

Ensayos sobre hipertensión maligna

Los efectos beneficiosos del tratamiento farmacológico sobre la hipertensión maligna son fáciles de demostrar teniendo en cuenta su evolución previsible, relativa- mente breve y casi siempre mortal en los pacientes no tratados. A partir de 1958 se publicaron varios estudios que demostraban el efecto significativo del tratamiento médico en la reducción de la mortalidad de la hiperten- sión maligna (v. cap. 8).

Ensayos sobre hipertensión menos grave

Se necesitó mucho tiempo para demostrar que el trata- miento de la hipertensión primaria no maligna es con- veniente. A finales de la década de 1950 y principios de la de 1960, aparecieron estudios que indicaban que el tratamiento de la hipertensión no maligna es útil (Hodge y cols., 1961; Hood y cols., 1963; Leishman, 1959). El primer estudio controlado con placebo, de Hamilton y cols. (1964), aunque pequeño, mostró una notable disminución de las complicaciones durante un período de 2-6 años en 26 pacientes tratados con eficacia, en comparación con 31 pacientes no tratados.

Veterans Administration Cooperative Study

La primera prueba concluyente de la protección proporcionada por el tratamiento antihipertensivo en la hipertensión no maligna se obtuvo en el *Veterans Administration Cooperative Study,* iniciado en 1963. El valor del tratamiento en los 73 varones con PA diastólicas de 115-129 mm Hg tratados con hidroclorotiazida, reserpina e hidralazina, en comparación con los 70 que recibieron placebo, resultó evidente después de menos de un año y medio, con una reducción de la mortalidad de 4 a 0 y de las complicaciones importantes de 23 a 2 (Veterans Administration Cooperative Study Group on Antihypertensive Agents, 1967).

Junto con los varones con PA diastólicas de 115-129 mm Hg, también se distribuyeron al azar otros 380 pacientes con PA diastólicas de 90-114 mm Hg para recibir placebo o tratamiento activo. Se tardó más tiempo (hasta 5,5 años, con un promedio de 3,3 años) en demostrar un efecto beneficioso estadísticamente significativo del tratamiento en este grupo (Veterans Administration Coopertaive Study Group on Antihypertensive Agents, 1970). En total, 19 sujetos del grupo placebo pero sólo ocho del grupo tratado fallecieron por complicaciones hipertensivas, y la morbilidad grave fue más frecuente en el grupo placebo. En conjunto, se produjeron complicaciones importantes en el 29 % del grupo placebo y en el 12 % del grupo tratado.

Los prometedores resultados del estudio de la Veterans Administration motivaron una serie de ensayos controlados adicionales sobre el tratamiento de la hipertensión. Los datos de los ensayos efectuados antes de 1995, sobre todo con diuréticos y β-bloqueantes, se separan de los realizados a partir de ese año, sobre todo con inhibidores de la enzima convertidora de la angiotensina (IECA), bloqueantes del calcio (BCC) y bloqueantes de los receptores de la angiotensina II (BRA).

Ensayos anteriores a 1995

En los 21 ensayos enumerados en el cuadro 5-4 participaron en total 56078 pacientes seguidos durante un promedio de 5 años (Psaty y cols., 1997; 2003). En todos estos ensayos, los fármacos principales fueron β-bloqueantes o diuréticos; en casi todos los estudios realizados antes de mediados de la década de 1980 se utilizaron dosis altas de diuréticos. Hay que señalar que el criterio de inclusión de PA en todos estos estudios antes del *Systolic Hypertension in the Elderly Program-Pilot Study* (SHEP-P) en 1989 fue el valor de presión diastólica, lo que refleja la mayor importancia otorgada, hasta hace poco, a la PA diastólica en vez de a la sistólica como determinante fundamental del riesgo.

En los ensayos publicados antes de 1985 participaron sobre todo pacientes jóvenes; en los realizados a principios de la década de 1990, ancianos con hipertensión combinada o hipertensión sistólica aislada, que se examinarán por separado.

Separación de los datos según la dosis

Psaty y cols. (1997) separaron los nueve ensayos que involucraron dosis altas de diuréticos (equivalentes a 50 mg o más de hidroclorotiazida) de los cuatro que involucraron dosis bajas (equivalentes a 12,5-25 mg de hidroclorotiazida) y de los cuatro que usaron β-bloqueantes como agente primario (fig. 5-2). El estudio *Hypertension Detection and Follow-up Program* fue considerado por separado porque no era controlado con placebo: la mitad de los pacientes fueron tratados más intensivamente (terapia escalonada); la otra mitad fue tratada menos intensivamente (terapia referida).

La separación de los datos según la dosis revela claramente la falta de protección frente a la enfermedad coronaria por parte de las altas dosis de diuréticos y β-bloqueantes, mientras que todas las terapias tuvieron impacto sobre el ictus. Los últimos cuatro estudios con dosis más bajas de diuréticos mostraron una excelente protección frente a la enfermedad coronaria.

Conclusión

En estos ensayos tempranos (sobre todo en pacientes de mediana edad con hipertensión sistólica y diastólica combinada), la evidencia resultó clara: las reducciones en la PA de 10-12 mm Hg en la sistólica y de 5-6 mm Hg en la diastólica durante algunos años produjeron disminuciones relativas del 38 % para el ictus y del 16 % para coronariopatía (Collins y MacMahon, 1994).

Ensayos controlados con placebo después de 1995

Después de 1995 se completó una nueva serie de ensayos y muchos más dieron comienzo para determinar los efectos de los nuevos antihipertensivos (IECA, BRA y BCC) y para ampliar la población de pacientes a aquéllos con trastornos asociados, incluidas enfermedades coronarias, diabetes e insuficiencia renal (cuadro 5-5).

La figura 5-3 es una revisión del 2003 de los datos de 31 EAC que muestran la relación entre los cocientes de disparidad (*odds ratio*) de episodios cardiovasculares y las diferencias en la PA sistólica (Staessen y cols., 2003). La figura presenta datos de 15 de los 21 ensayos controlados con placebo publicados antes de 1995 que se enumeran en el cuadro 5-2; los demás eran demasiado pequeños o demasiado breves para ser incluidos. Se incluye la mayoría de los ensayos controlados con placebo publicados antes de 2003. Además, se incluyen los datos de algunos de los ensayos comparativos que se analizarán en el capítulo 7 porque el objetivo del gráfico

CUADRO 5-4

Ensayos aleatorizados y controlados con placebo del tratamiento con antihipertensivos publicados antes de 1995

Ensayo (referencia)	Número de pacientes	PA al ingreso, mm Hg	Promedio de edad, años	Duración, años	Fármacos principales
VA Coop I (1967)	143	186/121	51	1,5	D-alta
VA Coop II (1970)	380	163/104	51	3,3	D-alta
Carter (1970)	97	> 160/110	60-79	4,0	D-alta
Barraclough, et al. (1973)	116	—/109	56	2,0	D-alta
Hypertension-Stroke (1974)	452	167/100	59	2,3	D-alta
USPHS (Smith, 1977)	389	148/99	44	7,0	D-alta
VA-NHLBI (Perry, et al., 1978)	1012	—/93	38	1,5	D-alta
HDFP (1979)	10 940	170/101	51	5,0	D-alta
Oslo (Hegeland, 1980)	785	155/97	45	5,5	D-alta
Australian (Management Comm, 1980)	3427	165/101	50	4,0	D-alta
Kuramoto, et al. (1981)	91	168/86	76	4,0	D-alta
MRC-I (1985)	17 354	161/98	52	5,0	β-B/D-alta
EWPHE (Amery, et al., 1985)	840	182/101	72	4,7	D-baja
HEP (Coope & Warrender, 1986)	884	197/100	60	4,4	β-B
SHEP-P (Perry, et al., 1989)	551	172/75	72	2,8	D-baja
SHEP (1991)	4736	170/77	72	4,5	D-baja
STOP-H (Dahlöf, et al., 1991)	1627	195/102	76	2,0	β-B
MRC-II (1992), et al.	4396	185/91	70	5,8	β-B/D-baja
Dutch TIA (1993)	1473	157/91	52 % > 65	2,6	β-B
PATS (1995)	5665	154/93	60	2,0	D-alta
TEST (Eriksson, 1995)	720	161/89	70	2,6	β-B

β-B, β-bloqueante; PA, presión arterial; D-alta, altas dosis de diuréticos ≥ 50 mg de hidroclorotiazida; D-baja, dosis baja dediuréticos < 50 mg hidrolorotiazida; EWPHE, European Working Party on Hypertension in the Elderly; HDFP, Hypertension Detection and Follow-up Program; MRC, Medical Research Council; NHLBI, National Heart, Lung, and Blood Institute; PATS, Poststroke Antihypertensive Treatment; SHEP, Systolic Hypertension in the Elderly Program; SHEP-P, SHEP Pilot Study; STOP-H, Swedish Trial in Old Patients with Hypertension; TEST, Tenormin after Stroke and TIA; USPHS, U.S. Public Health Service; VA, Veterans Administration

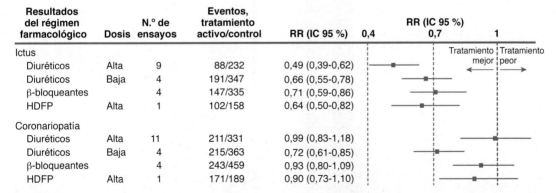

FIGURA 5-2 • Metaanálisis de ensayos clínicos aleatorizados y controlados con placebo en hipertensión según la estrategia terapéutica de primera línea. Para estas comparaciones, las cifras de participantes aleatorizados para recibir tratamiento activo y placebo fueron de 7758 y 12 075 en el caso de tratamiento con diuréticos en dosis altas; 4305 y 5116 en el caso de tratamiento con diuréticos en dosis bajas; y 6736 y 12 147 en el caso de tratamiento con β-bloqueantes. *HDFP*, Hypertension Detection and Follow-up Program; *IC*, intervalo de confianza; *RR*, riesgo relativo (adaptada de Psaty BM, Smith NL, Siscovick DS, et al. Health outcomes associated with antihypertensive therapies used as first-line agents. *JAMA* 1997; 277:739–745)

CUADRO 5-5

Ensayos aleatorizados controlados con placebo de fármacos antihipertensivos publicados después de 1995

Ensayo contra placebo	Fármaco principal	N.° de pacientes (trastorno)	Edad promedio, años	PA de base, mm Hg	PA final, mm Hg	ΔPA contra placebo, mm Hg	Reducción del riesgo relativo
IECA contra placebo							
BENEDICT (Ruggenenti, et al., 2004)	Trandolapril	604 (HTA + DM2)	61	151/87	139/81	−2/−2	−47% microalbuminuria (p < 0,01)
REIN (GISEN Group, 1997)	Ramipril	352 (HTA + NC + ProtUr)	49	150/92	144/88	−1/−1	−56% deterioro renal (p = 0,03)
PROGRESS (2004)	Perindopril ± indapamida	6105 (ictus ± HTA)	64	147/86	139/83	−9/−4	−28% ictus (p < 0,01)
DIAB-HYCAR (Marre et al., 2004)	Ramipril	4912 (DM2 + ProtUrt ± HTA)	65	146/82	142/80	−2/0	−14% proteinuria (p < 0,07)
ADVANCE (2007)	Perindopril + indapamida	11 140 (DM2 ± HTA)	58	145/81	139/74	−6/−2	−18% mortalidad CV (p = 0,03)
HOPE (2000)	Ramipril	9297 (FR ± HTA)	66	139/79	136/76	−3/−2	−26% muerte CV (p < 0,001)
EUROPA (2003)	Perindopril	12 218 (FR ± HTA)	60	137/82	128/78	−5/−2	−20% muerte CV (p = 0,0003)
PEACE (2004)	Trandolapril	8290 (CAD)	64	134/78	130/74	−3/−1	Muerte CV p = NS
PART 2 (MacMahon, et al., 2000)	Ramipril	617 (CAD, PAD)	61	133/79	127/74	−6/−4	Carótida EMI (p = NS), −4% LVMI (p = 0,04)

Estudio	Fármaco	Población	Basal	Final	Cambio	Resultado
PREVEND-IT (Asselbergs, et al., 2004)	Fosinopril	864 (MicrAlbU)	129/76	129/76	-1/-2	-26% U alb (p < 0,001), Eventos CV (p < 0,1)
SCAT (Teo, 2000)	Enalapril	460 (CAD)	128/77	122/74	-4/-3	ACQ (p = NS)
BRA contra placebo						
IDNT (Lewis, et al., 2001)	Irbesartán	1148 (DM2 + NC + HTA)	160/87	140/77	-2/-3	-20% deterioro renal (p = 0,02)
IRMA-2 (Parving, et al., 2001)	Irbesartán	590 (DM2 + MicrAlbU + HTA)	153/90	142/83	-2/0	-70% deterioro renal (p < 0,001)
RENAAL (Brenner, et al., 2001)	Losartán	1513 (DM2 + NC + HTA)	152/82	140/74	-1/0	-28% ESRD
PROFESS (Yusuf, et al., 2008)	Telmisartán	20 332 (ictus)	144/73	136/71	-4/-2	Ictus nuevo p = NS
BCC contra placebo						
Syst-Eur (Staessen, et al., 1997)	Nitrendipino	4695 (ancianos HTA)	174/86	151/79	-11/-5	-42% ictus (p = 0,003)
SYST-CHINA (Liu, et al., 1998)	Nitrendipino	2394 (ancianos HTA)	171/86	151/81	-9/-3	-38% ictus (p = 0,01)
SCOPE (Lithell, et al., 2003)	Candesartán	4964 (ancianos HTA)	166/90	145/80	-3/-2	-10% evento CV (p = 0,19), -28% ictus no letal (p = 0,04)
STONE (Gong, et al. 1996)	Nifedipino	1632 (ancianos HTA)				-59% ictus + arritmia aguda (p < 0,01)
IDNT (Lewis, et al., 2001)	Amlodipino	1148 (DM2 + NC + HTA)	159/87	140/77	-1/-3	p = NS deterioro renal
BENEDICT Ruggenenti, et al., 2004	Verapamilo	604 (HTA + DM2)	150/86	141/82	+1/+2	Microalbuminuria (p = NS)
PREVENT (Pitt, 2000)	Amlodipino	825 (CAD)	129/79	122/75	-5/-4	p = NS ACQ
Tiazida contra placebo						
HYVET (Beckett et al., 2008)	Indapamida + perindopril	3845 (octogenario HTA)	173/91	143/78	-15/-6	-34% eventos CV (p < 0,01), -30% ictus (p = 0,06)

DM2, diabetes mellitus tipo 2; HTA, hipertensión; ProtUr, proteinuria; MicrAlbU, microalbuminuria; FR, factores de riesgo para enf. cardiovascular; CV, cardiovascular; ACQ, angiografía coronaria cuantitativa; EMI, espesor íntima-media; NC, nefropatía crónica; CAD, coronariopatía; PAD, presión arterial diastólica

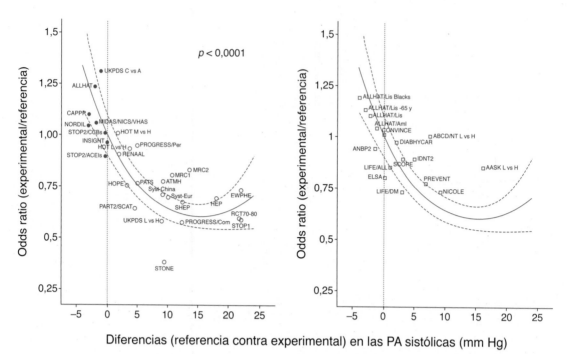

FIGURA 5-3 • Relación entre el cociente de disparidad (*odds ratio*) para eventos cardiovasculares y las diferencias correspondientes en la PA sistólica en los ensayos publicados antes (**izquierda**) y después (**derecha**) del 2000. Los cocientes de disparidad se calcularon para el tratamiento experimental contra el de referencia. Las diferencias de PA se obtuvieron sustrayendo los niveles obtenidos de grupos experimentales de aquéllos en los grupos de referencia. Los valores negativos indican un control más estrecho de la PA que en los tratamientos de referencia. Las líneas de regresión se delinearon con un IC del 95% y luego fueron ponderadas para el universo de la varianza de los cocientes de disparidad (*odds ratio*) (modificada de Staessen JA, Wang JG, Thijs L. Cardiovascular prevention and blood pressure reduction: A quantitative overview updated until 1 March 2003. *J Hypertens* 2003;21:1055–1076)

es mostrar el grado de protección con diferencias variables de la PA sistólica. En algunos de los ensayos comparativos se pudo observar una menor reducción de la PA sistólica con el fármaco "experimental", con incrementos resultantes de los eventos cardiovasculares.

La figura 5-3 es clara: es el grado de reducción de la PA y no el tipo de fármaco el que determina principalmente la protección cardiovascular. Como se analizará luego, todos los análisis de metarregresión realizados después de 2003 por el Blood Pressure Lowering Treatment Trialists' Collaboration confirmaron esta conclusión: unos pocos mm Hg de reducción adicional en la PA sistólica son acompañados por enormes reducciones adicionales en la incapacidad cardiovascular y la muerte.

La única excepción evidente, que se revisará en el capítulo 7, es que el tratamiento con β-bloqueantes no protege tanto contra el ictus como otros fármacos, a pesar de reducir la PA (Carlberg y cols., 2004).

En los estudios clínicos controlados con placebo con IECA, BRA y BCC publicados antes de 2003, la única diferencia evidente es la menor protección frente a la insuficiencia cardíaca por parte de los BCC (fig. 5-4) (Turnbull, 2003). Algunos ensayos posteriores con el BCC amlodipina demostraron mejores efectos protectores con este fármaco (Wang y cols., 2007).

Resultados de los ensayos: poblaciones especiales

Ensayos de pacientes de edad avanzada con hipertensión sistólica aislada

Aunque los ensayos iniciales y posteriores citados en los cuadros 5-2 y 5-3 incluyen algunos pacientes ancianos con hipertensión sistólica aislada, definida en la mayoría de dichos ensayos como una PA sistólica de 160 mm Hg o superior con una PA diastólica menor de 95 mm Hg, el hecho de que tales pacientes constituyan la proporción más grande de hipertensos en la actualidad, y que incluso aumente en el futuro, justifica una investigación aparte más detallada de los efectos de su tratamiento. Staessen y cols. (2000) llevaron a cabo un metaanálisis de estos ensayos, que se enumeran en el cuadro 5-6. El ensayo de 2008 *Hypertension in the Very Elderly Trial* (HYVET) se analiza después por separado.

La figura 5-5 resume los datos de estos ocho ensayos de 15 693 pacientes de edad avanzada con hipertensión sistólica aislada. La PA media en el momento de la inclusión era de 174/83 mm Hg y el descenso medio de la PA durante la mediana de 3,8 años de seguimiento

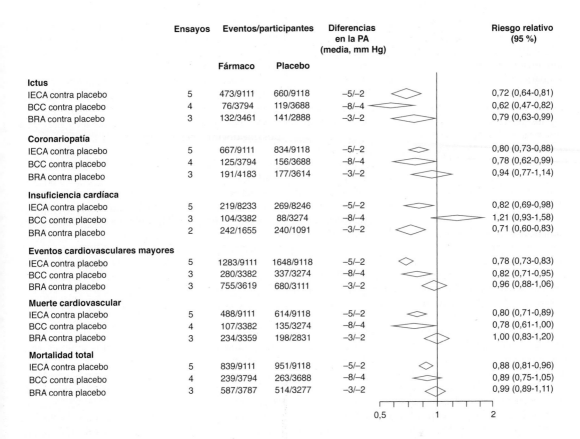

	Ensayos	Eventos/participantes		Diferencias en la PA (media, mm Hg)	Riesgo relativo (95 %)
		Fármaco	Placebo		
Ictus					
IECA contra placebo	5	473/9111	660/9118	−5/−2	0,72 (0,64-0,81)
BCC contra placebo	4	76/3794	119/3688	−8/−4	0,62 (0,47-0,82)
BRA contra placebo	3	132/3461	141/2888	−3/−2	0,79 (0,63-0,99)
Coronariopatía					
IECA contra placebo	5	667/9111	834/9118	−5/−2	0,80 (0,73-0,88)
BCC contra placebo	4	125/3794	156/3688	−8/−4	0,78 (0,62-0,99)
BRA contra placebo	3	191/4183	177/3614	−3/−2	0,94 (0,77-1,14)
Insuficiencia cardíaca					
IECA contra placebo	5	219/8233	269/8246	−5/−2	0,82 (0,69-0,98)
BCC contra placebo	3	104/3382	88/3274	−8/−4	1,21 (0,93-1,58)
BRA contra placebo	2	242/1655	240/1091	−3/−2	0,71 (0,60-0,83)
Eventos cardiovasculares mayores					
IECA contra placebo	5	1283/9111	1648/9118	−5/−2	0,78 (0,73-0,83)
BCC contra placebo	3	280/3382	337/3274	−8/−4	0,82 (0,71-0,95)
BRA contra placebo	3	755/3619	680/3111	−3/−2	0,96 (0,88-1,06)
Muerte cardiovascular					
IECA contra placebo	5	488/9111	614/9118	−5/−2	0,80 (0,71-0,89)
BCC contra placebo	4	107/3382	135/3274	−8/−4	0,78 (0,61-1,00)
BRA contra placebo	3	234/3359	198/2831	−3/−2	1,00 (0,83-1,20)
Mortalidad total					
IECA contra placebo	5	839/9111	951/9118	−5/−2	0,88 (0,81-0,96)
BCC contra placebo	4	239/3794	263/3688	−8/−4	0,89 (0,75-1,05)
BRA contra placebo	3	587/3787	514/3277	−3/−2	0,99 (0,89-1,11)

0,5   1   2

FIGURA 5-4 • Comparaciones de los efectos del tratamiento basado en IECA, inhibidores de la enzima convertidora de angiotensina; BCC, bloqueantes de los canales de calcio; BRA, bloqueantes de los receptores de angiotensina II; y todos contra placebo sobre los eventos cardiovasculares y la mortalidad (modificada de Blood Pressure Lowering Treatment Trialists' Collaboration. Effects of different blood-pressure-lowering regimens on major cardiovascular events: Results of prospectively-designed overviews of randomised trials. *Lancet* 2003;362:1527–1535)

CUADRO 5-6

Ensayos aleatorizados controlados con placebo de tratamiento con fármacos antihipertensivos en pacientes ancianos con hipertensión sistólica aislada por encima de 160 mm Hg[a]

Ensayo (referencia)	Número de pacientes	PA al inicio, mm Hg	Promedio de edad, años	Duración, años	Fármaco principal
EWPHE (Amery, et al., 1985)	172	178/92	73	4,3	Diurético
MRC-I (1985)	428	174/92	62	5,2	β-B/diurético
HEP (Coope & Warrender, 1985)	349	191/85	70	3,6	β-B
SHEP (1991)	4736	170/77	72	4,4	Diurético
STOP-H (Dahlöf, et al., 1991)	268	194/91	76	1,9	β-B/diurético
MRC-II (1992)	2651	182/83	70	6,1	β-B/diurético
Syst-Eur (Staessen, et al., 1997)	4695	174/85	70	2,0	BCC
Syst-China (Liu, et al., 1998)	2394	170/86	67	3,0	BCC

[a]Diagnóstico de hipertensión sistólica según una PA sistólica por encima de 160 y una PA diastólica por debajo de 95 mm Hg en todos los ensayos excepto en SHEP, que exigió una PA diastólica ≤ 90 mm Hg.

β-B, β-bloqueante; BCC, bloqueantes de los canales de calcio; EWPHE, European Working Party on Hypertension in the Elderly; MRC, Medical Research Council; SHEP, Systolic Hypertension in the Elderly Program; STOP-H, Swedish Trial in Old Patients with Hypertension; Syst-China, Systolic Hypertension in China trial; Syst-Eur, Systolic Hypertension in Europe Trial

fue de 10,4/4,1 mm Hg. El tratamiento redujo significativamente la mortalidad global y cardiovascular, en un 13 % y 18 %, respectivamente, pero tuvo una repercusión incluso mayor en la morbilidad: los episodios coronarios disminuyeron un 23 % y los ictus, un 30 %.

En estos ensayos, los efectos beneficiosos absolutos del tratamiento activo fueron mayores en los varones, los pacientes de edad avanzada y los sujetos con complicaciones cardiovasculares previas, lo que refleja la situación inicial de mayor riesgo de tales pacientes. Para prevenir un episodio cardiovascular importante, los pacientes que era necesario tratar durante 5 años eran 18 varones en comparación con 38 mujeres; 19 pacientes de 79 o más años de edad en comparación con 39 pacientes de 60-69 años y 16 pacientes con complicaciones cardiovasculares previas en comparación con 37 sin tales complicaciones (Staessen y cols., 2000). Además, en un seguimiento durante 15 años de un porcentaje de los participantes en el ensayo SHEP, se observó una reducción persistente de los episodios cardiovasculares mortales y no mortales en el grupo tratado con el fármaco original en comparación con el grupo placebo, del 58 % frente al 79 %, a pesar del uso final de tratamiento antihipertensivo en el 65 % del grupo placebo en comparación con el 72 % del grupo de tratamiento activo (Sutton-Tyrrell y cols., 2003).

Por muy impresionantes que sean estos datos, debe reconocerse que abarcan tan sólo el nivel superior (estadio 2) de la hipertensión sistólica aislada, es decir, los pacientes con presión sistólica de 160 mm Hg o

mayor, que ha sido uniformemente el criterio de inclusión en los ensayos mostrados en el cuadro 5-4 y la figura 5-5. La mayor parte de la hipertensión sistólica aislada se ubica entre 140 y 159 mm Hg y la mayoría de los episodios cardiovasculares prematuros se producen en los pacientes con estos valores en vez de en aquéllos con una PA sistólica mayor (Chaudrey y cols., 2004). Por ahora, no hay ensayos clínicos aleatorizados que documenten el efecto beneficioso en pacientes con hipertensión sistólica aislada en estadio 1. Aun así, cuando los análisis de metarregresión incluyen ensayos clínicos aleatorizados con grupos de comparación activos, se vuelve claro que las pequeñas reducciones adicionales en la PA sistólica (tan pequeñas como unos pocos mm Hg) entre los grupos se acompañan de reducciones mensurables en los eventos cardiovasculares para pacientes de más y de menos de 65 años (Turnbull y cols., 2008a).

Ensayo HYVET en pacientes mayores de 80 años

En la actualidad disponemos de datos sobre el efecto del tratamiento en pacientes mayores de 80 años, porcentualmente el grupo demográfico de más rápido crecimiento (Beckett y cols., 2008). En el estudio *Hypertension in the Very Elderly Trial* (HYVET) participaron 3845 sujetos hipertensos mayores de 80 años que tenían una PA sistólica mantenida de 160 mm Hg o mayor y con una media de PA en sedestación de 173/91 mm Hg. La mitad fueron asignados al tratamiento con placebo y la otra mitad recibió tratamiento activo, comenzando con el diurético indapamida y añadiendo el IECA perindopril en caso necesario para conseguir el objetivo de PA sistólica de 150 mm Hg. Con un descenso medio adicional de la PA de 15/6 mm Hg respecto al placebo, la mitad de los sujetos que recibió el tratamiento activo consiguió una protección significativamente mayor frente a ictus, insuficiencia cardíaca y mortalidad por cualquier causa después de una mediana de seguimiento de sólo 1,8 años, lo que hizo que el ensayo fuera suspendido prematuramente por el consejo de monitorización de datos y seguridad.

Estos impresionantes resultados concuerdan con la observación de que los pacientes ancianos obtienen mayor beneficio *absoluto* de cualquier reducción de la PA que los pacientes más jóvenes. Como demostraron Wang y cols. (2005), las pendientes relativas de reducción de los episodios con el tratamiento son similares en las personas jóvenes, ancianas y muy ancianas, pero como las de edad avanzada comienzan con grados de riesgo mayores, consiguen un efecto beneficioso absoluto superior (fig. 5-6). Wang y cols. (2005) demostraron, además, que la disminución de la presión sistólica es el elemento esencial del tratamiento, con independencia de la magnitud del descenso de la presión diastólica.

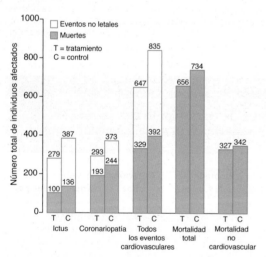

FIGURA 5-5 • Resultados resumidos de 15 693 pacientes de edad avanzada con hipertensión sistólica aislada superior a 160 mm Hg admitidos en ocho ensayos de tratamiento con antihipertensivos. El promedio de PA en el momento de inclusión era de 174/83 mm Hg. Durante el seguimiento (mediana, 3,8 años), la diferencia media entre la PA entre los pacientes tratados y los de control fue de 10,4 mm Hg de sistólica y de 4,1 mm Hg de diastólica (modificada de Staessen JA, Gasowski J, Wang JG, et al. Risks of untreated and treated isolated systolic hypertension in the elderly. *Lancet* 2000;355:865–872)

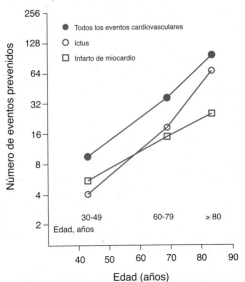

Número de eventos prevenidos por tratar a 1000 pacientes durante 5 años

- Todos los eventos cardiovasculares
- Ictus
- Infarto de miocardio

FIGURA 5-6 • Efectos beneficiosos absolutos en la prevención de episodios cardiovasculares, ictus e infarto de miocardio mortales y no mortales en tres grupos de edad. Los símbolos representan el número de episodios que se pueden prevenir tratando a 1000 pacientes durante 5 años (modificada de Wang J-G, Staessen JA, Franklin SS, et al. Systolic and diastolic blood pressure lowering as determinants of cardiovascular outcome on antihypertensive drug treatment. *Hypertension* 2005;45:907–913)

Los resultados de todos los ensayos clínicos aleatorizados publicados sobre el tratamiento de la hipertensión y su asociación con eventos cardiovasculares importantes en pacientes menores de 65 años y los referidos a sujetos de 65 años y mayores (sin incluir el estudio HYVET) muestran reducciones similares del riesgo (cuadro 5-7) (Turnbull, 2008a). Por lo tanto, la edad no es un problema definitorio en sí mismo: los pacientes de cualquier edad con una esperanza de vida razonable merecen recibir el tratamiento antihipertensivo si su PA sistólica es mayor de 160 mm Hg.

Los datos del cuadro 5-7 se refieren a los ensayos clínicos aleatorizados con un IECA o un BCC frente a placebo. Los estudios con un BRA no se controlaron con placebo.

Ensayos en mujeres

Los metaanálisis de 31 ensayos clínicos aleatorizados del Blood Pressure Lowering Treatment Trialists' Collaboration hallaron que todas las clases principales de antihipertensivos producen reducciones similares de PA en hombres y mujeres, y no encontraron evidencia de diferencias basadas en el sexo en la protección cardiovascular ofrecida (Turnbull y cols., 2008b).

Ensayos en individuos hipertensos negros

Los pacientes negros no hispanos han estado subrepresentados en la mayoría de los ensayos clínicos aleatorizados de hipertensión con la excepción de ALLHAT y AASK. La PA en hipertensos negros responde menos a la monoterapia con fármacos inhibidores de la renina que la de los hipertensos blancos, y en el ensayo ALLHAT, los hipertensos negros con el IECA lisinopril tuvieron más insuficiencia cardíaca e ictus que aquéllos con el diurético clortalidona, que produjo la mayor

---

CUADRO 5-7

Diferencias promedio de la PA entre grupos aleatorizados de adultos jóvenes y ancianos

	Edad < 65 (*n* = 96 466)		Edad > 65 (*n* = 94 140)	
Comparación de tratamientos	Edad (años)	Diferencia de PAS/PAD (mm Hg)	Edad (años)	Diferencia de PAS/PAD (mm Hg)
IECA contra placebo	57	−4,6/−2,1	70	−4,2/−2,0
BCC contra placebo	58	−7,2/−2,9	72	−9,3/−3,8
Más contra menos[a]	57	−4,3/−3,5	70	−3,5/−3,4
BCC contra otros	56	−1,7/−0,3	75	−2,0/−1,2
IECA contra D/βB	55	1,3/0,2	73	2,0/0,5
BCC contra D/βB	58	1,1/−0,2	72	0,5/−0,4
IECA contra BCC	59	0,9/0,6	73	1,0/1,0

[a] Régimen más intenso contra menos intenso para la reducción de la PA
BCC, bloqueantes de los canales de calcio; BRA, bloqueantes de los receptores de angiotensina; D/βB, diurético o β-bloqueante; IECA, inhibidor de la enzima convertidora de angiotensina; PAS/PAD, presión arterial sistólica/diastólica
Tomado de Blood Pressure Lowering Treatment Trialists' collaboration. *BMJ* 2008;336:1121

caída en la PA (Wight y cols., 2005). Durante el seguimiento a largo plazo de la cohorte AASK, el grupo originalmente aleatorizado al objetivo más estricto de PA menor de 130/80 mm Hg tuvo una progresión más lenta de nefropatía crónica (NC) a nefropatía terminal (NT) que el grupo aleatorizado originalmente al objetivo menos estricto de menos de 140/90 mm Hg, pero sólo en aquéllos con proteinuria (Appel y cols., 2010).

Ensayos en pacientes diabéticos

En el cuadro 5-8 se resumen 15 ensayos clínicos aleatorizados de tratamiento antihipertensivo en pacientes con diabetes mellitus tipo 2 o deterioro de la glucosa en ayunas (Bangalore y cols., 2011). Los dos ensayos más grandes merecen mención especial. En el ensayo *Action in Diabetes and Vascular Disease: Preterax and Diamicron-MR Controlled Evaluation* (ADVANCE) (v. cuadros 5-5 y 5-8), el riesgo relativo de muerte cardiovascular cayó un 18 %

cuando la PA se redujo de 144/81 a 139/79 mm Hg con una combinación fija de perindopril e indapamida frente a placebo (Patel y cols., 2007). En el ensayo *Action to Control Cardiovascular Risk in Diabetes* (ACCORD), el riesgo de ictus cayó un 50 %, mientras que el riesgo de eventos coronarios permaneció sin cambios cuando la PA sistólica se redujo a 119 mm Hg más que a 133 mm Hg (Cushman y cols., 2010). El beneficio agregado de una reducción más intensa de la PA sobre el ictus pero no sobre el infarto agudo de miocardio (IAM) en diabéticos es apoyado por dos metaanálisis separados –el primero se muestra en la figura 5-7 (Bangalore y cols., 2011; McBrien y cols., 2012)–, pero no por una revisión Cochrane más restringida, que no halló beneficio agregado de la mayor reducción de la PA sobre el ictus o el IAM (Arguedas y cols., 2013). Los análisis *post hoc* del subgrupo de diabéticos (9603 pacientes) en el ONTARGET mostró una reducción progresiva en el riesgo de ictus, pero no en el IAM, con la reducción progresiva de la PA a un valor de 111 mm Hg (Redon y cols., 2012).

CUADRO 5-8

Ensayos aleatorizados controlados con placebo de tratamiento con fármacos antihipertensivos en pacientes con diabetes tipo 2 o deterioro de la glucosa en ayunas

Ensayo (referencia)	Comparación	N.° de pacientes	Promedio de edad, años	PA sistólica final (mm Hg)	PA diastólica final (mm Hg)
ABCD (hipertensión) (Schrier, et al., 2007)	Reducción de la PA más intensa contra menos intensa	470	58	133 vs. 139	78 vs. 86
ABCD (normotensión) (Schrier, et al., 2007)	Reducción de la PA más intensa contra menos intensa	480	59	128 vs. 137	75 vs. 81
ABCD-2 V (Estacio, et al., 2006)	Reducción de la PA más intensa contra menos intensa	129	56	118 vs. 124	75 vs. 80
ACCORD (Cushman, et al., 2010; Chew, et al., 2010)	Reducción de la PA más intensa contra menos intensa	4733	66	119 vs. 134	64 vs. 71
ADVANCE (Patel, et al., 2007)	Perindopril-indapamida contra placebo	11 140	66	135 vs. 140	74 vs. 76
ALLHAT (nuevos diabéticos) (Barzilay, et al., 2004)	Doxazosina contra clortalidona	1690	67	139 vs. 134	77 vs. 75
Chan, et al. (1992)	Enalapril contra nifedipina	102	58	137 vs. 132	72 vs. 73
DIRECT Project 2 (2009)	Candesartán contra placebo	1905	57	119 vs. 123	73 vs. 76
DREAM (Bosch, et al., 2006)	Ramipril contra placebo	5269	55	128 vs. 132	78 vs. 80
Fogari, et al. (2002)	Fosinopril/amlodipina contra amlodipina	207	62	132 vs. 140	82 vs. 87
GUARD (Bakris, et al., 2008)	Benazepril/amlodipina contra benazepril/HCTZ	304	58	130 vs. 132	88 vs. 87
NAVIGATOR (McMurray, et al., 2010)	Valsartán contra placebo	9306	64	133 vs. 136	78 vs. 80
PERSUADE (Daly, et al., 2005)	Perindopril contra placebo	1502	62	132 vs. 137	77 vs. 78
SANDS (Howard, et al., 2008)	Reducción de la PA más intensa contra menos intensa	499	56	117 vs. 129	67 vs. 73

PA, presión arterial; ABCD, Appropriate Blood Pressure Control in Diabetes; ABCD-2 V, ABCD-2 Valsartan; ACCORD, Action to Control Cardiovascular Risk in Diabetes; ADVANCE, Action in Diabetes and Vascular Disease: Preterax and Diamicron-MR Controlled Evaluation; ALLHAT, Antihypertensive and Lipid-Lowering Treatment to Prevent Heart Attack Trial; DIRECT, Diabetic Retinopathy Candesartan Trials; DREAM, Diabetes Reduction Assessment with Ramipril and Rosiglitazone Medication; GUARD, Gauging Albuminuria Reduction with Lotrel in Diabetic Patients with Hypertension; NAVIGATOR, Nateglinide and Valsartan in Impaired Glucose Tolerance Outcomes Research; PERSUADE, Perindopril Substudy in Coronary Artery Disease and Diabetes; y SANDS, Stop Atherosclerosis in Native Diabetics Study.
Adaptado de Bangalore S, Kumar S, Lobach I, et al. Blood pressure targets in subjects with type 2 diabetes mellitus/impaired fasting glucose: Observations from traditional and Bayesian random-effects meta-analyses of randomized trials. *Circulation* 2011;123:2799–2810

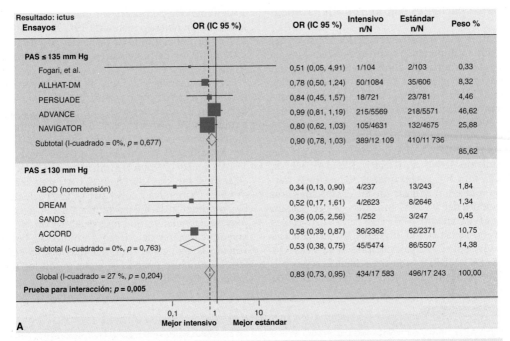

A

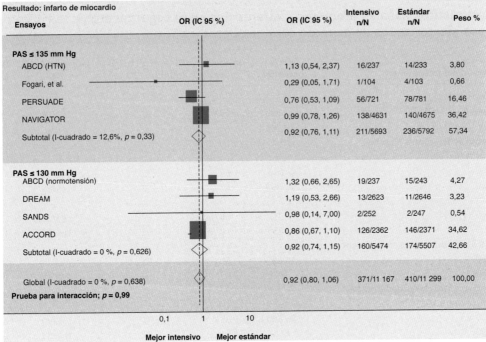

B

FIGURA 5-7 • Control intenso de la PA contra control estándar y **(A)** ictus y **(B)** IAM. Los resultados se estratifican por la PA alcanzada en el grupo intensivo. El tamaño del marcador de datos representa el peso de cada ensayo. OR, *odds ratio*; IC, intervalo de confianza; PAS, presión arterial sistólica; ALLHAT, Antihypertensive and Lipid-Lowering Treatment to Prevent Heart Attack Trial; PERSUADE, Perindopril Substudy in Coronary Artery Disease and Diabetes; ADVANCE, Action in Diabetes and Vascular Disease: Preterax and Diamicron-MR Controlled Evaluation; NAVIGATOR, Nateglinide and Valsartan in Impaired Glucose Tolerance Outcomes Research; ABCD, Appropriate Blood Pressure Control in Diabetes; DREAM, Diabetes Reduction Assessment With Ramipril and Rosiglitazone Medication; SANDS, Stop Atherosclerosis in Native Diabetics Study; y ACCORD, Action to Control Cardiovascular Risk in Diabetes (de Bangalore S, Kumar S, Lobach I, et al. Blood pressure targets in subjects with type 2 diabetes mellitus/impaired fasting glucose: Observations from traditional and Bayesian random-effects meta-analyses of randomized trials. *Circulation* 2011;123:2799–2810, p. 9)

Ensayos en pacientes con nefropatía crónica

En pacientes con nefropatía crónica, los objetivos del tratamiento antihipertensivo son reducir los riesgos de nefropatía terminal y eventos cardiovasculares. En dos ensayos de pacientes con nefropatía diabética (IDNT y RENAAL), aquéllos tratados con BRA tuvieron una progresión más lenta del daño renal (Brenner y cols., 2001; Lewis y cols., 2001), una conclusión que fue confirmada por un metaanálisis reciente (Khan y cols., 2013). La PA alcanzada en los grupos de tratamiento activo de IDNT y RENAAL fue de 140/74-77 mm Hg, con pequeñas reducciones adicionales en la PA al agregar un BRA, asociadas con disminuciones del 20-28 % en la tasa de declinación renal o NT (v. cuadro 5-5). Los datos disponibles sobre NC no diabética son limitados; un metaanálisis reciente tuvo sólo 2272 participantes de tres ensayos (REIN, AASK y MDRD) y mostró evidencia sugerente pero inclusiva de que un objetivo de PA de menos de 130/80 mm Hg podría ofrecer una mayor protección renal que un objetivo menor de 140/90 mm Hg, pero sólo en un subconjunto de pacientes con proteinuria (300-1000 mg de proteínas en 24 horas) (Updhayay y cols., 2011).

. Un metaanálisis reciente de 152 290 participantes de 26 ensayos clínicos aleatorizados comparó los beneficios cardiovasculares del tratamiento antihipertensivo en pacientes con una tasa de filtración glomerular estimada (TFGe) por encima y por debajo de 60 ml/min/1,73 m²; la PA media basal fue de 141/82 a 170/104 mm Hg, mientras que la PA media alcanzada fue de 135/78 a 151/81 mm Hg (cuadro 5-9) (Ninomiya y cols., 2013). Los pacientes con NC produjeron la misma reducción del riesgo cardiovascular relativo que los pacientes sin NC, pero mayor reducción del riesgo absoluto. El beneficio vinculó la reducción de la PA más que la clase de fármaco, incluso cuando se compararon los IECA y los BCC (fig. 5-8).

CUADRO 5-9

Características basales promedio y diferencias en el seguimiento de la PA entre grupos aleatorizados de acuerdo con las diferentes TFGe

Comparación del tratamiento	N.º de pacientes	Promedio de edad, años	TFGe en el inicio (ml/min/1,73 m²)	PA inicial (mm Hg)	PA final (mm Hg)
Todos los ensayos					
TFGe ≥ 60	121 995	63	81	156/91	141/81
TFGe ≤ 60	30 295	68	52	160/90	144/80
Tratamiento activo contra placebo					
IECA contra placebo					
TFGe ≥ 60	42 896	62	82	141/82	135/78
TFGe ≤ 60	11 399	67	52	145/82	137/77
BCC contra placebo					
TFGe ≥ 60	4252	66	77	164/85	151/81
TFGe ≤ 60	1855	70	52	169/84	143/83
Regímenes más intensivos contra menos intensivos					
TFGe ≥ 60	16 687	60	81	168/104	142/83
TFGe ≤ 60	3979	65	52	170/104	143/83
Comparación entre clases de fármacos					
IECA contra diuréticos o β-B					
TFGe ≥ 60	36 540	63	81	156/90	143/83
TFGe ≤ 60	8686	71	51	162/89	146/81
BCC contra diuréticos o β-B					
TFGe ≥ 60	34 838	64	81	159/93	144/83
TFGe ≤ 60	7671	70	52	163/91	147/82
IECA contra BCC					
TFGe ≥ 60	19 520	67	83	153/87	141/80
TFGe ≤ 60	5022	72	51	161/88	147/80

IECA, inhibidor de la enzima convertidora de angiotensina.

Adaptado de Blood Pressure Lowering Treatment Trialists' Collaboration. Blood pressure lowering and major cardiovascular events in people with and without chronic kidney disease: Meta-analysis of randomized controlled trials. BMJ 2013;347:15680. doi: 10.1136/bmj.55680

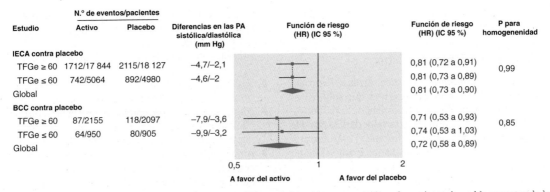

FIGURA 5-8 • Efectos de los regímenes basados en inhibidores de la enzima convertidora de angiotensina o bloqueantes de los canales de calcio contra placebo para riesgo de eventos cardiovasculares mayores de acuerdo con el estado de la función renal. El valor de *p* para homogeneidad indica consistencia del efecto terapéutico entre los subgrupos. La diferencia media global en las PA sistólica y diastólica durante el seguimiento en activamente tratado/regímenes enumerados primero contra control/regímenes enumerados segundo, fue calculada mediante la ponderación de las diferencias observadas en cada ensayo por el número de pacientes en el ensayo. Los valores negativos indican PA sistólicas y diastólicas medias más bajas durante el seguimiento en los grupos activamente tratados/enumerados primero que en los grupos controles/enumerados segundo (tomada de Pressure Lowering Treatment Trialists' Collaboration. Blood pressure lowering and major cardiovascular events in people with and without chronic kidney disease: Meta-analysis of randomized controlled trials. *BMJ* 2013;347:15680. doi: 10.1136/bmj.55680)

Ensayo en pacientes cardiópatas

Además de documentar que la morbimortalidad por coronariopatía se previene significativamente con el uso de diuréticos en dosis bajas, BCC, IECA y BRA, como se ha revisado antes en este capítulo (v. figs. 5-2 y 5-4), otros ensayos clínicos han examinado el efecto que tienen los antihipertensivos en aquellos pacientes con coronariopatía previa.

Angina y enfermedad coronaria

Durante muchos años se han empleado nitratos, β-bloqueantes y BCC con base en su eficacia para reducir los síntomas y con pocos datos (o ninguno) sobre resultados crudos. Cuando se administran a pacientes con perfiles de riesgo cardiovascular elevados, la adición de un IECA redujo los eventos cardiovasculares mayores más que el placebo (con ramipril) en el ensayo *Heart Outcomes Protection Evaluation* (HOPE) (Yusuf y cols., 2000) o (con perindopril) en el *European Trial on Reduction of Cardiovascular Events with Perindopril in Stable Coronary Artery Disease* (EUROPA) (Fox, 2003), pero no en el estudio (con trandolapril) *Prevention of Events with Angiotensin-Converting Enzyme Inhibitor* (PEACE) (Braunwald y cols., 2004), en el que la mayoría de los pacientes con coronariopatía estable tenían tratamiento previo con estatinas y otros fármacos para la reducción del riesgo cardiovascular. El ensayo CAMELOT (Nissen y cols., 2004) demostró que la amlodipina, pero no el enalapril, aumentó la protección de los pacientes con coronariopatías aun cuando permanecieran hipertensos. No está claro si el beneficio agregado con la amlodipina visto en este estudio más bien pequeño se debió a su efecto antiisquémico o a su efecto antihipertensivo.

Insuficiencia cardíaca congestiva

En el ensayo ALLHAT, el IECA resultó un poco menos eficaz que el diurético clortalidona en la prevención primaria de la insuficiencia cardíaca, pero esto puede deberse a un artefacto del diseño en el que el tratamiento preexistente con diuréticos se suspendió en el brazo del IECA (ALLHAT Officers and Coordinators, 2002). Varios ensayos, unos pocos controlados con placebo y la mayoría de corta duración, han demostrado una reducción en las hospitalizaciones y la mortalidad en todos los pacientes con insuficiencia cardíaca crónica con diuréticos, β-bloqueantes, IECA, BRA, antagonistas de la aldosterona y, en negros, una combinación de hidralazina y nitrato. Sin embargo, ninguno de estos fueron ensayos de tratamiento hipertensivo dado que la mediación no fue ajustada para reducir la PA. En el estudio *Irbesartan in Heart Failure with Preserved Systolic Function* (I-PRESERVE), el BRA no redujo los eventos cardiovasculares más que el placebo (Massie y cols., 2008). En el reciente ensayo TOPCAT (*Treatment of Preserved Cardiac Function Heart Failure with an Aldosterone Antagonist*), los resultados presentados en las *2013 AHA Scientific Sessions* (Pfeffer y en representación de los investigadores de TOPCAT, 2013) indican que la espironolactona no redujo los resultados primarios sobre muerte cardiovascular, hospitalización por insuficiencia cardíaca o supervivencia de un paro cardíaco en pacientes con insuficiencia cardíaca y fracción de eyección conservada; sin embargo, la espironolactona sí redujo la carga mayor soportada por estos pacientes: el riesgo de hospitalizaciones repetidas por insuficiencia cardíaca.

Ensayos en pacientes con ictus

En el ensayo *Perindopril Protection Against Recurrent Stroke Study* (PROGRESS) de pacientes que sobrevivieron a un ictus isquémico o hemorrágico, la reducción de la PA sistólica en 12 mm Hg a un valor de 135 mm Hg con una combinación de IECA/diuréticos (perindopril/indapamida) en pacientes ambulatorios redujo el riesgo relativo de ictus isquémicos recurrentes un 36 % y de ictus hemorrágicos un 76 % más que el placebo; sin embargo, la reducción menor en la PA de sólo 5 mm Hg con monoterapia con perindopril no mostró protección frente al ictus (PROGRESS Collaborative Group, 2001). De manera similar, en el estudio posterior *Prevention Regimen for Effectively Avoiding Second Strokes* (PROFESS) de pacientes con ictus isquémico, no se encontró un beneficio estadístico cuando la PA sistólica se redujo sólo 4 mm Hg con la monoterapia con el BRA (telmisartán) frente a placebo (Yusuf y cols., 2008).

Junto con la terapia antihipertensiva, la reducción del colesterol en sangre con estatinas proporcionó otra reducción del 21 % en la incidencia de ictus en los pacientes de alto riesgo (*Heart Protection Study*, Collins y cols., 2004), una disminución del 48 % en pacientes con niveles elevados de proteína C reactiva y lipoproteínas de baja densidad (LDL) menores de 130 mg/dl (Ridker y cols., 2008), y una reducción del 27 % en los hipertensos (Sever y cols., 2003). La terapia con estatinas también es eficaz en la prevención del ictus secundario (Amarenco y cols., 2006).

Función cognitiva

Fuertes datos observacionales sugieren que los tratamientos antihipertensivos reducen el riesgo de demencia, pero los datos de los ensayos clínicos aleatorizados aún no son concluyentes (Gorelick y cols., 2012). El único fármaco específico que ha demostrado en ensayos clínicos que previene la demencia es el BCC nitrendipina, en el ensayo *Syst-Eur* (Gorelick y cols., 2012).

Una revisión sobre el beneficio del tratamiento

A pesar de toda la evidencia anteriormente analizada sobre el beneficio del tratamiento antihipertensivo en la reducción de la enfermedad cardiovascular, su efecto global sobre la disminución de la mortalidad coronaria y por ictus observado en la mayoría de las sociedades desarrolladas en los últimos 40 años es bastante limitado. Como se analizó en el capítulo 1, la mejor evidencia disponible atribuye al tratamiento con fármacos antihipertensivos sólo el 3 % y a la reducción de la PA en la población el 9,5 % del descenso del 62 % en los varones y del 45 % en las mujeres de la mortalidad coronaria en Inglaterra y Gales entre 1991 y 2000 (Unal y cols., 2004).

Las razones de este papel limitado son varias:

- ▶ Tasas de control de la hipertensión subóptimas en la población a pesar de una mejoría gradual.
- ▶ Imposibilidad de proporcionar un tratamiento preventivo eficaz antes del progreso inexorable de las complicaciones relacionadas con la hipertensión.
- ▶ Atención inadecuada a los factores de riesgo concomitantes, lo que produce un gran riesgo residual, aun en aquéllos que están tratados.

Éstas y otras cuestiones se abordarán más adelante en este mismo capítulo y en el capítulo 7, pero primero se analizará en detalle uno de los aspectos más atractivos del tratamiento de la hipertensión, como es su costo-efectividad.

Efectividad en relación con los costos del tratamiento de la hipertensión

El tratamiento de la hipertensión arterial es una de las medidas más costo-efectivas actualmente disponibles para prevenir una muerte evitable (Stason, 2009). Mediante las diversas técnicas de modelización matemática y el análisis de decisión de Markov, los cálculos más recientes indican que el tratamiento de la hipertensión proporciona años de vida ajustados por calidad (AVAC) a un costo mucho menor que el tratamiento de la dislipidemia o la diabetes. En pacientes con diabetes el mensaje es claro: el control de la hipertensión actualmente muestra ahorros netos, mientras que el control de la hiperglucemia y el de la hipercolesterolemia (aunque costo-efectivos, o sea < USD $50 000 AVAC) aún conlleva un costo neto positivo (CDC Diabetes Cost-Effectiveness Group, 2002). Los ahorros en los costos por menor hospitalización y menor atención prolongada, eventos coronarios y complicaciones microvasculares de la diabetes superan a los costos de las consultas y de los fármacos para controlar la hipertensión.

Los análisis tradicionales de costo-efectividad se realizan desde una perspectiva teórica de la sociedad usando proyecciones de largo plazo (p. ej., 10-30 años). Sin embargo, desde una perspectiva más práctica, las aseguradoras de salud están interesadas en proyecciones a más corto plazo porque el recambio de afiliados es elevado, y para alcanzar cánones de calidad, que permiten los reembolsos. Con sustento en la base de datos del National Committee on Quallity Assurance's Health Care Effectiveness Data and Information System (HEDIS), que permite a los planes de salud monitorizar e informar los cánones de calidad de la atención dada a los afiliados, Nuckols y cols. (2011) estimaron que para aumentar la tasa de control de la hipertensión en

Estados Unidos del actual 50 % al 70 %, los gastos en el plan sanitario para las visitas en consultorio y las medicaciones deberían ser de USD $170 por cada paciente hipertenso por año (un aumento de USD $29,5 mil millones a USD $42 mil millones).

Este costo adicional puede caer rápido debido a varias tendencias recientes:

▶ El desarrollo de nuevos fármacos para la hipertensión ha disminuido considerablemente y los costos de los medicamentos siguen reduciéndose a medida que cada vez más agentes se convierten en genéricos y que cada mes las listas de medicamentos se expanden.

▶ Las consultas a los médicos debidas a hipertensión disminuyen con la expansión de los programas de telemedicina, el aumento de las consultas con profesionales no médicos y asistentes médicos de bajo costo, así como por la aparición de protocolos de ajuste de automedicación.

▶ Las iniciativas de la *Affordable Care Act* se están desplazando del pago por servicio al pago por módulos según los logros de cánones de calidad.

Los médicos deberán alcanzar fácilmente puntuaciones del HEDIS altas para el manejo de la PA elevada si los que confeccionan las políticas adoptan las nuevas guías menos rígidas sobre cuándo debe comenzarse el tratamiento con fármacos y sobre los objetivos que tiene la terapia (v. cuadro 5-10 y el texto que lo acompaña).

CUÁNDO INICIAR EL TRATAMIENTO FARMACOLÓGICO

Antes de responder a la pregunta sobre "¿cuándo se debe iniciar el tratamiento farmacológico?", es necesario recordar en todo momento que una PA inicialmente elevada en el consultorio, superior a 140 mm Hg de sistólica o 90 mm Hg de diastólica, siempre debe confirmarse en el hogar o mediante monitorización ambulatoria de la PA, como enfatizan las nuevas guías europeas (Mancia y cols., 2014) y las guías actualizadas del Reino Unido (Krause y cols., 20122), o volver a medirse por lo menos tres veces en un período de al menos 4 semanas para asegurar el diagnóstico de hipertensión. Sólo si el valor llegara a ser muy alto (> 180/110 mm Hg) o si hubiera daño sintomático de órganos, deberá iniciarse el tratamiento antes de establecer cuidadosamente el diagnóstico.

Por otro lado, teniendo en cuenta los riesgos de una PA "normal-alta" o en "prehipertensión" (Vasan y cols., 2001), puede que en el futuro el tratamiento esté indicado para muchos más pacientes incluso sin hipertensión, tal como se define en la actualidad. Aun así, el deseo de aumentar el número de personas que reciben medicamentos para reducir la PA ya ha comenzado a consolidarse con las necesidades de la sociedad de limitar los gastos en salud pública y el aumento de las demandas de las guías de práctica basadas en la evidencia. John Swales (2000), quien sirvió 3 años en el gobierno del Reino Unido, escribió sobre este tema:

Cuanto más baja el nivel de PA en el que se recomienda el tratamiento, menor será la probabilidad de beneficio individual y mayor el número de pacientes elegibles para el tratamiento. Hay una relación inversa continua entre el beneficio individual y el costo total de la salud pública. En algún punto debe tomarse una decisión en el sentido de que el costo de tratar un nivel bajo no está justificado.

Fundamentos para las guías basadas en los riesgos

Las guías para la instaurción del tratamiento se han basado solamente en el nivel de la PA, lo que dio lugar a grandes absurdos e inconsistencias. Como hicieron notar Jackson y cols. (1993):

Esto ha llevado a una situación en la que una mujer de 60 años con una PA diastólica de 100 mm Hg pero ningún otro factor de riesgo (un riesgo absoluto de coronariopatía es del 10 % en 10 años) puede reunir los criterios para el tratamiento, mientras que un hombre de 70 años con múltiples factores de riesgo pero una PA diastólica de 95 mm Hg (un riesgo absoluto del 50 % en 10 años) puede que no. Se esperaría que el tratamiento de estos dos pacientes redujera el riesgo absoluto en la mujer de 60 años a cerca del 3 % a 10 años (30 % del 10 %), pero en el hombre de 70 años habría una reducción de aproximadamente el 17 % (30 % del 50 %).

En la edición previa de este libro se afirmaba:

Todas [las otras directrices] menos las del US JNC-7 continúan utilizando la evaluación del riesgo global para determinar el umbral para iniciar el tratamiento. El hecho de que el JNC-7 no utilice siquiera un perfil bruto casi con toda certeza se corregirá en el nuevo informe JNC-8.

Nuestra predicción no se produjo. En el informe de 2014 del comité del JNC-8 (James y cols., 2014) no se hace ninguna mención de la evaluación del riesgo global, las guías de 2013 de la American Society of Hypertension (ASH)/International Society of Hypertension (ISH) (Weber y cols., 2014), o las guías para la hipertensión de 2013 de ACC/AHA/CDC (Go y cols., 2014). En contraste, las guías 2013 de ESH/ESC (Mancia y cols., 2014) y las de 2011 del Reino Unido (Krause y cols. 2011) usan tanto el riesgo global como el nivel de la PA para decidir cuándo y cómo debe iniciarse el tratamiento.

Nuevas guías basadas en el colesterol

Al mismo tiempo, la situación ha cambiado drásticamente con las guías de tratamiento de la hipercolesterolemia de 2013 de ACC/AHA (Stone y cols., 2013), las cuales se basan rigurosamente en la evaluación del riesgo. Hubo un enorme cambio de paradigma: el control de los objetivos de la LDL ya no se recomienda; en su lugar, los médicos deben determinar si un paciente cae en uno de los cuatro grupos de alto riesgo mutuamente excluyentes para la enfermedad cardiovascular ateroesclerótica y debe iniciar una terapia con estatinas como se detalla en los puntos siguientes:

▶ Los pacientes con *enfermedad cardiovascular ateroesclerótica* deben recibir terapia con estatinas de alta intensidad (edad < 75 años) o de intensidad moderada (> 75 años).
▶ Los pacientes con *LDL mayores de 190 mg/dl* deben recibir terapia con estatinas de alta intensidad.
▶ Los pacientes *diabéticos* (de tipo 1 o de tipo 2; de 40-75 años de edad) con LDL de 70-189 mg/dl y sin síntomas de enfermedad cardiovascular ateroesclerótica deben recibir al menos una terapia con estatinas de moderada intensidad o posiblemente una de alta intensidad cuando se estima un riesgo cardiovascular ateroesclerótico mayor o igual al 7,5 %.
▶ Los pacientes de 40-75 años sin síntomas de enfermedad cardiovascular ateroesclerótica o diabetes, pero con niveles de LDL de 70-189 mg/dl y un *riesgo estimado de enfermedad cardiovascular ateroesclerótica a 10 años mayor o igual al 7,5 %*, deben recibir una terapia con estatinas de moderada o alta intensidad.

La mayoría de los pacientes hipertensos caen en uno de estos grupos y pueden llegar a beneficiarse con una terapia con estatinas de alta o moderada intensidad. Las terapias con estatinas de alta intensidad incluyen atorvastatina (40-80 mg) o rosuvastatina (20-40 mg). Las terapias con estatinas de moderada intensidad contemplan atorvastatina (10-20 mg), rosuvastatina (5-10 mg), simvastatina (20-40 mg), pravastatina (40-80 mg) y varias otras. Los pacientes "intolerantes a las estatinas" también se benefician si se reduce la dosis.

El riesgo de padecer una enfermedad cardiovascular ateroesclerótica a 10 años (que incluye eventos coronarios e ictus) se determina mediante el uso de un calculador en línea (fig. 5-9) al que se puede acceder a través del sitio web http//www.cardiosource.org/science-and-quality/practice-guidelines-and-qualituy-standads/2013-prevention-guidelines-tools.aspx.

Nueva cohorte agrupada según el calculador de riesgo de enfermedad cardiovascular ateroesclerótica

A pesar de su gran familiaridad, el calculador del *Framingham Heart Study* deriva de una sola cohorte blanca. Se desarrollaron nuevas ecuaciones para estimar el riesgo a 10 años de padecer un primer evento cardiovascular ateroesclerótico (IAM no letal, muerte cardiovascular o ictus letal o no letal) usando un grupo de datos de varios estudios de cohorte grandes, étnica y geográficamente diversos, mòdernos y patrocinados por el NHLBI, incluido el estudio ARIC (*Atherosclerosis Risk in Communities*), el *Cardiovacular Health Study* y el CARDIA (*Coronary Artery Risk Development in Young Adults*), combinados con los datos aplicables del estudio Framingham original y de la cohorte *Offspring Study*.

Se usaron métodos estadísticos de avanzada para derivar y validar internamente las *Pooled Cohort Equations*, que proporcionaron estimaciones específicas de sexo y de raza del riesgo a 10 años para enfermedad cardiovascular ateroesclerótica para hombres y mujeres afroamericanos y blancos de 40-79 años. Las variables que estadísticamente ameritaban inclusión en las ecuaciones de evaluación del riesgo son edad, colesterol total y HDL, PA sistólica (incluidas tratada y no tratada), diabetes y tabaquismo actual.

Nueva guías para la hipertensión basadas en la evidencia

Desde 2010 se han publicado siete nuevas guías de comités expertos (v. cuadro 5-10). Varios cambios son notables:

▶ Las nuevas guías son cada vez más basadas en la evidencia comparadas con las del pasado.
▶ El informe de 2014 de los miembros del panel del JNC-8 (James y cols., 2014) puede ser el conjunto más estrictamente basado en la evidencia de las guías producidas hasta la fecha (Bauchner y cols., 2014). Las recomendaciones terapéuticas se basan en interpretaciones estrictas de datos exclusivos de ensayos clínicos aleatorizados en hipertensión; se excluyeron de la consideración grandes ensayos clínicos aleatorizados de fármacos antihipertensivos si la población de estudio incluía pacientes con alto riesgo de padecer enfermedad cardiovascular ateroesclerótica o sin hipertensión. A diferencia de las JNC del pasado, el informe de 2014 del panel de miembros JNC-8 no respresenta un conjunto completo de recomendaciones para la práctica. No evalúa temas prácticos importantes, como cumplimiento con la medicación o monitorización en casa y ambulatoria. Antes de terminado el informe en 2013, los National Institutes of Health (NIH)

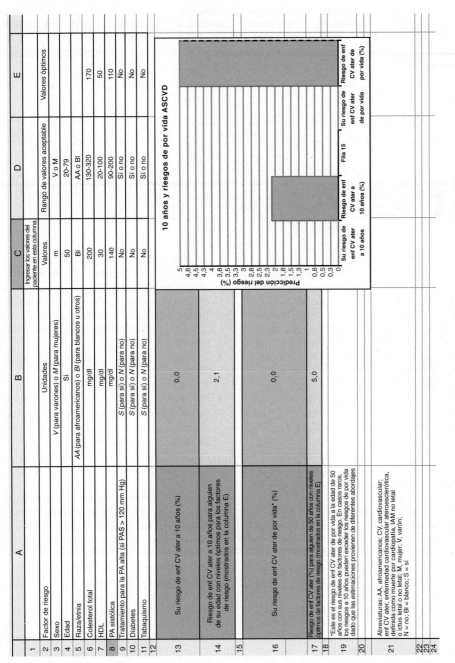

FIGURA 5-9 • Calculador del riesgo de enfermedad cardiovascular ateroesclerótica de 2013 AHA/ACC (tomada de Goff DC, Lloyd-Jones DM, Bennett G, Coady S, et al. 2013 ACC/AHA Guideline on the Assessment of Cardiovascular Risk: A report of the American College of Cardiology/American Heart Association Task Force on Practice Guidelines. *Circulation* 2013; 01.cir.0000437741.48606.98 [pii];10.1161/01.cir.0000437741.48606.98 [doi])

CUADRO 5-10

Umbrales de inicio del tratamiento farmacológico según las guías actuales

Nivel de riesgo	"JNC 8" (James, et al., 2014)	ASH/ISH (Weber, et al., 2014)	ACC/AHA/ CDC (Go, et al., 2014)	ESH/ESC (Mancia, et al., 2014)	CHEP (Hackam, et al., 2013)	UK NICE (Krause, et al., 2011)	ISHIB (Flack, et al., 2010)
"Ancianos"	≥ 150/90 (≥ 60 años)	≥ 150/90 (≥ 80 años)	≥ 140/90	≥ 160 PAS (≥ 80 años)	≥ 150/90 (≥ 80 años)	≥ 150/90 (≥ 80 años)	Sin especificar
General, sin factores de riesgo ni daño a órganos	≥ 140/90	≥ 140/90	≥ 140/90	≥ 150/90	≥ 160/100	≥ 140/90	≥ 135/85
General, + factores de riesgo o daño a órganos	≥ 140/90	≥ 140/90	≥ 140/90	≥ 140/90	≥ 140/90	≥140/90	≥ 130/80
Diabetes	≥ 140/90	≥ 140/90	≥ 140/90	≥ 140/90	≥ 130/80	≥ 140/90	≥ 130/80
NC	≥ 140/90	≥ 140/90	≥ 140/90	≥ 140/90	≥ 140/90	≥ 140/90	≥ 135/80

JNC 8, 2014 Report of the Committee Members Appointed to the 8th Joint National Committee; ASH, American Society of Hypertension; ISH, International Society of Hypertension; AHA, American Heart Association; ACC, American College of Cardiology; CDC, Centers for Disease Control and Prevention; CHEP, Canadian Hypertension Education Program; UK, United Kingdom; NICE, National Institute for Health and Clinical Excellence; ISHIB, International Society of Hypertension in Blacks.

decidieron que ya no aprobarían guías prácticas profesionales (James y cols., 2014). Aunque su informe final ha sido revisado por pares antes de ser publicado por *JAMA* (Peterson y cols., 2014), el JNC-8 difiere de sus predecesores en que no ha sido aprobado por los NIH ni por ninguna otra sociedad médica profesional y, por lo tanto, no constituye la guía de recomendaciones oficial de Estados Unidos sobre hipertensión. Como resultado, aparecieron otras guías de práctica en 2014 emitidas por la American Society of Hypertension (ASH)/International Society of Hypertension (ISH) (Weber y cols., 2014) y por la ACC/AHA/CDC (Go y cols., 2014).

▸ La mayoría de las nuevas guías basadas en la evidencia han incrementado el umbral para el comienzo del tratamiento en los hipertensos "ancianos" a ≥ 150/90 mm Hg (≥ 160 mm Hg sistólica para las guías 2013 ESH/ESC) (Mancia y cols., 2014) y en pacientes con diabetes o NC de ≥ 130/80 mm Hg a ≥ 140/90 mm Hg (con excepción de las guías 2013 de Canadá, que mantienen un umbral de ≥ 130/80 mm Hg para los pacientes con diabetes) (Hackam y cols., 2013).

▸ Sólo el JNC-8 define a los "ancianos" como aquéllos de más de 60 años, mientras que otras guías los definen como de 80 años o más (v. cuadro 5-9). Varios miembros del panel JNC-8 cuestionan esta definición y escribieron un artículo de posición de la minoría (Wright y cols., 2014), citando la siguiente evidencia para apoyar un umbral de tratamiento de 140 mm Hg de sistólica para pacientes de 60-79 años:

  ▸ Aumentar el umbral terapéutico a 150 mm Hg de PA sistólica y el objetivo de tratamiento a 140-149 mm Hg (en lugar de 10 mm Hg más

baja) probablemente reducirá la intensidad del tratamiento antihipertensivo en la gran población de más alto riesgo de complicaciones hipertensivas, que incluyen a los adultos negros (incorporados en el nuevo calculador de riesgo de enfermedad cardiovascular ateroesclerótica en la fig. 5-7).

▸ La evidencia que apoya la decisión de establecer el nuevo umbral más alto (sistólica de 150 mm Hg) es insuficiente.

▸ El objetivo de PA sistólica en pacientes de 60 años o más hace que aparezca un riesgo considerable, que consiste en aumentar los niveles de la PA de la población y revertir la declinación que tiene la enfermedad cardiovascular, especialmente el ictus.

Todas las guías, excepto las tres de Estados Unidos, usan el riesgo global de enfermedad cardiovascular ateroesclerótica para decidir cuándo iniciar la terapia. Las guías del Reino Unido siguen siendo las más conservadoras, y continúan reservando el tratamiento con fármacos en el estadio 1 de hipertensión sólo para aquéllos con enfermedad cardiovascular sintomática, daño de órganos, diabetes, NC o un riesgo de enfermedad cardiovascular a 10 años de 20% o mayor (Krause y cols., 2011). Como vimos en el cuadro 5-11, las guías europeas 2013 (Mancia y cols., 2014) usan los factores de riesgo, el daño de órganos y la presencia de enfermedad sintomática ostensible para determinar el grado de riesgo, usando un gráfico de estratificación para clasificar el riesgo desde "bajo" hasta "muy alto" (cuadro 5-12). A su vez, el nivel de riesgo se usa para decidir entre la necesidad de comenzar el tratamiento o continuar con la monitorización.

Otros factores diferentes del nivel de PA que influyen en el riesgo global cardiovascular en pacientes con hipertensión

Factores de riesgo

▶ Varón

▶ Edad (varones ≥ 55 años, mujeres ≥ 65 años)

▶ Tabaquismo

▶ Dislipidemia

▶ Deterioro en la glucosa en ayunas (100-125 mg/dl)

▶ Obesidad (IMC ≥ 30 o circunferencia de la cintura: varón ≥ 102 cm, mujeres ≥ 88 cm)

▶ Antecedentes familiares o ECV prematura (varón edad < 55 años, mujeres edad < 65 años)

Daño de órganos asintomático

▶ Hipertrofia del ventrículo izquierdo por ECG o ecocardiografía transtorácica

▶ NC (TFGe ≤ 60 ml/min/1,73 m^2)

▶ Microalbuminuria (relación albúmina/creatinina 30-300 mg/g)

▶ Índice ángulo-brazo < 0,9

▶ Velocidad de la onda de pulso > 10 m/s

Diabetes mellitus (glucemia en ayunas ≥ 126 mg/dl × 2; o HBA1C ≥ 7 %; o glucemia poscarga > 198 mg/dl)

Enfermedad cardiovascular o renal establecida

▶ Ictus o AIT

▶ Cardiopatía: IAM, angina, revascularización miocárdica

▶ Insuficiencia cardíaca (con fracción de eyección reducida o conservada)

▶ Claudicación intermitente (arteriopatía periférica sintomática)

▶ NC con TFGe < 30 ml/min/1,73 m^2

▶ Retinopatía avanzada: hemorragias o exudados, edema de papila

NC, nefropatía crónica; AIT, ataque isquémico transitorio; TFGe, tasa de filtración glomerular estimada; ECV, enfermedad cardiovascular.

Adaptado de Mancia G, et al. 2014 ESH/ESC Guidelines for the management of arterial hypertension. *J Hypertens* 2013;31:1281–1356

¿Debería ser más bajo el umbral?

Sin embargo, dado que los fármacos se han vuelto más fáciles de tomar y más eficaces, algunos expertos han propuesto que el tratamiento farmacológico debe indicarse a las personas que todavía no son hipertensas para prevenir tanto el inicio de la elevación de la PA como el daño vascular que puede producirse antes de que la cifra supere el umbral de 140/90 mm Hg. La justificación racional incluye la incapacidad de los tratamientos actuales, tal y como se utilizan en la práctica médica, de proporcionar una protección más que parcial a aquellos sujetos con una PA superior a 140/90 mm Hg, del 40 % frente al ictus, pero sólo del 25 % frente a la cardiopatía.

En particular, Stevo Julius ha dicho que el tratamiento farmacológico debe iniciarse antes a pesar de la falta de evidencia, una falta que es atribuible a la ausencia de estudios de largo plazo en personas con PA inferior a 140/90 mm Hg. Para proporcionar esa evidencia se inició el ensayo TROPHY (*Trial of Preventing Hypertension*) en 1999, que empleó BRA II en la mitad de los 809 pacientes cuya PA sistólica oscilaba entre 130 y 139 mm Hg y la diastólica entre 85 y 89 mm Hg. Durante los 2 años de tratamiento con BRA, el número de individuos que presentó progresión de la hipertensión, es decir, una PA de 140/90 mm Hg o mayor, fue un 66 % menor que el de los sujetos que recibieron placebo. Sin embargo, 2 años después de suspender la administración del BRA, la incidencia de hipertensión sólo fue un 16 % menor en el grupo analizado previamente comparado con el grupo que recibió placebo.

¿Umbrales menores para los pacientes de riesgo más elevado?

El informe de 2003 del JNC-7 (Chobanian y cols., 2003) recomendaba una PA de 140/90 mm Hg como el umbral para comenzar el tratamiento con fármacos para los pacientes más hipertensos y un umbral más bajo de 130/80 mm Hg para aquéllos con diabetes mellitus o NC, porque estos trastornos se asocian con un riesgo cardiovascular muy elevado. Luego, la declaración de posición de 2008 de AHA/ACC sobre el tratamiento de la hipertensión en pacientes con enfermedad coronaria (Rosendorff y cols., 2007) expandió el umbral de 130/80 para incluir a pacientes con coronariopatía conocida o sospechada, con enfermedad arterial periférica o aquéllos que requieren prevención contra alto riesgo global de enfermedad cardiovascular. Ahora, el panel de miembros JNC-8 (James y cols., 2014) y el panel de las nuevas guías europeas (Mancia y cols., 2014) concluyen que las recomendaciones previas para el objetivo terapéutico de 130/80 mm Hg se habían basado mucho en opiniones de expertos.

Por otra parte, los análisis de metarregresión realizados por los BP Lowering Treatment Trialists muestran que una reducción adicional en la PA (sistólica o diastólica) causa una disminución adicional en el riesgo cardiovascular más allá de los niveles iniciales de PA, aun con PA sistólicas iniciales menores de 140 mm Hg o diastólicas iniciales de más de 80 mm Hg (fig. 5-10) (Czernichow y cols., 2011). Estos análisis apoyan el uso de medicación para reducir la PA en pacientes de alto riesgo con o sin hipertensión.

CUADRO 5-12

Situación del riesgo de enfermedad cardiovascular total por PA y otros factores

	Presión arterial (mm Hg)			
Otros factores de riesgo, daño de órganos asintomático	PAS normal-alta 130-139 o PAD 85-89 mm Hg	Grado 1 de HTA PAS 140-159 o PAD 90-99 mm Hg	Grado 2 de HTA PAS 160-179 o PAD 100-109 mm Hg	Grado 3 de HTA PAS ≥ 180 o PAD ≥ 110 mm Hg
Ningún factor de riesgo		Riesgo bajo	Riesgo moderado	Riesgo alto
1-2 FR	Riesgo bajo	Riesgo moderado	Riesgo moderado a alto	Riesgo alto
≥ 3 FR	Riesgo bajo o moderado	Riesgo moderado a alto	Riesgo alto	Riesgo alto
DdO, NC estadio 3 o diabetes	Riesgo moderado o alto	Riesgo alto	Riesgo alto	Riesgo alto a muy alto
Enf CV sintomática, NC estadio ≥ 4, o diabetes con DdO/FR	Riesgo muy alto	Riesgo muy alto	Riesgo muy alto	Riesgo muy alto

PAS, PA sistólica; PAD, PA diastólica; FR, factor de riesgo; DdO, daño de órganos; CV, cardiovascular; NC, nefropatía crónica.
Adaptado de Mancia G, et al. 2014 ESH/ESC Guidelines for the management of arterial hypertension. *J Hypertens* 2013;31:1281–1356

Tratamiento global

En resumen, la mayoría de los hipertensos presentan una hipertensión asintomática bastante leve y los efectos positivos del tratamiento (medidos como reducción de los eventos graves) disminuyen de manera progresiva cuanto más leve es la hipertensión. Muchos pacientes se benefician relativamente poco, y aun así están expuestos a efectos adversos y a los costos económicos bastante elevados del tratamiento. Por lo tanto, para que el paciente se beneficie al máximo, es razonable y adecuada una estrategia terapéutica basada en el riesgo global. Por otra parte, es probable que los pacientes con un riesgo más alto obtengan mayor protección al tratarlos con valores más bajos de PA. Es evidente que la situación cambiaría si se llegara a demostrar que el uso precoz de tratamiento farmacológico antihipertensivo evita la progresión de la PA y del daño cardiovascular en las personas con PA inferiores al umbral menor aceptado actualmente para la instauración del tratamiento.

Una vez descrita la justificación para instaurar el tratamiento, a continuación se analizará cuánto se debe reducir la PA.

OBJETIVO TERAPÉUTICO

Lógicamente, el objetivo del tratamiento debe ser reducir la PA por debajo del umbral establecido para iniciar la medicación. Hasta hace poco tiempo, la actitud general era "cuanto más baja, mejor". El JNC-7 enfatizaba los impresionantes datos observacionales del ensayo *Prospective Trialists' Collaboration* (cap. 1; fig. 1-1) (Lewington y cols., 2002), que mostraban que los riesgos de una coronariopatía letal o un ictus letal aumentan logarítmicamente desde una PA tan baja como 115/75 mm Hg. Sin embargo, el informe del JNC-8 concluyó que los ensayos clínicos aleatorizados no encuentran beneficios en reducir la PA de menos de 140/80 para pacientes de 60 años o más o por debajo de 130/80 para pacientes de menos de 60 años, o aquéllos con diabetes o NC.

El pequeño número de ensayos clínicos que compararon prospectivamente la terapia antihipertensiva más intensa frente a menos intensa se resumen como sigue (cuadro 5-13):

▶ *Ictus*: en el reciente ensayo SPS3 no se hallaron diferencias en el riesgo de eventos cardiovasculares totales en pacientes con infartos lagunares recientes cuando la PA sistólica se redujo a 127 mm Hg en vez de 138 mm Hg, pero el riesgo de ictus hemorrágico posterior se redujo en más de un 60 % (Benavente y cols., 2013).

▶ *Diabetes*: en el ensayo ACCORD, no se hallaron diferencias en los eventos coronarios en pacientes con diabetes cuyas PA sistólicas se redujeron a 119 mm Hg comparadas con 138 mm Hg, pero, de nuevo, hubo una mayor reducción en el ictus (Cushman y cols., 2010), aunque el ACCORD puede haber tenido poca potencia; se produjeron muy pocos eventos cardiovasculares en pacientes diabéticos del estudio, la mayoría de los cuales recibieron tratamiento con estatinas y otras medidas de reducción del riesgo cardiovascular. Además, la confianza en la PA clínica presenta problemas particulares en los ensayos de pacientes diabéticos, debido a la alta prevalencia de hipertensión oculta (Franklin y cols., 2013), un tema que no fue evaluado en ACCORD. Como ya se mencionó en este

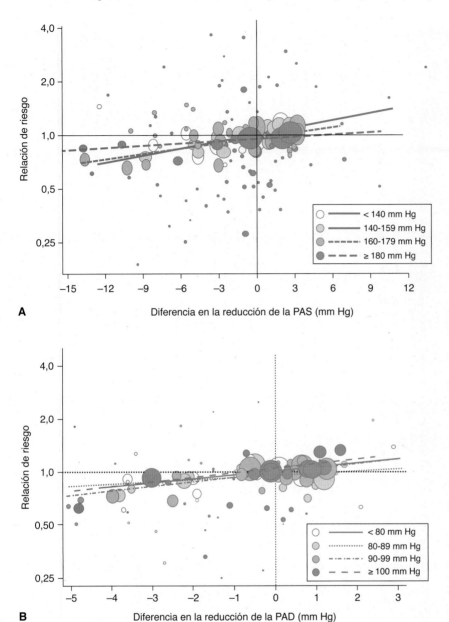

FIGURA 5-10 • Comparación de las asociaciones entre los cambios de PA y la reducción de la relación de riesgo en los eventos cardiovasculares mayores totales de acuerdo con las categorías de **(A)** PA sistólica (PAS) y de **(B)** PA diastólica (PAD) de 201 566 participantes de 32 ensayos clínicos aleatorizados. El área de cada *círculo* es proporcional a la varianza inversa de los logaritmos de los cocientes de disparidad (*odds ratio*). La *línea ajustada* representa el resumen de la metarregresión para los eventos cardiovasculares mayores totales. Cada línea de regresión corresponde a un nivel diferente de PA de base (tomada de Czernichow S, Zanchetti A, Turnbull F, et al. The effects of blood pressure reduction and of different blood pressure-lowering regimens on major cardiovascular events according to baseline blood pressure: Meta-analysis of randomized trials. *J Hypertens* 2011;29:4–16)

capítulo, dos metaanálisis también concluyeron que, en pacientes con diabetes, la protección frente al ictus pero no frente al IAM mejora cuanto mayor es la magnitud de la reducción de la PA (Bangalore y cols., 2011; Reboldi y cols., 2011), mientras que una revisión Cochrane más restringida (que excluyó el ensayo positivo ADVANCE) concluyó que hay evidencia de baja calidad a favor de la reducción intensa de la PA para proveer protección frente al ictus en pacientes con diabetes mellitus (Arguedas y cols., 2013). En palabras de Bangalore y cols. (2011):

CUADRO 5-13

Ensayos aleatorizados que comparan las terapias antihipertensivas más intensas contra las menos intensas

Ensayo (referencia)	Fármaco principal	N.º de pacientes (trastorno)	Promedio de edad, años	PA inicial, mm Hg	PA final menos intensa, mm Hg	Pa final más intensa, mm Hg	Reducción del riesgo relativo
SPS3 (Benavente, et al., 2013)	Tiazida, IECA/BRA, BCC, βB	3020 (ictus lacunar reciente)	63	143/79	138 sistólica	127 diastólica	−63% hemorragia intracerebral ($p = 0{,}03$), $p =$ todos los eventos CV NS
AASK (Appel, et al., 2010)	Ramipril, amlodipina, metoprolol	1094 (HTA + NC)	55	150/96	141/86	130/78	Deterioro renal: $p =$ NS excepto para subgrupos con proteinuria: −27 % deterioro renal ($p = 0{,}01$)
ACCORD (2010)		4733 (DM2 ± HTA)	62	139/76	135/71	119/64	$p =$ NS eventos CV globales, −41 % ictus ($p = 0{,}01$)
HOT (Hansson, et al. 1998)	Felodipina + IECA + βB	18790 (HTA general)	62	170/105	144/85	142/83, o 140/81	−28 % ictus $p =$ NS eventos CV
HOT-DM2 (Hansson, et al., 1998)	Felodipina + IECA + βB	1501 (HTA + DM2)	62	107/105	144/85	142/83, o 140/81	−50 % Eventos CV ($p = 0{,}005$)
ABCD-V (Estacio, et al., 2006)	Valsartán	(DM2-NT)	57	126/84	124/80	118/75	Menos albuminuria ($p < 0{,}007$)
ABCD-N (Schrier, et al., 2002)	Nisoldipina, enalapril	480 (DM2-NT)	59	137/84	137/81	128/75	Menos albuminuria ($p < 0{,}009$), menos retinopatía ($p = 0{,}019$), menos ictus ($p = 0{,}03$)
ABCD-H (Estacio, et al., 1998)	Nisoldipina, enalapril	470 (DM2 + HTA)	57	158/76	146/90	139/82	$p =$ NS eventos CV
UKPDS-38 (1998)	Captopril ± atenolol	1 148 (HTA + DM2)	56	160/94	154/87	144/82	−32 % muerte relacionada con DM ($p < 0{,}019$), −44 % ictus ($p = 0{,}013$), −37 % enfermedad microvascular ($p = 0{,}0092$)

La evidencia actual sugiere que el control intenso de la PA (PA sistólica < 135 mm Hg) reduce el riesgo de eventos macrovasculares (muerte, ictus) en pacientes con diabetes mellitus tipo 2/deterioro de la glucosa en ayunas/deterioro de la tolerancia a la glucosa. Un objetivo terapéutico de 130 a 135 mm Hg, similar al alcanzado de 133,5 mm Hg en los grupos de tratamiento estándar del ensayo ACCORD, es por lo tanto aceptable, y los objetivos más agresivo de 120 mm Hg pueden considerarse en pacientes con riesgo más elevado de ictus. Sin embargo, a una PA sistólica de < 130 mm Hg, puede haber heterogeneidad de daño de órganos, y estos beneficios cerebrovasculares deben equilibrarse frente a un aumento del riesgo de eventos adversos graves y una falta de beneficio para los resultados cardíacos, renales y retinianos.

▶ *Nefropatía crónica*: en una cohorte de seguimiento del ensayo AASK, un tratamiento antihipertensivo más intenso con un control de PA de 130/78 durante el ensayo produjo una tasa persistentemente menor de deterioro renal en el subgrupo de pacientes con proteinuria (Appel y cols., 2010) que uno menos intenso con un control de PA de 141/86. Otros estudios, que no fueron diseñados para evaluar los problemas de objetivo terapéutico, hallaron protección de una PA sistólica por debajo de 130 mm Hg sólo en aquéllos con proteinuria mayor de 1 g por día, y no hubo mayor protección para PA sistólicas de más de 160 mm Hg y de menos de 110 mm Hg para aquéllos con proteinuria (fig. 5-11) (Jafar y cols., 2003). Deben tenerse en cuenta otros puntos:

▶ El informe del comité de miembros del JNC-8 relajó sus recomendaciones para comenzar e intensificar la terapia después de revisar los niveles de PA media al comienzo del tratamiento y los niveles de PA promedio alcanzados para los grupos aleatorizados y los resultados primarios asociados. Claramente, algunos pacientes en estos ensayos alcanzaron PA más bajas y algunos más altas que los valores promedio. Al usar tales datos específicos de los pacientes, el análisis de metarregresión mencionado en la figura 5-10 muestra beneficios adicionales en reducir la PA tanto como 15/5 mm Hg incluso desde una línea base de PA de 140/80 mm Hg (Czernichow y cols., 2011).

▶ El metaanálisis mostrado en la figura 5-10 también incluye ensayos que fueron excluidos de los análisis realizados por el comité del JNC-8, porque no todos los pacientes eran hipertensos y, por lo tanto, tenían una PA basal promedio menor. Éstos se incluyen en los cuadros 5-5 y 5-12.

▶ El ensayo en curso patrocinado por los NIH *Systolic Blood Pressure Intervention Trial* (SPRINT) ha sido diseñado específicamente para evaluar tratamientos más intensos frente a menos intensos de hipertensión sistólica aislada (ClinicalTrial.gov, identificador: NCT001206062).

▶ Mientras tanto, el debate continúa sobre la posible importancia de una curva en "J" tanto para la PA sistólica como para la diastólica, o sea, una reducción en el riesgo a medida que la PA baja a un nivel crítico que es inadecuado para mantener la perfusión de órganos vitales, lo que produce un aumento del riesgo cuando la presión baja más.

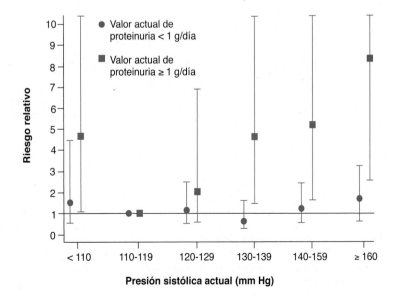

FIGURA 5-11 • El riesgo relativo de progresión de la nefropatía crónica en pacientes con una excreción urinaria de proteínas de 1,0 g/día o mayor representa 9 336 a pacientes (223 episodios), y el riesgo relativo en pacientes con una excreción urinaria inferior a 1,0 g/día representa 13 274 pacientes (88 episodios). El grupo de referencia para cada uno se define como una presión arterial sistólica de 110-119 mm Hg. Como se puede ver, los intervalos de confianza están truncados (modificada de Jafar TH, Stark PC, Schmid CH, et al. Progression of chronic kidney disease: The role of blood pressure control, proteinuria, and angiotensin-converting enzyme inhibition: A patient level meta-analysis. *Ann Intern Med* 2003; 139:244-252)

Evidencia de una curva en "J"

Stewart fue el primero en sugerir la asociación entre la reducción de la PA y el daño isquémico (1979), tras observar un incremento de cinco veces de los infartos de miocardio en pacientes cuya PA se reducía a menos de 90 mm Hg (Korotkoff, fase 4). Apenas se dio importancia al informe de Stewart hasta que Cruickshank y cols. (1987) comunicaron el mismo fenómeno.

Mancia y Grassi (2014) revisaron la evidencia para una curva en "J" y la resumieron como sigue:

En un consultorio de cateterismo cardíaco clásico, la reducción aguda de la PA diastólica a menos de 90 mm Hg con nitroprusiato intravenoso provocó una caída progresiva del flujo de sangre del seno coronario en pacientes hipertensos con hipertrofia del ventrículo izquierdo (que tienen un deterioro en la reserva vasodilatadora coronaria), mientras que la reducción de la PA diastólica a menos de 70 mm Hg no mostró un efecto sobre el flujo del seno coronario en pacientes hipertensos sin hipertrofia del ventrículo izquierdo (Polese y cols., 1991). El punto es claro: los pacientes con enfermedad cardíaca hipertensiva son susceptibles de presentar isquemia subendocárdica si la PA diastólica se reduce demasiado o muy rápido, como puede ocurrir cuando se trata una crisis hipertensiva con medicación intravenosa. Esto es particularmente cierto en hipertensos con cardiopatías en quienes la autorregulación está deteriorada en las arterias coronarias.

Pero, ¿el tratamiento antihipertensivo oral crónico intenso aumenta el riesgo de desencadenar eventos isquémicos en pacientes hipertensos ambulatorios en la práctica diaria del consultorio? Hay evidencia sugerente, mas no pruebas concluyentes.

En palabras de Mancia y Grassi (2014):

La pregunta no es si el fenómeno de la curva en "J" existe: es obvio que sí, con una rama ascendente que alcanzará el 100 % de mortalidad a una PA de cero. En su lugar, debería ser si la rama ascendente puede manifestarse a los valores de PA alcanzados con los fármacos (orales) que reducen la PA.

La evidencia a favor de la curva en "J" proviene del *análisis observacional post hoc* de ensayos clínicos aleatorizados. Los datos de los grupos de tratamiento activo y de comparación se combinan para maximizar el tamaño de la muestra, y luego se representan gráficamente las funciones de riesgo para pacientes agrupados en niveles progresivamente menores de PA alcanzados con tratamiento. Una lista parcial de análisis recientes que proporciona la evidencia más convincente a favor de las curvas en "J" incluye:

▸ En el ensayo INVEST (*International Verapamil SR/ Trandolapril*) de pacientes hipertensos con coronariopatía establecida, la incidencia de enfermedad cardiovascular ateroesclerótica se redujo progresiva-

mente en pacientes cuyas PA diastólicas se redujeron de 120 mm Hg a 80-89 mm Hg, y luego aumentaron progresivamente en aquéllos cuyas PA diastólicas estuvieron por debajo de 80 mm Hg (fig. 5-12) (Messerli y cols., 2006). En congruencia con el concepto de que las coronarias son perfundidas sólo en diástole de manera que la PA diastólica constituye la presión de perfusión coronaria, el análisis muestra que la curva en "J" fue menos pronunciada en pacientes que han sido sometidos a la revascularización coronaria y más pronunciada para la PA diastólica que para la sistólica y para IAM que para ictus.

▸ En el gran ensayo ONTARGET de pacientes con riesgo elevado de enfermedad coronaria ateroesclerótica, pero en el que no todos eran hipertensos, la incidencia de eventos cardiovasculares ateroescleróticos disminuyó cuando la PA se redujo con un tratamiento (ramipril, telmisartán o ambos) de 145/82 en el inicio a 133/76 mm Hg, y luego aumentó cuando la PA en tratamiento alcanzó los valores más bajos de 125/72 o 116/68 mm Hg (Mancia y cols., 2011).

▸ En el ensayo PRoFESS (*Prevention Regimen for Effectively Avoiding Second Strokes*) de prevención secundaria del ictus con telmisartán (contra placebo), el riesgo de un ictus secundario (o enfermedad cardiovascular ateroesclerótica total) disminuyó rápidamente cuando se redujo la PA sistólica de la basal de ≥ 150 mm Hg a 130-139 mm Hg o a 120-129 mm Hg, pero aumentó nuevamente cuando se redujo a menos de 120 (Ovbiagele y cols., 2011).

Evidencia en contra de una curva en "J"

El concepto de Cruickshank se ha puesto en tela de juicio. Según Verdecchia y cols. (2014), la evidencia en contra de una curva en "J" incluye:

▸ Los análisis observacionales *post hoc* pierden el pretendido equilibrio de las características basales entre grupos aleatorizados. Muchas veces, los pacientes con las PA más bajas son los más enfermos con los que se puede comenzar, lo que produce la *causalidad inversa:* el inicio generalizado o avance de la enfermedad de cualquier clase (insuficiencia cardíaca grave o cáncer) causados por la baja presión en lugar de que el tratamiento antihipertensivo intensivo sea el que produzca la isquemia de los órganos. Por lo tanto, en algunos informes la rama en "J" es amputada por los análisis multivariables que dan cuenta de las características basales de la enfermedad, mientras que, en otros, la rama en "J" es atenuada pero se mantiene.

▸ Los análisis *post hoc* de ensayos clínicos también sufren una merma del tamaño de la muestra en los niveles críticamente interesantes de PA mayores de

130/80 mm Hg, lo que produce enormes desviaciones estándares alrededor de los puntos estimados que se toman para representar la rama ascendente de la curva en "J" (v. fig. 5-12) (Messerli y cols., 2006). El punto es este: si es raro que la PA disminuya mucho por debajo de 130/80 mm Hg en los ensayos clínicos aleatorizados (en los que a pacientes motivados se les da medicación gratis en un protocolo de administración forzada implementado por un equipo dedicado de enfermeros y médicos entrenados), esto es mucho más raro en la práctica médica cotidiana.

▶ Se han visto curvas en "J" diastólicas en análisis *post hoc* de los brazos placebo de ensayos clínicos aleatorizados, lo que indica que la baja PA diastólica no puede ser inducida por el tratamiento sino más bien provocada por una hipertensión sistólica aislada no tratada, que tiene un alto riesgo de enfermedad cardiovascular ateroesclerótica letal o no letal.

▶ Los análisis *post hoc* del subgrupo de diabéticos del INVEST no mostraron una curva en "J" en eventos cardiovasculares ateroescleróticos, pero sí la mostraron para mortalidad de cualquier causa, lo que argumenta a favor de la causalidad inversa y en contra de la isquemia inducida por el tratamiento (Cooper-DeHoff y cols., 2010). Los análisis *post hoc* del subgrupo de diabéticos de ONTARGET mostraron una

reducción progresiva del riesgo de ictus hasta llegar a una PA sistólica de 110 mm Hg sin evidencia de una curva en "J"; no se vieron beneficios para IAM y eventos cardiovasculares ateroescleróticos globales al disminuir la PA sistólica a menos de 130 mm Hg, pero tampoco un daño claro (Redon y cols., 2012).

▶ En el análisis preespecificado primario del ensayo ACCORD (Cushman y cols., 2010), no se halló una curva en "J" en los eventos coronarios en los pacientes con diabetes cuyas PA sistólicas se redujeron a 119 mm Hg comparados con 133 mm Hg, y hubo una mayor reducción en el ictus.

Recomendaciones para el objetivo terapéutico

Dada la falta de ensayos clínicos que evalúen rigurosamente algunos asuntos étnicos y etarios importantes, las recomendaciones y guías seguirán generando debates. Habiendo revisado la enorme cantidad de evidencia (aunque incompleta) de los ensayos clínicos aleatorizados, los metaanálisis y los datos observacionales, así como varios conjuntos de guías nuevos, se ofrecen las siguientes recomendaciones sobre los objetivos de la terapia antihipertensiva:

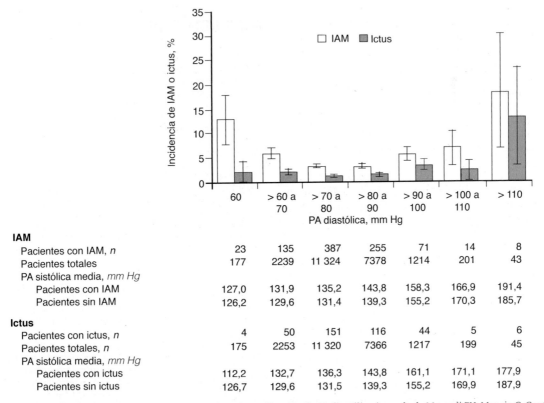

	60	> 60 a 70	> 70 a 80	> 80 a 90	> 90 a 100	> 100 a 110	> 110
IAM							
Pacientes con IAM, *n*	23	135	387	255	71	14	8
Pacientes totales	177	2239	11 324	7378	1214	201	43
PA sistólica media, *mm Hg*							
Pacientes con IAM	127,0	131,9	135,2	143,8	158,3	166,9	191,4
Pacientes sin IAM	126,2	129,6	131,4	139,3	155,2	170,3	185,7
Ictus							
Pacientes con ictus, *n*	4	50	151	116	44	5	6
Pacientes totales, *n*	175	2253	11 320	7366	1217	199	45
PA sistólica media, *mm Hg*							
Pacientes con ictus	112,2	132,7	136,3	143,8	161,1	171,1	177,9
Pacientes sin ictus	126,7	129,6	131,5	139,3	155,2	169,9	187,9

FIGURA 5-12 • Incidencia de IAM total e ictus total por estratificación de PA diastólica (tomada de Messerli FH, Mancia G, Conti CR, et al. Dogma disputed: Can aggressively lowering blood pressure in hypertensive patients with coronary artery disease be dangerous? *Ann Intern Med* 2006;144:884–893)

● *Ancianos hipertensos*: la PA sentado en el consultorio debe reducirse a menos de 150/90 mm Hg. Para la mayoría de los pacientes de 80 años o más que tengan hipertensión sistólica aislada, la PA sistólica en el consultorio debe reducirse a 140 o 145 mm Hg. Esta es sólo una regla general, dado que la definición de "anciano" y el objetivo de la terapia deben ser individuales de acuerdo con los objetivos de salud global y personales de cada paciente. Una PA sistólica sentado en el rango de 150 mm Hg puede ser el mejor objetivo para un paciente frágil de 70 años propenso a hipotensión ortostática o posprandial, mientras que una PA sistólica sentado de 130 mm Hg puede ser lo mejor para un paciente de 85 años robusto y sano cuya mayor preocupación es evitar un ictus incapacitante. La monitorización en casa de la PA debe realizarse rutinariamente en pacientes ancianos para evitar el sobretratamiento o el subtratamiento de la PA alta debida a reacciones de bata blanca y la hipertensión oculta inducida por el tratamiento, que es muy frecuente en los ancianos.

● *Pacientes hipertensos generales no ancianos*: la PA sentado en el consultorio debe reducirse a menos de 140/90 mm Hg. La PA sentado en el hogar debe controlarse (infrecuentemente) y reducirse a menos de 135/85 mm Hg.

● *Pacientes hipertensos con diabetes, NC o ambos*: la PA en el consultorio sentado debe reducirse a menos de 140/90 mm Hg. La PA ortostática debe controlarse regularmente para evitar el sobretratamiento, y la PA en casa debe controlarse de manera periódica para evitar el subtratamiento dado que la hipertensión oculta es muy común y puede predecir complicaciones hipertensivas. La PA en casa sentado debe reducirse a menos de 135/85 mm Hg. Si está disponible, debe considerarse una monitorización ambulatoria de la PA porque la hipertensión nocturna es frecuente y predice complicaciones hipertensivas.

Los objetivos más bajos que los usuales de la PA (PA sentado en consultorio < 135/85 o < 130/80 mm Hg y PA sentado en casa < 130/80 mm Hg) pueden considerarse en algunos grupos, incluidos los siguientes:

● Pacientes negros no hispanos, que son quienes tienen el mayor riesgo de complicaciones hipertensivas, incapacidad prematura y muerte. La monitorización ambulatoria de la PA debe considerarse para detectar hipertensión nocturna, que es frecuente y predice complicaciones hipertensivas.

● Pacientes con NC proteinúrica, aunque se necesitará una monitorización frecuente para evitar el daño renal agudo que exigiría un objetivo menos estricto de la PA.

● Diabéticos u otros pacientes de alto riesgo, para quienes la prevención del ictus es una preocupación primordial.

La necesidad primordial: una terapia adecuada

A pesar de las preocupaciones de una curva en "J", no se debe perder de vista el hecho de que una gran razón para una menor protección hallada entre la mayoría de los hipertensos tratados es el subtratamiento, no el sobretratamiento. Es esencial que la mayoría de los pacientes bajen sus PA sistólicas a 140 mm Hg y sus PA diastólicas al rango de 80-85 mm Hg para proporcionar los beneficios demostrados de la terapia.

Importancia de las estrategias poblacionales

La mayoría de los esfuerzos actuales están dirigidos a los pacientes con hipertensión presente. Claramente, también debemos recomendar a la población en general sobre aquellas cosas que pueden protegerla frente al desarrollo de hipertensión, un abordaje dirigido hacia la "población enferma" más que sólo a individuos enfermos. Por el momento, tales estrategias poblacionales no deben involucrar medicación sino más bien basarse en modificaciones en el estilo de vida. El próximo capítulo describe estas modificaciones.

REFERENCIAS

ALLHAT Officers and Coordinators. Major outcomes in high-risk hypertensive patients randomized to angiotensin-converting enzyme inhibitor or calcium channel blocker vs diuretic: The Antihypertensive and Lipid-Lowering Treatment to Prevent Heart Attack Trial (ALLHAT). *JAMA* 2002;288:2981–2997.

Amarenco P, Bogousslavsky J, Callahan A III, et al. High-dose atorvastatin after stroke or transient ischemic attack. *N Engl J Med* 2006;355:549–559.

Appel LJ, Wright JT Jr, Greene T, et al. Intensive blood-pressure control in hypertensive chronic kidney disease. *N Engl J Med* 2010;363:918–929.

Arguedas JA, Leiva V, Wright JM. Blood pressure targets for hypertension in people with diabetes mellitus. *Cochrane Database Syst Rev* 2013;(10):CD008277.

Asselbergs FW, Diercks GF, Hillege HL, et al. Prevention of Renal and Vascular Endstage Disease Intervention Trial (PREVEND IT) Investigators. Effects of fosinopril and pravastatin on cardiovascular events in subjects with microalbuminuria. *Circulation* 2004;110(18):2809–2816.

Bakris GL, Toto RD, McCullough PA, et al. GUARD (Gauging Albuminuria Reduction With Lotrel in Diabetic Patients With Hypertension) Study Investigators. Effects of different ACE inhibitor combinations on albuminuria: Results of the GUARD study. *Kidney Int* 2008;73(11):1303–1309. doi: 10.1038/ki.2008.102.

Bangalore S, Kumar S, Lobach I, et al. Blood pressure targets in subjects with type 2 diabetes mellitus/impaired fasting glucose: Observations from traditional and Bayesian random-effects meta-analyses of randomized trials. *Circulation* 2011;123:2799–2810, p. 9.

Barzilay JI, Davis BR, Bettencourt J, et al. ALLHAT Collaborative Research Group. Cardiovascular outcomes using doxazosin vs.

chlorthalidone for the treatment of hypertension in older adults with and without glucose disorders: A report from the ALLHAT study. *J Clin Hypertens (Greenwich)* 2004;6(3):116–125.

Bauchner H, Fontanarosa PB, Golub RM. Updated guidelines for management of high blood pressure: Recommendations, review, and responsibility. *JAMA* 2014;311(5):477–478.

Beckett NS, Peters R, Fletcher AE, et al. Treatment of hypertension in patients 80 years of age or older. *N Engl J Med* 2008;358:1887–1898.

Benavente OR, Coffey CS, Conwit R, et al. Blood-pressure targets in patients with recent lacunar stroke: The SPS3 randomised trial. *Lancet* 2013;382:507–515.

Bosch J, Yusuf S, Gerstein HC, et al. DREAM Trial Investigators. Effect of ramipril on the incidence of diabetes. *N Engl J Med* 2006;355(15):1551–1562.

Braunwald E, Domanski MJ, Fowler SE, et al. Angiotensin-converting-enzyme inhibition in stable coronary artery disease. *N Engl J Med* 2004;351:2058–2068.

Brenner BM, Cooper ME, de Zeeuw D, et al. RENAAL Study Investigators. Effects of losartan on renal and cardiovascular outcomes in patients with type 2 diabetes and nephropathy. *N Engl J Med* 2001;345(12):861–869.

Canadian Hypertension Education Program; Hackam DG, Quinn RR, Ravani P, et al. The 2013 Canadian Hypertension Education Program recommendations for blood pressure measurement, diagnosis, assessment of risk, prevention, and treatment of hypertension. *Can J Cardiol* 2013;29(5):528–542.

Carlberg B, Samuelsson O, Lindholm LH. Atenolol in hypertension: Is it a wise choice? *Lancet* 2004;364:1684–1689.

CDC Diabetes Cost-Effectiveness Group. Cost-effectiveness of intensive glycemic control, intensified hypertension control, and serum cholesterol level reduction for type 2 diabetes. *JAMA* 2002;287:2542–2551.

Chan JC, Cockram CS, Nicholls MG, et al. Comparison of enalapril and nifedipine in treating non-insulin dependent diabetes associated with hypertension: One year analysis. *BMJ* 1992;305(6860):981–985.

Chaudhry SI, Krumholz HM, Foody JM. Systolic hypertension in older persons. *JAMA* 2004;292:1074–1080.

Chew EY, Ambrosius WT, Davis MD, et al. Effects of medical therapies on retinopathy progression in type 2 diabetes. *N Engl J Med* 2010;363(3):233–244.

Chobanian AV. 1989 Corcoran lecture: Adaptive and maladaptive responses of the arterial wall to hypertension. *Hypertension* 1990;15:666–674.

Chobanian AV, Bakris GL, Black HR, et al. Seventh report of the Joint National Committee on Prevention, Detection, Evaluation, and Treatment of High Blood Pressure. *Hypertension* 2003;42:1206–1252.

Chobanian AV, Haudenschild CC, Nickerson C, et al. Trandolapril inhibits atherosclerosis in the Watanabe heritable hyperlipidemic rabbit. *Hypertension* 1992;20:473–477.

Collins R, Armitage J, Parish S, et al. Effects of cholesterol-lowering with simvastatin on stroke and other major vascular events in 20536 people with cerebrovascular disease or other high-risk conditions. *Lancet* 2004;363:757–767.

Collins R, MacMahon S. Blood pressure, antihypertensive drug treatment and the risks of stroke and of coronary heart disease. *Br Med Bull* 1994;50:272–298.

Cook RJ, Sackett DL. The number needed to treat: A clinically useful measure of treatment effect. *BMJ* 1995;310:452–454.

Cooper-DeHoff RM, Gong Y, Handberg EM, et al. Tight blood pressure control and cardiovascular outcomes among hypertensive patients with diabetes and coronary artery disease. *JAMA* 2010;304:61–68.

Cruickshank JM, Thorp JM, Zacharias FJ. Benefits and potential harm of lowering high blood pressure. *Lancet* 1987;1:581–584.

Cushman WC, Evans GW, Byington RP, et al. Effects of intensive blood-pressure control in type 2 diabetes mellitus. *N Engl J Med* 2010;362:1575–1585.

Czernichow S, Zanchetti A, Turnbull F, et al. The effects of blood pressure reduction and of different blood pressure-lowering regimens on major cardiovascular events according to baseline blood pressure: Meta-analysis of randomized trials. *J Hypertens* 2011;29:4–16.

Daly CA, Fox KM, Remme WJ, et al. EUROPA Investigators. The effect of perindopril on cardiovascular morbidity and mortality in patients with diabetes in the EUROPA study: Results from the PERSUADE substudy. *Eur Heart J* 2005;26(14):1369–1378.

DeSimone G, Izzo R, Verdecchia P. Are observational studies more informative than randomized controlled trials in hypertension? Pro side of the argument. *Hypertension* 2013;62:463–469.

Eckel RH, Jakicic JM, Ard JD, et al. 2013 AHA/ACC Guideline on Lifestyle Management to Reduce Cardiovascular Risk: A Report of the American College of Cardiology/American Heart Association Task Force on Practice Guidelines. *J Am Coll Cardiol* 2013. pii: S0735-1097(13)06029-4. doi: 10.1016/j.jacc.2013.11.003. [Epub ahead of print].

Estacio RO, Coll JR, Tran ZV, et al. Effect of intensive blood pressure control with valsartan on urinary albumin excretion in normotensive patients with type 2 diabetes. *Am J Hypertens* 2006;19(12):1241–1248.

Flack JM, Ferdinand KC, Nasser SA, et al. Hypertension in special populations: Chronic kidney disease, organ transplant recipients, pregnancy, autonomic dysfunction, racial and ethnic populations. *Cardiol Clin* 2010;28(4):623–638. doi: 10.1016/j.ccl.2010.07.007.

Fogari R, Preti P, Zoppi A, et al. Effects of amlodipine fosinopril combination on microalbuminuria in hypertensive type 2 diabetic patients. *Am J Hypertens* 2002;15(12):1042–1049.

Fox KM. Efficacy of perindopril in reduction of cardiovascular events among patients with stable coronary artery disease: Randomised, double-blind, placebo-controlled, multicentre trial (the EUROPA study). *Lancet* 2003;362:782–788.

Franklin SS, Thijs L, Hansen TW, et al. Significance of white-coat hypertension in older persons with isolated systolic hypertension: A meta-analysis using the International Database on Ambulatory Blood Pressure Monitoring in Relation to Cardiovascular Outcomes population. *Hypertension* 2012;59:564–571.

Franklin SS, Thijs L, Li Y, et al. Masked hypertension in diabetes mellitus: Treatment implications for clinical practice. *Hypertension* 2013;61:964–971.

GISEN Group (Gruppo Italiano di Studi Epidemiologici in Nefrologia). Randomised placebo-controlled trial of effect of ramipril on decline in glomerular filtration rate and risk of terminal renal failure in proteinuric, non-diabetic nephropathy. The GISEN Group (Gruppo Italiano di Studi Epidemiologici in Nefrologia). *Lancet* 1997;349(9069):1857–1863.

Go AS, Bauman MA, Coleman King SM, et al. An effective approach to high blood pressure control: A science advisory from the American Heart Association, the American College of Cardiology, and the Centers for Disease Control and Prevention. *J Am Coll Cardiol* 2014;63(12):1230–1238.

Gong L, Zhang W, Zhu Y, et al. Shanghai trial of nifedipine in the elderly (STONE). *Hypertens* 1996;14(10):1237–1245.

Gorelick PB, Nyenhuis D, Materson BJ, et al. Blood pressure and treatment of persons with hypertension as it relates to cognitive outcomes including executive function. *J Am Soc Hypertens* 2012;6:309–315.

Guyatt G, Oxman AD, Akl EA, et al. GRADE guidelines: 1. Introduction-GRADE evidence profiles and summary of findings Tables. *J Clin Epidemiol* 2011;64:383–394.

Hamilton M, Thompson EM, Wisniewski TK. The role of blood-pressure control in preventing complications of hypertension. *Lancet* 1964;1:235–238.

Hansson L, Zanchetti A, Carruthers SG, et al. HOT Study Group. Effects of intensive blood-pressure lowering and low-dose aspirin in patients with hypertension: Principal results of the Hypertension Optimal Treatment (HOT) randomised trial. *Lancet* 1998;351(9118): 1755–1762.

Heath D, Edwards JE. The pathology of hypertensive pulmonary vascular disease; a description of six grades of structural changes in the pulmonary arteries with special reference to congenital cardiac septal defects. *Circulation* 1958;18:533–547.

Hodge JV, McQueen EG, Smirk H. Results of hypotensive therapy in arterial hypertension. *Br Med J* 1961;1:1–7.

Hollander W, Madoff I, Paddock J, et al. Aggravation of atherosclerosis by hypertension in a subhuman primate model with coarctation of the aorta. *Circ Res* 1976;38:63–72.

Hood B, Bjoerk S, Sannerstedt R, et al. Analysis of mortality and survival in actively treated hypertensive disease. *Acta Med Scand* 1963;174:393–406.

Howard BV, Roman MJ, Devereux RB, et al. Effect of lower targets for blood pressure and LDL cholesterol on atherosclerosis in diabetes: The SANDS randomized trial. *JAMA* 2008;299(14):1678–1689. doi: 10.1001/jama.299.14.1678.

Institute of Medicine. *Clinical Practice Guidelines We Can Trust.* Washington, DC: National Academies Press; 2011a.

Institute of Medicine. *Finding What Works in Health Care: Standards for Systematic Reviews.* Washington, DC: National Academies Press; 2011b.

Ioannidis JP. Contradicted and initially stronger effects in highly cited clinical research. *JAMA* 2005;294:218–228.

Jackson R, Barham P, Bills J, et al. Management of raised blood pressure in New Zealand: A discussion document. *BMJ* 1993;307:107–110.

Jafar TH, Stark PC, Schmid CH, et al. AIPRD Study Group. Progression of chronic kidney disease: The role of blood pressure control, proteinuria, and angiotensin-converting enzyme inhibition: a patient-level meta-analysis. *Ann Intern Med* 2003;139(4):244–252.

James PA, Oparil S, Carter BL, et al. 2014 evidence-based guideline for the management of high blood pressure in adults: Report from the panel members appointed to the Eighth Joint National Committee (JNC 8). *JAMA* 2014;311(5):507–520.

Julius S, Nesbitt SD, Egan BM, et al. Feasibility of treating prehypertension with an angiotensin-receptor blocker. *N Engl J Med* 2006;354:1685–1697.

Khan UA, Garg AX, Parikh CR, et al. Prevention of chronic kidney disease and subsequent effect on mortality: A systematic review and meta-analysis. *PLoS One* 2013;8:e71784.

Kicinski M. Publication bias in recent meta-analyses. *PLoS One* 2013;8:e81823.

Krause J, Lovibond K, Caulfield M, et al. Management of hypertension: Summary of NICE guidance. *BMJ* 2011;343:d4891.

Lauer MS, Topol EJ. Clinical trials—multiple treatments, multiple end points, and multiple lessons. *JAMA* 2003;289:2575–2577.

Leishman AW. Hypertension: Treated and untreated; a study of 400 cases. *Br Med J* 1959;1:1361–1368.

Lever AF, Ramsay LE. Treatment of hypertension in the elderly. *J Hypertens* 1995;13:571–579.

Lewington S, Clarke R, Qizilbash, N, et al. Age-specific relevance of usual blood pressure to vascular mortality: A meta-analysis of individual data for one million adults in 61 prospective studies. *Lancet* 2002;360:1903–1913.

Lewis EJ, Hunsicker LG, Clarke WR, et al.; Collaborative Study Group. Renoprotective effect of the angiotensin-receptor antagonist irbesartan in patients with nephropathy due to type 2 diabetes. *N Engl J Med* 2001;345(12):851–860.

Lim E, Brown A, Helmy A, et al. Composite outcomes in cardiovascular research: A survey of randomized trials. *Ann Intern Med* 2008;149:612–617.

Lithell H, Hansson L, Skoog I, et al. The Study on Cognition and Prognosis in the Elderly (SCOPE): Principal results of a randomized double-blind intervention trial. *J Hypertens* 2003;21(5): 875–886.

Lubsen J, Hoes A, Grobbee D. Implications of trial results: The potentially misleading notions of number needed to treat and average duration of life gained. *Lancet* 2000;356:1757–1759.

MacMahon S, Sharpe N, Gamble G, et al. Randomized, placebo-controlled trial of the angiotensin-converting enzyme inhibitor, ramipril, in patients with coronary or other occlusive arterial disease. PART-2 Collaborative Research Group. Prevention of Atherosclerosis with Ramipril. *J Am Coll Cardiol* 2000;36(2):438–443.

Mancia G. Role of outcome trials in providing information on antihypertensive treatment: Importance and limitations. *Am J Hypertens* 2006;19:1–7.

Mancia G, Fagard R, Narkiewicz K, et al. 2013 ESH/ESC Practice Guidelines for the Management of Arterial Hypertension. *Blood Press* 2014;23(1):3–16.

Mancia G, Grassi G. Aggressive blood pressure lowering is dangerous: The J-curve: pro side of the argument. *Hypertension* 2014;63(1):29–36.

Mancia G, Schumacher H, Redon J, et al. Blood pressure targets recommended by guidelines and incidence of cardiovascular and renal events in the Ongoing Telmisartan Alone and in Combination With Ramipril Global Endpoint Trial (ONTARGET). *Circulation* 2011;124:1727–1736.

Marre M, Puig JG, Kokot F, et al. Equivalence of indapamide SR and enalapril on microalbuminuria reduction in hypertensive patients with type 2 diabetes: The NESTOR Study. *J Hypertens* 2004; 22(8):1613–1622.

Massie BM, Carson PE, McMurray JJ, et al. Irbesartan in patients with heart failure and preserved ejection fraction. *N Engl J Med* 2008;359:2456–2467.

McBrien K, Rabi DM, Campbell N, et al. Intensive and standard blood pressure targets in patients with type 2 diabetes mellitus: Systematic review and meta-analysis. *Arch Intern Med* 2012;172: 1296–1303.

McMurray JJ, Holman RR, Haffner SM, et al. NAVIGATOR Study Group. Effect of valsartan on the incidence of diabetes and cardiovascular events. *N Engl J Med* 2010;362(16):1477–1490. doi: 10.1056/NEJMoa1001121. Erratum in: *N Engl J Med* 2010; 362(18):1748.

Messerli FH, Mancia G, Conti CR, et al. Dogma disputed: Can aggressively lowering blood pressure in hypertensive patients with coronary artery disease be dangerous? *Ann Intern Med* 2006;144:884–893.

Miall WE, Chinn S. Blood pressure and ageing; results of a 15–17 year follow-up study in South Wales. *Clin Sci Mol Med Suppl* 1973;45(Suppl 1):23s–33s.

MMWR. Racial/Ethnic disparities in the awareness, treatment, and control of hypertension—United States, 2003–2010. *MMWR Morb Mortal Wkly Rep* 2013;62:351–355.

Montori VM, Jaeschke R, Schunemann HJ, et al. Users' guide to detecting misleading claims in clinical research reports. *BMJ* 2004;329:1093–1096.

Murphy SL, Xu JKK. *Deaths: Final data for 2010. National Vital Statistics Report.* Hyattsville, MD: National Center for Health Statistics; 2013.

Mustafa RA, Santesso N, Brozek J, et al. The GRADE approach is reproducible in assessing the quality of evidence of quantitative evidence syntheses. *J Clin Epidemiol* 2013;66:736–742.

Ninomiya T, Perkovic V, Turnbull F, et al. Blood pressure lowering and major cardiovascular events in people with and without chronic kidney disease: Meta-analysis of randomised controlled trials. *BMJ* 2013;347:f5680.

Nissen SE, Tuzcu EM, Libby P, et al. Effect of antihypertensive agents on cardiovascular events in patients with coronary disease and normal blood pressure: The CAMELOT study: A randomized controlled trial. *JAMA* 2004;292:2217–2225.

Nuckols TK, Aledort JE, Adams J, et al. Cost implications of improving blood pressure management among U.S. adults. *Health Serv Res* 2011;46:1124–1157.

O'Brien E, Parati G, Stergiou G, et al. European society of hypertension position paper on ambulatory blood pressure monitoring. *J Hypertens* 2013;31:1731–1768.

Oberman A, Lane NE, Harlan WR, et al. Trends in systolic blood pressure in the thousand aviator cohort over a twenty-four-year period. *Circulation* 1967;36:812–822.

Ovbiagele B, Diener HC, Yusuf S, et al. Level of systolic blood pressure within the normal range and risk of recurrent stroke. *JAMA* 2011;306:2137–2144.

Parving HH, Lehnert H, Bröchner-Mortensen J, et al.; Irbesartan in Patients with Type 2 Diabetes and Microalbuminuria Study Group. The effect of irbesartan on the development of diabetic nephropathy in patients with type 2 diabetes. *N Engl J Med* 2001;345(12):870–878.

Patel A, MacMahon S, Chalmers J, et al. Effects of a fixed combination of perindopril and indapamide on macrovascular and microvascular outcomes in patients with type 2 diabetes mellitus (the ADVANCE trial): A randomised controlled trial. *Lancet* 2007;370:829–840.

Peterson ED, Gaziano JM, Greenland P. Recommendations for treating hypertension: What are the right goals and purposes? *JAMA* 2014;311(5):474–476.

Pfeffer MA; on behalf of the TOPCAT Investigators. Treatment of Preserved Cardiac Function Heart Failure with an Aldosterone Antagonist (TOPPCAT). 2013

Pitt B, Byington RP, Furberg CD, et al. Effect of amlodipine on the progression of atherosclerosis and the occurrence of clinical events. PREVENT Investigators. *Circulation* 2000;102(13):1503–1510.

Pocock SJ, Clayton TC, Altman DG. Survival plots of time-to-event outcomes in clinical trials: Good practice and pitfalls. *Lancet* 2002;359:1686–1689.

Polese A, De CN, Montorsi P, et al. Upward shift of the lower range of coronary flow autoregulation in hypertensive patients with hypertrophy of the left ventricle. *Circulation* 1991;83:845–853.

PROGRESS Collaborative Group. Randomised trial of a perindopril-based blood-pressure-lowering regimen among 6,105 individuals with previous stroke or transient ischaemic attack. *Lancet* 2001;358:1033–1041.

Psaty BM, Lumley T, Furberg CD, et al. Health outcomes associated with various antihypertensive therapies used as first-line agents: A network meta-analysis. *JAMA* 2003;289:2534–2544.

Psaty BM, Smith NL, Siscovick DS, et al. Health outcomes associated with antihypertensive therapies used as first-line agents. A systematic review and meta-analysis. *JAMA* 1997;277:739–745.

Reboldi G, Gentile G, Angeli F, et al. Effects of intensive blood pressure reduction on myocardial infarction and stroke in diabetes: A meta-analysis in 73,913 patients. *J Hypertens* 2011;29:1253–1269.

Redon J, Mancia G, Sleight P, et al. Safety and efficacy of low blood pressures among patients with diabetes: Subgroup analyses from the ONTARGET (ONgoing Telmisartan Alone and in combination with Ramipril Global Endpoint Trial). *J Am Coll Cardiol* 2012;59:74–83.

Ridker PM, Danielson E, Fonseca FA, et al. Rosuvastatin to prevent vascular events in men and women with elevated C-reactive protein. *N Engl J Med* 2008;359:2195–2207.

Rosendorff C, Black HR, Cannon CP, et al. Treatment of hypertension in the prevention and management of ischemic heart disease: A scientific statement from the American Heart Association Council for High Blood Pressure Research and the Councils on Clinical Cardiology and Epidemiology and Prevention. *Circulation* 2007;115:2761–2788.

Ruggenenti P, Fassi A, Ilieva AP, et al. Bergamo Nephrologic Diabetes Complications Trial (BENEDICT) Investigators. Preventing microalbuminuria in type 2 diabetes. *N Engl J Med* 2004;351(19):1941–1951.

Schillaci G, Battista F, Pucci G. Are observational studies more informative than randomized controlled trials in hypertension? Con side of the argument. *Hypertension* 2013;62:470–476.

Schrier RW, Estacio RO, Esler A, et al. Effects of aggressive blood pressure control in normotensive type 2 diabetic patients on albuminuria, retinopathy and strokes. *Kidney Int* 2002;61(3):1086–1097.

Schrier RW, Estacio RO, Mehler PS, et al. Appropriate blood pressure control in hypertensive and normotensive type 2 diabetes mellitus: A summary of the ABCD trial. *Nat Clin Pract Nephrol* 2007;3(8):428–438.

Schulz KF, Altman DG, Moher D. CONSORT 2010 Statement: Updated guidelines for reporting parallel group randomised trials. *BMC Med* 2010;8:18.

Sever PS, Dahlof B, Poulter NR, et al. Prevention of coronary and stroke events with atorvastatin in hypertensive patients who have average or lower-than-average cholesterol concentrations, in the Anglo-Scandinavian Cardiac Outcomes Trial—Lipid Lowering Arm (ASCOT-LLA): A multicentre randomised controlled trial. *Lancet* 2003;361:1149–1158.

Staessen JA, Fagard R, Thijs L, et al. Randomised double-blind comparison of placebo and active treatment for older patients with isolated systolic hypertension. The Systolic Hypertension in Europe (Syst-Eur) Trial Investigators. *Lancet* 1997;350(9080):757–764.

Staessen JA, Gasowski J, Wang JG, et al. Risks of untreated and treated isolated systolic hypertension in the elderly: Meta-analysis of outcome trials. *Lancet* 2000;355:865–872.

Staessen JA, Wang JG, Thijs L. Cardiovascular prevention and blood pressure reduction: A quantitative overview updated until 1 March 2003. *J Hypertens* 2003;21:1055–1076.

Stason WB. Hypertension: A policy perspective, 1976–2008. *J Am Soc Hypertens* 2009;3:113–118.

Stewart IM. Relation of reduction in pressure to first myocardial infarction in patients receiving treatment for severe hypertension. *Lancet* 1979;1:861–865.

Stone NJ, Robinson J, Lichtenstein AH, et al. 2013 ACC/AHA Guideline on the Treatment of Blood Cholesterol to Reduce Atherosclerotic Cardiovascular Risk in Adults: A Report of the American College of Cardiology/American Heart Association Task Force on Practice Guidelines. *Circulation* 2013. [Epub ahead of print].

Sutton-Tyrrell K, Wildman R, Newman A, et al. Extent of cardiovascular risk reduction associated with treatment of isolated systolic hypertension. *Arch Intern Med* 2003;163:2728–2731.

Swales JD. Hypertension in the political arena. *Hypertension* 2000;35:1179–1182.

Thal AP, Grage TB, Vernier RL. Function of the contralateral kidney in renal hypertension due to renal artery stenosis. *Circulation* 1963;27:36–43.

Teo KK, Burton JR, Buller CE, et al. Long-term effects of cholesterol lowering and angiotensin-converting enzyme inhibition on coronary atherosclerosis: The Simvastatin/Enalapril Coronary Atherosclerosis Trial (SCAT). *Circulation* 2000;102(15):1748–1754.

Thompson SG, Higgins JP. Treating individuals 4: Can meta-analysis help target interventions at individuals most likely to benefit? *Lancet* 2005;365:341–346.

Turnbull F. Effects of different blood-pressure-lowering regimens on major cardiovascular events: Results of prospectively-designed overviews of randomised trials. *Lancet* 2003;362:1527–1535.

Turnbull F, Neal B, Ninomiya T, et al. Effects of different regimens to lower blood pressure on major cardiovascular events in older and younger adults: Meta-analysis of randomised trials. *BMJ* 2008a;336:1121–1123.

Turnbull F, Woodward M, Neal B, et al. Do men and women respond differently to blood pressure-lowering treatment? Results of prospectively designed overviews of randomised trials. *Eur Heart J* 2008b;29:2669–2680.

Uijen AA, Bakx JC, Mokkink HG, et al. Hypertension patients participating in trials differ in many aspects from patients treated in general practices. *J Clin Epidemiol* 2007;60:330–335.

Unal B, Critchley JA, Capewell S. Explaining the decline in coronary heart disease mortality in England and Wales between 1981 and 2000. *Circulation* 2004;109:1101–1107.

Upadhyay A, Earley A, Haynes SM, et al. Systematic review: Blood pressure target in chronic kidney disease and proteinuria as an effect modifier. *Ann Intern Med* 2011;154:541–548.

Vandvik PO, Brandt L, Alonso-Coello P, et al. Creating clinical practice guidelines we can trust, use, and share: A new era is imminent. *Chest* 2013;144:381–389.

Vasan RS, Larson MG, Leip EP, et al. Impact of high-normal blood pressure on the risk of cardiovascular disease. *N Engl J Med* 2001; 345:1291–1297.

Verdecchia P, Angeli F, Mazzotta G, et al. Aggressive blood pressure lowering is dangerous: The J-curve: con side of the argument. *Hypertension* 2014;63(1):37–40.

Veterans Administration Cooperative Study Group on Antihypertensive Agents. Effects of treatment on morbidity in hypertension. Results in patients with diastolic blood pressures averaging 115 through 129 mm Hg. *JAMA* 1967;202:1028–1034.

Veterans Administration Cooperative Study Group on Antihypertensive Agents. Effects of treatment on morbidity in hypertension. II. Results in patients with diastolic blood pressure averaging 90 through 114 mm Hg. *JAMA* 1970;213: 1143–1152.

Wang JG, Li Y, Franklin SS, et al. Prevention of stroke and myocardial infarction by amlodipine and Angiotensin receptor blockers: A quantitative overview. *Hypertension* 2007;50:181–188.

Wang JG, Staessen JA, Franklin SS, et al. Systolic and diastolic blood pressure lowering as determinants of cardiovascular outcome. *Hypertension* 2005;45:907–913.

Weber MA, Schiffrin EL, White WB, et al. Clinical practice guidelines for the management of hypertension in the community a statement by the American Society of Hypertension and the International Society of Hypertension. *J Hypertens* 2014;32:3–15.

Weber MA, Schiffrin EL, White WB, et al. Clinical practice guidelines for the management of hypertension in the community: A statement by the American Society of Hypertension and the International Society of Hypertension. *J Clin Hypertens (Greenwich)* 2014;16(1): 14–26. doi: 10.1111/jch.12237.

Wright JT Jr, Dunn JK, Cutler JA, et al. Outcomes in hypertensive black and nonblack patients treated with chlorthalidone, amlodipine, and lisinopril. *JAMA* 2005;293:1595–1608.

Wright JT Jr, Fine LJ, Lackland DT, et al. Evidence supporting a systolic blood pressure goal of less than 150 mmHg in patients aged 60 years or older: The minority view. *Ann Intern Med* 2014.

Yank V, Rennie D, Bero LA. Financial ties and concordance between results and conclusions in meta-analyses: Retrospective cohort study. *BMJ* 2007;335:1202–1205.

Yusuf S, Diener HC, Sacco RL, et al.; PRoFESS Study Group. Telmisartan to prevent recurrent stroke and cardiovascular events. *N Engl J Med* 2008;359(12):1225–1237.

Yusuf S, Sleight P, Pogue J, et al. Effects of an angiotensin-converting-enzyme inhibitor, ramipril, on cardiovascular events in high-risk patients. The Heart Outcomes Prevention Evaluation Study Investigators. *N Engl J Med* 2000;342:145–153.

Zwolsman S, te PE, Hooft L, et al. Barriers to GPs' use of evidence-based medicine: A systematic review. *Br J Gen Pract* 2012;62:e511–e521.

6

Tratamiento de la hipertensión: modificaciones de los estilos de vida

E l título de este capítulo refleja un problema importante en el diagnóstico y tratamiento de la hipertensión: "modificación" significa hacer un cambio, que para las personas con hipertensión de 60 años o más puede ser extremadamente difícil y hasta complejo. En otro sentido, lo que se requiere es "mantenimiento", que refleja la presencia de estilos de vida saludables que sólo necesitan continuarse.

Sin embargo, la adopción exitosa de estilos de vida saludables permite prevenir enfermedades cardiovasculares y reduce la mortalidad en la ancianidad (Rizzuto y cols., 2012). Pero lo que se necesita es un cambio a nivel de la población (Estruch y cols., 2013). Como Geoffrey Rose observó en su libro de 1992, un pequeño cambio en la población, como una reducción pequeña de hasta 2 mm Hg en la presión arterial (PA), que podría verse si la población redujera de manera modesta la ingestión de sodio, proporcionaría más beneficio que el tratamiento con fármacos de aquéllos que ya tienen hipertensión.

La necesidad crítica de tales cambios está potenciada por el aumento de los riesgos de la hipertensión y sus complicaciones que enfrentan las personas de bajos ingresos en un futuro cercano (Danaei y cols., 2013). La evidencia de que los cambios en el estilo de vida en todas las sociedades influyen tanto en la PA (Tzoulaki y cols., 2012) como en el riesgo cardiovascular (Moodie y cols., 2013) es incontrovertible. Existen recomendaciones y guías cuidadosamente consideradas para mejorar la salud cardiovascular en toda la sociedad (Pearson y cols., 2013). Obviamente es atractivo adoptar acciones gubernamentales generales que obliguen a todos a realizar cambios, en lugar de intentar cambios individuales difíciles de realizar. Sin embargo, tales mandatos pueden ser contraproducentes, como ocurrió con los editoriales en contra de la prohibición de la venta de bebidas ricas en azúcar en la ciudad de Nueva York (Mariner y Annas, 2013). Un equilibrio apropiado entre alentar las elecciones individuales y los decretos gubernamentales puede ser difícil de alcanzar, pero siempre será una necesidad de las leyes "enfrentar las prácticas corporativas e industriales que ponen el lucro por encima de la salud pública"

(Fairchild, 2013). La notable reducción en el tabaquismo en Estados Unidos se produjo principalmente por la abolición en toda la nación de la promoción y publicidad por parte de los productores de cigarrillos después de que recibieran una enorme multa financiera. Incluso una amenaza por parte del gobierno puede ayudar, como se vio en la reducción involuntaria de la cantidad de sal agregada por los productores de alimentos en el Reino Unido (Brinsden y cols., 2014), principalmente por las continuas campañas llevadas a cabo por un médico tenaz llamado Graham MacGregor. En Estados Unidos, gran parte de la presión para que el gobierno tomara acciones, como la eliminación de las grasas *trans*, provino del Center for Science in the Public Interest.

La mayoría de los cambios en el estilo de vida enumerados en el cuadro 6-1 hacen más que bajar la PA. Como se revisó a detalle en las guías de 2013 *AHA/ACC Guideline on Lifestyle Management to Reduce Cardiovascular Risk* (Eckel y cols., 2014), muchos de estos cambios ofrecen una mayor protección frente a las enfermedades cardiovasculares que no podría ser provista por la reducción de la PA por sí sola (Mozaffarian y cols., 2011). Pero para ser completamente efectivos, deben comenzar mucho antes de que las personas se vuelvan hipertensas. En el modelo experimental más estudiado de hipertensión espontánea, la rata hipertensa espontánea, las medidas preventivas deben aplicarse dentro de las primeras 6 semanas después del nacimiento, algo análogo a la adolescencia en los seres humanos. Si damos por sentado que la hipertensión espontánea en las ratas es un modelo para la hipertensión en los humanos, los estilos de vida saludables deben implementarse mucho antes.

POTENCIAL PARA LA PREVENCIÓN

Las modificaciones del estilo de vida también pueden prevenir o postergar el inicio de la hipertensión. Tres ensayos preventivos bien controlados a largo plazo que

---

CUADRO 6-1

Terapia sobre el estilo de vida para reducir la posibilidad de convertirse en hipertenso, para disminuir la PA y reducir el riesgo de complicaciones cardiovasculares relacionadas con la PA en pacientes hipertensos

Dieta saludable: rica en fruta fresca, verduras, productos lácteos semidescremados, fibra alimentaria y soluble, cereales integrales y proteínas vegetales; baja en grasa saturada, colesterol y sal
Una reducción en la ingestión de sodio a < 100 mmol/día
Alcanzar y mantener un peso corporal ideal (índice de masa corporal [IMC] entre 18,5 y 24,9)
Perímetro de cintura < 102 cm (varones) y < 88 cm (mujeres)
Actividad física regular: acumulación de 30-60 min de ejercicio dinámico moderado, entre 4 y 7 días/semana
Consumo de alcohol de bajo riesgo (≤ 2 medidas de bebida al día y < 14 medidas por semana en los varones, y menos de 9 medidas por semana en las mujeres)
Entorno sin humo de tabaco

---

involucraron individuos con PA normal-alta, o sea prehipertensión, han demostrado que los cambios en el estilo de vida individuales y combinados reducen la PA y la incidencia de hipertensión, como se resume en el cuadro 6-2 (Hypertension Prevention Trial Research Group, 1990; Stamler y cols., 1989; Trials of Hypertension Prevention Collaborative Research Group, 1992, 1997).

También se han examinado los efectos de realizar cambios múltiples en el estilo de vida en dos grupos de pacientes con PA un poco alta. En el *Trial of Nonpharmacologic Interventions in the Elderly* (TONE) participaron 975 hombres y mujeres que tenían entre 60 y 80 años, y cuya hipertensión fue controlada con un fármaco hipertensivo (Whelton y cols., 1998). Fueron asignados al azar la reducción en la ingestión de sodio y la pérdida de peso, ambas medidas o ninguna intervención (o sea, conducta habitual). Después

de 3 meses se retiró el fármaco antihipertensivo. Durante los siguientes 30 meses, la proporción de pacientes que permanecieron normotensos sin los antihipertensivos fue de sólo el 16 % en el grupo de la conducta habitual, más del 35 % en aquéllos con una de las dos intervenciones, y del 43,6 % en aquéllos con ambas intervenciones (fig. 6-1). Estos efectos impresionantes se alcanzaron con cantidades relativamente pequeñas de reducción dietética de sal (un promedio de 40 mmol/día) o de reducción de peso (un promedio de 4,7 kg).

Otro ensayo involucró a 412 adultos cuyo promedio de edad fue de 48 años y que tenían una PA entre 120 y 159 mm Hg de sistólica y de 80-95 mm Hg de diastólica (Sacks y cols., 2001). Recibieron aleatoriamente una de dos dietas preparadas, una estadounidense típica, o sea los controles, y una baja en grasas, la dieta *Dietary Approaches to Stop Hypertension*

CUADRO 6-2

Ensayos de las modificaciones en el estilo de vida sobre la incidencia de la hipertensión

Ensayo (referencia)	No. de individuos	Duración (años)	Pérdida de peso (kg)	Reducción de la incidencia (%)
Primary Prevention Trial (Stamler y cols., 1989)	201	5	2,7	54
Hypertension Prevention Trial (Hypertension Prevention Trial Research Group, 1990)	252	3	1,6	23
Ensayos de prevención de la hipertensión				
I. (Trials of Hypertension Prevention Collaborative Research Group, 1992)	564	1,5	3,9	51
II (Trials of Hypertension Prevention Collaborative Research Group, 1997)	595	4,0	1,9	21

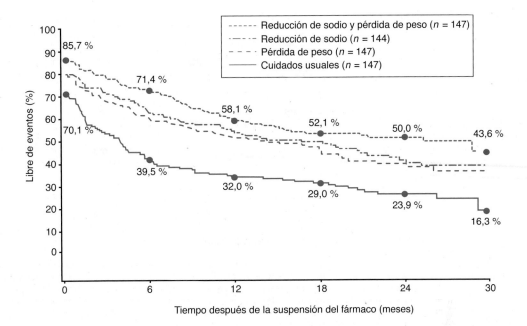

FIGURA 6-1 • Porcentajes de los 144 participantes asignados al grupo de disminución del consumo de sodio, los 147 asignados al grupo de adelgazamiento, los 147 asignados al grupo de disminución del consumo de sodio y de adelgazamiento, y los 147 asignados al grupo de asistencia habitual (sin intervención en los hábitos cotidianos) que se mantuvieron sin episodios cardiovasculares ni hipertensión y a los cuales no se prescribieron antihipertensivos durante el seguimiento (modificado de Whelton PK, Appel LJ, Espeland MA, et al. Sodium reduction and weight loss in the treatment of hypertension in older persons. JAMA 1998; 279:839-846)

(DASH), descrita en el cuadro 6-3. Además, fueron aleatorizados a recibir uno de tres niveles de ingestión de sodio: alto (150 mmol/día), intermedio (100 mmol/día) y bajo (50 mmol/día).

Los pacientes consumieron cada dieta durante 30 días, mientras el peso se mantuvo constante. La figura 6-2 muestra caídas significativas en la PA sistólica (PAS) observadas con la dieta DASH en cada nivel de ingestión de sodio comparadas con la dieta control, y caídas significativas de la PAS con la ingestión de sal progresivamente más baja con cualquier dieta. Los efectos se vieron en normotensos e hipertensos, varo-

---

CUADRO 6-3

Dieta DASH

Grupo de comidas	Porciones diarias	Ejemplos y comentarios
Cereales	7-8	Pan integral de trigo, avena cocida, maíz tostado
Verduras	4-5	Tomates, papas/patatas, zanahorias, judías/frijoles, guisantes/chícharos/arvejas, calabaza, zapallo, espinaca
Frutas	4-5	Albaricoque, plátanos/bananas, uvas, naranjas, toronjas/pomelos, melón
Lácteos semidescremados o descremados	2-3	Leche sin grasas (descremada)/semidescremada (1 %), yogurt descremado o semidescremado, queso sin grasas o bajo en grasas
Carnes, aves, pescados	≤ 2	Seleccionar sólo carnes magras, recortar la grasa. A la parrilla, asada o hervida, no frita, y quitar la piel del pollo
Frutos secos, semillas, legumbres	4-5/semana	Almendras, cacahuates/maníes, nueces, semillas de girasol, soya/soja, lentejas
Grasas y aceites	2-3	Margarinas suaves, mayonesa baja en grasa, aceite vegetal (aceite de maíz, canola o cártamo)
Dulces	5/semana	Jarabe de arce, azúcar, gelatina, confituras, caramelos duros, sorbetes

El plan alimentario DASH puede consultarse en: http://www.nhibi.nih.gov/health/public/heart/hpb/dash/new dash.pdf

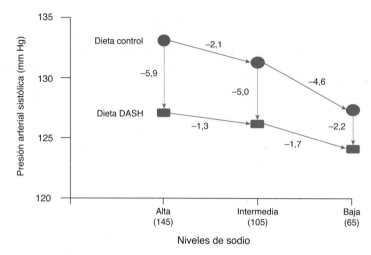

FIGURA 6-2 • Reducción de la presión arterial sistólica (PAS) con métodos dietéticos para evitar la hipertensión (dieta DASH, *Dietary Approaches to Stop Hypertension*) y disminución del consumo de sodio. Se muestran las PAS medias con la dieta de control con mucho sodio. Las tres cantidades dietéticas de sodio se expresan en milimoles al día. Las *líneas continuas* indican las variaciones de la PA con diversas cantidades de sodio, mientras que las *flechas de puntos* muestran las diferencias medias de la PA entre las dos dietas con cada cantidad de aporte de sodio. El orden en que los participantes recibieron las cantidades de sodio fue aleatorio, con un diseño cruzado. Hubo una diferencia significativa en la PA sistólica en las fases de mucho sodio y poco sodio de la dieta de control (media, –6,7 mm Hg) y la dieta DASH (media, –3 mm Hg) (modificado de Sacks FM, Svetkey LP, Vollmer WM, et al. Effects on blood pressure of reduced dietary sodium and the dietary approaches to stop hypertension [DASH] diet. *N Eng J Med* 2001;344:310)

nes y mujeres, negros y no negros, y también estuvieron acompañados de menores PA diastólicas (PAD).

Aunque estos resultados fueron impresionantes, es posible que no fueran aplicables al mundo "real" porque los últimos dos estudios fueron muy cortos y estaban estrechamente controlados. Una visión más realista de lo que se puede esperar proviene del ensayo PREMIER, en el que los participantes fueron asignados a la dieta DASH pero prepararon sus propios alimentos (Elmer y cols., 2006). No es sorprendente que al final de los 18 meses, ni la extensión del cambio dietético ni la reducción de la PA fueron tan grandes como las vistas en el ensayo original de DASH. La caída adicional de la PA comparada con la del grupo de sólo consejo fue de –1,1/–0,9 mm Hg.

Aunque no hay dudas de que el estilo de vida poco saludable de las personas en la mayoría de las sociedades desarrolladas contribuye con la alta incidencia de hipertensión, diabetes y enfermedad cardiovascular (Moodie y cols., 2013), muchas barreras hacen que estas correcciones sean difíciles. Así lo observaron Chobanian y cols. (2003):

Las barreras que impiden la corrección incluyen normas culturales (atención insuficiente a la educación sobre la salud por parte de los profesionales sanitarios), la falta de reembolso respecto de los servicios de educación sanitaria, el poco acceso a lugares que permitan la actividad física, porciones de comida más grandes en los restaurantes, la falta de disponibilidad de opciones de comida sana en la mayoría de los colegios, lugares de trabajo y restaurantes, así como de programas de ejercicio en las escuelas, la mayor cantidad de sodio agregada a las comidas por la industria alimentaria y los restaurantes, y el mayor costo de los productos alimentarios que son bajos en sodio y calorías. Para superar las barreras, se requiere un abordaje múltiple dirigido no sólo a las poblaciones de alto riesgo sino también a las comunidades, las escuelas, los sitios de trabajo y la industria alimentaria.

Obviamente, la eliminación de estas barreras será difícil y requerirá cambios importantes en el ambiente, que demandará una posición política y financiera gubernamental, la cual está penosamente ausente.

Aunque las modificaciones del estilo de vida parecen ser muy razonables, tanto para la prevención como para el tratamiento de la hipertensión, es necesario que su valor se ponga en perspectiva. Como observó Pickering (2004):

Dado que los profesionales sanitarios tienen recursos limitados para mejorar el control de la hipertensión, sería adecuado enfocarse en la intervención que tenga las mayores probabilidades de éxito; puede haber muy pocas dudas de que el tratamiento farmacológico gana muy fácilmente. Esta conclusión no intenta negar la importancia de los cambios en el estilo de vida, como el caso de la dieta DASH, y ciertamente se debería alentar a los pacientes a adoptarlos, pero si la medicina del comportamiento quiere progresar, los profesionales deben encontrar métodos más efectivos respecto a los costos necesarios para instituir y mantener esos cambios conductuales. Mientras tanto, los médicos aún van a necesitar su recetario.

PROTECCIÓN FRENTE A LA ENFERMEDAD CARDIOVASCULAR

Es posible que nunca se resuelva la enorme pregunta si, de hecho, estas modificaciones de las costumbres reducen la morbimortalidad de los pacientes hipertensos. En el capítulo 5 se ha descrito la dificultad para demostrar tal protección en los diversos ensayos terapéuticos en los que se han utilizado antihipertensivos mucho más potentes. Más allá del drástico impacto que la cese del tabaquismo y la rápida pérdida de peso por la cirugía bariátrica (Adams y cols., 2012) tienen sobre la enfermedad cardiovascular, no resulta posible documentar la eficacia de la mayoría de las modificaciones del estilo de vida, que son menos potentes y más difíciles de controlar que el tratamiento con fármacos (Harrap, 2012). Las modificaciones del estilo de vida deben ser aceptadas de acuerdo con la evidencia de que reducirán la PA y otros factores de riesgo sin problemas y con una posibilidad razonable de adopción por parte de la mayoría de los pacientes.

Con el reconocimiento de que sólo las modificaciones en la sociedad producirán grandes cambios, ahora se analizarán los efectos de las modificaciones del estilo de vida sobre la hipertensión. En la última parte del capítulo se revisan algunas maniobras que no son "del estilo de vida", y en el próximo capítulo se informará sobre los fármacos antihipertensivos.

CESE DEL TABAQUISMO

El abandono del tabaco es la forma más inmediata y efectiva de reducir el riesgo cardiovascular, lo cual agrega 10 años a la expectativa de vida a las mujeres que dejan de fumar (Pirie y cols., 2013). Sin embargo, no se suele creer que esté implicado un efecto sobre la PA en esta reducción del riesgo porque los fumadores crónicos, como grupo, presentan una PA menor que la de los no fumadores (Mikkelson y cols., 1997), quizás porque los primeros pesan menos que los segundos. Además, es probable que se haya pasado por alto el efecto hipertensor que tiene el tabaco, ya que es una práctica casi universal recomendarle a los fumadores que dejen de fumar durante un tiempo antes de medir la PA, en general porque en los centros médicos no se puede fumar. Así pues, se ha omitido el efecto hipertensor significativo, inmediato y repetido que tiene el tabaco porque sólo dura 15-30 min después de cada cigarrillo. Únicamente con monitorización ambulatoria de la PA se ha reconocido el importante efecto hipertensor del tabaquismo (Oncken y cols., 2001). Fumar exacerba los efectos de la hipertensión sobre la mortalidad (Ge y cols., 2012), incrementa la rigidez arterial (Jatoi y cols., 2007) y reduce la actividad de la óxido nítrico (NO) sintasa (Argacha y cols., 2008).

Desafortunadamente, la tasa de tabaquismo en Estados Unidos no ha seguido disminuyendo, mientras que el uso de otros productos de tabaco ha aumentado (Centers for Disease Control and Prevention [CDC], 2012a). El consumo de tabaco sin humo y de puros, si el humo se inhala, también puede elevar el riesgo de infarto de miocardio (Teo y cols., 2006).

A los hipertensos que usan tabaco se les debe decir repetidamente y sin ambigüedades que dejen de fumar y asistirlos mientras lo hacen. Los reemplazos de nicotina pueden ser útiles, aun si causan una estimulación simpática; el agonista parcial de la nicotina vareniclina puede ayudar a aliviar los síntomas de la abstinencia y bloquear el deseo de fumar (Sobieraj y cols., 2013). Si el paciente sigue fumando, todos los antihipertensivos, salvo los β-bloqueantes no selectivos, pueden atenuar el aumento de la PA inducido por el tabaquismo (Pardell y cols., 1998).

REDUCCIÓN DEL PESO

La mayoría de los norteamericanos, y hasta un 80 % de las mujeres afroamericanas, tienen *sobrepeso*, que se define como un índice de masa corporal (IMC) mayor de 25, y el 30 % tienen *obesidad*, definida como un IMC mayor de 30 (Ogden y cols., 2014). La naturaleza de la vida moderna, que incluye más aporte calórico y menos actividad física, genera más obesidad, la cual es una epidemia mundial en la actualidad (Swinburn y cols., 2011), especialmente en la infancia (Ogden y cols., 2014). Cualquier grado de aumento de peso, incluso en un nivel no definido como sobrepeso, se asocia con una incidencia creciente de hipertensión (Shihab y cols., 2012) y de diabetes tipo 2, lo que llama aún más la atención. Como se describió de una forma más exhaustiva en el capítulo 3, el efecto hipertensivo del aumento de peso se asocia principalmente con el incremento de la grasa abdominal o visceral (Ostchega y cols., 2012), en general como parte del síndrome metabólico (Safar y cols., 2013), acompañado por el deterioro de la función endotelial que se asocia con la activación simpática, la reducción de la síntesis de NO y factores derivados de los adipocitos (Nguyen Dinh Cat y cols., 2011).

A pesar de que cada vez somos más conscientes del problema, los hábitos alimentarios siguen empeorando en los adultos hipertensos de Estados Unidos (Mozaffarian y cols., 2011). Como la mayoría de las personas obesas tienen tantas dificultades para mantener el peso una vez que lo han perdido, los médicos, los pacientes y la sociedad en general deben hacer mayores esfuerzos para evitar el aumento de peso, sobre todo en los niños, en quienes la obesidad y el síndrome metabólico están aumentando con gran rapidez (Ogden y cols., 2014). Se deben introducir cambios sociales para frenar la epidemia.

Datos clínicos

Una vez desencadenada, la obesidad es extremadamente difícil de superar, excepto con ayuda de la cirugía bariátrica. Aunque puede alcanzarse una pérdida de peso significativa mediante varias modificaciones conductuales (Unick y cols., 2013), la mayoría de estos éxitos tienen una vida corta, al menos en parte por la persistencia de las hormonas estimulantes del apetito en la sangre (Sumithran y cols., 2011). En vista de que las dietas y los fármacos supresores del apetito tienen un éxito limitado, la cirugía bariátrica se realiza cada vez con mayor frecuencia (Vest y cols., 2013).

Una prevención real probablemente requiere cambios en la sociedad que deben basarse en restricciones gubernamentales, como se intentó (aparentemente sin éxito) con la venta de bebidas altas en azúcar de tamaño enorme (Fairchild, 2013). Así lo observó Gostin (2007):

A pesar de los indudables riesgos políticos, ¿las agencias de salud pública deben presionar para que se adopten medidas más fuertes para controlar la obesidad, tal vez mediante la prohibición de las comidas peligrosas? La justificación se basa en las tasas epidémicas de sobrepeso y obesidad, la prevalencia de la morbimortalidad y las enormes diferencias de salud según el grupo étnico y la posición socioeconómica. Si el problema se asociara con patógenos, tabaco o pintura con plomo, la mayoría estaría de acuerdo en adoptar medidas para proteger a las personas de las amenazas creadas por otros. Pero las comidas que se usan como medidas terapéuticas también tienen amenazas ocultas (es difícil decir si están repletas de grasas y, si es así, de qué clase). Aunque al público no le gusta el paternalismo, vale la pena considerar si tal abordaje está siempre justificado para regular los daños que son aparentemente autoimpuestos, pero que también están profundamente arraigados y son daños para el público.

REDUCCIÓN DEL SODIO EN LA DIETA

Ningún alimento es rico en sodio en su estado natural. Al principio, la sal se añadió para preservar los alimentos que se echaban a perder sin refrigeración. Aunque los lactantes no prefieren los líquidos salados, la presencia de un aumento de sal en prácticamente todos los alimentos procesados provoca rápidamente el desarrollo de una preferencia adquirida. La industria alimentaria aumenta el contenido de agua de sus productos añadiendo sal. Una mayor cantidad de sal en las comidas y las salsas de los bares incita a los consumidores de refrescos y cervezas a beber más líquidos para neutralizarla. Del promedio de ingestión de sal diaria consumida por los estadounidenses, 4323 mg por hombres y 2918 mg por mujeres (Yang y cols., 2011), el 77 % proviene de la que se agrega durante el procesamiento (CDC, 2012b).

Una de las primeras terapias eficaces frente a la hipertensión fue la restricción rígida de la ingestión de sodio en la dieta (Kempner, 1948). Sin embargo, una vez que el modo de acción de las tiazidas, introducidas a finales de la década de 1950, demostró implicar un leve estado de depleción de sodio, tanto los médicos como los pacientes la adoptaron ávidamente como forma de terapia en lugar de reducir el sodio de la dieta. Al desechar la reducción rígida de la sal, los médicos dejaron de tener en cuenta sus beneficios, tanto por sus efectos antihipertensivos inherentes como por su potencial para reducir la pérdida de potasio inducida por los diuréticos.

La mayoría de los expertos, los informes y recomendaciones nacionales e internacionales, las agencias sanitarias gubernamentales y las organizaciones médicas (incluida la American Heart Association) defienden las reducciones moderadas del sodio en la dieta (Pearson y cols., 2013). Desafortunadamente, el único documento oficial norteamericano que evita este cambio deseado para la sociedad es la regulación de la U.S. Food and Drug Administration (FDA), que sigue designando a la sal como "un ingrediente reconocido como seguro (GRAS)", y por lo tanto permite que los procesadores de alimentos agreguen toda la sal que deseen. A diferencia de otros países que han comenzado a ocuparse sobre la ingestión de sodio en la dieta (Brinsden y cols., 2014), Estados Unidos se rehúsa a hacerlo. Como consecuencia, la cantidad de sodio en las comidas rápidas vendidas en Estados Unidos a menudo es dos veces mayor que la de las mismas comidas en el Reino Unido (Roehr, 2012). Los CDC (2012b) estiman que una reducción moderada del sodio en la dieta puede evitar unos 11 millones de casos de hipertensión en Estados Unidos, y Coxson y cols. (2013) estiman una reducción de la mortalidad de 0,7 a 1,2 millones en 10 años.

Evidencia sobre los efectos antihipertensivos

Se ha demostrado que una reducción moderada de sodio hasta una cantidad de 2,4 g al día (6 g de NaCl al día, 100 mmol/día) reduce la PA en los hipertensos en un promedio de 5,4/2,8 mm Hg (He y cols., 2013) y proporciona un posible efecto preventivo (Forman y cols., 2012). Un metaanálisis temprano mostró una caída significativa en la PA, mayor en hipertensos que en normotensos, que se asocia con el grado de la reducción de sodio (fig. 6-3) (He y MacGregor, 2003). Este análisis se limitó a 26 ensayos, los cuales duraron 4 semanas o más, pero se obtuvieron resultados muy parecidos en el último análisis de 34 ensayos (He y cols., 2013).

En otro metaanálisis de datos de individuos normotensos e hipertensos, Aburto y cols. (2013a) demos-

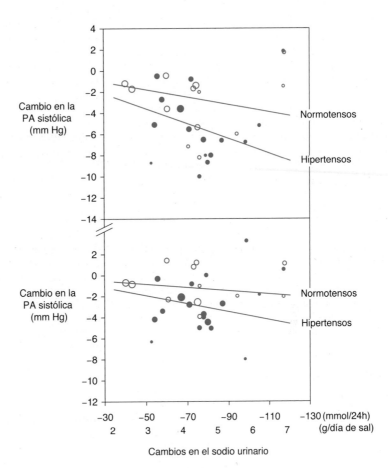

FIGURA 6-3 • Relación entre el cambio neto de la excreción urinaria de sodio en 24 h y la presión arterial en un metaanálisis de 26 ensayos. *Círculos blancos*, normotensos. *Círculos negros*, hipertensos. La pendiente está ponderada por la inversa de la varianza de la variación neta de la PA. El tamaño del círculo es proporcional al peso que tiene el ensayo (modificado de He FJ, MacGregor GA. How far should salt intake be reduced? *Hypertension* 2003;42:1093-1099)

traron una reducción global de 3,4/1,5 mm Hg. En ninguno de los metaanálisis de 2013 se vieron efectos adversos significativos en los lípidos sanguíneos, las catecolaminas o la función renal.

La incapacidad que tiene la mayoría de las personas para mantener durante un largo período una reducción de sodio en la dieta suficiente para tener un efecto significativo sobre la PA ha llevado a tratar de convencer a los procesadores de alimentos y bebidas de reducir la cantidad de sodio añadida en sus productos, fuente de casi tres cuartos del consumo de sodio actual (Frisoli y cols., 2012). Mientras tanto, se debe aconsejar a los pacientes a que lean las etiquetas de los productos y que eviten aquéllos que tienen más de 300 mg por porción. Además, varios libros y sitios web, como la *Heart* de la American Heart Association (heart.org), proporcionan consejos y recetas para dietas bajas en sodio.

Mecanismos de los efectos antihipertensivos

Pese a numerosas investigaciones, no están bien caracterizados ni los mecanismos por los cuales el consumo

excesivo de sodio aumenta la PA ni los que provocan que la restricción moderada de sodio disminuya la PA (Kotchen y cols., 2013). Sin embargo, la estructura y la función del corazón y los riñones pueden mejorar después de una reducción moderada y prolongada del consumo de sodio: la hipertrofia ventricular izquierda disminuye (Rodríguez y cols., 2011) y la hiperfiltración glomerular y la proteinuria se reducen (Agarwal, 2012), además de que se observan mejorías en la rigidez arterial, el estrés oxidativo (Hummel y cols., 2012) y la función endotelial (Jablonski y cols., 2013).

Sensibilidad al sodio

La caída de la PA alcanzada con la reducción de la ingestión de sodio tiende a ser mayor en aquéllos con valores más bajos de renina plasmática y más elevados de péptido natriurético auricular (Melander y cols., 2007). La sensibilidad de la PA al sodio tiende a aumentar en los hipertensos, en los negros y en los ancianos, siempre asociada con un menor nivel de renina, por lo que estos pacientes tienden a responder más a la reducción del sodio, presumiblemente debido a que tienen un aumento reactivo menor en la renina (Weinberger,

1996). Además, esta sensibilidad es mayor en adultos que tienen un peso bajo al nacer (de Boer y cols., 2008). Los individuos negros, que son más propensos de haber tenido bajo peso al nacer y, por lo tanto, un deterioro en la nefrogénesis, tienden a ser más sensibles al sodio (Schmidlin y cols., 2007). Comparados con aquéllos resistentes a la sal, las personas sensibles al sodio desarrollaron hipertensión durante un seguimiento de 15 años (Barba y cols., 2007); asimismo, tienen más enfermedades cardiovasculares y una supervivencia más corta (Franco y Oparil, 2006), las cuales se asocian con una menor resistencia a la insulina (Laffer y Elijovich, 2013).

La sensibilidad al sodio puede tener un mecanismo genético. En un estudio de 185 individuos, de los cuales 55 eran hipertensos y 34 sensibles al sodio, Carey y cols. (2012) hallaron polimorfismos en el gen del cotransportador del bicarbonato de sodio, lo que mostró su fuerte relación con la sensibilidad al sodio. En un estudio realizado en varones chinos, se informó su asociación con múltiples variantes genéticas en el sistema endotelial (Defago y cols., 2013).

A pesar de lo que muestran estas asociaciones, parece no haber necesidad de determinar el grado individual de sensibilidad al sodio del paciente como para recomendar su reducción moderada en la dieta, en especial porque las pruebas no parecen ser confiables o reproducibles (Gerdts y cols., 1999). Los que responden más a la reducción del sodio probablemente sean más sensibles a éste, pero no se induce ningún daño y, como es posible observar en el cuadro 6-4, existen otros beneficios potenciales cuando se reduce moderadamente el sodio de la dieta en todos los hipertensos. Se debe alentar a todos a reducir sus niveles a un objetivo de 100 mmol/día, especialmente porque no hay manera segura de predecir quién desarrollará hipertensión.

Beneficios adicionales de la reducción del sodio

Además de reducir la PA, se han observado otros beneficios con la reducción moderada del sodio, como se resume en el cuadro 6-4.

Potenciación de la eficacia de los fármacos antihipertensivos

La reducción moderada del consumo de sal aumenta claramente la eficacia antihipertensiva de todas las clases de fármacos antihipertensivos, con la posible excepción de los bloqueantes de los canales de calcio, que tienen un leve efecto natriurético (Chrysant y cols., 2000). La baja ingestión de sodio mejora los efectos cinéticos y dinámicos de los BRA y los β-bloqueantes (Azizi y cols., 2013). Dicha potenciación fue documentada en un ensayo clínico aleatorizado controlado de 52 pacientes no diabéticos con nefropatía que recibieron inhibidores de la ECA (Slagman y cols., 2011). Una reducción en la ingestión de sodio de 186 mmol/día a 106 mmol/día ofreció una reducción mayor en la PA y la proteinuria que lo que produjo el agregado de un BRA.

Protección frente a la pérdida de sodio inducida por los diuréticos

Un gran consumo de sal en la dieta hace que los pacientes sean más vulnerables al principal efecto secundario del tratamiento diurético: la pérdida de potasio. Los diuréticos inhiben la reabsorción de sodio proximal respecto de la parte del túbulo contorneado distal donde la secreción de potasio se une a la reabsorción de sodio bajo la influencia de la aldosterona.

CUADRO 6-4

Beneficios adicionales de una reducción moderada del consumo de sodio

Mejoría de la distensibilidad de las grandes arterias (Gates y cols., 2004)
Aumento de la eficacia de los antihipertensivos (Slagman y cols., 2011; Aziza y cols., 2013)
Reducción de la pérdida de potasio inducida por los diuréticos (Ram y cols., 1981)
Regresión de la hipertrofia ventricular izquierda (Rodríguez y cols., 2011)
Reducción de la proteinuria (Agarway, 2012)
Reducción de la excreción urinaria de calcio (Carbone y cols. 2003)
Disminución de la osteoporosis (Martini y cols., 2000)
Disminución de la prevalencia del cáncer de estómago (Fock y cols., 2008)
Disminución de la prevalencia del ictus (Joossens y Kesteloot, 2008)
Disminución de la prevalencia del asma (Peat, 1996)
Disminución de la prevalencia de las cataratas (Cumming y cols., 2000)
Protección frente al inicio de la hipertensión (Whelton y cols., 2002)

Cuando se administra diariamente un diurético a un paciente que consume grandes cantidades de sodio, la depleción inicial de sodio inducida por el diurético reduce el volumen plasmático, lo que activa la liberación de renina y, de manera secundaria, aumenta la secreción de aldosterona. A medida que el diurético continúa inhibiendo la reabsorción de sodio, se libera más de éste en esta zona distal. Las mayores cantidades de aldosterona actúan aumentando la reabsorción de sodio y, en consecuencia, incrementando la secreción de potasio, el cual se elimina por la orina.

Con una reducción moderada del consumo de sodio, se libera menos sodio en la zona de intercambio distal y, por lo tanto, se elimina menos potasio por la orina. Esta modesta restricción no debería activar aún más el mecanismo de la renina-angiotensina-aldosterona para provocar más intercambio distal entre sodio y potasio, ya que esto ocurre habitualmente con una restricción más rígida del sodio.

Puntos de vista opuestos

Hay algunos autores que no están de acuerdo con el valor que se le da a la reducción moderada del consumo de sodio. Su discrepancia se basa en la posibilidad de que pueda superar sus efectos positivos. Estos supuestos peligros son los siguientes:

▶ No se ha demostrado en ensayos controlados y adecuadamente realizados que la reducción de sodio disminuya la morbimortalidad cardiovascular aunque reduzca la PA. Esta posición es válida, pero exige demasiado. Resulta evidente que es imposible realizar un ensayo clínico aleatorizado durante 10 años con 20 000 individuos que viven una vida relajada, como se requiere y proyecta en los estudios que evalúan el tratamiento farmacológico de pacientes hipertensos. John Snow tenía razón al cerrar la bomba de Broad Street exclusivamente con evidencia observacional. Hay al menos 40 estudios que demuestran un aumento de los eventos cardiovasculares con una ingestión elevada de sodio y una reducción de éstos con ingestiones menores (Aburto y cols., 2013b; He y cols., 2013).
▶ Con la restricción intensa de sodio hasta niveles tan bajos como 30 mmol/día, los niveles plasmáticos de renina, aldosterona y lípidos aumentan (Graudal y cols., 2012). Estas restricciones rígidas son simplemente imposibles de mantener para personas que viven una vida relajada, tal vez incluso para aquéllos en diálisis, quienes conocen bien los peligros de una ingestión elevada de sodio. Además, mantener un consumo diario de sodio de menos de 66 mmol/día imposibilita una dieta nutricia adecuada en Estados Unidos (Maillot y Drewnowski, 2012).
▶ En pacientes con nefropatía terminal (Thomas y cols., 2011) o diabetes tipo 2 (Ekinci y cols., 2011),

se observó un incremento en la mortalidad con ingestiones bajas en sodio, pero la contribución fue de sólo el 7 % de la diferencia.
▶ En el ensayo ONTARGET, la tasa de enfermedades cardiovasculares mostró una curva en "U", con un incremento por encima de 8 g/día o por debajo de 3 g/día (O'Donnell y cols., 2011). Sin embargo, las estimaciones de los niveles de 24 h se basaron en sólo una muestra de micción, lo cual es bien sabido resulta inadecuado.
▶ En un metaanálisis de siete ensayos clínicos aleatorizados sobre la reducción de sodio, se informaron más eventos cardiovasculares en aquéllos con una baja ingestión de sodio (Taylor y cols., 2011). De hecho, todo el incremento provino de un solo ensayo de pacientes que padecían insuficiencia cardíaca grave que estaban tomando dosis masivas de sodio (He y MacGregor, 2011). Los otros seis estudios mostraron un riesgo 20 % menor de enfermedad cardiovascular en aquéllos que ingieren una dieta baja en sodio.
▶ En una gran población de normotensos seguidos durante 7,9 años, aquéllos con una excreción de sodio baja tuvieron una mayor mortalidad cardiovascular (Stolarz-Skrzypek y cols., 2011). Sin embargo, el número de muertes en el tercil más alto (10) fue demasiado pequeño para un análisis estadístico, y se usó sólo una recolección de orina al comienzo del ensayo para estimar el nivel de ingestión de 7,9 años.

Estos cinco estudios observacionales tuvieron fallas graves, lo que hace que las conclusiones sean sospechosas. A pesar de todo, aun si fueran válidos, estos cinco (que se pueden hallar en una búsqueda de la literatura científica del 2000 al 2013) no están ni siquiera cerca de contrapesar los datos de más de 40 estudios que demostraron que una ingestión baja de sodio reduce los eventos cardiovasculares.

Conclusiones

El consumo elevado de sodio es perjudicial y una reducción moderada de éste resulta conveniente y factible. Se ha calculado que la reducción de la PA asociada con la disminución de 50 mmol/día al consumo recomendado de 100 mmol/día se traduce en una reducción de 0,7-1,2 millones de muertes en un intervalo de 10 años (Coxson y cols., 2013). Estas estimaciones pueden ser válidas: varios estudios repetidos realizados en Bélgica desde 1966 hasta 1986 revelaron una disminución progresiva del consumo medio de sodio de 203 a 144 mmol al día; estas disminuciones se asociaron estrechamente con incrementos menores de la PA con el aumento de la edad y con una menor mortalidad por ictus en la población (Joosens y Kesteloot, 1991). En un seguimiento a 10 años de 2657 pacientes, se vio un 17 % de incremento en los ictus con cada

500 mg/día de incremento en la ingestión de sodio (Gardener y cols., 2012). Por lo tanto, es probable que las reducciones de la ingestión de sodio mejoren la salud y reduzcan los costos en la sociedad. El potencial documentado sobre el beneficio, con una remota posibilidad de daño, hace de la reducción moderada de sodio un objetivo deseable tanto para los pacientes hipertensos individuales como para la población general (Whelton, 2014).

SUPLEMENTOS DE POTASIO

Algunos de los efectos positivos de un menor aporte de sodio podrían reflejar una mayor aportación de potasio (Aburto y cols., 2013a; Yang y cols., 2011), aunque se mostró en el estudio TONE que los efectos antihipertensivos de ambos fueron independientes uno del otro (Appel y cols., 2001).

Datos clínicos

Aburto y cols. (2013a) identificaron 22 ensayos clínicos aleatorizados y 11 estudios de cohortes sobre los efectos del suplemento con potasio sobre la PA, 16 en pacientes hipertensos. Un análisis global de los datos de los pacientes de 33 ensayos mostró una reducción global en la PA de 3,5/2 mm Hg, con mayores efectos en los 16 ensayos de hipertensos (5,3/3,1 mm Hg) o cuando la ingestión de potasio fue alta: 90-120 mmol/día (7,2/4). Además, la respuesta fue mayor cuando la ingestión de sodio estuvo por encima de 176 mmol/día. No se hallaron efectos adversos sobre los lípidos sanguíneos, las catecolaminas o la función renal.

Protección frente al ictus

En el análisis de 9 estudios de cohortes, Aburto y cols. (2013b) hallaron que un aumento en la ingestión de potasio se asociaba con una reducción del 24 % en la

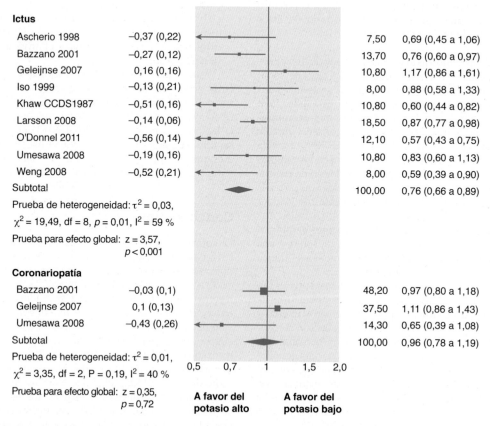

FIGURA 6-4 • Asociación entre una ingestión mayor de potasio y el riesgo de enfermedad cardiovascular incidental, ictus y coronariopatía (modificado de Aburto NJ, Hanson S, Gutiérrez H, et al. Effect of increased potassium intake on cardiovascular risk factors and disease: systematic review and meta-analyses. *BMJ* 2013a;346:f1378)

incidencia de ictus (fig. 6-4). Otro metaanálisis de datos de 15 estudios de cohortes de 240 000 pacientes asoció un incremento en la ingestión de potasio de 42 mmol/día con un riesgo 21 % menor de ictus (D'Elia y cols., 2011).

Recomendaciones

Aunque los suplementos de potasio pueden disminuir la PA, son demasiado costosos y potencialmente peligrosos para ser utilizados de modo sistemático en el tratamiento de la hipertensión de pacientes normocalémicos. Están indicados para la hipocalemia inducida por diuréticos, y en forma de sustitutos de sal con potasio, aumentan poco el costo. Para la población general, es probable que una reducción de los alimentos procesados altos en sodio/bajos en potasio y comer más alimentos naturales bajos en sodio/altos en potasio sea todo lo que se requiera para alcanzar beneficios potenciales (Kelly y cols., 2012). Las frutas y los frijoles/alubias y habas ofrecen más potasio por porción.

SUPLEMENTOS DE CALCIO

Un mayor consumo de leche o los suplementos de vitamina D, en individuos negros, pueden reducir la PA, pero los suplementos de calcio o un nivel más elevado en la ingestión de calcio en la dieta *aumentarán* el riesgo de mortalidad cardiovascular en hombres (Xiao y cols., 2013) y mujeres (Michaelsson y cols., 2013). Aunque en estos dos informes no se plantearon los efectos del aumento de calcio en la PA, el aumento en la excreción de calcio se asoció con una PA más alta en dos estudios transversales grandes (Kesteloot y cols., 2011). Además, el aumento en la ingestión de calcio se asoció directamente con el riesgo de ictus en 34 670 mujeres en un seguimiento de 10,4 años (Larsson y cols., 2011).

Recomendaciones

Por ciertos datos que demuestran un efecto adverso sobre la enfermedad cardiovascular, los suplementos de calcio no se recomiendan para el tratamiento de la hipertensión, un ejemplo de la necesidad crítica de evidencia que sirva de base para las recomendaciones a pesar de las afirmaciones de un efecto positivo (McCarron y Morris, 1985). La mejor conducta es asegurar una ingestión adecuada de calcio pero no dar suplementos para prevenir o tratar la hipertensión.

SUPLEMENTOS DE MAGNESIO

Mientras que los niveles séricos e intracelulares de magnesio son normales en la mayoría de los hipertensos no tratados, se han hallado bajas concentraciones de mag-

nesio en los músculos de pacientes que toman altas dosis crónicas de diuréticos (Drup y cols., 1993) y bajos niveles séricos en pacientes que toman hace mucho tiempo inhibidores de la bomba de protones (Furlanetto y Faulhaber, 2011). Además, en un seguimiento de 7,6 años en 5511 personas, los bajos niveles de magnesio en orina se asociaron con un aumento del riesgo de hipertensión (Joosten y cols., 2013).

Sin embargo, en una revisión de 12 ensayos de alta calidad de suplementos de magnesio que implicaron a 545 hipertensos, Dickinson y cols. (2006) hallaron que la PA sistólica disminuyó de manera insignificante –1,3 mm Hg, mientras que la PA diastólica cayó significativamente –2,2 mm Hg. La conclusión fue que: "en vista de la mala calidad de los ensayos incluidos y de la heterogeneidad entre ellos, la evidencia a favor de una asociación causal entre el suplemento de magnesio y la reducción de la PA es débil y quizá se debe a un sesgo…".

Por lo tanto, más que dar suplementos de magnesio, parece preferible aumentar el consumo dietético de frutas frescas y vegetales que proporcionan magnesio (Larsson y cols., 2008).

AUMENTO DE LA ACTIVIDAD FÍSICA

La evidencia sobre la protección provista por la actividad física regular frente al desarrollo de hipertensión y mortalidad cardiovascular y de cualquier causa es incontrovertible. Sin embargo, la mayoría de las personas en las sociedades industrializadas se están volviendo menos activas físicamente en sus vidas diarias y pasan mayor tiempo en actividades sedentarias (Kohl y cols., 2012). El aumento de la actividad física y los mayores niveles de ejercicio no sólo son capaces de reducir la mortalidad (Wen y cols., 2011), sino que probablemente también eviten el desarrollo de hipertensión (Shook y cols., 2012). En un seguimiento de 4,7 años de 6000 personas, la incidencia de hipertensión se redujo 42 % en aquéllos con altos niveles de actividad física, aun con antecedentes parentales de hipertensión (Shook y cols., 2012). El beneficio sobre la mortalidad se extiende a aquéllos con hipertensión (Rossi y cols., 2012) y a los hipertensos resistentes al tratamiento médico (Dimeo y cols., 2012). En un estudio de cohortes de 400 000 personas, se informó que sólo 15 min de ejercicio al día redujeron la mortalidad (Wen y cols., 2011).

Datos clínicos

La PA se reduce tanto con el ejercicio aeróbico (Cornelissen y cols., 2013) como con el de resistencia (Figueroa y cols., 2013), aun sin pérdida de peso (Lee y cols., 2011). El beneficio se extiende desde niños de 5 años (Knowles y cols., 2013) hasta ancianos en los que se busca prevenir el deterioro cognitivo (Verdelho y cols., 2012). Además, los pacientes con hipotensión ortostática tienen menos caídas posturales después de realizar ejercicio regular (Moraes y cols., 2012).

El ejercicio matutino ha suscitado inquietud, ya que la PA sistólica aumenta durante el ejercicio y el incremento brusco de la PA después de despertarse se ha asociado con una mayor incidencia de eventos cardiovasculares. Sin embargo, incluso en pacientes con coronariopatía conocida, no se ha observado un incremento de los episodios con el ejercicio realizado por la mañana en comparación con el efectuado por la tarde (Murray y cols., 1993). Por otro lado, un ejercicio físico extenuante en pacientes habitualmente sedentarios a veces puede precipitar un infarto agudo de miocardio (Dahabreh y Paulus, 2011). En consecuencia, se debe aconsejar siempre a los pacientes sedentarios que aumenten lentamente su grado de actividad.

Los hipertensos pueden presentar dificultades si toman β-bloqueantes, los cuales aminoran los incrementos en la frecuencia y el gasto cardíacos mediados por el ejercicio (Vanhees y cols., 2000). Otros antihipertensivos no tendrían por qué afectar la capacidad de realizar ejercicio.

Puede haber cierta preocupación por otra actividad que implica ejercicio: el coito, el cual se acompaña de aumentos significativos del pulso y de la PA, que son equivalentes a un estadio II de la prueba estandarizada de Bruce en cinta continua para varones y un estadio I para mujeres (Palmieri y cols., 2007). Aunque es un evento poco frecuente, incluso en pacientes con coronariopatía, el desencadenamiento de un infarto de miocardio durante la actividad sexual probablemente se puede prevenir con ejercicio regular (Dhabreh y Paulis, 2011). Además, la disfunción eréctil en hombres obesos se puede superar con un programa de actividad física y de pérdida de peso (Gupta y cols., 2011).

Recomendaciones

El aumento de los niveles de actividad física durante la vida ordinaria o con ejercicio estructurado puede reducir la PA y prevenir la aparición de hipertensión (Faselis y cols., 2012). Tan sólo caminar durante 15 min o su equivalente al día proporciona una reducción de la mortalidad (Wen y cols., 2011), y hacerlo 30 min por día tres veces por semana reduce el declive de la función cognitiva en los ancianos (Verdelho y cols., 2012). A pesar de los efectos beneficiosos evidentes, pocos médicos asesoran a sus pacientes con respecto al ejercicio, aunque se ha demostrado que el consejo resulta eficaz para aumentar el grado de actividad física de los pacientes (Hallal y Lee, 2013). Además de dejar de fumar, este otro consejo puede tener aceptación inmediata y otorgar mayores beneficios globales.

MODERACIÓN DEL CONSUMO DE ALCOHOL

El alcohol es una espada de doble filo: hasta una porción al día para mujeres y dos para los hombres son protectores frente a los infartos y los ictus (Ronksley y cols., 2011), pero el consumo de más de una porción usual por día puede elevar la PA (Briasoulis y cols., 2012). Una porción usual de bebidas alcohólicas es 340 ml de cerveza, 110 ml de vino o 40 ml de whiskey (cada uno con 12 ml de alcohol).

Efectos sobre la presión arterial

En forma aguda, la ingestión de 60 g de etanol, la cantidad presente en cinco porciones habituales, induce una caída inmediata de la PA de 4/4 mm Hg en promedio, seguida de un incremento medio de 7/4 mm Hg al cabo de 6 h (Rosito y cols., 1999). Tres o más porciones por día se asocian con un aumento significativo del riesgo de hipertensión (Briasoulis y cols., 2012), y las borracheras se asocian con una elevación de la PA y de la mortalidad cardiovascular (Sull y cols., 2010). Cuando los grandes bebedores comienzan con una abstinencia, su PA suele descender (Xin y cols., 2001). Un análisis de la relación entre el riesgo de hipertensión y el patrón de bebida informó una incidencia algo menor en las personas que bebían a diario con las comidas, pero una incidencia 41 % mayor en los que bebían sin comer (Stranges y cols., 2004).

Los estudios sobre los efectos del alcohol pueden tener varios factores de confusión, incluidos los estilos de vida más sanos en quienes beben con moderación y la inclusión de ex grandes bebedores en el grupo de no bebedores.

Efectos beneficiosos

Sin embargo, hay evidencia impresionante que apoya el efecto protector de un consumo regular y moderado de alcohol, de entre media a dos porciones al día, en los pacientes con enfermedad cardiovascular u otras enfermedades cuando se comparan con resultados similares en abstemios o grandes bebedores. En un análisis de los datos de 84 estudios grandes, Ronksley y cols. (2011) hallaron un riesgo 25 % menor para mortalidad cardiovascular y una reducción del 29 % en la incidencia de coronariopatía, pero ningún efecto sobre el ictus. Además, beber una cantidad moderada de alcohol se ha asociado con la aparición de menos casos de insuficiencia cardíaca (Djoussé y Gaziano, 2007), diabetes mellitus tipo 2 (Wei y cols., 2000), osteoporosis (Berg y cols., 2008) y deterioro cognitivo (Stampfer y cols., 2005). Los efectos beneficiosos se han atribuido a las mejorías del perfil lipídico, los factores hemostáticos, la sensibilidad a la insulina (Avogaro y cols., 2002) y la actividad antioxidante (Vasdev y cols., 2006).

Sin embargo, no se ha observado un efecto beneficioso en la mortalidad en personas jóvenes. Se ha informado un 15 % de incidencia de cáncer de mama en las mujeres que beben más de una porción al día (Chen y cols., 2011) y de cáncer de colon en las personas que beben más de dos porciones al día (Cho y cols., 2004). Más allá de la asociación aparentemente probada entre consumir pequeñas cantidades de alcohol y el cáncer de mama, se ha comunicado una asociación con otros cánceres (Nelson y cols., 2013). No obstante, cuando se examinaron los datos, se demostró que todas estas asociaciones (salvo el extremadamente raro cáncer de laringe) eran menores en aquéllos que bebían más de 20-40 g/día (equivalente a 2-3 porciones usuales) comparados con aquéllos que bebían 0-20 g/día (entre 0 y 1,5 porciones usuales). No existe ninguna asociación para esta relación inversa, pero se agrega a la evidencia sobre la seguridad de una cantidad moderada de alcohol. Por el momento, las asociaciones entre un consumo moderado regular de alcohol con múltiples beneficios apoyan las recomendaciones actuales que lo permiten.

El vino es más protector que la cerveza o el whiskey (Renauld y cols., 2004), pero los bebedores de vino tienden a tener un estilo de vida más sano, por lo que este beneficio aparente puede ser exagerado. Aunque hay cierta evidencia de que el vino tinto es más protector que el blanco, debido a sus mayores niveles de polifenoles (Botden y cols., 2011), posteriormente los mismos investigadores no informaron un descenso de la PA con el vino tinto (Botden y cols., 2012). Para aumentar la confusión, el vino tinto sin alcohol redujo la PA y aumentó el NO en el plasma (Chiva-Blanch y cols., 2012).

Recomendaciones

Las siguientes recomendaciones parecen adecuadas:

▶ Evaluar minuciosamente la ingestión de alcohol, pues algunas personas beben mucho más de las cantidades moderadas sin ser conscientes de su consumo excesivo o sus efectos perjudiciales.
▶ Si la ingestión es mayor de una porción al día en las mujeres o dos al día en los varones, recomendar una reducción.
▶ Desaconsejar con firmeza las borracheras.
▶ Beber sólo cuando se ingieren alimentos.
▶ Para la mayoría de los que consumen alcohol moderadamente, no es necesario hacer cambio alguno. Si una persona de mediana edad (45-64 años) comienza a beber, rara vez supera las cantidades recomendadas, y se beneficia del descenso de las tasas de morbilidad cardiovascular (King y cols., 2008).

OTROS FACTORES DIETÉTICOS

Los impresionantes resultados de la dieta DASH mostrados en la figura 6-2 respaldan fuertemente el efecto antihipertensivo que puede tener una dieta con pocas grasas saturadas y rica en fibra y minerales procedentes de frutas y verduras (Sacks y cols., 2001). Además, en 1710 varones de mediana edad seguidos durante un período de hasta 7 años, la elevación de la PA sistólica fue significativamente menor al consumir dietas con más frutas y verduras y menos carnes rojas (Miura y cols., 2004). Los vegetarianos tienen menos hipertensión que los que no lo son. En comparación con las personas que seguían una dieta no vegetariana, las que consumían una dieta vegetariana en condiciones controladas tuvieron una PA inferior en siete ensayos clínicos y 32 estudios poblacionales (Yokohama y cols., 2014).

Las respuestas de la PA a los ingredientes de la dieta pueden estar genéticamente predeterminadas: sólo el 10 % de los hipertensos con un genotipo específico muestran una reducción de la PA con un suplemento de riboflavina (Wilson y cols., 2013).

Nitratos en la dieta

Algunas verduras de hoja verde, como la espinaca, la lechuga y el betabel/remolacha, contienen una cantidad importante de nitrato inorgánico (NO_3^-). En un intrigante redescubrimiento del efecto antihipertensivo del nitrato, a través de su bioconversión endógena a nitrito (NO_2^-) parcialmente en la lengua, Webb y cols. (2008) y Kapil y cols. (2010) hallaron un descenso agudo significativo de la PA con efectos vasoprotectores y antiagregantes del nitrato alimentario contenido en el jugo de betabel o remolacha. Después de la bioconversión desde nitrato, el nitrito se reduce a NO cuando la isquemia o la lesión inducen un entorno más ácido dentro de los tejidos. El NO generado a partir del nitrito induce vasodilatación, con el consecuente descenso de la PA.

Fibras

Una característica de la dieta vegetariana es el aumento en la cantidad de fibras. Un metaanálisis de 24 ensayos clínicos aleatorizados controlados con placebo, publicados entre 1966 y 2003, sobre los efectos en la PA que tienen los suplementos de fibra en la dieta con una media de 11,5 g/día, comunicó un descenso promedio de 1,1/1,3 mm Hg (Steppel y cols., 2005). Una mayor ingestión de fibras se asoció con una reducción significativa de la incidencia de ictus inicial (Threapleton y cols., 2013) y una disminución en la mortalidad después de un infarto (Li y cols., 2014).

Grasas en la dieta

Acorde con la posible contribución del bajo contenido de grasas saturadas de la dieta DASH, se informó que un aumento en el consumo de comidas bajas en grasas reduce la incidencia de hipertensión (Soedamah-Muthu y cols., 2012). El tipo de grasa también puede ser importante. Como componente de la dieta mediterránea benéfica para el sistema cardiovascular, el aceite de oliva puede disminuir la PA por su gran contenido de ácidos grasos monoinsaturados o polifenoles antioxidantes (Moreno-Luna y cols., 2012), y el aumento en el consumo de ácidos grasos monoinsaturados se asoció con una menor PA diastólica (Miura y cols., 2013). Una mayor ingestión de ácido linoleico, el principal ácido graso poliinsaturado de la dieta, se asocia con un descenso significativo de la PA (Miura y cols., 2008). Se ha demostrado que la ingestión de ácidos grasos omega-3 de las semillas de lino reduce significativamente la PA (Rodríguez-Levya y cols., 2013), pero los suplementos con antioxidantes no han mostrado ningún efecto cardiovascular (Myung y cols., 2013).

Por otro lado, el chocolate amargo rico en flavonoides puede ser beneficioso: el consumo de 100 mg/día proporcionó una mejor función endotelial (Grassi y cols., 2012), y en siete estudios de alta calidad, una mayor ingestión de chocolate se asoció con una reducción del 37 % en los eventos cardiovasculares y una disminución del 29 % de los ictus (Buitrago-López y cols., 2011). Se informó que el flavanol del cacao reduce la PA y mejora la función cognitiva en los ancianos (Desideri y cols., 2012).

Dieta y fármacos hipolipemiantes

Los fármacos hipolipemiantes, en particular las estatinas, mejoran la disfunción endotelial asociada con la dislipidemia, por lo que reducen la PA (Kanaki y cols., 2012). Se ha observado una protección frente a las complicaciones ateroescleróticas, incluido el ictus, con las estatinas en sujetos tanto normotensos como hipertensos (Taylor y cols., 2013).

Reducción del ácido úrico

La evidencia epidemiológica sugiere una conexión entre el ácido úrico elevado en sangre, la hipertensión y la enfermedad cardiovascular (Feig y cols., 2008a). Se han realizado ensayos clínicos aleatorizados en pequeños grupos de adolescentes con PA elevada, los cuales mostraron una reducción en la PA con alopurinol (Feig y cols., 2008b) y probenecid (Soletsky y Feig, 2012). Como se ve en el capítulo 7, la mayoría de los diuréticos elevan el nivel de ácido úrico en sangre, lo que puede reducir su efectividad hipotensora y disminuir los eventos cardiovasculares.

Ingestión de proteínas

Aunque se ha pensado que un gran consumo de proteínas es perjudicial, en gran parte al provocar una sobrecarga adicional en el riñón, los estudios INTERSALT (Stamler y cols., 1996) e INTERMAP (Elliott y cols., 2006) hallaron una PA más baja en personas que siguen una dieta rica en proteínas vegetales. La proteína de soya redujo la PA sistólica en las mujeres hipertensas (Liu y cols., 2013). Sin embargo, el incremento del consumo de carnes rojas se asoció con una mayor PA sistólica (Tzoulaki y cols., 2008).

Antioxidantes

Aunque el efecto antihipertensivo de una dieta rica en frutas y verduras se ha asociado con un aumento acompañante de vitaminas antioxidantes, los ensayos con suplementos antioxidantes como la enzima Q10 no han mostrado efectos sobre la PA (Young y cols., 2012) o sobre la prevención de los eventos cardiovasculares (Myung y cols., 2013).

Café y té

Aunque las grandes ingestiones de café se han asociado con un incremento más pronunciado relacionado con la edad en la PA (Giggey y cols., 2011), el aumento en el consumo de café se asoció con una reducción tanto en la mortalidad total como en la cardiovascular en ensayos prospectivos que involucraron a 400 000 personas (Freedman y cols., 2012), y un consumo mayor de té verde puede reducir el riesgo de enfermedad cardiovascular e ictus (Kokubo y cols., 2013). Tres tazas de té negro por día produjeron una pequeña caída en la PA en un ensayo clínico aleatorizado de 95 individuos (Hodgson y cols., 2012). Sin embargo, en un metaanálisis de los efectos del consumo de café, no se hallaron efectos significativos para la PA ni para el riesgo de hipertensión (Steffen y cols., 2012).

TRATAMIENTOS DIVERSOS

Se están utilizando numerosos tratamientos complementarios y alternativos para la hipertensión, además de otras indicaciones, más en Estados Unidos que en otros países (Marchall y cols., 2012). Cuando tales tratamientos, como la bioretroalimentación (Greenhalgh y cols., 2010), la acupuntura (Flachskampf y cols., 2007) y la respiración lenta guiada por dispositivos (Landman y cols., 2014), son objeto de un estudio adecuadamente controlado, a menudo se descubre que son ineficaces (Brook y cols., 2003).

Sin embargo, si está disponible y es aceptable para el paciente, una u otra forma de terapia de relajación puede intentarse, ya que tales técnicas pueden proporcionar beneficios adicionales en la reducción del riesgo coronario más allá de cualquier efecto sobre la PA. Se debe prevenir a los pacientes de que es posible que los efectos a corto plazo no se mantengan, por lo que se requiere una vigilancia continua.

Ajo y remedios fitoterapéuticos

En cuatro ensayos clínicos aleatorizados, comparado con placebo, en sujetos hipertensos, se ha visto que el *ajo*, principalmente como polvo desodorizado, disminuye significativamente la PA en −8,4/−7,3 mm Hg (Ried y cols., 2008).

En Estados Unidos, como consecuencia de la interferencia del Senador Orrin Hatch en la vigilancia de la Food and Drug Administration (Bent, 2008), se han comenzado a utilizar *remedios fitoterapéuticos* de manera habitual argumentando toda clase de efectos positivos no demostrados y sin ningún tipo de supervisión. Ninguno ha mostrado reducir la PA (excepto *Rauwolfia* y *Veratrum*) y, de hecho, algunos como la uva marina (*ephedra*), las naranjas amargas, el ginseng siberiano y el extracto de regaliz u orozuz, la aumentan (Rasmussen y cols., 2012).

Otras modalidades

Se comprobó en un ensayo cruzado de 16 hipertensos que la *melatonina*, 2,5 mg al acostarse durante 3 semanas, disminuía la PA nocturna en 6/4 mm Hg (Scheer y cols., 2004). Las *medicaciones que incrementan la duración del sueño* pueden ser útiles porque se dice que el sueño de corta duración aumenta la incidencia de hipertensión (Wang y cols., 2012). La hipertensión es estimulada por la *contaminación ambiental* (Dong y cols., 2013) y por el *ruido laboral* (Chang y cols., 2013); por ello, se requiere calcular los valores del aire puro y el silencio.

Procedimientos quirúrgicos

Desde 1935 hasta la década de 1950, la simpatectomía quirúrgica, junto con una dieta estricta baja en sal, era casi todo de lo que se disponía para tratar la hipertensión. Se demostró que la simpatectomía era beneficiosa en los pacientes con enfermedad grave (Thorpe y cols., 1950), pero con el tratamiento médico actual, la simpatectomía ya no tiene razón de ser. Sin embargo, como se describió en el capítulo 3, la desnervación de los nervios simpáticos en la arteria renal y la activación de los receptores carotídeos están siendo estudiados para la reducción de la hipertensión resistente al tratamiento habitual. Un procedimiento quirúrgico mucho más difícil, la descompresión del área ventrolateral rostral del bulbo raquídeo, puede tener un efecto antihipertensivo temporal (Frank y cols., 2009), pero no ha sido estudiado adecuadamente.

Conclusiones

Se deben promover asiduamente modificaciones apropiadas del estilo de vida en todos los pacientes. Los que presentan hipertensión leve pueden mantenerse sin fármacos, y los que padecen hipertensión más grave pueden necesitar menos medicación. Es de esperarse que la adopción de costumbres más sanas en la población reduzca la incidencia de la hipertensión y sus complicaciones. Mientras eso ocurre, la mayoría de los pacientes hipertensos necesitarán antihipertensivos, como se describe en el capítulo siguiente.

REFERENCIAS

Aburto NJ, Hanson S, Gutierrez H, et al. Effect of increased potassium intake on cardiovascular risk factors and disease: systematic review and meta-analyses. *BMJ* 2013a;346:f1378.

Aburto NJ, Ziolkovska A, Hooper L, et al. Effect of lower sodium intake on health: Systematic review and meta-analyses. *BMJ* 2013b;346:f1326.

Adams TD, Davidson LE, Litwin SE, et al. Health benefits of gastric bypass surgery after 6 years. *JAMA* 2012;308:1122–1131.

Agarwal R. Resistant hypertension and the neglected antihypertensive: sodium restriction. *Nephrol Dial Transplant* 2012;27:4041–4045.

Appel LJ, Espeland MA, Easter L, et al. Effects of reduced sodium intake on hypertension control in older individuals: Results from the Trial of Nonpharmacologic Interventions in the Elderly (TONE). *Arch Intern Med* 2001;161:685–693.

Argacha J, Adamopoulos D, Gujic M, et al. Acute effects of passive smoking on peripheral vascular function. *Hypertension* 2008;51:1506–1511.

Avogaro A, Watanabe RM, Gottardo L, et al. Glucose tolerance during moderate alcohol intake: Insights on insulin action from glucose/lactate dynamics. *J Clin Endocrinol Metab* 2002;87:1233–1238.

Azizi M, Blanchard A, Charbit B, et al. Effect of contrasted sodium diets on the pharmacokinetics and pharmacodynamic effects of reninangiotensin system blockers. *Hypertension* 2013;61:1239–1245.

Barba G, Galletti F, Cappuccio F, et al. Incidence of hypertension in individuals with different blood pressure salt-sensitivity: Results of a 15-year follow-up study. *J Hypertens* 2007;25:1465–1471.

Bent S. Herbal medicine in the United States: Review of efficacy, safety, and regulation. *J Gen Intern Med* 2008;23(6):854–859.

Berg KM, Kunins HV, Jackson JL, et al. Association between alcohol consumption and both osteoporotic fracture and bone density. *Am J Med* 2008;121:406–418.

Botden IP, Langendonk JG, Meima ME, et al. Daily red wine consumption improves vascular function by a soluble guanylyl cyclase-dependent pathway. *Am J Hypertens* 2011;24:162–168.

Botden IP, Draijer R, Westerhof BE, et al. Red wine polyphenols do not lower peripheral or central blood pressure in high normal blood pressure and hypertension. *Am J Hypertens* 2012;25:718–723.

Briasoulis A, Agarwal V, Messerli FH. Alcohol consumption and the risk of hypertension in men and women: A systematic review and meta-analysis. *J Clin Hypertens (Greenwich)* 2012;14:792–798.

Brinsden HC, He FJ, Jenner KH, MacGregor GA. Surveys of the salt content in UK bread: progress made and further reductions possible. *BMJ Open* 2013;3:e002936, doi10,1136.

Brook RD, Appel LJ, Rubenfire M, et al. Beyond medications and diet: alternative approaches to lowering blood pressure. *Hypertension* 2013;61:1360–1383.

Buitrago-Lopez A, Sanderson J, Johnson L, et al. Chocolate consumption and cardiometabolic disorders: Systematic review and meta-analysis. *BMJ* 2011;343:d4488.

Carbone LD, Bush AJ, Barrow KD, et al. The relationship of sodium intake to calcium and sodium excretion and bone mineral density of the hip in postmenopausal African-American and Caucasian women. *J Bone Miner Metab* 2003;21(6):415–420.

Carey RM, Schoeffel CD, Gildea JJ, et al. Salt sensitivity of blood pressure is associated with polymorphisms in the sodium-bicarbonate cotransporter. *Hypertension* 2012;60:1359–1366.

Centers for Disease Control and Prevention (CDC). Consumption of cigarettes and combustible tobacco—United States, 2000–2011. *MMWR Morb Mortal Wkly Rep* 2012a;61:565–569.

Centers for Disease Control and Prevention (CDC). Current cigarette smoking among adults—United States, 2011. *MMWR Morb Mortal Wkly Rep* 2012b;61:889–894.

Chang TY, Hwang BF, Liu CS, et al. Occupational noise exposure and incident hypertension in men: A prospective cohort study. *Am J Epidemiol* 2013;177:818–825.

Chen WY, Rosner B, Hankinson SE, et al. Moderate alcohol consumption during adult life, drinking patterns, and breast cancer risk. *JAMA* 2011;306:1884–1890.

Chiva-Blanch G, Urpi-Sarda M, Ros E, et al. Dealcoholized red wine decreases systolic and diastolic blood pressure and increases plasma nitric oxide: Short communication. *Circ Res* 2012;111:1065–1068.

Cho E, Smith-Warner SA, Ritz J, et al. Alcohol intake and colorectal cancer: A pooled analysis of 8 cohort studies. *Ann Intern Med* 2004;140:603–613.

Chobanian AV, Bakris GL, Black HR, et al. Seventh report of the Joint National Committee on Prevention, Detection, Evaluation, and Treatment of High Blood Pressure. *Hypertension* 2003;42:1206–1252.

Chrysant SG, Weder AB, McCarron DA, et al. Effects of isradipine or enalapril on blood pressure in salt-sensitive hypertensives during low and high dietary salt intake. *Am J Hypertens* 2000;13:1180–1188.

Cornelissen VA, Buys R, Smart NA. Endurance exercise beneficially affects ambulatory blood pressure: A systematic review and meta-analysis. *J Hypertens* 2013;31:639–648.

Coxson PG, Cook NR, Joffres M, et al. Mortality benefits from US population-wide reduction in sodium consumption: Projections from 3 modeling approaches. *Hypertension* 2013;61:564–570.

Cumming RG, Mitchell P, Smith W. Dietary sodium intake and cataract: The Blue Mountains eye study. *Am J Epidemiol* 2000;151:624–626.

Dahabreh IJ, Paulus JK. Association of episodic physical and sexual activity with triggering of acute cardiac events: Systematic review and meta-analysis. *JAMA* 2011;305:1225–1233.

Danaei G, Singh GM, Paciorek CJ, et al. The global cardiovascular risk transition: Associations of four metabolic risk factors with national income, urbanization, and Western diet in 1980 and 2008. *Circulation* 2013;127:1493–1502.

de Boer MP, Ijzerman RG, de Jongh RT, et al. Birth weight relates to salt sensitivity of blood pressure in healthy adults. *Hypertension* 2008;51:928–932.

Defago MD, Gu D, Hixson JE, et al. Common genetic variants in the endothelial system predict blood pressure response to sodium intake: The GenSalt study. *Am J Hypertens* 2013;26:643–656.

D'Elia L, Barba G, Cappuccio FP, et al. Potassium intake, stroke, and cardiovascular disease a meta-analysis of prospective studies. *J Am Coll Cardiol* 2011;57:1210–1219.

Desideri G, Kwik-Uribe C, Grassi D, et al. Benefits in cognitive function, blood pressure, and insulin resistance through cocoa flavanol consumption in elderly subjects with mild cognitive impairment: The Cocoa, Cognition, and Aging (CoCoA) study. *Hypertension* 2012;60:794–801.

Dickinson HO, Nicolson DJ, Campbell F, et al. Magnesium supplementation for the management of essential hypertension in adults. *Cochrane Database Syst Rev* 2006;3:CD004640.

Dimeo F, Pagonas N, Seibert F, et al. Aerobic exercise reduces blood pressure in resistant hypertension. *Hypertension* 2012;60:653–658.

Djoussé L, Gaziano JM. Alcohol consumption and risk of heart failure in the physicians' health study I. *Circulation* 2007;115:34–39.

Dong GH, Qian ZM, Xaverius PK, et al. Association between long-term air pollution and increased blood pressure and hypertension in China. *Hypertension* 2013;61:578–584.

Drup I, Skajaa K, Thybo NK. Oral magnesium supplementation restores the concentrations of magnesium, potassium and sodium-potassium pumps in skeletal muscle of patients receiving diuretic treatment. *J Intern Med* 1993;233:117–123.

Eckel RH, Jakicic JM, Ard JD, et al. 2013 AHA/ACC guideline on lifestyle management to reduce cardiovascular risk: A report of the American College of Cardiology/American Heart Association Task Force on Practice Guidelines. *Circulation* 2014;129(2):76–99.

Ekinci EI, Clarke S, Thomas MC, et al. Dietary salt intake and mortality in patients with type 2 diabetes. *Diabetes Care* 2011;34:703–709.

Elliott P, Stamler J, Dyer AR, et al. Association between protein intake and blood pressure: The INTERMAP study. *Arch Intern Med* 2006;166:79–87.

Elmer PJ, Obarzanek E, Vollmer WM, et al. Effects of comprehensive lifestyle modification on diet, weight, physical fitness, and blood pressure control: 18-month results of a randomized trial. *Ann Intern Med* 2006;144:485–495.

Estruch R, Ros E, Salas-Salvado J, et al. Primary prevention of cardiovascular disease with a Mediterranean diet. *N Engl J Med* 2013;368:1279–1290.

Fairchild AL. Half empty or half full? New York's soda rule in historical perspective. *N Engl J Med* 2013;368:1765–1767.

Faselis C, Doumas M, Kokkinos JP, et al. Exercise capacity and progression from prehypertension to hypertension. *Hypertension* 2012;60:333–338.

Feig DI, Kang DH, Johnson RJ. Uric acid and cardiovascular risk. *N Engl J Med* 2008a;359:1811–1821.

Feig DI, Soletsky B, Johnson RJ. Effect of allopurinol on blood pressure of adolescents with newly diagnosed essential hypertension: A randomized trial. *JAMA* 2008b;300:924–932.

Figueroa A, Vicil F, Sanchez-Gonzalez MA, et al. Effects of diet and/or low-intensity resistance exercise training on arterial stiffness, adiposity, and lean mass in obese postmenopausal women. *Am J Hypertens* 2013;26:416–423.

Flachskampf FA, Gallasch J, Gefeller O, et al. Hypertension: Randomized trial of acupuncture to lower blood pressure. *Circulation* 2007;115:3121–3129.

Fock KM, Talley N, Moayyedi P, et al. Asia-Pacific consensus guidelines on gastric cancer prevention. *Gastroenterol Hepatol* 2008;23(3): 351–365.

Forman JP, Scheven L, de Jong PE, et al. Association between sodium intake and change in uric acid, urine albumin excretion, and the risk of developing hypertension. *Circulation* 2012;125:3108–3116.

Forman JP, Scott JB, Ng K, et al. Effect of vitamin D supplementation on blood pressure in blacks. *Hypertension* 2013;61:779–785.

Franco V, Oparil S. Salt sensitivity, a determinant of blood pressure, cardiovascular disease and survival. *J Am Coll Nutr* 2006;25(3): 247S–255S.

Frank H, Heusser K, Geiger H, et al. Temporary reduction of blood pressure and sympathetic nerve activity in hypertensive patients after microvascular decompression. *Stroke* 2009;40(1):41–51.

Freedman ND, Park Y, Abnet CC, et al. Association of coffee drinking with total and cause-specific mortality. *N Engl J Med* 2012;366:1891–1904. 0002132717.

Frisoli TM, Schmieder RE, Grodzicki T, et al. Salt and hypertension: Is salt dietary reduction worth the effort? *Am J Med* 2012;125: 433–439.

Furlanetto TW, Faulhaber GA. Hypomagnesemia and proton pump inhibitors: Below the tip of the iceberg. *Arch Intern Med* 2011;171:1391–1392.

Gardener H, Rundek T, Wright CB, et al. Dietary sodium and risk of stroke in the Northern Manhattan study. *Stroke* 2012;43:1200–1205.

Gates PE, Tanaka H, Hiatt WR, et al. Dietary sodium restriction rapidly improves large elastic artery compliance in older adults with systolic hypertension. *Hypertension* 2004;44:35–41.

Ge Z, Hao Y, Cao J, et al. Does cigarette smoking exacerbate the effect of blood pressure on the risk of cardiovascular and all-cause mortality among hypertensive patients? *J Hypertens* 2012;30:2307–2313.

Gerdts E, Lund-Johansen P, Omvik P. Reproducibility of salt sensitivity testing using a dietary approach in essential hypertension. *J Hum Hypertens* 1999;13:375–384.

Giggey PP, Wendell CR, Zonderman AB, et al. Greater coffee intake in men is associated with steeper age-related increases in blood pressure. *Am J Hypertens* 2011;24:310–315.

Gostin LO. Law as a tool to facilitate healthier lifestyles and prevent obesity. *JAMA* 2007;297(1):87.

Grassi D, Desideri G, Necozione S, et al. Protective effects of flavanol-rich dark chocolate on endothelial function and wave reflection during acute hyperglycemia. *Hypertension* 2012;60:827–832.

Graudal NA, Hubeck-Graudal T, Jürgens G. Effects of low-sodium diet vs. high-sodium diet on blood pressure, renin, aldosterone, catecholamines, cholesterol, and triglyceride (Cochrane Review). *Am J Hypertens* 2012;25:1–15.

Greenhalgh J, Dickson R, Dundar Y. Biofeedback for hypertension: A systematic review. *J Hypertens* 2010;28:644–652.

Gupta BP, Murad MH, Clifton MM, et al. The effect of lifestyle modification and cardiovascular risk factor reduction on erectile dysfunction: A systematic review and meta-analysis. *Arch Intern Med* 2011;171:1797–1803.

Hallal PC, Lee IM. Prescription of physical activity: An undervalued intervention. *Lancet* 2013;381:356–357.

Harrap SB. The 2012 John Swales lecture: Questions unanswered—30 years in the world of blood pressure. *J Hypertens* 2012;30:2060–2065.

He FJ, MacGregor GA. How far should salt intake be reduced? *Hypertension* 2003;42:1093–1099.

He FJ, MacGregor GA. Salt reduction lowers cardiovascular risk: Meta-analysis of outcome trials. *Lancet* 2011;378:380–382.

He FJ, Li J, Macgregor GA. Effect of longer term modest salt reduction on blood pressure: Cochrane systematic review and meta-analysis of randomised trials. *BMJ* 2013;346:f1325.

Hodgson JM, Puddey IB, Woodman RJ, et al. Effects of black tea on blood pressure: A randomized controlled trial. *Arch Intern Med* 2012;172:186–188.

Hummel SL, Seymour EM, Brook RD, et al. Low-sodium dietary approaches to stop hypertension diet reduces blood pressure, arterial stiffness, and oxidative stress in hypertensive heart failure with preserved ejection fraction. *Hypertension* 2012;60:1200–1206.

Hypertension Prevention Trial Research Group. The Hypertension Prevention Trial: Three-year effects of dietary changes on blood pressure. *Arch Intern Med* 1990;150:153–162.

Jablonski KL, Racine ML, Geolfos CJ, et al. Dietary sodium restriction reverses vascular endothelial dysfunction in middle-aged/older adults with moderately elevated systolic blood pressure. *J Am Coll Cardiol* 2013;61:335–343.

Jatoi NA, Jerrard-Dunne P, Feely J, et al. Impact of smoking and smoking cessation on arterial stiffness and aortic wave reflection in hypertension. *Hypertension* 2007;49:981–985.

Joossens JV, Kesteloot H. Trends in systolic blood pressure, 24-hour sodium excretion, and stroke mortality in the elderly in Belgium. *Am J Med* 1991;90(Suppl 3A):5.

Joossens JV, Kesteloot H. Dietary salt, cerebrovascular disease and stomach cancer mortalities. *Acta Cardiol* 2008;63(1):9–10.

Joosten MM, Gansevoort RT, Makamal KJ, et al. Urinary magnesium excretion and the risk of hypertension. *Hypertension* 2013;61:1161–1167.

Kanaki AI, Sarafidis PA, Georgianos PI, et al. Low-dose atorvastatin reduces ambulatory blood pressure in patients with mild hypertension and hypercholesterolaemia: A double-blind, randomized, placebo-controlled study. *J Hum Hypertens* 2012;26:577–584.

Kapil V, Milsom AB, Okorie M, et al. Inorganic nitrate supplementation lowers blood pressure in humans: Role for nitrite-derived NO. *Hypertension* 2010;56:274–281.

Kelly TN, Gu D, Rao DC, et al. Maternal history of hypertension and blood pressure response to potassium intake: The GenSalt Study. *Am J Epidemiol* 2012;176(Suppl 7):S55–S63.

Kempner W. Treatment of hypertensive vascular disease with rice diet. *Am J Med* 1948;4:545–577.

Kesteloot H, Tzoulaki I, Brown IJ, et al. Relation of urinary calcium and magnesium excretion to blood pressure: The International Study of Macro- and Micro-nutrients and Blood Pressure and the International Cooperative Study on Salt, Other Factors and Blood Pressure. *Am J Epidemiol* 2011;174:44–51.

King DE, Mainous AG, Geesey ME. Adopting moderate alcohol consumption in middle age: Subsequent cardiovascular events. *Am J Med* 2008;121:201–206.

Kohl HW III, Craig CL, Lambert EV, et al. The pandemic of physical inactivity: Global action for public health. *Lancet* 2012;380:294–305.

Knowles G, Pallan M, Thomas GN, et al. Physical activity and blood pressure in primary school children: A longitudinal study. *Hypertension* 2013;61:70–75.

Kokubo Y, Iso H, Saito I, et al. The impact of green tea and coffee consumption on the reduced risk of stroke incidence in Japanese population: The Japan public health center-based study cohort. *Stroke* 2013;44:1369–1374.

Kotchen TA, Cowley AW, Jr, Frohlich ED. Salt in health and disease—A delicate balance. *N Engl J Med* 2013;368:1229–1237.

Laffer CL, Elijovich F. Differential predictors of insulin resistance in nondiabetic salt-resistant and salt-sensitive subjects. *Hypertension* 2013;61:707–715.

Landman GWD, Drion I, Kornelis JJ, et al. Device-guided breathing as treatment for hypertension in type 2 diabetes mellitus. *JAMA Intern Med* 2013;173:1346–1350.

Larsson SC, Virtanen MJ, Mars M, et al. Magnesium, calcium, potassium, and sodium intakes and risk of stroke in male smokers. *Arch Intern Med* 2008;168(5):459–465.

Larsson SC, Virtamo J, Wolk A. Potassium, calcium, and magnesium intakes and risk of stroke in women. *Am J Epidemiol* 2011;174:35–43.

Lee DC, Sui X, Artero EG, et al. Long-term effects of changes in cardiorespiratory fitness and body mass index on all-cause and cardiovascular disease mortality in men: The Aerobics Center Longitudinal Study. *Circulation* 2011;124:2483–2490.

Li S, Flint A, Pai JK, et al. Dietary fiber intake and mortality among survivors of myocardial infarction: prospective cohort study. *BMJ* 2014;348:g2659.

Liu ZM, Ho SC, Chen YM, et al. Effect of soy protein and isoflavones on blood pressure and endothelial cytokines: A 6-month randomized controlled trial among postmenopausal women. *J Hypertens* 2013;31:384–392.

Mariner WK, Annas GJ. Limiting "sugary drinks" to reduce obesity— who decides? *N Engl J Med* 2013;368:1763–1765.

Maillot M, Drewnowski A. A conflict between nutritionally adequate diets and meeting the 2010 dietary guidelines for sodium. *Am J Prev Med* 2012;42:174–179.

Marshall IJ, Wolfe CD, McKevitt C. Lay perspectives on hypertension and drug adherence: Systematic review of qualitative research. *BMJ* 2012;345:e3953.

Martini LA, Cuppari L, Colugnati FAB, et al. High sodium chloride intake is associated with low bone density in calcium stone-foring patients. *Clin Nephrol* 2000;54:85–93.

McCarron DA, Morris CD. Blood pressure response to oral calcium in persons with mild to moderate hypertension. A randomized, double-blind, placebo-controlled, crossover trial. *Ann Intern Med* 1985;103:825–831.

Melander O, von Wowern F, Frandsen E, et al. Moderate salt restriction effectively lowers blood pressure and degree of salt sensitivity is related to baseline concentration of renin and N-terminal atrial natriuretic peptide in plasma. *J Hypertens* 2007;25:619–627.

Michaelsson K, Melhus H, Lemming EW, et al. Long term calcium intake and rates of all cause and cardiovascular mortality: community based prospective longitudinal cohort study. *BMJ* 2013;346:f228.

Mikkelsen KL, Wiinberg N, Hoegholm A, et al. Smoking related to 24-hr ambulatory blood pressure and heart rate. *Am J Hypertens* 1997;10:483–491.

Miura K, Greenland P, Stamler J, et al. Relation of vegetable, fruit, and meat intake to 7-year blood pressure change in middle-aged men: The Chicago Western Electric study. *Am J Epidemiol* 2004;159:572–580.

Miura K, Stamler J, Brown IJ, et al. Relationship of dietary monounsaturated fatty acids to blood pressure: the international study of macro/micronutrients and blood pressure. *J Hypertens* 2013;31:1144–1150.

Miura K, Stamler J, Nakagawa H, et al. Relationship of dietary linoleic acid to blood pressure: The international study of macromicronutrients and blood pressure study. *Hypertension* 2008;52:408–414.

Moodie R, Stuckler D, Monteiro C, et al. Profits and pandemics: Prevention of harmful effects of tobacco, alcohol, and ultra-processed food and drink industries. *Lancet* 2013;381:670–679.

Moraes MR, Bacurau RF, Simões HG, et al. Effect of 12 weeks of resistance exercise on post-exercise hypotension in stage 1 hypertensive individuals. *J Hum Hypertens* 2012;26:5330–5339.

Moreno-Luna R, Munoz-Hernandez R, Miranda ML, et al. Olive oil polyphenols decrease blood pressure and improve endothelial function in young women with mild hypertension. *Am J Hypertens* 2012;25:1299–1304.

Mozaffarian D, Appel LJ, Van Horn L. Components of a cardioprotective diet: New insights. *Circulation* 2011;123:2870–2891.

Murray PM, Herrington DM, Pettus CW, et al. Should patients with heart disease exercise in the morning or afternoon? *Arch Intern Med* 1993;153:833–836.

Myung SK, Ju W, Cho B, et al. Efficacy of vitamin and antioxidant supplements in prevention of cardiovascular disease: Systematic review and meta-analysis of randomised controlled trials. *BMJ* 2013;346:f10.

Nelson DE, Jarman DW, Rehm J, et al. Alcohol-attributable cancer deaths and years of potential life lost in the United States. *Am J Public Health* 2013;103:641–648.

Nguyen Dinh Cat A, Briones AM, Callera GE, et al. Adipocytederived factors regulate vascular smooth muscle cells through mineralocorticoid and glucocorticoid receptors. *Hypertension* 2011;58:479–488.

O'Donnell MJ, Yusuf S, Mente A, et al. Urinary sodium and potassium excretion and risk of cardiovascular events. *JAMA* 2011;306:2229–2238.

Ogden CL, Carroll MD, Kit BK, Flrgal KM. Prevalence of childhood and adult obesity in the United States, 2011–2012. *JAMA* 2014;311:806–814.

Oncken CA, White WB, Cooney JL, et al. Impact of smoking cessation on ambulatory blood pressure and heart rate in postmenopausal women. *Am J Hypertens* 2001;14:942–949.

Ostchega Y, Hughes JP, Terry A, et al. Abdominal obesity, body mas index, and hypertension in US adults: NHANES 2007–2010. *Am J Hypertens* 2012;25:1271–1278.

Palmieri ST, Kostis JB, Casazza L, et al. Heart rate and blood pressure response in adult men and women during exercise and sexual activity. *Am J Cardiol* 2007;100:1795–1801.

Pearson TA, Palaniappan LP, Artinian NT, et al. American heart association guide for improving cardiovascular health at the community level, 2013 update: A scientific statement for public health practitioners, healthcare providers, and health policy makers. *Circulation* 2013;127:1730–1753.

Peat JK. Prevention of asthma. *Eur Respir J* 1996;9:1545–1555.

Pickering TG. Lifestyle modification: Is it achievable and durable? *J Clin Hypertens* 2004;6:581–584.

Pirie K, Peto R, Reeves GK, et al. The 21st century hazards of smoking and benefits of stopping: A prospective study of one million women in the UK. *Lancet* 2013;381:133–141.

Ram CVS, Garrett BN, Kaplan NM. Moderate sodium restriction and various diuretics in the treatment of hypertension. Effects of potassium wastage and blood pressure control. *Arch Intern Med* 1981;141:1015–1019.

Rasmussen CB, Glisson JK, Minor DS. Dietary supplements and hypertension: Potential benefits and precautions. *J Clin Hypertens* 2012;14:467–471.

Renaud SC, Guéguen R, Conard P, et al. Moderate wine drinkers have lower hypertension-related mortality: A prospective cohort study in French men. *Am J Clin Nutr* 2004;80:621–625.

Ried K, Frank OR, Stocks NP, et al. Effect of garlic on blood pressure: A systematic review and meta-analysis. *BMC Cardiovasc Disord* 2008;8:13.

Rizzuto D, Orsini N, Qiu C, et al. Lifestyle, social factors, and survival after age 75: Population based study. *BMJ* 2012;345: e5568.

Rodriguez CJ, Bibbins-Domingo K, Jin Z, et al. Association of sodium and potassium intake with left ventricular mass: Coronary artery risk development in young adults. *Hypertension* 2011;58:410–416.

Rodriguez-Leyva D, Weighell W, Edel AL, et al. Potent antihypertensive action of dietary flaxseed in hypertensive patients. *Hypertension* 2013;62:1081–1089.

Roehr B. US tops salty fast food league table. *BMJ* 2012;344:e2769.

Ronksley PE, Brien SE, Turner BJ, et al. Association of alcohol consumption with selected cardiovascular disease outcomes: A systematic review and meta-analysis. *BMJ* 2011;342:d671.

Rose G. The Strategy of Preventive Medicine. Oxford, UK: Oxford University Press; 1992.

Rosito GA, Fuchs FD, Duncan BB. Dose-dependent biphasic effect of ethanol on 24-h blood pressure in normotensive subjects. *Am J Hypertens* 1999;12:236–240.

Rossi A, Dikareva A, Bacon SL, et al. The impact of physical activity on mortality in patients with high blood pressure: A systematic review. *J Hypertens* 2012;3:1277–1288.

Sacks FM, Svetkey LP, Vollmer WM, et al. Effects on blood pressure of reduced dietary sodium and the dietary approaches to stop hypertension (DASH) diet. *N Engl J Med* 2001;344:3–10.

Safar ME, Balkau B, Lange C, et al. Hypertension and vascular dynamics in men and women with metabolic syndrome. *J Am Coll Cardiol* 2013;61:12–19.

Scheer FA, Van Montfrans GA, van Someren EJ, et al. Daily nighttime melatonin reduces blood pressure in male patients with essential hypertension. *Hypertension* 2004;43:192–197.

Schmidlin O, Forman A, Sebastian A, et al. Sodium-selective salt sensitivity: Its occurrence in blacks. *Hypertension* 2007;50:1085–1092.

Shihab HM, Meoni LA, Chu AY, et al. Body mass index and risk of incident hypertension over the life course: The Johns Hopkins Precursors Study. *Circulation* 2012;126:2983–2989.

Shook RP, Lee DC, Sui X, et al. Cardiorespiratory fitness reduces the risk of incident hypertension associated with a parental history of hypertension. *Hypertension* 2012;59:1220–1224.

Slagman MC, Waanders F, Hemmelder MH, et al. Moderate dietary sodium restriction added to angiotensin converting enzyme inhibition compared with dual blockade in lowering proteinuria and blood pressure: Randomised controlled trial. *BMJ* 2011;343:d4366.

Sobieraj DM, White WB, Baker WL. Cardiovascular effects of pharmacologic therapies for smoking cessation. *J Am Soc Hypertens* 2013;7:61–67.

Soedamah-Muthu SS, Verberne LD, Ding EL, et al. Dairy consumption and incidence of hypertension: a dose–response meta-analysis of prospective cohort studies. *Hypertension* 2012;60:1131–1137.

Soletsky B, Feig DI. Uric acid reduction rectifies prehypertension in obese adolescents. *Hypertension* 2012;60:1148–1156.

Stamler J, Elliott P, Kesteloot H, et al. Inverse relation of dietary protein markers with blood pressure. Findings for 10,020 men and women in the INTERSALT study. *Circulation* 1996;94:1629–1634.

Stamler R, Stamler J, Gosch FC, et al. Primary prevention of hypertension by nutritional-hygienic means: Final report of a randomized, controlled trial. *JAMA* 1989;262:1801–1807.

Stampfer MJ, Kang JH, Chen J, et al. Effects of moderate alcohol consumption on cognitive function in women. *N Engl J Med* 2005;352:245–253.

Steffen M, Kuhle C, Hensrud D, et al. The effect of coffee consumption on blood pressure and the development of hypertension: A systematic review and meta-analysis. *J Hypertens* 2012;30:2245–2254.

Stolarz-Skrzypek K, Kuznetsova T, Thijs L. Fatal and nonfatal outcomes incidence of hypertension, and blood pressure changes in relation to urinary sodium excretion. *JAMA* 2011;305: 1777–1785.

Stranges S, Wu T, Dorn JM, et al. Relationship of alcohol drinking pattern to risk of hypertension: A population-based study. *Hypertension* 2004;44:813–819.

Streppel MT, Arends LR, van't Veer P, et al. Dietary fiber and blood pressure: A meta-analysis of randomized placebo-controlled trials. *Arch Intern Med* 2005;165:150–156.

Sull JW, Yi SW, Nam CM, et al. Binge drinking and hypertension on cardiovascular disease mortality in Korean men and women: A Kangwha cohort study. *Stroke* 2010;41:2157–2162.

Sumithran P, Prendergast LA, Delbridge E. Long-term persistence of hormonal adaptations to weight loss. *N Engl J Med* 2011;365:1597–1604.

Swinburn BA, Sacks G, Hall KD, et al. The global obesity pandemic: Shaped by global drivers and local environments. Lancet 2011;378:804–814.

Taylor FC, Huffman M, Ebrahim S. Statin therapy for primary prevention of cardiovascular disease. *JAMA* 2013;310:2451–2452.

Taylor RS, Ashton KE, Moxham T, et al. Reduced dietary salt for the prevention of cardiovascular disease: A meta-analysis of randomized controlled trials (Cochrane review). *Am J Hypertens* 2011;24:843–853.

Teo KK, Ounpuu S, Hawken S, et al. Tobacco use and risk of myocardial infarction in 52 countries in the INTERHEART study: A case–control study. *Lancet* 2006;368:647–658.

Thomas MC, Moran J, Forsblom C, et al. The association between dietary sodium intake, ESRD, and all-cause mortality in patients with type 1 diabetes. *Diabetes Care* 2011;34:861–866.

Thorpe JJ, Welch WJ, Poindexter CA. Bilateral thoracolumbar sympathectomy for hypertension. *Am J Med* 1950;9:500–515.

Threapleton DE, Greenwood DC, Evans CE, et al. Dietary fiber intake and risk of first stroke: A systematic review and meta-analysis. *Stroke* 2013;44:1360–1368.

Trials of Hypertension Prevention Collaborative Research Group. The effects of nonpharmacologic interventions on blood pressure of persons with high normal levels. Results of the Trials of Hypertension Prevention, Phase I. *JAMA* 1992;267:1213–1220.

Trials of Hypertension Prevention Collaborative Research Group. Effects of weight loss and sodium reduction intervention on blood pressure and hypertension incidence in overweight people with high-normal blood pressure. *Arch Intern Med* 1997;157: 657–667.

Tzoulaki I, Brown IJ, Chan Q, et al. Relation of iron and red meat intake to blood pressure: Cross sectional epidemiological study. *Br Med J* 2008;337:a258.

Tzoulaki I, Patel CJ, Okamura T, et al. A nutrient-wide association study on blood pressure. *Circulation* 2012;126:2456–2464.

Ueshima H, Stamler J, Elliott P, et al. Food omega-3 fatty acid intake of individuals (total, linolenic acid, long-chain) and their blood pressure: INTERMAP study. *Hypertension* 2007;50:313–319.

Unick JL, Beavers D, Bond DS, et al. The long-term effectiveness of a lifestyle intervention in severely obese individuals. *Am J Med* 2013;126:236–242, 242 e231–232.

Vanhees L, Defoor JGM, Schepers D, et al. Effect of bisoprolol and atenolol on endurance exercise capacity in healthy men. *J Hypertens* 2000;18:35–43.

Vasdev S, Gill V, Singal PK. Beneficial effect of low ethanol intake on the cardiovascular system: Possible biochemical mechanisms. *Vasc Health Risk Manag* 2006;2:263–276.

Verdelho A, Madureira S, Ferro JM, et al. Physical activity prevents progression for cognitive impairment and vascular dementia: Results from the LADIS (Leukoaraiosis and Disability) study. *Stroke* 2012;43:3331–3335.

Vest AR, Heneghan HM, Schauer PR, et al. Surgical management of obesity and the relationship to cardiovascular disease. *Circulation* 2013;127:945–959.

Wang Q, Xi B, Liu M, et al. Short sleep duration is associated with hypertension risk among adults: A systematic review and meta-analysis. *Hypertens Res* 2012;35:1012–1018.

Webb AJ, Patel N, Loukogeorgakis S, et al. Nitric oxide, oxidative stress: Acute blood pressure lowering, vasoprotective, and antiplatelet properties of dietary nitrate via bioconversion to nitrite. *Hypertension* 2008;51:784–790.

Wei M, Gibbons LW, Mitchell TL, et al. Alcohol intake and incidence of type 2 diabetes in men. *Diabetes Care* 2000;23:18–22.

Weinberger MH. Salt sensitivity of blood pressure in humans. *Hypertension* 1996;27:481–490.

Weir MR. Dietary salt, blood pressure, and microalbuminuria. *J Clin Hypertens* 2004;6(Suppl. 3):23–26.

Wen CP, Wai JP, Tsai MK, et al. Minimum amount of physical activity for reduced mortality and extended life expectancy: A prospective cohort study. *Lancet* 2011;378:1244–1253.

Whelton PK. Sodium, blood pressure, and cardiovascular disease. *Circulation* 2014;129:1085–1087.

Whelton PK, Appel LJ, Espeland MA, et al. Sodium reduction an weight loss in the treatment of hypertension in older persons. *JAMA* 1998;279:839–846.

Whelton PK, He J, Appel LJ, et al. Primary prevention of hypertesion: Clinical and public health advisory from The National High Blood Pressure Education Program. *JAMA* 2002;288: 1882–1888.

Wilson CP, McNulty H, Ward M, et al. Blood pressure in treated hypertensive individuals with the MTHFR 677TT genotype is responsive to intervention with riboflavin. *Hypertension* 2013;61: 1302–1308.

Xiao Q, Murphy RA, Houston DK, et al. Dietary and supplemental calcium intake and cardiovascular disease mortality: The National Institutes of Health-AARP diet and health study. *JAMA Intern Med* 2013;173:639–646.

Xin X, Frontini MG, Ogden LG, et al. Effects of alcohol reduction on blood pressure: A meta-analysis of randomized controlled trials. *Hypertension* 2001;38:1112–1117.

Yang Q, Liu T, Kuklina EV, et al. Sodium and potassium intake and mortality among US adults: Prospective data from the Third National Health and Nutrition Examination Survey. *Arch Intern Med* 2011;171:1183–1191.

Yokoyama Y, Nishimura K, Barnard ND, et al. Vegetarian diets and blood pressure: a meta-analysis. *JAMA* Intern Med 2014;174: 577–587.

Young JM, Florkowski CM, Molyneux SL, et al. A randomized, double-blind, placebo-controlled crossover study of coenzyme Q10 therapy in hypertensive patients with the metabolic syndrome. *Am J Hypertens* 2012;25(2):261–270.

7

Tratamiento de la hipertensión: tratamiento farmacológico

En los dos capítulos previos se ha revisado la evidencia que señala la necesidad de disminuir la presión arterial (PA) y de instrumentar modificaciones en el estilo de vida para reducir las cifras de PA. Este capítulo comienza con los métodos farmacológicos disponibles para mejorar el control de la hipertensión. Luego, se evaluará cada una de las clases de fármacos que están disponibles en la actualidad. Después, se hará un análisis de la elección inicial del fármaco y de las posibles estrategias terapéuticas posteriores; por último, se verán algunas consideraciones sobre el tratamiento de poblaciones especiales y de hipertensos que tienen otras alteraciones.

Antes de proceder, es adecuado hacer un resumen de un tema ya visto en el capítulo 5: ¿la terapia que baja la presión a un nivel "controlado" reduce la mortalidad cardiovascular hasta los valores de las personas normotensas? La respuesta puede ser "no". Aunque los datos son limitados, tres ensayos prospectivos con seguimiento a largo plazo han informado que los pacientes hipertensos que fueron adecuadamente controlados con fármacos antihipertensivos siguen teniendo un riesgo elevado (Andersson y cols., 1998; Asayama y cols., 2014; Lawlor y cols., 2011). Tal vez los fármacos que se describirán, aunque eficaces para reducir la PA y la morbimortalidad en el corto plazo de la mayoría de los ensayos, no hacen lo mismo a largo plazo. Si es así, la necesidad de prevención se vuelve aún más crucial.

ESTADO ACTUAL DEL CONTROL DE LA HIPERTENSIÓN

Como se ha visto en el capítulo 1, la hipertensión es el factor de riesgo más frecuente de infarto de miocardio, ictus e insuficiencia cardíaca, y el segundo más frecuente de insuficiencia renal, por detrás de la diabetes. Al aumentar la expectativa de vida y la obesidad, esta prevalencia seguirá elevándose, en particular en las sociedades en desarrollo (Chow y cols., 2013). Por lo tanto, el uso del tratamiento farmacológico para la hipertensión seguirá creciendo. Proliferan nuevas formulaciones, aunque la mayoría son copias de otras ya comercializadas. Como se podrá observar, los fármacos antihipertensivos actualmente disponibles, preferentemente junto con cambios en el estilo de vida adecuados, pueden controlar la PA en la mayoría de los pacientes hipertensos (Calhoun y cols., 2014).

Aunque el número de pacientes bien controlados, definidos como aquéllos con una PA por debajo de 140/90 mm Hg, crece cada día más, casi la mitad de los hipertensos en Estados Unidos siguen por encima de dicho nivel (Go y cols., 2014). Se han informado tasas más altas de control adecuado bajo sistemas bien organizados de seguimiento prolongado, como el que fue proporcionado por los centros médicos de la Veterans Administration (Fletcher y cols., 2012) y organizaciones sanitarias (Jaffe y cols., 2013). Ni siquiera en la atención primaria el cumplimiento estricto de los regímenes mejora el control (Steward y cols., 2014). Antes de considerar los fármacos disponibles, se evaluará el tema de cómo alcanzar el mejor control de la hipertensión.

Razones para un control deficiente

Como se verá, todos los componentes del tratamiento de la hipertensión contribuyen con la persistencia del tratamiento inadecuado. A pesar de estas preocupaciones, es posible sentirse alentado por la reducción en la mortalidad coronaria e ictus que se ha producido debido al mejor control de la hipertensión en las últimas décadas.

Problemas con los médicos

Muchos médicos no son conscientes de la necesidad de tratar más intensivamente la hipertensión, en particular la hipertensión sistólica aislada del anciano, o no están dispuestos a hacerlo. Es cierto que los valores sistólicos son más difíciles de controlar incluso en las mejores circunstancias; menos de la mitad de los pacientes inscritos en ensayos controlados consiguen disminuir su presión sistólica a 140 mm Hg o menos, mientras que el 80 % de las presiones diastólicas se consiguen reducir a 90 mm Hg o menos (Mancia y Grassi, 2002).

Sin embargo, gran parte del problema en la práctica es la "inercia clínica", es decir, la escasa disposición a administrar tratamiento hasta alcanzar el objetivo deseado (Redon, 2011). Ello puede reflejar percepciones erróneas: se piensa que las elevaciones sistólicas "no son tan malas", que para reducirlas se necesitan varios fármacos con efectos secundarios y que un mejor control resulta poco provechoso.

Por otro lado, antes de culpar a los médicos por no dar un tratamiento más agresivo a los pacientes con hipertensión "leve" (estadio 1) o a los pacientes ancianos con niveles de sistólica de 140-160 mm Hg, como se analizó en el capítulo 5, no hay evidencia convincente sobre un beneficio en el tratamiento de los pacientes con hipertensión estadio 1 que por otra parte tienen un riesgo bajo (Diao y cols., 2012), y la mejor evidencia para el tratamiento de aquéllos de más de 80 años proviene del *Hypertension in the Very Elderly Trial* (HYVET), en el que el tratamiento se basó en un nivel de sistólica arriba de 160 mm Hg (Bulpitt y cols., 2013). Mientras que varios ensayos han demostrado los beneficios del tratamiento activo en pacientes de edades de entre 65 y 80 años, los pacientes en casi todos estos ensayos tuvieron unas PA sistólicas iniciales de 160 mm Hg o mayores (Blood Pressure Trialists, 2008).

Algunos "expertos" en hipertensión han contribuido con los problemas de los médicos al promover posiciones conflictivas en temas tan fundamentales como el nivel de PA, tanto para el comienzo del tratamiento como para el objetivo terapéutico. Según la evidencia, se ha recomendado que el nivel para enfermos de 60 años o más sea de 150/90 mm Hg (James y cols., 2014), lo que reduce considerablemente el número de pacientes a tratar (Navar-Boggan y cols., 2014). Sin embargo, la mayoría de las recomendaciones de expertos siguen usando la cifra de 140/90 para gran parte de los pacientes (Mancia y cols., 2013; Weber y cols., 2014). Lógicamente, las decisiones deben basarse en el riesgo global y no en un número (que cambia constantemente) (Sussman y cols., 2013).

Más allá de la inercia y la confusión del médico, los problemas del sistema de prestaciones sanitarias pueden reducir en gran medida el cumplimiento del tratamiento a largo plazo, un problema particularmente importante en los consultorios urbanos de Estados Unidos, que atienden a una gran proporción de ancianos y personas con ingresos bajos, a menudo no disponen de registros, proporcionan una escasa continuidad asistencial y los pacientes deben esperar largas horas para una consulta breve, en la que no tendrán la oportunidad de mantener una interacción significativa con su médico.

Como único país industrializado sin cobertura sanitaria universal, Estados Unidos es particularmente susceptible a los defectos de un sistema de prestaciones sanitarias desigual y a la falta de seguros de salud por una gran parte de la población, de manera que los pacientes no pueden tener una continuidad o conseguir los medicamentos (Meneton y cols., 2012).

Para mejorar el cumplimiento se han usado programas creativos (Jaffe y cols., 2013). Entre los que han tenido éxito podemos citar: la telemonitorización de la PA en el domicilio (Bove y cols., 2013), el autotratamiento (Watson y cols., 2012), la coordinación asistencial y la atención por parte del personal de enfermería o los farmacéuticos (Carter y cols., 2008a), las acciones adaptadas a cada paciente y su médico (Egan y cols., 2011) y la monitorización de los pacientes en lugares que frecuenten, por ejemplo, en la el salón de belleza (Rader y cols., 2013) o la iglesia (Ferdinand y cols., 2012). Todo esto ha demostrado mejorar la adherencia.

Problemas con los pacientes

Hasta la mitad de los pacientes hipertensos no toman la medicación antihipertensiva que se les prescribe en el plazo de un año (Naderi y cols., 2012). Hay muchas razones relacionadas con los pacientes en referencia al incumplimiento del tratamiento antihipertensivo. Tal vez la más importante sea la naturaleza mayormente asintomática de la hipertensión, la cual hace difícil para los pacientes cambiar placeres inmediatos (sal, calorías, dinero, etc.) por beneficios distantes y no reconocidos, y peor aún si el tratamiento los hace sentirse mal por efectos adversos (Trevisol y cols., 2012). Además, incluso el rótulo de "hipertenso" induce una reducción de la salud mental y aumenta los síntomas depresivos, en especial en individuos negros (Spruill y cols., 2012). Tales efectos del rótulo coinciden con las muchas veces repetida asociación entre la depresión y la falta de cumplimiento del tratamiento (Cene y cols., 2013).

En una revisión sistemática de las investigaciones de calidad que incluyen 53 estudios de 16 países, Marshall y cols. (2012) hallaron estas asociaciones entre la hipertensión y el cumplimiento con el tratamiento farmacológico:

- Una gran proporción pensó que la hipertensión era principalmente causada por el estrés y que producía síntomas como cefaleas, mareos y sudor.
- A menudo, los pacientes redujeron o suspendieron intencionalmente el tratamiento sin antes consultar a sus médicos.
- Los pacientes frecuentemente percibieron que su PA mejoró cuando los síntomas menguaron o cuando no estaban estresados y que el tratamiento no fue necesario en esos momentos.
- A los pacientes les desagradó el tratamiento y sus efectos colaterales, y temían una adicción.

▸ Los pacientes informaron varios factores externos que obstaculizaron el cumplimiento, como la falta de dinero para comprar el fármaco, el costo de las consultas y la comida sana, y la falta de seguro médico.

Marshall y cols. (2012) concluyeron que "estas creencias fueron sorprendentemente similares en todos los grupos étnicos y geográficos".

Problemas con el tratamiento

Como se ha señalado, la hipertensión reúne todas las características necesarias para asegurar una falta de cumplimiento del tratamiento, pero muchas de ellas a menudo están en el tratamiento en sí mismo, como:

▸ La dificultad para modificar hábitos poco saludables, en particular el exceso de peso por un elevado consumo de energía y una actividad física demasiado escasa (v. cap. 6).
▸ El costo elevado de la mayoría de los nuevos medicamentos protegidos por patentes. Cuando están disponibles, los fármacos genéricos que son igual de eficaces tienen más probabilidades de ser comprados (Shrank y cols., 2006).
▸ La prescripción de dos o más dosis al día cuando es posible disponer de opciones de acción prolongada administradas una vez al día (Egan y cols., 2012). Incluso peor resulta usar una sola dosis diaria de fármacos, como el atenolol, que no tienen un efecto durante 24 h (Neutel y cols., 1990).
▸ Los efectos colaterales de los antihipertensivos probablemente sean la causa principal de que los diuréticos y los β-bloqueantes tengan tasas más bajas de cumplimiento que los inhibidores de la enzima convertidora de angiotensina (IECA) y los bloqueantes de los receptores de angiotensina (BRA) (Naderi y cols., 2012).
▸ Las interacciones con otros fármacos y sustancias: los antiinflamatorios no esteroideos (AINE) son los más frecuentes, la simvastatina probablemente es el menos reconocido (Carey y cols., 2012), y los remedios fitoterapéuticos, que son quizá los más peligrosos (Rasmussen y cols., 2012).
▸ La dificultad para evaluar el cumplimiento. Aunque hay varias formas de averiguar la cantidad de comprimidos que toma el paciente, son pocas las que han demostrado ser exactas, más allá de las pruebas en sangre (Brinker y cols., 2014; Strauch y cols., 2013) o en orina (Jung y cols., 2013).
▸ Las respuestas variables a cualquier dosis de cualquier medicación. Las dosis iniciales y habituales se determinan en ensayos en los que participa sólo un número limitado de pacientes en general sin complicaciones. En la práctica, muchos pacientes responden más o menos a un fármaco determinado (Law y cols., 2003).

Formas de mejorar el cumplimiento terapéutico

Aunque muchos libros y artículos recomiendan métodos para mejorar el cumplimiento terapéutico de la hipertensión, el listado de los que han demostrado que con ello se reduce la aparición de episodios cardiovasculares es relativamente breve (cuadro 7-1) (Adams y cols., 2013; Egan y cols., 2012; Jaffe y cols., 2013; Stewart y cols., 2012). En el futuro, la tipificación genética puede aportar una forma de maximizar la respuesta, pero hasta ahora pocos estudios han ofrecido datos clínicamente útiles (Turner y cols., 2013).

Compromiso del paciente

El compromiso de los pacientes es útil, no sólo al inicio, sino también a lo largo del tratamiento, ya que mejora las probabilidades de seguimiento y también de monitorizar el curso de la enfermedad. Hay que recomendar siempre la monitorización en casa, preferentemente por el propio paciente o a veces por otros cuidadores. Como se menciona en el capítulo 2, las respuestas al tratamiento se asocian mejor con las mediciones fuera del consultorio.

Intensidad del tratamiento

En la actualidad, la rapidez en alcanzar la meta representa un problema porque un ritmo demasiado rápido puede causar síntomas intolerables, pero uno demasiado lento puede exponer a los pacientes de alto riesgo a peligros inmediatos. Los beneficios de un control más rápido se demostraron gráficamente en el ensayo *Valsartan Antihypertensive Long-term Use Evaluation* (VALUE), en el que una respuesta más rápida durante los primeros 3-6 meses con el BCC amlodipina que con el BRA valsartán proporcionó una mayor protección frente al infarto de miocardio y los ictus (Julius y cols., 2004). Todos los pacientes del VALUE tenían riesgo elevado de enfermedad cardiovascular, por lo que sigue pareciendo apropiado "empezar con poco y seguir así" en la mayoría de los casos, sobre todo en el anciano con hipertensión sistólica. Para aquéllos con niveles más altos de PA, e incluso más importante, con un mayor riesgo global, es posible que sea más adecuada una estrategia de "más dosis y más rápido".

Momento de toma de las dosis

Es necesario evaluar con mayor detenimiento el momento del día en el que se deben tomar los antihipertensivos de una sola dosis diaria. En general se recomiendan las primeras horas de la mañana, pero hay dos posibles problemas: primero, puede que los

tales niveles después de iniciar los diuréticos son más "sensibles a estos fármacos" (Chapman y cols., 2002). Esto incluye a los ancianos, los negros y las personas hipertensas, todos los cuales suelen presentar menores concentraciones de renina (Kaplan, 1977). Se ha demostrado que los pacientes que no responden tan bien, con un descenso del valor medio de PA inferior al 10 %, tienen un grado mayor de disminución del volumen plasmático y una mayor estimulación de la renina y la aldosterona, lo que contribuye a la elevación persistente de la resistencia periférica (Van Brummelen y cols., 1980). El bloqueo del aumento reactivo de la renina-angiotensina-aldosterona, así como la adición de un IECA o un BRA, potencian la acción antihipertensiva (McHenry y cols., 2013).

Diuréticos no tiazídicos sulfamídicos

Clortalidona

Aunque en general se considera una tiazida, la clortalidona tiene una estructura química diferente, y miligramo por miligramo es a la vez más potente y tiene una acción más prolongada que la HCT, y es eficaz aun con una función renal deteriorada (Cirillo y cols., 2014). En un metaanálisis, Peterzan y cols. (2012) hallaron que las dosis estimadas para reducir la PA sistólica unos 10 mm Hg fueron de 8,6 mg de clortalidona y de 26,4 mg de HCT. Como ya se dijo, aunque la HCT se ha vuelto el diurético más usado para tratar la hipertensión en Estados Unidos, la clortalidona se ha empleado en todos los ensayos promovidos por los NIH, con tanta o más protección frente al infarto de miocardio, la insuficiencia cardíaca y el ictus que la observada con otros fármacos (Roush y cols., 2012). Por otro lado, no hay datos que demuestren tales beneficios con la HCT en las dosis menores de 12,5-25 mg/día que se recomiendan actualmente (Kaplan, 2011).

Indapamida

La indapamida es una sulfamida clorobencénica pero con una mitad metilindólica, la cual puede promover acciones protectoras adicionales más allá de los efectos diuréticos (Chillon y Baumbach, 2004). Es tan eficaz como las tiazidas y los BCC para reducir la PA (Emeriau y cols., 2001), mantiene un efecto de 24 h y, en dosis adecuadamente bajas de 1,25 mg/día, rara vez aumenta los lípidos séricos, aunque en dosis superiores puede causar hiponatremia e hipocalemia. Con dosis de 1,5 mg hubo una mayor regresión de la hipertrofia ventricular izquierda (Gosse y cols., 2000) y una menor microalbuminuria, equivalentes (Marre y cols., 2004) a las observadas con el enalapril, 20 mg/día. En estudios sobre un IECA, la indapamida ofreció una reducción del 43 % de las recidivas de ictus (PROGRESS Collaborative Group, 2001), y fue el diurético usado en el ensayo HYVET (Beckett y cols., 2008).

Metolazona

La metolazona es un derivado tiazídico quinazolínico de acción prolongada y más potente que mantiene su efecto en la insuficiencia renal (Paton y Kane, 1977). Las dosis reducidas de 0,5-1 mg/día de una nueva formulación (Mykrox®) podrían ser equivalentes a los diuréticos tiazídicos habituales de acción prolongada (Miller y cols., 1988); este fármaco es particularmente útil en pacientes con insuficiencia renal e hipertensión resistente al tratamiento, pero su absorción variable puede interferir con su eficacia.

Eficacia antihipertensiva

Cuando se utilizan solos, los diuréticos tiazídicos tienen una eficacia similar a la de otras clases de fármacos (Law y cols., 2009). Los negros y los ancianos responden mejor a los diuréticos que las personas de otras razas y los pacientes más jóvenes (Brown y cols., 2003), tal vez porque tienen menos respuesta a la renina.

Los diuréticos potencian el efecto de todos los demás antihipertensivos, incluidos los BCC (Sica, 2004a). Esta potenciación depende de la reducción del volumen de líquido por el diurético (Finnerty y cols., 1970a,b) y, por lo tanto, de la prevención de la acumulación de líquido que a menudo se produce al utilizar antihipertensivos no diuréticos. Como consecuencia de la alteración de la curva de presión-natriuresis de la hipertensión primaria (Saito y Kimura, 1996), siempre que se disminuya la PA, cabe esperar retención de líquidos (fig. 7-3). La necesidad de usar un diurético puede ser menor con los IECA, los BRA y los inhibidores directos de la renina (IDR), los cuales actúan sobre el mecanismo de la renina-aldosterona, y con los BCC, que tienen cierta actividad natriurética intrínseca, pero la potenciación persiste con todas las clases.

Duración de la acción

Las duraciones de acción que figuran en el cuadro 7-3 se relacionan con el efecto diurético; el efecto antihipertensivo puede no durar más que el efecto diurético. Aunque el período de acción diurética de la HCT es de sólo 12-18 h, no fue sino hasta que se comparó la HCT con la clortalidona con monitorización ambulatoria automática de la PA (MAAPA) que hubo una clara evidencia de un menor efecto antihipertensivo de la HCT durante la noche (Ernst y cols., 2006).

Posología

Monoterapia

La dosis diaria recomendada de diuréticos tiazídicos se ha ido reduciendo progresivamente, desde cifras

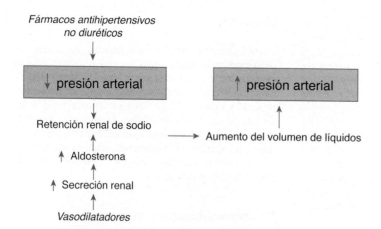

Fármacos antihipertensivos
no diuréticos

↓ presión arterial   ↑ presión arterial

Retención renal de sodio → Aumento del volumen de líquidos

↑ Aldosterona

↑ Secreción renal

Vasodilatadores

FIGURA 7-3 • Manera en la que los fármacos antihipertensivos no diuréticos pueden perder su efectividad por retención renal reactiva de sodio

tan altas como 200 mg de HCT o dosis equivalentes de otras tiazidas a principios de la década de 1960 (Cranston y cols., 1963), hasta cifras tan bajas como 12,5 mg hoy en día. En los hipertensos con buena función renal, la mayor parte del efecto antihipertensivo se obtiene con dichas dosis pequeñas, con menos hipocalemia y menos efectos secundarios. Sin embargo, como han demostrado Carlsen y cols. (1990), el efecto antihipertensivo completo de dosis bajas de un diurético puede no hacerse evidente sino hasta las 4 semanas, por lo que se recomienda paciencia cuando se prescriben dosis bajas.

Tratamiento combinado

Las tiazidas también pueden administrarse con diuréticos de asa en pacientes con deterioro renal porque contrarrestan la hipertrofia de los segmentos distales de la nefrona que ocurre cuando se toman sólo diuréticos de asa (Brater, 2000). La combinación de una tiazida con un diurético de asa en general aumenta la excreción de sodio y puede inducir hipocalemia, hiponatremia e hipotensión (Dussol y cols., 2012).

Resistencia a los diuréticos

La resistencia a la acción natriurética y antihipertensiva de los diuréticos puede obedecer a numerosos motivos, incluidos:

▸ El consumo excesivo de sodio en la dieta.
▸ En pacientes con insuficiencia renal (es decir, con creatinina sérica > 1,5 mg/dl o aclaramiento de ésta < 30 ml/min) probablemente no funcionen las tiazidas. Como estos fármacos tienen que secretarse en los túbulos renales para funcionar, y dado que los ácidos orgánicos endógenos que se forman en la insuficiencia renal compiten con los diuréticos por el transporte en el túbulo proximal, la respuesta renal disminuye progresivamente con el incremento del daño renal.

▸ Los alimentos afectan la absorción y la biodisponibilidad de los distintos diuréticos en grados variables (Neuvonen y Kivistö, 1989), por lo que estos fármacos se deben tomar tratando de mantener una pauta constante de hora del día y de ingestión de alimentos.
▸ Los AINE pueden atenuar el efecto de la mayoría de los diuréticos (Cheng y Harris, 2004).

Protección frente a los eventos cardiovasculares

Los diuréticos protegen frente a la morbilidad cardiovascular, al igual que cualquier otra clase de fármaco (Cushman y cols., 2012b). En un metaanálisis de los ensayos clínicos aleatorizados publicados entre 1997 y 2009, se vio que los diuréticos fueron la clase de fármacos antihipertensivos más eficaces para prevenir la insuficiencia renal (Sciarretta y cols., 2011).

Efectos colaterales

Como se ve en la figura 7-4, la patogenia probable de la mayoría de las complicaciones más frecuentes relacionadas con el uso de diuréticos deriva de la actividad intrínseca de los fármacos, y la mayoría de las complicaciones están, por lo tanto, asociadas con la dosis y la duración del tratamiento con diuréticos. Lógicamente, se producen efectos secundarios aproximadamente de la misma frecuencia y gravedad con dosis equipotentes de todos los diuréticos, y su incidencia disminuye con dosis menores.

Hipocalemia

El grado de hipocalemia depende de la dosis. En un metaanálisis que incluyó 26 ensayos clínicos aleatorizados con HCT, tres con clortalidona y uno con bendroflumetiazina, Peterzan y cols. (2012) mostraron que el grado del descenso de potasio sérico aumentó con la dosis de cada fármaco (fig. 7-5). La dosis estimada para

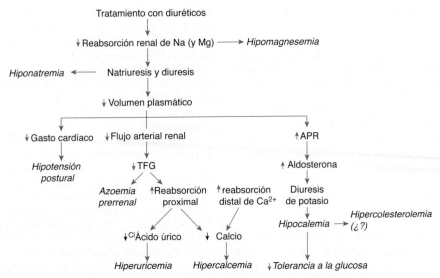

FIGURA 7-4 • Mecanismos por los cuales el tratamiento crónico con diuréticos puede producir varias complicaciones. El mecanismo para la hipercolesterolemia sigue en evaluación, aunque parece surgir a través de la hipocalemia. Ca, calcio; Na, sodio; Cl, cloro; TFG, tasa de filtración glomerular; Mg, magnesio; APR, actividad plasmática de la renina

reducir el potasio sérico en 0,4 mmol/l fue de 11,8 mg para la clortalidona y de 40,5 mg para la HCT.

Los riesgos más grandes de la depleción de potasio son que puede aumentar la incidencia de ictus (Levine y Coull, 2002) y las arritmias ventriculares que producen muerte súbita (Grobbee y Hoes, 1995). Los pacientes que toman digital pueden desarrollar toxicidad, tal vez debido a que tanto la digital como la hipocalemia inhiben la bomba Na$^+$/K$^+$-ATPasa, la cual es esencial para un equilibrio normal de los electrolitos intracelulares y el potencial de membrana (Nøgaard y Kjeldsen, 1991).

ARRITMIAS VENTRICULARES Y MUERTE SÚBITA

En dos estudios de casos y controles, el riesgo de muerte súbita casi se duplicó en los pacientes que tomaban grandes dosis de diuréticos comunes en comparación con los que recibían una tiazida más un fármaco ahorrador de potasio (Hoes y cols., 1995; Siscovick y cols., 1994). En el ensayo SHEP, entre los pacientes tratados aleatoriamente con 12,5-25 mg de clortalidona, el 7,2 % que presentó hipocalemia mostró menos de la mitad de la reducción de los episodios cardiovasculares importantes con respecto a los que mantuvieron la normocalemia (Franse y cols., 2000).

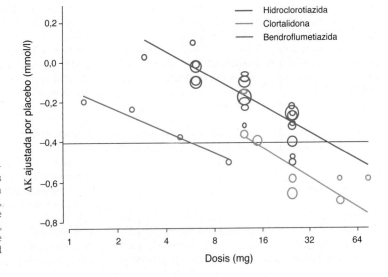

FIGURA 7-5 • Relaciones de dosis-respuesta entre dosis de tres diuréticos y cambios en el potasio sérico (adaptada de Peterzan MA, Hardy R, Chaturvedi N, et al. Meta-analysis of dose–response relationships for hydrochlorothiazide, chlorthalidone, and bendroflumethiazide on blood pressure, serum potassium, and urate. *Hypertension* 2012;59:1104–1109)

La hipocalemia se puede evitar reduciendo el aporte
dietético de sodio, aumentando el de potasio y utilizando la menor cantidad de diurético necesaria. Un
fármaco ahorrador de potasio, un β-bloqueante,
un IECA, un BRA o un inhibidor directo de la renina
(IDR), administrados con el diurético, reducen el grado
de pérdida de potasio, pero no evitan el desarrollo de
hipocalemia. Los bloqueantes de la aldosterona pueden
ser incluso más eficaces (Coca y cols., 2005).

Si la prevención no funciona, el potasio perdido se
puede reponer con suplementos de K[+], preferentemente
administrados como cloruros. Sin embargo, el citrato
(Sakhaee y cols., 1991) o el bicarbonato (Frassetto y
cols., 2000) potásicos son más eficaces para reducir la
pérdida urinaria de calcio en pacientes con litiasis
renal u osteoporosis. El KCl puede administrarse
como sustituto de la sal con potasio; existen varios
de estos sustitutos, los cuales son más baratos que los
suplementos de potasio.

Se recomienda precaución al administrar suplementos de potasio a pacientes tratados con IECA, BRA
o IDR, dado que sus concentraciones de aldosterona
están suprimidas y pueden ser incapaces de excretar el
potasio adicional. El problema se agrava en los diabéticos, quienes pueden ser incapaces de incorporar
rápidamente el potasio en las células, y en los pacientes con insuficiencia renal, que pueden tener una
capacidad limitada para excretar el potasio.

Hipomagnesemia

Algunos de los problemas atribuidos a la hipocalemia
pueden deberse de hecho a la hipomagnesemia, pero
las dosis convencionales de diuréticos rara vez provocan carencia de magnesio (Wilcox, 1999).

Las características clínicas incluyen debilidad,
náuseas, irritabilidad neuromuscular y la aparición de
arritmias ventriculares, que son resistentes al tratamiento a menos que se corrijan la hipomagnesemia y
la hipocalemia (Whang y cols., 1985). Si fuera necesaria la reposición, el óxido de magnesio vía oral,
200-400 mg/día (10-20 mmol), o el citrato de potasio-
magnesio se pueden tolerar sin molestias digestivas
(Pak, 2000).

Hiponatremia

Al deteriorar la dilución del líquido tubular, las tiazidas reducen la capacidad de una eliminación rápida y
eficaz del agua libre, y son frecuentes ligeras disminuciones asintomáticas de la concentración plasmática
de sodio (Leung y cols., 2011). Rara vez se produce
una hiponatremia intensa y sintomática, en general
poco después de iniciar los diuréticos en mujeres
ancianas que parecen tener un mayor volumen de
líquidos debido a un mayor aporte de agua en presencia de una capacidad menor para eliminar el agua libre
(Mann, 2008).

Hiperuricemia

Los niveles plasmáticos de ácido úrico están altos
hasta en el 30 % de los hipertensos no tratados y los
diuréticos aumentan la reabsorción renal de urato, elevando aún más las concentraciones de ácido úrico, lo
que a veces provoca gota (Choi y cols., 2012). Además,
Richard Johnson y otros autores han proporcionado
evidencia sobre un papel causal de la hiperuricemia
en la patogenia de la hipertensión (Feig y cols., 2008a)
y en la lesión renal (Obermayr y cols., 2008).

Más allá de los diuréticos, Choi y cols. (2012)
hallaron una asociación entre la gota y el uso de β-bloqueantes, IECA y BRA, excepto el losartán, mientras
que el uso de losartán o los BCC se asoció con un
riesgo menor. Si se va a administrar tratamiento para
la hiperuricemia, la elección lógica es el probenecid
para aumentar la excreción renal de ácido úrico y
posiblemente reducir la PA (Soletsky y cols., 2012).

Alteraciones en el metabolismo del calcio

El tratamiento prolongado con tiazidas también
aumenta la reabsorción renal de calcio y disminuye la
excreción urinaria de este elemento en un 40-50 %
(Friedman y Bushinsky, 1999). Es habitual un ligero
incremento del calcio sérico (es decir, 0,1-0,2 mg/dl),
y a menudo aparece hipercalcemia en pacientes con
hiperparatiroidismo preexistente o hipoparatiroidismo
tratado con vitamina D. Las tiazidas se utilizan para
reducir la excreción renal de calcio en pacientes con
litiasis renal causada por hipercalcemia secundaria al
aumento de absorción de calcio (Quereda y cols.,
1996). La retención de calcio en el hueso protege
frente a la osteoporosis y las fracturas (Schoofs y cols.,
2003). Sin embargo, los diuréticos de asa, que incrementan la excreción urinaria de calcio, se asocian con
una mayor velocidad de pérdida ósea en la cadera en
varones ancianos (Lim y cols., 2008).

Intolerancia a la glucosa y resistencia a la insulina

En pacientes tratados con dosis altas de tiazidas se han
observado resistencia a la insulina, alteraciones de la
tolerancia a la glucosa, inducción de diabetes franca y
deterioro del control de la diabetes (Carter y cols.,
2008b). En una revisión de los datos de 83 estudios
con tiazidas, el aumento de la glucemia se asoció
estrechamente con el descenso del potasio sérico
(Zillich y cols., 2006).

Como sucede con todos los efectos adversos de los diuréticos, el deterioro de la utilización de la glucosa, que implica resistencia a la insulina, se observa más con las dosis altas (McHenry y cols., 2013). La incidencia de diabetes de reciente comienzo en los participantes en el ensayo ALLHAT que tomaron clortalidona (la mayoría en una dosis de 25 mg) fue del 11,5 %, en comparación con el 8,3 % que comenzaron con amlodipina y el 7,6 % en los que empezaron con lisinopril (Black y cols., 2008). Es probable que una parte de los aumentos de la diabetes en pacientes tratados con diuréticos se deba al uso concomitante de β-bloqueantes, el tratamiento "convencional" de los antiguos ensayos.

Efectos sobre los lípidos

Las tiazidas tienen un escaso efecto en el perfil lipídico cuando se utilizan a dosis bajas (Weir y Moser, 2000), pero dosis más altas pueden inducir un efecto significativo en la distribución de la grasa que, a su vez, puede asociarse con resistencia a la insulina. Eriksson y cols. (2008) revisaron los efectos de un placebo, el BRA candesartán (16-32 mg/día), y de la HCT (50 mg/día) administrado cada uno de ellos a 26 sujetos hipertensos con obesidad abdominal durante 12 semanas en un diseño aleatorizado y cruzado. Después de las 12 semanas de tratamiento con el diurético, los sujetos presentaban un aumento de la grasa abdominal y hepática, alteraciones en las pruebas hepáticas, resistencia a la insulina y aumento de la proteína C reactiva. Ninguno de estos efectos se observaron con placebo o con BRA.

Disfunción eréctil

La impotencia puede ser más frecuente con los diuréticos que con otros fármacos. En el gran ensayo aleatorizado del Medical Research Council (MRC) de Reino Unido, se informó impotencia en el 22,6 % de los varones tratados con bendrofluazida, en comparación con el 10,1 % de los tratados con placebo y el 13,2 % de los tratados con propranolol (Medical Research Council Working Party, 1981). En el *Treatment of Mild Hypertension Study* (TOMHS), los varones aleatorizados para recibir clortalidona tuvieron una incidencia del 17,1 % de problemas de la erección en 24 meses, en comparación con una incidencia del 8,1 % en los tratados con placebo (Grimm y cols., 1997).

Otros efectos colaterales

Rara vez se han observado fiebre y escalofríos, discrasias sanguíneas, colecistitis, pancreatitis, nefritis intersticial aguda, vasculitis necrosante y edema pulmonar no cardiogénico. Se producen erupciones cutáneas alérgicas en el 0,28 % de los pacientes, y aproximadamente el mismo porcentaje presenta

fotosensibilidad, que puede implicar el aumento del cáncer de labio informado (Friedman y cols., 2012). Se ha descrito con el tratamiento con diuréticos un aumento del riesgo relativo de cáncer de las células renales (Corrao y cols., 2007), pero la asociación es mucho más fuerte con la hipertensión per se (Colt y cols., 2011).

Conclusión

Datos de calidad obtenidos en estudios controlados documentan los beneficios de los diuréticos, en particular de la clortalidona, para el tratamiento de la hipertensión. Sin embargo, los diuréticos pueden causar múltiples perturbaciones metabólicas que tal vez reduzcan su capacidad para proteger frente a la ateroesclerosis progresiva conforme disminuye la PA, incluidos el aumento del ácido úrico y de la resistencia a la insulina y las alteraciones en la distribución de la grasa. Estos eventos adversos dependen de la dosis y deben ser mucho menos problemáticos con dosis bajas, que aportarán la mayor parte, si no es que todos, sus efectos antihipertensivos.

Diuréticos de asa

Los diuréticos de asa bloquean principalmente la reabsorción de cloruro mediante la inhibición del sistema de cotransporte de $Na^+/K^+/Cl^-$ de la membrana luminal de la rama ascendente del asa de Henle, el lugar donde se reabsorbe el 35-45 % del sodio filtrado (v. fig. 7-1). Por lo tanto, los diuréticos de asa son más potentes y tienen un inicio de acción más rápido que las tiazidas. Sin embargo, no son más eficaces para reducir la PA, ni son menos propensos a causar efectos secundarios si se administran en dosis equipotentes. Se usan sobre todo en pacientes con insuficiencia renal, en los cuales pueden administrarse dosis suficientes para conseguir una concentración luminal eficaz (v. cap. 9).

Furosemida

La breve duración de la acción de la furosemida (3-6 h para una dosis oral) no permite mantener un volumen de líquido corporal ligeramente disminuido, una premisa fundamental para una acción antihipertensiva del tratamiento diurético; durante las horas restantes se retiene sodio, de forma que el equilibrio neto de líquidos en 24 h no se altera (Wilcox y cols., 1983). Si la furosemida se utiliza dos veces al día, la primera dosis debe administrarse al principio de la mañana y la segunda a media tarde para proporcionar acción diurética en el momento del aporte de sodio y para evitar la nicturia.

Bumetanida

La bumetanida, aunque 40 veces más potente y dos veces más biodisponible que la furosemida en función del peso, tiene acciones idénticas cuando se administra en dosis equivalentes (Brater y cols., 1983).

Torasemida

La torasemida difiere de los otros diuréticos en que se elimina principalmente por metabolización hepática; sólo el 20 % se excreta sin cambios en la orina (Brater, 1993). Por consiguiente, su acción es más prolongada, de hasta 12 h.

En pequeñas dosis de 2,5-5 mg, la torasemida puede reducir la PA en la hipertensión no complicada, en tanto que se necesitan dosis mayores para los estados edematosos crónicos o con insuficiencia renal (Dunn y cols., 1995). En pacientes con nefropatía crónica (NC), 40 mg de torasemida una vez al día produjeron un efecto natriurético y antihipertensivo equivalente al de tomar 40 mg de furosemida dos veces al día (Vasavada y cols., 2003).

Ácido etacrínico

Aunque estructuralmente es diferente de la furosemida, el ácido etacrínico también actúa de manera primordial en la rama ascendente del asa de Henle y tiene una potencia equivalente. Se utiliza mucho menos que la furosemida, sobre todo por su mayor tendencia a causar hipoacusia permanente en altas dosis. Como no contiene una porción de sulfamida, se ha empleado sobre todo en pacientes con hipersensibilidad a ésta.

Fármacos ahorradores de potasio

La amilorida y el triamtereno actúan de manera directa al inhibir la reabsorción de sodio por parte de los canales de sodio epiteliales en el túbulo distal renal, lo que reduce el potencial negativo neto en la luz tubular y, en consecuencia, disminuye la secreción y excreción de potasio e hidrógeno, independiente de la aldosterona. Como ninguno de ellos es un natriurético potente, se utilizan casi exclusivamente en combinación con alguna tiazida, que al liberar más sodio en los lugares de acción de los fármacos ahorradores de K[+], aumentan su efecto ahorrador contrarrestando al mismo tiempo el efecto excretor de K[+] del diurético. Es probable que al evitar la hipocalemia, el uso de diuréticos ahorradores de K[+] reduzca el riesgo de mortalidad en comparación con el uso de diuréticos no ahorradores de K[+] (Hebert y cols., 2008).

Amilorida

La amilorida suele utilizarse con un diurético tiazídico en comprimidos que contienen 50 mg de HCT y 5 mg de amilorida. El fármaco se ha usado como tratamiento médico del hiperaldosteronismo en pacientes con intolerancia a los bloqueantes de la aldosterona y en aquéllos con mutaciones de los genes que regulan los canales de sodio y que provocan el síndrome de Liddle completo (v. cap. 11) o un prototipo menos grave del polimorfismo T594M (Baker y cols., 2002).

Los efectos secundarios más frecuentes han sido náuseas, flatulencias y exantema, y el más grave es la hipercalemia; se han descrito algunos casos de hiponatremia en pacientes ancianos después de utilizarla en combinación con HCT (Mathew y cols., 1990).

Triamtereno

Al igual que sucede con la amilorida, el triamtereno (37,5 mg) se suele combinar con la HCT (25 mg). El triamtereno se puede excretar en la orina, por lo que puede formar parte de cálculos renales (Sörgel y cols., 1985). Al tratarse de un antagonista del ácido fólico, no se debe utilizar durante el embarazo (Hernández-Díaz y cols., 2000).

Bloqueantes de los receptores de aldosterona

El primero de estos fármacos, la espironolactona, lleva muchos años comercializándose en Estados Unidos, pero se usó poco hasta la publicación del *Randomized Evaluation Study* (RALES), en el que se reveló una reducción del 30 % de la mortalidad en pacientes con insuficiencia cardíaca grave tratados con 25 mg de espironolactona además de sus otros fármacos (Pitt y cols., 1999). Desde entonces, numerosas evidencias experimentales y clínicas han revelado un efecto profibrótico multiorgánico de la aldosterona, por lo que el bloqueo de esta hormona ha adquirido importancia en la práctica médica. Al mismo tiempo, la comercialización de un bloqueante de la aldosterona más específico, la eplerenona, ha estimulado el uso de estos fármacos.

Mecanismo de acción

El mineralocorticoide primario aldosterona provoca hipertensión cuando está presente en una cantidad excesiva, lo que se conoce como *síndrome del aldosteronismo primario*, analizado en el capítulo 11. No obstante, incluso cantidades "normales" de aldosterona en presencia del consumo relativamente elevado de sodio de las sociedades modernas activa los receptores de mineralocorticoides en numerosos órganos, como el cerebro, el corazón, el riñón y los vasos sanguíneos (Schiffrin, 2006). A su vez, se inducen vasculitis y fibrosis, independientemente del efecto tradicional de retención renal de sodio de la hormona. Además, la incidencia de hipertensión a lo largo de 4 años fue un 60 % mayor en los sujetos inicialmente no hipertensos cuya concentración sérica de aldosterona se encontraba en el cuartil superior (Vasan y cols., 2004).

La eplerenona en una dosis dos veces más alta tiene una equivalencia prácticamente total con la espironolactona en el bloqueo del receptor de mineralocorticoides, pero mucho menor en el bloqueo de los receptores androgénicos y de progesterona, lo que explica sus menores efectos adversos (Funder, 2002). En 2003 se demostró que la adición de eplerenona reducía la morbimortalidad en pacientes con infarto de miocardio (IAM) complicado por disfunción ventricular izquierda en el *Eplerenone Post-Acute Myocardial Infarction Heart Failure Efficacy and Survival Study* (EPHESUS) (Pitt y cols., 2003). Luego se demostró que el fármaco reduce la mortalidad en estos individuos, tanto en hipertensos como en los que no lo son (Pitt y cols., 2008).

En los ensayos RALES y EPHESUS, el bloqueante de la aldosterona tuvo efectos beneficiosos adicionales en los pacientes tratados con dosis completas de bloqueantes del sistema renina-angiotensina (SRA), IECA o BRA. Se sabe ahora que la síntesis de aldosterona no se suprime completamente con estos fármacos, con lo que se pueden mantener las concentraciones de aldosterona previas al tratamiento aunque sigan suprimidas las concentraciones de angiotensina II (Ang II) (Bomback y cols., 2012).

Eficacia antihipertensiva

La espironolactona se ha utilizado sola para tratar la hipertensión durante muchos años, sobre todo en Francia (Jeunemaitre y cols., 1987), pero su uso principal en Estados Unidos ha sido como fármaco ahorrador de potasio en combinación con un diurético tiazídico, produciendo un efecto equivalente a 32 mmol de KCl (Toner y cols., 1991), o para tratar el aldosteronismo causado por la hiperplasia suprarrenal bilateral. Más recientemente, se ha observado que controla con eficacia a pacientes con hipertensión resistente (Chapman y cols., 2007; Oxlund y cols., 2013). Como es de esperar, el fármaco disminuye más la PA en los pacientes con concentraciones plasmáticas bajas de renina y concentraciones mayores de aldosterona (Weinberger, 2004). Los bloqueantes de la aldosterona mejoran la función diastólica (Grandi y cols., 2002), son antiarrítmicos (Swedberg y cols., 2012), reducen la proteinuria en pacientes con nefropatía diabética (Sato y cols., 2003) y previenen la activación del sistema nervioso simpático inducida por los diuréticos y la resistencia a la insulina (Raheja y cols., 2012). Por todos estos motivos, es indudable que el uso de los antagonistas de la aldosterona se expandirá al tratamiento inicial, en general en combinación con un diurético, para cada vez más hipertensos.

Efectos colaterales

En el ensayo ASCOT, las dosis de 25-50 mg/día de espironolactona, la menos específica, indujeron ginecomastia en el 6 % de los pacientes y anomalías bioquímicas (principalmente hipercalemia) en el 2 % de aquéllos con hipertensión resistente (Chapman y cols., 2007). Mientras tanto, la más específica, la eplerenona, indujo ginecomastia en menos del 1 % de los hombres en el ensayo EPHESUS (Pitt y cols., 2005). La hipercalemia puede aparecer con cualquiera de los dos fármacos, pero es más frecuente en presencia de insuficiencia renal, terapia concomitante con β-bloqueantes, IECA, BRA o IDR, o el uso de suplementos de potasio (Muzzarelli y cols., 2012). Con el control adecuado, la eplerenona es segura y eficaz en pacientes con deterioro de la función renal (Eschalier y cols., 2013). El antibiótico trimetoprim es parecido al ahorrador de potasio amilorida y reduce la excreción de potasio en un 40 %. Por lo tanto, puede producirse una hipercalemia si se administra el antibiótico a pacientes que ya están tomando el bloqueante de la aldosterona (Antoniou y cols., 2011).

ANTIADRENÉRGICOS

De los fármacos antiadrenérgicos que se utilizan para tratar la hipertensión actualmente, algunos actúan a nivel central en los receptores α_2 para inhibir la actividad nerviosa simpática, otros inhiben las neuronas simpáticas posganglionares y algunos bloquean los receptores α o β-adrenérgicos en órganos efectores (fig. 7-6). En la actualidad ya no se utilizan los fármacos que bloquean los ganglios.

Agonistas α centrales

Los agonistas α centrales estimulan los receptores adrenérgicos α_{2a} centrales que participan en los mecanismos simpaticoinhibitorios depresores (Vongpatanasin y cols., 2011). Algunos son selectivos, mientras que la clonidina también actúa en los receptores centrales de la imidazolina. Estos fármacos ejercen efectos bien definidos, como:

▸ Notable disminución de la actividad simpática, la cual se refleja en que se presentan menores concentraciones de noradrenalina (NAdr).
▸ Reducción de la capacidad del reflejo barorreceptor de compensar la disminución de la PA, lo que explica la bradicardia relativa y el aumento de la acción hipotensora observados en bipedestación.

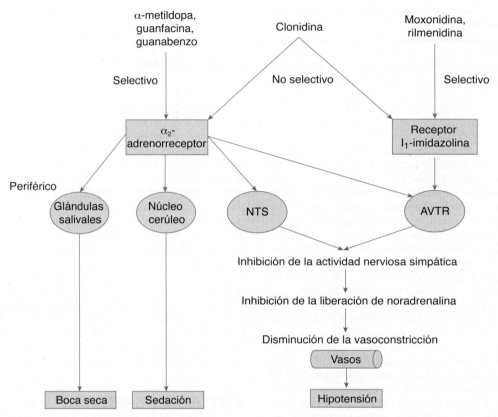

FIGURA 7-6 • Mecanismos centrales antihipertensivos de varios tipos de fármacos antihipertensivos de acción central. NTS, núcleo talámico solitario; AVTR, área ventrolateral rostral (anterior) del bulbo raquídeo (modificada de van Zwieten PA. The renaissance of centrally acting antihypertensive drugs. *J Hyperten* 1999;17(Suppl 3):S15–S21)

▶ Disminución moderada de la resistencia periférica y del gasto cardíaco.
▶ Descenso de concentraciones plasmáticas de renina.
▶ Retención de líquidos.
▶ Mantenimiento del flujo sanguíneo renal a pesar de la disminución de la PA.
▶ Efectos colaterales frecuentes que reflejan su lugar de acción central: sedación, disminución de la alerta y xerostomía.

Metildopa

Desde principios de la década de 1960 y hasta finales de la de 1970, cuando se introdujeron los β-bloqueantes, la metildopa era el segundo fármaco más popular (después de los diuréticos) para tratar la hipertensión. Actualmente se usa casi exclusivamente para el tratamiento de la hipertensión durante el embarazo.

La metildopa es el derivado α-metilado de la dopa, el precursor natural de la dopamina y la NAdr. Su mecanismo de acción implica la formación de metilnoradrenalina, que actúa como un potente agonista de los receptores α-adrenérgicos en el sistema nervioso central (SNC) (Van Zwieten, 1999).

Eficacia antihipertensiva

El efecto máximo de reducción de la PA del fármaco se observa aproximadamente 4 h despés de una dosis oral de metildopa, aunque persiste cierto efecto durante un período de hasta 24 h. En la mayoría de los pacientes, el tratamiento se debe iniciar con 250 mg dos veces al día, y la posología diaria se puede aumentar hasta un máximo de 3,0 g en un esquema de dos veces al día. En los pacientes con insuficiencia renal, es necesario reducir la dosis a la mitad.

Efectos colaterales

Además de los efectos sedantes previstos, incluyendo fiebre y disfunción hepática, con la metildopa puede producirse una variedad de efectos colaterales autoinmunitarios. La disfunción hepática suele desaparecer cuando se suspende el fármaco, pero para 1975 se habían contabilizado al menos 83 casos de hepatotoxicidad grave (Rodman y cols., 1976), con una lesión parenquimatosa difusa similar a la de la hepatitis activa crónica autoinmunitaria (Lee, 1995).

La alteración del rendimiento psicométrico (Johnson y cols., 1990) y la reducción selectiva de la actividad motora de las vías respiratorias superiores

(Lahive y cols., 1988) pueden no ser evidentes hasta que se interrumpe el fármaco. Globalmente, en estudios grandes, el número y la diversidad de las reacciones adversas a la metildopa son impresionantes (Webster y Koch, 1996). En vista de sus efectos secundarios singulares y potencialmente graves, se deben emplear otros agonistas α centrales en lugar de la metildopa.

Guanabenzo

El guanabenzo, una aminoguanidina, actúa como la clonidina y la metildopa, y tiene efectos colaterales semejantes. El tratamiento se debe iniciar con 4 mg dos veces al día, con incrementos hasta un total de 64 mg/día.

Guanfacina

La guanfacina, otro agonista α_2 central selectivo, puede penetrar en el encéfalo más lentamente y mantener su efecto antihipertensivo más tiempo que el guanabenzo, diferencias que se traducen en la administración una vez al día y quizá en menos efectos secundarios en el SNC (Lewin y cols., 1990). Los síntomas de abstinencia son menos frecuentes que con la clonidina (Wilson y cols., 1986). Por estas características, este fármaco resulta ser el más atractivo de este grupo de agonistas α_2 de acción central.

Clonidina

La clonidina actúa a nivel central, tanto en los receptores α_2 como en los receptores de imidazolina (v. fig. 7-6). Cuando es administrada por vía oral, la PA empieza a descender en un plazo de 30 min, y después de 2-4 h ocurre el efecto máximo. La duración del efecto es de 8-12 h. La dosis inicial puede ser sólo de 0,075 mg dos veces al día (Clobass Study Group, 1990), con un máximo de 1,2 mg/día.

Una preparación transdérmica que libera clonidina de modo continuo durante un período de 7 días resulta eficaz y causa efectos secundarios más leves que el tratamiento oral (Giugliano y cols., 1998), pero puede producir una considerable irritación cutánea y efectos secundarios parecidos a los observados con el fármaco oral, como la hipertensión de rebote al suspenderlo. Se encuentra disponible en dosis de 0,1, 0,2 y 0,3 mg/día.

Efectos colaterales

La clonidina y la metildopa comparten los dos efectos secundarios más frecuentes, la sedación y la xerostomía, pero no las alteraciones hemáticas y hepáticas autoinmunitarias inducidas por la metildopa. Puede

ser frecuente la depresión de la función de los nódulos sinusal y auriculoventricular (AV), y se han descrito algunos casos de bradicardia grave (Byrd y cols., 1988).

Síndromes de rebote y de supresión de la medicación

Si se suspende bruscamente de manera inadvertida cualquier tratamiento antihipertensivo, se pueden producir varios síndromes de supresión: 1) retorno asintomático rápido de la PA a los valores previos al tratamiento, lo que ocurre en la mayoría de los pacientes; 2) rebote de la PA más síntomas y signos de hiperactividad simpática; y 3) aumento de la PA por encima de los valores previos al tratamiento.

Se ha descrito un síndrome de supresión de la medicación, más frecuente con el uso de clonidina (Neusy y Lowenstein, 1989), que probablemente refleja un retorno rápido de la secreción de catecolaminas suprimida durante el tratamiento. Aquéllos que han recibido una combinación de un inhibidor adrenérgico central, por ejemplo, clonidina y un β-bloqueante, pueden ser particularmente vulnerables si se suspende el inhibidor central y se mantiene el β-bloqueante (Lilja y cols., 1982). Esto provoca un ascenso súbito de las catecolaminas plasmáticas en una situación en la que los receptores α periféricos no tienen oposición para provocar la vasoconstricción debido a que los receptores β están bloqueados y no pueden inducir vasodilatación.

Si aparece un síndrome de suspensión, es necesario reiniciar la clonidina, y los síntomas desaparecerán con rapidez.

Otros usos

Se ha informado que la clonidina es útil en varios trastornos que pueden acompañar a la hipertensión, como los siguientes:

▶ Síndrome de las piernas inquietas (Wagner y cols., 1996).
▶ Abstinencia de opiáceos (Bond, 1986).
▶ Sofocos o bochornos menopáusicos (Pandya y cols., 2000).
▶ Diarrea por neuropatía diabética (Fedorak y cols., 1985).
▶ Hiperactividad nerviosa simpática en pacientes con cirrosis alcohólica (Esler y cols., 1992).
▶ Sin embargo, se ha visto que el uso de clonidina perioperatoria es peligroso (Devereaux y cols., 2014).

Agonistas de los receptores de imidazolina

No comercializadas en Estados Unidos pero sí utilizadas en otros países, la monoxidina y la rilmenidina son dos fármacos de acción central cuyo lugar principal de acción es el receptor de imidazolina localizado en la porción ventrolateral rostral o anterior del bulbo raquídeo, donde los receptores α_2 son menos abundantes (v. fig. 7-6) (Van Zwieten, 1999). Estos fármacos reducen eficazmente la actividad simpática (Esler y cols., 2004), con menor sedación y xerostomía que con la clonidina y los agonistas α_2 selectivos.

Inhibidores adrenérgicos periféricos

Reserpina

Descrita por primera vez como un antihipertensivo eficaz en la década de 1940 (Bhatia, 1942), la reserpina adquirió popularidad en las décadas de 1960 y 1970, pero se ha utilizado cada vez menos porque, como fármaco genérico barato, no tiene estímulo publicitario y, además, cuando se usa en dosis altas provoca depresión, lo que le dio mala fama.

La reserpina, uno de los muchos alcaloides de la serpentaria india *Rauwolfia serpentine*, se absorbe fácilmente en el intestino, es captada con rapidez por el tejido con lípidos y se une a zonas implicadas en el almacenamiento de aminas biógenas. Sus efectos se inician lentamente y son persistentes, por lo que sólo se requiere una dosis al día.

La reserpina bloquea el transporte de NAdr a sus gránulos de depósito, de forma que se dispone de menos neurotransmisor cuando se estimulan los nervios adrenérgicos, lo que se traduce en una reducción de la resistencia vascular periférica. También disminuyen las catecolaminas en el encéfalo, lo que explicaría los efectos sedantes y depresores del fármaco, y en el miocardio, lo que puede disminuir el gasto cardíaco y originar una ligera bradicardia.

Eficacia antihipertensiva

En sí misma, la reserpina tiene una potencia antihipertensiva limitada que induce una disminución promedio de sólo 3/5 mm Hg; cuando se combinó con una tiazida, la reducción fue en promedio de 14/11 mm Hg (*VA Cooperative Study,* 1962). Con un diurético, 0,05 mg una vez por día proporcionan gran parte del efecto antihipertensivo de 0,25 mg y se asocian con menos letargia e impotencia (*VA Medical Center,* 1982).

Efectos colaterales

Los efectos secundarios, relativamente infrecuentes en dosis con rangos bajos adecuados, incluyen congestión nasal, aumento de la secreción gástrica de ácido (lo que rara vez puede activar una úlcera) y depresión del SNC, lo que puede simplemente tranquilizar a un paciente aprensivo y pocas veces es suficientemente grave para originar una depresión.

Guanetidina

La guanetidina se usó durante un tiempo y con frecuencia porque se requiere sólo una dosis al día y tiene una estrecha relación dosis-respuesta, efecto producido en casi todos los pacientes. Como ocasiona hipotensión postural grave, la guanetidina casi ha desaparecido.

Bloqueantes de los receptores α-adrenérgicos

Los bloqueantes selectivos de los receptores α_1 han tenido una cuota relativamente pequeña del mercado global de los antihipertensivos en Estados Unidos, y como consecuencia del ensayo ALLHAT (ALLHAT Officers, 2000), en la actualidad se utilizan en este país casi exclusivamente para el alivio del prostatismo. Sin embargo, la doxazosina ha sido usada exitosamente en el ensayo ASCOT sin un incremento en la insuficiencia cardíaca (Chapman y cols., 2008).

Mecanismo de acción

Los α-bloqueantes no selectivos fenoxibenzamina y fentolamina se usan de forma casi exclusiva para tratar el feocromocitoma, porque tienen sólo una eficacia mínima en la hipertensión primaria (v. cap. 12).

La prazosina, la doxazosina y la terazosina actúan como antagonistas competitivos de los receptores α_2 postsinápticos (fig. 7-7). Estos fármacos bloquean la activación de los receptores α_1 postsinápticos por las catecolaminas circulantes o liberadas de modo neural, lo que disminuye la resistencia periférica sin modificaciones importantes del gasto cardíaco.

Los receptores α_2 presinápticos permanecen abiertos, capaces de unirse al neurotransmisor y, por lo tanto, de inhibir la liberación adicional de NAdr con un

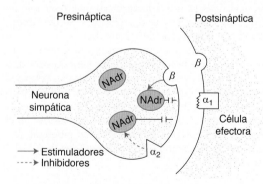

FIGURA 7-7 • Esquema de la acción de los bloqueantes de los receptores postsinápticos α_1. Al bloquear los receptores adrenérgicos α_1 en el músculo liso vascular, se inhibe la vasoconstricción inducida por catecolaminas. Los receptores adrenérgicos α_1 en la membrana de las neuronas no están bloqueados; por lo tanto, la inhibición adicional de NAdr por mecanismos de retroalimentación corta se mantiene

mecanismo directo de retroalimentación negativa. Esta inhibición de la liberación de NAdr explica la menor frecuencia de taquicardia, el mayor gasto cardíaco y el aumento de las concentraciones de renina que caracterizan la respuesta a los fármacos que bloquean el receptor α_2 presináptico y el receptor α_1 postsináptico (p. ej., fentolamina). A pesar de este bloqueo selectivo, no resultan afectadas las respuestas neurales al estrés y el ejercicio, y el reflejo barorreceptor se mantiene activo.

Junto con estos atributos deseables, puede haber otras acciones que disminuyen la utilidad de los α-bloqueantes: relajan el lecho venoso y, al menos inicialmente, pueden afectar al lecho vascular visceral más que al lecho vascular periférico, y la acumulación posterior de sangre en las vísceras podría explicar la propensión a la hipotensión de primera dosis observada con la prazosina de acción rápida (Saxena y Bolt, 1986). Suele haber retención de volumen, tal vez porque las concentraciones de renina y aldosterona se suprimen menos que con otros antiadrenérgicos.

La prazosina se absorbe con rapidez, alcanza concentraciones sanguíneas máximas en 2 h y tiene una vida media plasmática de casi 3 h. La terazosina y la doxazosina son menos liposolubles y tienen una afinidad del 50 % o menor por los receptores α_1 respecto de la prazosina. Por lo tanto, inducen un descenso inicial más lento y menos profundo de la PA, en particular después de ponerse de pie, que la prazosina.

Eficacia antihipertensiva

La eficacia antihipertensiva de la doxazosina y la terazosina equivale a la de los diuréticos, β-bloqueantes, IECA y BCC (Achari y cols., 2000). En el estudio ASCOT se demuestra que la adición de doxazosina controla con eficacia la hipertensión en pacientes resistentes a dos o más fármacos de otro tipo (Chapman y cols., 2008).

La dosis inicial debe ser de 1 mg, que aumentará lentamente hasta conseguirse el descenso deseado de la PA, con dosis diaria total de hasta 20 mg. Los α-bloqueantes pueden tomarse a la hora de dormir para producir mayor disminución nocturna de la PA y un efecto máximo sobre el ascenso de la PA en la mañana, que está implicado en una mayor incidencia de episodios cardiovasculares en esas horas (Matsui y cols., 2008).

Función urogenital

Se ha demostrado que la doxazosina, la tamsulosina y la terazosina alivian los síntomas obstructivos de la hipertrofia prostática benigna (HPB). La combinación doxazosina e inhibidor de la 5-reductasa finasterida retrasó la progresión clínica de la HBP más que cualquiera de los dos por separado (McConnell y cols., 2003).

En el ensayo TOMHS, en el que se utilizó un representante de cada una de las cinco clases principales de antihipertensivos, únicamente la doxazosina redujo la incidencia de impotencia por debajo de la observada con placebo (Grimm y cols., 1997).

La experiencia ALLHAT indica la necesidad de usar un diurético con un bloqueante α para tratar la hipertensión, en especial en aquéllos que tienen insuficiencia cardíaca congestiva (ICC) (Matsui y cols., 2008). Los bloqueantes α son útiles como terapia adicional en sujetos con hipertensión resistente al tratamiento y la terapia inicial preferida para hipertensos con HPB.

Efectos colaterales

Se puede observar hipotensión postural, que aparece 30-90 min después de tomar el medicamento, sobre todo en pacientes con hipovolemia que reciben prazosina de acción corta. En general, es posible evitar el problema iniciando el tratamiento con una dosis pequeña y asegurándose de que el paciente no tiene hipovolemia como consecuencia del tratamiento diurético. En las mujeres, los bloqueantes α pueden causar incontinencia urinaria (Marshall y Beevers, 1996).

Bloqueantes de los receptores β-adrenérgicos

Durante muchos años, los β-bloqueantes han sido los segundos antihipertensivos más populares después de los diuréticos. Aunque no son más eficaces que otros antihipertensivos y pueden, en ocasiones, provocar efectos secundarios graves, ofrecen la ventaja especial de mejorar una serie de enfermedades concomitantes. En vista de su capacidad demostrada de conferir cardioprotección secundaria después de un IAM, se esperaba que proporcionasen una protección primaria especial también frente a los episodios coronarios iniciales. Esta esperanza sigue sin cumplirse. Por el contrario, los β-bloqueantes no han conseguido reducir los infartos de miocardio más que otras clases de medicamentos (Bangalore y cols., 2012) y protegen *menos* frente a los ictus (Law y cols., 2009). Esto es particularmente cierto para el más popular de ellos, el atenolol (Lindholm y cols., 2005).

Sin embargo, los efectos beneficiosos probados de los β-bloqueantes en los pacientes con enfermedad coronaria (sobre todo después de un IAM) o ICC son una garantía de que estos fármacos se seguirán utilizando ampliamente. Además, los vasodilatadores β-bloqueantes, que se analizan después de los tradicionales, seguirán reemplazando a estos últimos.

Mecanismo de acción

Estos fármacos son químicamente parecidos a los agonistas β y entre sí (fig. 7-8). La inhibición competitiva de los receptores β-adrenérgicos por los β-bloqueantes

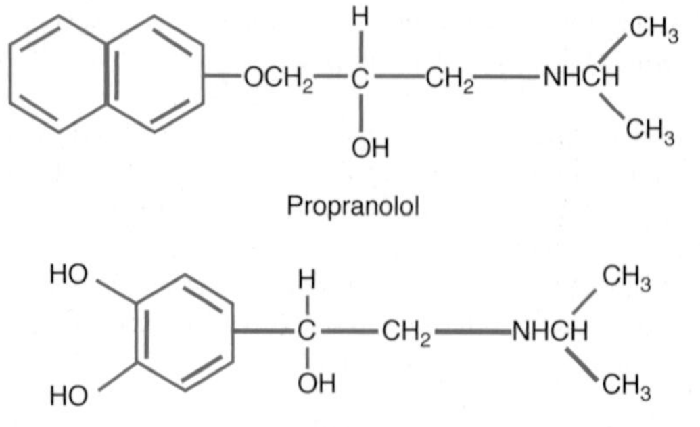

FIGURA 7-8 • Estructura de los agonistas β propranolol e isoproterenol

produce numerosos efectos sobre las funciones que regulan la PA, como una reducción del gasto cardíaco, una disminución de la liberación de renina, quizás un descenso del flujo nervioso simpático central y un bloqueo presináptico que inhibe la liberación de catecolaminas. Los efectos hemodinámicos parecen cambiar con el tiempo. El gasto cardíaco suele disminuir de manera inmediata (salvo con pindolol, de elevada actividad simpaticomimética intrínseca [ASI]) y se mantiene persistentemente bajo; por otro lado, la resistencia periférica suele aumentar a corto plazo pero desciende a la normalidad (o se normaliza) con el tiempo (Manin't Veld y cols., 1988).

Diferencias farmacológicas

Desde la introducción del propranolol para el tratamiento de la hipertensión en 1964 (Prichard y Gillam, 1964), se han sintetizado una serie de fármacos similares; alrededor de 20 están comercializados en todo el mundo, 12 en Estados Unidos. Los diversos β-bloqueantes se pueden clasificar de una manera práctica por su selectividad relativa por los receptores β_1 (primordialmente en el corazón) y la presencia de actividad ASI, también denominada *actividad agonista parcial,* y su liposolubilidad (cuadro 7-4).

Liposolubilidad

Los fármacos más liposolubles (lipófilos) suelen absorberse y metabolizarse ampliamente en el hígado. Como ejemplo, con propranolol y metoprolol por vía oral, hasta el 70 % se eliminan en el primer paso de la sangre portal a través del hígado. Por lo tanto, la biodisponibilidad de estos β-bloqueantes es menor después de una administración oral que de una administración intravenosa.

Los fármacos como el nadolol, que es mucho menos liposoluble (lipófobo), eluden la metaboliza-

ción hepática y son excretados principalmente por los riñones sin prácticamente modificación alguna. Como consecuencia, su vida media plasmática y su acción son mucho más duraderas.

Cardioselectividad por los receptores β_1

Todos los β-bloqueantes disponibles en la actualidad antagonizan competitivamente con los receptores β_1 cardíacos, pero varían en su grado de bloqueo de los receptores β_2 en tejidos extracardíacos. El supuesto de que un fármaco con cardioselectividad relativa tiene automáticamente menos probabilidades de causar efectos secundarios se debe cuestionar debido a varias consideraciones. Primero, se debe reconocer que ningún β-bloqueante tiene una cardioselectividad pura, sobre todo en dosis altas, y cuando se necesitan concentraciones grandes de catecoles endógenos, como durante una crisis de asma, incluso los grados mínimos de bloqueo β_2 con un fármaco cardioselectivo como el bisoprolol pueden causar trastornos (Haffner y cols., 1992). Sin embargo, se ha visto que los β-bloqueantes cardioselectivos son más protectores frente al ictus que los menos selectivos (Webb y cols., 2011).

Por otro lado, cuando se presentan algunas enfermedades concomitantes, como la migraña y el temblor, puede resultar preferible un efecto antagonista β_2 no selectivo.

Actividad simpaticomimética intrínseca

De todos los β-bloqueantes disponibles en Estados Unidos, el pindolol y, en menor grado, el acebutolol tienen actividad ASI, lo que implica que incluso en concentraciones que ocupan totalmente los receptores β, el efecto biológico resulta menor que el de un agonista completo.

Eficacia antihipertensiva

En las dosis habitualmente prescritas (v. cuadro 7-4), los diversos β-bloqueantes tienen una eficacia antihipertensiva equivalente que, según las mediciones de la PA que se obtienen en la arteria humeral (Parker y cols., 2012), es equivalente a la de las otras clases farmacológicas. Sin embargo, se ha visto que el tratamiento con β-bloqueantes no reduce el ictus tan bien como otras clases, hasta un 16 % menos (Lindholam y cols., 2005). Se han propuesto tres razones para esta diferencia. La primera es la eficacia del atenolol, el β-bloqueante más utilizado, durante menos de 24 h, a pesar de lo cual se administra una vez al día en todos los ensayos. La segunda es la bradicardia, que aumenta el trabajo cardíaco para mantener el gasto cardíaco total (Bangalore y cols., 2008). La tercera razón se relaciona con la vasoconstricción periférica inducida por la acción bloqueante β_2, que hace que la onda de

| CUADRO 7-4 |

Propiedades farmacológicas de algunos bloqueantes β

Fármaco	Selectividad β₁	Actividad simpaticomimética intrínseca	Bloqueo α	Liposolubilidad	Dosis diaria usual (frecuencia)
Acebutolol	+	+	–	+	200-1200 mg (1)
Atenolol	++	–	–	–	25-100 mg (2)
Betaxolol	++	–	–	–	5-40 mg (1)
Bisoprolol	+++	–	–	+	2,5-20 mg (1)
Bucindolol	–	–	–	+	50-200 mg
Carteolol	–	+	–	–	2,5-10 mg (1)
Carvedilol[a]	–	–	+	+++	12,5-50 mg (2,1)
Celiprolol	++	+	–	–	200-400 mg (1)
Esmolol	++	–	–	–	25-300 µg/kg/min i.v.
Lbetalol[a]	–	–	+	++	200-1200 mg (2)
Metoprolol	++	–	–	++	50-200 mg (2,1)
Nadolol	–	–	–	–	20-240 mg (1)
Nebivolol[a]	++	–	–	++	5-10 mg (1)
Penbutolol	–	+	–	+++	10-20 mg (1)
Pindolol	–	+++	–	++	10-60 (2)
Propranolol	–	–	–	+++	40-240 mg (2,1)
Timolol	–	–	–	++	10-40 mg (2)

Paréntesis (2,1) indican formulaciones de acción corta y prolongada

+, ++ y +++ indican la magnitud del efecto en varias propiedades; – indica efecto nulo

[a] Vasodilatador

pulso golpee al corazón durante la sístole con el aumento del trabajo cardíaco consecuente para superar la presión central, que es más alta. Con los vasodilatadores, incluso la onda de pulso regresa más lentamente, elevando la presión durante la diástole y aumentando la perfusión coronaria sin incremento del trabajo cardíaco. Esta diferencia fue demostrada en un subestudio, el CAFE del ensayo ASCOT (CAFE Investigators, 2006), y fue validada posteriormente (Mackenzie y cols., 2009).

Otras aplicaciones

▶ Enfermedad coronaria (Andersson y cols., 2014).
▶ Posterior a IAM (Bangalore y cols., 2007).
▶ Insuficiencia cardíaca por disfunción sistólica ventricular izquierda (Chatterjee y cols., 2013).
▶ Miocardiopatía hipertrófica (Spirito y cols., 1997).
▶ Insuficiencia mitral grave (Varadarajan y cols., 2008).
▶ Tratamiento vasodilatador directo (Zacest y cols., 1972).
▶ Ansiedad y estrés (Fogari y cols., 1992).

Los β-bloqueantes han sido ampliamente utilizados antes de las operaciones, pero Bolsin y cols. (2013) advierten que deben usarse sólo en aquéllos que requieren control de la frecuencia cardíaca y la PA.

Efectos colaterales

Los efectos colaterales más frecuentes en los pacientes que reciben β-bloqueantes son:

▶ Cansancio (Ko y cols., 2002).
▶ Disminución de la capacidad de esfuerzo (Vanhees y cols., 2000).
▶ Aumento de peso (Messerli y cols., 2007).
▶ Empeoramiento de la sensibilidad a la insulina (Ayers y cols., 2012).
▶ Diabetes de reciente comienzo (Gress y cols., 2000).
▶ Aumento de los triglicéridos séricos y disminución de la HDL (Smith y cols., 2012).
▶ Posible incremento del riesgo de malformaciones fetales cuando se usan al principio del embarazo (Yakoob y cols., 2013).
▶ Empeoramiento de la psoriasis (Savola y cols., 1987).

Otros dos grupos de pacientes pueden experimentar problemas especiales: los diabéticos que reciben insulina, los cuales son propensos a la hipoglucemia, y los pacientes con coronariopatía. Con respecto a los diabéticos, las respuestas de hipoglucemia (tanto los síntomas como las variaciones hormonales contrarreguladoras que elevan la glucemia) están mediadas principalmente por la adrenalina, sobre todo en los sujetos dependientes de insulina, porque también suelen ser deficitarios en glucagón. Si estos pacientes experimentan hipoglucemia, el bloqueo β retrasa la recuperación de la glucemia. El único síntoma de hipoglucemia puede ser la sudoración, que posiblemente sea más notoria con el β-bloqueante (Molnar y cols., 1974).

Los pacientes con coronariopatía que suspenden un tratamiento prolongado con β-bloqueantes pueden experimentar un síndrome de supresión que consiste en aumento de angina, infarto o muerte súbita (Teichert y cols., 2007). Es probable que estos episodios isquémicos reflejen el fenómeno de hipersensibilidad: el número de receptores β aumenta en respuesta al bloqueo funcional de los receptores por el β-bloqueante; cuando éste se suspende y ya no ocupa los receptores, la mayoría de éstos quedan expuestos súbitamente a catecolaminas endógenas, lo que se traduce en una mayor respuesta agonista α para una concentración concreta de catecoles. Los hipertensos, con una elevada frecuencia de ateroesclerosis coronaria subyacente, pueden ser particularmente vulnerables a este tipo de síndrome de supresión; así, cuando se suspenden los fármacos, su dosis se debe reducir a la mitad cada 2-3 días, y la medicación se debe interrumpir después de la tercera reducción.

No se ha observado de una manera constante o significativa que los siguientes efectos secundarios sean más frecuentes con los β-bloqueantes:

◗ Depresión (Ko y cols., 2002).
◗ Disfunción sexual (Ko y cols., 2002).
◗ Deterioro cognitivo (Pérez-Stabla y cols., 2000).
◗ Empeoramiento de la vasculopatía periférica (Espinola-Klein y cols., 2011).
◗ Empeoramiento de la enfermedad reactiva de las vías respiratorias leve a moderada o enfermedad pulmonar obstructiva (Kazani y Israel, 2004).

Además, mirando el lado positivo, los β-bloqueantes pueden reducir la excreción urinaria de calcio (Ling y cols., 1994) y, en consecuencia, disminuir el riesgo de fracturas (Schlienget y cols., 2004).

β-bloqueantes vasodilatadores

En esta categoría se ha incluido un fármaco antiguo (labetalol) cuyas propiedades vasodilatadoras derivan de su potente bloqueo α, uno más moderno (carvedilol) con escasa actividad bloqueante α, pero sobre todo con una acción vasodilatadora directa, y otro más (nebivolol) que es un bloqueante β_1 fuertemente selectivo que actúa generando óxido nítrico (NO).

Los β-bloqueantes vasodilatadores pueden ser particularmente efectivos para el tratamiento de los pacientes ancianos que tienen hipertensión sistólica aislada. Además de reducir la rigidez aórtica, como los demás β-bloqueantes, también reducen la amplifica-

ción de la presión sistólica central al disminuir la rapidez de la onda refleja de la periferia (Mahmud y Feely, 2008), con lo cual se reduce tanto el gasto cardíaco como el espesor de la pared del ventrículo izquierdo (Kampus y cols., 2011).

Labetalol

El labetalol es un bloqueante no selectivo de los receptores β_1 y β_2 que tiene también acción bloqueante α en una proporción de 4 a 1. Es un antihipertensivo eficaz cuando se administra dos veces al día; mantiene un buen control de la presión durante 24 h y amortigua el ascenso matutino de la PA (Ruilope, 1994). Las dosis iniciales habituales son de 100 mg dos veces al día y la dosis diaria máxima, 1200 mg.

El labetalol se ha empleado por vía oral e intravenosa para tratar urgencias hipertensivas, como casos de hipertensión postoperatoria (Lebel y cols., 1985) y disección aórtica aguda (Grubb y cols., 1987). Se ha utilizado con éxito para tratar la hipertensión durante la gestación (Pickles y cols., 1992).

Efectos colaterales

La hipotensión ortostática sintomática es el efecto colateral más frecuente, que se produce más a menudo durante el tratamiento inicial con dosis altas. Se han observado otros efectos adversos, como intenso prurito del cuero cabelludo, incapacidad para eyacular (Goa y cols., 1989) y broncoespasmo (George y cols., 1985).

Quizá el efecto secundario más grave del labetalol es la hepatotoxicidad: se han registrado al menos tres muertes (Clark y cols., 1990). Como consecuencia de ello, se ha añadido una advertencia en el prospecto estadounidense que indica que "la lesión hepática puede ser lentamente progresiva a pesar de la presencia de síntomas mínimos. Se deben realizar los análisis oportunos ante el primer síntoma o signo de disfunción hepática".

En concordancia con su efecto bloqueante α, el labetalol tiene menos efectos adversos en los lípidos que los β-bloqueantes (Lardinois y Neuman, 1988).

Carvedilol

Este β-bloqueante no selectivo con sólo una décima parte de actividad α-bloqueante se ha utilizado sobre todo para el tratamiento de la insuficiencia cardíaca. También está aprobado para la hipertensión.

Aparte de su ligero efecto α-bloqueante, el carvedilol vasodilata al aumentar la generación de NO endógeno por las células endoteliales (Kalinowski y cols., 2003). Como sucede con el labetalol, la PA desciende sin reducción del gasto cardíaco, pero con disminución de la resistencia periférica.

En dosis iniciales de 6,25 mg dos veces al día, que se pueden aumentar a 25 mg dos veces al día, el carvedilol es equivalente a 50-200 mg de metoprolol dos veces al día (Bakris y cols., 2004). Actualmente se está comercializando una formulación administrada una vez al día.

Se ha observado que el carvedilol mejora la supervivencia de los pacientes con diversos grados de ICC respecto de otros β-bloqueantes (DiNicolantonio y cols., 2013), incluso aquéllos con baja presión sistólica (Rouleau y cols., 2004), al tiempo que preserva mejor la función renal (Di Lenarda y cols., 2005).

A diferencia de los β-bloqueantes tradicionales, el carvedilol no empeora la sensibilidad a la insulina ni tiene un efecto tan adverso sobre los lípidos (Bakris y cols., 2004).

Nebivolol

Este fármaco es el bloqueante β_1 más selectivo de esta familia y ejerce sus efectos a través de la síntesis y la liberación de NO, a la vez de que puede presentar efectos antioxidantes complementarios (Ignarrol, 2004; Price y cols., 2013) sin efectos metabólicos adversos (Ayers y cols., 2012).

VASODILATADORES DIRECTOS

En esta categoría se han añadido los nitratos a los fármacos que vasodilatan entrando en las células musculares lisas vasculares (Ghosh y cols., 2013). Esto contrasta con los que vasodilatan de otras formas, ya sea inhibiendo los mecanismos vasoconstrictores hormonales (IECA), impidiendo la entrada de calcio en las células que inician la constricción (BCC) o bloqueando la vasoconstricción mediada por los receptores α (bloqueantes α_1). Los diversos vasodilatadores difieren de modo notable en potencia, mecanismo de acción y actividades relativas en arterias y venas. Los vasodilatadores directos intravenosos se estudian en el capítulo 8.

Hidralazina

La hidralazina fue introducida a principios de la década de 1950 (Freis y cols., 1953), pero se usó poco por su activación del sistema nervioso simpático. Comenzó a utilizarse más en la década de 1970, cuando se demostró la validez de un tratamiento triple: un diurético, un inhibidor adrenérgico y un vasodilatador directo (Zacest y cols., 1972). Sin embargo, su uso disminuyó con la introducción de nuevos vasodilatadores.

La hidralazina actúa directamente relajando el músculo liso de las paredes de las arteriolas periféricas, más los vasos de resistencia que los de capacitancia, con lo cual reduce la resistencia periférica y la PA (Saxena y Bolt, 1986). Coincidiendo con la vasodilata-

ción periférica, la frecuencia cardíaca, el volumen sistólico y el gasto cardíaco aumentan, lo que se traduce en un incremento reflejo mediado por los barorreceptores de la descarga simpática (Lin y cols., 1983) y una estimulación directa del corazón (Khatri y cols., 1977). Además, la hiperactividad simpática y el descenso de la PA incrementan la liberación de renina, lo que contrarresta el efecto vasodilatador y probablemente se añade a la retención reactiva de sodio que acompaña a la disminución de la PA. Por tal razón, la hidralazina se administra junto con un β-bloqueante y un diurético en el tratamiento de la hipertensión más grave.

La hidralazina debe iniciarse habitualmente en una dosis de 25 mg dos veces al día. Es probable que deba limitarse la dosis máxima a 200 mg/día para reducir las probabilidades de un síndrome seudolúpico y porque las dosis mayores rara vez tienen un efecto positivo adicional. La hidralazina fue aprobada para su uso durante el embarazo. Se ha combinado con el dinitrato de isosorbida para tratar la insuficiencia cardíaca en individuos negros (Cohn y cols., 2011).

La inactivación de la hidralazina requiere acetilación en el hígado por la enzima N-acetiltransferasa. El grado de actividad de esta enzima está determinado genéticamente, y los acetiladores rápidos necesitan dosis mayores que los lentos para conseguir un efecto equivalente (Ramsay y cols., 1984). Perry (1973) mostró que los pacientes que experimentan toxicidad seudolúpica suelen ser acetiladores lentos y, por lo tanto, están expuestos al fármaco más tiempo.

Efectos colaterales

Se observan tres tipos de efectos secundarios: los originados por activación simpática refleja, aquéllos debidos a una reacción seudolúpica y los ocasionados por problemas inespecíficos. Se deben anticipar y prevenir las cefaleas, la rubefacción y la taquicardia mediante el uso concomitante de inhibidores adrenérgicos. El fármaco se debe administrar con precaución a los pacientes con coronariopatías y se debe evitar en los pacientes con aneurisma aórtico disecante o una hemorragia cerebral reciente, en vista de su tendencia a aumentar el gasto cardíaco y el flujo sanguíneo cerebral.

Perry (1973) describió por primera vez la reacción seudolúpica. Observó una reacción febril precoz, parecida a la enfermedad del suero, en 11 pacientes y toxicidad tardía en 44, semejante al lupus eritematoso sistémico o la artritis reumatoide. Estos síntomas casi siempre desaparecían cuando se suspendía el tratamiento o se reducía la dosis. El síndrome seudolúpico es claramente dependiente de la dosis (Cameron y Ramsay, 1984).

Otros efectos colaterales de la hidralazina incluyen la anorexia, las náuseas, los vómitos y la diarrea; efectos menos frecuentes son las parestesias, el temblor y los calambres musculares.

Minoxidil

Más potente que la hidralazina, el minoxidil se ha convertido en un pilar del tratamiento de la hipertensión grave asociada con insuficiencia renal (v. cap. 9). Su tendencia a favorecer el crecimiento del pelo impide su uso en muchas mujeres, pero este efecto se ha aprovechado para la calvicie masculina y se aplica como pomada tópica.

El minoxidil induce la relajación del músculo liso al abrir los canales del potasio cardiovasculares sensibles al ATP, un mecanismo aparentemente singular entre los vasodilatadores comercializados en Estados Unidos, pero similar al modo de acción de diversos fármacos que abren los canales del potasio (p. ej., nicorandil) (Ito y cols., 2004).

Como el minoxidil es más potente y tiene una acción más duradera que la hidralazina, induce diversas reacciones por medio de una vasodilatación arteriolar directa en un grado incluso mayor. En consecuencia, la mayoría de los pacientes necesitan dosis altas de potentes diuréticos de asa y bloqueantes adrenérgicos.

Cuando se emplea con diuréticos e inhibidores adrenérgicos, el minoxidil controla la hipertensión en más del 75 % de los pacientes cuya enfermedad es resistente a múltiples fármacos (Sica, 2004b). Se puede administrar una vez al día en una posología de 2,5-80 mg.

Efectos colaterales

El efecto colateral más frecuente, observado casi en el 80 % de los pacientes, es el hirsutismo, que comienza como un pelo bastante fino en la cara y prosigue como un pelo grueso que crece en todas partes. Este problema aparentemente se encuentra asociado con la vasodilatación producida por el fármaco y no con los efectos hormonales. El pelo desaparece gradualmente después de que se suspende el fármaco (Kidwai y George, 1992).

Aparte de la expansión de volumen generalizada, se producen derrames pericárdicos en un 3 % de los pacientes tratados con minoxidil (Martin y cols., 1980).

Nitratos

Los nitratos, tanto la nitroglicerina (Willmot y cols., 2006) como el nitrato de isosorbida oral (Stokes y cols., 2005), debido a sus propiedades vasodilatadoras como los factores exógenos de relajación derivados del endotelio (NO), también pueden ser utilizados como antihipertensivos. Stokes y cols. (2005) observaron en un estudio de 16 pacientes ancianos con hipertensión sistólica resistente que la administración de mononitrato de isosorbida disminuía la PA sistólica un promedio de 16 mm Hg sin que se presentara algún efecto significativo sobre la PA diastólica en 16 pacientes ancianos con hipertensión sistólica resistente. La presión diferencial descendió 13 mm Hg y el índice de potenciación, una forma de medir el reflejo de la onda del pulso, disminuyó un 25 %. No se informó el desarrollo de tolerancia.

A pesar del atractivo de esta modalidad para el tratamiento de la hipertensión sistólica, la falta de un patrocinador comercial que evalúe un fármaco genérico en un extenso ensayo clínico hace improbable que algún nitrato disponible actualmente sea aprobado como fármaco antihipertensivo.

CUADRO 7-5

Perfil cardiovascular de los BCC

	Nifedipina	Amlodipina	Diltiazem	Verapamilo
Frecuencia cardíaca	↑	↑/0	↓	↓
Conducción del nodo sinoatrial	0	0	↓↓	↓
Conducción del nodo AV	0	0	↓	↓
Contractilidad miocárdica	↑/0	↑/0	↓	↓↓
Activación neurohormonal	↑	↑/0	↑	↑
Dilatación vascular	↑↑	↑↑	↑	↑
Flujo coronario	↑	↑	↑	↑

↓, reducción; 0, sin cambio; ↑, aumento

Adaptado de Eisenberg MJ, Brox A, Bestawros AN. Calcium channel blockers: An update. Am J Med 2004;116:35–43

BLOQUEANTES DE LOS CANALES DE CALCIO

Los BCC fueron introducidos como fármacos antianginosos en la década de 1970 y como antihipertensivos en la de 1980. Su uso aumentó rápidamente hasta convertirse en el segundo grupo de fármacos más utilizado por los médicos estadounidenses para el tratamiento de la hipertensión a principios de la década del año 2000.

Mecanismo de acción

Se dispone en la actualidad de tres tipos de BCC. Todos ellos interactúan con el mismo canal del calcio (el canal de membrana plasmática sensible al voltaje de tipo L), pero existen diferencias importantes en su estructura y sus efectos cardiovasculares (cuadro 7-5) (Eisenberg y cols., 2004).

El *diltiazem*, una benzodiazepina, y el *verapamilo*, una fenilalquilamina, son los BCC no dihidropiridínicos (no DHP) actualmente disponibles. En concentraciones equivalentes, reducen la frecuencia, inducen vasodilatación, deprimen la contractilidad cardíaca e inhiben la conducción AV.

Las *dihidropiridinas* (DHP) son predominantemente vasodilatadoras y mejoran la función endotelial (Sugiura y cols., 2008). La primera generación, cuyo ejemplo es la nifedipina, tiene efectos moderados en la contractilidad cardíaca. La segunda generación, como la amlodipina, la felodipina y la nicardipina, tiene un mayor efecto sobre la dilatación vascular que sobre la contractilidad miocárdica o la conducción cardíaca. Otras dihidropiridinas no están aprobadas todavía en Estados Unidos pero se utilizan en otros países, como benidipina, cilnidipina, efonidipina, lacidipina, lercanidipina, manidipina y nitrendipina. Aunque las principales diferencias se observan entre las no DHP y los BCC-DHP, hay suficientes diferencias entre los numerosos BCC-DHP para "ser precavidos al suponer que todos los BCC-DHP autorizados para su administración una vez al día son equivalentes en la duración de su acción y su eficacia antihipertensiva global" (Meredith y Elliott, 2004).

Sorprendentemente, algunos BCC (felodipina, nimodipina, nifedipina y, en menor grado, amlodipina) presentan actividad antagonista contra los receptores de mineralocorticoides (Dietz y cols., 2008), pero no el diltiazem ni el verapamilo. La mayoría de los datos se han obtenido in vitro y con dosis bastante altas de BCC. En consecuencia, aún se desconoce su relevancia para el efecto antihipertensivo de estos fármacos en la práctica médica.

Acción simpática

Una característica farmacológica que puede explicar algunos de los efectos colaterales iniciales de los BCC, y que ha sido implicada como un posible factor que contribuye a los efectos cardiovasculares adversos de los fármacos de acción corta, es su activación del sistema nervioso simpático (Lindqvist y cols., 2007). Los BCC de acción prolongada pueden activar transitoriamente el sistema simpático, pero el efecto se ve atenuado con rapidez (Grassi y cols., 2003).

Duración de la acción

Una de las principales diferencias entre los BCC es la duración de su acción. Como se puede ver en el cuadro 7-6, algunos de ellos, como la formulación del

---

CUADRO 7-6

BCC aprobados para uso en el tratamiento de la hipertensión en Estados Unidos

Fármaco	Formulación y dosis	Tiempo hasta el efecto pico (h)	Tiempo medio de eliminación (h)
Amlodipina	Comprimidos; 2,5-10 mg	6-12	30-50
Diltiazem[a]	Comprimidos de liberación inmediata; dosis variadas	0,5-1,5	2-5
	Comprimidos de liberación sostenida; 180-480 mg	6-11	2-5
Felodipina	Comprimidos de liberación sostenida; 2,5-10 mg	2,5-5	11-16
Isradipina	Comprimidos; 2,5-10 mg	1,5	8-12
Nicardipina[a]	Comprimidos de liberación inmediata; 20-40 mg	0,5-2	8
	Comprimidos de liberación sostenida; 60-120 mg	Desconocido	8
Nifedipina	Cápsulas de liberación inmediata; dosis variadas	0,5	2
	Comprimidos de liberación sostenida; 30-120 mg	6	7
Nisoldipina	Comprimidos de liberación sostenida; 20-40 mg	6-12	7-12
Verapamilo[a]	Comprimidos de liberación inmediata; dosis variadas	0,5-1	4,5-12
	Comprimidos de liberación sostenida; 120-480 mg	4-6	4,5-12

[a]También disponible en formulación i.v., con un tiempo hasta el efecto pico de 5-15 min después de la administración

verapamilo que ofrece 24 h de efectividad, se presentan en sistemas de liberación especiales; otros, como la amlodipina, tienen duraciones de acción intrínsecamente largas.

Eficacia antihipertensiva

Los BCC actualmente disponibles parecen tener una potencia antihipertensiva semejante (Eisenberg y cols., 2024). Como demostraron Law y cols. (2009), los BCC tienen la misma efectividad que otras clases frente a la mortalidad de cualquier causa y la morbilidad grave. Sin embargo, han proporcionado menos protección frente a insuficiencia cardíaca pero más protección frente al ictus que otras clases. Aunque los datos son limitados, las combinaciones de no-DHP y de BCC-DHP proporcionan eficacia antihipertensiva adicional con seguridad (Alviar y cols., 2013).

Determinantes de eficacia

Edad

La aparentemente mayor eficacia antihipertensiva de los BCC en los ancianos podría deberse a ciertos cambios farmacocinéticos que aumentan la biodisponibilidad de varios BCC, lo que proporciona una mayor cantidad de agente activo a cualquier dosis que en los pacientes jóvenes (Lernfelt y cols., 1998).

Raza/etnia

En los individuos negros, la respuesta de la PA a la monoterapia con BCC es mejor que a los IECA, BRA o β-bloqueantes, e igual a la respuesta a los diuréticos (Brewster y cols., 2004).

Efecto aditivo de los diuréticos o del bajo consumo de sodio

Dos factores que incrementan la eficacia de otras clases de fármacos antihipertensivos (la restricción del sodio de la dieta y el tratamiento diurético concomitante) quizás no aumenten la eficacia de los BCC.

Varios estudios han examinado estas relaciones. En general, los resultados respaldan la opinión de que la restricción del sodio dietético puede disminuir (pero no suprimir) el efecto antihipertensivo de los BCC, mientras que un gran consumo de sodio puede aumentar (o no disminuir) su eficacia (Luft y cols., 1991). La explicación podría ser simple: los BCC ejercen un efecto natriurético leve (Krekels y cols., 1997), el cual sería más evidente en presencia de un mayor consumo de sodio, de forma que la PA descendería más. Con un bajo aporte de sodio, este efecto natriurético no sería tan pronunciado, por lo que la PA disminuiría menos. Por otro lado, la mayoría de los ensayos

controlados han confirmado un efecto antihipertensivo adicional cuando un β-bloqueante o un BRA se combinan con el BCC (Matsuzaki y cols., 2011).

Efectos renales

Es probable que la leve acción natriurética de los BCC-DHP refleje su capacidad singular, a diferencia de otros vasodilatadores, de mantener o aumentar el flujo sanguíneo renal efectivo, la tasa de filtración glomerular (TFG) y la resistencia vascular renal, que se ha atribuido a su acción vasodilatadora selectiva en las arteriolas aferentes renales (Delles y cols., 2003). A primera vista, esta vasodilatación preferente de las arteriolas aferentes con aumentos de la filtración glomerular, el flujo sanguíneo renal y la natriuresis parece favorecer el uso de BCC como una forma de mantener una buena función renal. Sin embargo, numerosos datos experimentales indican que el aumento del flujo plasmático renal y del filtrado glomerular puede acelerar la progresión de la glomeruloesclerosis al aumentar la presión intraglomerular (Griffin y cols., 1995).

No obstante, en el ensayo ACCOMPLISH, la adición del BCC amlodipina al IECA benazepril proporciona mejores resultados renales que la combinación del diurético HCT con el IECA, con igual disminución de la PA (Bakris y cols., 2010). Por otra parte, en aquellos pacientes con proteinuria intensa, las no-DHP reducen la proteinuria mejor que los BCC-DHP (Hart y Bakris, 2008), y la asociación entre la reducción en la proteinuria y el posterior declive de la función renal es fuerte (Levey y Coresh, 2012).

Otros usos

▶ Coronariopatía (Nissen y cols., 2004).
▶ Taquiarritmias (BCC-no DHP) (Abernethy y Schwartz, 1999).
▶ Miocardiopatía hipertrófica (Roberts y Sigwart, 2001).
▶ Insuficiencia aórtica (Levine y Gaasch, 1996).
▶ Vasoespasmo después de una hemorragia subaracnoidea (nimodipina) (Rinkel y Kliju, 2009).
▶ Vasculopatía periférica (Baggar y cols., 1997) y reacción de Raynaud (Wigley y cols., 2002).
▶ Prevención de la demencia (Staessen y cols., 2011) e ictus (Law y cols., 2009).

Efectos colaterales

Algunos efectos colaterales relativamente leves pero a veces muy molestos pueden impedir el uso de estos fármacos en tal vez el 10 % de los pacientes. La mayoría de los efectos colaterales (cefaleas, edema de tobillos localizado, rubefacción) se asocian con la vasodilatación que proporcionan estos fármacos. Con las formulaciones de liberación lenta y acción prolongada, los efectos colaterales vasodilatadores se reducen. Los efectos colaterales de las tres clases principales de BCC difieren considerablemente (v. cuadro 7-5). El edema de declive se asocia con la vasodilatación localizada y no puede evitarse o aliviarse con diuréticos, pero puede aliviarse si se agrega un IECA (Gradman y cols., 1997).

Otros efectos colaterales

Con las DHP puede aparecer una hiperplasia gingival (Missouris y cols., 2000). Además, se ha descrito una amplia variedad de reacciones cutáneas adversas, raras pero algunas bastante graves, con varios BCC (Garijo y cols., 2005).

No se han observado efectos adversos en la glucosa, la insulina o los lípidos, y se produjeron menos casos de diabetes reciente en los ensayos INVEST entre los pacientes que recibieron verapamilo en comparación con los que recibieron atenolol (Pepine y cols., 2003). Las sobredosis se suelen manifestar por hipotensión y trastornos de la conducción, y habitualmente se resuelven con calcio parenteral, insulina y glucosa (Salhanick y Shannon, 2003).

Interacciones farmacológicas

Un problema observado con la mayoría de las otras clases de antihipertensivos (interferencia de los AINE) no se suele observar con los BCC (Celis y cols., 2001). Otra interacción que se ha notado con las DHP felodipina y nifedipina, pero no con la amlodipina (Vincent y cols., 2000), es un incremento de la concentración plasmática y de la duración de la acción cuando se toman con grandes cantidades de jugo de toronja/pomelo que disminuye el metabolismo intestinal de estos fármacos mediante la inhibición de la enzima CYP3A4, lo que aumenta sus niveles en sangre (Pirmohamed, 2013). Se ha informado daño renal con el antibiótico claritromicina, que también inhibe la enzima CYP3A4 (Gandhi y cols., 2013).

Perspectivas sobre el uso

Se ha comprobado que los BCC reducen el riesgo de coronariopatía en un grado equivalente, el de ictus en un grado mayor, pero el de insuficiencia cardíaca en un grado menor que otros tratamientos antihipertensivos, con efectos similares en la mortalidad global. Son eficaces y suelen ser bien tolerados por todos los hipertensos. Se indican en algunas circunstancias concretas: ancianos, angina coexistente y uso de ciclosporina o AINE. En caso de elegirse, la mejor opción parece una DHP de segunda generación, con acción prolongada inherente, porque mantiene mejor el control de la PA en las críticas primeras horas de la mañana y hasta el día siguiente si el paciente omite una dosis diaria. En caso de taquiarritmias concomitantes o de proteinuria intensa, sería preferible usar un BCC bradicardizante, como el verapamilo o el diltiazem.

FÁRMACOS QUE ACTÚAN SOBRE EL SISTEMA RENINA-ANGIOTENSINA

Hay cuatro formas de reducir la actividad del SRA en los seres humanos (fig. 7-9): la primera, el uso de β-bloqueantes para reducir la liberación de renina por las células yuxtaglomerulares, como vimos anteriormente; la segunda, la inhibición directa de la actividad de la renina, provista por el aliskireno; la tercera consiste en inhibir la actividad de la enzima convertidora de la angiotensina (ECA), que convierte el decapéptido angiotensina I (Ang I) en la potente hormona Ang II, es decir, utilizar los IECA; la cuarta es emplear un antagonista competitivo que se une a los receptores de la Ang II y bloquea la unión de la hormona original, es decir, los BRA.

Varios estudios han documentado una eficacia antihipertensiva similar entre los IECA y los BRA (ONTARGET Investigators, 2008) y entre el aliskireno y los IECA o los BRA (Gao y cols., 2011); sin embargo,

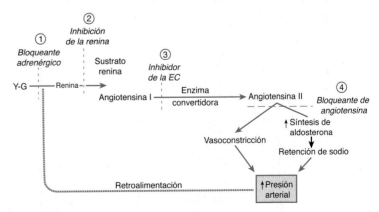

FIGURA 7-9 • El SRA y cuatro sitios donde se puede inhibir su actividad. EC, enzima convertidora; Y-G, yuxtaglomerular

se han visto muchos efectos adversos con la combinación de dos bloqueantes del SRA (Makani y cols., 2013; Mann y cols., 2013; Parving y cols., 2012). Además, se ha informado daño renal agudo cuando el bloqueante del SRA se combina con un diurético y un AINE (Lapi y cols., 2013).

Los pacientes más jóvenes o no negros (que tienen niveles más elevados de actividad de renina) responden un poco mejor a los fármacos bloqueantes de la renina, mientras que los mayores o negros (que tienen menores niveles de renina) responden un poco mejor a los agentes que no bloquean primariamente la renina, o sea, a los diuréticos y los BCC. Sin embargo, esta separación clínica no requiere mediciones de la actividad de la renina y puede basarse en la edad y procedencia étnica del paciente (Canzanello y cols., 2008).

INHIBIDORES DE LA ENZIMA CONVERTIDORA DE ANGIONTENSINA

Mecanismo de acción

Se descubrió que los péptidos del veneno de la víbora brasileña *Bothrops jararaca* potenciaban los efectos de la bradicinina al inhibir su degradación (Ferreira, 1965). Poco después, Ng y Vane (1967) advirtieron que la misma enzima de la familia de las carboxipeptidasas podía ser responsable de la conversión de la Ang I en Ang II y de la degradación de la bradicinina. La naturaleza de esta ECA fue identificada por Erdös y cols. en 1970 (Yang y cols., 1970). Un equipo de bioquímicos de los laboratorios Squibb diseñaron el primer IECA, la teprotida o SQ20881 (Ondetti y cols.,

1971), que resultó que disminuía la PA cuando se administraba por vía intravenosa (Gavras y cols., 1974). A continuación, el grupo de Squibb identificó el lugar activo de la ECA y desarrolló el primer IECA eficaz por vía oral, el captopril (Ondetti y cols., 1977).

Se han desarrollado tres clases químicamente diferentes de IECA, clasificadas por el ligando del ion cinc de la ECA: sulfhidrilo, carboxilo y fosforilo (cuadro 7-7). En dosis equivalentes, tienen efectos similares en la reducción de la PA (Izzo y Weir, 2011). En un pequeño estudio, sólo los IECA que actúan exclusivamente en el SNC, por ejemplo el lisinopril, reducen el deterioro cognitivo (Sink y cols., 2009).

Farmacocinética

Como se puede ver en el cuadro 7-7, la mayoría de los IECA son profármacos, ésteres de los compuestos activos que son más liposolubles, por lo que se absorben de una forma más rápida y más completa. Aunque hay grandes diferencias en la biodisponibilidad, éstas parecen traducirse en pequeñas diferencias en los efectos clínicos. La mayoría de los IECA, excepto el fosinopril y el espi1april, se eliminan por los riñones, y experimentan grados variables de metabolismo.

Farmacodinámica

Como se observa en la figura 7-9, el mecanismo más evidente que emplean los IECA para reducir la PA es una marcada disminución de las concentraciones circulantes de Ang II, con lo que se suprime la vasoconstricción directa inducida por este péptido. Sin embargo, con las dosis habituales de IECA, las concentraciones plasmáticas de Ang II empiezan a "escapar" después

---

CUADRO 7-7

Características de los IECA

Fármaco	Ligando de cinc	Profármaco	Tasa de eliminación	Duración de la acción (h)	Rango de la dosis (mg/día)
Benazepril	Carboxilo	Sí	Renal	24	10-40
Captopril	Sulfhidrilo	No	Renal	6-12	25-150
Cilazapril	Carboxilo	Sí	Renal	24+	2,5-5,0
Enalapril	Carboxilo	Sí	Renal	18-24	20-40
Fosinopril	Fosforilo	Sí	Renal-hepática	24	10-40
Lisinopril	Carboxilo	No	Renal	24	20-40
Moexipril	Carboxilo	Sí	Renal	12-18	15-30
Perindopril	Carboxilo	Sí	Renal	24	4-16
Quinapril	Carboxilo	Sí	Renal	24	20-80
Ramipril	Carboxilo	Sí	Renal	24	5-20
Espirapril	Carboxilo	Sí	Hepática	24	12,5-50
Trandolapril	Carboxilo	Sí	Renal	24+	4-8

de unas horas, en parte por la liberación de más renina, que ya no está suprimida por la retroalimentación (Azizi y Ménard, 2004).

El SRA está presente dentro de varios tejidos, incluyendo las paredes de los vasos, el corazón y el encéfalo, pero su papel en este sitio sigue sin ser aclarado (Re, 2004). Además, pueden estar implicadas vías no clásicas en la elaboración de la Ang II, como efectos ajenos a la renina sobre el angiotensinógeno o algunos efectos no ECA sobre la Ang I (fig. 7-10). Como los IECA bloquean sólo la producción de Ang II por la vía clásica, podría haber efectos adicionales tanto de los BRA como de los IDR. Por otro lado, algunos de los efectos de los IECA podrían estar mediados por su inhibición de la degradación de la bradicinina.

Efectos de los IECA

Más allá de las contribuciones de otros mecanismos distintos de la reducción de las concentraciones de Ang II, no cabe duda de que las menores cantidades de Ang II ejercen un papel. Aparte del alivio de la vasoconstricción, es probable que muchos otros efectos aporten a su efecto antihipertensivo, como son:

▶ Una reducción en la secreción de aldosterona que puede no ser persistente (Sato y Saruta, 2003).
▶ Una reducción en las bradicininas, que a su vez aumenta la liberación del activador del plasminógeno tisular (tPA) (Labinjoh y cols., 2001).
▶ El aumento de la actividad de la enzima 11β-hidroxiesteroide deshidrogenasa-2, lo que podría incrementar la excreción renal de sodio al proteger del cortisol al receptor de mineralocorticoides no selectivo (Ricketts y Stewart, 1999).
▶ Una atenuación del aumento previsto de la actividad del sistema nervioso simpático normalmente observada después de la vasodilatación (Lyons y cols., 1997).
▶ La supresión de la secreción endógena de endotelina (Brunner y Kukovetz, 1996).
▶ La mejoría de la disfunción endotelial (Ghiadoni y cols., 2003).
▶ Reducción de la agresión oxidativa al disminuir la producción de especies reactivas del oxígeno (Hamilton y cols., 2004) y factores inflamatorios (Sattler y cols., 2005).
▶ La estimulación de las células progenitoras endoteliales (Bahlmann y cols., 2005).

Como resultado de estos múltiples efectos, la inhibición de la ECA disminuye el reflejo de las ondas arteriales y aumenta la distensibilidad aórtica, con lo que se consigue un gran descenso de la presión aórtica central (Morgan y cols., 2004). Estas mejorías hemodinámicas contribuyen a la reducción de la hipertrofia tanto en el corazón como en la vascularización. Como se mencionará, los IECA disminuyen la PA de un modo que tiende a proteger la función de dos órganos vitales, el corazón y los riñones. Además, los IECA pueden reducir la incidencia de diabetes de reciente comienzo a través de varios mecanismos (Dream Trial Investigators, 2006).

Los IECA también son dilatadores venosos, lo que podría explicar su capacidad para reducir la acumulación de edema maleolar observada con los BCC cuando se combinan los dos fármacos (Gradman y cols., 1997).

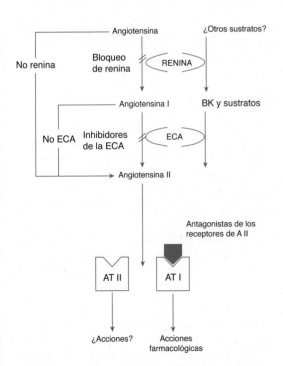

FIGURA 7-10 • Consecuencias teóricas, tanto fisiológicas como bioquímicas, del bloqueo del SRA en diferentes pasos de la vía. ECA, enzima convertidora de angiotensina; AT, angiotensina; BK, bradicinina (modificada de Johnston CL, Burrell LM. Evolution of blockade of the renin-angiotensin system. *J Hum Hypertens* 1995;9:375–380)

Monoterapia

Se produce un descenso inmediato de la PA en un 70 % de los pacientes tratados con captopril, descenso que a veces es bastante pronunciado (Postma y cols., 1992). Este descenso espectacular es más probable en los pacientes con valores elevados de renina. Los hipertensos de raza negra y los ancianos, grupos con menores concentraciones de renina, responden peor a los IECA que los blancos o los sujetos más jóvenes (Brewster y cols., 2004).

Como es de esperar, los pacientes con hipertensión con renina alta a causa de una estenosis de la arteria renal pueden responder particularmente bien a los IECA, pero la eliminación del apoyo de perfusión de la Ang II al riñón isquémico puede disminuir sobremanera la función renal, en particular en los pacientes con estenosis bilaterales (v. cap. 10). Si se excluye a tales pacientes, los IECA suelen ser eficaces y bien tolerados en aquéllos con insuficiencia renal (Ahmed y cols., 2012). Se ha observado que una reducción inicial del 25-30 % de la función renal después de comenzar el tratamiento con IECA en pacientes con insuficiencia renal leve a moderada se asocia con una *mejor* renoprotección a largo plazo (Apperloo y cols., 1997), probablemente como reflejo de una dilatación beneficiosa de las arteriolas eferentes, que reduce la presión y la filtración intraglomerulares (Izzo y Weir, 2011). Aunque se ha dicho que los fármacos que inhiben el SRA no son mejores que otras clases de fármacos para prevenir la disfunción renal (Daien y cols., 2012), también se ha dicho que son el tratamiento inicial preferido para los hipertensos diabéticos (Levey y Coresh, 2012).

Tratamiento combinado

La adición de un diurético potencia la eficacia de los IECA (Cheng y Frishman, 1998), normalizando la PA de otro 20-25 % de los pacientes con hipertensión leve a moderada con más eficacia que la que conseguirían aumentando la dosis de un IECA (Townsend y Holland, 1990). Es probable que el notable efecto aditivo de un diurético refleje la atenuación del incremento reactivo de la Ang II por los IECA que suele ocurrir con los diuréticos y que se opone al efecto antihipertensivo de éstos. Sin embargo, en el estudio ACCOMPLISH, la combinación de un IECA con un BCC proporcionó un beneficio mayor que la de IECA más diuréticos (Jameson y cols., 2008).

Como se mencionó, la combinación de un IECA con un BRA o un IDR hoy se considera inapropiada.

Efectividad en la reducción de la morbimortalidad

En su análisis de 147 ensayos clínicos aleatorizados de 2007, Law y cols. (2009) informaron una eficacia similar entre los IECA y otras clases de fármacos para prevenir los infartos y el ictus. En un análisis de los ensayos que examinaron la prevención de la demencia, Staessen y cols. (2011) informaron que, en cuatro ensayos controlados con placebo que incluyeron 15 076 pacientes que recibieron un IECA o un BRA, hubo una reducción no significativa del 5 %, pero por otro lado hubo una reducción significativa del 18 % en los cinco ensayos que incluyeron 12 269 individuos con el uso de diuréticos o BCC. Estos datos son muy discutidos (Chiu y cols., 2014).

Otros usos

Cardiopatías

Los IECA están indicados para pacientes con cardiopatías, post-IAM o ICC, incluidos aquéllos con fracción de eyección conservada (Lund y cols., 2012). El primer ensayo grande que documentó el beneficio de un IECA en pacientes con coronariopatía conocida, el ensayo HOPE (*Heart Outcomes*, 2000), usó al ramipril como el IECA. Para el tratamiento de la ICC, un IECA, a menudo de corta acción como el captopril, se inicia en dosis bajas para minimizar la hipotensión y la azoemia. Fueron los IECA, no los BRA, los que protegieron a los diabéticos tipo 2 de las cardiopatías (Cheng y cols., 2014).

Enfermedades cerebrovasculares

En un metaanálisis de Law y cols. (2009), la terapia con IECA proporciona una menor protección estadísticamente significativa del 6 % frente al ictus comparado con otras clases de fármacos antihipertensivos. El ensayo PROGRESS (PROGRESS Collaborative Group, 2001) evaluó la eficacia del IECA perindopril para prevención secundaria del ictus, o sea, en pacientes que han sobrevivido a un ictus. Por sí mismo, el IECA no mostró beneficios, pero cuando se agregó un diurético, la indapamida, la PA cayó más y se observó una reducción del riesgo relativo del 43 %.

Nefropatías

Los IECA dilatan preferentemente la arteriola eferente renal, lo que reduce la presión intraglomerular y limita la glomeruloesclerosis, la lesión de los podocitos y la proteinuria (Lassila y cols., 2004). Las consecuencias clínicas del tratamiento con IECA en pacientes con enfermedades renales se han analizado mediante cuatro criterios de valoración:

▸ La incidencia de proteinuria en pacientes diabéticos se ha reducido en un 40 % (Strippoli y cols., 2006), sobre todo en un estudio de 1204 diabéticos tipo 2 sin proteinuria que recibieron uno de cuatro regímenes durante 3 años o más (Remuzzi y cols., 2006).
▸ La reducción de la proteinuria existente ha sido demostrada en diabéticos y no diabéticos (Kunz y cols., 2008) y se asocia con una reducción significativa de la mortalidad (Estacio y cols., 2012).
▸ Se ha apreciado una progresión más lenta del daño renal en casos de nefropatía diabética (Sarafidis y cols., 2008) y no diabética (Kent y cols., 2007). Sin embargo, no se han informado beneficios en pacientes con nefropatía no diabética con una pro-

teinuria inferior a 500 mg/día (Kent y cols., 2007) ni en la diabetes de tipo 1 con normoalbuminuria (Mauer y cols., 2009).

▶ La mortalidad global no se ha reducido en 20 estudios de pacientes con nefropatía diabética, a pesar de la reducción significativa de la incidencia de nefropatía terminal.

Estos datos se han usado para apoyar el uso de un IECA (o un BRA) en los propensos a desarrollar nefropatías, o sea, los diabéticos, y en aquéllos que tienen proteinuria sola o junto con una función renal reducida (Berl, 2008). Sin embargo, algunos creen que los efectos renoprotectores de los IECA son provistos simplemente por su reducción de la PA (Casas y cols., 2005; Griffin y Bidani, 2006).

Sin embargo, las guías de grupos de expertos recomiendan el uso de IECA o BRA para la prevención y el alivio de la nefropatía progresiva (Fink y cols., 2012; Levey y Coresh, 2012).

Otros usos

El tratamiento con IECA se asocia con la reducción del riesgo de rotura de aneurismas aórticos abdominales, un efecto que no se ve en los pacientes que toman diuréticos, β-bloqueantes, α-bloqueantes, BCC o BRA (Hackam y cols., 2006).

Se ha demostrado que los IECA mejoran la policitemia de las grandes alturas (Plata y cols., 2002), disminuyen la hipertrigliceridemia en pacientes nefróticos (Ruggenenti y cols., 2003), alivian la migraña (Schrader y cols., 2001) y mejoran el tiempo de caminata en pacientes con vasculopatía periférica (Ahimastos y cols., 2013). El uso de IECA reduce el riesgo de neumonía, sobre todo en asiáticos (Caldeira y cols., 2012) y en pacientes que recientemente han sufrido un ictus (Liu y cols., 2012), a menos que padezcan tos inducida por IECA (Barnes, 2012). Todos estos efectos beneficiosos están contrarrestados sólo en parte por un aumento de la sensibilidad al dolor (Guasti y cols., 2002).

Efectos colaterales

Tos y broncoespasmo

Una tos continua, ruidosa y seca, no productiva, y a veces intolerable, es el efecto colateral más frecuente del tratamiento con IECA; el broncoespasmo puede ser el segundo más frecuente. En una revisión de 125 series publicadas, se ha descrito tos en el 11,5 % de los pacientes, y requiere suspensión del IECA en el 2,6 % de los casos (Bangalore y cols., 2010).

Se cree que la tos se debe a un aumento en las bradicininas, y se vio que en una gran proporción de

pacientes que presentan tos relacionada con los IECA existe un polilmorfismo genético de los receptores β de bradicininas (Mukae y cols., 2000).

La tos es más frecuente en pacientes mayores, en mujeres y en individuos negros (Morimoto y cols., 2004), y se informó en casi la mitad de los pacientes chinos (Woo y Nicholls, 1995). En general desaparece a las pocas semanas de suspender la medicación y recurre con una nueva exposición a los IECA. La mejor forma de solucionar el problema es reemplazar el IECA con un BRA.

Hipercalemia

Se produce hipercalemia en un 10 % de los pacientes tratados con IECA (Palmer, 2004). Los motivos son numerosos y en su mayor parte reflejan la disminución de la perfusión renal, la reducción de los niveles de aldosterona y el deterioro de la función tubular renal (Palmer, 2004). Si se reconoce, el problema suele resolverse suspendiendo los fármacos que aumentan la carga de potasio o interfieren en su excreción.

Hipoglucemia

Quizás como un reflejo de la mayor sensibilidad a la insulina, el uso de IECA se ha acompañado de hipoglucemia en diabéticos dependientes y no dependientes de insulina (Herings y cols., 1995).

Interferencia con la eritropoyetina

La Ang II aumenta la eritrocitosis, y los IECA pueden interferir en la acción de la eritropoyetina en la corrección de la anemia de los pacientes con NC, pero también reducen la eritrocitosis secundaria, como después de un trasplante (Fakhouri y cols., 2004).

Deterioro de la función renal

La mayoría de los informes de deterioro agudo de la función renal implican una hipoperfusión renal preexistente: pacientes con ICC, hipovolemia o estenosis de la arteria renal, de forma bilateral o en un riñón solitario. Rara vez se produce una insuficiencia renal aguda, generalmente asociada a una intensa hipovolemia provocada por vómitos o diarrea (Stirling y cols., 2003). Sin embargo, los incrementos a corto plazo de la creatinina sérica de hasta el 30 %, que se estabilizan después de los primeros 2 meses del tratamiento con IECA, se asocian con una *mejor* renoprotección a largo plazo (Bakris y Weir, 2000), por lo cual estos incrementos no deben motivar la suspensión del tratamiento con el IECA.

Embarazo

Los IECA están contraindicados durante el embarazo, incluido el primer trimestre, porque pueden provocar daño o muerte fetal (Bullo y cols., 2012). Si una mujer en edad fértil está tomando un fármaco inhibidor del SRA, debe contactar a su médico si hay alguna señal de embarazo.

Angioedema

El angioedema afecta del 0,2 % (Toh y cols., 2012) al 0,3 % (Makani y cols., 2012) de los pacientes tratados con algún IECA, normalmente en un plazo de días, pero en ocasiones después del uso prolongado (Miller y cols., 2008). La tasa es cuatro veces mayor en los individuos negros (Brown y cols., 1996), cinco veces mayor en los que toman el fármaco gliptina (Brown y cols., 2009) y un 50 % mayor en las mujeres. Se ha registrado una obstrucción mortal de las vías respiratorias (Roberts y cols., 2012), por lo cual los pacientes con angioedema a causa de un IECA nunca deben volver a recibirlo. En un seguimiento realizado en 111 pacientes que habían presentado angioedema mientras tomaban algún IECA, 51 tuvieron un angioedema recurrente después de suspender el medicamento, lo que sugiere una propensión subyacente que queda expuesta al tomar el fármaco (Beltrami y cols., 2011). También ha habido informes de dos pacientes con angioedema peneano localizado (McCabe y cols., 2008).

Otros efectos colaterales

La actividad de la ECA está presente en el borde en cepillo intestinal, y se han informado efectos adversos gastrointestinales con el uso de IECA (Jacobs y cols., 1994). Otros efectos colaterales raros son la pancreatitis (Roush y cols., 1991) y la ictericia colestásica (Nissan y cols., 1996).

Se ha dicho que los IECA que cruzan la barrera hematoencefálica disminuyen el deterioro de la función cognitiva; por otro lado, aquéllos que no la cruzan (benazepril, enalapril, moexipril, quinapril) pueden acelerar el deterioro (Sink y cols., 2009). Los IECA son "neutrales con los lípidos" (Kasiske y cols., 1995). Algunos problemas raros pero que se han informado son las cefaleas, los mareos, el cansancio, la diarrea y las náuseas. La suspensión repentina del medicamento en general no produce rebote. La sobredosis causa hipotensión, que puede manejarse fácilmente con líquidos y, si es necesario, con dopamina (Lip y Ferner, 1995).

Los IECA no aumentan la incidencia de cáncer (Bangalore y cols., 2011a; Sipahi y cols., 2011) y pueden reducir la incidencia del carcinoma mamario (Lee y cols., 2012).

Perspectivas en relación con el uso

El captopril, cuando se usó en los hipertensos graves en altas dosis, se ganó una mala reputación que fue superada rápidamente. A medida que se utilizaron dosis adecuadamente menores y se comprobó que eran tan eficaces como otros fármacos, a menudo con menos efectos colaterales, el captopril y luego el enalapril fueron aumentando su popularidad. En los últimos años han salido al mercado muchos más IECA, la mayoría con la ventaja añadida de una acción más duradera, lo que posibilita la administración una vez al día.

Conforme se han ido empleando los IECA en diversas situaciones, se han identificado tres circunstancias en las que tienen efectos beneficiosos especiales además de los proporcionados por otros fármacos: alivio de la insuficiencia cardíaca aguda y crónica, prevención del remodelado y de la disfunción ventricular progresiva después de un IAM, y retraso de la esclerosis glomerular en la nefropatía diabética o de otro tipo. Aunque los IECA han adquirido mayor popularidad, ésta se ve amenazada por la introducción de los BRA, fármacos que actúan en una zona más distal del SRA (v. fig. 7-9).

BLOQUEANTES DE LOS RECEPTORES DE ANGIOTENSINA II

Incluso antes de que los IECA estuviesen disponibles, se demostró que un antagonista peptídico de los receptores de la Ang II, la saralasina, reducía la PA. Sin embargo, su uso estaba limitado por la necesidad de administración intravenosa y por su efecto hipertensor en pacientes con renina baja debido a sus efectos agonistas parciales. Luego se comprobó que el receptor de la Ang II tenía al menos dos subtipos principales, de los cuales el de tipo 1 (AT_1) mediaba la mayoría de las funciones fisiológicas de la Ang II. Los mecanismos de señalización y las funciones de estos subtipos de receptores son diferentes, y pueden ejercer efectos contrarios en el crecimiento celular y la regulación de la PA (fig. 7-11) (Nickenig, 2004). Se han sintetizado y comercializado fármacos que bloquean selectivamente los receptores AT_1 para el tratamiento de la hipertensión. El losartán fue el primero, y actualmente se han autorizado siete más en Estados Unidos (cuadro 7-8).

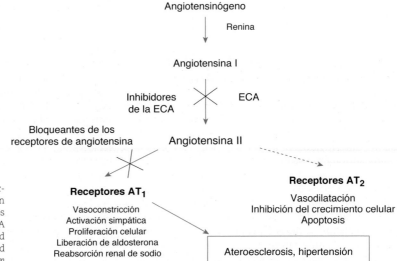

FIGURA 7-11 • El SRA con los efectos principales de la estimulación de los receptores AT$_1$ y AT$_2$ y los sitios de acción de los IECA y los BRA (modificada de Nickenig G. Should angiotensin II receptor blockers and statins be combined? *Circulation* 2004;110:1013–1020)

Mecanismo de acción

Los BRA desplazan la Ang II de su receptor AT$_1$ específico, antagonizando con todos sus efectos conocidos y produciendo una reducción de la resistencia periférica dependiente de la dosis y pocas modificaciones de la frecuencia o el gasto cardíacos (Burnier, 2001). Una de las consecuencias del desplazamiento competitivo es que aumentan las concentraciones circulantes de Ang II al mismo tiempo que el bloqueo del mecanismo renina-angiotensina se vuelve más completo, incluida la Ang II generada a través de vías que no implican la ECA (v. fig. 7-11). No se han comprobado efectos favorables o desfavorables evidentes del aumento de las concentraciones de Ang II. Sin embargo, en animales de experimentación, una estimulación prolongada de los receptores AT$_2$ protege el corazón, los vasos sanguíneos y el cerebro del daño inducido por la hipertensión (Rehman y cols., 2012).

Diferencias entre los bloqueantes de los receptores de angiotensina y los inhibidores de la enzima convertidora de angiotensina

La principal diferencia evidente entre los BRA y los IECA es la ausencia de un incremento en las concentraciones de cininas con los BRA, incremento que puede ser responsable de algunos de los efectos beneficiosos de los IECA y probablemente aún más de sus efectos colaterales, como la tos y el angioedema (Makani y cols., 2012). En el ensayo TRANSEND, el BRA telmisartán fue bien tolerado en pacientes que eran intolerantes a los IECA (Yusuf y cols., 2008).

La comparación directa entre los IECA y los BRA muestra pocas diferencias en la eficacia antihipertensiva (Taylor y cols., 2011), pero sólo los IECA protegen a los diabéticos frente a las enfermedades cardiovasculares (Cheng y cols., 2014). Se ha visto angioedema,

CUADRO 7-8

Bloqueantes de los receptores de angiotensina II

Fármaco	Nombre comercial	Vida media (h)	Metabolito activo	Dosis diaria (mg)
Azilsartán	Edarbi® (Tekeda)	11	No	40-80 en 1 dosis
Candesartán	Atacand® (Astra)	3-11	No	8-32 en 1 dosis
Eprosartán	Tevetan® (Smith Kline)	5-7	No	400-800 en 1-2 dosis
Irbesartán	Avapro® (BMS, Sanofi)	11-15	No	150-300 en 1 dosis
Losartán	Cozaar® (Merck)	2 (6-9)	No	50-100 en 1-2 dosis
Olmesartán	Benicar® (Sankyo)	13	No	20-40 en 1 dosis
Telmisartán	Micardis® (BI)	24	No	40-80 en 1 dosis
Valsartán	Diovan® (Novartis)	9	No	80-320 en 1 dosis

pero a una tasa mucho menor que con los IECA (Makani y cols., 2012).

Diferencias entre los bloqueantes de los receptores de angiotensina

Se han descrito tres diferencias. Primero, el losartán tiene un efecto uricosúrico (Dang y cols., 2006); segundo, se ha informado que el BRA más recientemente introducido, el azilsartán, tiene un mayor efecto antihipertensivo (Cushman y cols., 2012a). Tercero, el telmisartán, y en menor medida el irbesartán, pero no otros BRA, actúan como agonistas parciales del receptor γ activado por proliferadores de peroxisomas (PPARγ), y se ha dicho que este efecto tiene beneficios médicos (Takagi y cols., 2013). Sin embargo, el telmisartán no fue más eficaz en la prevención de la diabetes de reciente comienzo que el IECA ramipril en el ensayo ONTARGET (ONTARGET Investigators, 2008), por lo que aún no se tienen pruebas de que el telmisartán presente beneficios más allá de su duración de acción prolongada (Kusunoki y cols., 2012).

Eficacia antihipertensiva

En las dosis recomendadas (v. cuadro 7-8), los ocho BRA comercializados en la actualidad tienen una eficacia antihipertensiva semejante, aunque es posible que el azilsartán sea una excepción. La curva de dosis-respuesta es bastante plana en todos los casos, aunque las dosis crecientes de valsartán consiguen mayores reducciones de la albuminuria (Weir y cols., 2011). En un análisis de 36 publicaciones en las que se obtuvo la monitorización ambulatoria automática de la PA de 24 h, la mayoría de los BRA mantuvieron una buena eficacia antihipertensiva al terminar el intervalo de la medición (Fabia y cols., 2007), aunque se ha visto una mayor duración con el telmisartán que con el valsartán (McInnes, 2008).

Otros usos

Nefropatías

Se ha podido demostrar en tres ensayos controlados con placebo de pacientes con diabetes mellitus de tipo 2 y nefropatía que los BRA son renoprotectores (Brenner y cols., 2001; Lewis y cols., 2001; Parving y cols., 2001), dos con irbesartán y uno con losartán; los tres estudios demostraron reducciones del 20-30 % de la progresión del daño renal. Como con los IECA, una caída transitoria de la TFG se asoció con una mejor protección renal a largo plazo (Holtkamp y cols., 2011).

Enfermedad cerebrovascular

Como se observó párrafos más atrás, muchos estudios han demostrado los efectos protectores de los BRA frente al ictus, las coronariopatías y la insuficiencia cardíaca, los cuales tal vez dependan principalmente del descenso de la PA (Bangalore y cols., 2011b). Los BRA no han mostrado aportar beneficios evidentes para el tratamiento del ictus agudo (Sandset y cols., 2011) o para la prevención de la recidiva del ictus (Yusuf y cols., 2008). Como se ha podido observar en otro estudios, Staessen y cols. (2011) informaron una menor prevención de la demencia con los BRA que con los diuréticos o los BCC. Por otro lado, un análisis de cohortes prospectivo de los datos de 819 491 pacientes tratados con un BRA durante 4 años en los U.S. Veterans Administration Medical Centers, informó una reducción del 24 % en la incidencia de demencia y una reducción del 49 % en la necesidad de internación en residencias para ancianos en aquéllos con enfermedad de Alzheimer preexistente (Li y cols., 2010). Se han informado niveles de protección frente a la demencia similares en un estudio grande de cohortes (Chiu y cols., 2014).

Cardiopatías

En su metaanálisis de 2009, Law y cols. encontraron una reducción de la protección estadísticamente significativa del 4 % de los BRA frente a las coronariopatías y un aumento de la protección del 10 % frente al ictus en comparación con otras clases de fármacos antihipertensivos. En un metaanálisis posterior, Bangalore y cols. (2011b) informaron que la terapia con BRA redujo el riesgo de insuficiencia cardíaca así como de ictus y diabetes de reciente comienzo cuando se compararon con placebo o con otras clases de fármacos, incluidos los IECA.

Los BRA han sido ampliamente estudiados en pacientes que presentan insuficiencia cardíaca crónica o después de un IAM, y resultaron igualmente eficaces que los IECA (Lee y cols., 2004). No obstante, en un ensayo clínico aleatorizado realizado sobre 341 pacientes con disfunción diastólica, el valsartán no fue significativamente mejor que el placebo en la mejoría de la función diastólica (Solomon y cols., 2007).

Se propuso una incidencia menor de fibrilación auricular con un tratamiento con BRA (Aksnes y cols., 2007a), pero ésta no se observó en un ensayo clínico aleatorizado grande con valsartán (G1551-AF, 2009). En un pequeño estudio de cohortes de 18 pacientes con síndrome de Marfan, se pudo observar que los BRA redujeron significativamente la tasa de progresión de la dilatación de la raíz aórtica (Brooke y cols., 2008).

Efectos colaterales

En prácticamente todos los ensayos con BRA administrados en pacientes hipertensos, han sido más tolerados que otras clases de antihipertensivos, en general sin más síntomas que el placebo y sin aumento de la tos que se ve con los IECA, aunque puede aparecer el angioedema (Makani y cols., 2012). Dicha tolerabilidad probablemente sea responsable del mejor mantenimiento con el tratamiento de los BRA que con otros antihipertensivos (Naderi y cols., 2012). No se ha documentado asociación con el cáncer (ARB Trialists Collaboration, 2011; Bangalore y cols., 2011a; Bhaskaran y cols., 2012).

Los BRA, como los IECA, están contraindicados en el embarazo. En una revisión de 118 casos, Bullo y cols. (2012) hallaron una asociación más frecuente de complicaciones neonatales entre las madres que habían tomado un BRA durante el embarazo que en aquéllas que habían tomado IECA.

Perspectivas sobre el uso

Los BRA han tomado rápidamente su lugar como fármacos excelentes para tratar la hipertensión, las nefropatías proteinúricas y la insuficiencia cardíaca, en general con efectos equivalentes pero no mejores que los de los IECA, pero no demostraron proteger a los diabéticos frente a los eventos cardíacos (Cheng y cols., 2014). Su mayor ventaja es la ausencia de la tos vista en alrededor del 10 % de los usuarios de IECA.

INHIBIDORES DIRECTOS DE LA RENINA

Un IDR, el aliskireno, ha sido aprobado para el tratamiento de la hipertensión. A pesar de que su absorción y su biodisponibilidad (3 %) son limitadas, el aliskireno funciona gracias a su elevada hidrosolubilidad y a su alta especificidad respecto del lugar enzimáticamente activo de la renina humana, además de su vida media prolongada (40 h) y porque su metabolismo es mínimo (Brown, 2008). Otros IDR están bajo investigación (Krop y cols., 2013).

Mecanismo de acción

Tal como se describe en el capítulo 3, el aparato yuxtaglomerular renal segrega prorrenina, que se convierte por un mecanismo enzimático, sobre todo en el riñón, en renina activa. La renina escinde la Ang I de 10 aminoácidos a partir del sustrato proteico angiotensinógeno. El aliskireno bloquea el centro catalítico de la renina, reduciendo la formación de Ang I y el paso a Ang II, con el consecuente descenso de la PA.

Los niveles más bajos de Ang I y II eliminan la inhibición normal de la secreción de prorrenina desde el aparato yuxtaglomerular, de forma que se produce un aumento muy importante de las concentraciones de prorrenina y renina. Según la ciencia convencional, la PA bajará mientras el aliskireno bloquee la acción catalítica de la prorrenina y la renina.

Sin embargo, ahora sabemos que la prorrenina se une a su propio receptor en varios tejidos en los que ejerce efectos profibróticos, sin la interferencia del aliskireno (Schefe y cols., 2008).

Eficacia antihipertensiva

El aliskireno reduce la PA tan bien como un BRA (Gao y cols., 2011) y se ha demostrado que disminuye la proteinuria en pacientes con nefropatía diabética (Persson y cols., 2011).

Debe observarse que estos diabéticos tienen altos niveles de prorrenina, como establecieron Luetscher y cols. (1985). Por lo tanto, los IDR pueden tener una ventaja particular en el tratamiento de los pacientes diabéticos.

Efectos adversos

Salvo por un ascenso pasajer (y esperado) del potasio sérico, el aliskireno resultó tan benigno como los BRA (Gao y cols., 2011). Como con los IECA y los BRA, los IDR están contraindicados durante el embarazo.

Lugar en el tratamiento de la hipertensión

El aliskireno ha suscitado un gran entusiasmo, ya que es el único nuevo fármaco antihipertensivo introducido en más de una década. Pero el entusiasmo se mantiene con cautela. En palabras de dos sabios (y antiguos) expertos en hipertensión: "Ninguna nueva clase de fármacos antihipertensivos debería convertirse en fármaco de uso sistemático sin disponer de datos crudos sobre los resultados. Esta necesidad se aplica aún más a la inhibición dual del sistema de la renina, ya que expone a los pacientes de hipercalemia e insuficiencia renal" (Birkenhäger y Staessen, 2007).

FÁRMACOS BAJO INVESTIGACIÓN

Vacunación contra la angiotensina II

Se ha demostrado que un anticuerpo conjugado con partículas similares a virus bacteriófagos reduce la PA en ratas hipertensas (Chen y cols., 2013), pero no se han publicado datos en seres humanos.

Inhibidores de la vasopeptidasa

Los inhibidores de la vasopeptidasa son unas moléculas sencillas que inhiben simultáneamente tanto la ECA como la endopeptidasa neutra (NEP), que normalmente degrada una serie de péptidos natriuréticos endógenos, por lo que se combinan disminuciones de las Ang II y aumentos de las bradicininas con incrementos de los péptidos natriuréticos (Burnett, 1999). El más estudiado de estos fármacos fue el omapatrilat, pero mostró una elevada incidencia de angioedema (Kostis y cols., 2014).

Antagonistas de la endotelina

Como vimos en el capítulo 3, la endotelina puede cumplir un papel en la patogenia de la hipertensión. Se han desarrollado fármacos que bloquean uno o ambos receptores de la endotelina, ETA y ETB, y uno, el bosentano, ha sido aprobado para el tratamiento de la hipertensión pulmonar.

Posibles fármacos para el futuro

- Fármacos que reducen los niveles de ácido úrico (Soletsky y Feig, 2012).
- Inhibidores de la aldosterona sintasa (Colussi y cols., 2013).
- Estimulación de los receptores tipo II de la angiotensina (McCarthy y cols., 2012).

Conclusión

Varios fármacos diferentes están bajo investigación. El tiempo (y en Estados Unidos la U.S. Food and Drug Administration, FDA) dirán cuáles de ellos estarán disponibles para su uso. Más fármacos estarán disponibles, probablemente en formas de liberación controlada, y una sola cápsula o un parche proporcionarán un control delicado durante muchos días. Mientras tanto, el uso apropiado de los que están disponibles controlará la PA en casi todos los pacientes hipertensos, y aún es incierto si los nuevos fármacos necesariamente mejorarán nuestra capacidad para hacerlo.

RECOMENDACIONES GENERALES PARA LA ELECCIÓN DEL FÁRMACO

Se intentará situar en un contexto clínico útil los conocimientos actuales sobre los fármacos disponibles para tratar la hipertensión, con consideraciones de las elecciones adecuadas para múltiples tipos de pacientes hipertensos. Es evidente que la obsesión pasada y presente sobre la elección del "mejor" fármaco para iniciar el tratamiento dio lugar a la comprensión de que la mayoría de los pacientes requieren dos o más fármacos para un control adecuado. Actualmente la búsqueda es sobre las "mejores" combinaciones.

Comparaciones entre fármacos: eficacia

La elección del fármaco por parte del médico suele estar basada en las diferencias percibidas en la eficacia hipotensora y las probabilidades de causar efectos secundarios. De hecho, la eficacia antihipertensiva global varía poco entre los diversos fármacos disponibles. Para obtener la autorización de comercialización de la FDA en Estados Unidos, el fármaco debe haber demostrado que es eficaz para reducir la PA en una gran proporción de los 1500 o más pacientes tratados con el fármaco durante su investigación clínica y que su eficacia es igual a la de los fármacos existentes actualmente. Además, la dosis y la formulación del fármaco se eligen de forma que no disminuyan la PA en exceso o con demasiada rapidez, para evitar efectos secundarios hipotensores. Casi todos los fármacos administrados por vía oral están diseñados para hacer lo mismo: disminuir la PA al menos un 10 % en la mayoría de los pacientes con hipertensión leve a moderada y la eficacia antihipertensiva global varía poco entre los fármacos disponibles (Czernichow y cols. 2011).

Cuando se hacen comparaciones entre varios fármacos, éstos casi siempre se parecen entre sí. La mejor de estas comparaciones fue realizada en el estudio TOMHS (Neaton y cols., 1993), con una asignación aleatorizada de cinco fármacos (clortalidona, acebutolol, doxazosina, amlodipina y enalapril), cada uno administrado a casi 200 pacientes con hipertensión leve, mientras que otro grupo tomó un placebo, y todos los pacientes siguieron un programa nutriciohigiénico. La eficacia antihipertensiva global de los cinco fármacos a lo largo de 4 años fue prácticamente la misma (Neaton y cols., 1993).

A pesar de la eficacia bastante equivalente de los diversos antihipertensivos, la respuesta de los pacientes individuales a los distintos fármacos puede variar considerablemente, a menudo sin razones evidentes (Senn, 2004). Sin embargo, parte de esta variabilidad puede explicarse por características de los pacientes como la edad y la raza. Esto se observó en un ensayo cooperativo de la Veterans Administration de 1 año de duración en el que se distribuyó aleatoriamente a 1292 varones para recibir uno de seis fármacos de cada clase principal: globalmente, el BCC resultó más eficaz, pero el IECA fue mejor en jóvenes blancos y el β-bloqueante fue mejor en ancianos blancos (Materson y cols., 1993; 1995). Asimismo, en un ensayo cruzado y aleatorizado de pacientes de edad avanzada con hipertensión sistólica aislada tratados con un fármaco representante de cuatro clases principales (IECA, β-bloqueante, BCC y diurético), cada uno durante un mes, los diuréticos y los BCC fueron más eficaces que el β-bloqueante o el IECA (Morgan y cols., 2001). En ensayos de diseño similar de pacientes jóvenes con hipertensión sistólica y diastólica combinada, el IECA y el β-bloqueante resultaron más eficaces que el BCC o el diurético (Deary y cols., 2002; Dickerson y cols., 1999). Estos efectos diferentes, que están relacionados al menos en parte con el grado de actividad de la renina-angiotensina, dieron origen al concepto AB/CD usado en las guías británicas NICE (fig. 7-12).

Comparación entre fármacos: reducciones en la morbimortalidad

El aspecto crucial no es la eficacia hipotensora, sino más bien la efectividad para reducir la morbimortalidad. En casi todos los ensayos clínicos aleatorizados grandes, el beneficio no refleja el tipo de fármaco sino su eficacia para reducir la PA. La confirmación de esta conclusión se demostró en un análisis de los datos de 32 ensayos aleatorizados que examinaron las relaciones entre el cambio de la PA y la relación de riesgo de acuerdo con varios niveles de PA sistólica (fig. 7-13) (Czernichow y cols., 2012). Sin embargo, hay algunas diferencias en la capacidad de ciertos fármacos para proteger frente a ciertos resultados. Esto incluye:

▶ Los β-bloqueantes tradicionales, en especial el atenolol, han ofrecido el 16% menos de protección

frente a ictus que otras clases a pesar de sus efectos antihipertensivos similares (Lindholm y cols., 2005).
▶ Los β-bloqueantes son 14% más eficaces para prevenir los eventos coronarios recurrentes unos pocos años después de un IAM (Law y cols., 2009).
▶ Los BCC muestran una protección 9% mayor frente al ictus (fig. 7-14) (Law y cols., 2009).

Algunos autores han dicho que la prevención de la demencia es mayor con los diuréticos y los BCC que con los IECA y los BRA (Staessen y cols., 2011), pero otros no (Li y cols., 2010; Chiu y cols., 2014).

Hoy resulta evidente que definir qué fármaco es mejor se vuelve menos relevante que la necesidad de usar más de un agente en la mayoría de los hipertensos. Por lo tanto, la mayoría de los ensayos recientes han tratado de determinar cuál es la mejor combinación de fármacos.

Comparación entre fármacos: efectos adversos

Por lo que se refiere a las diferencias en los efectos adversos entre los distintos fármacos, son evidentes dos aspectos. Primero, ningún fármaco que cause efectos adversos peligrosos aparte de una rara reacción idiosincrásica cuando se administre en dosis habituales se mantendrá en el mercado, incluso si sortea el proceso de aprobación, como demuestra el BCC mibefradilo. Segundo, los fármacos que causan molestias frecuentes pero sin efectos adversos peligrosos, como la guanetidina, probablemente ya no se utilicen ahora que se dispone de otras muchas opciones.

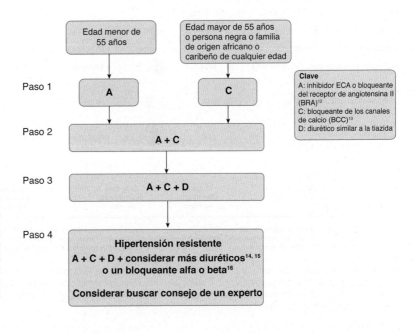

FIGURA 7-12 • Algoritmo para la terapia antihipertensiva del U.K. National Institute for Clinical Excellence (tomada de National Institute for Clinical Excellence (NICE). *Hypertension: Clinical Management of Primary Hypertension in Adults.* London: National Clinical Guideline Centre (NCGC): (clinical guidelines 127); 2011)

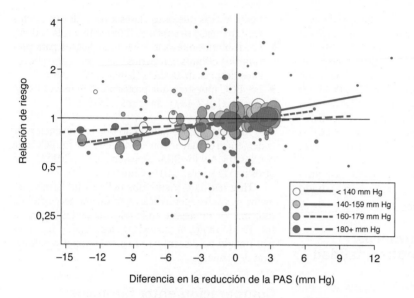

FIGURA 7-13 • Asociación entre los cambios en la PA sistólica y la relación de la reducción del riesgo de los eventos cardiovasculares totales. El *área en círculos* es proporcional a la varianza inversa del logaritmo del cociente de disparidad (adaptada de Czernichow S, Zanchetti A, Turnbull F, et al. The effects of blood pressure reduction and of different blood pressure-lowering regimens on major cardiovascular events according to baseline blood pressure: Meta-analysis of randomized trials. *J Hypertens* 2011;29:4–16)

Los diversos fármacos antihipertensivos varían significativamente en la frecuencia de los efectos adversos y, en un grado incluso mayor, en su naturaleza. Las únicas comparaciones disponibles de un fármaco representativo de las clases principales administrado en monoterapia a un número considerable de pacientes son el TOMHS (Neaton y cols., 1993) y el VA Cooperative Study (Materson y cols., 1993; 1995). Los efectos secundarios difirieron entre fármacos, pero nin-

guno fue notablemente más o menos aceptable que los demás. Las diferencias pueden incluir la disfunción sexual. La impotencia fue dos veces más frecuente en los varones del estudio TOMHS tratados con el diurético clortalidona que en los que recibieron placebo, en tanto que se observó menos impotencia en los tratados con el α-bloqueante doxazosina (Grimm y cols., 1997).

Ni los BRA ni los IDR estaban comercializados cuando se realizaron estos ensayos, pero se ha determi-

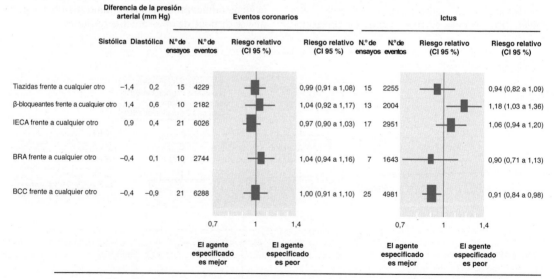

Estimaciones del riesgo relativo de eventos coronarios e ictus en 46 ensayos de fármacos que comparan cada uno de los cinco fármacos que reducen la presión arterial frente a cualquier otro medicamento (excluyendo los eventos cardiovasculares en los ensayos de los β-bloqueantes en personas con antecedentes de coronariopatía; véanse en la web las figuras extras 4 a-j que muestran los resultados de los ensayos individuales y el resumen de las estimaciones)

FIGURA 7-14 • Riesgo relativo estimado de coronariopatía e ictus en 46 ensayos de fármacos que compararon las cinco clases principales de fármacos antihipertensivos con cualquier otra clase (adaptada de Law MR, Morris JK, Wald NJ. Use of blood pressure lowering drugs in the prevention of cardiovascular disease: Metaanalysis of 147 randomised trials in the context of expectations from prospective epidemiological studies. *BMJ* 2009;338:b1665)

nado su equivalencia en el efecto antihipertensivo cuando se comparó uno de ellos con el otro (Oparil y cols., 2007).

Calidad de vida

Varios estudios han examinado los efectos secundarios de los antihipertensivos en la calidad de vida (CdV) mediante varios cuestionarios y escalas. Los resultados demuestran que, si bien el 10-20 % de los pacientes presentarán efectos adversos molestos con la mayoría de los antihipertensivos (sin incluir los BRA y los IDR), la repercusión global de los tratamientos en la CdV durante 2-6 meses de observación es positiva (Weir y cols., 1996; Wiklund y cols., 1999). Sin embargo, en un estudio observacional transversal de 1858 individuos, 34 % hipertensos y 38 % sin tratamiento antihipertensivo, Trevisol y cols. (2012) hallaron una reducción en la CdV entre los tratados mediante una encuesta breve de ocho componentes.

El componente más importante de la CdV es la función cognitiva. Entre los datos disponibles sobre la capacidad de retrasar la demencia, los mejores siguen siendo los del ensayo *Syst-Eur*, en el que el tratamiento basado en BCC disminuyó la incidencia en un 55 % durante un seguimiento promedio de 3,9 años (Forette y cols., 2002).

Intolerancia aparente a todos los fármacos anti-angiotensina II

Algunos pacientes muestran efectos adversos con todos los fármacos que toman, y llevan al consultorio una larga lista de los que no han podido tolerar. En algunos casos, esto puede reflejar una reducción satisfactoria de la PA por debajo del umbral de autorregulación cerebral con las dosis habituales de los fármacos, de forma que el paciente parece intolerante a todos los productos. Se puede tratar a algunos de estos pacientes tan

sensibles con dosis muy pequeñas de un fármaco apropiado porque se pueden encontrar muy a la izquierda de la curva del grado de respuesta. Es más probable que estos pacientes tengan un problema psiquiátrico, que a veces puede responder a terapia cognitivo-conductual o a antidepresivos (Davies y cols., 2003).

Efectos colaterales graves

Además de estas cuestiones de CdV, se han señalado problemas más graves con varias clases de antihipertensivos. En casi todos los casos se trata de estudios de casos y controles observacionales sin placebo y a menudo retrospectivos, y con posterioridad se demuestra que la mayoría de ellos eran sesgos (cuadro 7-9).

Por otra parte, puede haber una asociación entre el uso de diuréticos y la aparición de cánceres de células renales (Corrao y cols., 2007), pero estas afirmaciones deben ser evaluadas teniendo en cuenta varias observaciones de que las tasas de cáncer de células renales aumentan entre los pacientes hipertensos no tratados también (Colt y cols., 2011).

Relaciones dosis-respuesta
Necesidad de evitar las sobredosis

Más allá de la variabilidad individual en respuesta a los fármacos, hay un problema más generalizado con el uso de los fármacos antihipertensivos: a menudo se indican en dosis demasiado altas. El problema de la sobredosificación ha sido evidente en prácticamente todos los fármacos introducidos, mientras que las dosis iniciales recomendadas han sido gradualmente reducidas porque después de una experiencia clínica amplia se probó que eran demasiado altas. La solución obvia para este problema es que los médicos comiencen con dosis que pueden ser ineficaces y subirlas gradualmente hasta alcanzar la respuesta deseada.

CUADRO 7-9

Asociaciones de efectos adversos graves con fármacos antihipertensivos

Fármaco	Efecto adverso	Informe	Refutación
Reserpina	Cáncer de mama	Armstrong y cols. (1974)	Horwitz y Feinstein (1985)
BCC	IAM	Furberg y cols. (1995)	Blood Pressure Lowering Treatment Trialists' Collaboration (2003)
BCC	Cáncer	Pahor y cols. (1996)	Kizer y Kimmel (2001)
BRA	IAM	Verma y Strauss (2004)	Bangalore y cols. (2011b)
BRA	Cáncer	Sipahi y cols. (2010)	Bangalore y cols. (2011a)

Necesidad de reducir la presión gradualmente

Aunque puede ser verdad que se requiere una rápida reducción de la PA para proteger a los hipertensos de alto riesgo, como se vio en el ensayo VALUE (Julius y cols., 2004), la "solución fácil" es inapropiada para la mayoría de los pacientes, que tienen un riesgo bajo a moderado. En un ensayo grande con un IECA, el aumento lento y progresivo (cada 6 semanas) demostró proporcionar tasas más altas de control de la PA y menos eventos adversos graves que un aumento más rápido (cada 2 semanas) (Flack y cols., 2000). Estos resultados concuerdan con lo que se sabe sobre la autorregulación del flujo arterial cerebral que apoya la necesidad de una reducción lenta y gradual de la PA para mantener ese flujo. Normalmente, el flujo arterial cerebral es relativamente constante a unos 50 ml/min/100 g de tejido cerebral (Strandgaard y Paulson, 1996). Cuando la PA sistémica cae, los vasos se dilatan, mientras que si la PA sube, los vasos se contraen. Los límites de la autorregulación cerebral de las personas normales están en una PA media de entre 60 y 120 mm Hg (p. ej., 80/50 a 160/100 mm Hg) (Standgaard y Haunsø, 1987).

En hipertensos sin déficit neurológico, el flujo arterial cerebral no es diferente del hallado en normotensos (Eames y cols., 2003). Esta constancia del flujo refleja un cambio en el rango de autorregulación hacia la derecha a un rango de PA media desde aproximadamente 100-180 mm Hg (p. ej., 130/85 a 240/150 mm Hg). Como se ve en la figura 7-15, este desplazamiento mantiene un flujo arterial cerebral normal a pesar de una PA más alta, pero hace que los hipertensos sean vulnerables a la isquemia cerebral cuando la PA cae a niveles que son bien tolerados en los normotensos.

Debe hacerse notar que el límite inferior de la autorregulación capaz de preservar el flujo arterial cerebral en pacientes hipertensos mostrado en la figura 7-15 es una PA media de casi 110 mm Hg. Así, la dis-

minución inmediata de la PA de 160/100 mm Hg (media, 127 mm Hg) a 140/85 mm Hg (media, 102 mm Hg) puede inducir hipoperfusión cerebral, aunque no se induce hipotensión en el sentido habitual. Esto probablemente explica por qué al principio del tratamiento antihipertensivo muchos pacientes muestran manifestaciones de hipoperfusión cerebral (debilidad, cansancio fácil y mareo postural), aun cuando los valores de PA no parezcan demasiado bajos.

Por fortuna, con un control lento y eficaz de la PA con medicación, la curva regresa a la normalidad, lo que explica la capacidad de los pacientes hipertensos de tolerar disminuciones de la PA hasta niveles que inicialmente producían síntomas de isquemia cerebral. En un estudio de hipertensos de más de 70 años tratados durante 12 meses, la reducción de la PA sistólica a menos de 140 mm Hg con varios fármacos produjo incrementos de la velocidad del flujo arterial cerebral determinado mediante una resonancia magnética 3-T arterial (Tryambake y cols., 2013).

Necesidad de cobertura durante 24 horas

Como se vio en el capítulo 2, cada vez se utilizan más la automedición de la PA por el propio paciente y la MAAPA para confirmar que la acción de los antihipertensivos dura 24 h. Esto es particularmente importante con el uso creciente de fármacos administrados una vez al día que a menudo no son eficaces durante las 24 h (Lacourcière y cols., 2000). Por consiguiente, el paciente se expone a todos los efectos del incremento brusco de la PA en las primeras horas de la mañana, que casi con toda seguridad está implicado en la mayor incidencia de eventos cardiovasculares que ocurren inmediatamente después de levantarse (Munger y Kenney, 2000).

Aunque la MAAPA no está al alcance de la mayoría de los pacientes, al menos la automedición con aparatos semiautomáticos económicos estaría disponible para todos, lo que garantizaría el control durante

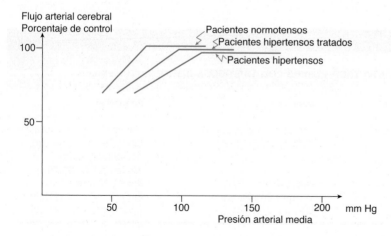

FIGURA 7-15 ● Autorregulación del flujo arterial cerebral. Curvas de la autorregulación del flujo arterial cerebral medio en pacientes normotensos, hipertensos graves y en aquéllos tratados de manera eficaz (modificada de Strandgaard S, Haunsø S. Why does antihypertensive treatment prevent stroke but not myocardial infarction? *Lancet* 1987;2:658–661)

las primeras horas después de despertarse, sobre todo al principio de la mañana. Como se ha observado, lo anterior puede requerir tomar los fármacos por la noche o a la hora de acostarse en vez de a primera hora de la mañana, como se recomienda habitualmente.

Valor de la eficacia que dura más de 24 horas

Los fármacos que siguen actuando después de 24 h son incluso más atractivos para mantener el control de la PA en el considerable número de pacientes que omiten una dosis al menos una vez a la semana, como se comprobó en el 30 % o más de los pacientes con hipertensión (Rudd, 1995). Entre los fármacos comercializados que pueden mantener una buena eficacia omitiendo la dosis de un día se encuentran el diurético clortalidona, el BCC amlodipina, los IECA perindopril y trandolapril, y el BRA telmisartán (Lacourciere y cols., 2004). En el estudio que se presenta en la figura 7-16, cuando las dosis diarias de los dos BRA se omitieron a propósito, el telmisartán mantuvo su efecto completo durante el período de 24 h, pero el valsartán, no.

ELECCIÓN DE LOS FÁRMACOS: PRIMERO, SEGUNDO Y SIGUIENTES

Ahora que se ha comparado la eficacia y seguridad de los diversos antihipertensivos y subrayado importantes consideraciones farmacológicas, resta abordar la cuestión práctica de cuál de los muchos fármacos disponibles (cuadro 7-10) debe ser el primero, el segundo o el siguiente. Como se mecionó, la necesidad de la mayoría de los pacientes de tomar dos o más fármacos ha hecho que la elección del primer fármaco sea importante.

Elección del primer fármaco

Ensayos comparativos

Como se ha tratado antes en este capítulo, varios ensayos clínicos aleatorizados han comparado la capacidad a largo plazo de seis clases de fármacos antihipertensivos (diuréticos, β-bloqueantes, α-bloqueantes, IECA, BRA y BCC) para proteger a los pacientes frente a la morbimortalidad global y cardiovascular, el único criterio significativo. Sólo en unos pocos ensayos las diferencias en los resultados son significativas, y para la mayoría de ellos, éstas se atribuyeron a las diferencias en la reducción de la PA (v. fig. 7-14) (Law y cols., 2009).

Recomendaciones de los comités de expertos

En el algoritmo del JNC-7 de 2003 se recomienda un diurético si no hay indicaciones específicas para otro fármaco (Chobanian y cols., 2003). Hasta la fecha, la HCT en dosis de 12,5-25 mg ha sido la elección por abrumadora mayoría y es el diurético combinado con varias otras clases de fármacos a excepción del atenolol y el azilsartán, que se combinan con clortalidona. Sin embargo, aún no se ha demostrado que la administración de HCT en estas dosis reduzca la morbimortalidad, mientras que, por otro lado, la clortalidona en dosis de 12,5-25 mg ha sido el diurético elegido en los ensayos patrocinados por los NIH (MRFIT, SHEP, ALLHAT), en los que sí ha demostrado su efecto favorable, y por esto se recomienda como el diurético más apropiado (Ernst y cols., 2009; Lesserli y Bangalore, 2009).

Otras guías de expertos recientes adoptan diferentes abordajes:

❱ El British National Institute for Clinical Excellence (2011) recomienda que la elección se base en la

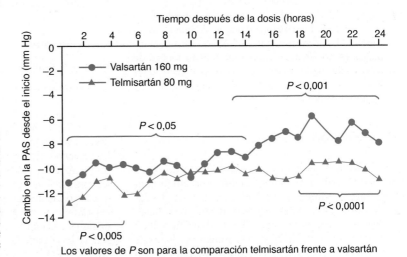

FIGURA 7-16 • Cambios en el control de la PAS en las 24 horas después de una dosis omitida de telmisartán 80 mg o de valsartán 160 mg en pacientes con hipertensión leve a moderada. **PAS**, presión arterial sistólica (reproducida de McInnes G. 24-Hour powerful blood pressure-lowering: Is there a clinical need? *J Am Soc Hypertens* 2008;2:S16–S22)

CUADRO 7-10

Fármacos antihipertensivos orales disponibles en Estados Unidos (para 2013)

Diuréticos	Inhibidores adrenérgicos		Vasodilatadores	
Tiazidas	**Periféricos**	**β-bloqueantes**	**Directos**	**IECA**
Hidroclorotiazida	Guanadrel	Acebutolol	Hidralazina	Benazepril
No tiazídicos	Guanetidina	Atenolol	Minoxidil	Captopril
Clortalidona	Reserpina	Bisoprolol	**BCC**	Enalapril
Indapamida	**Agonistas centrales α₂**	*Carteolol	**Dihidropiridina**	Fosinopril
Metolazona	Clonidina	Carvedilol	Amlodipina	Moexipril
Diuréticos de asa	Guanabenzo	*Labetalol	Felodipina	Lisinopril
Bumetanida	Guanfacina	Metoprolol	Nicardipina	Perindopril
Furosemida	Metildopa	Nadolol	Nifedipina	Quinapril
Torsemida	**Bloqueantes α₁**	*Nebivolol	Nisoldipina	Ramipril
No sulfamídicos	Doxazosina	Pindolol	**No dihidropiridínicos**	Trandolapril
Ácido etacrínico	Prazosina	Penbutolol	Diltiazem	**Bloqueantes de todos los receptores**
Ahorradores de potasio	Terazosina	*Timolol	*Verapamilo	Azilsartán
Amilorida				Candesartán
Triamtereno				Eprosartán
Bloqueantes de la aldosterona				Irbesartán
Eplerenona				Losartán
Espironolactona				Olmesartán
				Telmisartán
				Valsartán

Vasodilatadores

edad, la raza y el algoritmo AB/CD mostrado en la figura 7-12.

▶ Las guías 2003 de la European Hypertension Society-European Society of Cardiology (ESH/ESC) no dan una elección específica para el uso inicial o posterior cuando establece que "es evidente que cualquier clasificación de fármacos para el uso general no está basada en la evidencia" (Mancia y cols., 2013). Sin embargo, las guías ESH/ESC incluyen diferentes preferencias para varias indicaciones específicas (cuadro 7-11) y contraindicaciones específicas o posibles para el uso de varias clases (cuadro 7-12).

▶ Las guías 2014 de la American Society of Hypertension-International Society of Hypertension (ASH/ISH) recomiendan un IECA o un BRA para los pacientes no afroamericanos que tengan menos de 60 años de edad y un diurético o un BCC para aquéllos, afroamericanos o no afroamericanos, de más de 60 años (Weber y cols., 2014).

Una sola dosis al día

Un punto en el que coinciden todas las guías de expertos es la necesidad de un tratamiento de acción prolongada que se administre una vez al día. En todas las categorías hay elecciones que son inherente o artificialmente de acción prolongada. Algunas pueden reducir el ascenso matutino de la PA si se toman por la noche o a la hora de acostarse. Esto requiere monitorización

domiciliaria de la PA, que es de esperar que utilicen cada vez más pacientes.

Indicaciones y contraindicaciones obligatorias

Otro punto de acuerdo es la necesidad de contar con indicaciones obligatorias para ciertos fármacos que se ha demostrado responden más a los incluidos en el cuadro 7-11. Además, hay ciertas contraindicaciones posibles y absolutas, que se enumeran en el cuadro 7-12.

Otros factores

Características del paciente

Las características de cada paciente pueden afectar la probabilidad de una buena respuesta en varias clases de fármacos. Como se muestra en las rotaciones cruzadas de las cuatro clases principales (Deary y cols., 2002; Dickerson y cols., 1999; Morgan y cols., 2001), los pacientes blancos jóvenes suelen responder mejor a un IECA/BRA o un β- bloqueante, tal vez porque suelen tener mayores concentraciones de renina, mientras que los pacientes ancianos y negros responden mejor a los diuréticos y los BCC, quizás porque presentan menores concentraciones de renina. Estas diferencias son la base para las formulaciones en las guías del NICE (2011) y de ASH/ISH (2014).

Fármacos preferidos en condiciones específicas

Trastorno	Fármaco
Daño de órganos asintomático	
Hipertrofia ventricular izquierda	IECA, antagonistas del calcio, BRA
Ateroesclerosis asintomática	Antagonistas del calcio, IECA
Microalbuminuria	IECA, BRA
Disfunción renal	IECA, BRA
Eventos CV clínicos	
Ictus previo	Cualquier fármaco que reduzca efectivamente la PA
IAM previo	BB, IECA, BRA
Angina	BB, antagonistas del calcio
Insuficiencia cardíaca	Diurético, BB, IECA, BRA, antagonistas de los receptores de mineralocorticoides
Aneurisma de aorta	BB
Fibrilación auricular, prevención	Considere BRA, IECA, BB, antagonistas de los receptores de mineralocorticoides
Fibrilación auricular, control de la frecuencia ventricular	BB, antagonistas del calcio no-DHP
NT/proteinuria	IECA, BRA
Arteriopatía periférica	IECA, antagonistas del calcio
Otros	
Hipertensión sistólica aislada (ancianos)	Diuréticos, antagonista del calcio
Síndrome metabólico	IECA, BRA, antagonistas del calcio
Diabetes mellitus	IECA, BRA
Embarazo	Metildopa, BB, antagonistas del calcio
Negros	Diuréticos, antagonistas del calcio

ECA, enzima convertidora de angiotensina; BRA, bloqueantes de los receptores de angiotensina; BB, β-bloqueantes; PA, presión arterial; CV, cardiovascular; NT, nefropatía terminal

Características de los fármacos

Las seis clases principales difieren en sus características que desempeñan un papel en las ventajas y las desventajas. Algunos fármacos (como los vasodilatadores directos del músculo liso, los agonistas centrales α_2 y los antagonistas adrenérgicos de acción periférica) no son adecuados como monoterapia inicial porque producen efectos adversos muy molestos para muchos

pacientes. Sin embargo, como se ha documentado muchas veces, si reducen con eficiencia la PA, todos los fármacos proporcionan protección frente a los eventos cardiovasculares.

Costo de los fármacos

Hay evidencia clara de cierta eficiencia en relación con los costos para el tratamiento de la hipertensión, como se vio en el capítulo 1. Por fortuna, hoy existe al menos un miembro en cada clase disponible como genérico de bajo costo.

Combinaciones como terapia inicial

Otra posible forma de reducir los costos de la terapia antihipertensiva es usar combinaciones de antihipertensivos con un costo menor que el de los ingredientes por separado.

Todas las guías más recientes reconocen que la mayoría de los pacientes terminarán recibiendo dos o más fármacos para lograr un control adecuado de la PA, y recomiendan comenzar con dos fármacos para tratar a todos los pacientes con PA mayores de 160/100 mm Hg. Existen varios comprimidos con combinaciones, principalmente con una dosis baja del diurético HCT con un β-bloqueante o un bloqueante del SRA. Cada vez hay más combinaciones de uno de estos fármacos supresores del SRA y un BCC, en particular con amlodipina, que actualmente es un genérico.

Una combinación particularmente preferida por los nefrólogos para reducir la proteinuria ha sido la de IECA + BRA. Sin embargo, esta ventaja no fue confirmada por varios ensayos mientras que sí se halló que la asociación IECA + BRA presentó más hipotensión y peores resultados renales que cualquiera de esos fármacos solos (Mann y cols., 2008; Rajagopalan y cols., 2013).

Elección del segundo fármaco

Si una dosis moderada del fármaco de elección es bien tolerada y eficaz, pero no lo suficiente como para reducir la PA al nivel deseado, se puede agregar un segundo agente, y es probable que se alcance un mejor control que si se aumentara la dosis del primer fármaco (Kim-Mitsuyama y cols., 2013; Wald y cols., 2009).

Elección del tercer y cuarto fármaco

Son varias las combinaciones que en general funcionan. La clave, como ocurre cuando se usan dos fármacos, es combinar agentes con distintos mecanismos de acción. La más lógica es un diurético, un IECA o un BRA, y un BCC.

CUADRO 7-12

Contraindicaciones absolutas y posibles

Fármaco	Absolutas	Posibles
Diuréticos (tiazidas)	Gota	Síndrome metabólico Intolerancia a la glucosa Embarazo Hipercalcemia Hipocalemia
β-bloqueantes	Asma Bloqueo AV (grado 2 o 3)	Síndrome metabólico Intolerancia a la glucosa Pacientes físicamente activos Enfermedad pulmonar obstructiva crónica (excepto para β-bloqueantes vasodilatadores)
BCC (DHP)		Taquiarritmia, insuficiencia cardíaca
BCC (verapamilo, diltiazem)	Bloqueo AV (grado 2 o 3) Disfunción grave del ventrículo izquierdo Insuficiencia cardíaca	
IECA	Embarazo, edema angioneurótico, hipercalemia, estenosis bilateral de la arteria renal	Mujeres en edad fértil
BRA	Embarazo, hipercalemia, estenosis bilateral de la arteria renal	Mujeres en edad fértil
Bloqueantes de los receptores de mineralocorticoides	Insuficiencia renal aguda o crónica (TFGe < 30 mL/min), hipercalemia	

Pocos pacientes necesitan más de tres fármacos, sobre todo si se consideran los diversos motivos de la resistencia al tratamiento. En el ensayo ASCOT se eligió un α-bloqueante o espironolactona (Chapman y cols., 2007; 2008).

Reducción o suspensión de la medicación

Una vez que se ha obtenido una buena respuesta que se mantiene durante un año o más, los fármacos se pueden reducir o suspender. Sin embargo, en un grupo estrechamente vigilado de más de 6200 hipertensos controlados con éxito, sólo el 18 % se mantuvo normotenso después de suspender el tratamiento (Nelson y cols., 2003). Las características que aumentan las probabilidades de que la suspensión del tratamiento tenga éxito son valores de PA más bajos antes y después del tratamiento, dosis menos frecuentes y más bajas de medicación para controlar la hipertensión, y predisposición de los pacientes a respetar los cambios en el estilo de vida.

Resulta cuestionable si vale la pena suspender totalmente un tratamiento que ha tenido éxito. La estrategia más sensible en los pacientes bien controlados sería primero disminuir la dosis del fármaco que se esté utilizando. Si esto tiene éxito, se puede intentar retirar el tratamiento de forma progresiva vigilando continuamente la PA.

HIPERTENSIÓN RESISTENTE

Causas

Aproximadamente un 15 % de los adultos hipertensos no podrán mantener controlada su PA en menos de 140/90 mm Hg con tres fármacos, es decir, son resistentes. Los motivos son muchos (cuadro 7-13). La primera necesidad consiste en establecer la presencia de resistencia con lecturas de PA fuera del consultorio, dado que la mitad de aquéllos por encima de 140/90 mm Hg en el consultorio de hecho tendrán lecturas menores en las lecturas de PA en el domicilio o ambulatorias (Fadal Elmula y cols., 2013; Verloop y cols., 2013).

Un abordaje diagnóstico y terapéutico apropiado para la hipertensión resistente se muestra en la figura 7-17, según publicaron Calhoun y cols. (2008). La causa más probable de resistencia verdadera es la

CUADRO 7-13

Causas de respuesta inadecuada al tratamiento

Seudorresistencia
  Elevaciones de bata blanca o en el consultorio
  Seudohipertensión en los ancianos
Falta de cumplimiento terapéutico
Causas relacionadas con los fármacoss
  Dosis muy bajas
  Combinaciones inapropiadas
  Inactivación rápida (p. ej., hidralazina)
  Acciones e interacciones de los fármacos
    AINE
    Simpaticomiméticos
      Descongestivos nasales
      Supresores del apetito
      Cocaína y otras drogas ilegales
      Cafeína
    Anticonceptivos orales
    Esteroides suprarrenales
    Regaliz u orozuz (en el tabaco de mascar)
    Ciclosporina, tacrolimús
    Eritropoyetina
Trastornos asociados
  Tabaquismo
  Obesidad
  Apnea del sueño
  Resistencia a la insulina o hiperinsulinemia
  Ingestión de alcohol > 30 g por día
  Hiperventilación inducida por ansiedad o crisis de
    angustia
  Dolor crónico
  Vasoconstricción intensa (fenómeno de Raynaud,
    arteritis)
Causas identificables de hipertensión
Sobrecarga de volumen
  Ingestión excesiva de sodio
  Daño renal progresivo (nefroesclerosis)
  Retención de líquidos por reducción de la PA
  Terapia con diuréticos inadecuada

sobrecarga de volumen causada por una excesiva ingestión de sodio, el uso de un diurético inadecuado (Graves, 2000) o concentraciones de aldosterona más altas que las esperadas (Gaddam y cols., 2008). La resistencia es más frecuente en los ancianos, los obesos, los diabéticos, los negros o las mujeres, y en aquéllos con disfunción renal (Egan y cols., 2013).

Falta de cumplimiento del tratamiento

A menudo los pacientes no toman sus medicamentos porque no pueden pagarlos y porque no tienen acceso a una atención primaria constante y continua. Como mencionamos antes en este capítulo, hay formas de simplificar el régimen terapéutico y mejorar el acceso.

Confirmar resistencia al tratamiento

Presión arterial en el consultorio > 140/90 o 130/80 mm Hg en pacientes con diabetes o nefropatía crónica

y

Pacientes que toman tres o más medicamentos antihipertensivos en dosis óptimas, incluido un diurético

Excluir seudorresistencia

Mediciones de presión arterial fuera del consultorio para excluir efecto de bata blanca

Identificar y eliminar los factores del estilo de vida contribuyentes

Obesidad   Tabaquismo
Inactividad física   Dolor crónico
Ingestión excesiva de alcohol   Ansiedad
Exceso de sal, pocas fibras en la dieta

Suspender o reducir las sustancias que interfieren

AINE
Simpaticomiméticos (para la dieta, descongestivos)
Estimulantes
Anticonceptivos orales
Regaliz u orozuz
Efedra

Panel para causas identificables de hipertensión

Apnea obstructiva del sueño
Aldosteronismo primario
Nefropatía crónica
Estenosis de la arteria renal
Feocromocitoma
Síndrome de Cushing
Coartación aórtica

Tratamiento farmacológico

Terapia diurética máxima, incluido el posible agregado de antagonistas de los receptores de mineralocorticoides
Agentes combinados con diferentes mecanismos de acción
Uso de diuréticos de asa en pacientes con nefropatía crónica

Derivar al especialista

Derivar al especialista apropiado para causas conocidas o sospechadas identificables de hipertensión

Derivar a especialistas en hipertensión si la presión arterial sigue sin control

FIGURA 7-17 • Diagnóstico y tratamiento de los pacientes con hipertensión resistente (adaptada de Calhoun DA, Jones C, Textor S, et al. Resistant hypertension: Diagnosis, evaluation, and treatment. *Hypertension* 2008;51:1403–1419)

Recuérdese también que los pacientes pueden parecer resistentes sólo porque sus médicos simplemente no incrementan su terapia (Daugherty y cols., 2012).

La falta de cumplimiento terapéutico puede exigir pruebas para el fármaco en sangre (Brinker y cols., 2014; Strauch y cols., 2013) u orina (Jung y cols., 2013).

Causas relacionadas con los fármacos

En una encuesta que siguió a 1377 hipertensos durante 9 meses, el 75 % presentaba una posible interacción con sus antihipertensivos, y en el 35 % la interacción se consideró muy significativa (Carter y cols., 2004).

La más frecuente en Estados Unidos es probablemente la interferencia del efecto antihipertensivo de casi todos los fármacos, salvo los BCC, con los AINE. Este efecto puede asociarse con la inhibición de la enzima ciclooxigenasa 2 (COX-2) en los riñones, que provoca la reducción de la excreción de sodio y aumenta el volumen intravascular (White, 2007). Todos los AINE deben bloquear la COX-2 para reducir la inflamación y el dolor y, por lo tanto, todos pueden elevar la PA (Warner y Mitchell, 2008). Las grandes dosis de ácido acetilsalicílico también suponen un problema, pero no ocurre lo mismo con 80 mg/día (Zanchetti y cols., 2002).

Con el uso diseminado de la fitoterapia, que en Estados Unidos está totalmente desregulado, se han observado algunas interacciones entre remedios fitoterapéuticos y fármacos. En el capítulo 14 se analizan más de estas interacciones, que pueden elevar la PA.

Trastornos asociados

La nicotina aumenta transitoriamente la PA, pero el efecto no se suele advertir porque ésta casi siempre se mide en un entorno donde no se permite fumar. La combinación de obesidad abdominal y generalizada, resistencia a la insulina y apnea del sueño es una causa cada vez más frecuente de hipertensión resistente (Vongpatanasin, 2014).

Causas identificables de hipertensión

Se analizan en los capítulos 9 al 15. Recientemente se ha informado una prevalencia posiblemente mucho mayor de aldosteronismo primario que el reconocido hasta ahora, y la presencia de un nivel bajo de renina en plasma en un hipertenso resistente puede avisar que existe este trastorno (Calhoun y cols., 2008).

Tratamiento

La necesidad de un diurético adecuado es evidente y puede requerir el agregado secuencial de un diurético de asa o de amilorida (Bobrie y cols., 2012). La necesidad de un bloqueo de concentraciones elevadas o incluso "normales" de aldosterona, estén o no asociadas con hipersecreción autónoma, se ha documentado cada vez más al observar el impresionante alivio de la resistencia incluso con dosis bajas de espironolactona (Chapman y cols., 2007) o eplerenona (Jansen y cols., 2013), aun en pacientes con deterioro renal (Pisoni y cols., 2012). El potente vasodilatador minoxidil puede funcionar cuando no lo hace ningún otro fármaco (Black y cols., 2007).

Se están estudiando dos procedimientos invasivos: la activación eléctrica del barorreflejo carotídeo con un dispositivo implantable (Scheffers y cols., 2008) y la desnervación de los nervios simpáticos renales con catéter (Krum y cols., 2009). El éxito esperado de esta última no se documentó en el gran ensayo *Symplicity HTN-3* (Bhatt y cols., 2014). Sin embargo, Krum y cols. (2014) informaron un excelente control de 88 pacientes con hipertensión resistente a los 3 años de seguimiento con un promedio de descenso de la PA en el consultorio de 32/14 mm Hg, y el único efecto adverso grave fue la estenosis de la arteria renal en un individuo. Por lo tanto, algunos pacientes parecen responder a la desnervación renal, pero hoy en día no hay forma conocida para verificar su respuesta. La activación barorrefleja carotídea funciona (Bisognano y cols., 2011), pero aún no se ha probado.

Una investigación minuciosa de las causas y un tratamiento antihipertensivo apropiado siempre pueden corregir la resistencia (Fadl Elmula y cols., 2014), pero un 9,5 % de los hipertensos resistentes controlados en una clínica especializada siguieron resistentes a pesar de la prescripción de seis o más fármacos (Acelajado y cols., 2012).

CONSIDERACIONES ESPECIALES EN LA ELECCIÓN DEL TRATAMIENTO

Los niños se analizan en el capítulo 16, y las mujeres embarazadas o con tratamiento estrogénico en el 15.

Mujeres

Después de la menopausia, la hipertensión se vuelve más frecuente en las mujeres, probablemente relacionada con un aumento de la actividad nerviosa simpática (Barnes y cols., 2014), y con una mayor expectativa de vida, más mujeres desarrollan hipertensión sistólica aislada. En Estados Unidos, las mujeres hipertensas tienen más probabilidades de ser tratadas y es más posible que alcancen un buen control (Go y cols., 2014). Comparadas con los hombres, se ha visto que las mujeres tienen menos regresión de la hipertrofia ventricular izquierda con terapias antihipertensivas equivalentes (Okin y cols., 2008) y más nefropatías (Muiesan y cols., 2012). Además, en el *Second Australian National Blood Pressure Study*, las mujeres asignadas al azar a un derivado IECA no mostraron reducciones en la función de riesgo (*hazzard ratio*) para eventos cardiovasculares o mortalidad, mientras que los hombres en el grupo con IECA tuvieron una reducción del 17 % en la función del riesgo a pesar de disminuciones iguales y sustanciales de la PA en ambos grupos (Wing y cols., 2003), mientras en el ensayo ALLHAT, las mujeres alcanzaron beneficios iguales a los hombres en el grupo de la clortalidona (Oparil y cols., 2013).

Individuos negros y otros grupos étnicos

Como se analiza en el capítulo 4, los hipertensos de raza negra tienen muchas características distintivas que podrían afectar su respuesta al tratamiento antihipertensivo. Como consecuencia, los afroamericanos tienen tasas más altas de hipertensión y están peor controlados que otros grupos raciales y étnicos. Sin embargo, cuando logran un control suficiente, los afroamericanos suelen responder como los blancos y experimentan reducciones semejantes de la incidencia de enfermedades cardiovasculares (Brewster y cols., 2004).

Los negros responden peor a la monoterapia con fármacos supresores del SRA, es decir, β-bloqueantes, BRA, IECA e IDR, porque suelen tener menores concentraciones de renina (Nguyen y cols., 2014), e igual de bien con diuréticos y BCC (Wright y cols., 2005).

Sin embargo, no se deben negar los β-bloqueantes, los BRA o los IECA a las personas de raza negra si hay indicaciones especiales para utilizarlos. Además, su respuesta a estos fármacos es la misma cuando se añade un diurético (Libhaber y cols., 2004).

No hay evidencia convincente que indique que hispanos, asiáticos u otros grupos étnicos difieran de los blancos en sus respuestas a diversos fármacos antihipertensivos. Hay diferencias en los efectos secundarios según la etnia: los asiáticos tienen una incidencia mayor de tos inducida por IECA, y los negros presentan más angioedema inducido por IECA (Makani y cols., 2012).

Pacientes ancianos

La mayoría de las personas de 65 años son hipertensas; en gran parte de los casos, la hipertensión es predominante o exclusivamente sistólica, secundaria a la rigidez arterial. Como se describe en el capítulo 4, los riesgos de estos pacientes son significativos, y como se detalla en el capítulo 5, se han documentado de manera suficiente los efectos positivos del tratamiento de la hipertensión en los ancianos. Ahora que se dispone de tal evidencia, se tratarán activamente muchos más hipertensos ancianos sabiendo que se reducirán las morbilidades debili-

tantes, incluida probablemente la demencia (Gorelick y Nyenhuis, 2012). Hoy en día se trata adecuadamente sólo a una pequeña minoría de pacientes ancianos con hipertensión sistólica (Go y cols., 2014).

El enorme entusiasmo que despertó el tratamiento de los ancianos procede, en gran parte, de los resultados del estudio HYVET (Beckett y cols., 2008), en el que 3845 sujetos mayores de 80 años (promedio de edad 84 años) fueron distribuidos aleatoriamente para recibir placebo frente al diurético indapamida como terapia inicial y agregando el IECA perindopril si no se alcanzaba la PA objetivo menor de 150/80 mm Hg. Se observó que sólo el 33 % tenían hipertensión sistólica aislada, con promedio global de 173/91 mm Hg. Además, su salud era mejor que la de los sujetos hipertensos de 80 años y más, ya que sólo el 12 % había tenido un evento cardiovascular previo. Por lo tanto, la aplicación de los resultados del ensayo HYVET a la población de hipertensos ancianos podría ser inapropiada.

A pesar de todo, los resultados del estudio HYVET son impresionantes. Después de sólo 2 años la mortalidad total se redujo en un 21 %, el ictus en un 30 % y la insuficiencia cardíaca en un 64 % en los sujetos que recibieron el tratamiento activo.

Antes de comenzar el tratamiento farmacológico, hay que recordar los datos presentados en el capítulo 2 que demuestran que la hipertensión de bata blanca es incluso más frecuente en el anciano que en el joven (Franklin y cols., 2012; Pickering, 2004). Por lo tanto, antes de establecer el diagnóstico, se deben obtener, si es posible, mediciones fuera del consultorio.

Más allá de la edad, si la esperanza de vida parece razonable, el tratamiento activo es apropiado para todos los que tengan un valor sistólico superior a 160 mm Hg, con elevación de la presión diastólica o sin ella. En ningún ensayo aleatorizado publicado han participado ancianos que tengan PA sistólica de 140-160 mm Hg, por lo que la decisión de tratar se debe basar en el riesgo global. Los pacientes de alto riesgo (p. ej., diabéticos o fumadores) deben empezar a recibir tratamiento con valores sistólicos mayores de 140 mm Hg.

En el cuadro 7-14 se enumeran los factores que suelen estar presentes en el anciano y que pueden complicar su tratamiento. Como el anciano puede presentar una escasa respuesta nerviosa simpática y de los barorreceptores, y también un deterioro de la autorregulación cerebral, el tratamiento debe ser suave y gradual, evitando los fármacos que puedan causar hipotensión postural. Sin embargo, el tratamiento no debe postergarse si está indicado, ya que los ancianos presentan un riesgo inherentemente mayor (Odden y cols., 2011).

Modificaciones del estilo de vida

Antes de iniciar el tratamiento farmacológico, es necesario recordar los múltiples efectos positivos de los tratamientos no farmacológicos descritos en el capítulo 6.

CUADRO 7-14

Factores que podrían contribuir con las complicaciones del tratamiento farmacológico de la hipertensión en los ancianos

Factores	Complicaciones potenciales
Actividad de los barorreceptores disminuida	Hipotensión ortostática
Deterioro de la autorregulación cerebral	Isquemia cerebral con ligeros descensos de la PAS
Reducción del volumen intravascular	Hipotensión ortostática
	Depleción de volumen, hiponatremia
Sensibilidad a la hipocalemia	Arritmia, debilidad muscular
Función renal y hepática reducida	Acumulación de fármacos
Polimedicación	Interacción medicamentosa
Cambios en el SNC	Depresión, confusión

Se ha documentado bien la capacidad de las modificaciones en el estilo de vida de reducir la PA en el anciano (Pickering, 2004). En particular, el sodio de la dieta se debe restringir en forma moderada a 100-120 mmol/día, porque el efecto hipertensor del exceso de sodio y la eficacia antihipertensiva de la restricción del sodio aumentan progresivamente con la edad (Geleijnse y cols., 1994; Weinberger y Fineberg, 1991). Sin embargo, los ancianos pueden presentar al menos dos obstáculos adicionales que hay que superar para conseguir este objetivo: primero, su sensibilidad a los sabores es menor, por lo que pueden consumir más sodio para compensarlo; y segundo, pueden depender más de alimentos procesados y precocinados, que tienen más sodio, en vez de ingerir alimentos frescos que contienen poco sodio.

Hipotensión postural y posprandial

Definida como un descenso de la PA de 20 mm Hg de sistólica o de 10 mm Hg de diastólica al ponerse de pie sin ayuda después de estar acostado, se detectó hipotensión postural u ortostática en el 10-30 % de los hipertensos ambulatorios mayores de 60 años y en el 60 % de los internados (Feldstein y Weder, 2012). La hipotensión postural a menudo se asocia con hipotensión posprandial por acumulación esplácnica, que se documenta mejor mediante monitorización de la PA en el domicilio (Barochiner y cols., 2014). Es más frecuente en los diabéticos y representa un marcador de aumento de la mortalidad. Como se observa en la figura 7-18, numerosas causas pueden ser responsables de la hipotensión, como la rigidez arterial y la insensibilidad de los barorreceptores (Mattace-Rasso y cols., 2007). La hipotensión postural a menudo coincide con hipertensión en decúbito supino, se puede retrasar después de 10 min en bipedestación y es un componente de síndromes más graves de insuficiencia neurovegetativa (Shibao y cols., 2013).

La hipotensión postural se debe detectar antes de iniciar el tratamiento antihipertensivo para evitar lesiones traumáticas cuando se reduzca la PA (Butt y cols., 2012). Por fortuna, las terapias físicas enumeradas en la figura 7-18 suelen resolver el problema, pero se han probado varios fármacos con un éxito limitado, como la fludrocortisona, que retiene sodio, y el simpaticomimético midodrina (Freeman, 2008). Okamoto y cols. (2012) han demostrado beneficios con una combinación de un bloqueante del transporte de NAdr y la yohimbina, un antagonista bloqueante α_2.

Elección de los fármacos en los ancianos

Las más recientes guías recomiendan un diurético o un BCC como tratamiento inicial en los ancianos. Sin embargo, en un metaanálisis de 31 ensayos aleatorizados con más de 190 000 pacientes, se demostró un beneficio similar y significativo con diuréticos, BCC, IECA y BRA en los sujetos más jóvenes y en los que eran mayores de 65 años (Blood Pressure Trialists, 2008). En un estudio observacional, los ancianos hipertensos que recibieron HCT o clortalidona tuvieron reducciones similares en la morbimortalidad, pero los del grupo de la clortalidona presentaron más hipocalemia (Dhalla y cols., 2013). Los nitratos pueden reducir significativamente la PA sistólica (Stokes y cols., 2005), pero como son genéricos, es improbable que se realice un ensayo clínico controlado con ellos.

El tratamiento se debe iniciar con dosis pequeñas que luego se aumentarán lentamente: hay que empezar con poco e ir despacio. Incluso más que los pacientes jóvenes, los ancianos responden mejor a los fármacos de acción prolongada (una vez al día) que actúan suavemente, porque pueden tener dificultades para seguir pautas posológicas complicadas, leer los prospectos y abrir los frascos con tapones de seguridad. La medición domiciliaria de la PA puede ser especialmente útil, primero, para superar el efecto de bata blanca, que es

FACTOR CAUSAL	FISIOPATOLOGÍA	TERAPIA
Bipedestación rápida	Acumulación de la sangre en la parte inferior del cuerpo	Bipedestación lenta, especialmente después del sueño
Vasodilatación	Acumulación venosa Acumulación esplácnica Agentes simpaticolíticos	Medias compresivas Evitar las comidas abundantes Evitar tales agentes
Depleción de volumen	Gasto cardíaco bajo –Diuréticos –Ingestión de sodio muy baja	Mantener el volumen intravascular evitando la sobrediuresis y dormir con la cabecera de la cama elevada
Disfunción del barorreflejo	Pérdida de la vasoconstricción normal mediante estimulación simpática	Beber 460 g de agua antes de levantarse Varios fármacos: –Simpaticomiméticos –Expansores de volumen Ejercicios isométricos
Enfermedad cardiovascular	Perfusión cerebral baja	Evitar el sobretratamiento de la hipertensión Corrección de la dislipidemia Dejar de fumar

FIGURA 7-18 • Resumen de los eventos fisiopatológicos que aparecen durante el desarrollo de los síntomas de la hipotensión postural (*columna central*), la interacción de factores estimulantes (*columna izquierda*) y las medidas terapéuticas para solucionarlos (*columna derecha*) con estos eventos

cuantitativamente mayor en el anciano, y segundo, para garantizar que el tratamiento sea suficiente pero no excesivo. El efecto de bata blanca en el consultorio puede ocultar un sobretratamiento considerable.

Se han examinado otras características de los efectos de los antihipertensivos, como la variabilidad de la PA que se ve con ellos (Webb y Rothwell, 2011). En un estudio prospectivo de cohortes que reclutó a 5461 pacientes con un promedio de edad de 75,3 años, una *mayor* variabilidad visita a visita de la PA medida cada 3 meses en el consultorio en un promedio de 3,2 años se asoció con una *reducción* del desempeño en una batería de pruebas de la función cognitiva (Sabayan y cols., 2013). En un subestudio de 553 de estos pacientes, las resonancias magnéticas cerebrales mostraron una asociación entre una mayor variación de la PA y un menor volumen del hipocampo y más infartos corticales.

Como se analizó en el capítulo 2, los BCC y los diuréticos proporcionaron menos variabilidad de la PA que otras clases de fármacos. Por lo tanto, el menor riesgo de ictus visto en un metaanálisis de Law y cols. (2009), mostrado en la figura 7-14, con diuréticos y BCC puede reflejar la menor variabilidad de la PA que se ve con su uso (Wang y cols., 2014).

Objetivo terapéutico

La cuestión de hasta qué punto se debe reducir la PA se analiza en el capítulo 5. De acuerdo con la evidencia limitada de ensayos aleatorizados adecuadamente realizados, los miembros del comité del JNC-8 recomendaron un objetivo de PA sistólica menor de 150 mm Hg para los mayores de 60 años (James y cols., 2014); sin embargo, otras guías recientes recomiendan ese objetivo sólo para pacientes de más de 80 años, en gran parte debido a que el objetivo del ensayo HYVET fue de 150 mm Hg (Beckett y cols., 2008).

Efectos sobre el déficit cognitivo y la demencia

La evidencia indica que el descenso de la PA con el tratamiento antihipertensivo reduce la incidencia de deterioro cognitivo y demencia (Gorelick y Nyenhius, 2012). Sin embargo, este beneficio no se pudo comprobar en el estudio HYVET durante 2 años en pacientes de 80 años o mayores (Peters y cols., 2008).

La mayoría de estos estudios, en particular el HYVET, son demasiado pequeños y pueden haberse realizado demasiado tarde. Hay datos experimentales que respaldan el efecto neuroprotector del descenso de la PA en ratas (Elewa y cols., 2007) e informes en seres humanos que demuestran la plasticidad de la hemodinámica cerebral para preservar o mejorar el flujo arterial cerebral cuando se reduce la PA (Tzeng y cols., 2010). Por lo tanto, como mínimo podemos afirmar que el tratamiento antihipertensivo apropiado no es perjudicial y que puede proporcionar protección frente al deterioro cognitivo.

Obesidad y síndrome metabólico

La obesidad visceral o abdominal, identificada fácilmente midiendo con una cinta métrica el perímetro de la cintura, se asocia con el síndrome metabólico y, en particular, con la hipertensión (Redon y cols., 2008). Con el notable incremento de la obesidad en todo el mundo, la prevalencia del síndrome aumentará, alcanzando a los niños (Ogden y cols., 2014) y llegando hasta los ancianos (Sloan y cols., 2008). Al tratar la hipertensión, hay que procurar no empeorar los otros componentes del síndrome metabólico.

Modificaciones del estilo de vida

El objetivo fundamental debe ser evitar la obesidad. Si se fracasa, la pérdida de peso y el aumento de la actividad física pueden funcionar pero, como se vio en el capítulo 6, es difícil lograr una pérdida de peso significativa y mantenerla a largo plazo, por lo que cada vez se usa más la cirugía bariátrica. Por desgracia, hasta con una importante pérdida de peso con tal cirugía, es posible que no se pueda solucionar la hipertensión.

Tratamiento antihipertensivo farmacológico

En los pacientes propensos a desarrollar un síndrome metabólico, o en quienes ya lo padecen, se deben evitar las dosis altas de diuréticos e incluso más los β-bloqueantes (Messerli y cols., 2008). En varios ensayos aleatorizados, la incidencia de diabetes de reciente comienzo ha disminuido significativamente con el tratamiento basado en IECA, BRA y BCC en comparación con el tratamiento basado en diuréticos, β-bloqueantes o su combinación (Aksnes y cols., 2008a). Desafortunadamente, aun con tratamiento antihipertensivo, más obesos siguen sin poder ser controlados en comparación con los individuos no obesos (Czernichow y cols., 2012).

Diabetes

La diabetes aumenta marcadamente el riesgo cardiovascular, en parte como consecuencia de la hipertensión concomitante, y pocos diabéticos hipertensos tienen ambos trastornos adecuadamente controlados (Cumming y cols., 2013).

Tratamiento antihipertensivo farmacológico

En un análisis del tratamiento antihipertensivo en pacientes con diabetes tipo 2, Reboldi y cols. (2011) examinaron 31 ensayos que incluyeron a 73 913 pacientes y hallaron cierta protección frente al ictus pero no frente a los infartos. Uno de los estudios incluidos en este metaanálisis fue el ensayo *Action to Control Cardiovascular Risk in Diabetes* (ACCORD) (2010). En este ensayo, 4733 diabéticos tipo 2 fueron asignados al azar a tratamiento intensivo para alcanzar el objetivo de PA sistólica de menos de 120 mm Hg o a tratamiento estándar para alcanzar un objetivo de menos de 140 mm Hg. Después de 1 año, el grupo intensivo tuvo una PA media de 119,3 mm Hg, mientras que el grupo estándar tuvo un promedio de 133,5 mm Hg. Globalmente, no hay diferencias en la mortalidad o los eventos cardiovasculares. Aquéllos tratados intensivamente tuvieron menos ictus, pero no hubo protección frente a la demencia (Williamson y cols., 2014). Sin embargo, se vieron efectos adversos más graves entre los tratados intensivamente: 3,3 % frente a 1,3 % en el grupo estándar.

De acuerdo con estos y otros datos (Sundstrom y cols., 2013), el objetivo ha cambiado de menos de 130/80 mm Hg a menos de 140/85 mm Hg en las guías ESH/ESC (Mancia y cols., 2013) y a menos de 140/90 en las ASH/ISH (Weber y cols., 2014). Todas las guías recientes recomiendan la administración de un IECA o un BRA para el tratamiento inicial por su efectividad superior. En el ensayo ADVANCE, el agregado de un BCC a una combinación de indapamida y perindopril redujo el riesgo relativo de muerte del 5 % hasta un 28 % (Chalmers y cols., 2014).

Tratamiento hipolipemiante

Los diabéticos tienen patrones lipídicos más aterogénicos que los no diabéticos (Sam y cols., 2008), y se ha recomendado el uso sistemático de una estatina en todos los pacientes diabéticos con independencia de los valores lipídicos (Howard y cols., 2008). En el *Anglo-Scandinavian Outcomes Trial* (ASCOT), se halló una sinergia entre la amlodipina y la atorvastatina para la reducción de infartos no letales y enfermedades cardiovasculares letales (Sever, 2012). Parte del beneficio puede deberse a la pequeña pero estadísticamente significativa reducción de la PA vista con las estatinas (Briasoulis y cols., 2013).

Pacientes con nefropatías y cardiopatías preexistentes

Hipertrofia ventricular izquierda

Sea detectada por electrocardiografía o por ecocardiografía (esta última más sensible), la hipertrofia ventricular izquierda constituye un factor de riesgo significativo. En la actualidad, hay evidencia lo suficientemente convincente de que los riesgos se reducen con la reversión de la hipertrofia ventricular proporcionada por el tratamiento antihipertensivo (Burns y cols., 2012). Cualquier fármaco que reduzca la PA producirá una regresión de la hipertrofia ventricular izquierda, con la excepción de los vasodilatadores directos.

Coronariopatía

Las guías que han sido publicadas recientemente recomiendan un objetivo de PA de menos de 140/90 mm Hg para pacientes con enfermedad coronaria. En los hipertensos de alto riesgo, antes llamados "de estadio 2", en el ensayo ACCOMPLISH, se observó que la combinación de amlodipina con benazepril proporcionó mejor protección frente a las coronariopatías que la combinación de HCT con benazepril, a pesar de alcanzar reducciones similares de la PA (Bakris y cols., 2013).

Insuficiencia cardíaca

En una revisión de los datos de 26 ensayos que incluyeron a 223 323 pacientes, Sciarretta y cols. (2011) encontraron que los diuréticos fueron mejores para prevenir la insuficiencia cardíaca, seguidos por los bloqueantes del SRA. El bloqueo de la aldosterona está particularmente indicado para los pacientes que tuvieron un IAM con disfunción del ventrículo izquierdo (Pitt y cols., 2008). Una vez desarrollada la insuficiencia cardíaca, la diferenciación entre la fracción de eyección reducida o conservada resulta útil (Schwartzenberg y cols., 2012). Hay pocos datos sobre los beneficios de tratar a aquéllos con fracción de eyección conservada más allá de los diuréticos si se presenta edema (Edelmann y cols., 2013), pero existe evidencia indudable de los beneficios de los β-bloqueantes y los bloqueantes del SRA para aquéllos con fracción de eyección reducida (Yancy y cols., 2013).

Fibrilación auricular

La arritmia cardíaca más frecuente, la llamada *fibrilación auricular*, es todavía más frecuente en los pacientes hipertensos (Alonso y cols., 2009). Se ha observado que el valsartán resulta ineficaz para prevenir la fibrilación auricular recurrente (GISSI-AF Investigators, 2009).

Enfermedad cerebrovascular

El ictus y el ataque isquémico transitorio (AIT) se están volviendo más frecuentes a medida que la gente vive más tiempo y desarrolla hipertensión sistólica, como se apuntó en el capítulo 4. Incluso una PA mínimamente elevada en las personas de mediana edad se puede asociar con un sutil daño cerebral (Maillard y cols., 2012) que puede progresar hacia la demencia (Celle y cols., 2012). Por suerte, el tratamiento antihipertensivo ha demostrado en repetidas ocasiones ser capaz de prevenir el ictus, como se vio en el capítulo 5.

Prevención

La adopción de un estilo de vida saludable resulta de beneficio. En un estudio observacional grande, aquéllos que cumplían con un estilo de vida saludable, clasificado por cinco factores (no fumar, no ser obeso, hacer actividad física, beber una moderada cantidad de alcohol y consumir una dieta baja en grasas y con muchas frutas y vegetales), mostraron un riesgo formidablemente más bajo de ictus, 79 % en las mujeres y 69 % para los hombres, comparados con aquéllos que no respetaban ninguno de estos factores (Chiuve y cols., 2008).

Ictus agudo

Una vez que el ictus ha comenzado, la evolución puede mejorar con la internación rápida en una institución que tenga equipamiento para imágenes encefálicas y una unidad especializada donde pueda realizarse la trombólisis intraarterial o intravenosa con tPA (Rothwell y cols., 2011).

Más del 60 % de los pacientes con ictus presentan una respuesta hipertensiva aguda dentro de las primeras 24 horas (Sandset y cols., 2012). Las guías terapéuticas para reducir esta presión elevada en forma aguda han sido muy conservadoras; lo anterior se debe a la preocupación de que una reducción inmediata de la PA pueda aumentar la extensión del daño encefálico (Feldstein, 2014; Grise y cols., 2012). Sin embargo, la persistencia de una PA por encima de 185/110 mm Hg ha sido una contraindicación para los casos de trombólisis (fig. 7-19) (Qureshi, 2008).

En ensayos controlados sobre el tratamiento de pacientes con ictus agudo e hipertensión, una reducción cuidadosa de la PA con los BRA valsartán (Hornslien y cols., 2013) y candesartán (Sandset y cols., 2011) no mostró beneficios y puede presentarse un resultado dañino. Además, en pacientes con hemorragia intracraneal, la reducción de la PA a 140 mm Hg o menor no logró beneficios (Anderson y cols., 2013b).

Control y tratamiento posterior a ictus

La evidencia que demuestra una prevención secundaria frente al ictus recurrente con el uso de tratamiento antihipertensivo es fuerte, aunque el objetivo adecuado de la terapia sigue sin conocerse del todo (Ovbiagele y cols., 2011; SPS3 Study Group, 2013; Wang y cols., 2013). El ensayo HYVET encontró que esta protección se extiende a los sujetos mayores de 80 años (Beckett y cols., 2008). Además, se requiere la administración de ácido acetilsalicílico y estatinas, así como el control de otros factores de riesgo (Rothwell y Markus, 2014).

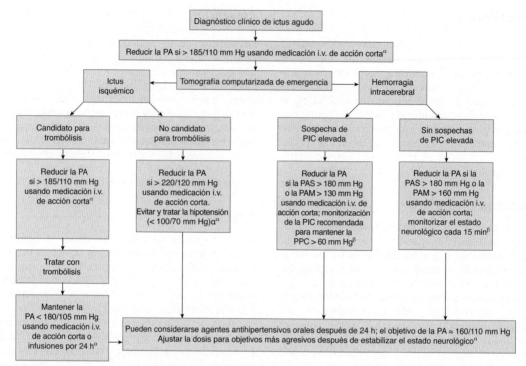

FIGURA 7-19 • Algoritmo para el tratamiento de la respuesta hipertensiva aguda en pacientes con ictus y sus subtipos. i.v., intravenoso; PAS, presión arterial sistólica; PAD, presión arterial diastólica; PPC, presión de perfusión cerebral; PIC, presión intracraneal (reproducida de Quershi AI. Acute hypertensive responses in patients with stroke. *Circulation* 2008;118:176–187, con permiso)

Vasculopatía periférica

Como se ha demostrado que los IECA, BRA y BCC normalizan la disfunción endotelial y el remodelado vascular en las arterias de los pacientes hipertensos, son alternativas lógicas en pacientes con vasculopatía periférica concomitante (Anderson y cols., 2013a).

Nefropatía

Dado que hay tantos aspectos relativos a la hipertensión en la nefropatía, el capítulo 9 analiza con detenimiento esta asociación. Aquí vale la pena mencionar dos cuestiones: primero, hasta la prehipertensión es un factor de riesgo para nefropatía (Kanno y cols., 2012), y segundo, se sabe que la microalbuminuria es un factor de riesgo grave y se debe buscar en todo hipertenso de reciente diagnóstico; si está presente, la reducción del nivel de las cifras de proteinuria puede servir como marcador útil del éxito del tratamiento (Jeff Mahmoodi y cols., 2012).

Disfunción sexual

Existe la creencia muy difundida de que la hipertensión y su tratamiento se suelen asociar con disfunción sexual y están relacionadas causalmente con este problema, en particular con lo que antes se conocía como "impotencia", pero que ahora recibe el nombre menos intimidatorio de "disfunción eréctil".

Incidencia

A pesar de afirmaciones como "la disfunción eréctil es uno de los principales obstáculos para el cumplimiento del tratamiento antihipertensivo" (Della Chiesa y cols., 2003), la mayoría de los datos no indican con firmeza una asociación estrecha entre la disfunción eréctil y la hipertensión más allá de lo que cabría esperar en varones de edad avanzada con un mayor número de trastornos asociados (Spatz y cols., 2013).

Tratamiento

Si se piensa que un antihipertensivo provoca disfunción eréctil (tal vez al disminuir la PA aún más en los vasos genitales escleróticos), se debe suspender el fármaco y hay que administrar otro de una clase diferente en una dosis baja para reducir gradualmente la PA.

Si no se descubre una causa reversible, casi siempre se puede administrar con seguridad un inhibidor de la fosfodiesterasa 5, con expectativas de recuperación de la función eréctil en un 50-70 % de los casos (Kloner,

2004). Hay que ser precavidos respecto a la hipotensión si se están empleando nitratos o α-bloqueantes.

Deportistas de alto rendimiento

Los deportistas de alto rendimiento pueden mostrar ansiedad durante el examen previo a la prueba, y presentar, por lo tanto, "hipertensión de bata blanca". Si se detecta hipertensión, se deberán obtener mediciones fuera del consultorio. En aquellos casos con hipertensión persistente en estadio 1, se hará un estudio diagnóstico más completo, que quizás deba incluir un ecocardiograma, pero no es necesario reducir el entrenamiento o la participación en competiciones (Kaplan y cols., 2005). Los que presentan hipertensión en estadio 2 deberán limitar la actividad deportiva, por lo menos hasta que las modificaciones del estilo de vida (suspensión de los andrógenos, simpaticomiméticos, hormonas del crecimiento, etc.) y la medicación controlen la PA. Los únicos fármacos que pueden limitar el rendimiento físico son los β-bloqueantes.

Pilotos hipertensos

La Federal Aviation Administration de Estados Unidos ha modificado considerablemente las normas referentes a los límites de PA y los tipos de antihipertensivos que pueden tomar las personas que quieren tener el certificado de piloto. La máxima PA permitida en sedestación es de 155/95 mm Hg. Se pueden emplear la mayoría de los antihipertensivos, salvo los de acción central, como la reserpina, la guanetidina, el guanadrel, la metildopa y el guanabenzo.

Hipertensión con anestesia y cirugía

La PA debe controlarse bien antes de una cirugía electiva. Los pacientes deben continuar recibiendo su medicación antihipertensiva hasta la mañana de la operación y reiniciarla, por vía oral o intravenosa, en cuanto sea posible en el postoperatorio. Los β-bloqueantes se usan a menudo en el preoperatorio en pacientes con riesgo elevado de enfermedad ateroesclerótica, pero Blosin y cols. (2013) recomiendan fuertemente administrarlos sólo para el control de la PA o la frecuencia cardíaca. No debe usarse la clonidina.

Se aconseja ser cauto en pacientes que toman IECA o BRA. Arora y cols. (2008) hallaron un aumento del riesgo de insuficiencia renal aguda del 27,6 % en un estudio de cohortes retrospectivo de 1358 pacientes sometidos a una cirugía cardíaca poco después de empezar a recibir estos fármacos.

Si durante la cirugía debe tratarse la hipertensión, pueden administrarse por vía intravenosa labetalol, nitroprusiato, nicardipina o esmolol (v. cap. 8).

La hipertensión en el postoperatorio suele precipitarse por la sobrecarga de volumen, el dolor o la agitación. Cuando es necesario reducir la PA después de una operación, se pueden administrar formas parenterales de diversos fármacos, como el β-bloqueante de acción corta esmolol, el labetalol o la nicardipina. Los problemas especiales del postoperatorio de los pacientes después de una cirugía de derivación coronaria o cirugía por traumatismos o quemaduras se analizan en el capítulo 14. Las consideraciones de anestesia en los pacientes con feocromocitoma se estudian en el capítulo 12.

Se puede producir un descenso importante de la PA en el postoperatorio como respuesta inespecífica a la cirugía, descenso que puede persistir durante meses (Volini y Flaxman, 1939). No hay que dejarse engañar por lo que parece una mejoría de la hipertensión del paciente: anticipa un retorno gradual a los valores preoperatorios.

PREVENCIÓN DE LA HIPERTENSIÓN

Dos ensayos han examinado la capacidad de prevenir la progresión de una PA normal-alta (130-139/85-89 mm Hg) a más de 140/90 mm Hg (Julius y cols., 2006; Luders y cols., 2008). En estos ensayos, la PA se redujo con un BRA (candesartán) en el de Julius y cols., y con un IECA (ramipril) en el de Luders y cols. En ambos ensayos la PA se mantuvo por debajo de 140/90 mm Hg durante el tiempo en que se tomó el fármaco, pero en la mayoría de los pacientes aumentó por encima de las citadas cifras cuando se suspendió el tratamiento.

La prevención de la hipertensión futura se ha demostrado en ratas con hipertensión espontánea (todas ellas hipertensas después de las 20 semanas de edad) mediante la administración de un IECA durante un período de tan sólo 2 semanas, pero sólo si habían sido tratadas antes de las 20 semanas de edad (Smallegange y cols., 2004). Esto se traduciría en un tratamiento de los seres humanos durante la adolescencia para prevenir la hipertensión futura. Esperar hasta que los sujetos alcancen los 40-70 años, como hicieron Julius y cols. y Luders y cols., puede ser demasiado tarde. Sin embargo, un estudio de este tipo, en personas suficientemente jóvenes para ser protegidas, puede que no sea viable.

CONCLUSIÓN

La gran cantidad de fármacos comercializados en la actualidad se pueden emplear para tratar con éxito a casi todos los pacientes hipertensos en la mayoría de las circunstancias. Quizás incluso de mayor utilidad a futuro será el tratamiento de los prehipertensos con el objetivo de prevenir la aparición de hipertensión, algo que ahora se está empezando a analizar. Mientras tanto, incluso los pacientes de mayor riesgo (y los pocos que presentan una urgencia hipertensiva) pueden ser tratados con eficacia, como se describe en el siguiente capítulo.

REFERENCIAS

Abernethy DR, Schwartz JB. Calcium-antagonist drugs. *N Engl J Med* 1999;341:1447–1457.

ACCORD Study Group; Cushman WC, Evans GW, et al. Effects of intensive blood-pressure control in type 2 diabetes mellitus. *N Engl J Med* 2010;362(17):1575–1585.

Acelajado MC, Pisoni R, Dudenbostel T, et al. Refractory hypertension: Definition, prevalence, and patient characteristics. *J Clin Hypertens (Greenwich)* 2012;14:7–12.

Achari R, Hosmane B, Bonacci E, et al. The relationship between terazosin dose and blood pressure response in hypertensive patients. *J Clin Pharmacol* 2000;40:1166–1172.

Adams AS, Uratsu C, Dyer W, et al. Health system factors and antihypertensive adherence in a racially and ethnically diverse cohort of new users. *JAMA Intern Med* 2013;173:54–61.

Ahimastos AA, Walker PJ, Askew C, et al. Effect of ramipril on walking times and quality of life among patients with peripheral artery disease and intermittent claudication: A randomized controlled trial. *JAMA* 2013;309:453–460.

Ahmed A, Fonarow GC, Zhang Y, et al. Renin-angiotensin inhibition in systolic heart failure and chronic kidney disease. *Am J Med* 2012;125:399–410.

Aksnes TA, Flaa A, Strand A, et al. Prevention of new-onset atrial fibrillation and its predictors with angiotensin II-receptor blockers in the treatment of hypertension and heart failure. *J Hypertens* 2007;25:15–23.

Aksnes TA, Kjeldsen SE, Rostrup M, et al. Predictors of new-onset diabetes mellitus in hypertensive patients: The VALUE trial. *J Hum Hypertens* 2008;22:520–527.

Alonso A, Agarwal SK, Soliman EZ, et al. Incidence of atrial fibrillation in whites and African-Americans: the Atherosclerosis Risk in Communities (ARIC) study. *Am Heart J* 2009;158:111–117.

Alviar CL, Devarapally S, Nadkarni GN, et al. Efficacy and safety of dual calcium channel blockade for the treatment of hypertension: A meta-analysis. *Am J Hypertens* 2013;26:287–297.

Anderson JL, Halperin JL, Albert NM, et al. Management of patients with peripheral artery disease (compilation of 2005 and 2011 ACCF/AHA guideline recommendations): A report of the American College of Cardiology Foundation/American Heart Association Task Force on Practice Guidelines. *Circulation* 2013a;127:1425–1443.

Anderson CS, Heeley E, Huang Y, et al. Rapid blood-pressure lowering in patients with acute intracerebral hemorrhage. *N Engl J Med* 2013b;368:2355–2365.

Andersson C, Merie C, Jorgensen M, et al. Association of beta-blocker therapy with risks of adverse cardiovascular events and deaths in patients with ischemic heart disease undergoing noncardiac surgery: a Danish nationwide cohort study. *JAMA Intern Med* 2014;174:336–344.

Andersson OK, Almgren T, Persson B, et al. Survival in treated hypertension: follow up study after two decades. *BMJ* 1998;317:167–171.

Antoniou T, Gomes T, Mamdani MM, et al. Trimethoprim-sulfamethoxazole induced hyperkalaemia in elderly patients receiving spironolactone: Nested case–control study. *BMJ* 2011;343:d5228.

Apperloo AJ, de Zeeuw D, de Jong PE. A short-term antihypertensive treatment-induced fall in glomerular filtration rate predicts longterm stability of renal function. *Kidney Int* 1997;51:793–797.

Armstrong B, Stevens N, Doll R. Retrospective study of the association between use of rauwolfia derivatives and breast cancer in English women. *Lancet* 1974;21:672–675.

ARB Trialists Collaboration. Effects of telmisartan, irbesartan, valsartan, candesartan, and losartan on cancers in 15 trials enrolling 138,769 individuals. *J Hypertens* 2011;29:623–635.

Arora P, Rajagopalam S, Ranjan R, et al. Preoperative use of angiotensin-converting enzyme inhibitors/angiotensin receptor blockers is associated with increased risk for acute kidney injury after cardiovascular surgery. *Clin J Am Soc Nephrol* 2008;3:1266–1273.

Asayama K, Satoh M, Murakami Y, et al. Cardiovascular risk with and without antihypertensive drug treatment in the Japanese general population: participant-level meta-analysis. *Hypertension* 2014: 63:1189-1197.

Ayers K, Byrne LM, DeMatteo A, et al. Differential effects of nebivolol and metoprolol on insulin sensitivity and plasminogen activator inhibitor in the metabolic syndrome. *Hypertension* 2012;59:893–898.

Azizi M, Menard J. Combined blockade of the renin-angiotensin system with angiotensin-converting enzyme inhibitors and angiotensin II type 1 receptor antagonists. *Circulation* 2004;109:2492–2499.

Bahlmann FH, de Groot K, Mueller O, et al. Stimulation of endothelial progenitor cells: A new putative therapeutic effect of angiotensin II receptor antagonists. *Hypertension* 2005;45:526–529.

Bagger JP, Helligsoe P, Randsbaek F, et al. Effect of verapamil in intermittent claudication A randomized, double-blind, placebo-controlled, cross-over study after individual dose-response assessment. *Circulation* 1997;95:411–414.

Baker EH, Duggal A, Dong Y, et al. Amiloride, a specific drug for hypertension in black people with T594M variant? *Hypertension* 2002;40:13–17.

Bakris G, Briasoulis A, Dahlöf B, et al. Comparison of benazepril plus amlodipine or hydrochlorothiazide in high-risk patients with hypertension and coronary artery disease. *Am J Cardiol* 2013; 112:255–259.

Bakris GL, Fonseca V, Katholi RE, et al. Metabolic effects of carvedilol vs metoprolol in patients with type 2 diabetes mellitus and hypertension: A randomized controlled trial. *JAMA* 2004;292:2227–2236.

Bakris GL, Sarafidis PA, Weir MR, et al. Renal outcomes with different fixed-dose combination therapies in patients with hypertension at high risk for cardiovascular events (ACCOMPLISH). *Lancet* 2010;375:1173–1181.

Bakris GL, Weir MR. Angiotensin-converting enzyme inhibitor associated elevations in serum creatinine. *Arch Intern Med* 2000;160:685–693.

Bangalore S, Kumar S, Kjeldsen SE, et al. Antihypertensive drugs and risk of cancer: Network meta-analyses and trial sequential analyses of 324,168 participants from randomised trials. *Lancet Oncol* 2011a;12:65–82.

Bangalore S, Kumar S, Messerli FH. Angiotensin-converting enzyme inhibitor associated cough: Deceptive information from the Physicians' Desk Reference. *Am J Med* 2010;123:1016–1030.

Bangalore S, Kumar S, Wetterslev J, et al. Angiotensin receptor blockers and risk of myocardial infarction: Meta-analyses and trial sequential analyses of 147 020 patients from randomised trials. *BMJ* 2011b;342:d2234.

Bangalore S, Messerli FH, Kostis JB, et al. Cardiovascular protection using beta-blockers: A critical review of the evidence. *J Am Coll Cardiol* 2007;50:563–572.

Bangalore S, Sawhney S, Messerli FH. Relation of beta-blocker induced heart rate lowering and cardioprotection in hypertension. *J Am Coll Cardiol* 2008;52:1482–1489.

Bangalore S, Steg G, Deedwania P, et al. Beta-blocker use and clinical outcomes in stable outpatients with and without coronary artery disease. *JAMA* 2012;308:1340–1349.

Barnes RA. Pneumonia and ACE inhibitors—and cough. *BMJ* 2012;345:e4566.

Barnes JN, Hart EC, Curry TB, et al. Aging enhances autonomic support of blood pressure in women. *Hypertension* 2014;63:303–308.

Barochiner J, Alfie J, Aparicio LS, et al. Postprandial hypotension detected through home blood pressure monitoring: a frequent phenomenon in elderly hypertensive patients. *Hypertens Res* 2014;37:438–443.

Beckett NS, Peters R, Fletcher AE, et al. Treatment of hypertension in patients 80 years of age or older. *N Engl J Med* 2008;358: 1887–1898.

Beltrami L, Zanichelli A, Zingale L, et al. Long-term follow-up of 111 patients with angiotensin-converting enzyme inhibitor-related angioedema. *J Hypertens* 2011;29:2273–2277.

Berl T. Maximizing inhibition of the renin-angiotensin system with high doses of converting enzyme inhibitors or angiotensin receptor blockers. *Nephrol Dial Transplant* 2008;23:2443–2447.

Bhaskaran K, Douglas I, Evans S, et al. Angiotensin receptor blockers and risk of cancer: Cohort study among people receiving antihypertensive drugs in UK General Practice Research Database. *BMJ* 2012;344:e2697.

Bhatia BB. On the use of *Rauwolfia serpentina* in high blood pressure. *J Ind Med Assoc* 1942;11:262–265.

Bhatt DL, Kandzari DE, O'neill WW, et al. A controlled trial of renal denervation for resistant hypertension. *N Engl J Med* 2014;370: 1393–1401.

Birkenhager WH, Staessen JA. Dual inhibition of the renin system by aliskiren and valsartan. *Lancet* 2007;370:195–196.

Bisognano JD, Bakris G, Nadim MK, et al. Baroreflex activation therapy lowers blood pressure in patients with resistant hypertension: results from the double-blind, randomized, placebo-controlled rheos pivotal trial. *J Am Coll Cardiol* 2011;58:765–773.

Black HR. Evolving role of aldosterone blockers alone and in combination with angiotensin-converting enzyme inhibitors or angiotensin II receptor blockers in hypertension management: A review of mechanistic and clinical data. *Am Heart J* 2004;147:564–572.

Black HR, Davis B, Barzilay J, et al. Metabolic and clinical outcomes in nondiabetic individuals with the metabolic syndrome assigned to chlorthalidone, amlodipine, or lisinopril as initial treatment for hypertension: A report from the Antihypertensive and Lipid-Lowering Treatment to Prevent Heart Attack Trial (ALLHAT). *Diabetes Care* 2008;31:353–360.

Black RN, Hunter SJ, Atkinson AB. Usefulness of the vasodilator minoxidil in resistant hypertension. *J Hypertens* 2007;25: 1102–1103.

Blood Pressure Lowering Treatment Trialists' Collaboration. Effects of different blood-pressure-lowering regimens on major cardiovascular events: Results of prospectively-designed overviews of randomised trials. *Lancet* 2003;362:1527–1535.

Blood Pressure Trialists. Effects of different regimens to lower blood pressure on major cardiovascular events in older and younger adults: Meta-analysis of randomised trials. *BMJ* 2008;336: 1121–1123.

Bobrie G, Frank M, Azizi M, et al. Sequential nephron blockade versus sequential renin-angiotensin system blockade in resistant hypertension: A prospective, randomized, open blinded endpoint study. *J Hypertens* 2012;30:1656–1664.

Bolsin S, Colson M, Marsiglio A. Perioperative beta blockade. *BMJ* 2013;347:f5640.

Bomback AS, Rekhtman Y, Klemmer PJ, et al. Aldosterone breakthrough during aliskiren, valsartan, and combination (aliskiren + valsartan) therapy. *J Am Soc Hypertens* 2012;6:338–345.

Bond WS. Psychiatric indications for clonidine. *J Clin Psychopharmacol* 1986;6:81–87.

Bove AA, Homko CJ, Santamore WP, et al. Managing hypertension in urban underserved subjects using telemedicine—a clinical trial. *Am Heart J* 2013;165:615–621.

Brater DC. Pharmacokinetics and pharmacodynamics of torasemide in health and disease. *J Cardiovasc Pharmacol* 1993;22(Suppl 3): S24–S31.

Brater DC. Pharmacology of diuretics. *Am J Med Sci* 2000; 319:38–50.

Brater DC, Chennavasin P, Day B, et al. Bumetanide and furosemide. *Clin Pharm Ther* 1983;34:207–213.

Brenner BM, Cooper ME, de Zeeuw D, et al. Effects of losartan on renal and cardiovascular outcomes in patients with type 2 diabetes and nephropathy. *N Engl J Med* 2001;345:861–869.

Brewster LM, van Montfrans GA, Kleijnen J. Systematic review: Antihypertensive drug therapy in black patients. *Ann Intern Med* 2004;141:614–627.

Briasoulis A, Agarwal V, Valachis A, et al. Antihypertensive effects of statins: A meta-analysis of prospective controlled studies. *J Clin Hypertens (Greenwich)* 2013;15:310–320.

Brinker S, Pandey A, Ayers C, et al. Therapeutic drug monitoring facilitates blood pressure control in resistant hypertension. *J Am Coll Cardiol* 2014;63:834–835.

Brooke BS, Habashi JP, Judge DP, et al. Angiotensin II blockade and aortic-root dilation in Marfan's syndrome. *N Engl J Med* 2008;358:2787–2795.

Brown MJ. Aliskiren. *Circulation* 2008;118:773–784.

Brown MJ, Cruickshank JK, Dominiczak AF, et al. Better blood pressure control: How to combine drugs. *J Hum Hypertens* 2003;17:81–86.

Brown MJ, McInnes GT, Papst CC, et al. Aliskiren and the calcium channel blocker amlodipine combination as an initial treatment strategy for hypertension control (ACCELERATE): A randomised, parallel-group trial. *Lancet* 2009;377:312–320.

Brown NJ, Ray WA, Snowden M, et al. Black Americans have an increased rate of angiotensin converting enzyme inhibitor-associated angioedema. *Clin Pharmacol Ther* 1996;60:8–13.

Brown NJ, Byiers S, Carr D, et al. Dipeptidyl peptidase-IV inhibitor use associated with increased risk of ACE inhibitor-associated angioedema. *Hypertension* 2009;54:516–523.

Brunner F, Kukovetz WR. Postischemic antiarrhythmic effects of angiotensin-converting enzyme inhibitors. *Circulation* 1996;94: 1752–1761.

Bulpitt CJ, Beckett N, Peters R, et al. Does white coat hypertension require treatment over age 80? Results of the hypertension in the very elderly trial ambulatory blood pressure side project. *Hypertension* 2013;61:89–94.

Bullo M, Tschumi S, Bucher BS, et al. Pregnancy outcome following exposure to angiotensin-converting enzyme inhibitors or angiotensin receptor antagonists: a systematic review. *Hypertension* 2012;60:444–450.

Burns J, Ball SG, Worthy G, et al. Hypertensive left ventricular hypertrophy: A mechanistic approach to optimizing regression assessed by cardiovascular magnetic resonance. *J Hypertens* 2012;30:2039–2046.

Butt DA, Mamdani M, Austin PC, et al. The risk of hip fracture after initiating antihypertensive drugs in the elderly. *Arch Intern Med* 2012;172:1739–1744.

Byrd BF III, Collins HW, Primm RK. Risk factors for severe bradycardia during oral clonidine therapy for hypertension. *Arch Intern Med* 1988;148:729–733.

Caldeira D, Alarcao J, Vaz-Carneiro A, et al. Risk of pneumonia associated with use of angiotensin converting enzyme inhibitors and angiotensin receptor blockers: Systematic review and meta-analysis. *BMJ* 2012;345:e4260.

Calhoun DA, Jones C, Textor S, et al. Resistant hypertension: Diagnosis, evaluation, and treatment. *Hypertension* 2008;51: 1403–1419.

Calhoun DA, Booth JN, 3rd, Oparil S, et al. Refractory hypertension: determination of prevalence, risk factors, and comorbidities in a large, population-based cohort. *Hypertension* 2014;63:451–458.

Cameron HA, Ramsay LE. The lupus syndrome induced by hydralazine. *BMJ* 1984;289:410–412.

Canzanello VJ, Baranco-Pryor E, Rahbari-Oskoui F, et al. Predictors of blood pressure response to the angiotensin receptor blocker candesartan in essential hypertension. *Am J Hypertens* 2008;21: 61–66.

Carey KM, Comee MR, Donovan JL, et al. A polypill for all? Critical review of the polypill literature for primary prevention of cardiovascular disease and stroke. *Ann Pharmacother* 2012;46: 688–695.

Carlsen JE, Køber L, Torp-Pedersen C, et al. Relation between dose of bendrofluazide, antihypertensive effect, and adverse biochemical effects. *BMJ* 1990;300:974–978.

Carter BL, Bergus GR, Dawson JD, et al. A cluster randomized trial to evaluate physician/pharmacist collaboration to improve blood pressure control. *J Clin Hypertens (Greenwich)* 2008a;10: 260–271.

Carter BL, Einhorn PT, Brands M, et al. Thiazide-induced dysglycemia: Call for research from a working group from the national heart, lung, and blood institute. *Hypertension* 2008b;52: 30–36.

Carter BL, Lund BC, Hayase N, et al. A longitudinal analysis of antihypertensive drug interactions in a Medicaid population. *Am J Hypertens* 2004;17:421–427.

Casas JP, Chua W, Loukogeorgakis S, et al. Effect of inhibitors of the renin-angiotensin system and other antihypertensive drugs on renal outcomes: Systematic review and meta-analysis. *Lancet* 2005;366:2026–2033.

Celis H, Thijs L, Staessen JA, et al. Interaction between nonsteroidal anti-inflammatory drug intake and calcium-channel blocker-based antihypertensive treatment in the Syst-Eur trial. *J Hum Hypertens* 2001;15:613–618.

Celle S, Annweiler C, Pichot V, et al. Association between ambulatory 24-hour blood pressure levels and brain volume reduction: A cross-sectional elderly population-based study. *Hypertension* 2012;60:1324–1331.

Cene CW, Dennison CR, Powell Hammond W, et al. Antihypertensive medication nonadherence in black men: Direct and mediating effects of depressive symptoms, psychosocial stressors, and substance use. *J Clin Hypertens* 2013;15:201–209.

Chalmers J, Arima H, Woodward M, et al. Effects of combination of perindopril, indapamide, and calcium channel blockers in patients with type 2 diabetes mellitus: results from the Action In Diabetes and Vascular Disease: Preterax and Diamicron Controlled Evaluation (ADVANCE) trial. *Hypertension* 2014;63:259–264.

Chapman N, Chang CL, Dahlöf B, et al. Effect of doxazosin gastrointestinal therapeutic system as third-line antihypertensive therapy on blood pressure and lipids in the Anglo-Scandinavian Cardiac Outcomes Trial. *Circulation* 2008;118:42–48.

Chapman N, Dobson J, Wilson S, et al. Effect of spironolactone on blood pressure in subjects with resistant hypertension. *Hypertension* 2007;49:839–845.

Chapman AB, Schwartz GL, Boerwinkle E, et al. Predictors of antihypertensive response to a standard dose of hydrochlorothiazide for essential hypertension. *Kidney Int* 2002;61:1047–1055.

Chatterjee S, Biondi-Zoccai G, Abbate A, et al. Benefits of beta blockers in patients with heart failure and reduced ejection fraction: Network meta-analysis. *BMJ* 2013;346:f55.

Chen X, Qiu Z, Yang S, et al. Effectiveness and safety of a therapeutic vaccine against angiotensin ii receptor type 1 in hypertensive animals. *Hypertension* 2013;61:408–416.

Cheng A, Frishman WH. Use of angiotensin-converting enzyme inhibitors as monotherapy and in combination with diuretics and calcium channel blockers. *J Clin Pharmacol* 1998;38:477–491.

Cheng HF, Harris RC. Cyclooxygenases, the kidney, and hypertension. *Hypertension* 2004;43:525–530.

Cheng J, Zhang W, Zhang X, et al. Effect of angiotensin-converting enzyme inhibitors and angiotensin II receptor blockers on all-cause mortality, cardiovascular deaths, and cardiovascular events in patients with diabetes mellitus: a meta-analysis. *JAMA Intern Med* 2014;174:773–785.

Chillon JM, Baumbach GL. Effects of indapamide, a thiazide-like diuretic, on structure of cerebral arterioles in hypertensive rats. *Hypertension* 2004;43:1092–1097.

Chiu WC, Ho WC, Lin MH, et al. Angiotension receptor blockers reduce the risk of dementia. *J Hypertens* 2014;32:938–947.

Chiuve SE, Rexrode KM, Spiegelman D, et al. Primary prevention of stroke by healthy lifestyle. *Circulation* 2008;118:947–954.

Choi HK, Soriano LC, Zhang Y, et al. Antihypertensive drugs and risk of incident gout among patients with hypertension: Population based case–control study. *BMJ* 2012;344:d8190.

Chobanian AV, Bakris GL, Black HR, et al. Seventh report of the Joint National Committee on Prevention, Detection, Evaluation, and Treatment of High Blood Pressure. *Hypertension* 2003;42: 1206–1252.

Chow CK, Teo KK, Rangarajan S, et al. Prevalence, awareness, treatment, and control of hypertension in rural and urban communities in high-, middle-, and low-income countries. *JAMA* 2013;310: 959–968.

Cirillo M, Marcarelli F, Mele AA, et al. Parallel-group 8-week study on chlorthalidone effects in hypertensives with low kidney function. *Hypertension* 2014;63:692–697.

Clark JA, Zimmerman HJ, Tanner LA. Labetalol hepatotoxicity. *Ann Intern Med* 1990;113:210–213.

Clobass Study Group. Low-dose clonidine administration in the treatment of mild or moderate essential hypertension. *J Hypertens* 1990;8:539–546.

Coca SG, Perazella MA, Buller GK. The cardiovascular implications of hypokalemia. *Am J Kidney Dis* 2005;45:233–247.

Cohn JN, McInnes GT, Shepherd AM. Direct-acting vasodilators. *J Clin Hypertens* 2011;13:690–692.

Colt JS, Schwartz K, Graubard BI, et al. Hypertension and risk of renal cell carcinoma among white and black Americans. *Epidemiology* 2011;22:797–804.

Colussi G, Catena C, Sechi LA. Spironolactone, eplerenone and the new aldosterone blockers in endocrine and primary hypertension. *J Hypertens* 2013;31:3–15.

Corrao G, Scotti L, Bagnardi V, et al. Hypertension, antihypertensive therapy and renal-cell cancer: A meta-analysis. *Curr Drug Saf* 2007;2:125–133.

Cranston WI, Juel-Jensen BE, Semmence AM, et al. Effects of oral diuretics on raised arterial pressure. *Lancet* 1963;2: 966–970.

Cummings DM, Letter AJ, Howard G, et al. Generic medications and blood pressure control in diabetic hypertensive subjects: Results from the REasons for Geographic And Racial Differences in Stroke (REGARDS) study. *Diabetes Care* 2013;36:591–597.

Cushman WC, Bakris GL, White WB, et al. Azilsartan medoxomil plus chlorthalidone reduces blood pressure more effectively than olmesartan plus hydrochlorothiazide in stage 2 systolic hypertension. *Hypertension* 2012a;60:310–318.

Cushman WC, Davis BR, Pressel SL, et al. Mortality and morbidity during and after the Antihypertensive and Lipid-Lowering Treatment to Prevent Heart Attack Trial. *J Clin Hypertens (Greenwich)* 2012b;14:20–31.

Czernichow S, Castetbon K, Salanave B, et al. Determinants of blood pressure treatment and control in obese people: Evidence from the general population. *J Hypertens* 2012;30:2338–2344.

Czernichow S, Zanchetti A, Turnbull F, et al. The effects of blood pressure reduction and of different blood pressure-lowering regimens on major cardiovascular events according to baseline blood pressure: Meta-analysis of randomized trials. *J Hypertens* 2011;29:4–16.

Daien V, Duny Y, Ribstein J, et al. Treatment of hypertension with renin-angiotensin system inhibitors and renal dysfunction: A systematic review and meta-analysis. *Am J Hypertens* 2012;25: 126–132.

Dang A, Zhang Y, Liu G, et al. Effects of losartan and irbesartan on serum uric acid in hypertensive patients with hyperuricaemia in Chinese population. *J Hum Hypertens* 2006;20:45–50.

Daugherty SL, Powers JD, Magid DJ, et al. The association between medication adherence and treatment intensification with blood pressure control in resistant hypertension. *Hypertension* 2012; 60:303–309.

Davies SJ, Jackson PR, Ramsay LE, et al. Drug intolerance due to nonspecific adverse effects related to psychiatric morbidity in hypertensive patients. *Arch Intern Med* 2003;163:592–600.

Deary AJ, Schumann AL, Murfet H, et al. Double-blind, placebo controlled crossover comparison of five classes of antihypertensive drugs. *J Hypertens* 2002;20:771–777.

Della Chiesa A, Pfiffner D, Meier B, et al. Sexual activity in hypertensive men. *J Hum Hypertens* 2003;17:515–521.

Delles C, Klingbeil AU, Schneider MP, et al. Direct comparison of the effects of valsartan and amlodipine on renal hemodynamics in human essential hypertension. *Am J Hypertens* 2003;16:1030–1035.

Devereaux PJ, Sessler DI, Leslie K, et al. Clonidine in patients undergoing noncardiac surgery. *N Engl J Med* 2014;370:1504–1513.

Dhalla IA, Gomes T, Yao Z, et al. Chlorthalidone versus hydrochlorothiazide for the treatment of hypertension in older adults: A population-based cohort study. *Ann Intern Med* 2013;158:447–455.

Diao D, Wright JM, Cundiff DK, et al. Pharmacotherapy for mild hypertension. *Cochrane Database Syst Rev* 2012;8:CD006742.

Dickerson JE, Hingorani AD, Ashby MJ, et al. Optimisation of antihypertensive treatment by crossover rotation of four major classes. *Lancet* 1999;353:2008–2013.

Dietz JD, Du S, Bolten CW, et al. A number of marketed dihydropyridine calcium channel blockers have mineralocorticoid receptor antagonist activity. *Hypertension* 2008;51:742–748.

Di Lenarda A, Remme WJ, Charlesworth A, et al. Exchange of beta-blockers in heart failure patients. Experiences from the poststudy phase of COMET investors. *Eur J Heart Fail* 2005;7(4):640–649.

DiNicolantonio JJ, Lavie CJ, Fares H, et al. Meta-analysis of carvedilol versus beta 1 selective beta-blockers (atenolol, bisoprolol, metoprolol, and nebivolol). *Am J Cardiol* 2013;111:765–769.

Dream Trial Investigators. Effect of ramipril on the incidence of diabetes. *N Engl J Med* 2006;355:1551–1562.

Dunn CJ, Fitton A, Brogden RN. Torasemide. *Drugs* 1995;49: 121–142.

Dussol B, Moussi-Frances J, Morange S, et al. A pilot study comparing furosemide and hydrochlorothiazide in patients with hypertension and stage 4 or 5 chronic kidney disease. *J Clin Hypertens (Greenwich)* 2012;14:32–37.

Edelmann F, Wachter R, Schmidt AG, et al. Effect of spironolactone on diastolic function and exercise capacity in patients with heart failure with preserved ejection fraction: The Aldo-DHF randomized controlled trial. *JAMA* 2013;309:781–791.

Eames PJ, Blake MJ, Panerai RB, et al. Cerebral autoregulation indices are unimpaired by hypertension in middle aged and older people. *Am J Hypertens.* 2003;16:746–753.

Egan BM, Bandyopadhyay D, Shaftman SR, et al. Initial monotherapy and combination therapy and hypertension control the first year. *Hypertension* 2012;59:1124–1131.

Egan BM, Laken MA, Shaun Wagner C, et al. Impacting population cardiovascular health through a community-based practice network: Update on an ASH-supported collaborative. *J Clin Hypertens (Greenwich)* 2011;13:543–550.

Egan BM, Zhao Y, Li J, et al. Prevalence of optimal treatment regimens in patients with apparent treatment-resistant hypertension based on office blood pressure in a community-based practice network. *Hypertension* 2013;62:691–697.

Eisenberg MJ, Brox A, Bestawros AN. Calcium channel blockers: An update. *Am J Med* 2004;116:35–43.

Elewa HF, Kozak A, Johnson MH, et al. Blood pressure lowering after experimental cerebral ischemia provides neurovascular protection. *J Hypertens* 2007;25:855–859.

Emeriau JP, Knauf H, Pujadas JO, et al. A comparison of indapamide SR 1.5 mg with both amlodipine 5 mg and hydrochlorothiazide 25 mg in elderly hypertensive patients. *J Hypertens* 2001;19: 343–350.

Eriksson JW, Jansson PA, Carlberg B, et al. Hydrochlorothiazide, but not Candesartan, aggravates insulin resistance and causes visceral and hepatic fat accumulation: The mechanisms for the diabetes preventing effect of Candesartan (MEDICA) study. *Hypertension* 2008;52:1030–1037.

Ernst ME, Carter BL, Basile JN. All thiazide-like diuretics are not chlorthalidone: Putting the ACCOMPLISH study into perspective. *J Clin Hypertens* 2009;11:5–10.

Ernst ME, Carter BL, Goerdt CJ, et al. Comparative antihypertensive effects of hydrochlorothiazide and chlorthalidone on ambulatory and office blood pressure. *Hypertension* 2006;47:352–358.

Ernst ME, Neaton JD, Grimm RH Jr, et al. Long-term effects of chlorthalidone versus hydrochlorothiazide on electrocardiographic left ventricular hypertrophy in the multiple risk factor intervention trial. *Hypertension* 2011;58:1001–1007.

Eschalier R, McMurray, JJV, Swedberg C, et al. Safety and efficacy of eplerenone in patients at high risk for hyperkalemia and/or worsening renal function. *J Am Coll Cardiol* 2013;62:1585–1593.

Esler M, Dudley F, Jennings G, et al. Increased sympathetic nervous activity and the effects of its inhibition with clonidine in alcoholic cirrhosis. *Ann Intern Med* 1992;116:446–455.

Esler M, Lux A, Jennings G, et al. Rilmenidine sympatholytic activity preserves mental stress, orthostatic sympathetic responses and adrenaline secretion. *J Hypertens* 2004;22:1529–1534.

Espinola-Klein C, Weisser G, Jagodzinski A, et al. Beta-blockers in patients with intermittent claudication and arterial hypertension: Results from the nebivolol or metoprolol in arterial occlusive disease trial. *Hypertension* 2011;58:148–154.

Estacio RO, Dale RA, Schrier R, et al. Relation of reduction in urinary albumin excretion to ten-year cardiovascular mortality in patients with type 2 diabetes and systemic hypertension. *Am J Cardiol* 2012;109:1743–1748.

Fabia MJ, Abdilla N, Oltra R, et al. Antihypertensive activity of angiotensin II AT1 receptor antagonists: A systematic review of studies with 24 h ambulatory blood pressure monitoring. *J Hypertens* 2007;25:1327–1336.

Fadl Elmula FE, Hoffmann P, Fossum E, et al. Renal sympathetic denervation in patients with treatment-resistant hypertension after witnessed intake of medication before qualifying ambulatory blood pressure. *Hypertension* 2013;62:526–532.

Fadl Elmula FE, Hoffmann P, Larstorp AC, et al. Adjusted drug treatment is superior to renal sympathetic denervation in patients with true treatment-resistant hypertension. *Hypertension* 2014;63: 991–999.

Fedorak RN, Field M, Chang EB. Treatment of diabetic diarrhea with clonidine. *Ann Intern Med* 1985;102:197–199.

Feig DI, Soletsky B, Johnson RJ. Effect of allopurinol on blood pressure of adolescents with newly diagnosed essential hypertension: A randomized trial. *JAMA* 2008;300:924–932.

Feldstein CA. Early treatment of hypertension in acute ischemic and intracerebral hemorrhagic stroke: progress achieved, challenges, and perspectives. *J Am Soc Hypertens* 2014;8:192–202.

Feldstein C, Weder AB. Orthostatic hypotension: A common, serious and underrecognized problem in hospitalized patients. *J Am Soc Hypertens* 2012;6:27–39.

Ferdinand KC, Patterson KP, Taylor C, et al. Community-based approaches to prevention and management of hypertension and cardiovascular disease. *J Clin Hypertens (Greenwich)* 2012;14:336–343.

Ferreira SH. A bradykinin-potentiating factor (BPF) present in the venom of *Bothrops jararaca. Br J Pharmacol* 1965;24:163–169.

Fink HA, Ishani A, Taylor BC, et al. Screening for, monitoring, and treatment of chronic kidney disease stages 1 to 3: A systematic review for the U.S. Preventive Services Task Force and for an American College of Physicians Clinical Practice Guideline. *Ann Intern Med* 2012;156:570–581.

Finnerty FA Jr, Davidov M, Mroczek WJ, et al. Influence of extracellular fluid volume on response to anti-hypertensive drugs. *Circ Res* 1970a;26(Suppl 1):71–80.

Finnerty FA Jr, Davidov M, Mroczek WJ, et al. Influence of extracellular fluid volume on response to antihypertensive drugs. *Circ Res* 1970b;27:71–82.

Flack JM, Yunis C, Preisser J, et al. The rapidity of drug dose escalation influences blood pressure response and adverse effects burden in patients with hypertension. *Arch Intern Med* 2000;160: 1842–1847.

Fletcher RD, Amdur RL, Kolodner R, et al. Blood pressure control among us veterans: A large multiyear analysis of blood pressure data from the veterans administration health data repository. *Circulation* 2012;125:2462–2468.

Fogari R, Zoppi A, Tettamanti F, et al. Effects of nifedipine and indomethacin on cough induced by angiotensin-converting enzyme inhibitors. *J Cardiovasc Pharmacol* 1992;19:670–673.

Franklin SS, Thijs L, Hansen TW, et al. Significance of white-coat hypertension in older persons with isolated systolic hypertension: A meta-analysis using the international database on ambulatory blood pressure monitoring in relation to cardiovascular outcomes population. *Hypertension* 2012;59:564–571.

Franse LV, Pahor M, Di Bari M, et al. Hypokalemia associated with diuretic use and cardiovascular events in the Systolic Hypertension in the Elderly Program. *Hypertension* 2000;35:1025–1030.

Frassetto LA, Nash E, Morris RC Jr, Sebastian A. Comparative effects of potassium chloride and bicarbonate on thiazide-induced reduction in urinary calcium excretion. *Kidney Int* 2000;58:748–752.

Freeman R. Clinical practice. Neurogenic orthostatic hypotension. *N Engl J Med.* 2008;358:615–624.

Freis ED, Rose JC, Higgins TF, et al. The hemodynamic effects of hypotensive drugs in man. IV. 1-hydrazinophthalazine. *Circulation* 1953;8:199.

Friedman GD, Asgari MM, Warton EM, et al. Antihypertensive drugs and lip cancer in non-Hispanic whites. *Arch Intern Med* 2012; 172:1246–1251.

Friedman PA, Bushinsky DA. Diuretic effects on calcium metabolism. *Semin Nephrol* 1999;19:551–556.

Funder JW. New biology of aldosterone, and experimental studies on the selective aldosterone blocker eplerenone. *Am Heart J* 2002; 144(Suppl 5):S8–S11.

Furberg CD, Psaty BM, Meyer JV. Nifedipine. Dose-related increase in mortality in patients with coronary heart disease. *Circulation* 1995;92:1326–1331.

Gaddam KK, Nishizaka MK, Pratt-Ubunama MN, et al. Characterization of resistant hypertension: Association between resistant hypertension, aldosterone, and persistent intravascular volume expansion. *Arch Intern Med* 2008;168:1159–1164.

Gandhi S, Fleet JL, Bailey DG, et al. Calcium-channel blocker-clarithromycin drug interactions and acute kidney injury. *JAMA* 2013;310:2544–2553.

Gao D, Ning N, Niu X, et al. Aliskiren vs. angiotensin receptor blockers in hypertension: meta-analysis of randomized controlled trials. *Am J Hypertens* 2011;24:613–621.

Garijo GMA, Perez Caderon R, Fernandez-Duran de A, et al. Cutaneous reactions to diltiazem and cross reactivity with other calcium channel blockers. *Allergol Immunopathol (Madr)* 2005;33: 238–240.

Gavras H, Brunner HR, Laragh JH, et al. An angiotensin converting-enzyme inhibitor to identify and treat vasoconstrictor and volume factors in hypertensive patients. *N Engl J Med* 1974;291: 817–821.

Geleijnse JM, Witteman JC, Bak AA, et al. Reduction in blood pressure with a low sodium, high potassium, high magnesium salt in older subjects with mild to moderate hypertension. *BMJ* 1994;309:436–440.

George RB, Light RW, Hudson LD, et al. Comparison of the effects of labetalol and hydrochlorothiazide on the ventilatory function of hypertensive patients with asthma and propranolol sensitivity. *Chest* 1985;88:814–818.

Ghiadoni L, Magagna A, Versari D, et al. Different effect of antihypertensive drugs on conduit artery endothelial function. *Hypertension* 2003;41:1281–1286.

Ghosh SM, Kapil V, Fuentes-Calvo I, et al. Enhanced vasodilator activity of nitrite in hypertension: Critical role for erythrocytic xanthine oxidoreductase and translational potential. *Hypertension* 2013;61:1091–1102.

GISSI-AF Investigators. Valsartan for prevention of recurrent atrial fibrillation. *N Engl J Med* 2009;360:1606–1617.

Giugliano D, Acampora R, Marfella R, et al. Hemodynamic and metabolic effects of transdermal clonidine in patients with hypertension and non-insulin-dependent diabetes mellitus. *Am J Hypertens* 1998;11:184–189.

Go AS, Mozaffarian D, Roger VL, et al. Heart disease and stroke statistics—2014 update: A report from the American Heart Association. *Circulation* 2014;129:e28–e29.

Goa KL, Benfield P, Sorkin EM. Labetalol. *Drugs* 1989;37:583–627.

Gorelick PB, Nyenhuis D, American Society of Hypertension Writing G, et al. Blood pressure and treatment of persons with hypertension as it relates to cognitive outcomes including executive function. *J Am Soc Hypertens* 2012;6:309–315.

Gosse P, Sheridan DJ, Zannad F, et al. Regression of left ventricular hypertrophy in hypertensive patients treated with indapamide SR 1.5 mg versus enalapril 20 mg. *J Hypertens* 2000;18:1465–1475.

Gradman AH, Cutler NR, Davis PJ, et al. Combined enalapril and felodipine extended release (ER) for systemic hypertension. *Am J Cardiol* 1997;79:431–435.

Gradman AH, Parise H, Lefebvre P, et al. Initial combination therapy reduces the risk of cardiovascular events in hypertensive patients: a matched cohort study. *Hypertension* 2013;61:309–318.

Grandi AM, Imperiale D, Santillo R, et al. Aldosterone antagonist improves diastolic function in essential hypertension. *Hypertension* 2002;40:647–652.

Grassi G, Seravalle G, Turri C, et al. Short-versus long-term effects of different dihydropyridines on sympathetic and baroreflex function in hypertension. *Hypertension* 2003;41:558–562.

Graves JW. Management of difficult to control hypertension. *Mayo Clin Proc* 2000;75:278–284.

Gress TW, Nieto FJ, Shahar E, et al. Hypertension and antihypertensive therapy as risk factors for type 2 diabetes mellitus. *N Engl J Med* 2000;342:905–912.

Griffin KA, Bidani AK. Progression of renal disease: Renoprotective specificity of renin-angiotensin system blockade. *Clin J Am Soc Nephrol* 2006;1:1054–1065.

Griffin KA, Picken MM, Bidani AK. Deleterious effects of calcium channel blockade on pressure transmission and glomerular injury in rat remnant kidneys. *J Clin Invest* 1995;96:793–800.

Grimm RH Jr, Grandits GA, Prineas RJ, et al. Long-term effects on sexual function of five antihypertensive drugs and nutritional hygienic treatment of hypertensive men and women. *Hypertension* 1997;29:8–14.

Grise EM, Adeoye O, Lindsell C, et al. Emergency department adherence to American Heart Association guidelines for blood pressure management in acute ischemic stroke. *Stroke* 2012;43:557–559.

Grobbee DE, Hoes AW. Non-potassium-sparing diuretics and risk of sudden cardiac death. *J Hypertens* 1995;13:1539–1545.

Grubb BP, Sirio C, Zelis R. Intravenous labetalol in acute aortic dissection. *JAMA* 1987;258:78–79.

Guasti L, Zanotta D, Diolisi A, et al. Changes in pain perception during treatment with angiotensin converting enzyme-inhibitors and angiotensin II type 1 receptor blockade. *J Hypertens* 2002;20:485–491.

Hackam DG, Thiruchelvam D, Redelmeier DA. Angiotensin converting enzyme inhibitors and aortic rupture: A population-based case–control study. *Lancet* 2006;368:659–665.

Haffner CA, Horton RC, Lewis HM, et al. A metabolic assessment of the beta1 selectivity of bisoprolol. *J Hum Hypertens* 1992;6:397–400.

Hamilton CA, Miller WH, Al-Benna S, et al. Strategies to reduce oxidative stress in cardiovascular disease. *Clin Sci (Lond)* 2004;106:219–234.

Hart P, Bakris GL. Calcium antagonists: Do they equally protect against kidney injury? *Kidney Int* 2008;73:795–796.

Heart Outcomes Prevention Evaluation (HOPE) Study Investigators. Effects of an angiotensin-converting-enzyme inhibitor, Ramipril, on cardiovascular events in high-risk patients. *N Engl J Med* 2000;342:145–153.

Hebert PR, Coffey CS, Byrne DW, et al. Treatment of elderly hypertensive patients with epithelial sodium channel inhibitors combined with a thiazide diuretic reduces coronary mortality and sudden cardiac death. *J Am Soc Hypertens* 2008;2:355–365.

Herings RM, de Boer A, Stricker BH, et al. Hypoglycemia associated with use of inhibitors of angiotensin converting enzyme. *Lancet* 1995;345:1194–1198.

Hermida RC, Ayala DE, Mojon A, et al. Decreasing sleep-time blood pressure determined by ambulatory monitoring reduces cardiovascular risk. *J Am Coll Cardiol* 2011;58:1165–1173.

Hernández-Díaz S, Werler MM, Walker AM, et al. Folic acid antagonists during pregnancy and the risk of birth defects. *N Engl J Med* 2000;343:1608–1614.

Hoes AW, Grobbee DE, Lubsen J, et al. Diuretics, beta-blockers, and the risk for sudden cardiac death in hypertensive patients. *Ann Intern Med* 1995;123:481–487.

Holtkamp FA, de Zeeuw D, Thomas MC, et al. An acute fall in estimated glomerular filtration rate during treatment with losartan predicts a slower decrease in long-term renal function. *Kidney Int* 2011;80:282–287.

Hornslien AG, Sandset EC, Bath PM, et al. Effects of candesartan in acute stroke on cognitive function and quality of life: Results from the Scandinavian Candesartan Acute Stroke Trial. *Stroke* 2013;44:2022–2024.

Horwitz RI, Feinstein AR. Exclusion bias and the false relationship of reserpine and breast cancer. *Arch Intern Med* 1985;145:1873–1875.

Ignarro J. Experimental evidence of nitric oxide-dependent vasodilatory activity of nebivolol, a third generation beta-blocker. *Blood Press Suppl* 2004;1:2–16.

Ito I, Hayashi Y, Kawai Y, et al. Prophylactic effect of intravenous nicorandil on perioperative myocardial damage in patients undergoing off-pump coronary artery bypass surgery. *J Cardiovasc Pharmacol* 2004;44:501–506.

Izzo JL, Jr., Weir MR. Angiotensin-converting enzyme inhibitors. *J Clin Hypertens (Greenwich)* 2011;13:667–675.

Jacobs RL, Hoberman LJ, Goldstein HM. Angioedema of the small bowel caused by an angiotensin-converting enzyme inhibitor. *Am J Gastroenterol* 1994;89:127–128.

Jaffe MG, Lee GA, Young JD, et al. Improved blood pressure control associated with a large-scale hypertension program. *JAMA* 2013;310:699–705.

Jamerson K, Weber MA, Bakris GL, et al. Benazepril plus amlodipine or hydrochlorothiazide for hypertension in high-risk patients. *N Engl J Med* 2008;359:2417–2428.

James PA, Oparil S, Carter BL, et al. 2014 evidence-based guideline for the management of high blood pressure in adults: report from the panel members appointed to the Eighth Joint National Committee (JNC 8). *JAMA* 2014;311:507–520.

Jandeleit-Dahm KA, Tikellis C, Reid CM, et al. Why blockade of the renin-angiotensin system reduces the incidence of new-onset diabetes. *J Hypertens* 2005;23:463–473.

Jansen PM, Frenkel WJ, van den Born BJ, et al. Determinants of blood pressure reduction by eplerenone in uncontrolled hypertension. *J Hypertens* 2013;31:404–413.

Jeunemaitre X, Chatellier G, Kreft-Jais C, et al. Efficacy and tolerance of spironolactone in essential hypertension. *Am J Cardiol* 1987;60:820–825.

Johnson B, Hoch K, Errichetti A, et al. Effects of methyldopa on psychometric performance. *J Clin Pharmacol* 1990;30:1102–1105.

Johnston CI, Burrell LM. Evolution of blockade of the renin-angiotensin system. *J Hum Hypertens* 1995;9:375–380.

Julius S, Kjeldsen SE, Weber M, et al. Outcomes in hypertensive patients at high cardiovascular risk treated with regimens based on valsartan or amlodipine: The VALUE randomised trial. *Lancet* 2004;363:2022–2031.

Julius S, Nesbitt SD, Egan BM, et al. Feasibility of treating prehypertension with an angiotensin-receptor blocker. *N Engl J Med* 2006;354:1685–1697.

Jung O, Gechter JL, Wunder C, Paulke A, et al. Resistant hypertension? Assessment of adherence by toxicological urine analysis. *J Hypertens* 2013;31:766–774.

Kalinowski L, Dobrucki LW, Szczepanska-Konkel M, et al. Third-generation beta-blockers stimulate nitric oxide release from endothelial cells through ATP efflux: A novel mechanism for antihypertensive action. *Circulation* 2003;107:2747–2752.

Kampus P, Serg M, Kals J, et al. Differential effects of nebivolol and metoprolol on central aortic pressure and left ventricular wall thickness. *Hypertension* 2011;57:1122–1128.

Kanno A, Kikuya M, Ohkubo T, et al. Pre-hypertension as a significant predictor of chronic kidney disease in a general population: The Ohasama study. Nephrology, dialysis, transplantation: Official publication of the European Dialysis and Transplant Association. *Nephrol Dial Transplant* 2012;27:3218–3223.

Kaplan NM. Renin profiles. The unfulfilled promises. *JAMA* 1977;238:611–613.

Kaplan NM, Gidding SS, Pickering TG, et al. Task Force 5: systemic hypertension. *J Am Coll Cardiol*. 2005;45:1346–1348.

Kaplan NM. Chlorthalidone versus hydrochlorothiazide: a tale of tortoises and a hare. *Hypertension* 2011;58:994–995.

Kasiske BL, Ma JZ, Kalil RS, et al. Effects of antihypertensive therapy on serum lipids. *Ann Intern Med* 1995;122:133–141.

Kazani S, Israel E. Treatment with bête blockers in people with COPD. *BMJ* 2011;342:d2655.

Kent DM, Jafar TH, Hayward RA, et al. Progression risk, urinary protein excretion, and treatment effects of angiotensin-converting enzyme inhibitors in nondiabetic kidney disease. *J Am Soc Nephrol* 2007;18:1959–1965.

Khatri I, Uemura N, Notargiacomo A, Freis ED. Direct and reflex cardiostimulating effects of hydralazine. *Am J Cardiol* 1977;40:38–42.

Kidwai BJ, George M. Hair loss with minoxidil withdrawal. *Lancet* 1992;340:609–610.

Kim-Mitsuyama S, Ogawa H, Matsui K, et al. An angiotensin ii receptor blocker-calcium channel blocker combination prevents cardiovascular events in elderly high-risk hypertensive patients with chronic kidney disease better than high-dose angiotensin II receptor blockade alone. *Kidney Int* 2013;83:167–176.

Kloner RA. Cardiovascular effects of the 3 phosphodiesterase-5 inhibitors approved for the treatment of erectile dysfunction. *Circulation* 2004;110:3149–3155.

Ko DT, Hebert PR, Coffey CS, et al. Adverse effects of beta-blocker therapy for patients with heart failure: A quantitative overview of randomized trials. *Arch Intern Med* 2002;164:1389–1394.

Kostis JB, Packer M, Black HR, et al. Omapatrilat and enalapril in patients with hypertension: The Omapatrilat Cardiovascular Treatment vs. Enalapril (OCTAVE) trial. *Am J Hypertens* 2004;17:103–111.

Krekels MM, Gaillard CA, Viergever PP, et al. Natriuretic effect of nitrendipine is preceded by transient systemic and renal hemodynamic effects. *Cardiovasc Drugs Ther* 1997;11:33–38.

Krop M, Lu X, Verdonk K, et al. New renin inhibitor vtp-27999 alters renin immunoreactivity and does not unfold prorenin. *Hypertension* 2013;61:1075–1082.

Krum H, Schlaich MP, Sobotka PA, et al. Percutaneous renal denervation in patients with treatment-resistant hypertension: Final 3-year report of the Symplicity HTN-1 study. *Lancet* 2014:83:622–629.

Krum H, Schlaich M, Whitbourn R, et al. Catheter-based renal sympathetic denervation for resistant hypertension: A multicentre safety and proof-of-principle cohort study. *Lancet* 2009;373:1275–1281.

Kunz R, Friedrich C, Wolbers M, et al. Meta-analysis: Effect of monotherapy and combination therapy with inhibitors of the renin angiotensin system on proteinuria in renal disease. *Ann Intern Med* 2008;148:30–48.

Kusunoki H, Taniyama Y, Azuma J, et al. Telmisartan exerts renoprotective actions via peroxisome proliferator-activated receptor-gamma/hepatocyte growth factor pathway independent of angiotensin II type 1 receptor blockade. *Hypertension* 2012;59:308–316.

Labinjoh C, Newby DE, Pellegrini MP, et al. Potentiation of bradykinin-induced tissue plasminogen activator release by angiotensin-converting enzyme inhibition. *J Am Coll Cardiol* 2001;38:1402–1408.

Lacourcière Y, Poirier L, Lefebvre J. A comparative review of the efficacy of antihypertensive agents on 24 h ambulatory blood pressure. *Can J Cardiol* 2000;16:1155–1166.

Lahive KC, Weiss JW, Weinberger SE. Alpha-methyldopa selectively reduces alae nasi activity. *Clin Sci* 1988;74:547–551.

Lapi F, Azoulay L, Yin H, et al. Concurrent use of diuretics, angiotensin converting enzyme inhibitors, and angiotensin receptor blockers with non-steroidal anti-inflammatory drugs and risk of acute kidney injury: Nested case–control study. *BMJ* 2013;346:e8525.

Lardinois CK, Neuman SL. The effects of antihypertensive agents on serum lipids and lipoproteins. *Arch Intern Med* 1988;148:1280–1288.

Lassila M, Cooper ME, Jandeleit-Dahm K. Antiproteinuric effect of RAS blockade: New mechanisms. *Curr Hypertens Rep* 2004;6:383–392.

Law MR, Morris JK, Wald NJ. Use of blood pressure lowering drugs in the prevention of cardiovascular disease: Metaanalysis of 147 randomised trials in the context of expectations from prospective epidemiological studies. *BMJ* 2009;338:b1665.

Law MR, Wald NJ, Morris JK, et al. Value of low dose combination treatment with blood pressure lowering drugs: Analysis of 354 randomised trials. *BMJ* 2003;326:1427.

Lawlor DA, Kim L, Morris R, et al. Survival with treated and well-controlled blood pressure: Findings from a prospective cohort study. *Plos One* 2011;6:e17792.

Lebel M, Langlois S, Belleau LJ, et al. Labetalol infusion in hypertensive emergencies. *Clin Pharmacol Ther* 1985;37:614–618.

Lee W. Drug-induced hepatotoxicity. *N Engl J Med* 1995;17:1118–1127.

Lee VC, Rhew DC, Dylan M, et al. Meta-analysis: Angiotensin receptor blockers in chronic heart failure and high-risk acute myocardial infarction. *Ann Intern Med* 2004;141:693–704.

Lee HH, Tsan YT, Ho WC, et al. Angiotensin-converting enzyme inhibitors enhance the effect of cyclooxygenase inhibitors on breast cancer: A nationwide case–control study. *J Hypertens* 2012;30:2432–2439.

Lernfelt B, Landahl S, Johansson P, et al. Haemodynamic and renal effects of felodipine in young and elderly patients. *Eur J Clin Pharmacol* 1998;54:595–601.

Leung AA, Wright A, Pazo V, et al. Risk of thiazide-induced hyponatremia in patients with hypertension. *Am J Med* 2011;124:1064–1072.

Levey AS, Coresh J. Chronic kidney disease. *Lancet* 2012;379:165–180.

Levine SR, Coull BM. Potassium depletion as a risk factor for stroke: Will a banana a day keep your stroke away? *Neurology* 2002;59:302–303.

Levine HJ, Gaasch WH. Vasoactive drugs in chronic regurgitant lesions of the mitral and aortic valves. *J Am Coll Cardiol* 1996;28:1083–1091.

Lewin A, Alderman MH, Mathur P. Antihypertensive efficacy of guanfacine and prazosin in patients with mild to moderate essential hypertension. *J Clin Pharmacol* 1990;30:1081–1087.

Lewis EJ, Hunsicker LG, Clarke WR, et al. Renoprotective effect of the angiotensin-receptor antagonist irbesartan in patients with nephropathy due to type 2 diabetes. *N Engl J Med* 2001;345:851–860.

Li NC, Lee A, Whitmer RA, et al. Use of angiotensin receptor blockers and risk of dementia in a predominantly male population: Prospective cohort analysis. *BMJ* 2010;340:b5465.

Libhaber EN, Libhaber CD, Candy GP, et al. Effect of slow-release indapamide and perindopril compared with amlodipine on 24-hour blood pressure and left ventricular mass in hypertensive patients of African ancestry. *Am J Hypertens* 2004;17: 428–432.

Lilja M, Jounela AJ, Juustila HJ, et al. Abrupt and gradual change from clonidine to beta blockers in hypertension. *Acta Med Scand* 1982;211:374–380.

Lim LS, Fink HA, Kuskowski MA, et al. Loop diuretic use and increased rates of hip bone loss in older men: The Osteoporotic Fractures in Men Study. *Arch Intern Med* 2008;168:35–740.

Lin MS, Mcnay JL, Shepherd AM, et al. Increased plasma norepinephrine accompanies persistent tachycardia after hydralazine. *Hypertension* 1983;5:257–263.

Lind L, Hänni A, Hvarfner A, et al. Influences of different antihypertensive treatments on indices of systemic mineral metabolism. *Am J Hypertens* 1994;7:302–307.

Lindholm LH, Carlberg B, Samuelsson O. Should beta blockers remain first choice in the treatment of primary hypertension? A meta-analysis. *Lancet* 2005;366:1545–1553.

Lindqvist M, Kahan T, Melcher A, et al. Long-term calcium antagonist treatment of human hypertension with mibefradil or amlodipine increases sympathetic nerve activity. *J Hypertens* 2007;25:169–175.

Lip GY, Ferner RE. Poisoning with anti-hypertensive drugs: Angiotensin converting enzyme inhibitors. *J Hum Hypertens* 1995;9:711–715.

Liu CL, Shau WY, Wu CS, et al. Angiotensin-converting enzyme inhibitor/angiotensin ii receptor blockers and pneumonia risk among stroke patients. *J Hypertens* 2012;30:2223–2229.

Luders S, Schrader J, Berger J, et al. The PHARAO study: Prevention of hypertension with the angiotensin-converting enzyme inhibitor ramipril in patients with high-normal blood pressure: A prospective, randomized, controlled prevention trial of the German Hypertension League. *J Hypertens* 2008;26:1487–1496.

Luetscher JA, Kraemer FB, Wilson DM, et al. Increased plasma inactive renin in diabetes mellitus. A marker of microvascular complications. *N Engl J Med* 1985;312:1412–1417.

Luft FC, Fineberg NS, Weinberger MH. Long-term effect of nifedipine and hydrochlorothiazide on blood pressure and sodium homeostasis at varying levels of salt intake in mildly hypertensive patients. *Am J Hypertens* 1991;4:752–760.

Lund LH, Benson L, Dahlstrom U, et al. Association between use of renin-angiotensin system antagonists and mortality in patients with heart failure and preserved ejection fraction. *JAMA* 2012;308:2108–2117.

Lyons D, Roy S, O'Byrne S, et al. ACE inhibition: Postsynaptic adrenergic sympatholytic action in men. *Circulation* 1997;96:911–915.

Mackenzie IS, McEniery CM, Dhakam Z, et al. Comparison of the effects of antihypertensive agents on central blood pressure and arterial stiffness in isolated systolic hypertension. *Hypertension* 2009;54:409–413.

Mahmoodi BK, Matsushita K, Woodward M, et al. Associations of kidney disease measures with mortality and end-stage renal disease in individuals with and without hypertension: A meta-analysis. *Lancet* 2012;380:1649–1661.

Mahmud A, Feely J. Beta-blockers reduce aortic stiffness in hypertension but nebivolol, not atenolol, reduces wave reflection. *Am J Hypertens* 2008;21:663–667.

Maillard P, Seshadri S, Beiser A, et al. Effects of systolic blood pressure on white-matter integrity in young adults in the Framingham heart study: A cross-sectional study. *Lancet Neurol* 2012;11:1039–1047.

Makani H, Bangalore S, Desouza KA, et al. Efficacy and safety of dual blockade of the renin-angiotensin system: Meta-analysis of randomised trials. *BMJ* 2013;346:f360.

Makani H, Messerli FH, Romero J, et al. Meta-analysis of randomized trials of angioedema as an adverse event of renin-angiotensin system inhibitors. *Am J Cardiol* 2012;110:383–391.

Mancia G, Fagard R, Narkiewicz K, et al. 2013 ESH/ESC guidelines for the management of arterial hypertension: The task force for the management of arterial hypertension of The European Society of Hypertension (ESH) and of The European Society of Cardiology (ESC). *J Hypertens* 2013;31:1281–1357.

Mancia G, Grassi G. Systolic and diastolic blood pressure control in antihypertensive drug trials. *J Hypertens* 2002;20:1461–1464.

Man in't Veld AJ, Van den Meiracker AH, Schalekamp MA. Do beta-blockers really increase peripheral vascular resistance? Review of the literature and new observations under basal conditions. *Am J Hypertens* 1988;1:91–96.

Mann SJ. The silent epidemic of thiazide-induced hyponatremia. *J Clin Hypertens (Greenwich)* 2008;10:477–484.

Mann JF, Anderson C, Gao P, et al. Dual inhibition of the renin-angiotensin system in high-risk diabetes and risk for stroke and other outcomes: Results of the ONTARGET trial. *J Hypertens* 2013;31:414–421.

Mann JF, Schmieder RE, McQueen M, et al. Renal outcomes with telmisartan, ramipril, or both, in people at high vascular risk (the ONTARGET study): A multicentre, randomised, double blind, controlled trial. *Lancet* 2008;372:547–553.

Marpillat N, Macquin-Mavier I, Tropeano AI, et al. Antihypertensive classes, cognitive decline and incidence of dementia: A network meta-analysis. *J Hypertens* 2013;31:1073–1082.

Marre M, Puig JG, Kokot F, et al. Equivalence of indapamide SR and enalapril on microalbuminuria reduction in hypertensive patients with type 2 diabetes: The NESTOR Study. *J Hypertens* 2004;22:1613–1622.

Marshall HJ, Beevers DG. α-Adrenoceptor blocking drugs and female urinary incontinence. *Br J Clin Pharmacol* 1996;42:507–509.

Marshall IJ, Wolfe CD, McKevitt C. Lay perspectives on hypertension and drug adherence: Systematic review of qualitative research. *BMJ* 2012;345:e3953.

Martin WB, Spodick DH, Zins GR. Pericardial disorders occurring during open-label study of 1,869 severely hypertensive patients treated with minoxidil. *J Cardiovasc Pharmacol* 1980;2(Suppl 2):S217–S227.

Materson BJ, Reda DJ, Cushman WC, et al. Single-drug therapy for hypertension in men. A comparison of six antihypertensive agents with placebo. The Department of Veterans Affairs Cooperative Study Group on Antihypertensive Agents. *N Engl J Med* 1993;328:914–921.

Materson BJ, Reda DJ, Cushman WC. Department of Veterans Affairs single-drug therapy of hypertension study. *Am J Hypertens* 1995;8:189–192.

Mathew TH, Boyd IW, Rohan AP. Hyponatraemia due to the combination of hydrochlorothiazide and amiloride (Moduretic). *Med J Aust* 1990;152:308–309.

Matsui Y, O'Rourke MF, Hoshide S, et al. Combined effect of angiotensin II receptor blocker and either a calcium channel blocker or diuretic on day-by-day variability of home blood pressure: The Japan Combined Treatment With Olmesartan and a Calcium-Channel Blocker Versus Olmesartan and Diuretics Randomized Efficacy Study. *Hypertension* 2012;59: 1132–1138.

Matsuzaki M, Ogihara T, Umemoto S, et al. Prevention of cardiovascular events with calcium channel blocker-based combination therapies in patients with hypertension: A randomized controlled trial. *J Hypertens* 2011;29:1649–1659.

Mauer M, Zinman B, Gardiner R, et al. Renal and retinal effects of enalapril and losartan in type 1 diabetes. *N Engl J Med* 2009;361:40–51.

McCabe J, Stork C, Mailloux D, et al. Penile angioedema associated with the use of angiotensin-converting-enzyme inhibitors and angiotensin II receptor blockers. *Am J Health Syst Pharm* 2008;65:420–421.

McCarthy CA, Vinh A, Broughton BR, et al. Angiotensin II type 2 receptor stimulation initiated after stroke causes neuroprotection in conscious rats. *Hypertension* 2012;60:1531–1537.

McConnell JD, Roehrborn CG, Bautista OM, et al. The long term effect of doxazosin, finasteride, and combination therapy on the clinical progression of benign prostatic hyperplasia. *N Engl J Med* 2003;349:2387–2398.

McHenry CM, Atkinson AB, Hunter SJ, et al. Effects on insulin action of adding low-dose thiazide to angiotensin-converting enzyme inhibitor in essential hypertension. *Hypertension* 2013;61: 800–805.

McInnes G. 24-hour powerful blood pressure-lowering: is there a clinical need? *J Am Soc Hypertens* 2008;2:S16–22.

Medical Research Council Working Party on Mild Hypertension. Adverse reactions to bendrofluazide and propranolol for the treatment of mild hypertension. *Lancet* 1981;2:539–543.

Meneton P, Lanoe JL, Menard J. Health insurance coverage is the single most prominent socioeconomic factor associated with cardiovascular drug delivery in the French population. *J Hypertens* 2012;30:617–623.

Messerli FH, Bangalore S. Half a century of hydrochlorothiazide: Facts, fads, fiction, and follies. *Am J Med* 2011;124:896–899.

Messerli FH, Bangalore S, Julius S. Risk/benefit assessment of beta-blockers and diuretics precludes their use for first-line therapy in hypertension. *Circulation* 2008a;117:2706–2715; discussion 2715.

Messerli FH, Bell DS, Fonseca V, et al. Body weight changes with beta-blocker use: Results from GEMINI. *Am J Med* 2007;120:610–615.

Messerli FH, Makani H, Benjo A, et al. Antihypertensive efficacy of hydrochlorothiazide as evaluated by ambulatory blood pressure monitoring: A meta-analysis of randomized trials. *J Am Coll Cardiol* 2011;57:590–600.

Messerli FH, Pinto L, Tang SS, et al. Impact of systemic hypertension on the cardiovascular benefits of statin therapy—a meta-analysis. *Am J Cardiol* 2008b;101:319–325.

Miller RP, Woodworth JR, Graves DA, et al. Comparison of three formulations of metolazone. *Curr Ther Res* 1988;43:1133–1142.

Missouris GG, Kalaitzidis RG, Cappuccio FP, et al. Gingival hyperplasia caused by calcium channel blockers. *J Hum Hypertens* 2000;14:155–156.

Molnar GW, Read RC, Wright FE. Propranolol enhancement of hypoglycemic sweating. *Clin Pharmacol Ther* 1974;15:490–496.

Morgan TO, Anderson AI and Macinnis RJ. ACE inhibitors, beta-blockers, calcium blockers, and diuretics for the control of systolic hypertension. *Am J Hypertens* 2001: 14:241-247.

Morgan T, Lauri J, Bertram D, et al. Effect of different antihypertensive drug classes on central aortic pressure. *Am J Hypertens* 2004;17: 118–123.

Morimoto T, Gandhi TK, Fiskio JM, et al. Development and validation of a clinical prediction rule for angiotensin-converting enzyme inhibitor-induced cough. *J Gen Intern Med* 2004;19:684–691.

Muiesan ML, Ambrosioni E, Costa FV, et al. Sex differences in hypertension-related renal and cardiovascular diseases in Italy: The I-DEMAND study. *J Hypertens* 2012;30:2378–2386.

Muller M, Smulders YM, De Leeuw PW, et al. Treatment of hypertension in the oldest old: a critical role for frailty? *Hypertension* 2014;63:433–441.

Mukae S, Aoki S, Itoh S, et al. Bradykinin B2 receptor gene polymorphism is associated with angiotensin-converting enzyme inhibitor-related cough. *Hypertension* 2000;36:127–131.

Muzzarelli S, Maeder MT, Toggweiler S, et al. Frequency and predictors of hyperkalemia in patients >/=60 years of age with heart failure undergoing intense medical therapy. *Am J Cardiol* 2012;109:693–698.

Naderi SH, Bestwick JP, Wald DS. Adherence to drugs that prevent cardiovascular disease: Meta-analysis on 376,162 patients. *Am J Med* 2012;125:882.e881–887.e881.

National Collaborating Center for Chronic Conditions (UK). Hypertension: Management in Adults in Primary Care: Pharmacological Update. London: Royal College of Physicians (UK); 2006. www.nice.org.uk/nicemedia/live/10986/30111/30111.pdf

National Institute for Clinical Excellence (NICE). *Hypertension: Clinical Management of Primary Hypertension In Adults*. London: National Clinical Guideline Centre (NCGC): (clinical guidelines 127) 2011.

Navar-Boggan AM, Pencina MJ, Williams K, et al. Proportion of US adults potentially affected by the 2014 hypertension guideline. *JAMA* 2014;311:1424–1429.

Neaton JD, Grimm RH Jr, Prineas RJ, et al. Treatment of mild hypertension study (TOMHS). *JAMA* 1993;270:713–724.

Nelson MR, Reid CM, Krum H, et al. Short-term predictors of maintenance of normotension after withdrawal of antihypertensive drugs in the second Australian National Blood Pressure Study (ANBP2). *Am J Hypertens* 2003;16:39–45.

Neusy AJ, Lowenstein J. Blood pressure and blood pressure variability following withdrawal of propranolol and clonidine. *J Clin Pharmacol* 1989;29:18–24.

Neutel JM, Schnaper H, Cheung DG, et al. Antihypertensive effects of beta-blockers administered once daily: 24-hour measurements. *Am Heart J* 1990;120:166–171.

Neuvonen PJ, Kivistö KT. The clinical significance of food-drug interactions. *Med J Aust* 1989;150:36–40.

Ng KFF, Vane JR. Conversion of angiotensin I to angiotensin II. *Nature* 1967;216:762–766.

Nguyen G1, Blanchard A, Curis E, et al. Plasma soluble (pro)renin receptor is independent of plasma renin, prorenin, and aldosterone concentrations but is affected by ethnicity. *Hypertension.* 2014;63:297–302.

Nickenig G. Should angiotensin II receptor blockers and statins be combined? *Circulation* 2004;110:1013–1020.

Nissan A, Spira RM, Séror D, et al. Captopril-associated "Pseudocholangitis." *Arch Surg* 1996;131:670–671.

Nissen SE, Tuzcu EM, Libby P, et al. Effect of antihypertensive agents on cardiovascular events in patients with coronary disease and normal blood pressure. The CAMELOT study: A randomized controlled trial. *JAMA* 2004;292:2217–2225.

Nørgaard A, Kjeldsen K. Interrelation of hypokalaemia and potassium depletion and its implications. *Clin Sci* 1991;81:449–455.

Obermayr RP, Temml C, Gutjahr G, et al. Elevated uric acid increases the risk for kidney disease. *J Am Soc Nephrol* 2008;19:2407–2413.

Odden MC, Coxson PG, Moran A, et al. The impact of the aging population on coronary heart disease in the United States. *Am J Med* 2011;124:827.e825–833.e825.

Ogden CL, Carroll MD, Kit BK, et al. Prevalence of childhood and adult obesity in the United States, 2011–2012. *JAMA* 2014;311:806–814.

Okamoto LE, Shibao C, Gamboa A, et al. Synergistic effect of norepinephrine transporter blockade and alpha-2 antagonism on blood pressure in autonomic failure. *Hypertension* 2012;59:650–656.

Okin PM, Gerdts E, Kjeldsen SE, et al. Gender differences in regression of electrocardiographic left ventricular hypertrophy during antihypertensive therapy. *Hypertension* 2008;52:100–106.

Ondetti MA, Rubin B, Cushman DW. Design of specific inhibitors of angiotensin-converting enzyme. *Science* 1977;196:441–444.

ONTARGET Investigators. Telmisartan, ramipril, or both in patients at high risk for vascular events. *N Engl J Med* 2008;358:1547–1559.

Oparil S, Davis BR, Cushman WC, et al. Mortality and morbidity during and after Antihypertensive and Lipid-Lowering Treatment to Prevent Heart Attack Trial: Results by sex. *Hypertension* 2013;61:977–986.

Oparil S, Yarows SA, Patel S, et al. Efficacy and safety of combined use of aliskiren and valsartan in patients with hypertension: A randomised, double-blind trial. *Lancet* 2007;370:221–229.

Ovbiagele B, Diener HC, Yusuf S, et al. Level of systolic blood pressure within the normal range and risk of recurrent stroke. *JAMA* 2011;306:2137–2144.

Oxlund CS, Henriksen JE, Tarnow L, et al. Low dose spironolactone reduces blood pressure in patients with resistant hypertension and type 2 diabetes mellitus: A double blind randomized clinical trial. *J Hypertens* 2013;31:2094–2102.

Pahor M, Guralnik JM, Ferrucci L, et al. Calcium-channel blockade and incidence of cancer in aged populations. *Lancet* 1996;348: 493–497.

Pak CYC. Correction of thiazide-induced hypomagnesemia by potassium-magnesium citrate from review of prior trials. *Clin Nephrol* 2000;54:271–275.

Palmer BF. Managing hyperkalemia caused by inhibitors of the renin-angiotensin-aldosterone system. *N Engl J Med* 2004;351:585–592.

Pandya KJ, Raubertas RF, Flynn PJ, et al. Oral clonidine in postmenopausal patients with breast cancer experiencing tamoxifen-induced hot flashes. *Ann Intern Med* 2000;132:788–793.

Parati G, Dolan E, Ley L, et al. Impact of antihypertensive combination and monotreatments on blood pressure variability: assessment by old and new indices. Data from a large ambulatory blood pressure monitoring database. *J Hypertens* 2014;32:1326–1333.

Parker ED, Margolis KL, Trower NK, et al. Comparative effectiveness of 2 beta-blockers in hypertensive patients. *Arch Intern Med* 2012;172:1406–1412.

Participating VA Medical Centers. Low doses v standard dose of reserpine. *JAMA* 1982;248:2471–2477.

Parving HH, Brenner BM, McMurray JJ, et al. Cardiorenal end points in a trial of aliskiren for type 2 diabetes. *N Engl J Med* 2012;367: 2204–2213.

Parving H-H, Lehnert H, Bröchner-Mortensen J, et al. The effect of irbesartan on the development of diabetic nephropathy in patients with type 2 diabetes. *N Engl J Med* 2001;345:870–878.

Paton RR, Kane RE. Long-term diuretic therapy with metolazone of renal failure and the nephrotic syndrome. *J Clin Pharmacol* 1977;17:243–251.

Pepine CJ, Handberg EM, Cooper-DeHoff RM, et al. A calcium antagonist vs a non-calcium antagonist hypertension treatment strategy for patients with coronary artery disease. The International Verapamil-Trandolapril Study (INVEST): A randomized controlled trial. *JAMA* 2003;290:2805–2816.

Pérez-Stable E, Halliday R, Gardiner PS, et al. The effects of propranolol on cognitive function and quality of life. *Am J Med* 2000;108:359–365.

Perry HM Jr. Late toxicity to hydralazine resembling systemic lupus erythematosus or rheumatoid arthritis. *Am J Med* 1973;54:58–72.

Persson F, Lewis JB, Lewis EJ, et al. Aliskiren in combination with losartan reduces albuminuria independent of baseline blood pressure in patients with type 2 diabetes and nephropathy. *Clin J Am Soc Nephrol* 2011;6:1025–1031.

Persu A, Azizi M, Burnier M, et al. Residual effect of renal denervation in patients with truly resistant hypertension. *Hypertension* 2013;62:450–452.

Peters R, Beckett N, Forette F, et al. Incident dementia and blood pressure lowering in the Hypertension in the Very Elderly Trial cognitive function assessment (HYVET-COG): A double-blind, placebo controlled trial. *Lancet Neurol* 2008;7:683–689.

Peterzan MA, Hardy R, Chaturvedi N, et al. Meta-analysis of dose–response relationships for hydrochlorothiazide, chlorthalidone, and bendroflumethiazide on blood pressure, serum potassium, and urate. *Hypertension* 2012;59:1104–1109.

Pickering TG. Treatment of hypertension in the elderly. *J Clin Hypertens (Greenwich)* 2004;6:18–23.

Pickles CJ, Pipkin FB, Symonds EM. A randomised placebo controlled trial of labetalol in the treatment of mild to moderate pregnancy induced hypertension. *Br J Obstet Gynaecol* 1992;99:964–968.

Piepho RW, Beal J. An overview of antihypertensive therapy in the 20th century. *J Clin Pharmacol* 2000;40:967–977.

Pirmohamed M. Drug-grapefruit juice interactions: Two mechanisms are clear but individual responses vary. *BMJ* 2013;346:f1.

Pisoni R, Acelajado MC, Cartmill FR, et al. Long-term effects of aldosterone blockade in resistant hypertension associated with chronic kidney disease. *J Hum Hypertens* 2012;26:502–506.

Pitt B, Ahmed A, Love TE, et al. History of hypertension and eplerenone in patients with acute myocardial infarction complicated by heart failure. *Hypertension* 2008;52:271–278.

Pitt B, Remme W, Zannad F, et al. Eplerenone, a selective aldosterone blocker, in patients with left ventricular dysfunction after myocardial infarction. *N Engl J Med* 2003;348:1309–1321.

Pitt B, White H, Nicolau J, et al. Eplerenone reduces mortality 30 days after randomization following acute myocardial infarction in patients with left ventricular systolic dysfunction and heart failure. *J Am Coll Cardiol* 2005;46:425–431.

Pitt B, Zannad F, Remme WJ, et al. The effect of spironolactone of morbidity and mortality in patients with severe heart failure. *N Engl J Med* 1999;341:709–717.

Plata R, Cornejo A, Arratia C, et al. Angiotensin-converting-enzyme inhibition therapy in altitude polycythemia: A prospective randomised trial. *Lancet* 2002;359:663–666.

Preston RA, Materson BJ, Reda DJ, et al. Age-race subgroup compared with renin profile as predictors of blood pressure response to antihypertensive therapy. Department of Veterans Affairs Cooperative Study Group on Antihypertensive Agents. *JAMA* 1998;280:1168–1172.

Price A, Raheja P, Wang Z, et al. Differential effects of nebivolol versus metoprolol on functional sympatholysis in hypertensive humans. *Hypertension* 2013;61:1263–1269.

Prichard BN, Gillam PM. Use of Propranolol (Inderal) in Treatment of Hypertension. *BMJ* 1964;2:725–727.

PROGRESS Collaborative Group. Randomised trial of a perindopril-based blood-pressure-lowering regimen among 6105 individuals with previous stroke or transient ischaemic attack. *Lancet* 2001;358:1033–1041.

Quereda C, Orte L, Sabater J, et al. Urinary calcium excretion in treated and untreated essential hypertension. *J Am Soc Nephrol* 1996;7:1058–1065.

Qureshi AI. Acute hypertensive response in patients with stroke: Pathophysiology and management. *Circulation* 2008;118:176–187.

Rader F, Elashoff RM, Niknezhad S, et al. Differential treatment of hypertension by primary care providers and hypertension specialists in a barber-based intervention trial to control hypertension in Black men. *Am J Cardiol* 2013;112:1421–1426.

Rajagopalan S, Bakris GL, Abraham WT, et al. Complete renin-angiotensin-aldosterone system (RAAS) blockade in high-risk patients: Recent insights from renin blockade studies. *Hypertension* 2013;62:44–49.

Raheja P, Price A, Wang Z, et al. Spironolactone prevents chlorthalidone-induced sympathetic activation and insulin resistance in hypertensive patients. *Hypertension* 2012;60:319–325.

Ramsay LE, Silas JH, Ollerenshaw JD, et al. Should the acetylator phenotype be determined when prescribing hydralazine for hypertension? *Eur J Clin Pharmacol* 1984;26:39–42.

Rasmussen CB, Glisson JK, Minor DS. Dietary supplements and hypertension: Potential benefits and precautions. *J Clin Hypertens (Greenwich)* 2012;14:467–471.

Re RN. Tissue renin angiotensin systems. *Med Clin North Am* 2004;88:19–38.

Reboldi G, Angeli F, De Simone G, et al. Tight versus standard blood pressure control in patients with hypertension with and without cardiovascular disease. *Hypertension* 2014;63:475–482.

Reboldi G, Gentile G, Angeli F, et al. Effects of intensive blood pressure reduction on myocardial infarction and stroke in diabetes: A meta-analysis in 73,913 patients. *J Hypertens* 2011;29:1253–1269.

Redon J, Cea-Calvo L, Moreno B, et al. Independent impact of obesity and fat distribution in hypertension prevalence and control in the elderly. *J Hypertens* 2008;26:1757–1764.

Redon J, Erdine S, Bohm M, et al. Physician attitudes to blood pressure control: Findings from the Supporting Hypertension Awareness and Research Europe-wide survey. *J Hypertens* 2011;29:1633–1640.

Rehman A, Leibowitz A, Yamamoto N, et al. Angiotensin type 2 receptor agonist compound 21 reduces vascular injury and myocardial fibrosis in stroke-prone spontaneously hypertensive rats. *Hypertension* 2012;59:291–299.

Remuzzi G, Macia M, Ruggenenti P. Prevention and treatment of diabetic renal disease in type 2 diabetes: The BENEDICT study. *J Am Soc Nephrol* 2006;17:S90–S97.

Ricketts ML, Stewart PM. Regulation of 11beta-hydroxysteroid dehydrogenase type 2 by diuretics and the renin-angiotensin aldosterone axis. *Clin Sci* 1999;96:669–675.

Rinkel GL, Klijn CJ. Prevention and treatment of medical and neurological complications in patients with aneurysmal subarachnoid haemorrhage. *Pract Neurol* 2009;9:195–209.

Roberts JR, Lee JJ, Marthers DA. Angiotensin-converting enzyme (ACE) inhibitor angioedema: The silent epidemic. *Am J Cardiol* 2012;109:774–775.

Roberts R, Sigwart U. New concepts in hypertrophic cardiomyopathies, part II. *Circulation* 2001;104:2249–2252.

Rodman JS, Deutsch DJ, Gutman SI. Methyldopa hepatitis. *Am J Med* 1976;60:941–948.

Rothwell PM, Algra A, Amarenco P. Medical treatment in acute and long-term secondary prevention after transient ischaemic attack and ischaemic stroke. *Lancet* 2011;377:1681–1692.

Rothwell PM, Markus HS. Improved medical treatment in secondary prevention of stroke. *Lancet* 2014;383:290–291.

Roush GC, Holford TR, Guddati AK. Chlorthalidone compared with hydrochlorothiazide in reducing cardiovascular events: Systematic review and network meta-analyses. *Hypertension* 2012;59:1110–1117.

Ruggenenti P, Mise N, Pisoni R, et al. Diverse effects of increasing lisinopril doses on lipid abnormalities in chronic nephropathies. *Circulation* 2003;107:586–592.

Ruilope LM. Comparison of a new vasodilating beta-blocker, carvedilol, with atenolol in the treatment of mild to moderate essential hypertension. *Am J Hypertens* 1994;7:129–136.

Ruilope LM, Dukat A, Bohm M, et al. Blood-pressure reduction with LCZ696, a novel dual-acting inhibitor of the angiotensin II receptor and neprilysin. *Lancet* 2010;375:1255–1266.

Sabayan B, Wijsman LW, Foster-Dingley JC, et al. Association of visit-to-visit variability in blood pressure with cognitive function in old age: Prospective cohort study. *BMJ* 2013;347:f4600.

Saito F, Kimura G. Antihypertensive mechanism of diuretics based on pressure-natriuresis relationship. *Hypertension* 1996;27:914–918.

Sakhaee K, Alpern R, Jacobson HR, et al. Contrasting effects of various potassium salts on renal citrate excretion. *J Clin Endocrinol Metab* 1991;72:396–400.

Salhanick SD, Shannon MW. Management of calcium channel antagonist overdose. *Drug Saf* 2003;26:65–79.

Sandset EC, Bath PM, Boysen G, et al. SCAST Study Group. The angiotensin-receptor blocker candesartan for treatment of acute stroke (SCAST). *Lancet* 2011;377:741–750.

Sandset EC, Murray GD, Bath PM, et al. Relation between change in blood pressure in acute stroke and risk of early adverse events and poor outcome. *Stroke* 2012;43:2108–2114.

Sarafidis PA, Stafylas PC, Kanaki AI, et al. Effects of renin angiotensin system blockers on renal outcomes and all-cause mortality in patients with diabetic nephropathy: An updated meta-analysis. *Am J Hypertens* 2008;21:922–929.

Sato A, Hayashi K, Naruse M, et al. Effectiveness of aldosterone blockade in patients with diabetic nephropathy. *Hypertension* 2003;41:64–68.

Sato A, Saruta T. Aldosterone breakthrough during angiotensin converting enzyme inhibitor therapy. *Am J Hypertens* 2003;16:781–788.

Sattler KJE, Woodrum JE, Galili O, et al. Concurrent treatment with renin-angiotensin system blockers and acetylsalicylic acid reduces nuclear factor kB activation and C-reactive protein expression in human carotid artery plaques. *Stroke* 2005;36:14–20.

Savola J, Vehviäinen O, Väätäinen NJ. Psoriasis as a side effect of beta blockers. *BMJ* 1987;295:637.

Saxena PR, Bolt GR. Haemodynamic profiles of vasodilators in experimental hypertension. *Trends Pharmacol Sci* 1986;7:501–506.

Schefe JH, Neumann C, Goebel M, et al. Prorenin engages the (pro)renin receptor like renin and both ligand activities are unopposed by aliskiren. *J Hypertens* 2008;26:1787–1794.

Scheffers IJ, Kroon AA, Tordoir JH, et al. Rheos Baroreflex Hypertension Therapy System to treat resistant hypertension. *Expert Rev Med Devices* 2008;5:33–39.

Schiffrin EL. Effects of aldosterone on the vasculature. *Hypertension* 2006;47:312–318.

Schlienger RG, Kraenzlin ME, Jick SS, et al. Use of beta-blockers and risk of fractures. *JAMA* 2004;292:1326–1332.

Schoofs MW, van der Klift M, Hofman A, et al. Thiazide diuretics and the risk for hip fracture. *Ann Intern Med* 2003;139:76–482.

Schrader H, Stovner LJ, Helde G, et al. Prophylactic treatment of migraine with angiotensin converting enzyme inhibitor (lisinopril). *BMJ* 2001;322:19–22.

Schwartzenberg S, Redfield MM, From AM, et al. Effects of vasodilation in heart failure with preserved or reduced ejection fraction implications of distinct pathophysiologies on response to therapy. *J Am Coll Cardiol* 2012;59:442–451.

Sciarretta S, Palano F, Tocci G, et al. Antihypertensive treatment and development of heart failure in hypertension: A Bayesian network meta-analysis of studies in patients with hypertension and high cardiovascular risk. *Arch Intern Med* 2011;171:384–394.

Senn S. Individual response to treatment: Is it a valid assumption? *BMJ* 2004;329:966–968.

Sever PS. The Anglo-Scandinavian Cardiac Outcomes Trial: Implications and further outcomes. *Hypertension* 2012;60:248–259.

Shibao C, Lipsitz LA, Biaggioni I; American Society of Hypertension Writing Group. Evaluation and treatment of orthostatic hypotension. *J Am Soc Hypertens* 2013;7:317–324.

Shrank WH, Hoang T, Ettner SL, et al. The implications of choice: Prescribing generic or preferred pharmaceuticals improves medication adherence for chronic conditions. *Arch Intern Med* 2006;166:332–337.

Sica DA. Current concepts of pharmacotherapy in hypertension: thiazide-type diuretics: ongoing considerations on mechanism of action. *J Clin Hypertens (Greenwich)* 2004;6:661–664.

Sica DA. Minoxidil: An underused vasodilator for resistant or severe hypertension. *J Clin Hypertens* 2004b;6:283–287.

Sink KM, Leng X, Williamson J, et al. Angiotensin-converting enzyme inhibitors and cognitive decline in older adults with hypertension. Results from the cardiovascular health study. *Arch Intern Med* 2009;169:1195–1202.

Sipahi I, Chou J, Mishra P, et al. Meta-analysis of randomized controlled trials on effect of angiotensin-converting enzyme inhibitors on cancer risk. *Am J Cardiol* 2011;108:294–301.

Sipahi I, Debanne SM, Rowland DY, et al. Angiotensin-receptor blockade and risk of cancer: Meta-analysis of randomised controlled trials. *Lancet Oncol* 2010;11:627–636.

Siscovick DS, Raghunathan TE, Wicklund KG, et al. Diuretic therapy for hypertension and the risk of primary cardiac arrest. *N Engl J Med* 1994;330:1852–1857.

Smallegange C, Hale TM, Bushfield TL, et al. Persistent lowering of pressure by transplanting kidneys from adult spontaneously hypertensive rats treated with brief antihypertensive therapy. *Hypertension* 2004;44:89–94.

Smith SM, Gong Y, Turner ST, et al. Blood pressure responses and metabolic effects of hydrochlorothiazide and atenolol. *Am J Hypertens* 2012;25:359–365.

Soletsky B, Feig DI. Uric acid reduction rectifies prehypertension in obese adolescents. *Hypertension* 2012;60:1148–1156.

Solomon SD, Janardhanan R, Verma A, et al. Effect of angiotensin receptor blockade and antihypertensive drugs on diastolic function in patients with hypertension and diastolic dysfunction: A randomised trial. *Lancet* 2007;369:2079–2087.

Sörgel F, Ettinger B, Benet LZ. The true composition of kidney stones passed during triamterene therapy. *J Urol* 1985;134:871–873.

Spatz ES, Canavan ME, Desai MM, et al. Sexual activity and function among middle-aged and older men and women with hypertension. *J Hypertens* 2013;31:1096–1105.

Spirito P, Seidman CE, McKenna WJ, et al. The management of hypertrophic cardiomyopathy. *N Engl J Med* 1997;336:774–785.

Spruill TM, Gerber LM, Schwartz JE, et al. Race differences in the physical and psychological impact of hypertension labeling. *Am J Hypertens* 2012;25:458–463.

SPS3 Study Group; Benavente OR, Coffey CS, et al. Blood-pressure targets in patients with recent lacunar stroke: The SPS3 randomised trial. *Lancet* 2013;382:507–515.

Staessen JA, Thijs L, Richart T, et al. Placebo-controlled trials of blood pressure-lowering therapies for primary prevention of dementia. *Hypertension* 2011;57:e6&e7.

Stewart S, Stocks NP, Burrell LM, et al. More rigorous protocol adherence to intensive structured management improves blood pressure control in primary care: results from the Valsartan Intensified Primary carE Reduction of Blood Pressure study. *J Hypertens* 2014;32:1342–1350.

Stirling C, Houston J, Robertson S, et al. Diarrhea, vomiting and ACE inhibitors: An important cause of acute renal failure. *J Hum Hypertens* 2003;17:419–423.

Stokes GS, Bune AJ, Huon N, et al. Long term effectiveness of extended-release nitrate for the treatment of systolic hypertension. *Hypertension* 2005;45:380–384.

Strandgaard S, Haunsø S. Why does antihypertensive treatment prevent stroke but not myocardial infarction? *Lancet* 1987;2:658–661.

Strandgaard S, Paulson OB. Antihypertensive drugs and cerebral circulation. *Eur J Clin Invest* 1996;26:625–630.

Strauch B, Petrak O, Zelinka T, et al. Precise assessment of noncompliance with the antihypertensive therapy in patients with resistant hypertension using toxicological serum analysis. *J Hypertens* 2013;31:2455–2461.

Strippoli GF, Craig MC, Schena FP, et al. Role of blood pressure targets and specific antihypertensive agents used to prevent diabetic nephropathy and delay its progression. *J Am Soc Nephrol* 2006;17:S153–S155.

Sugiura T, Kondo T, Kureishi-Bando Y, et al. Nifedipine improves endothelial function: Role of endothelial progenitor cells. *Hypertension* 2008;52:491–498.

Sundstrom J, Sheikhi R, Ostgren CJ, et al. Blood pressure levels and risk of cardiovascular events and mortality in type-2 diabetes: Cohort study of 34 009 primary care patients. *J Hypertens* 2013; 31:1603–1610.

Sussman J, Vijan S, Hayward R. Using benefit-based tailored treatment to improve the use of antihypertensive medications. *Circulation* 2013;128:2309–2317.

Swedberg K, Zannad F, McMurray JJ, et al. Eplerenone and atrial fibrillation in mild systolic heart failure: Results from the EMPHASIS-HF (Eplerenone in Mild Patients Hospitalization And Survival Study in Heart Failure) study. *J Am Coll Cardiol* 2012;59:1598–1603.

Takagi H, Niwa M, Mizuno Y, et al. Telmisartan as a metabolic sartan: The first meta-analysis of randomized controlled trials in metabolic syndrome. *J Am Soc Hypertens* 2013;7:229–235.

Taylor AA, Siragy H, Nesbitt S. Angiotensin receptor blockers: Pharmacology, efficacy, and safety. *J Clin Hypertens* 2011;13:77–686.

Teichert M, de Smet PAGM, Hoffman A, et al. Discontinuation of β-blockers and the risk of myocardial infarction in the elderly. *Drug Saf* 2007;30:541–549.

Thom S, Poulter N, Field J, et al. Effects of a fixed-dose combination strategy on adherence and risk factors in patients with or at high risk of CVD: The UMPIRE randomized clinical trial. *JAMA* 2013; 310:18–929.

Toh S, Reichman ME, Houstoun M, et al. Comparative risk for angioedema associated with the use of drugs that target the renin-angiotensin-aldosterone system. *Arch Intern Med* 2012; 172:582–1589.

Toner JM, Brawn LA, Yeo WW, et al. Adequacy of twice daily dosing with potassium chloride and spironolactone in thiazide treated hypertensive patients. *Br J Clin Pharmacol* 1991;31:457–461.

Townsend RR, Holland OB. Combination of converting enzyme inhibitor with diuretic for the treatment of hypertension. *Arch Intern Med* 1990;150:1174–1183.

Trevisol DJ, Moreira LB, Fuchs FD, et al. Health-related quality of life is worse in individuals with hypertension under drug treatment: Results of population-based study. *J Hum Hypertens* 2012;26: 74–380.

Tryambake D, He J, Firbank MJ, et al. Intensive blood pressure lowering increases cerebral blood flow in older subjects with hypertension. *Hypertension* 2013;61:309–1315.

Turner ST, Boerwinkle E, O'Connell JR, et al. Genomic association analysis of common variants influencing antihypertensive response to hydrochlorothiazide. *Hypertension* 2013;62: 91–397.

Tzeng YC, Willie CK, Atkinson G, et al. Cerebrovascular regulation during transient hypotension and hypertension in humans. *Hypertension* 2010;56:68–273.

van Brummelen P, Man in't Veld AJ, Schalekamp MA. Hemodynamic changes during long-term thiazide treatment of essential hypertension in responders and nonresponders. *Clin Pharmacol Ther* 1980;27:328–336.

Vanhees L, Defoor JG, Schepers D, et al. Effect of bisoprolol and atenolol on endurance exercise capacity in healthy men. *J Hypertens* 2000;18:5–43.

van Zwieten PA. The renaissance of centrally acting antihypertensive drugs. *J Hypertens* 1999;17(Suppl 3):S15–S21.

Varadarajan P, Joshi N, Appel D, et al. Effect of Beta-blocker therapy on survival in patients with severe mitral regurgitation and normal left ventricular ejection fraction. *Am J Cardiol* 2008;102: 611–615.

Vasan RS, Evans JC, Larson MG, et al. Serum aldosterone and the incidence of hypertension in nonhypertensive persons. *N Engl J Med* 2004;351:33–41.

Vasavada N, Saha C, Agarwal R. A double-blind randomized crossover trial of two loop diuretics in chronic kidney disease. *Kidney Int* 2003;64:632–640.

Vemulapalli S, Ard J, Bakris GL, et al. Proceedings from Duke resistant hypertension think tank. *Am Heart J* 2014;167:775–788 e771.

Verloop WL, Vink EE, Voskuil M, et al. Eligibility for percutaneous renal denervation: The importance of a systematic screening. *J Hypertens* 2013;31:662–1668.

Verma S, Strauss M. Angiotensin receptor blockers and myocardial infarction. *BMJ* 2004;329:248–1249.

Veterans Administration (VA) Cooperative Study on Antihypertensive Agents. Double blind control study of antihypertensive agents, II: Further report on the comparative effectiveness of reserpine, reserpine and hydralazine, and three ganglion blocking agents, chlorisondamine, mecamylamine, and pentolinium tartrate. *Arch Intern Med* 1962;110:222–229.

Volini IF, Flaxman N. The effect of nonspecific operations on essential hypertension. *JAMA* 1939;112:2126–2128.

Vongpatanasin W. Resistant hypertension: a review of diagnosis and management. *JAMA* 2014;311:2216–2224.

Vongpatanasin W, Kario K, Atlas SA, et al. Central sympatholytic drugs. *J Clin Hypertens* 2011;13:58–61.

Wagner ML, Walters AS, Coleman RG, et al. Randomized, double-blind, placebo-controlled study of clonidine in restless legs syndrome. *Sleep* 1996;19:52–58.

Wald DS, Law M, Morris JK, et al. Combination therapy versus monotherapy in reducing blood pressure: Meta-analysis on 11,000 participants from 42 trials. *Am J Med* 2009;122:90–300.

Wang JG, Yan P, Jeffers BW. Effects of amlodipine and other classes of antihypertensive drugs on long-term blood pressure variability: Evidence from randomized controlled trials. *J Am Soc Hypertens* 2014;8:340–349.

Wang Y, Xu J, Zhao X, et al. Association of hypertension with stroke recurrence depends on ischemic stroke subtype. *Stroke* 2013;44: 232–1237.

Warner TD, Mitchell JA. COX-2 selectivity alone does not define the cardiovascular risks associated with non-steroidal anti-inflammatory drugs. *Lancet* 2008;371:270–273.

Watson AJ, Singh K, Myint UK, et al. Evaluating a web-based self-management program for employees with hypertension and pre-hypertension: A randomized clinical trial. *Am Heart J* 2012; 164:25–631.

Webb AJ, Fischer U, Rothwell PM. Effects of beta-blocker selectivity on blood pressure variability and stroke: A systematic review. *Neurology* 2011;77:31–737.

Webb AJ, Rothwell PM. Effect of dose and combination of antihypertensives on interindividual blood pressure variability: A systematic review. *Stroke* 2011;42:860–2865.

Weber MA, Schiffrin EL, White WB, et al. Clinical practice guidelines for the management of hypertension in the community a statement by the american society of hypertension and the international society of hypertension. *J Hypertens* 2014;32:3–15.

Webster J, Koch H-F. Aspects of tolerability of centrally acting antihypertensive drugs. *J Cardiovasc Pharmacol* 1996;27:S49–S54.

Weinberger MH. The use of selective aldosterone antagonists. *Curr Hypertens Rep* 2004;6:42–345.

Weinberger MH, Fineberg NS. Sodium and volume sensitivity of blood pressure. *Hypertension* 1991;18:67–71.

Weir MR, Hollenberg NK, Remuzzi G, et al. Varying patterns of the antihypertensive and antialbuminuric response to higher doses of renin-angiotensin-aldosterone system blockade in albuminuric hypertensive type 2 diabetes mellitus patients. *J Hypertens* 2011;29:031–2037.

Weir MR, Prisant LM, Papademmetriou V, et al. Antihypertensive therapy and quality of life. *Am J Hypertens* 1996;9:854–859.

Whang R, Flink EB, Dyckner T, et al. Magnesium depletion as a cause of refractory potassium repletion. *Arch Intern Med* 1985;145:1686–1689.

White WB, Weber MA, Sica D, et al. Effects of the angiotensin receptor blocker azilsartan medoxomil versus olmesartan and valsartan on ambulatory and clinic blood pressure in patients with stages 1 and 2 hypertension. *Hypertension* 2011;57:13–420.

Wigley FM. Raynaud's phenomenon. *N Engl J Med* 2002;347: 1001–1008.

Wiklund I, Halling K, Ryden-Bergsten T, et al. What is the effect of lowering the blood pressure on quality of life? *Arch Mal Coeur Vaiss* 1999;92:1079–1082.

Wilcox CS. Metabolic and adverse effects of diuretics. *Semin Nephrol* 1999;19:557–568.

Wilcox CS, Mitch WE, Kelly RA, et al. Response of the kidney to furosemide. I. Effects of salt intake and renal compensation. *J Lab Clin Med* 1983;102:450–458.

Williams B, Lacy PS, Thom SM, et al. Differential impact of blood pressure-lowering drugs on central aortic pressure and clinical outcomes: Principal results of the Conduit Artery Function Evaluation (CAFE) study. *Circulation* 2006;113:213–1225.

Williamson JD, Launer LJ, Bryan RN, et al. Cognitive function and brain structure in persons with type 2 diabetes mellitus after intensive lowering of blood pressure and lipid levels: a randomized clinical trial. *JAMA Intern Med* 2014;174:324–333.

Willmot M, Ghadami A, Whysall B, et al. Transdermal glyceryl trinitrate lowers blood pressure and maintains cerebral blood flow in recent stroke. *Hypertension* 2006;47:1209–1215.

Wilson IM, Freis ED. Relationship between plasma and extracellular fluid volume depletion and the antihypertensive effect of chlorothiazide. *Circulation* 1959;20:1028–1036.

Wing LM, Reid CM, Ryan P, et al. A comparison of outcomes with angiotensin-converting—enzyme inhibitors and diuretics for hypertension in the elderly. *N Engl J Med* 2003;348:583–592.

Woo KS, Nicholls MG. High prevalence of persistent cough with angiotensin converting enzyme inhibitors in Chinese. *Br J Clin Pharmacol* 1995;40:141–144.

Wright JT, Jr., Dunn JK, Cutler JA, et al. Outcomes in hypertensive black and nonblack patients treated with chlorthalidone, amlodipine, and lisinopril. *JAMA* 2005;293:1595–1608.

Wright JT Jr, Agodoa LY, Appel L, et al. New recommendations for treating hypertension in black patients: Evidence and/or consensus? *Hypertension* 2010;56:801–803.

Yakoob MY, Bateman BT, Ho E, et al. The risk of congenital malformations associated with exposure to beta-blockers early in pregnancy: A meta-analysis. *Hypertension* 2013;62:75–381.

Yancy CW, Jessup M, Bozkurt B, et al. 2013 ACCF/AHA guideline for the management of heart failure: executive summary: a report of the American College of Cardiology Foundation/American Heart Association Task Force on practice guidelines. *Circulation* 2013;128:1810–1852.

Yang HYT, Erdös EG, Levin YA. Dipeptidyl carboxypeptidase that converts angiotensin I and inactivates bradykinin. *Biochim Biophys Acta* 1970;214:374–376.

Yusuf S, Diener HC, Sacco RL, et al. Telmisartan to prevent recurrent stroke and cardiovascular events. *N Engl J Med* 2008;359: 1225–1237.

Zacest R, Gilmore E, Koch-Weser J. Treatment of essential hypertension with combined vasodilation and beta-adrenergic blockade. *N Engl J Med* 1972;286:617–622.

Zanchetti A, Hansson L, Leonetti G, et al. Low-dose aspirin does not interfere with the blood pressure-lowering effects of antihypertensive therapy. *J Hypertens* 2002;20:1015–1022.

Zhao P, Xu P, Wan C, et al. Evening versus morning dosing regimen drug therapy for hypertension. *Cochrane Database Syst Rev* 2011;CD004184.

Zhu Z, Zhu S, Liu D, et al. Thiazide-like diuretics attenuate agonist-induced vasoconstriction by calcium desensitization linked to rho kinase. *Hypertension* 2005;45:233–239.

Zillich AJ, Garg J, Basu S, et al. Thiazide diuretics, potassium, and the development of diabetes: A quantitative review. *Hypertension* 2006;48:219–224.

8

Emergencias hipertensivas

Por un lado, las emergencias hipertensivas representan el peligro más inmediato para los pacientes propensos y, por el otro, la más drástica prueba del potencial para salvar vidas de la terapia antihipertensiva. Actualmente es menos probable que tales emergencias sean el resultado final de la hipertensión primaria y pueden aparecer en cualquier edad; asimismo, representan una manifestación de la elevación rápida de la presión arterial (PA) por diversas causas. Un nuevo integrante de las posibles causas de la hipertensión maligna es la terapia con los inhibidores del factor de crecimiento del endotelio vascular (Caro y cols., 2013).

Las ediciones anteriores de este libro incluían un apartado sobre *urgencias* hipertensivas. Sin embargo, ahora los autores están convencidos de que esta categoría simplemente representa una PA por encima de un nivel arbitrario (p. ej., > 180/120 mm Hg) que no se acompaña de un daño de órganos real o incapacitante y por lo tanto debe llamarse *hipertensión grave descontrolada*. Además, se ha eliminado el término "crisis", de manera que una *emergencia hipertensiva* representa cualquier situación donde se presente ya sea una PA elevada acompañada de un daño orgánico o alguna otra circunstancia que requiera la inmediata reducción de la PA, como una epistaxis intensa, casi siempre mediante fármacos antihipertensivos parenterales (cuadro 8-1). La lista incluye algunas circunstancias en las que la reducción inmediata de la PA puede ser peligrosa (como en el momento inmediatamente posterior a un ictus ateroesclerótico) o innecesaria (como cuando el responsable es el dolor postoperatorio).

Otro cambio es la sustitución del apartado "Hipertensión maligna acelerada con retinopatía grado 3 o 4" por el de "Hipertensión con hemorragias retinianas o edema de papila", como sugirieron van den Born y cols. (2011).

HIPERTENSIÓN CON HEMORRAGIAS RETINIANAS O EDEMA DE PAPILA

Mecanismos

Cuando la PA alcanza un nivel crítico (en animales de experimentación, una PA media [PAM] de 150 mm Hg), aparece una necrosis fibrinoide en las paredes arteriales, probablemente una consecuencia inespecífica de la PA muy elevada (Beilin y Golby, 1977). En los humanos, la necrosis fibrinoide es relativamente rara, tal vez porque los que mueren por un episodio agudo no han tenido tiempo para desarrollar la lesión y los que viven con tratamiento pueden repararla. Las lesiones típicas, vistas mejor en los riñones, son la arterioesclerosis hiperplásica y la destrucción acelerada de los glomérulos (Kitiyakara y Guzmán, 1998).

Características clínicas

La hipertensión con hemorragias retinianas o edema de papila puede estar acompañada por varios síntomas y complicaciones; las más características son la hemólisis microangiopática (Caro y cols., 2013) y la disfunción renal (cuadro 8-2).

Algunas presentaciones clínicas menos frecuentes incluyen:

- Disección aórtica con arteritis de células gigantes (Smulders y Verhagen, 2008).
- Hematoma intramural de la aorta (Marfatia y cols., 2012).
- Necrosis fibrinoide dentro de las arterias que producen infarto del tubo digestivo con abdomen agudo (Padfield, 1975).

CUADRO 8-1

Emergencias hipertensivas

Hipertensión con hemorragia retiniana o edema de papila
Trastornos cerebrovasculares con hipertensión
Encefalopatía hipertensiva
Infarto cerebral aterotrombótico con hipertensión grave
Hemorragia cerebral
Hemorragia subaracnoidea
Traumatismo craneoencefálico
Trastornos cardíacos con hipertensión
Disección aórtica aguda
Insuficiencia ventricular izquierda aguda
Infarto de miocardio agudo o inminente
Después de cirugía de derivación coronaria
Trastornos renales
Glomerulonefritis aguda
Hipertensión renovascular
Enfermedades vasculares del colágeno
Después de trasplante renal
Tratamiento con factor del crecimiento endotelial vascular
Exceso de catecolaminas circulantes con hipertensión
Crisis de feocromocitoma
Interacciones alimentarias o farmacológicas con inhibidores de la monoaminooxidasa
Uso de drogas simpaticomiméticas (cocaína)
Hipertensión de rebote después de la suspensión brusca de antihipertensivos
Hiperreflexia automática después de lesión de la médula espinal
Eclampsia
Procesos quirúrgicos
Hipertensión grave en pacientes que requieren cirugía inmediata
Hipertensión postoperatoria
Hemorragia postoperatoria por dehiscencia de la sutura vascular
Quemaduras corporales graves
Epistaxis grave

▶ Vasculitis necrosante como una característica del lupus (Mitchell, 1994), poliarteritis nudosa (Blaustein y cols., 2004) o arteritis de Takayasu (Kettritz y Luft, 2012).
▶ Hematospermia o hematuria (Fleming y cols., 2008).

Hallazgos de la oftalmoscopia (fundoscopia)

Los efectos de la PA muy elevada se manifiestan en el fondo de ojo (fig. 8-1). Los cambios agudos pueden incluir espasmo arteriolar (segmentario o difuso), edema retiniano (con brillo u ondas), hemorragias retinianas (superficiales o en llamas o profundas), exudados retinianos (duros o cerosos por reabsorción del edema o apariencia algodonosa por isquemia) y edema

CUADRO 8-2

Síntomas de presentación y complicaciones asociadas en pacientes con crisis hipertensiva y retinopatía avanzada

	Porcentaje
Cefaleas	63
Alteraciones de la visión	59
Síntomas gastrointestinales (náuseas, vómitos, pérdida de peso)	49
Insuficiencia cardíaca	30
Secuelas neurológicas (encefalopatía)	17
Hipertrofia ventricular izquierda	86
Deterioro renal grave (creatinina > 300 mmol/l)	33
Insuficiencia renal leve a moderada (115-300 mmol/l)	46
Anemia hemolítica microangiopática	28

Adaptado de van den Born BJ, Beutler JJ, Gaillard CA, et al. Dutch guideline for the management of hypertensive crisis—2010 revision. Neth J Med 2011;69:248–255

de papila y aumento del diámetro de las venas retinianas (Bruce y cols., 2012; Foguet y cols., 2008).

Las retinopatías similares con hemorragias y hasta edema de papila aparecen muy rara vez con la anemia grave o la endocarditis bacteriana subaguda. Algunos pacientes tienen un seudoedema de papila asociado con anomalías congénitas, cuerpos hialinos (gránulos) en la papila o hipermetropía grave. La foto-

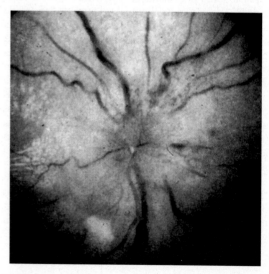

FIGURA 8-1 • Fotografía de oftalmoscopia que muestra las características clásicas de la hipertensión acelerada-maligna

grafía del fondo de ojo con fluoresceína permite distinguir entre el edema y el seudoedema. Además, la hipertensión intracraneal benigna puede producir un edema de papila real, pero en general es un proceso sintomático y autolimitado (Jain y Rosner, 1992).

Evaluación

Además de una anamnesis adecuada y un examen físico completo, deben realizarse algunos estudios de laboratorio inmediatamente para evaluar el estado del paciente (cuadro 8-3).

Hallazgos de laboratorio

Van den Born y cols. (2011) hallaron una microangiopatía trombótica en el 28 % de los pacientes con hipertensión y hemorragias retinianas o edema de papila, caracterizada por trombosis de pequeños vasos, hemólisis intravascular con eritrocitos fragmentados, deshidrogenasa láctica elevada y consumo de plaquetas.

La orina contiene proteínas y eritrocitos. En algunos pacientes, la manifestación de presentación puede ser la insuficiencia renal oligúrica aguda (Lip y cols., 1997).

CUADRO 8-3

Evaluación inicial de pacientes con una emergencia hipertensiva

Anamnesis
Diagnóstico y tratamiento previos a la hipertensión
Consumo de fármacos hipertensores: drogas, simpaticomiméticos
Síntomas de disfunción cerebral, cardíaca y visual
Exploración física
Presión arterial
Oftalmoscopia
Estado neurológico
Estado cardiopulmonar
Evaluación del volumen de líquido corporal
Pulsos periféricos
Evaluación de laboratorio
Hematocrito y extensión de sangre
Análisis de orina
Análisis bioquímico automático: creatinina, glucosa, electrolitos
Electrocardiograma y ecocardiograma
Actividad de la renina plasmática y aldosterona (si se sospecha aldosteronismo primario)
Muestras de plasma para metanefrina (si se sospecha feocromocitoma)
Radiografía de tórax (si se sospecha insuficiencia cardíaca o disección aórtica)

Puede haber varias características de disfunción renal, incluida la proteinuria. Aproximadamente la mitad de los pacientes presentan hipocalemia, lo que refleja un aldosteronismo primario por aumento de la secreción de renina inducida por isquemia intrarrenal (Kawazoe y cols., 1987). La hiponatremia es frecuente y puede ser extrema (Trivelli y cols., 2005).

Se han hallado varios marcadores de inflamación, coagulación, activación plaquetaria y fibrinólisis en la sangre de 20 pacientes con varios tipos de emergencias hipertensivas comparados con los niveles vistos en pacientes hipertensos sin daño de órganos e individuos normotensos (Derhasching y cols., 2012).

Los niveles de troponina cardíaca I estuvieron elevados en un tercio de los pacientes con una emergencia hipertensiva, en una serie de predicción de eventos cardíacos (Pattanshetty y cols., 2012) y en otra serie no predictiva (Alfonso y cols., 2011).

El electrocardiograma en general muestra evidencia de hipertrofia ventricular izquierda, distensión e isquemia lateral. La ecocardiografía puede mostrar contracción incoordinada con deterioro de la función sistólica y diastólica, y postergación de la apertura de la válvula mitral. La regresión de estas anomalías en general se produce después de reducir la PA mediante el tratamiento antihipertensivo (Gosse y cols., 2011).

Evaluación para buscar causas identificables

Una vez excluidas las causas para el cuadro descrito, más allá de la hipertensión, y ofrecido el tratamiento inmediato necesario, debe realizarse una adecuada evaluación para buscar las causas de hipertensión identificables lo más rápidamente posible. Es preferible obtener muestras de sangre y orina para estudios de laboratorio antes de la institución de tratamientos que compliquen la evaluación posterior. Ninguno de estos procedimientos debe postergar un tratamiento eficaz.

La hipertensión renovascular es la causa secundaria más probable y, por desgracia, la única que puede ser menos obvia por la anamnesis, la exploración física y las pruebas de laboratorio de rutina. Debe buscarse especialmente en pacientes ancianos con ateroesclerosis extendida (v. cap. 10).

Si hay síntomas que sugieran feocromocitoma, deben pedirse los estudios de metanefrina en plasma necesarios (v. cap. 12).

Debe considerarse el aldosteronismo primario, en especial si se encuentra una hipocalemia significativa en la muestra inicial de sangre. También resulta importante la evaluación de la actividad plasmática de la renina y las concentraciones de aldosterona. En la mayoría de los casos de aldosteronismo primario que se presentan con una emergencia hipertensiva, los niveles de actividad plasmática de la renina han sido muy bajos a pesar del proceso necrosante intrarrenal (Prejbisz y cols., 2013).

Pronóstico

Si no se tratan, la mayoría de los pacientes con hipertensión y hemorragias retinianas o edema de papila morirán dentro de los 6 meses. Las tasas de supervivencia a 1 año registradas fueron de sólo el 10-20 % sin tratamiento (Dustan y cols., 1958). Con el tratamiento actual, se han informado tasas de supervivencia a 5 años de hasta el 91 % (Lane y cols., 2009), lo que muestra la enorme protección proporcionada por el tratamiento antihipertensivo.

Muchos pacientes ya tienen daño renal significativo cuando son vistos por primera vez, lo que empeora mucho su pronóstico (Szczech y cols., 2010). En una serie de 100 pacientes consecutivos, la tasa de supervivencia a 5 años de los que no tenían deterioro renal significativo (creatinina sérica < 1,5 mg/dl) fue del 96 %, sin diferencias frente a la de la población general (Bing y cols., 2004). Sin embargo, en aquellos pacientes con deterioro renal, la tasa de supervivencia a 5 años cayó al 65 %. En otra serie de 120 pacientes seguidos durante una media de 5,6 años, el desarrollo de nefropatía terminal se produjo en el 31 %, y el mayor predictor fue una creatinina sérica mayor de 1,9 mg/dl y una hipertensión no controlada (Amraouri y cols., 2012).

Cuando se instaura una terapia antihipertensiva intensiva, la función renal a menudo empeora transitoriamente, pero en casi la mitad de aquéllos con insuficiencia renal inicial, la función sigue sin modificación o empeora (Lip y cols., 1997). En una serie que incluía a 54 pacientes que requerían diálisis, 12 recuperaron la función renal lo suficiente como para permitir la suspensión de la diálisis (James y cols., 1995).

ENCEFALOPATÍA HIPERTENSIVA

Con los defectos estructurales de la hipertensión o sin ellos, con hemorragias retinianas o edema de papila, la PA progresivamente más elevada puede llevar a una encefalopatía hipertensiva, la cual ha sido informada en el 10-15 % de los pacientes con retinopatía. A la inversa, un tercio de los pacientes con encefalopatía hipertensiva no tiene hallazgos en la oftalmoscopia (van den Born y cols., 2011).

Fisiopatología

Vasodilatación progresiva

Con los cambios en la PA, los vasos cerebrales se dilatan o contraen para mantener un nivel relativamente constante de flujo arterial cerebral: el proceso de autorregulación. La figura 8-2 muestra mediciones directas realizadas en gatos, con vasodilatación progresiva conforme disminuyen las presiones y vasoconstricción progresiva si aumentan (MacKenzie y cols., 1976). Se debe observar, sin embargo, que cuando las PAM alcanzan un nivel crítico, aproximadamente 180 mm Hg, los vasos previamente contraídos, incapaces de soportar tales presiones, se estiran y dilatan, primero en las zonas con menos tono muscular, produciendo patrones irregulares en "cuerda de salchichas", y luego, de manera más difusa, causando una vasodilatación generalizada. Esta vasodilatación provoca un aumento excesivo del flujo arterial cerebral, que hiperperfunde el cerebro sometido a la presión elevada, con escape del líquido al tejido perivascular, lo que origina edema

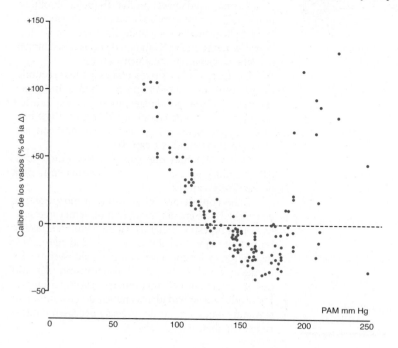

FIGURA 8-2 • Variación observada en el calibre de las arteriolas de la piamadre con un calibre inferior a 50 mm en ocho gatos, calculada como porcentaje de la variación con respecto al calibre y con una presión arterial media (PAM) de 135 mm Hg. La PA estaba aumentada por la infusión intravenosa de angiotensina II (reproducida de MacKenzie ET, Strandgaard S, Graham DI, et al. Effects of acutely induced hypertension in cats on pial arteriolar caliber, local cerebral blood flow, and the blood-brain barrier. *Circ Res* 1976; 39:33, con autorización)

cerebral y el síndrome clínico de encefalopatía hipertensiva (Strandgaard y Paulson, 1989).

La vasodilatación progresiva también se ha demostrado en los seres humanos (Strandgaard y cols., 1973). La figura 8-3 muestra las curvas de autorregulación obtenidas al medir repetidas veces el flujo arterial cerebral mientras se disminuye la PA con vasodilatadores o se aumenta con vasoconstrictores. El flujo arterial cerebral es constante entre PAM de 60 y 120 mm Hg en personas normotensas. Sin embargo, cuando la presión aumenta por encima del límite de autorregulación, se produce una hiperperfusión progresiva.

Los hipertensos crónicos pueden manejar sin problemas evidentes presiones como éstas, ya que sus vasos sanguíneos se adaptan a la elevación crónica de la PA con engrosamiento estructural y rigidez (Iadecola y Davidsson, 2008). Por ello, toda la curva de autorregulación se desplaza a la derecha (v. fig. 8-3). Incluso con este desplazamiento, la autorregulación se interrumpe si las PAM aumentan considerablemente hasta cifras superiores a 180 mm Hg.

Estos hechos explican una serie de observaciones clínicas. Las personas previamente normotensas que de repente se vuelven hipertensas pueden desarrollar una encefalopatía con niveles relativamente bajos de hipertensión que, no obstante, sobrepasan su límite superior de autorregulación. Ejemplos de ello son los niños con glomerulonefritis aguda y las mujeres jóvenes con eclampsia. Por otro lado, los pacientes con hipertensión crónica presentan con menos frecuencia encefalopatía y sólo con presiones mucho más altas.

Respecto de la porción inferior de la curva, cuando se reduce la PA con demasiada rapidez con antihipertensivos, los hipertensos crónicos a menudo son incapaces de tolerar la reducción sin presentar hipoperfusión cerebral, manifestada por debilidad y mareos. Estos síntomas pueden aparecer con valores de PA que todavía se encuentran dentro del rango normal de autorregulación y son bien tolerados por personas normotensas. El motivo es el desplazamiento de toda la curva de autorregulación, de forma que el extremo inferior también se mueve, con una disminución del flujo arterial con valores de 100-120 mm Hg de PAM (v. fig. 8-3). Además, los hipertensos graves pueden perder la capacidad de autorregulación, lo que aumenta su riesgo de isquemia cerebral cuando la PA se reduce de forma aguda (Immink y cols., 2004).

Como se detalló en el capítulo 7, si la PA se disminuye en forma gradual, la curva puede normalizarse de manera que finalmente se toleran mayores reducciones de la presión. Sin embargo, las maniobras que aumentan el flujo arterial cerebral y en consecuencia la presión intracraneal, como los vasodilatadores cerebrales (p. ej., hidralazina, nitroglicerina y nitroprusiato), pueden ser perjudiciales en los pacientes con encefalopatía (Sheta y cols., 2011).

Cambios en el sistema nervioso central

Los síntomas de los pacientes con encefalopatía son cefaleas intensas, vómitos, convulsiones, cambios en la visión y, si no se trata, coma (v. cuadro 8-2). Rara vez el líquido cefalorraquídeo (LCR) muestra pleocitosis (McDonald y cols., 1993), pero en general tiene una presión elevada. La tomografía computarizada (TC) y la resonancia magnética (RM) en general muestran una característica leucoencefalopatía posterior que afecta predominantemente la sustancia blanca parietooccipital, a menudo el cerebelo y el tronco del encéfalo (Karampekios y cols., 2004), y a veces también otras áreas (Vaughan y Delanty, 2000).

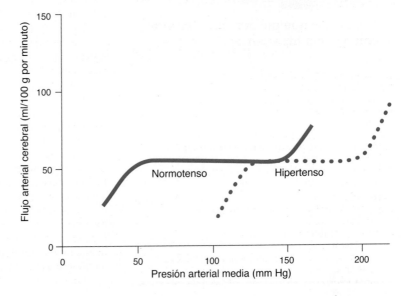

FIGURA 8-3 • Curvas idealizadas de flujo sanguíneo cerebral con valores variables de presión arterial sistémica en sujetos normotensos e hipertensos. Se puede observar un desplazamiento hacia la derecha de la autorregulación en la hipertensión crónica (adaptada de Strandgaard S, Olesen J, Skinhøj E, et al. Autoregulation of brain circulation in severe arterial hypertension. *Br Med J* 1973;1:507-510)

Diagnóstico diferencial

Hay situaciones clínicas en las que la PA está elevada y el paciente presenta signos que sugieren una lesión orgánica inducida por hipertensión, pero que tales signos no guardan relación con el aumento de la PA. El cuadro 8-4 enumera los trastornos y situaciones que pueden simular una emergencia hipertensiva. En estos pacientes está indicada una estrategia menos intensiva para disminuir la PA. También está justificada una cautela particular después de un ictus, cuando una rápida disminución de la PA puede desviar la sangre de la zona isquémica y extender la lesión (Grise y cols., 2012).

Además de las dos presentaciones específicas, la hipertensión puede ser potencialmente mortal cuando está acompañada de otros trastornos agudos en los que la elevación considerable de la PA contribuye al daño tisular progresivo (v. cuadro 8-1). El papel de la hipertensión en la mayoría de estos procesos se analiza en el capítulo 4, y algunas de las otras circunstancias específicas (p. ej., crisis de feocromocitoma y eclampsia) se analizan en sus capítulos respectivos.

TRATAMIENTOS PARA EMERGENCIAS HIPERTENSIVAS

La mayoría de los pacientes con los trastornos mostrados en el cuadro 8-1 requieren una reducción inmediata de la PA. En los pacientes con encefalopatía hipertensiva, si no se reduce la presión, el edema cerebral empeora y la falta de autorregulación en el tejido cerebral isquémico puede aumentar aún más el volumen de tejido isquémico, lo que puede causar una herniación aguda o una compresión más gradual del cerebro normal.

Por otro lado, el desplazamiento de la curva a la derecha de autorregulación cerebral en la mayoría de los pacientes que presentan encefalopatía, los expone a los riesgos de un descenso del flujo arterial cerebral cuando la presión sistémica se reduce bruscamente en más de un 25 %, aunque estos niveles no sean verdaderamente hipotensivos (v. fig. 8-3) (Immink y cols., 2004; Strandgaard y Paulson, 1996).

Comienzo del tratamiento

Ante una encefalopatía o signos de isquemia miocárdica progresiva, sólo se requieren unos minutos para internar al paciente en una unidad de cuidados intensivos, colocar una vía intravenosa e iniciar una monitorización frecuente de la PA, en general con una línea intraarterial. Se deben obtener muestras iniciales de sangre y orina, y comenzar un tratamiento antihipertensivo inmediatamente después.

Monitorización del tratamiento

Se deben evitar los descensos bruscos de la presión y el objetivo del tratamiento inmediato debe considerar reducir la presión diastólica sólo a aproximadamente 110 mm Hg. En ocasiones son necesarias reducciones incluso menores si aparecen signos de isquemia tisular a medida que disminuye la presión. La mayoría de los eventos catastróficos observados con el tratamiento de las emergencias hipertensivas estuvieron relacionados con una reducción excesivamente intensa de la PA (Jansen y cols., 1987). Por otra parte, la reducción cuidadosa de la PA elevada en general resulta de beneficio en aquéllos con hemorragia intracraneal (Anderson y cols., 2013; Koga y cols., 2012).

Se debe tener especial precaución con los pacientes ancianos y los que presentan enfermedad cerebrovascular conocida, los cuales son incluso todavía más vulnerables a las disminuciones repentinas de la PA sistémica (Fischberg y cols., 2000). En los pacientes con ictus isquémico reciente, la American Stroke Association recomienda cautela al reducir la PA en un 10-15 % si las cifras sistólicas son superiores a los 220 mm Hg o si las diastólicas están por encima de 120 mm Hg (Adams y cols., 2007). Se han visto eventos adversos con la reducción gradual de la PA en aquéllos con ictus isquémico (Sandset y cols., 2012).

Si la situación neurológica empeora mientras el tratamiento avanza, se debe realizar una TC de encéfalo urgente, y si se observa un edema cerebral potencialmente mortal, los diuréticos osmóticos con manitol, a menudo más furosemida por vía intravenosa, pueden resultar eficaces.

CUADRO 8-4

Trastornos que pueden simular una emergencia hipertensiva

Insuficiencia ventricular izquierda aguda
Nefropatía terminal
Accidente cerebrovascular
Hemorragia subaracnoidea
Tumor cerebral
Traumatismo craneoencefálico
Síndromes de vasoconstricción cerebral reversible
Epilepsia (postictal)
Enfermedades del colágeno, en particular lupus sistémico, con vasculitis cerebral
Encefalitis
Ingestión de drogas: simpaticomiméticos (p. ej., cocaína)
Porfiria aguda intermitente
Hipercalcemia
Ansiedad aguda con síndrome de hiperventilación o crisis de angustia

Fármacos por vía parenteral

El cuadro 8-5 enumera las opciones disponibles para el tratamiento parenteral. Todas son capaces de provocar hipotensión, un riesgo que obliga a una monitorización cuidadosa de la PA. Se analizan en el orden presentado en el cuadro 8-5.

Antes de examinar los diversos fármacos por vía parenteral, hay que tener en cuenta un hecho importante: no existen datos que documenten cuál de estos fármacos sea mejor o, lo que es más importante, si su uso produce una reducción de la morbimortalidad. Como describieron Pérez y Musini (2008) en su revisión sistemática Cochrane de 5413 citas identificadas, sólo 15 eran aceptables como ensayo clínico aleatorizado, y sólo uno de ellos tenía una calidad satisfactoria. Pérez y Musini (2008) no pudieron hallar evidencia adecuada para responder la pregunta: "¿El tratamiento antihipertensivo modifica la morbimortalidad en pacientes con emergencias hipertensivas, en comparación con placebo o ningún tratamiento? Creemos que es importante que los médicos sepan que éste es uno de los contextos clínicos en los que el tratamiento no está basado en la evidencia de los ensayos clínicos".

Además, los autores señalan la ausencia de datos para informar a los profesionales clínicos sobre qué clase farmacológica aporta más beneficios que daños. Señalan: "Tampoco encontramos ensayos clínicos que compararan distintas estrategias para reducir la PA. Por lo tanto, no se sabe cuánto o lo rápido que debe reducirse la PA en las emergencias hipertensivas".

Poco ha cambiado desde el análisis del año 2008 de Pérez y Musini. Sin embargo, un grupo de investigadores holandeses han realizado otra investigación en Medline y bases de datos Cochrane (van den Born y cols., 2011). A pesar de la extendida escasez de ensayos clínicos aleatorizados, proponen recomendaciones para el tratamiento de pacientes con varios tipos de emergencias hipertensivas (cuadro 8-6). Dos fármacos enumerados en su cuadro, el urapidil y la ketanserina, no están disponibles en Estados Unidos.

Más recientemente se ha publicado una revisión sistemática de 10 estudios que compararon nicardipina frente a labetalol (Peacock y cols., 2012). Aunque sólo dos de estos 10 son ensayos clínicos aleatorizados y controlados, los autores concluyen que ambos fármacos son "comparables en eficacia y seguridad… aunque la nicardipina parece proporcionar un control más predecible y constante de la PA que el labetalol". A pesar del análisis de Peacock y cols., el labetalol es más frecuentemente enumerado como la elección del tratamiento inicial por los expertos holandeses, y la nicardipina es la alternativa común (v. cuadro 8-6).

En ausencia de evidencia definitiva, los médicos deben seguir administrando fármacos por vía parenteral para reducir la PA claramente elevada en casos de emergencia hipertensiva. No obstante, debe hacerse con precaución, con una supervisión atenta y eligiendo fármacos que permitan una reducción gradual de la PA, que no tengan una toxicidad inherente y que ofrezcan la posibilidad de suspensión si las funciones de los órganos susceptibles de afectarse se deterioran.

Con los conocimientos actuales parece difícil apoyar el uso del nitroprusiato, pero es la primera elección de van den Born y cols. en dos trastornos y una alternativa en los otros siete.

Nitroprusiato

La PA siempre desciende cuando se administra nitroprusiato, aunque en ocasiones se necesita mucho más que la dosis habitual de 0,25 µg/kg/min para obtener una respuesta. El efecto antihipertensivo desaparece unos minutos después de suspender el fármaco. Obviamente, el fármaco se debe utilizar estableciendo una monitorización constante de la PA.

El óxido nítrico que forma parte de la estructura del nitroprusiato induce una dilatación arteriolar y venosa inmediata sin efectos en el SNC o autónomo (Mansoor y Frishman, 2002). El nitroprusiato es metabolizado a cianuro por grupos sulfhidrilo en los eritrocitos, que a su vez es rápidamente metabolizado a tiocianato en el hígado. Si las concentraciones de tiocianato siguen elevadas (> 10 mg/dl) durante días, la toxicidad puede manifestarse en forma de cansancio, náuseas, desorientación y psicosis. Si se sospecha una toxicidad por cianuro debido a acidosis metabólica e hiperoxemia venosa, hay que suspender el nitroprusiato y administrar 4-6 mg de nitrito de sodio al 3 % por vía intravenosa durante 2-4 min, seguido de una infusión de 50 ml de tiosulfato de sodio al 25 % (Friederich y Butterworth, 1995).

Más allá de la posibilidad de toxicidad inherente y de la necesidad de supervisión constante con su uso, el nitroprusiato plantea un riesgo incluso mayor: reduce el flujo arterial cerebral a la vez que incrementa la presión intracraneal (Immink y cols., 2008). Estos efectos son potencialmente perjudiciales en pacientes con encefalopatía hipertensiva o después de un ictus. Como señala Varon (2008): "teniendo en cuenta la posibilidad de toxicidad grave con el nitroprusiato, este fármaco sólo debe usarse cuando no se disponga de otros fármacos antihipertensivos intravenosos y, entonces, sólo en circunstancias clínicas específicas en pacientes con funciones hepática y renal normales".

Nitroglicerina

La nitroglicerina es un potente venodilatador que reduce la PA, pero a la vez disminuye la precarga y el gasto cardíaco, que son efectos secundarios en pacientes con problemas de perfusión cerebral (Varon, 2008).

CUADRO 8-5

Fármacos parenterales para el tratamiento de la emergencia hipertensiva

Fármaco[a]	Dosis	Inicio de la acción	Duración de la acción	Efectos adversos[b]	Indicaciones especiales
Vasodilatadores					
Nitroprusiato	0,25-10 µg/kg/min i.v.	Inmediato	1-2 min	Náuseas, vómitos, sacudidas musculares, intoxicación por tiocianato y cianuro	No preferido en la mayoría de las emergencias hipertensivas
Nitroglicerina	5-100 µg/min	2-5 min	5-10 min	Cefaleas, vómitos, metahemoglobinemia, tolerancia con el uso prolongado	No preferido, pero puede ser útil con isquemia coronaria
Fenoldopam	0,1-0,6 µg/kg/min i.v.	4-5 min	10-15 min	Taquicardia, aumento de la presión intraocular	Puede estar indicado con insuficiencia renal
Nicardipina	5-15 mg/h	5-10 min	1-4 h	Cefalea, náuseas, rubefacción, taquicardia	La mayoría de las emergencias hipertensivas
Clevidipina	1-2 mg i.v., aumento rápido de dosis hasta 16 mg máx.	2-4 min	5-15 min		La mayoría de las emergencias hipertensivas
Hidralazina	5-20 mg i.v. 10-40 mg i.m.	10-20 min 20-30 min	1-4 h 4-6 h	Taquicardia, rubefacción, cefalea, vómitos, agravamiento de la angina	Eclampsia. No utilizar con disección aórtica
Inhibidores adrenérgicos					
Fentolamina	5-15 mg i.v.	1-2 min	3-10 min	Taquicardia, rubefacción, cefalea	Exceso de catecolaminas
Esmolol	200-500 µg/kg/min durante 4 min, luego 50-300 µg/kg/min i.v.	1-2 min	10-20 min	Hipotensión, náuseas	Disección aórtica, después de cirugía
Labetalol	20-80 mg en bolo i.v. cada 10 min 2 mg/min en infusión i.v.	5-10 min	3-6 h	Vómitos, hormigueo en el cuero cabelludo, escozor en la garganta, mareo, náuseas, bloqueo cardiaco, hipotensión ortostática	Mayoría de las emergencias hipertensivas excepto la insuficiencia cardiaca aguda

CUADRO 8-6

Tratamiento recomendado para emergencias hipertensivas según el órgano final afectado

	Duración y PA deseada	Terapia de primera línea	Fármacos alternativos
Crisis hipertensiva con retinopatía, microangiopatía o insuficiencia renal aguda	Varias horas, PAM – 20% a – 25%	Labetalol	Nitroprusiato Nicardipina Urapidil[a]
Encefalopatía hipertensiva	Inmediato, PAM – 20% a – 25%	Labetalol	Nicardipina Nitroprusiato
Disección aórtica aguda	Inmediato, PA sistólica < 110 mm Hg	Nitroprusiato y esmolol	Labetalol Nitroprusiato
Edema pulmonar agudo	Inmediato, PAM 60 a 100 mm Hg	Nitroprusiato (con diurético de asa)	Urapidil[a] (con diurético de asa)
Isquemia/infarto agudo de miocardio	Inmediato, PAM 60-100 mm Hg	Nitroglicerina	Labetalol Nicardipina Nitroprusiato
Ictus isquémico agudo y PA <220/120 mm Hg	1 h, PAM –15%	Labetalol	Nicardipina Nitroprusiato
Hemorragia cerebral y PA >180 mm Hg de sistólica o PAM >130	1 h, PA sistólica < 180 mm Hg y PAM < 130 mm Hg	Labetalol	Nicardipina Nitroprusiato
Ictus isquémico agudo con indicación de terapia trombótica y PA >185/110 mm Hg	1 h, PAM –15%	Labetalol	Nitroprusiato Urapidil[a]
Intoxicación por cocaína/éxtasis	Varias horas	Fentolamina (después de benzodiacepinas)	Nitroprusiato Urapidil[a]
Crisis adrenérgica asociada con un feocromocitoma o hiperactividad autónoma	Inmediato	Fentolamina	
Hipertensión peri o postoperatoria			
Durante o después de cirugía de revascularización miocárdica	Inmediato	Nicardipina	Urapidil o nitroglicerina
Durante o después de una craneotomía	Inmediato	Nicardipina	Labetalol
Preeclampsia/eclampsia grave	Inmediato, PA < 160/105 mm Hg	Labetalol (después de sulfato de magnesio y terapia antihipertensiva oral)	Ketanserina[a] Nicardipina

[a]Urapidil y ketanserina no están aprobados en Estados Unidos.

Modificado de van den Born BJ, et al. Dutch guideline of the management of hypertensive crisis—2010 revision. *Neth J Med* 2011;69:248-255

Por lo tanto, no constituye una primera opción aceptable para emergencias hipertensivas, pero puede ser de utilidad como complemento en pacientes con isquemia coronaria aguda.

Fenoldopam

El fenoldopam, un agonista dopaminérgico de tipo I periférico, a diferencia de otros antihipertensivos parenterales, mantiene o aumenta la perfusión renal mientras disminuye la PA (Murphy y cols., 2001). Conserva gran parte de su eficacia durante 48 h de infusión a velocidad constante y no causa hipertensión de rebote cuando se suspende. Aunque teóricamente atractivo para mantener la perfusión renal, no mostró ser mejor que el nitroprusiato cuando se compararon en un estudio secuencial de 43 pacientes con emergencias hipertensivas (Devlin y cols., 2004).

Nicardipina

Las formulaciones intravenosas de diversos bloqueantes de los canales de calcio (BCC) dihidropiridínicos producen un descenso constante y progresivo de la PA con pocos cambios en la frecuencia cardíaca y un pequeño incremento del gasto cardíaco (Mansoor y Frishman, 2002). Se ha observado que la nicardipina ofrece respuestas prácticamente iguales a las vistas con el nitroprusiato, con pocos efectos adversos (Neutel y cols., 1994). Se enumera en el cuadro 8-6 como una elección de primera línea o una alternativa en la mayoría de las emergencias hipertensivas. En un estudio observacional prospectivo de 211 pacientes con un ictus hemorrágico intracraneal reciente, la nicardipina intravenosa mostró ser eficaz para reducir la PA a un nivel de sistólica de 160 mm Hg y con relativamente pocos efectos colaterales (Koga y cols., 2012).

Clevidipina

Este BCC dihidropiridínico ha sido aprobado para su uso por vía intravenosa en el tratamiento de la hipertensión grave. A diferencia de la nicardipina, la clevidipina tiene un inicio de acción muy rápido y una duración de acción corta, aproximadamente 15 min, ya que se metaboliza rápido por las esterasas eritrocitarias. Reduce la PA a través de una dilatación arterial selectiva, y también la poscarga sin afectar la presión de llenado cardíaco ni provocar taquicardia refleja (Varon, 2008).

Hidralazina

El vasodilatador directo hidralazina se puede administrar mediante inyecciones intramusculares múltiples y también por vía intravenosa, con un inicio de acción bastante lento y una duración del efecto prolongada, lo que permite una vigilancia menos intensiva. Los aumentos compensadores significativos del gasto cardíaco impiden su uso en monoterapia salvo en pacientes jóvenes que pueden soportar el incremento del trabajo cardíaco sin que se induzca isquemia coronaria. La hidralazina se utiliza primordialmente para la hipertensión grave durante la gestación, como se analiza en el capítulo 15.

Fentolamina

El bloqueante α fentolamina está especialmente indicado para el feocromocitoma o la crisis catecolamínica inducida por tiramina.

Esmolol

El esmolol, un β-bloqueante relativamente cardioselectivo, es metabolizado con rapidez por las esterasas sanguíneas y tiene una vida media breve ($\approx$ 9 min) y una acción total poco duradera ($\approx$ 30 min). Sus efectos comienzan casi inmediatamente, y se usa en especial durante la anestesia para evitar alteraciones hemodinámicas después de la intubación (Oxorn y cols., 1990).

Labetalol

Se ha comprobado que el labetalol, un fármaco que combina la acción α y β-bloqueante, es seguro y eficaz cuando se administra por vía intravenosa en bolos repetidos (Huey y cols., 1988) o en infusión continua (van den Bogaard y cols., 2013). Empieza a actuar a los 5 min y sus efectos duran 3-6 h. Es probable que el labetalol pueda utilizarse casi en cualquier situación que requiera tratamiento antihipertensivo parenteral, salvo cuando la disfunción ventricular izquierda puede empeorar con el predominio del bloqueo β. Hay que tener cuidado con la hipotensión postural cuando los pacientes se levantan de la cama. Se pueden observar náuseas, pruritos, hormigueos y los efectos secundarios de los β-bloqueantes.

Diuréticos

Posiblemente se requiera un diurético después de usar otros antihipertensivos, porque suele producirse una retención de sodio renal reactiva junto con un descenso brusco de la presión que podría atenuar la eficacia de los fármacos no diuréticos. Por otro lado, si el paciente experimenta una disminución de volumen por natriuresis inducida por presión, vómitos y náuseas previos, una diuresis adicional podría ser peligrosa, y quizás se requiera expansión de volumen para restablecer la perfusión orgánica y evitar un descenso brusco de la PA al administrar antihipertensivos (Varon, 2008).

El manejo de las emergencias hipertensivas en varias circunstancias especiales se analiza en otros capítulos de este libro: la insuficiencia renal en el capítulo 9; el feocromocitoma en el capítulo 12; el abuso de drogas en el capítulo 14; la eclampsia en el capítulo 15; los niños y los adolescentes en el capítulo 16.

Tratamiento después del control de la situación aguda

Una vez que el paciente está fuera de peligro, debe proseguir la búsqueda minuciosa de posibles causas identificables, como se ha indicado antes en este capítulo en el apartado "Evaluación". Las causas identificables, en particular la hipertensión renovascular, son mucho más probables en los pacientes con hipertensión grave.

Después del control de la presentación aguda, es probable que la mayoría de los pacientes necesiten varios fármacos, y el tratamiento a largo plazo probablemente se debe iniciar con un diurético y un segundo fármaco apropiado. Se deben seguir las guías descritas en el capítulo 7 para garantizar la observancia del tratamiento eficaz.

HIPERTENSIÓN GRAVE NO CONTROLADA

La mayoría de los pacientes diagnosticados y tratados como una urgencia hipertensiva no se encuentran en el peligro inmediato de hipertensión no controlada que implica este diagnóstico. Muchos de estos pacientes han acudido a un servicio de urgencias por problemas agudos no relacionados, pero con una PA elevada en respuesta al dolor, ansiedad o un efecto de bata blanca comprensible por hallarse en un entorno poco acogedor.

Si no existe evidencia de problemas por elevación de la PA, deben obtenerse lecturas adicionales después del alivio del dolor o la ansiedad. Si la PA se mantiene por encima de 180/115 mm Hg, es probable que deba administrarse un fármaco antihipertensivo oral. El nivel de 180/115 mm Hg se elige sin ninguna base para decidir que se trata del nivel "crítico", pero es el nivel utilizado por neurólogos para descartar la trombólisis en el ictus isquémico agudo, un motivo tan válido como cualquier otro.

Debe facilitarse la medicación suficiente para cubrir el período hasta que pueda lograrse un seguimiento apropiado en un servicio de atención primaria. Por lo menos, ello aliviará las preocupaciones del médico de urgencias por no haber adoptado ninguna acción, como si esto pudiera preservar la vida. No obstante, como indica el *American College of Emergency Physicians Clinical Policy* (Decker y cols., 2006): "no pudimos hallar evidencia que demostrara una mejoría de los resultados de los pacientes o una reducción de la morbimortalidad con tratamiento agudo de la elevación de la PA en urgencias". Su declaración política concluye con estas tres recomendaciones:

1. El inicio del tratamiento de la hipertensión asintomática en urgencias no es necesario cuando los pacientes disponen de seguimiento.
2. La reducción rápida de la PA en pacientes asintomáticos en urgencias no es necesaria y podría ser perjudicial para algunos pacientes.
3. Al iniciar el tratamiento de la hipertensión asintomática en urgencias, el manejo de la PA debe tender a una reducción gradual de ésta y no a esperar a que se normalice durante la consulta inicial de urgencias.

Ahora se dejará la hipertensión primaria y se examinarán con detenimiento en el próximo capítulo las diversas formas identificables (secundarias) de hipertensión, empezando por la más frecuente, la nefropatía parenquimatosa.

REFERENCIAS

Adams HP Jr, del ZG, Alberts MJ, et al. Guidelines for the early management of adults with ischemic stroke: A guideline from the American Heart Association/American Stroke Association Stroke Council, Clinical Cardiology Council, Cardiovascular Radiology and Intervention Council, and the Atherosclerotic Peripheral Vascular Disease and Quality of Care Outcomes in Research Interdisciplinary Working Groups. *Circulation* 2007;115:e478–e534.

Afonso L, Bandaru H, Rathod A, et al. Prevalence, determinants, and clinical significance of cardiac troponin-I elevation in individuals admitted for a hypertensive emergency. *J Clin Hypertens (Greenwich)* 2011;13:551–556.

Amraoui F, Bos S, Vogt L, van den Born BJ. Long-term renal outcome in patients with malignant hypertension. *BMC Nephrol* 2012;13:71.

Anderson CS, Heeley E, Huang Y, et al. Rapid blood-pressure lowering in patients with acute intracerebral hemorrhage. *N Engl J Med* 2013;368:2355–2365.

Beilin LJ, Goldby FS. High arterial pressure versus humoral factors in the pathogenesis of the vascular lesions of malignant hypertension. The case of pressure alone. *Clin Sci Mol Med* 1977;52:111–117.

Bing RF, Heagerty AM, Russell GI, et al. Prognosis in malignant hypertension. *J Hypertens* 2004;17:380–381.

Blaustein DA, Kumbar L, Srivastava M, et al. Polyarteritis nodosa presenting as isolated malignant hypertension. *Am J Hypertens* 2004;17:380–381.

Bruce BB, Lamirel C, Wright DW, et al. Blood pressure threshold for abnormal ocular fundus findings is lower than expected. *Hypertension* 2012;59:e8–e9.

Caro J, Morales E, Gutierrez E, et al. Malignant hypertension in patients treated with vascular endothelial growth factor inhibitors. *J Clin Hypertens* 2013;15:215–216.

Decker WW, Godwin SA, Hess EP, et al. Clinical policy: Critical issues in the evaluation and management of adult patients with asymptomatic hypertension in the emergency department. *Ann Emerg Med* 2006;47:237–249.

Derhaschnig U, Testori C, Riedmueller E, et al. Hypertensive emergencies are associated with elevated markers of inflammation, coagulation, platelet activation and fibrinolysis. *J Hum Hypertens* 2013;27:368–373.

Devlin JW, Seta ML, Kanji S, et al. Fenoldopam versus nitroprusside for the treatment of hypertensive emergency. *Ann Pharmacother* 2004;38:755–759.

Dustan HP, Schneckloth RE, Corcoran AC, et al. The effectiveness of long-term treatment of malignant hypertension. *Circulation* 1958; 18:644–651.

Fischberg GM, Lozano E, Rajamani K, et al. Stroke precipitated by moderate blood pressure reduction. *J Emerg Med* 2000;19:339–346.

Fleming JD, McSorley A, Bates KM. Blood, semen, and an innocent man. *Lancet* 2008;371:958.

Foguet Q, Rodriguez A, Saez M, et al. Usefulness of optic fundus examination with retinography in initial evaluation of hypertensive patients. *Am J Hypertens* 2008;21:400–405.

Friederich JA, Butterworth JF. Sodium nitroprusside: Twenty years and counting. *Anesth Analg* 1995;81:152–162.

Gosse P, Coulon P, Papaioannou G, et al. Impact of malignant arterial hypertension on the heart. *J Hypertens* 2011;29:798–802.

Grise EM, Adeoye O, Lindsell C, et al. Emergency department adherence to American Heart Association guidelines for blood pressure management in acute ischemic stroke. *Stroke* 2012;43:557–559.

Huey J, Thomas JP, Hendricks DR, et al. Clinical evaluation of intravenous labetalol for the treatment of hypertensive urgency. *Am J Hypertens* 1988;1:284S–289S.

Iadecola C, Davisson RL. Hypertension and cerebrovascular dysfunction. *Cell Metab* 2008;7:476–484.

Immink RV, van den Born BJ, van Montfrans GA, et al. Impaired cerebral autoregulation in patients with malignant hypertension. *Circulation* 2004;110:2241–2245.

Immink RV, van den Born BJ, van Montfrans GA, et al. Cerebral hemodynamics during treatment with sodium nitroprusside versus labetalol in malignant hypertension. *Hypertension* 2008;52:236–240.

Jain N, Rosner F. Idiopathic intracranial hypertension: Report of seven cases. *Am J Med* 1992;93:391–395.

James SH, Meyers AM, Milne FJ, et al. Partial recovery of renal function in black patients with apparent end-stage renal failure due to primary malignant hypertension. *Nephron* 1995;71:29–34.

Jansen PAF, Schulte BPM, Gribnau FWJ. Cerebral ischaemia and stroke as side effects of antihypertensive treatment; special danger in the elderly. A review of the cases reported in the literature. *Neth J Med* 1987;30:193–201.

Jorg R, Milani GP, Simonetti GD, et al. Peripheral facial nerve palsy in severe systemic hypertension: A systematic review. *Am J Hypertens* 2013;26:351–356.

Karampekios SK, Contopoulou E, Basta M, et al. Hypertensive encephalopathy with predominant brain stem involvement: MRI findings. *J Hum Hypertens* 2004;18:133–134.

Kawazoe N, Eto T, Abe I, et al. Pathophysiology in malignant hypertension: With special reference to the renin-angiotensin system. *Clin Cardiol* 1987;19:513–518.

Kettritz R, Luft FC. Severe hypertension with large-vessel arteritis. *Hypertension* 2012;59:179–183.

Kitiyakara C, Guzman NJ. Malignant hypertension and hypertensive emergencies. *J Am Soc Nephrol* 1998;9:133–142.

Koga M, Toyoda K, Yamagami H, et al. Systolic blood pressure lowering to 160 mmHg or less using nicardipine in acute intracerebral hemorrhage. *J Hypertens* 2012;30:2357–2364.

Lane DA, Lip GY, Beevers DG. Improving survival of malignant hypertension patients over 40 years. *Am J Hypertens* 2009;22:1199–1204.

Lip GYH, Beevers M, Beevers DG. Does renal function improve after diagnosis of malignant phase hypertension? *J Hypertens* 1997; 15:1309–1315.

MacKenzie ET, Strandgaard S, Graham DI, et al. Effects of acutely induced hypertension in cats on pial arteriolar caliber, local cerebral blood flow, and the blood–brain barrier. *Circ Res* 1976;39: 33–41.

Mansoor GA, Frishman WH. Comprehensive management of hypertensive emergencies and urgencies. *Heart Dis* 2002;4:358–371.

Marfatia R, Kaloudis E, Tendler BE, et al. Intramural hematoma of the aorta as a presenting sign of accelerated hypertension. *Am J Med* 2012;125:e5–e6.

McDonald AJ, Yealy DM, Jacobson S. Oral labetalol versus oral nifedipine in hypertensive urgencies in the ED. *Am J Emerg Med* 1993;11:460–463.

Mitchell I. Cerebral lupus. *Lancet* 1994;343:579–582.

Murphy MB, Murray C, Shorten GD. Fenoldopam: A selective peripheral dopamine-receptor agonist for the treatment of severe hypertension. *N Engl J Med* 2001;345:1548–1557.

Neutel JM, Smith DHG, Wallin D, et al. A comparison of intravenous nicardipine and sodium nitroprusside in the immediate treatment of severe arterial hypertension. *Am J Hypertens* 1994;7:623–628.

Oxorn D, Knox JWD, Hill J. Bolus doses of esmolol for the prevention of perioperative hypertension and tachycardia. *Can J Anaesth* 1990;37:206–209.

Padfield PL. Malignant hypertension presenting with an acute abdomen. *Br Med J* 1975;3:353–354.

Pattanshetty DJ, Bhat PK, Aneja A, et al. Elevated troponin predicts long-term adverse cardiovascular outcomes in hypertensive crisis. *J Hypertens* 2012;30:2410–2415.

Peacock WF IV, Hilleman DE, Levy PD, et al. A systematic review of nicardipine vs labetalol for the management of hypertensive crises. *Am J Emerg Med* 2012;30:981–993.

Perez MI, Musini VM. Pharmacological interventions for hypertensive emergencies: A Cochrane systematic review. *J Hum Hypertens* 2008;22:596–607.

Prejbisz A, Klisiewicz A, Januszewicz A, et al. 22-Year-old patient with malignant hypertension associated with primary aldosteronism. *J Hum Hypertens* 2013;27:138–140.

Sandset EC, Murray GD, Bath PM, et al. Relation between change in blood pressure in acute stroke and risk of early adverse events and poor outcome. *Stroke* 2012;43:2108–2114.

Sheta MA, Paladugu M, Mendelson J, Holland NR. When should nitroglycerine be avoided in hypertensive encephalopathy? *Hypertension* 2011;58:e187–e188.

Smulders YM, Verhagen DW. Giant cell arteritis causing aortic dissection and acute hypertension. *Br Med J* 2008;337:a426.

Strandgaard S, Olesen J, Skinhøj E, et al. Autoregulation of brain circulation in severe arterial hypertension. *Br Med J* 1973;1:507–510.

Strandgaard S, Paulson OB. Cerebral blood flow and its pathophysiology in hypertension. *Am J Hypertens* 1989;2:486–492.

Strandgaard S, Paulson OB. Antihypertensive drugs and cerebral circulation. *Eur J Clin Invest* 1996;26:625–630.

Szczech LA, Granger CB, Dasta JF, et al. Acute kidney injury and cardiovascular outcomes in acute severe hypertension. *Circulation* 2010;121:2183–2191.

Trivelli A, Ghiggeri GM, Canepa A, et al. Hyponatremic hypertensive syndrome with extensive and reversible renal defects. *Pediatr Nephrol* 2005;20:101–104.

van den Bogaard B, Immink RV, Westerhof BE, et al. Central versus peripheral blood pressure in malignant hypertension; effects of antihypertensive treatment. *Am J Hypertens* 2013;26:574–579.

van den Born BJ, Beutler JJ, Gaillard CA, et al. Dutch guideline for the management of hypertensive crisis—2010 revision. *Neth J Med* 2011;69:248–255.

Varon J. Treatment of acute severe hypertension: Current and newer agents. *Drugs* 2008;68:283–297.

Vaughan CJ, Delanty N. Hypertensive emergencies. *Lancet* 2000;356: 411–417.

Webster J, Petrie JC, Jeffers TA, et al. Accelerated hypertension—patterns of mortality and clinical factors affecting outcome in treated patients. *Q J Med* 1993;86:485–493.

9

Hipertensión renal parenquimatosa

L as enfermedades renales parenquimatosas están entre las causas identificables más frecuentes de hipertensión, y su incidencia seguirá creciendo a medida que la población envejezca y se vuelva más obesa (Jha y cols., 2013; Tonelli y Riella, 2014). Antes de analizarlas en orden invertido, de agudas a crónicas e incluso el trasplante, se evaluarán algunos temas generales de importancia.

Las nefropatías crónicas (NC) son uno de los muchos factores que pueden provocar hipertensión resistente. La estrategia que debe adoptarse para determinar las causas y mejorar el diagnóstico y tratamiento de la hipertensión resistente se trata en el capítulo 7. Las mediciones de la presión arterial (PA) fuera del consultorio son esenciales para aquéllos con NC (Cohen y cols., 2014), lo que retrasa la carrera hacia la desnervación renal (Zoccali y Mallamaci, 2014).

ESPECTRO DEL PROBLEMA

Una de las mayores crisis que enfrenta la salud pública en Estados Unidos y todas las sociedades desarrolladas es la necesidad de ofrecer terapias de reemplazo renal (TRR) para un creciente número de personas con daño renal y nefropatía terminal (NT). La hipertensión es responsable de gran parte del daño renal progresivo, aunque también desempeña un papel destacado el otro gran factor de riesgo: la diabetes inducida por obesidad. Ambas representan por mucho los factores de riesgo más habituales de todo el espectro de la nefropatía (fig. 9-1) (Whaley-Connell y cols., 2008). Las definiciones y la clarificación de la NC usadas en estos estudios incluyen microalbuminuria (> 30 mg/g de creatinina) y una tasa de filtración glomerular estimada (TFGe) por debajo de 60 ml/min/1,73 m² (cuadro 9-1). Además de la hipertensión y la diabetes, una concentración baja de hemoglobina, un ácido úrico sérico alto y los antecedentes de nicturia y nefropatía son factores de riesgo independientes de NT (Hsu y cols., 2009).

Con el envejecimiento de la población y el aumento de la prevalencia de diabetes, para el 2020 cerca de 150 000 personas en Estados Unidos necesitarán tratamiento para la NC, cerca de 800 000 vivirán con diálisis crónica o habrán recibido un trasplante renal, y el costo por NC proyectado alcanzará cerca de 54 mil millones de dólares.

Papel de la hipertensión

La hipertensión sólo está por detrás de la diabetes como causa principal de NT. Incluso la prehipertensión, definida como una presión arterial (PA) mayor de 120/80 mm Hg pero menor de 140/90 mm Hg, se asocia con un aumento del riesgo de inicio de NC (Huang y cols., 2014). Además, se ha descubierto que los niveles nocturnos más elevados de PA, no reconocidos sin la monitorización ambulatoria de 24 h rara vez efectuada, se relacionan de modo mucho más cercano con el desarrollo de NC que las mediciones diurnas (Kanno y cols., 2013). Por desgracia, en afroamericanos con NC, las PA nocturnas más altas persisten a pesar de la administración de antihipertensivos en el momento de acostarse (Rahman y cols., 2013).

Globalmente, hay pocos pacientes con NC en los que la PA esté adecuadamente controlada por debajo de 140/90 mm Hg o menos: sólo el 13,2 % de más de 10 000 personas evaluadas en el *Kidney Early Evaluation Program*, si bien el 80 % de estos participantes eran conscientes de su hipertensión y el 70 % estaban recibiendo medicación antihipertensiva (Sarafidis y cols., 2008a). Aquéllos que estaban mal controlados tenían una mayor probabilidad de tener elevación de las cifras de PA sistólica, y en general eran ancianos, obesos, individuos de raza negra o varones.

Es probable que estos datos estén relacionados con dos factores. Primero, dado que el programa estadounidense de seguridad social Medicare paga totalmente la TRR para la NT, los afroamericanos gozan de un acceso ilimitado a la TRR (Duru y cols., 2008), y

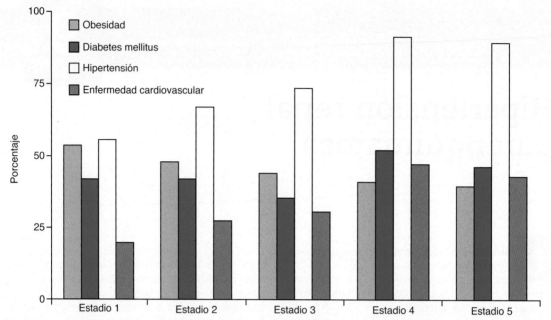

FIGURA 9-1 • Prevalencia de cuatro factores de riesgo (obesidad, diabetes, hipertensión y enfermedad cardiovascular) en pacientes sometidos a detección sistemática en el *Kidney Early Evaluation Program*, agrupados por estadio de nefropatía crónica (reproducida de Whaley-Connell AT, Sowers JR, Stevens LA, et al. CKD in the United States: Kidney Early Evaluation Program (KEEP) and National Health and Nutrition Examination Survey (NHANES) 1999-2004. *Am J Kidney Dis* 2008:51:S13–S20)

de hecho evolucionan mejor que los varones blancos cuando se inicia la diálisis (Norris y cols., 2008). Por otra parte, es mucho menos probable que los varones negros reciban atención médica que puedan prevenir su progresión a NT (Duru y cols., 2008), lo que refleja la ausencia de un sistema sanitario racional en Estados Unidos. Por desgracia, los varones negros en particular, y la gente pobre en general, seguirán sufriendo las consecuencias de un sistema sanitario sesgado dispuesto a pagar millones para mantener a los pacientes con NT vivos pero no dispuesto a pagar cientos para prevenir su progresión a NT. El desperdicio de dinero y el sufrimiento inherentes en el sistema estadounidense se aprecian cuando se comparan los datos con países que tienen una asistencia sanitaria universal: Noruega tiene la misma prevalencia de NC que los Estados Unidos, pero la tasa de progresión de estadio 3 a 4 y a NT es tres veces mayor en la Unión Americana (Hallan y cols., 2006).

La pobreza y el acceso limitado al sistema sanitario agregan otro mecanismo para la NC: la nutrición inadecuada durante el embarazo y la prematurez, que disminuyen el desarrollo renal en los bebés de bajo peso al nacer (Luycks y cols., 2013).

Soluciones prácticas

A medida que se producen cambios sociales, deben implementarse dos modificaciones simples en las prácticas actuales: en primer lugar, se deben realizar más pruebas urinarias rápidas de albuminuria y cálculos de TFGe mediante creatinina sérica (Rule y cols., 2013) o cistatina C (Shlipak y cols., 2013); en segundo lugar, se debe animar a los médicos de atención primaria a tratar a los pacientes con enfermedad en estadio 1 o 2 con mayor intensidad. No hay suficientes nefrólogos ni siquiera para atender a los que tienen

CUADRO 9-1

Clasificación de la nefropatía crónica

	TFGe (tasa de filtración glomerular estimada, calculada a partir de la ecuación MDRD en ml/min/1,73 m²)	Albuminuria (calculada a partir del cociente albúmina/creatinina en orina en mg/g)	Porcentaje de NC
Estadio 1	> 90	> 30	20
Estadio 2	60-89	> 30	27
Estadio 3	30-59	—	50
Estadio 4	25-29	—	(4 y 5) 3
Estadio 5	< 15	—	

Medidas para prevenir la progresión de la nefropatía

1. Controlar la hipertensión hasta un nivel < 130/80 mm Hg
2. Controlar la diabetes hasta un nivel de hemoglobina A1c < 7
3. Controlar las concentraciones de lípidos hasta un nivel de LDL < 100 mg/dl
4. Usar antihipertensivos antiproteinúricos: inhibidores de la enzima convertidora de angiotensina, bloqueantes del receptor de angiotensina, bloqueantes de la aldosterona, diltiazem
5. Evitar los antiinflamatorios no esteroideos (AINE)
6. Recomendar la modificación de la dieta: pocas grasas, poca sal, menos contenido energético en caso de sobrepeso
7. Evitar las pruebas radiográficas con contraste radiactivo y premedicar al paciente si es necesario
8. Aconsejar a los pacientes de que hablen de su enfermedad con cualquier médico que les vaya a prescribir nuevos medicamentos
9. Alentar las visitas habituales a un nefrólogo (cada 6-12 meses)

Factor de conversión: para convertir los valores de LDL a mmol/l, multiplicar por 0,0259.

LDL, lipoproteína de baja densidad; AINE, antiinflamatorios no esteroideos.

Modificado de Graves JW. Diagnosis and management of chronic kidney disease. *Mayo Clin Proc* 2008;83:1064–1069

enfermedad en estadio 3, que es el nivel de NC que hoy es el criterio para derivar a un paciente al nefrólogo. En el cuadro 9-2 se muestra una lista de nueve elementos para la prevención de la progresión del daño renal (Graves, 2008).

Se examinarán ahora las variedades específicas de nefropatía y de qué manera se relacionan con la hipertensión, empezando por las lesiones renales agudas y progresando finalmente hasta después del trasplante. La hipertensión renovascular se estudiará en el siguiente capítulo. Ésta deberá tenerse siempre en mente como una forma potencialmente curable de NC.

NEFROPATÍA AGUDA

La función renal puede deteriorarse rápidamente por varias causas: prerrenales (depleción de volumen), intrínsecas (glomerulonefritis) o posrenales (uropatía obstructiva). Los antiinflamatorios no esteroideos (AINE) se encuentran entre las causas más frecuentes de insuficiencia renal aguda (IRA), en especial en pacientes cuya perfusión renal, ya reducida, depende de la vasodilatación mediada por las prostaglandinas.

Lesión renal aguda

La lesión renal aguda (LRA) se define en forma un poco distinta en diferentes estudios (Zappitelli y cols., 2008). Tal vez la mejor clasificación es la RIFLE, que proporciona una graduación de la gravedad, comenzando con el estadio 1 o "riesgo" como oliguria por más de 6 h o un aumento en la creatinina sérica de

más del 50 %, y siguiendo al estadio 2 como "daño" y al estadio 3 como "insuficiencia", con mayor gravedad (Kellum y cols., 2008).

En una revisión de la lesión renal, Waikar y cols. (2008) enumeraron los precipitantes más frecuentes, todos más comunes en los ancianos, los diabéticos y en aquéllos con NC preexistente (Hsu y cols., 2008):

▶ Sepsis.
▶ Intervenciones coronarias: cateterismo, angioplastia y cirugía de revascularización (*bypass*).
▶ Reparación de un aneurisma de aorta.
▶ Contraste intravenoso por estudios radiológicos.
▶ Antibióticos nefrotóxicos.

Gadolinio y fibrosis sistémica nefrógena

Se ha demostrado que los agentes de contraste reducen la función renal (Weisbord y cols., 2008), pero un síndrome más específico (la fibrosis sistémica nefrógena) ha sido estudiado como la consecuencia más grave del uso de gadolinio como contraste para la resonancia magnética en pacientes con NT preexistente (Kallen y cols., 2008).

Reconocimiento de la lesión renal

La necesidad de un reconocimiento temprano de la lesión renal es evidente, dado que la corrección inmediata de los factores causales es crítica para la supervivencia. Entre los muchos marcadores que se han propuesto, las mediciones en plasma y orina de la lipocalina asociada con la gelatinasa de los neutrófilos (NGAL, de *neutrophil gelatinase-associated lipocalin*) son las más prometedoras. La NGAL es una de las proteínas más rápidamente inducidas en el riñón después de una lesión aguda (Mishra y cols., 2003), y puede medirse rápidamente en una gota de sangre o 0,2 ml de orina (Devarajan, 2008). En un estudio de cohortes prospectivo de 635 pacientes con sospecha de lesión renal aguda, la NGAL urinaria tuvo una sensibilidad del 90 % y una especificidad del 99,5 %, superiores a las de otros marcadores y altamente predictivo de resultados clínicos (Nickolas y cols., 2008).

La hipotensión, más que la hipertensión, es frecuente en muchos pacientes con lesión renal aguda porque la vasodilatación y la depleción de volumen pueden aparecer desde el inicio del daño orgánico. Si surge la hipertensión, a menudo refleja una sobrecarga de volumen iatrogénica en un intento por aumentar la perfusión renal. También puede estar involucrada la renina liberada por los riñones hipoperfundidos.

Glomerulonefritis aguda

La presentación clásica de la glomerulonefritis aguda suele ser en un niño con faringitis estreptocócica reciente o impétigo que repentinamente emite orinas oscuras y presenta edema facial. La lesión renal representa el atrapamiento de complejos antígeno-anticuerpo en el interior de los capilares glomerulares. Aunque el síndrome es hoy día menos frecuente, todavía ocurre, a veces en adultos de edad avanzada. Típicamente, en la fase aguda los pacientes muestran PA elevadas y existe una estrecha relación temporal entre la oliguria, el edema y la hipertensión. En ocasiones, el rasgo primordial puede ser una hipertensión de naturaleza grave, incluso maligna.

La hipertensión debe tratarse con restricción de sal y líquidos, y en los casos leves con diuréticos y otros antihipertensivos orales. De acuerdo con la evidente función de la renina, el tratamiento con inhibidores de la enzima convertidora de angiotensina (IECA) y los bloqueantes de los receptores de angiotensina (BRA) ha sido eficaz (Catapano y cols., 2008). En la enfermedad clásica, el edema y la hipertensión desaparecen a los pocos días, la proteinuria a las pocas semanas y la hematuria a los pocos meses. Se halló hipertensión en sólo tres de 88 niños seguidos durante 10-17 años (Popovic- Rolovic y cols., 1991).

Más frecuentes que la glomerulonefritis postestreptocócica son una variedad de enfermedades renales primarias (p. ej., nefropatía por IgA) y de enfermedades sistémicas (p. ej., lupus eritematoso sistémico), que pueden presentarse con crisis renales agudas caracterizadas por la hipertensión (Haas y cols., 2008). Ésta puede tratarse eficazmente con un IECA, con o sin un BRA (Catapano y cols., 2008).

Varias infecciones víricas pueden producir daño renal, con mayor probabilidad de que sea crónico que agudo (Berns y Bloom, 2008). Los pacientes infectados por el virus de la inmunodeficiencia humana (VIH) pueden tener solamente microalbuminuria (Baekken y cols., 2008) o enfermedad por anticuerpos antimembrana basal glomerular grave (Wechsler y cols., 2008), manifestada por proteinuria intensa (Rhee y cols., 2008) o hipertensión maligna (Morales y cols., 2008).

Obstrucción y reflujo de vías urinarias

En el 1-2 % de los niños sanos se observa un reflujo vesicoureteral que puede desembocar en hipertensión, fibrosis cicatricial renal y NT (Gargollo y Diamond, 2007). La hipertensión puede aparecer después de una obstrucción unilateral (Shin y cols., 2008) o bilateral (Kiryluk y cols., 2008) de las vías urinarias. En la mayoría de los pacientes, la hipertensión es bastante leve, pero también puede aparecer una hipertensión importante y una insuficiencia renal grave secundaria a una hidronefrosis por obstrucción prostática (Sacks y cols., 1989). El drenaje mediante catéter de la orina residual puede eliminar rápidamente la hipertensión y la sobrecarga circulatoria (Ghose y Harindra, 1989).

Otras causas de enfermedad renal aguda

Otras causas de nefropatía aguda con hipertensión son:

▶ Oclusión arterial renal bilateral por émbolos o trombosis (Svarstad y cols., 2005).
▶ Eliminación del apoyo de flujo sanguíneo por la angiotensina II (Ang II) a causa del tratamiento con IECA o BRA en presencia de enfermedad arterial renal bilateral (Safian y Textor, 2001).
▶ Traumatismo renal (Watts y Hoffbrand, 1987).
▶ Émbolos de colesterol, que pueden sembrarse en el riñón tras intervenciones radiológicas o quirúrgicas y producir rápidamente un empeoramiento de la función renal e hipertensión (Vidt, 1997).
▶ Litotricia por ondas de choque extracorpóreas al tratar la litiasis renal, que puede seguirse rara vez de un incremento de la PA (Eassa y cols., 2008).

Donantes de riñón

La extirpación de la mitad de la masa renal de un donante vivo podría considerarse un traumatismo agudo, pero la pérdida de un riñón no suele provocar hipertensión en las personas sanas, probablemente por los ajustes que se producen en la hemodinámica glomerular para mantener el volumen normal de líquidos (Kasiske y cols., 2013). En un metaanálisis de 48 estudios con 5145 donantes cuyo promedio de edad al momento de la donación era de 41 años y cuya PA media era de 121/77 mm Hg, el seguimiento durante al menos 5 años reveló un aumento de 6/4 mm Hg de la PA (Boudville y cols., 2006). Sin embargo, con una media de seguimiento de 12,2 años, la supervivencia y la incidencia de NT eran similares en 255 donantes frente a la población general (Ibrahim y cols., 2009). No se ha visto un riesgo adicional para eventos cardiovasculares en donantes de riñón en comparación con la población general (Garg y cols., 2012).

NEFROPATÍA CRÓNICA

La nefropatía diabética es la más frecuente de las diversas causas importantes discernibles de NT entre los pacientes que inician la diálisis en Estados Unidos (aproximadamente el 40 %), seguida de las enfermedades vasculares, como la nefroesclerosis hipertensiva (20 %), la enfermedad glomerular primaria (18 %), las enfermedades tubulointersticiales (7 %) y las enfermedades quísticas (5 %) (Whaley-Connell y cols., 2008).

Hay algunas diferencias en la prevalencia de hipertensión y las respuestas al tratamiento antihipertensivo entre las diversas causas de nefropatía: puede que la pielonefritis crónica se asocie con menos frecuencia a hipertensión (Goodship y cols., 2000); las enfermedades poliquísticas pueden asociarse con mayor frecuencia (Grantham, 2008), incluso antes de que aparezca una disfunción renal importante (Reed y cols., 2008). Los pacientes con estas causas diversas de NC pueden comenzar a uno u otro lado del espectro: hipertensión sin daño renal evidente en un extremo e insuficiencia renal grave sin hipertensión en el otro. Sin embargo, finalmente ambos grupos acaban deslizándose hacia el centro (la insuficiencia renal con hipertensión), de tal manera que la hipertensión se observa en un 85 % de los pacientes con NC de diversa etiología (Sarafidis y cols., 2008a) y se asocia estrechamente con la progresión de la nefropatía. La insuficiencia renal como consecuencia de hipertensión primaria se describe con mayor detalle en el capítulo 4. Se analizarán los datos que asocian las variantes genéticas en individuos negros más que la "nefroesclerosis hipertensiva" como el mecanismo para su mayor prevalencia de NC, en especial la glomeruloesclerosis focal y segmentaria (Parsa y cols., 2013).

Esta sección analiza el desarrollo de la hipertensión como un proceso secundario en presencia de nefropatía primaria o diabetes. Las características especiales de la nefropatía diabética se tratan por separado, pero la mayoría de los casos de NC son similares en su evolución y tratamiento. Además, se ha demostrado que casi la mitad de los pacientes en los que se ha definido clínicamente la presencia de nefropatía diabética en realidad presentan nefropatía no diabética por biopsia renal (Zhou y cols., 2008).

Los pacientes cuyo problema subyacente es una enfermedad renovascular bilateral pueden presentar hipertensión resistente e insuficiencia renal (Guo y cols., 2007). Identificar dicha etiología es esencial porque la revascularización puede aliviar su hipertensión y mejorar su función renal. El siguiente capítulo ofrece más datos sobre este importante grupo de pacientes que suelen presentar nefropatía isquémica, así como sobre la hipertensión asociada a los tumores renales.

El papel de la hipertensión

La hipertensión acelera la progresión del daño renal, sin importar la causa. Quizás la mejor evidencia de esta estrecha asociación sea la ralentización, observada repetidamente, de la progresión de la NC establecida al reducirse las PA inicialmente elevadas. Esto se demostró primero en pacientes con nefropatía diabética (Mogensen, 1976) y luego en aquéllos con otras causas de NC, como en el ensayo *Modification of Diet in Renal Disease* (MDRD) (Lazarus y cols., 1997). En el MDRD se estudiaron 585 pacientes con una tasa de filtración glomerular (TFG) de 25-55 ml/min y 255 pacientes con una TFG de 13-24 ml/min. Entre los que mostraban una proteinuria basal superior a 1 g por día, la tasa de disminución de la filtración glomerular fue significativamente menor durante un seguimiento medio de 2,2 años en ambos grupos, cuyos valores de PA permanecieron un promedio de 5 mm Hg más bajos como consecuencia del tratamiento más intensivo.

Junto con su mayor prevalencia de la hipertensión, los afroamericanos tienen una mayor susceptibilidad a la NC y la NT. La NC no diabética en afroamericanos se ha atribuido a la "nefroesclerosis hipertensiva", es decir, hipertensión que provoca NC. El diagnóstico suele realizarse por exclusión con glomeruloesclerosis focal y segmentaria (GEFS) inespecífica en la biopsia. Sin embargo, algunas mutaciones de sentido alterado en el gen *APOL1* (inicialmente atribuidas al gen *MYH9*, Kao y cols., 2008; Kopp y cols., 2008) explican el aumento de la prevalencia en la NC en los afroamericanos (Tzur y cols., 2010).

En los pacientes con NC, la monitorización ambulatoria automática de la PA (MAAPA), que a menudo identifica la pérdida del descenso nocturno de la presión, es mejor que la medición de la PA en el consultorio para predecir la progresión del daño renal y la mortalidad (Pogue y cols., 2009). La ausencia del descenso de la presión nocturna en la NC se ha atribuido a una compensación por una menor natriuresis en el día y a una mayor natriuresis por presión durante la noche (Kimura, 2008). Las mediciones de la PA fuera del consultorio en pacientes con NC también son esenciales para identificar una proporción considerable de pacientes con hipertensión de bata blanca (De Nicola y cols., 2013), para evitar un sobretratamiento innecesario y posiblemente pernicioso.

CUADRO 9-3

Características asociadas con PA alta en la nefropatía crónica

Hipertensión primaria (esencial) previa
Aumento del volumen de líquido extracelular
Rigidez arterial
Estimulación del sistema
   renina-angiotensina-aldosterona
Aumento de la actividad simpática
Endotelina
Bajo peso al nacer con reducción del número de
   nefronas
Reducción de prostaglandinas vasodilatadoras
Obesidad y resistencia a la insulina
Apnea del sueño
Tabaquismo
Hiperuricemia
Administración de eritropoyetina
Secreción de paratohormona/aumento del calcio
   intracelular/hipercalcemia
Enfermedad renovascular y estenosis arterial renal
Fibrosis inducida por aldosterona y retención de sodio
Dimetilarginina asimétrica
Productos finales avanzados de glucosilación
Disfunción crónica del aloinjerto
Aloinjerto de cadáver, en especial de un donante con
   antecedentes familiares de hipertensión
Tratamiento con inmunosupresores y corticoides
Factores hereditarios

Mecanismos

La hipertensión se desarrolla y progresa en pacientes con enfermedades renales por múltiples razones (cuadro 9-3). La mayoría de éstas convergen en una vía común: el deterioro de la autorregulación renal que normalmente atenúa la transmisión de la presión sistémica alta a los glomérulos, lo que produce una elevada presión de perfusión (Mori y cols., 2008). La hipertensión glomerular resultante daña las células glomerulares e induce una esclerosis progresiva, estableciendo un círculo vicioso (fig. 9-2) (Anderson y Brenner, 1989).

A medida que aumenta la extensión del daño renal, las arterias en los riñones y en todo el organismo se esclerosan y se vuelven rígidas. Por consiguiente, la presión sistólica aumenta, la diastólica desciende bruscamente y la presión diferencial se eleva (Cheng y cols., 2008). La rigidez responsable del incremento de la presión sistólica hace que cada vez sea más difícil reducir esta presión. A medida que se añaden cada vez más fármacos antihipertensivos, la presión sistólica apenas muestra variación, pero la diastólica desciende de manera brusca, exponiendo al paciente con

nefropatía crónica a posibles lesiones por una presión diastólica demasiado baja para mantener la perfusión al cerebro, el corazón y los riñones (Kovesdy y cols., 2013).

De los factores que contribuyen o que agravan este círculo y que se encuentran enumerados en el cuadro 9-3, la expansión del volumen por deterioro de la natriuresis ha sido tradicionalmente considerada la más importante. Sin embargo, ante el incremento de la resistencia vascular periférica que se observa característicamente en estos pacientes, se ha empezado a prestar mayor atención a un mecanismo activado del sistema renina-angiotensina-aldosterona (Hollenberg, 2004) y a un sistema neurovegetativo hiperactivo (Phillips y cols., 2005). La obesidad, especialmente la abdominal, acelera la progresión de la NC y la hipertensión acompañante (Ritz, 2008; Wang y cols., 2008).

Proteinuria

El grado de proteinuria sirve como factor predictivo poderoso de la velocidad de progresión de la NC. El aumento del tránsito de proteínas por los capilares glomerulares daña directamente los podocitos y el intersticio tubular (Schieppati y Remuzzi, 2003). La participación de una proteinuria intensa en la progresión del daño renal se documentó en un metaanálisis de datos de 11 ensayos clínicos aleatorizados y controlados con 1860 pacientes (Jafar y cols., 2003). Tal como muestra la figura 9-3, una proteinuria superior a 1 g/día se asoció con un aumento del riesgo relativo de progresión a todos los valores de PA sistólica mayores de 120 mm Hg. Cuanto mayor era la proteinuria, mayor era la progresión. Más allá de su toxicidad inherente, la proteinuria es un marcador útil del tipo y la extensión de la NC.

Mediciones de la tasa de filtración glomerular

Además de la proteinuria, la presencia y el grado de NC se basan en la filtración glomerular (v. cuadro 9-1). Hasta hace poco, la TFG se calculaba a partir de ecuaciones que miden el aclaramiento de creatinina. Se ha demostrado que estas ecuaciones son menos precisas cuando la filtración glomerular es superior a 60 ml/min/1,73 m^2 y que subestiman descensos medidos en la función renal con el tiempo (Xie y cols., 2008). Por lo tanto, la atención se ha enfocado en la determinación de la cistatina C sérica, una proteína endógena filtrada por los glomérulos y reabsorbida y catabolizada por las células epiteliales tubulares sólo con pequeñas cantidades excretadas en orina. A diferencia de las ecuaciones que emplean la creatinina sérica, las concentraciones de cistatina C no se

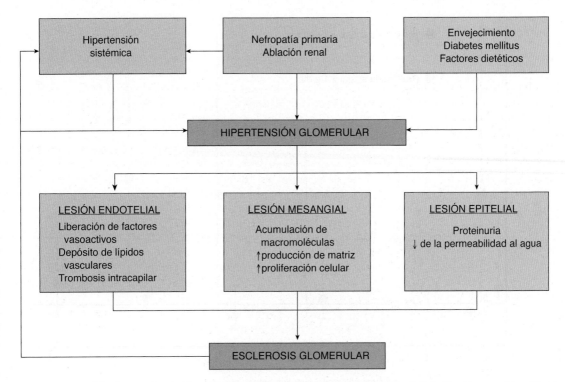

FIGURA 9-2 • Papel fundamental en la hipertensión glomerular en el inicio y la progresión de la lesión estructural (modificada de Anderson S, Brenner MB. Progressive renal disease: A disorder of adaptation. *QJM* 1989;70:185–189)

ven afectadas por la masa muscular y están estrechamente asociadas con los resultados en pacientes con NC (Shlipak y cols., 2013).

Tratamiento

Intensidad de la terapia

Está claramente demostrado que la reducción de la PA y de la proteinuria disminuye la velocidad de progresión de la NC (Jafar y cols., 2003; Lewis, 2007). Sin embargo, como se observa en la figura 9-3, sólo los pacientes con una proteinuria superior a 1 g por día obtienen beneficios de una reducción más intensiva de la PA. Esto se observó en el ensayo MDRD (Lazarus y cols., 1997) y se confirmó en el estudio *African American Kidney Disease and Hypertension* (AASK) (Wright y cols., 2002). En el estudio AASK no se observó un enlentecimiento adicional de la progresión de la nefroesclerosis hipertensiva en los pacientes que recibieron un tratamiento antihipertensivo más intenso para alcanzar una PA promedio de 128/78 mm Hg, en comparación con los que recibieron un tratamiento menos intenso, los cuales lograron una PA media de 141/85 mm Hg. Además, 759 de los 1094 sujetos originales incluidos en el estudio AASK fueron seguidos durante otros 9-12 años mientras recibían un IECA (Appel y cols., 2010). A pesar de alcanzar una PA pro-

medio de 133/78 mm Hg, la mayoría de los pacientes presentaron una reducción de la función renal, aunque esa reducción fue menor en los que tenían proteinuria intensa.

Se desconoce la razón por la cual la reducción de la PA no induce un beneficio sobre la función renal en aquéllos con grados menores de proteinuria. Es probable que la razón por la cual los que tienen proteinuria intensa se benefician refleje el daño inducido por las enormes cargas de proteína que atraviesan la nefrona, y el enlentecimiento de estos daños a medida que la proteinuria se reduce sea por un fármaco que disminuya la presión de perfusión renal o por uno que tenga una capacidad especial de reducir la presión intraglomerular, es decir, los bloqueantes de renina-angiotensina.

Riesgos de un tratamiento más intensivo

En varios ensayos de pacientes con NC se ha observado una mayor incidencia de morbimortalidad cardiovascular al reducir la presión sistólica por debajo de 130 mm Hg o la presión diastólica por debajo de 70 mm Hg (Kovesdy y cols., 2013). Sin embargo, en el *Peridopril Protection Against Recurrent Stroke Study* (PROGRESS Collaborative Group, 2001), en el que los 6105 participantes tenían enfermedad cerebrovascular conocida, la mitad fueron tratados con un IECA más un

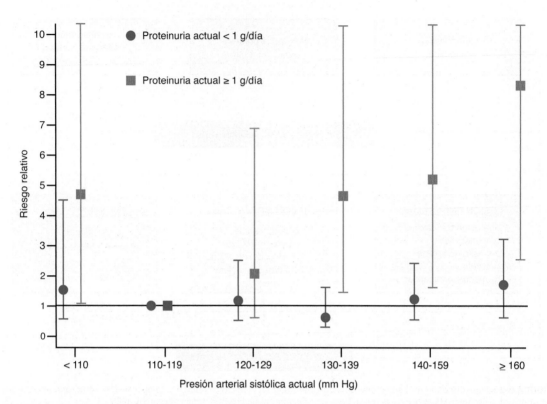

FIGURA 9-3 • Riesgo relativo de progresión de la nefropatía en pacientes con proteinuria superior o inferior a 1 g/día según los valores de presión arterial sistólica. El grupo de referencia (RR = 1) es una presión sistólica de 110-119 mm Hg (modificada de Jafar TH, Stark PC, Schmid CH, et al. Progression of chronic kidney disease: the role of blood pressure control, proteinuria, and angiotensin-converting enzyme inhibition: a patient-level meta-analysis. *Ann Intern Med* 2003;139:244–252)

diurético, de ser necesario, para reducir la PA. En 1757 pacientes con NC se tuvo una tasa progresivamente menor de ictus recurrente con reducciones de la PA aun debajo de 120/70 mm Hg (Ninomiya y cols., 2008).

Cambios en el estilo de vida

Debe alentarse activamente a todos los hipertensos con o sin NC, con o sin diabetes, a cambiar sus hábitos poco saludables y se les debe ofrecer toda la ayuda posible para conseguir estos cambios.

Dejar de fumar es muy importante, ya que el tabaquismo es un riesgo destacado de progresión de la NC (Orth y Hallan, 2008).

La reducción del sodio en la dieta es cada vez más importante a medida que la NC progresa y la capacidad excretora de sodio renal se debilita (Mimran y du Cailar, 2008). La reducción de sodio a una cantidad de 1-2 g al día (sodio = 44-88 mEq por día) es factible y a menudo necesaria para controlar la hipertensión de los pacientes con NC (De Nicola y cols., 2004). La importancia de la restricción de sodio en la dieta de los pacientes con proteinuria va más allá de su capacidad de potenciar el efecto antihipertensivo de todos

los fármacos (salvo los bloqueantes de los canales de calcio [BCC]). En un estudio de 38 pacientes con NC y una proteinuria promedio de 3,8 g diarios, una reducción del sodio en la dieta de 196 a 92 mmol por día proporcionó una reducción del 22 % de la proteinuria (Vogt y cols., 2008).

Reducción del peso: hoy es probable que los obesos hipertensos desarrollen una NC (Gómez y cols., 2006). La culpable es la obesidad abdominal más que el peso en sí mismo (Elsayed y cols., 2008). Un incremento de la probabilidad de padecer apnea del sueño se añade al riesgo de la obesidad (Tsioufi s y cols., 2008).

Bloqueantes del sistema renina-angiotensina

Tanto los IECA como los BRA reducen la proteinuria y frenan la progresión de la NC en el mismo grado (Kunz y cols., 2008; Sarafidis y cols., 2008b). Se ha demostrado un efecto renoprotector en la NC provocada por diabetes (Sarafidis y cols., 2008b), enfermedades no diabéticas (Jafar y cols., 2003) y en pacientes con enfermedad poliquística (Jafar y cols., 2003). Entre 28 487 adultos hipertensos con una creatinina sérica mayor de 6 mg/dl, aquéllos que tomaban IECA o BRA tuvieron un riesgo 6 % menor estadísticamente significativo de necesidad de diálisis a largo plazo que aquéllos que no tomaban fármacos inhibidores del sistema renina-angiotensina (SRA) (Hsu y cols., 2013). La prevención de la progresión de la NT está directamente relacionada con el grado de deterioro renal (O'Hare y cols., 2014).

A pesar de sus beneficios, ni los IECA ni los BRA han reducido la mortalidad por cualquier causa en pacientes con NC. Tal vez los responsables sean eventos no renales, que podrían volverse cada vez más frecuentes cuanto más tiempo esté controlada la NC.

Estos mejores efectos de los inhibidores del SRA probablemente reflejen su mayor capacidad para reducir la presión intraglomerular por su dilatación preferencial de las arteriolas eferentes (fig. 9-4) (Tolins y Raij, 1991). La reducción en la presión intraglomerular protege los glomérulos frente a la esclerosis

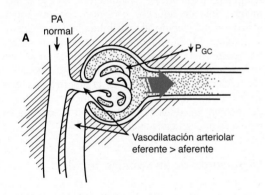

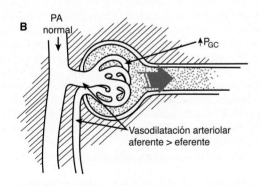

FIGURA 9-4 • Efecto del tratamiento antihipertensivo en la hemodinámica glomerular determinado por estudios de micropunción en ratas. **A)** Resultados de la inhibición de la enzima convertidora de angiotensina en la normalización de la PA asociada con vasodilatación, predominantemente de la arteriola eferente, que normaliza la presión capilar intraglomerular (P_{GC}). **B)** Con los bloqueantes del calcio, la reducción de la PA queda contrarrestada por la vasodilatación arteriolar aferente y, por lo tanto, la PGC permanece elevada (modificada de Tolins JP, Raij L. Antihypertensive therapy and the progression of chronic renal disease. Are there renoprotective drugs? *Semin Nephrol* 1991; 11:538–548)

progresiva y reduce el escape de proteínas hacia los túbulos. Al mismo tiempo, la TFG se reduce y la creatinina sérica aumenta, en general muy poco. Esta ligera reducción inicial esperable de la TFG no es una causa para suspender la administración del IECA o el BRA y, de hecho, produce una mayor protección renal (Holtkamp y cols., 2011). Si la creatinina sérica aumenta o la TFG cae a menos del 30 % del nivel previo al comienzo con el IECA o el BRA, entonces debe suspenderse el medicamento e identificarse y corregirse cualquier otra causa probable contribuyente identificada, lo que incluye la contracción del volumen, el uso concomitante de AINE o, más dramático, la presencia de hipertensión renovascular bilateral.

Otro reflejo de la inhibición del SRA es la elevación del potasio sérico, en general menos de 0,5 mEq/l. Sin embargo, si se presenta hipercalemia de más de 5,5 mEq/l, la dosis de IECA o BRA debe reducirse o el fármaco suspenderse. Obviamente, se deben controlar los electrolitos en sangre dentro de los pocos días de iniciar la terapia con IECA o BRA en pacientes con NC, porque puede producirse una elevación rápida de la creatinina sérica cuando existe una enfermedad renovascular bilateral no reconocida y también puede producirse una hipercalemia.

Combinación de un IECA y un BRA

Kunz y cols. (2008) demostraron que la combinación de un IECA y un BRA reduce la proteinuria un 20 % más de lo que se ve con cada uno de los fármacos por separado. Sin embargo, en el *ONgoing Telmisartan Alone and in combination with Ramipril Global Endpoint Trial* (ONTARGET), la combinación del IECA y el BRA en las mismas dosis en que se usaron solos no redujo la proteinuria más que sólo los fármacos, además de que empeoró las principales consecuencias renales (Mann y cols., 2008). El empeoramiento se reflejó en mayor hipertensión, más del doble de creatinina sérica y un mayor ingreso al programa de diálisis. Messerli (2009) concluyó que "el bloqueo doble del SRA no debe usarse más en la práctica", como se confirmó recientemente en un estudio con un IECA y un BRA en pacientes con nefropatía diabética (Fried y cols., 2013).

Anemia con inhibidores del SRA

Se ha observado que tanto los IECA como los BRA reducen las concentraciones de hemoglobina en pacientes con NC, un efecto que se atribuye al bloqueo de los efectos eritropoyéticos de la Ang II sobre los precursores eritrocitarios y a la mejor oxigenación debido al incremento del flujo sanguíneo renal (Mohanram y cols., 2008). En los pacientes incluidos en el ensayo RENAAL que recibieron el BRA losartán, el mayor efecto sobre la hemoglobina se observó al cabo de un año, pero no hubo ningún impacto sobre el efecto renoprotector del BRA.

Diuréticos

Puede ser que se necesite un diurético para reducir la hipertensión al objetivo de 130/80 mm Hg que recomiendan las guías actuales para pacientes con NC (Agarwal y Sinha, 2012). A menudo se ve una especie de fuego cruzado terapéutico: por una parte, la necesidad de un diurético es cada vez mayor a medida que se deteriora la función renal, ya que no puede excretarse sodio, por lo que el volumen intravascular aumenta, al igual que la PA (Sica, 2008). Por otra parte, a medida que la función renal se deteriora, el efecto de los diuréticos es menor. Todos los diuréticos deben pasar al líquido tubular y acceder al lado luminal de la nefrona para funcionar. Estos fármacos penetran en el líquido tubular a través de la secreción en el túbulo proximal y utilizan para ello las vías secretoras de los ácidos orgánicos. Por este motivo los pacientes con NC son resistentes a los diuréticos ácidos, como las tiazidas, y los diuréticos de asa por la acumulación de productos terminales ácidos orgánicos del metabolismo, que compiten por la bomba secretora.

En la práctica, los diuréticos tiazídicos a dosis habituales (12,5-50 mg) no suelen ser suficientes cuando la TFGe se sitúa por debajo de 50 ml/min/1,73 m². Por suerte, los diuréticos de asa pueden emplearse con seguridad a dosis lo suficientemente altas para atravesar la barrera secretora y ejercer diuresis, incluso con una TFGe mucho menor. Para ello, debe administrarse una cantidad suficiente por el proceso de "duplicación secuencial de dosis únicas hasta alcanzar una dosis máxima" (Brater, 1988). Una vez obtenida, se usará tan a menudo como sea necesario como dosis de mantenimiento. Si aun así no se consigue controlar el volumen, normalmente la metolazona en monoterapia, o incluso mejor con un diurético de asa, conseguirá la diuresis aun en la NT si existe cierta función renal residual (Sica y Gehr, 2003). Es necesario actuar con precaución para evitar una diuresis excesiva, supervisando atentamente el peso corporal.

Bloqueantes de la aldosterona

Actualmente sabemos que la aldosterona acelera el daño renal al estimular la inflamación y la fibrosis (Remuzzi y cols., 2008). Dado que su secreción es controlada principalmente por la angiotensina, la inhibición de la síntesis de aldosterona por parte de los inhibidores del SRA puede ser responsable, al menos en parte, de los beneficios globales de estos fármacos. No obstante, se ha reconocido una irrupción de la secreción de aldosterona frente a una inhibición con-

tinuada del SRA, primero en el tratamiento de la insuficiencia cardíaca (Lee y cols., 1999), posteriormente en el tratamiento de la hipertensión (Sato y Saruta, 2001), y después en pacientes con NC (Sato y cols., 2003). Bomback y Klemmer (2007) identificaron ocho estudios correctamente realizados, con un rango de incidencia de la irrupción del 10 % en 6 meses al 53 % en 1 año.

Al añadir un antagonista de la aldosterona a un IECA o BRA en pacientes con NC, se consigue una reducción adicional de la proteinuria entre un 15 y un 54 %, así como una reducción significativa de la PA en el 40 % de los pacientes (Bomback y cols., 2008). Se desconoce si estos efectos favorables se producen únicamente, o en general, en presencia de la irrupción de aldosterona, pero los antagonistas de aldosterona se emplean cada vez más en pacientes con NC no controlados adecuadamente mediante la inhibición del SRA. El uso de un antagonista de la aldosterona se relega a la cuarta línea de tratamiento y su uso se recomienda sólo en aquellos pacientes con un potasio sérico normal, debido a la posibilidad de hipercalemia secundaria a la inhibición de la excreción de potasio por parte del antagonista de la aldosterona. Sin embargo, gracias a los últimos datos que revelan su efectividad en el tratamiento de la hipertensión resistente (Flevari y cols., 2013), seguramente el uso cauto de antagonistas de la aldosterona podría ser cada vez más aceptable en fases iniciales de la NC.

Bloqueantes de los canales de calcio

Como segunda o tercera elección en el tratamiento de la hipertensión en pacientes con NC, los BCC no dihidropiridínicos (BCC no DHP) en general se han recomendado por los supuestos efectos antiproteinúricos mayores que los vistos con los BCC DHP informados en revisiones de 28 ensayos aleatorizados (Bakris y cols., 2004). Bakris y cols. atribuyeron estas diferencias al mayor efecto de los BCC no DHP sobre la vasodilatación arteriolar eferente que la de los BCC DHP en modelos experimentales (Griffin y cols., 1999). Además, el uso de BCC no DHP reduce la permeabilidad glomerular (Russo y cols., 2002).

No se ha demostrado que estas diferencias en los efectos antiproteinúricos produzcan diferencias en la protección renal entre los BCC DHP y los BCC no DHP. Sin embargo, surgieron preocupaciones adicionales debido al ensayo AASK de pacientes con NC por nefroesclerosis hipertensiva, en el que aquéllos con proteinuria mayor de 300 mg/día tuvieron un deterioro más rápido en la TFG si comenzaban con el BCC DHP amlodipina que si comenzaban con el IECA ramipril (Agodoa y cols., 2001). Sin embargo, la mayoría de los pacientes en el ensayo AASK tenían proteinuria menor de 300 mg/día, y entre ellos, la TFG estuvo más preservada en aquéllos con amlodipina. Además, en el ensayo *Ramipril Efficacy in Nephropathy*, el uso de BCC DHP mejoró la renoprotección cuando se agregaron a un IECA y cuando la PA se redujo efectivamente (Ruggenenti y cols., 1998).

Más recientemente, la combinación de un BCC DHP, amlodipina y azelnidipina, con el BRA olmesartán, redujo más la PA y los eventos cardiovasculares más que al duplicar la dosis del BRA (Kim-Mitsuyama y cols., 2013). Por lo tanto, cualquier tipo de BCC puede ser usado con seguridad y efectividad cuando se agrega a un IECA o un BRA en pacientes con NC.

α-bloqueantes

Los α-bloqueantes periféricos (doxazosina) pueden usarse sin ajuste de la dosis. El α-bloqueante central clonidina suele utilizarse como puente para reducir la PA en los días entre diálisis, pero sus efectos secundarios y propensión al rebote hacen que sea un mal sustituto de un control adecuado del volumen de líquidos.

β-bloqueantes

Ahora que se ha demostrado que su uso es menos eficaz para la prevención primaria (v. cap. 7), los β-bloqueantes sólo deben utilizarse para la prevención secundaria de problemas cardíacos, por ejemplo, después de infarto de miocardio (IAM), insuficiencia cardíaca congestiva (ICC) o taquiarritmias. Si es necesario utilizar uno, lógicamente debe elegirse alguno que no se elimine por vía renal, como el propranolol o el timolol. Los bloqueantes α/β y vasodilatadores carvedilol y labetalol provocarán menos problemas metabólicos que un β-bloqueante, y se ha demostrado que el carvedilol reduce la proteinuria en pacientes con NC (Bakris y cols., 2006). Probablemente el β-bloqueante vasodilatador nebivolol también sería de utilidad.

Minoxidil

En el pasado, se trató de forma satisfactoria con minoxidil a los pacientes con hipertensión resistente y NC (Toto y cols., 1995). Sin embargo, al añadirlo a una pauta que incluye dosis máximas de un IECA o un BRA, la proteinuria aumenta, a pesar de reducir las cifras de PA (Diskin y cols., 2006).

Momento de administración del tratamiento

La posibilidad de que aparezca el efecto adverso conocido como *falta del descenso nocturno de la PA* (*nondipping*) es relativamente frecuente en pacientes con NC, lo que ha llevado a la realización de estudios que comparan el efecto de los fármacos antihipertensivos en función de si la administración se realiza por la noche en lugar de por la mañana. Hermida y cols. (2005) observaron una reducción del nivel de microalbuminuria

entre 200 pacientes hipertensos al administrar el BRA valsartán al acostarse, en comparación con su administración por la mañana. Se describió un beneficio similar entre 32 pacientes con NC cuya proteinuria se redujo de 235 a 167 mg diarios, al tomar cualquiera de sus 2,4 medicamentos diarios (de promedio) por la noche (Minutolo y cols., 2007).

Sin embargo, como ya se dijo, la administración en el momento de acostarse no redujo la PA nocturna elevada entre los pacientes de ascendencia africana en el seguimiento del ensayo AASK (Rahman y cols., 2013).

La adición de un diurético (Uzu y cols., 2005) o el uso de un antihipertensivo de efecto prolongado tomado por la mañana podrían reducir la presión nocturna, al menos en un estudio al aumentar la natriuresis diurna, de modo que se reduzca el volumen vascular residual (Fukuda y cols., 2008). Una menor ingestión de sodio en la dieta debería aportar un beneficio similar, ya que, debido a la naturaleza de la NC, la excreción renal de sodio está afectada (Bankir y cols., 2008).

Restricción de las proteínas de la dieta

Se ha recomendado que los pacientes sigan una dieta con restricción de proteínas antes de la diálisis (Walser y cols., 1999); incluso un análisis de varios ensayos aleatorizados ha mostrado un retraso de la aparición de NT o de la muerte (Fouque y cols., 2000), pero debido a la mala nutrición que a menudo se observa en la NC, parece apropiado tomar decisiones individualizadas (Levey, 2002).

Corrección de la anemia

La anemia representa un factor de riesgo de progresión de la NC y la hipertrofia ventricular izquierda (Rossing y cols., 2004). No obstante, se ha observado que el tratamiento con eritropoyetina para alcanzar un nivel de hemoglobina por encima de 12 g/l incrementa los efectos adversos graves, por lo que las recomendaciones actuales consisten en mantener un nivel de 11 g/l (Moist y cols., 2008).

Fármacos hipolipemiantes

Dado que los pacientes con NC presentan con frecuencia dislipidemia y una elevada tasa de vasculopatía ateroesclerótica, parece razonable el uso de fármacos hipolipemiantes en estos pacientes. En una revisión de 50 ensayos que incluyó a 30 144 pacientes con NC, el tratamiento con estatinas redujo el riesgo de morbimortalidad cardiovascular pero no ejerció ningún efecto sobre la mortalidad por cualquier causa y produjo efectos renoprotectores dudosos (Strippoli y cols., 2008).

Aumento del óxido nítrico

Se ha propuesto usar el potencial de inhibición de la fosfodiesterasa tipo 5 (actualmente utilizada para tratar la disfunción eréctil) para aumentar la vasodilatación inducida por óxido nítrico (Brown y cols., 2014).

Modificación de la posología de otros fármacos

La presencia de NC puede influir en la posología de varios fármacos, en particular de aquéllos con una depuración renal considerable (cuadro 9-4) (Kappel y Calissi, 2002). En la NC en estadio 4 y 5, el metabolismo y el transporte de los fármacos no eliminados por vía renal también pueden verse alterados (Nolin y cols., 2008).

Más allá del impacto de la NC sobre el manejo de varios fármacos, utilizados para su propio tratamiento o para el de enfermedades concomitantes, es importante reconocer el potencial de daño renal que tienen tanto algunos fármacos utilizados frecuentemente, por ejemplo los analgésicos (Chang y cols., 2008), como los remedios fitoterapéuticos de venta sin receta (Laliberte y cols., 2007), así como nuevos fármacos quimioterapéuticos (Jain y Townsend, 2007).

Nefropatía crónica en los ancianos

Con el envejecimiento, el tamaño y la función renales disminuyen. Si estos cambios son indicativos de enfermedad o si son una consecuencia esperada del envejecimiento, es materia de debate. La presencia de hipertensión, sea causa o efecto, acelera la pérdida de la función renal (Rifkin y cols., 2013).

Las personas de más de 65 años se están convirtiendo en la mayor carga de la NC: el promedio de la edad de los nuevos pacientes dializados en Estados Unidos es de 65 años, y el grupo que crece más rápido

---

CUADRO 9-4

Modificación de la dosis para pacientes con insuficiencia renal

Fármacos que requieren modificación de la dosis	Fármacos que no requieren modificación de la dosis	
Todos los antibióticos	EXCEPTO	Cloxacilina, clindamicina, metronidazol, macrólidos
Antihipertensivos Atenolol, nadolol, inhibidores de la enzima convertidora de angiotensina	*Antihipertensivos* Antagonistas del calcio, minoxidil, antagonistas del receptor de la angiotensina, clonidina, α-bloqueantes	
Otros fármacos cardíacos Digoxina, sotalol	*Otros fármacos cardíacos* Amiodarona, nitratos	
Diuréticos EVITAR diuréticos ahorradores de potasio en pacientes con aclaramiento de creatinina < 30 ml/min	*Opiáceos* Fentanilo, hidromorfona, morfina	
Fármacos hipolipemiantes Inhibidores de la HMG-CoA reductasa, bezafibrato, clofibrato, fenofibrato	*Psicofármacos* Antidepresivos tricíclicos, nefazodona, otros inhibidores selectivos de la recaptación de serotonina	
Opiáceos Codeína, meperidina	*Antidiabéticos* Repaglinida, rosiglitazona	
Psicofármacos Litio, hidrato de cloral, gabapentina, trazodona, paroxetina, primidona, topiramato, vigabatrina	*Otros* Inhibidores de la bomba de protones	
Antidiabéticos Acarbosa, clorpropamida, glibenclamida, gliclazida, metformina, insulina		
Otros Alopurinol, colchicina, antagonistas del receptor de histamina₂, diclofenaco, ketorolaco, terbutalina		

Modificado de Kappel J, Calissi P. Nephrology: 3. Safe drug prescribing for patients with renal insufficiency. *CMAJ* 2002;166:473–477

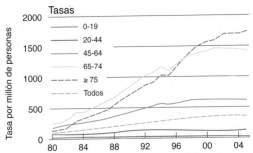

FIGURA 9-5 • Tasas de nuevos casos de nefropatía terminal en pacientes de varias edades tratados mediante diálisis o trasplante en Estados Unidos, por años entre 1980 y 2004 (modificada de U.S. Renal data systems. Chronic kidney disease. USRDS 2007, Bethesda NIH, NIDDKD 2008)

entre los nuevos pacientes dializados es el de los mayores de 75 años (fig. 9-5) (Stevens y cols., 2008a). Aunque la disminución de la estructura y la función renal con la edad podrían reflejar en gran medida el impacto de las enfermedades no renales, por ejemplo hipertensión o diabetes (Rifkin, 2013), el riñón envejece incluso en ausencia de estos factores de riesgo (Rule y cols., 2011).

La pérdida de función renal con la edad suele ir precedida de un incremento de la nicturia, ya que el sodio ingerido durante el día se excreta con mayor lentitud por la noche (Kujubu y Aboseif, 2008), y lo que es más grave, el deterioro cognitivo acompaña estrechamente a la NC (Kurella y cols., 2008).

En Estados Unidos, más que en otros lugares, cada vez más pacientes ancianos con NC avanzada reciben una TRR, incluyendo diálisis y trasplante. Sin embargo, los costos sociales y las molestias individuales de este tratamiento intensivo son muy reconocidos. Por este motivo se están realizando llamados para instaura un tratamiento más limitado, especialmente en aquellos pacientes que presentan otras enfermedades potencialmente mortales (Schell y Holley, 2013).

NEFROPATÍA DIABÉTICA

La mayor parte de lo analizado antes respecto a la NC se aplica a la más frecuente de sus causas, la nefropatía diabética. No obstante, la diabetes provoca una enfermedad concomitante y requiere tratamiento adicional (cuadro 9-5) (KDIGO, 2012).

Anatomía patológica y características clínicas

Tal como señalaron Kimmelstiel y Wilson (1936), la nefropatía tiene una elevada incidencia entre los diabéticos y se caracteriza por una histología glomerular

CUADRO 9-5	
Objetivos para el manejo de los factores de riesgo en pacientes diabéticos	
Factores de riesgo	**Objetivo del tratamiento**
Tabaquismo	Cese por completo
PA	< 140/80 mm Hg
LDL	< 100 mg/dl
Triglicéridos > 200 mg/dl; HDL < 40 mg/dl	Incremento de la HDL
Estado protrombótico	Ácido acetilsalicílico
Glucosa	$HbA_{1c} < 7\%$
Sobrepeso y obesidad (IMC > 25)	Reducción significativa del peso
Inactividad física	Ejercicio habitual

LDL, lipoproteínas de baja densidad; HDL, lipoproteínas de alta densidad; HbA_{1c}, hemoglobina A_{1c}

particular, la glomeruloesclerosis intercapilar nodular. La descripción clínica ha evolucionado muy poco desde su descubrimiento inicial (Kimmelstiel y Wilson, 1936):

> El cuadro clínico parece ser... casi tan característico como el histológico: los pacientes son de una edad relativamente avanzada; hay hipertensión, por lo general de tipo benigno, y los riñones muestran con frecuencia signos de descompensación; hay antecedentes de diabetes, generalmente de larga duración; los síntomas iniciales pueden ser los que acompañan al edema de tipo nefrótico, la descompensación renal o la insuficiencia cardíaca; la orina contiene grandes cantidades de albúmina y suele estar afectada la capacidad de concentración, con o sin retención de nitrógeno.

La descripción clínica debería modificarse de modo que incluya a los pacientes más jóvenes que han sido diabéticos durante más de 15 años, para añadir la hipertensión en aproximadamente el 50-60 % de los pacientes, y para tener en cuenta la presencia casi constante de los microaneurismas en los capilares de la retina.

Evolución

La microalbuminuria como primera manifestación de nefropatía diabética se ha observado en un tercio de los diabéticos de tipo 1 después de 20 años (Hovind y cols., 2004) y en un cuarto de los diabéticos tipo 2 después de 10 años del diagnóstico (Adler y cols., 2003). Esta diferencia en el momento de su inicio puede reflejar en gran parte el largo período asintomático de la diabetes de tipo 2 en comparación con la habitual presentación brusca de la diabetes

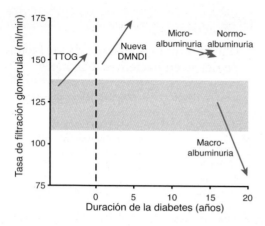
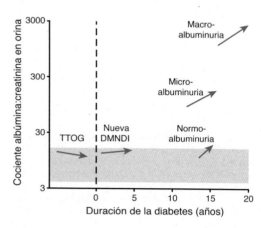

FIGURA 9-6 • Cambios de la TFG promedio y de la mediana de la albúmina urinaria (mg/l) con respecto al cociente de creatinina (g/l) entre el período basal y el final del seguimiento en pacientes con trastorno de tolerancia a la glucosa (TTOG); diabetes mellitus no dependiente de insulina diagnosticada de novo (nueva DMNDI); DMNDI y excreción urinaria de albúmina normal (normoalbuminuria); DMNDI y oligoalbuminuria; y DMNDI y macroalbuminuria. Las *flechas* conectan el valor basal con el valor al final del seguimiento; las *líneas discontinuas* indican el momento del diagnóstico; las *zonas sombreadas* indican los percentiles 25 y 75 de los valores en personas con tolerancia normal a la glucosa (modificada de Nelson RG, Bennet PH, Beck GH, et al. Development and progression of renal disease in Pima Indians with non-insulin-dependent diabetes mellitus. *N Engl J Med* 1996; 334: 1636–1642)

tipo 1. Sorprendentemente, se ha observado una regresión de la microalbuminuria en un porcentaje significativo de diabéticos tipo 1, en general asociada con valores inferiores de PA y de glucemia (Hovind y cols., 2004; Perkins y cols., 2003).

Nelson y cols. (1996) estudiaron la función renal cada 6-12 meses durante 4 años en 194 indios Pima seleccionados como representativos de estadios diferentes en el desarrollo de la nefropatía diabética: desde la tolerancia normal a la glucosa hasta la diabetes manifiesta; desde la excreción normal de albúmina hasta la macroalbuminuria. Tal como muestra la figura 9-6, las principales observaciones fueron generalmente las siguientes: la hiperfiltración glomerular está presente desde el inicio hasta que aparece la macroalbuminuria. A partir de entonces, la TFG disminuye rápidamente debido a una pérdida progresiva de la capacidad intrínseca de ultrafiltración. Aunque el control de la PA no evitó la disminución bastante brusca de la TFG tras aproximadamente 15 años de seguimiento, las cifras de PA basales más altas fueron predictivas del aumento de la excreción urinaria de albúmina, que a su vez se asoció con mayor reducción de la filtración glomerular.

Mecanismos

Los mecanismos de la nefropatía diabética incluyen la interrelación de varios factores (fig. 9-7) (Friederich-Persson y cols., 2013; Jefferson y cols., 2008).

El papel fundamental de la hipertensión glomerular ha sido confirmado por la capacidad del tratamiento antihipertensivo de prevenir la progresión de la nefropatía. Dicho papel está respaldado

no sólo por varios estudios clínicos sino también por la observación de que la glomeruloesclerosis nodular se desarrolla sólo en el riñón no obstruido de un paciente diabético con estenosis arterial renal unilateral (Berkman y Rifkin, 1973). Además, los riñones normales trasplantados a pacientes diabéticos acaban presentando lesiones diabéticas típicas (Mauer y cols., 1983), lo cual niega la posibilidad de un papel esencial de los factores genéticos.

Adler (2004) ha descrito la progresión de la hipertensión glomerular a la nefropatía manifiesta:

La expansión del mesangio es la lesión que define a la nefropatía diabética... La expansión del mesangio invade la luz capilar y da como resultado una progresión lenta hacia la nefropatía terminal. Pero la lesión diabética también implica daño a los podocitos mediado por la alteración de la transducción de la señal, alteraciones citoesqueléticas, anomalías en la membrana del poro de los podocitos, separación de la membrana basal glomerular y apoptosis, todo lo cual contribuye al desarrollo de proteinuria. A su vez, la proteinuria acelera la progresión por sus efectos sobre la fibrosis tubulointersticial y la atrofia, que es la vía final común de la insuficiencia renal progresiva. A esto se añaden las lesiones escleróticas arteriales y arteriolares, que aumentan la isquemia en cada una de las otras tres regiones renales.

La doctora Adler identifica a la Ang II como el principal mediador de esta progresión y señala que:

La angiotensina II interactúa sobre la membrana celular con su(s) receptor(es) y luego induce la elaboración de moléculas señalizadoras, la activación de factores de transcripción

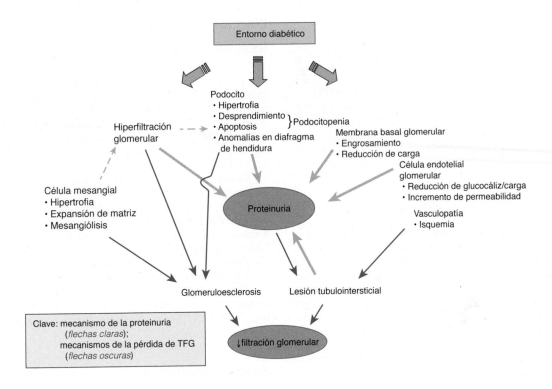

FIGURA 9-7 • Esquema para unificar los mecanismos de la proteinuria (*flechas más claras*) y las reducciones de la filtración glomerular (*flechas más oscuras*) en pacientes con nefropatía diabética (reproducida de Jefferson JA, Shankland SJ, Pichler RH. Proteinuria in diabetic kidney disease: A mechanistic viewpoint. *Kidney Int* 2008;74:22–36, con permiso)

y el aumento de la expresión de genes, induciendo en última instancia la fibrosis, el crecimiento celular e incluso la inflamación que caracterizan al daño renal en la nefropatía diabética... La angiotensina II interactúa con otros muchos factores de crecimiento y citocinas que también están activados en la nefropatía diabética y que simultáneamente utilizan la misma vía y vías paralelas de señalización, todos ellos factores o sistemas que contribuyen al cuadro histológico y al deterioro funcional del riñón diabético.

Hipertensión

Como dijo Mogensen (1999), durante más de 40 años se han reconocido y confirmado varias veces las asociaciones entre la hipertensión y el incremento de la albuminuria y la caída de la TFG. Se vio que un aumento en la PA sistólica nocturna precede al desarrollo de microalbuminuria (Lurbe y cols., 2002).

Renina-angiotensina

Se podría esperar que la glomeruloesclerosis progresiva suprima las células yuxtaglomerulares que secretan renina, y en algunos diabéticos se desarrolla un estado de hipoaldosteronismo hiporreninémico, que por lo general se manifiesta con hipercalemia (Pérez y cols., 1977). Sin embargo, las concentraciones plasmáticas de renina y prorrenina a menudo están elevadas antes del inicio de la microalbuminuria y sirven como posible marcador del desarrollo de nefropatía (Dronavalli y cols., 2009). Además, el SRA intrarrenal se activa tanto en los diabéticos de tipo 1 (Hollenberg y cols., 2003) como en los diabéticos de tipo 2 (Mezzano y cols., 2003). Estos hallazgos indican una autonomía del sistema de renina intrarrenal y establecen las bases para los principales efectos favorables de los inhibidores del SRA que se observan en la nefropatía diabética. Por otro lado, en los diabéticos tipo 1 se han registrado elevadas concentraciones plasmáticas de aldosterona (Hollenberg y cols., 2004), lo que probablemente refleja un SRA general activado.

Tratamiento

El tratamiento de la hipertensión en los pacientes con nefropatía diabética es similar al de la hipertensión en todas las NC, pero hay algunas diferencias. El tratamiento de la hipertensión en diabéticos con nefropatía se analiza en el capítulo 7.

Control de la glucemia

El control de la hiperglucemia reduce el avance de la nefropatía en el estudio de seguimiento prolongado *Diabetes Control and Complications Trial* de 1349 pacientes diabéticos tipo 1 (Writing Team, 2003). Sin embargo, en el ensayo *Action to Control Cardiovascular Risk in Diabetes* (ACCORD), un control más intensivo se asoció con un *aumento* de la mortalidad de cualquier causa y no previno la NT aunque hubo una progresión más lenta de la albuminuria (ACCORD Study Group, 2008).

Tratamiento antihipertensivo

Desde 1976 existe evidencia de que la reducción de la PA elevada retrasa la progresión de la nefropatía diabética (Mogensen, 1976). La evidencia acumulada de varios ensayos clínicos posteriores ha permitido llegar a dos conclusiones: en primer lugar, el grado de reducción de la PA que se necesita para proteger frente a la progresión debe ser superior al objetivo previamente aceptado de 140/90 mm Hg; y en segundo lugar, por lo general se requiere la administración de varios fármacos para alcanzar el objetivo necesario (KDIGO, 2012).

Aunque se inscribieron pocos pacientes con nefropatía franca, el ensayo ACCORD proporciona la mejor evidencia sobre el nivel de reducción de la PA que sería más protector en pacientes con diabetes (ACCORD Study Group, 2010a). La mitad de los 4733 pacientes con diabetes e hipertensión fueron asignados al azar para recibir un tratamiento antihipertensivo más intenso a fin de reducir sus niveles de PA sistólica por debajo de 120 mm Hg y la otra mitad a un tratamiento menos intenso para reducir la PA sistólica a menos de 140 mm Hg. Al final del ensayo, con un seguimiento promedio de 4,7 años, el grupo del tratamiento más intensivo tuvo una PA sistólica promedio de 119,3 mm Hg, y el del tratamiento menos intensivo una PA sistólica de 133,5 mm Hg. Los criterios compuestos o combinados de valoración de infarto de miocardio o ictus no letal o muerte por enfermedad cardiovascular no fueron diferentes entre los dos grupos. Hubo menos ictus y menos aumentos de la creatinina sérica por encima de 1,5 mg/dl (8,4 % frente a 12,9 %) o caídas de la TFGe por debajo de 30 (2,2 % frente a 4,2 %) en el grupo de tratamiento más intensivo, pero más efectos adversos graves (3,3 % frente a 1,3 %). Los autores concluyeron que, globalmente, no hubo beneficios al realizar una reducción más intensiva que llevara a niveles de presión sistólica menores de 130 mm Hg en pacientes con diabetes e hipertensión.

A pesar de estos hallazgos negativos, las guías 2012 de KDIGO siguen recomendando reducciones por debajo de los 130/80 mm Hg en pacientes diabéticos con proteinuria (Stevens y Levin, 2013).

Elección de fármacos

IECA, BRA e IDR

Aunque la protección renal ofrecida en los ensayos originales de Mogensen (1976) y Parving y cols. (1983) se consiguió con diuréticos, β-bloqueantes y vasodilatadores directos (los principales fármacos disponibles en la década de 1970), los ensayos más recientes han empleado IECA o BRA como fármacos principales. Tal como se analiza antes en este capítulo, los IECA y los BRA (y los inhibidores directos de la renina, IDR) teóricamente deberían reducir la presión intraglomerular mejor que otros fármacos, y en la práctica lo hacen. La evidencia, comenzando con la nefropatía franca en diabéticos tipo 1 hipertensos y extendiéndose a aquéllos con NC grave (Hsu y cols., 2013), también abarca pacientes diabéticos normotensos con microalbuminuria o sin ella (Estacio y cols., 2006).

Como en la NC no diabética, lo más razonable es comenzar el tratamiento antihipertensivo con un IECA o un BRA, pero no combinar fármacos que bloqueen el SRA.

Fármacos adicionales

En general se necesitará más de un fármaco para conseguir el objetivo de control de la PA y el segundo casi siempre debería ser un diurético (Mogensen y cols., 2003), pues el aumento de volumen es habitual con cualquier grado de insuficiencia renal. Un BCC podría ser la elección adecuada, a veces como segunda línea pero siempre la tercera.

Otras opciones en tercer o cuarto lugar son las de los α-bloqueantes o los β-bloqueantes vasodilatadores. Aunque los antagonistas de la aldosterona inicialmente se evitaban en los pacientes con NC por la posibilidad de inducir hipercalemia, sumados a un IECA o un BRA, se ha observado que existe un escape de aldosterona en el 40 % de los pacientes con nefropatía diabética (Sato y cols., 2003). Por lo tanto, el uso cauteloso de un antagonista de la aldosterona no sólo es apropiado, sino que debería plantearse en fases más tempranas del algoritmo (Mehdi y cols., 2009).

Otros tratamientos

Al igual que en la NC no diabética, es útil una *dieta baja en proteínas*, y claramente es necesaria una *restricción moderada de sodio* (Vogt y cols., 2008). Sin embargo, en el ACCORD Study Group (2010b), una intensiva reducción de los lípidos no redujo la incidencia de eventos cardiovasculares primarios. Se ha sugerido cierto potencial de inhibición de la fosfodiesterasa 5 para incrementar la vasodilatación inducida por óxido nítrico (Brown y cols., 2014).

Gaede y cols. (2008) demostraron de una manera brillante la capacidad de una estrategia múltiple, que incluye un control estricto de la hipertensión, la hiperglucemia y la dislipidemia, junto con la administración de ácido acetilsalicílico y un IECA, para reducir la progresión de la nefropatía, la retinopatía y la neuropatía vegetativa en pacientes con diabetes tipo 2 y microalbuminuria. A pesar de los costos y de los problemas de este tratamiento intensivo, los beneficios seguramente merecen el gasto y el esfuerzo.

DIÁLISIS CRÓNICA

Aunque sólo una pequeña proporción de pacientes con NC progresa a NT e inicia diálisis, constituye una carga personal y social exorbitante. Representan el 1,7 % de los pacientes estadounidenses de Medicare pero consumen el 6,4 % de su presupuesto y, como se ha indicado al principio de este capítulo, se prevé que sus cifras sigan aumentando rápidamente.

El papel de la hipertensión

La hipertensión en pacientes dializados puede atribuirse a múltiples factores (cuadro 9-6). La hipertensión preexistente es un factor de riesgo destacado para la progresión a NT, junto con otros factores de riesgo previsibles, como la edad, el sexo, la TFGe, la diabetes y la anemia (Johnson y cols., 2008; Levin y cols., 2008). Las mediciones de la PA más útiles son las realizadas fuera del centro de diálisis (Agarwal, 2010).

La PA en general es más alta antes de la diálisis por la sobrecarga de volumen y más baja después de la diálisis. En un estudio de cohortes retrospectivo de 113 255 pacientes en hemodiálisis durante un período de seguimiento de 5 años con una mediana de 2,2 años, se vio una asociación con forma de "U" entre los cambios en la PA prediálisis a la posdiálisis y la mortalidad de cualquier causa (Park y cols., 2013). Las caídas posdiálisis en la PA sistólica de entre −30 y 0 mm Hg se asociaron con una mayor supervivencia, mientras que las mayores caídas y cualquier incremento se asociaron con un aumento en las tasas de mortalidad.

A menudo se ve una hipotensión intradiálisis. Davenport y cols. (2008) hallaron que la incidencia de este problema grave fue significativamente mayor en los centros que alcanzaron las tasas más elevadas de cumplimiento de los objetivos posdiálisis. Como vieron Palmer y Henrich (2008), hay muchos factores responsables y muchas maneras de evitar, o tratar, esta inestabilidad hemodinámica (cuadro 9-7).

Como con la hipertensión, lo más simple, pero tal vez lo más difícil de obtener, es una reducción rígida de la ingestión de sodio dietético para mantener un "peso seco" y limitar la expansión de volumen entre las diálisis, según predicaba el fallecido Belding Scribner (1999) y demostrado repetidas veces (Agarwal y cols.,

---

> **CUADRO 9-6**
>
> ### Mecanismos de la hipertensión en el paciente en hemodiálisis
>
> Hipertensión previa
> Aumento del volumen de líquido extracelular
>   Incapacidad para excretar el sodio
>   Sustancias vasoactivas relacionadas con el volumen sanguíneo
>   Incumplimiento de las restricciones dietéticas de sal
> Mecanismos dependientes del riñón
>   Alteración de la regulación del SRA
>   Hiperactividad simpática
>   Pérdida de los factores vasodilatadores renales inherentes
> Mecanismos vasculares
>   Elevación del producto calcio-fosfato
>   Hiperparatiroidismo secundario
>   Calcificación y rigidez vasculares
> Fármacos y toxinas
>   Simpaticomiméticos
>   Eritropoyetina
>   Tabaquismo
>   Exposición al plomo
> Factores circulantes
>   Inhibidores endógenos del sistema del óxido nítrico
>   Inhibidores endógenos de la Na^+/K^+-ATPasa vascular
>   Paratohormona
>   "Toxinas urémicas"
> Prescripción de hemodiálisis
>   Concentraciones de Na^+ y K^+ del dializado
>   Sesiones más breves de diálisis
>   Sobreestimación del peso seco
>   Afectación del sueño; apnea del sueño

Modificado de Khosla UM, Johnson RJ. Hypertension in the hemodialysis patient and the "lag phenomenon": Insights into pathophysiology and clinical management. *Am J Kidney Dis* 2004;43:739–751

2009; Ozkahya y cols., 2006). El agregar más agentes farmacológicos casi con seguridad no desempeña un papel importante.

La mejor solución para casi todos los problemas enfrentados con los pacientes dializados, incluyendo la hipertensión y la hipotensión, se ha descrito en más de 300 artículos en los últimos 40 años (hemodiálisis diaria). Los datos de supervivencia de 425 pacientes tratados con hemodiálisis diaria corta, en el domicilio o en centros especializados, son sorprendentes: mucho mejor que con diálisis dos veces por semana y similares a los del trasplante renal (Kjellstrand y cols., 2008).

HIPERTENSIÓN DESPUÉS DEL TRASPLANTE RENAL

Conforme aumenta el número de pacientes que reciben trasplantes renales y viven más tiempo después, se ha ido reconociendo que la hipertensión es una com-

---

CUADRO 9-7

Cuadro de hipotensión relacionado con la diálisis

Ultrafiltrado excesivo
Disminución de la osmolalidad plasmática
Problemas del dializado: temperatura, bioincompatibilidad
Hiperinsulinemia debida a la hiperglucemia inducida por el dializado
Inhibición simpática refleja
Neuropatía autónoma
Hemorragia
Alteraciones electrolíticas (hipocalemia, hipercalemia, hipocalcemia)
Sepsis
Cardiopatía (isquemia, arritmias, derrame pericárdico con taponamiento cardíaco)
Restablecimiento del óxido nítrico por eliminación de inhibidores endógenos

---

plicación importante que, si no se controla, puede destruir rápidamente el trasplante o se agrega al riesgo de enfermedad cardiovascular (Gill, 2008). Una importante mayoría de los pacientes que reciben un trasplante son hipertensos, y cuanto más alto sea el valor

---

CUADRO 9-8

Causas de hipertensión postrasplante

Terapia inmunosupresora
  Corticoides
  Ciclosporina, tacrolimús
Falla del aloinjerto
  Rechazo crónico
  Enfermedad recurrente
Causas potencialmente curables con cirugía
  Estenosis de aloinjerto de arteria renal
  Riñones nativos
Expansión de volumen
  Eritrocitosis
  Retención de sodio
Causas especulativas
  Hipertensión esencial recurrente
    Como causa primaria de NT
    Por un donante hipertenso o prehipertenso
Otros mecanismos presores incluidos:
  Endotelina
  Factor de crecimiento transformante β
  Reducción del óxido nítrico

---

de su PA un año después del trasplante, más baja será la tasa de supervivencia del aloinjerto (Mange y cols., 2004). Naesens y cols. (2013) hallaron que las mediciones no invasivas del índice resistivo intrarrenal proporcionaron un indicador preciso de la viabilidad del trasplante renal. El cuadro 9-8 enumera varias causas de hipertensión postrasplante más allá de la persistencia de la hipertensión primaria.

Tratamiento

En ausencia de cualquier causa reversible, la hipertensión postrasplante precisará al menos dos fármacos para lograr el control. La combinación más probable es un IECA o un BRA y un BCC. Sea como sea, el control intensivo de la PA por debajo de 130/80 mm Hg es necesario para proteger al riñón, mientras que la atención continua debe dirigirse a todos los factores de riesgo cardiovascular tratables.

Después de haber analizado la enfermedad parenquimatosa renal, examinaremos la hipertensión causada por enfermedades renovasculares.

REFERENCIAS

ACCORD Study Group; Gerstein HC, Miller ME, et al. Effects of intensive glucose lowering in type 2 diabetes. *N Engl J Med* 2008;358:2545–2559.

ACCORD Study Group; Cushman WC, Evans GW, et al. Effects of intensive blood-pressure control in type 2 diabetes mellitus. *N Engl J Med* 2010a;362(17):1575–1585.

ACCORD Study Group; Ginsberg HN, Elam MB, et al. Effects of combination lipid therapy in type 2 diabetes mellitus. *N Engl J Med* 2010b;362:1563–1574.

Adler S. Diabetic nephropathy: Linking histology, cell biology, and genetics. *Kidney Int* 2004;66:2095–2106.

Adler AL, Stevens RJ, Manley SE, et al. Development and progression of nephropathy in type 2 diabetes: The United Kingdom Prospective Diabetes Study (UKPDS 64). *Kidney Int* 2003;63:225–232.

Agarwal R. Blood pressure and mortality among hemodialysis patients. *Hypertension* 2010;55:762–768.

Agarwal R, Sinha AD. Thiazide diuretics in advanced chronic kidney disease. *J Am Soc Hypertens* 2012;6:299–308.

Agarwal R, Alborzi P, Satyan S, et al. Dry-weight reduction in hypertensive hemodialysis patients (DRIP): A randomized, controlled trial. *Hypertension* 2009;53:500–507.

Agodoa LY, Appel L, Bakris GL, et al. Effect of ramipril vs amlodipine on renal outcomes in hypertensive nephrosclerosis. *JAMA* 2001;285:2719–2728.

Anderson S, Brenner BM. Progressive renal disease: A disorder of adaptation. *Q J Roy Meteorol Soc* 1989;70:185–189.

Appel LJ, Wright JT Jr, Greene T, et al. Intensive blood-pressure control in hypertensive chronic kidney disease. *N Engl J Med* 2010;363:918–929.

Baekken M, Os I, Sandvik L, et al. Microalbuminuria associated with indicators of inflammatory activity in an HIV-positive population. *Nephrol Dial Transplant* 2008;23:3130–3137.

Bakris GL, Hart P, Ritz E. Beta blockers in the management of chronic kidney disease. *Kidney Int* 2006;70:1905–1913.

Bakris GL, Weir MR, Secic M, et al. Differential effects of calcium antagonist subclasses on markers of nephropathy progression. *Kidney Int* 2004;65:1991–2002.

Bankir L, Bochud M, Maillard M, et al. Nighttime blood pressure and nocturnal dipping are associated with daytime urinary sodium excretion in African subjects. *Hypertension* 2008;51:891–898.

Barzilay JI, Gao P, O'Donnell M, et al. Albuminuria and decline in cognitive function: The ONTARGET/TRANSCEND studies. *Arch Intern Med* 2011;171:142–150.

Berkman J, Rifkin H. Unilateral nodular diabetic glomerulosclerosis (Kimmelstiel-Wilson): Report of a case. *Metabolism* 1973;22:715–722.

Berns JS, Bloom RD. Viral nephropathies: Core curriculum 2008. *Am J Kidney Dis* 2008;52:370–381.

Bomback AS, Klemmer PJ. The incidence and implications of aldosterone breakthrough. *Nat Clin Pract Nephrol* 2007;3:486–492.

Bomback AS, Kshirsagar AV, Amamoo MA, et al. Change in proteinuria after adding aldosterone blockers to ACE inhibitors or angiotensin receptor blockers in CKD: A systematic review. *Am J Kidney Dis* 2008;51:199–211.

Boudville N, Prasad GV, Knoll G, et al. Meta-analysis: Risk for hypertension in living kidney donors. *Ann Intern Med* 2006;145:185–196.

Brater DC. Use of diuretics in chronic renal insufficiency and nephrotic syndrome. *Semin Nephrol* 1988;8:333–341.

Brown KE, Dhaun N, Goddard J, et al. Potential therapeutic role of phosphodiesterase type 5 inhibition in hypertension and chronic kidney disease. *Hypertension* 2014;63:5–11.

Catapano F, Chiodini P, De NL, et al. Antiproteinuric response to dual blockade of the renin-angiotensin system in primary glomerulonephritis: Meta-analysis and metaregression. *Am J Kidney Dis* 2008;52:475–485.

Chang SH, Mathew TH, McDonald SP. Analgesic nephropathy and renal replacement therapy in Australia: Trends, comorbidities and outcomes. *Clin J Am Soc Nephrol* 2008;3:768–776.

Cheng LT, Gao YL, Gu Y, et al. Stepwise increase in the prevalence of isolated systolic hypertension with the stages of chronic kidney disease. *Nephrol Dial Transplant* 2008;23(12):3895–3900.

Cohen DL, Huan Y, Townsend RR. Home blood pressure monitoring in CKD. *Am J Kidney Dis* 2014 May; 63:835–842.

Davenport A, Cox C, Thuraisingham R. Achieving blood pressure targets during dialysis improves control but increases intradialytic hypotension. *Kidney Int* 2008;73:759–764.

De Nicola L, Minutolo R, Bellizzi V, et al. Acheivement of target blood pressure levels in chronic kidney disease: A salty question? *Am J Kidney Dis* 2004;43:782–795.

De Nicola L, Gabbai FB, Agarwal R, et al. Prevalence and prognostic role of resistant hypertension in chronic kidney disease patients. *J Am Coll Cardiol* 2013;61:2461–2467.

Devarajan P. NGAL in acute kidney injury: From serendipity to utility. *Am J Kidney Dis* 2008;52:395–399.

Diskin CJ, Stokes TJ, Dansby LM, et al. Does the hyperfiltration of minoxidil result in increased proteinuria and loss of renoprotection conferred by angiotensin inhibition? *Kidney Blood Press Res* 2006;29:54–59.

Dronavelli S, Duka I, Bakris GL. The pathogenesis of diabetic nephropathy. *Nat Clin Pract Endocrinol Metab* 2008;4:444–452.

Duru OK, Li S, Jurkovitz C, et al. Race and sex differences in hypertension control in CKD: Results from the Kidney Early Evaluation Program (KEEP). *Am J Kidney Dis* 2008;51:192–198.

Eassa WA, Sheir KZ, Gad HM, et al. Prospective study of the long-term effects of shock wave lithotripsy on renal function and blood pressure. *J Urol* 2008;179:964–968.

Elsayed EF, Sarnak MJ, Tighiouart H, et al. Waist-to-hip ratio, body mass index, and subsequent kidney disease and death. *Am J Kidney Dis* 2008;52:29–38.

Evans K, Coresh J, Bash LD, et al. Race differences in access to health care and disparities in incident chronic kidney disease in the US. *Nephrol Dial Transplant* 2011;26:899–908.

Flevari P, Kalogeropoulou S, Drakou A, et al. Spironolactone improves endothelial and cardiac autonomic function in non heart failure hemodialysis patients. *J Hypertens* 2013;31:1239–1244.

Fougue D, Wang P, Laville M, et al. Low protein diets delay end-stage renal disease in non-diabetic adults with chronic renal failure. *Nephrol Dial Transplant* 2000;15:1986–1992.

Fried LF, Emanuele N, Zhang JH, et al. Combined angiotensin inhibition for the treatment of diabetic nephropathy. *N Engl J Med* 2013;369:1892–1903.

Friederich-Persson M, Thorn E, Hansell P, et al. Kidney hypoxia, attributable to increased oxygen consumption, induces nephropathy independently of hyperglycemia and oxidative stress. *Hypertension* 2013;62:914–919.

Fukuda M, Yamanaka T, Mizuno M, et al. Angiotensin II type 1 receptor blocker, olmesartan, restores nocturnal blood pressure decline by enhancing daytime natriuresis. *J Hypertens* 2008;26:583–588.

Gaede P, Lund-Andersen H, Parving HH, et al. Effect of a multifactorial intervention on mortality in type 2 diabetes. *N Engl J Med* 2008;358:580–591.

Garg AX, Meirambayeva A, Huang A, et al. Cardiovascular disease in kidney donors: matched cohort study. *BMJ* 2012;344:e1203.

Gargollo PC, Diamond DA. Therapy insight: What nephrologists need to know about primary vesicoureteral reflux. *Nat Clin Pract Nephrol* 2007;3:551–563.

Ghose RR, Harindra V. Unrecognised high pressure chronic retention of urine presenting with systemic arterial hypertension. *Br Med J* 1989;298:1626–1628.

Gill JS. Cardiovascular disease in transplant recipients: Current and future treatment strategies. *Clin J Am Soc Nephrol* 2008;3(Suppl 2):S29–S37.

Gomez P, Ruilope LM, Barrios V, et al. Prevalence of renal insufficiency in individuals with hypertension and obesity/overweight: The FATH study. *J Am Soc Nephrol* 2006;17:S194–S200.

Goodship THJ, Stoddart JT, Martinek V, et al. Long-term follow-up of patients presenting to adult nephrologists with chronic pyelonephritis and "normal" renal function. *QJM* 2000;93:799–803.

Grantham JJ. Clinical practice: Autosomal dominant polycystic kidney disease. *N Engl J Med* 2008;359:1477–1485.

Graves JW. Diagnosis and management of chronic kidney disease. *Mayo Clin Proc* 2008;83:1064–1069.

Griffin KA, Picken MM, Bakris GL, et al. Class differences in the effects of calcium channel blockers in the rat remnant kidney model. *Kidney Int* 1999;44:1849–1860.

Guo H, Karla PA, Gilbertson DT, et al. Artherosclerotic renovascular disease in older US patients starting dialysis, 1996 to 2001. *Circulation* 2007;115:50–58.

Haas M, Rahman MH, Cohn RA, et al. IgA nephropathy in children and adults: Comparison of histologic features and clinical outcomes. *Nephrol Dial Transplant* 2008;23:2537–2545.

Hallan SI, Coresh J, Astor BC, et al. International comparison of the relationship of chronic kidney disease prevalence and ESRD risk. *J Am Soc Nephrol* 2006;17:2275–2284.

Hermida RC, Calvo C, Ayala DE, et al. Decrease in urinary albumin excretion associated with the normalization of nocturnal blood pressure in hypertensive subjects. *Hypertension* 2005;46:960–968.

Hollenberg NK, Price DA, Fisher NDL, et al. Glomerular hemodynamics and the renin-angiotensin system in patients with type 2 diabetes mellitus. *Kidney Int* 2003;63:172–178.

Hollenberg NK, Stevanovic R, Agarwal A, et al. Plasma aldosterone concentration in the patient with diabetes mellitus. *Kidney Int* 2004;65:1435–1439.

Holtkamp FA, de Zeeuw D, Thomas MC, et al. An acute fall in estimated glomerular filtration rate during treatment with losartan predicts a slower decrease in long-term renal function. *Kidney Int* 2011;80:282–287.

Hovind P, Tarnow L, Rossing P, et al. Predictors for the development of microalbuminuria and macroalbuminuria in patients with type 1 diabetes: Inception cohort study. *Br Med J* 2004;328: 1105–1109.

Hsu CY, Iribarren C, McCulloch CE, et al. Risk factors for endstage renal disease: 25-year follow-up. *Arch Intern Med* 2009;169:342–350.

Hsu TW, Liu JS, Hung SC, et al. Renoprotective effect of renin-angiotensin-aldosterone system blockade in patients with predialysis advanced chronic kidney disease, hypertension, and anemia. *JAMA Intern Med* 2013;174:347–354.

Hsu CY, Ordonez JD, Chertow GM, et al. The risk of acute renal failure in patients with chronic kidney disease. *Kidney Int* 2008;74:101–107.

Huang Y, Cai X, Zhang J, et al. Prehypertension and Incidence of ESRD: A systematic review and meta-analysis. *Am J Kidney Dis* 2014;63:76–83.

Ibrahim HN, Foley R, Tan L, et al. Long-term consequences of kidney donation. *N Engl J Med* 2009;360:459–469.

Jafar TH, Stark PC, Schmid CH, et al. Progression of chronic kidney disease; the role of blood pressure control, proteinuria, and angiotensin-converting enzyme inhibition: A patient-level meta-analysis. *Ann Intern Med* 2003;139:244–252.

Jain M, Townsend RR. Chemotherapy agents and hypertension: A focus on angiogenesis blockade. *Curr Hypertens Rep* 2007;9: 320–328.

Jefferson JA, Shankland SJ, Pichler RH. Proteinuria in diabetic kidney disease: A mechanistic viewpoint. *Kidney Int* 2008;74:22–36.

Jha V, Garcia-Garcia G, Iseki K, et al. Chronic kidney disease: Global dimension and perspectives. *Lancet* 2013;382:260–272.

Johnson ES, Thorp ML, Platt RW, et al. Predicting the risk of dialysis and transplant among patients with CKD: A retrospective cohort study. *Am J Kidney Dis* 2008;52:653–660.

Kallen AJ, Jhung MA, Cheng S, et al. Gadolinium-containing magnetic resonance imaging contrast and nephrogenic systemic fibrosis: A case–control study. *Am J Kidney Dis* 2008;51:966–975.

Kanno A, Kikuya M, Asayama K, et al. Night-time blood pressure is associated with the development of chronic kidney disease in a general population: The Ohasama Study. *J Hypertens* 2013;31: 2410–2417.

Kao WH, Klag MJ, Meoni LA, et al. MYH9 is associated with nondiabetic end-stage renal disease in African Americans. *Nat Genet* 2008;40:1185–1192.

Kappel J, Calissi P. Nephrology: 3. Safe drug prescribing for patients with renal insufficiency. *CMAJ* 2002;166:473–477.

Kasiske BL, Anderson-Haag T, Ibrahim HN, et al. A prospective controlled study of kidney donors: Baseline and 6-month follow-up. *Am J Kidney Dis* 2013;62:577–586.

Kellum JA, Bellomo R, Ronco C. Definition and classification of acute kidney injury. *Nephron Clin Pract* 2008;109:c182–c187.

Khosla UM, Johnson RJ. Hypertension in the hemodialysis patient and the "lag phenomenon": Insights into pathophysiology and clinical management. *Am J Kidney Dis* 2004;43:739–751.

Kidney Disease: Improving Global Outcomes (KDIGO) Blood Pressure Work Group. KDIGO clinical practice guideline for the management of blood pressure in chronic kidney disease. *Kidney Int Suppl* 2012;2:337–414.

Kim-Mitsuyama S, Ogawa H, Matsui K, et al. An angiotensin II receptor blocker-calcium channel blocker combination prevents cardiovascular events in elderly high-risk hypertensive patients with chronic kidney disease better than high-dose angiotensin II receptor blockade alone. *Kidney Int* 2013;83:167–176.

Kimmelstiel P, Wilson C. Intercapillary lesions in the glomeruli of the kidney. *Am J Pathol* 1936;12:83–97.

Kimura G. Kidney and circadian blood pressure rhythm. *Hypertension* 2008;51:827–828.

Kiryluk K, Rabenou RA, Goldberg ER, et al. The Case: Thirty-one-year old woman with hypertension and abnormal renal imaging. *Kidney Int* 2008;73:659–660.

Kjellstrand CM, Buoncristiani U, Ting G, et al. Short daily haemodialysis: Survival in 415 patients treated for 1006 patient-years. *Nephrol Dial Transplant* 2008;23:3283–3289.

Kopp JB, Smith MW, Nelson GW, et al. MYH9 is a major-effect risk gene for focal segmentalb glomerulosclerosis. *Nat Genet* 2008;40:1175–1184.

Kovesdy CP, Bleyer AJ, Molnar MZ, et al. Blood pressure and mortality in U.S. veterans with chronic kidney disease: A cohort study. *Ann Intern Med* 2013;159:233–242.

Kujubu DA, Aboseif SR. An overview of nocturia and the syndrome of nocturnal polyuria in the elderly. *Nat Clin Pract Nephrol* 2008;4:426–435.

Kunz R, Friedrich C, Wolbers M, et al. Meta-analysis: Effect of monotherapy and combination therapy with inhibitors of the renin-angiotensin system on proteinuria in renal disease. *Ann Intern Med* 2008;148:30–48.

Laliberte MC, Normandeau M, Lord A, et al. Use of over-the-counter medications and natural products in patients with moderate and severe chronic renal insufficiency. *Am J Kidney Dis* 2007;49: 245–256.

Lazarus JM, Bourgoignie JJ, Buckalew VM, et al. Achievement and safety of a low blood pressure goal in chronic renal disease. The Modification of Diet in Renal Disease Study Group. *Hypertension* 1997;29:641–650.

Lee AF, MacFadyen RJ, Struthers AD. Neurohormonal reactivation in heart failure patients on chronic ACE inhibitor therapy: A longitudinal study. *Eur J Heart Fail* 1999;1:401–406.

Levey AS. Nondiabetic kidney disease. *N Engl J Med* 2002; 347:1505–1511.

Levin A, Djurdjev O, Beaulieu M, et al. Variability and risk factors for kidney disease progression and death following attainment of stage 4 CKD in a referred cohort. *Am J Kidney Dis* 2008;52:661–671.

Lewis EJ. Treating hypertension in the patient with overt diabetic nephropathy. *Semin Nephrol* 2007;27:182–194.

Lurbe E, Redon J, Kesani A, et al. Increase in nocturnal blood pressure and progression to microalbuminuria in type 1 diabetes. *N Engl J Med* 2002;347:797–805.

Luyckx VA, Bertram JF, Brenner BM, et al. Effect of fetal and child health on kidney development and long-term risk of hypertension and kidney disease. *Lancet* 2013;382:273–283.

Mann JF, Schmieder RE, McQueen M, et al. Renal outcomes with telmisartan, ramipril, or both, in people at high vascular risk (the ONTARGET study): A multicentre, randomised, doubleblind, controlled trial. *Lancet* 2008;372:547–553.

Mauer SM, Steffes MW, Connett J, et al. The development of lesions in the glomerular basement membrane and mesangium after transplantation of normal kidneys to diabetic patients. *Diabetes* 1983;32:948–952.

Mehdi UF, Adams-Huet B, Raskin P, et al. Addition of angiotensin receptor blockade or mineralocorticoid antagonism to maximal angiotensin-converting enzyme inhibition in diabetic nephropathy. *J Am Soc Nephrol* 2009;20:2641–2650.

Messerli FH. The sudden demise of dual renin-angiotensin system blockade or the soft science of the surrogate end point. *J Am Coll Cardiol* 2009;53:468–470.

Mezzano S, Droguett A, Burgos E, et al. Renin-angiotensin system activation and interstitial inflammation in human diabetic nephropathy. *Kidney Int* 2003;64:S64–S70.

Mimran A, du Cailar G. Dietary sodium: The dark horse amongst cardiovascular and renal risk factors. *Nephrol Dial Transplant* 2008;23:2138–2141.

Minutolo R, Borrelli S, Scigliano R, et al. Prevalence and clinical correlates of white coat hypertension in chronic kidney disease. *Nephrol Dial Transplant* 2007a;22:2217–2223.

Minutolo R, Gabbai FB, Borrelli S, et al. Changing the timing of antihypertensive therapy to reduce nocturnal blood pressure in CKD: An 8-week uncontrolled trial. *Am J Kidney Dis* 2007b;50:908–917.

Mishra J, Ma Q, Prada A, et al. Identification of neutrophil gelatinase-associated lipocalin as a novel early urinary biomarker for ischemic renal injury. *J Am Soc Nephrol* 2003;14:2534–2543.

Mogensen CE. Progression of nephropathy in long-term diabetes with proteinuria and effect of initial hypertensive treatment. *Scand J Clin Lab Invest* 1976;36:383–388.

Mogensen CE. Microalbuminuria, blood pressure and diabetic renal disease: Origin and development of ideas. *Diabetologia* 1999;42:263–285.

Mogensen CE, Viberti G, Halimi S, et al. Effect of low-dose perindopril/indapamide on albuminuria in diabetes: Preterax in Albuminuria Regression: PREMIER. *Hypertension* 2003;41:1063–1071.

Mohanram A, Zhang Z, Shahinfar S, et al. The effect of losartan on hemoglobin concentration and renal outcome in diabetic nephropathy of type 2 diabetes. *Kidney Int* 2008;73:630–636.

Moist LM, Foley RN, Barrett BJ, et al. Clinical practice guidelines for evidence-based use of erythropoietic-simulating agents. *Kidney Int* 2008;74:S12–S18.

Morales E, Gutierrez-Solis E, Gutierrez E, et al. Malignant hypertension in HIV-associated glomerulonephritis. *Nephrol Dial Transplant* 2008;23:3901–3907.

Mori T, Polichnowski A, Glocka P, et al. High perfusion pressure accelerates renal injury in salt-sensitive hypertension. *J Am Soc Nephrol* 2008;19:1472–1482.

Naesens M, Heylen L, Lerut E, et al. Intrarenal resistive index after renal transplantation. *N Engl J Med* 2013;369:1797–1806.

Nelson RG, Bennett PH, Beck GJ, et al. Development and progression of renal disease in Pima Indians with non-insulin-dependent diabetes mellitus. *N Engl J Med* 1996;334:1636–1642.

Nickolas TL, O'Rourke MJ, Yang J, et al. Sensitivity and specificity of a single emergency department measurement of urinary neutrophil gelatinase-associated lipocalin for diagnosing acute kidney injury. *Ann Intern Med* 2008;148:810–819.

Ninomiya T, Perkovic V, Gallagher M, et al. Lower blood pressure and risk of recurrent stroke in patients with chronic kidney disease: PROGRESS trial. *Kidney Int* 2008;73:963–970.

Nolin TD, Naud J, Leblond FA, et al. Emerging evidence of the impact of kidney disease on drug metabolism and transport. *Clin Pharmacol Ther* 2008;83:898–903.

Norris K, Mehrotra R, Nissenson AR. Racial differences in mortality and ESRD. *Am J Kidney Dis* 2008;52:205–208.

O'Hare AM, Hotchkiss JR, Tamura MK, et al. Interpreting treatment effects from clinical trials in the context of real-world information. *JAMA Intern Med* 2014;174:391–397.

Orth SR, Hallan SI. Smoking: A risk factor for progression of chronic kidney disease and for cardiovascular morbidity and mortality in renal patients–absence of evidence or evidence of absence? *Clin J Am Soc Nephrol* 2008;3:226–236.

Ozkahya M, Ok E, Toz H, et al. Long-term survival rates in haemodialysis patients treated with strict volume control. *Nephrol Dial Transplant* 2006;21:3506–3513.

Palmer BF, Henrich WL. Recent advances in the prevention and management of intradialytic hypotension. *J Am Soc Nephrol* 2008;19:8–11.

Park J, Rhee CM, Sim JJ, et al. A comparative effectiveness research study of the change in blood pressure during hemodialysis treatment and survival. *Kidney Int* 2013;84:795–802.

Parsa A, Kao WH, Xie D, et al. APOL1 risk variants, race, and progression of chronic kidney disease. *N Engl J Med* 2013;369:2183–2196.

Parving HH, Smidt UM, Andersen AR, et al. Early aggressive antihypertensive treatment reduces rate of decline in kidney function in diabetic nephropathy. *Lancet* 1983;1:1175–1179.

Perez GO, Lespier L, Knowles R, et al. Potassium homeostasis in chronic diabetes mellitus. *Arch Intern Med* 1977;137:1018–1022.

Perkins BA, Ficociello LH, Silva KH, et al. Regression of microalbuminuria in type 1 diabetes. *N Engl J Med* 2003;348:2285–2293.

Phillips JK. Pathogenesis of hypertension in renal failure: role of the sympathetic nervous system and renal afferents. *Clin Exp Pharmacol Physiol* 2005;32:415–418.

Pogue V, Rahman M, Lipkowitz M, et al. Disparate estimates of hypertension control from ambulatory and clinic blood pressure measurements in hypertensive kidney disease. *Hypertension* 2009;53:20–27.

Popovic-Rolovic M, Kostic M, Antic-Peco A, et al. Medium- and long-term prognosis of patients with acute poststreptococcal glomerulonephritis. *Nephron* 1991;58:393–399.

PROGRESS Collaborative Group. Randomised trial of a perindopril based blood-pressure-lowering regimen among 6,105 individuals with previous stroke or transient ischaemic attack. *Lancet* 2001;358:1033–1041.

Rahman M, Greene T, Phillips RA, et al. A trial of 2 strategies to reduce nocturnal blood pressure in blacks with chronic kidney disease. *Hypertension* 2013;61:82–88.

Reed B, McFann K, Kimberling WJ, et al. Presence of de novo mutations in autosomal dominant polycystic kidney disease patients without family history. *Am J Kidney Dis* 2008;52:1042–1050.

Remuzzi G, Cattaneo D, Perico N. The aggravating mechanisms of aldosterone on kidney fibrosis. *J Am Soc Nephrol* 2008;19:1459–1462.

Rhee MS, Schmid CH, Stevens LA, et al. Risk factors for proteinuria in HIV-infected and -uninfected Hispanic drug users. *Am J Kidney Dis* 2008;52:683–690.

Rifkin DE, Katz R, Chonchol M, et al. Blood pressure components and decline in kidney function in community-living older adults: The Cardiovascular Health Study. *Am J Hypertens* 2013;26:1037–1044.

Ritz E. Obesity and CKD: How to assess the risk? *Am J Kidney Dis* 2008;52:1–6.

Rossing K, Christensen PK, Hovind P, et al. Progression of nephropathy in type 2 diabetic patients. *Kidney Int* 2004;66:1596.

Ruggenenti P, Perna A, Benini R, et al. Effects of dihydropyridine calcium channel blockers, angiotensin-converting enzyme inhibition, and blood pressure control on chronic, nondiabetic nephropathies. *J Am Soc Nephrol* 1998;9:2096–2101.

Rule AD, Cornell LD, Poggio ED. Senile nephrosclerosis—does it explain the decline in glomerular filtration rate with aging? *Nephron Physiol* 2011;119(Suppl 1): p6–p11.

Rule AD, Bailey KR, Lieske JC, et al. Estimating the glomerular filtration rate from serum creatinine is better than from cystatin C for evaluating risk factors associated with chronic kidney disease. *Kidney Int* 2013;83:1169–1176.

Russo LM, Bakris GL, Comper WD. Renal handling of albumin: A critical review of basic concepts and perspective. *Am J Kidney Dis* 2002;39:899–919.

Sacks SH, Aparicio SA, Bevan A, et al. Late renal failure due to prostatic outflow obstruction: A preventable disease. *Br Med J* 1989;298:156–159.

Safian RD, Textor SC. Renal-artery stenosis. *N Engl J Med* 2001;344:431–442.

Sarafidis PA, Li S, Chen SC, et al. Hypertension awareness, treatment, and control in chronic kidney disease. *Am J Med* 2008a;121:332–340.

Sarafidis PA, Stafylas PC, Kanaki AI, et al. Effects of renin-angiotensin system blockers on renal outcomes and all-cause mortality in patients with diabetic nephropathy: An updated meta-analysis. *Am J Hypertens* 2008b;21:922–929.

Sato A, Saruta T. Aldosterone escape during angiotensin-converting enzyme inhibitor therapy in essential hypertensive patients with left ventricular hypertrophy. *J Int Med Res* 2001;29:13–21.

Sato A, Hayashi K, Naruse M, et al. Effectiveness of aldosterone blockade in patients with diabetic nephropathy. *Hypertension* 2003;41:64–68.

Schell JO, Holley JL. Opportunities to improve end-of-life care in ESRD. *Clin J Am Soc Nephrol* 2013;8:2028–2030.

Schieppati A, Remuzzi G. The future of renoprotection: Frustration and promises. *Kidney Int* 2003;64:1947–1955.

Scribner BH. Can antihypertensive medications control BP in haemodialysis patients: Yes or no? *Nephrol Dial Transplant* 1999;14:2599–2601.

Shin GT, Kim DR, Lim JE, et al. Upregulation and function of GADD45gamma in unilateral ureteral obstruction. *Kidney Int* 2008;73:1251–1265.

Shlipak MG, Matsushita K, Arnlov J, et al. Cystatin C versus creatinine in determining risk based on kidney function. *N Engl J Med* 2013;369:932–943.

Sica DA. The kidney and hypertension: Causes and treatment. *J Clin Hypertens (Greenwich)* 2008;10:541–548.

Sica DA, Gehr TW. Diuretic use in stage 5 chronic kidney disease and end-stage renal disease. *Curr Opin Nephrol Hypertens* 2003;12:483–490.

Slagman MC, Waanders F, Hemmelder MH, et al. Moderate dietary sodium restriction added to angiotensin converting enzyme inhibition compared with dual blockade in lowering proteinuria and blood pressure: randomised controlled trial. *BMJ* 2011;343:d4366.

Stevens LA, Coresh J, Levey AS. CKD in the elderly–old questions and new challenges: World Kidney Day 2008. *Am J Kidney Dis* 2008;51:353–357.

Stevens PE, Levin A. Evaluation and management of chronic kidney disease: synopsis of the kidney disease: Improving global outcomes 2012 clinical practice guideline. *Ann Intern Med* 2013;158:825–830.

Svarstad E, Ureheim L, Iversen BM. Critical renal artery stenoses may cause spectrum of cardiorenal failure and associated thromboembolic events. *Clin Nephrol* 2005;63:487–492.

Tolins JP, Raij L. Antihypertensive therapy and the progression of chronic renal disease. Are there renoprotective drugs? *Semin Nephrol* 1991;11:538–548.

Tonelli M, Riella M. Chronic kidney disease and the ageing population. *Lancet* 2014;383:1278–1279.

Toto RD, Mitchell HC, Smith RD, et al. "Strict" blood pressure control and progression of renal disease in hypertensive nephrosclerosis. *Kidney Int* 1995;48:851–859.

Tsioufis C, Thomopoulos C, Dimitriadis K, et al. Association of obstructive sleep apnea with urinary albumin excretion in essential hypertension: A cross-sectional study. *Am J Kidney Dis* 2008;52:285–293.

Tzur S, Rosset S, Shemer R, et al. Missense mutations in the APOL1 gene are highly associated with end stage kidney disease risk previously attributed to the MYH9 gene. *Hum Genet* 2010;128:345–350.

U.S. Renal Data Systems. Chronic Kidney Disease. *USRDS 2007*, Bethesda NIH, NIDDKD 2008.

Uzu T, Harada T, Namba T, et al. Thiazide diuretics enhance nocturnal blood pressure fall and reduce proteinuria in immunoglobulin A nephropathy treated with angiotensin II modulators. *J Hypertens* 2005;23:861–865.

Vidt DG. Cholesterol emboli: A common cause of renal failure. *Annu Rev Med* 1997;48:375–385.

Vogt L, Waanders F, Boomsma F, et al. Effects of dietary sodium and hydrochlorothiazide on the antiproteinuric efficacy of losartan. *J Am Soc Nephrol* 2008;19:999–1007.

Waikar SS, Liu KD, Chertow GM. Diagnosis, epidemiology and outcomes of acute kidney injury. *Clin J Am Soc Nephrol* 2008;3:844–861.

Walser M, Mitch WE, Maroni BJ, et al. Should protein intake be restricted in predialysis patients? *Kidney Int* 1999;55:771–777.

Wang Y, Chen X, Song Y, et al. Association between obesity and kidney disease: A systematic review and meta-analysis. *Kidney Int* 2008;73:19–33.

Watts RA, Hoffbrand BI. Hypertension following renal trauma. *J Hum Hypertens* 1987;1:65–71.

Wechsler E, Yang T, Jordan SC, et al. Antiglomerular basement membrane disease in an HIV-infected patient. *Nat Clin Pract Nephrol* 2008;4:167–171.

Weisbord SD, Mor MK, Resnick AL, et al. Prevention, incidence, and outcomes of contrast-induced acute kidney injury. *Arch Intern Med* 2008;168:1325–1332.

Whaley-Connell AT, Sowers JR, Stevens LA, et al. CKD in the United States: Kidney Early Evaluation Program (KEEP) and National Health and Nutrition Examination Survey (NHANES) 1999–2004. *Am J Kidney Dis* 2008;51:S13–S20.

Wright JT Jr, Bakris G, Greene T, et al. Effect of blood pressure lowering and antihypertensive drug class on progression of hypertensive kidney disease: Results of the AASK trial. *JAMA* 2002;288:2421–2431.

Writing Team for the Diabetes Control and Complications Trial/Epidemiology of Diabetes Interventions and Complications Research Group. Sustained effect of intensive treatment of type 1 diabetes mellitus on development and progression of diabetic nephropathy: The Epidemiology of Diabetes Interventions and Complications (EDIC) study. *JAMA* 2003;290:2159–2167.

Xie D, Joffe MM, Brunelli SM, et al. A comparison of change in measured and estimated glomerular filtration rate in patients with nondiabetic kidney disease. *Clin J Am Soc Nephrol* 2008;3:1332–1338.

Zappitelli M, Parikh CR, kcan-Arikan A, et al. Ascertainment and epidemiology of acute kidney injury varies with definition interpretation. *Clin J Am Soc Nephrol* 2008;3:948–954.

Zhou XJ, Rakheja D, Yu X, et al. The aging kidney. *Kidney Int* 2008;74:710–720.

Zoccali C, Mallamaci F. Moderator's view: Renal denervation: The jury is still out and the verdict will be more complex than initially envisaged. *Nephrol Dial Transplant* 2014;29:1124–1126.

10

Hipertensión renovascular

D e todas las causas identificables bastante frecuentes de hipertensión, la hipertensión renovascular (HTRV) sigue siendo la más enigmática. Aunque su fisiopatología parece clara, persiste la incertidumbre en relación con su prevalencia, evolución natural, diagnóstico y tratamiento (Textor y Lerman, 2013).

Estas incertidumbres reflejan una confluencia de factores:

▶ La prevalencia de la estenosis ateroesclerótica de las arterias renales (EAAR) está aumentando a medida que la población envejece y se hace hipertensa y ateroesclerótica (Benjamin y cols., 2014).

▶ Se necesita un conocimiento cada vez mayor por parte de los médicos de que la EAAR es una causa rara pero reversible de edema pulmonar fulminante (Ritchie y cols., 2014).

▶ Existen dudas por parte de los médicos de indicar inhibidores de la enzima convertidora de angiotensina (IECA) o bloqueantes de los receptores de angiotensina (BRA) para pacientes con EAAR a pesar de la evidencia creciente (Chrysochou y cols., 2012a) que apoya las recomendaciones grado A de que estos fármacos rara vez precipitan una insuficiencia renal aguda, aun en pacientes con EAAR bilateral, y deben ser usados como agentes de primera línea (Anderson y cols., 2013).

▶ Algunos ensayos grandes aleatorizados y controlados demostraron riesgos sustancialmente mayores pero ningún beneficio con la angioplastia o la colocación de endoprótesis de la arteria renal sobre el tratamiento médico intensivo en términos renales o cardiovasculares (Bax y cols., 2009; Cooper y cols., 2014; Wheatley y cols., 2009).

▶ Sin embargo, algunos cardiólogos intervencionistas experimentados siguen diciendo que los ensayos son defectuosos debido a sesgos de elección por excluir a los pacientes más graves (y que son los que tienden a beneficiarse más de las endoprótesis) (White, 2014).

▶ Los datos observacionales (Ritchie y cols., 2014) y los metaanálisis (Weinberg y cols., 2014), así como las guías del American College of Cardiology Foundation/American Heart Association (ACCF/AHA) (Anderson y cols., 2013), siguen apoyando los beneficios de la evaluación cardiológica y las endoprótesis para pacientes con EAAR grave (estenosis > 70 % o evidencia de compromiso hemodinámico) más uno o más de los siguientes tres escenarios: 1) hipertensión médicamente refractaria, 2) azoemia progresiva, o 3) episodios repetidos de edema pulmonar fulminante.

▶ La falta de una prueba diagnóstica bien establecida para seleccionar las lesiones hemodinámicas graves en la colocación de la endoprótesis (White, 2014).

▶ La enfermedad renal microvascular, que tal vez no se revierta con una sola endoprótesis arterial proximal (Saad y cols., 2013), pero puede ser tratada con terapia de células madre (Eirin y cols., 2012). Una reciente investigación aplicada, realizada por Textor y cols. en la Mayo Clinic, indica que la EAAR (que distintivamente implica la arteria renal proximal principal por angiografía) puede acompañarse de inflamación y deterioro de la función de los microvasos renales distales a la estenosis. La recanalización de la estenosis proximal puede no afectar la vasculopatía distal.

El dilema es obvio: la mayoría de los pacientes presentan EAAR estructural que puede causar hipertensión/isquemia renal/edema pulmonar, pero persisten las dudas sobre la forma de diagnosticarlos y tratarlos (Textor y Lerman, 2013). En palabras de White (2014):

El talón de Aquiles de la intervención sobre la arteria renal es nuestra dependencia de la angiografía para determinar qué estenosis de la arteria renal causa isquemia renal. Se ha demostrado que la angiografía es un mal discriminador de la gravedad hemodinámica de la estenosis moderada de la arteria renal. No existe relación entre la estenosis moderada (50-70 %) de la arteria renal determinada mediante angiografía cuantitativa y la gravedad hemodinámica de la estenosis. Sin medir la gravedad hemodinámica de la estenosis de la arteria renal, no se puede esperar separar a los pacientes con HTRV verdadera de aquéllos con EAAR e hipertensión esencial.

Por otra parte, se debe evaluar la presencia de HTRV en los pacientes con hipertensión refractaria o resistente, empeoramiento de la función renal o edema pulmonar fulminante recurrente, y considerar adecuadamente la colocación de endoprótesis. En estos pacientes, es importante tener en cuenta esta enfermedad porque, si se identifica, se puede aliviar; si no se trata, puede destruir los riñones. Se debe tener en mente la presencia de estenosis bilateral de las arterias renales en todos los pacientes con insuficiencia renal progresiva no explicada que requiere diálisis, porque la nefropatía isquémica podría afectar hasta al 11 % de estos pacientes (Guo y cols., 2007). Incluso en los pacientes con nefropatía terminal, el alivio de las estenosis arteriales renales puede evitar, retrasar o superar la necesidad de diálisis (Thatipelli y cols., 2008).

ESTENOSIS RENOVASCULAR FRENTE A HTRV

El término *hipertensión renovascular* se refiere a la hipertensión causada por isquemia renal. Es importante darse cuenta de que la estenosis renovascular puede causar suficiente hipoperfusión para activar los procesos que conducen a la hipertensión. El problema es simplemente que la EAAR es mucho más frecuente que la HTRV. Por ejemplo, la arteriografía reveló cierto grado de estenosis arterial renal en el 32 % de 303 pacientes normotensos y en el 67 % de 193 hipertensos, con una prevalencia creciente al ir envejeciendo (cuadro 10-1) (Eyler y cols., 1962). Obsérvese que en el cuadro 10-1 casi la mitad de los pacientes normotensos mayores de 60 años presentaban lesiones ateroescleróticas en las arterias renales.

Algunos estudios recientes muestran datos similares. La EAAR se detecta en el 30 % de los pacientes sometidos a angiografía renal dirigida durante un cateterismo cardíaco diagnóstico (Sattur y cols., 2013).

Como nota histórica, antes de 1960, la nefrectomía unilateral se realizaba a menudo en pacientes hipertensos con un riñón pequeño unilateral que no tenían hipertensión renovascular ateroesclerótica reversible (HRVAR). Smith (1956) reconoció esto ya en 1948 como una mala aplicación del modelo experimental de Goldblatt de la hipertensión inducida por clampeo de la arteria renal. Smith informó que sólo el 25 % de los pacientes veían aliviada su hipertensión con una nefrectomía, y advirtió que sólo el 2 % de todos los hipertensos probablemente podrían haberse visto beneficiados con esta cirugía.

<table>
<tr><th colspan="6">CUADRO 10-1</th></tr>
<tr><th colspan="6">Prevalencia de lesiones de la arteria renal en pacientes normotensos e hipertensos</th></tr>
<tr><th>Edad</th><th colspan="2">Normotensos</th><th></th><th colspan="2">Hipertensos</th></tr>
<tr><th>Años</th><th>Normal</th><th>Lesión</th><th></th><th>Normal</th><th>Lesión</th></tr>
<tr><td>31-40</td><td>7</td><td>3</td><td></td><td>6</td><td>10</td></tr>
<tr><td>41-50</td><td>26</td><td>8</td><td></td><td>14</td><td>22</td></tr>
<tr><td>51-60</td><td>99</td><td>35</td><td></td><td>28</td><td>50</td></tr>
<tr><td>≥ 60</td><td>69</td><td>56</td><td></td><td>15</td><td>48</td></tr>
</table>

Datos de Eyler WR, Clark MD, Garman JE, et al. Angiography of the renal areas, including a comparative study of renal arterial stenosis in patients with and without hypertension. *Radiology* 1962;78:879–892

PREVALENCIA DE LA HTRV

La estimación de Smith (1956) sobre la verdadera prevalencia de la HRVAR puede ser verdadera. Ésta varía con la naturaleza de la población de hipertensos:

▶ En poblaciones de pacientes hipertensos que no fueron derivados, probablemente la prevalencia sea inferior al 1 % (Kalra y cols., 2005).
▶ En pacientes con hipertensión resistente al tratamiento, la prevalencia es alta. Por ejemplo, en una serie reciente, el 24 % de 285 pacientes de una edad promedio de 73 años tenían características clínicas que sugerían al menos una estenosis del 50 % de una o ambas arterias renales mediante angiografía (Benjamin y cols., 2014). La prevalencia estimada claramente sería menor si se requiriera una estenosis del 70 %.
▶ Como la mayor parte de la enfermedad renovascular es de origen ateroesclerótico, no es sorprendente que la edad sea elevada y que a menudo coexista con una arteriopatía periférica (Benjamin y cols., 2014). La EAAR aparece en más del 40 % de los pacientes con arteriopatía periférica y en el 7-14 % de los pacientes sometidos a cateterismo cardíaco diagnóstico por sospecha de coronariopatía (Boateng y Greco, 2013). De 1734 pacientes (promedio de edad 72 años) sometidos a cateterismo coronario diagnóstico no urgente por dolor de pecho, el 72 % tenía coronariopatía y el 7 % estenosis de la arteria renal por ecografía Doppler (Imori y cols., 2014).
▶ Sorprendentemente, los diabéticos no presentan un incremento del riesgo de EAAR (Benjamin y cols., 2014).
▶ La EAAR puede ser más frecuente en hipertensos negros; hay pocos datos y el sesgo de verificación puede ser un problema (Svetkey y cols., 1991).

▶ Se ha observado HRVAR en neonatos (Ramaswamy y cols., 2011) y niños (Zhu y cols., 2014).

Una revisión sistémica de 40 estudios que reclutaron un total de 15 879 pacientes halló las siguientes estimaciones de prevalencia de EAAR (de Mast y Beutler, 2009):

▶ Hipertensión y diabetes, 20 %.
▶ Angiografía coronaria, 10,5 %.
▶ Angiografía coronaria en pacientes hipertensos, 18 %.
▶ Angiografía coronaria y sospecha de enfermedad renovascular, 17 %.
▶ Insuficiencia cardíaca, 54 %.
▶ Vasculopatía periférica, 25 %.
▶ Aneurisma de la aorta abdominal, 31 %.
▶ Nefropatía terminal, 14 %.

MECANISMOS DE LA HIPERTENSIÓN

Modelos con animales

La fisiopatología de la HTRV fue identificada por primera vez por Goldblatt y cols. (1934), quienes, al estar investigando no la HTRV sino una causa renal de la hipertensión primaria, pinzaron las dos arterias renales en perros. Las pinzas se colocaron en momentos separados, de forma que pudieron observar el efecto de la obstrucción unilateral (fig. 10-1). Sin embargo, con el grado moderado de presión que aplicaron, el pinzado unilateral causó sólo una hipertensión transitoria. Para producir una hipertensión permanente había que pinzar ambas arterias, o pinzar una y extirpar el riñón contralateral (Goldblatt, 1975).

Después de una isquemia renal significativa y del marcado aumento inicial de la secreción de renina, las concentraciones de esta última disminuyen pero se mantienen inadecuadamente elevadas y son en gran medida responsables de las alteraciones hemodinámicas (Welch, 2000). La figura 10-2 muestra un esquema por etapas de las anomalías hemodinámicas y hormonales que subyacen a la HTRV.

La activación del sistema nervioso simpático amplifica los efectos de la activación del sistema renina-angiotensina en el modelo animal de 2 riñones-1 clip de EAAR (Pradhan y Rossi, 2013), tema impulsado por Page (1982). La isquemia renal activa los nervios aferentes renales que se proyectan hacia el órgano subfornical, un órgano circunventricular que no tiene barrera hematoencefálica y que, por lo tanto, es permeable a la angiotensina II (Ang II) circulante, que también es alta por la elevación de la renina durante la isquemia renal. Estos impulsos neurales y hormonales convergentes hacia el órgano subfornical activan los circuitos cardiovasculares en el área anterior o rostral

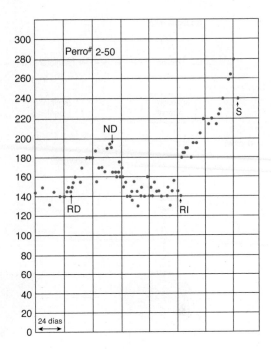

FIGURA 10-1 • Resultados de uno de los experimentos originales de Goldblatt. El gráfico muestra la presión arterial media de un perro cuyo riñón derecho estaba sometido a una constricción moderada (RD); se produjo una hipertensión que se alivió con la nefrectomía derecha (ND). Después de una intensa constricción de la arteria renal izquierda (RI), sobrevino una hipertensión más grave y se sacrificó al animal (S) (reproducida de Hoobler SW. History of experimental renovascular hypertension. En: Stanley JC, Ernst CB, Fry WJ, eds. *Renovascular hypertension*. Philadelphia, PA: Saunders, 1984:12–19)

del tronco del encéfalo, que aumenta la actividad nerviosa simpática renal en el riñón contralateral, con lo que intensifica más la actividad de la renina plasmática (fig. 10-3) (Pradhan y Rossi, 2013).

Nueva investigación clínica aplicada

Textor y cols. han hecho un reciente avance para poder comprender la patogenia y la progresión de la EAAR en pacientes usando resonancia magnética renal dependiente del nivel de oxigenación sanguínea (BOLD-RM) (Textor y Lerman, 2013). Como se ve en la figura 10-4, proponen tres estadios en la progresión de la EAAR:

▶ Con la EAAR leve-moderada/estadio temprano-mediano, el flujo arterial renal está reducido en un 50 %, pero la oxigenación tisular renal está bien preservada, principalmente por la reducción compensatoria de la TFG y, por lo tanto, por la demanda de

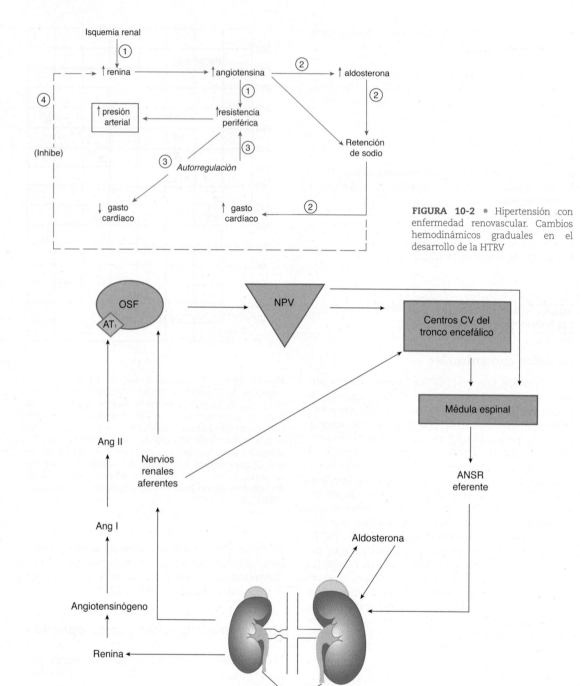

FIGURA 10-2 • Hipertensión con enfermedad renovascular. Cambios hemodinámicos graduales en el desarrollo de la HTRV

FIGURA 10-3 • Interacciones sinérgicas entre los nervios renales y el sistema renina-angiotensina-aldosterona en el modelo de ratas 2 riñones-1 clip de estenosis unilateral de las arterias renales. Ang, angiotensina; OSF, órgano subfornical; NPV, núcleo paraventricular; ANSR, actividad nerviosa simpática renal (o sea, nervios renales eferentes) (tomada de Pradhan N, Rossi NF. Interactions between the sympathetic nervous system and angiotensin system in renovascular hypertension. *Curr Hypertens Rev* 2013;9:121–129)

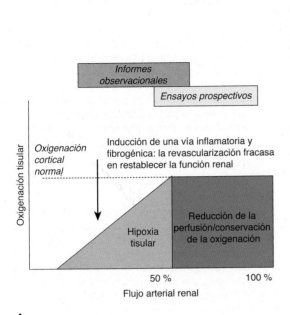

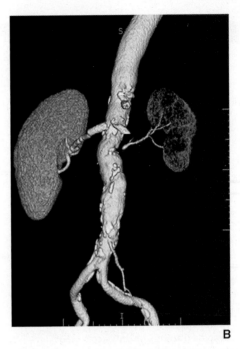

A

B

FIGURA 10-4 • A) Esquema de la oxigenación tisular dentro del riñón a medida que el flujo sanguíneo cae más allá de una EAAR. A pesar de una reducción hemodinámica moderada en el flujo sanguíneo, la oxigenación medular y cortical es bien tolerada en muchos pacientes. Más allá de cierto límite, una mayor reducción produce una hipoxia cortical franca, que se asocia con inflamación y fibrosis que pueden persistir a pesar del restablecimiento de la permeabilidad de los vasos principales. **B)** AngioTC con una endoprótesis en el riñón derecho, con perfusión y función normales. El riñón izquierdo ha perdido volumen, flujo sanguíneo y función que probablemente no se recuperarán si se restablece la permeabilidad con una endoprótesis (tomada de Textor SC, Lerman LO. Renal artery stenosis: Medical versus interventional therapy. *Curr Cardiol Rep* 2013;15:409)

oxígeno tisular (Gloviczki y cols., 2010). Estos datos fueron obtenidos de pacientes con EAAR moderada unilateral en tratamiento antihipertensivo estable con IECA y BRA. En tales pacientes no se cree que la colocación de endoprótesis de la arteria renal pueda tener algún efecto sobre la perfusión renal, que ya es normal. Esto puede ayudar a explicar los hallazgos negativos en los ensayos *Angioplasty and Stenting for Renal Artery Lesion* (ASTRAL) y *Cardiovascular Outcomes with Renal Atherosclerotic Lesions* (CORAL), que incluyeron pacientes con EAAR principalmente moderada más que grave.

▶ Con la EAAR estadio moderadamente grave/ más avanzado aparece la hipoxia renal cortical y comienza a inducir la producción de citocinas inflamatorias y vías fibróticas, como aquéllas que involucran al factor de crecimiento transformador β (TGF-β). Las endoprótesis de la arteria renal tienen más probabilidades de mejorar o estabilizar la función renal si la hipoxia cortical es tratada lo suficientemente rápido (antes de que ocurra el daño a la microvasculatura) (Chrysochou y cols., 2012b).

▶ Con la EAAR avanzada/terminal, la poda de los microvasos renales cierra la ventana de oportunidades para rescatar la función renal con una endoprótesis. El flujo arterial cortical puede restablecerse,

pero es demasiado tarde para revertir la inflamación/ fibrosis renal y salvar el riñón (Saad y cols., 2013). Algunos estudios preclínicos tempranos en cerdos sugieren la promesa de terapia con células madre para rescatar parcialmente los riñones atróficos de la EAAR avanzada (Textor y Lerman, 2013).

Por lo tanto, estos estudios sugieren que hay una ventana muy estrecha en la evolución natural de la EAAR donde las endoprótesis de la arteria renal salvarán el riñón. No está claro si el mismo concepto se aplica a los efectos de las endoprótesis renales sobre la reducción de la PA, que serán analizados más adelante en este capítulo.

CLASIFICACIÓN Y EVOLUCIÓN

La causa más frecuente de HTRV es la estenosis ateroesclerótica de la arteria renal principal; la mayoría de los casos restantes son fibroplásicos, pero una serie de lesiones intrínsecas y extrínsecas pueden inducir HTRV (cuadro 10-2). En el cuadro 10-3 se presentan las características generales de los tipos más frecuentes de estenosis arterial renal.

CUADRO 10-2

Tipos de lesiones asociadas con HTRV

Lesiones intrínsecas
  Ateroesclerosis
  Displasia fibromuscular
    De la íntima
    De la media
      Disección (Edwards y cols., 1982)
      Infarto segmentario (Salifu y cols., 2000)
    De la adventicia
  Aneurisma (English y cols., 2004)
  Embolia (Scolari y cols., 2007)
  Arteritis
    Vasculitis de arterias grandes (Slovut & Olin, 2004)
    De Takayasu (Cakar y cols., 2008)
  Malformación o fístula arteriovenosa (Lekuona y cols., 2001)
  Disección de arteria renal (Kolhe y cols., 2004) o aórtica (Rackson y cols., 1990)
  Angioma (Farreras-Valenti y cols., 1965)
  Neurofibromatosis[a] (Watano y cols., 1996)
  Trombo tumoral (Jennings y cols., 1964)
  Trombosis con síndrome antifosfolipídico (Riccialdelli y cols., 2001)
  Trombosis después de tratamiento antihipertensivo (Dussol y cols., 1994)
  Rechazo de trasplante renal (Kasiske y cols., 2004)
  Lesión de la arteria renal
    Estenosis después de trasplante (Tedla y cols., 2007)
    Traumatismo (Myrianthefs y cols., 2007)
    Radiación (Shapiro y cols., 1977)
    Litotricia (Smith y cols., 1991)
  Quistes intrarrenales (Torres y cols., 1991)
  Hipoplasia renal unilateral congénita[a] (riñón de Ask-Upmark) (Steffens y cols., 1991)
  Infección renal unilateral (Siamopoulos y cols., 1983)
Lesiones extrínsecas
  Feocromocitoma o paraganglioma (Nakano y cols., 1996)
  Fibrosis congénita en banda[a] (Silver y Clements, 1976)
  Presión por los pilares diafragmáticasa (Deglise y cols., 2007)
  Tumores (Restrick y cols., 1992)
  Hematoma subcapsular o perirrenal (Nomura y cols., 1996)
  Fibrosis retroperitoneal (Castle, 1973)
  Seudoquiste perirrenal (Kato y cols., 1985)
  Estenosis del tronco celíaco con robo del flujo de las arterias renales (Alfidi y cols., 1972)

[a]Más frecuente en niños

Lesiones ateroescleróticas

En comparación con los pacientes con hipertensión primaria, los pacientes con HTRV ateroesclerótica son mayores y presentan una presión arterial (PA) sistólica más alta, un daño renal más generalizado y enfermedad vascular en otras zonas. Como grupo, también tienen una hipertrofia ventricular izquierda más extensa, cardiopatía isquémica, insuficiencia renal y, algo que no sorprende, menos probabilidades de supervivencia (Sattur y cols., 2013).

Evolución natural y tendencias seculares

Como la EAAR es una manifestación local de una ateroesclerosis sistémica, la tasa relativamente lenta de progresión de la lesión renal es contrarrestada por la causa más frecuente de muerte cardiovascular (Kalra y cols., 2005). Los datos de Medicare muestran que los pacientes con EAAR tienen tres veces más riesgo de muerte que sus contrapartes sin EAAR (Kalra y cols., 2010) y los pacientes en diálisis con EAAR tienen una tasa de mortalidad anual tan alta como del 36 % (Guo y cols., 2007).

Los datos de Medicare muestran que entre 1992 y 2004 la detección de EAAR aumentó tres veces entre los pacientes de más de 65 años, mientras que la tasa de revascularización llegó a su máximo en 1999 y luego comenzó a declinar (Kalra y cols., 2010). En el Reino Unido se ha observado una mayor declinación (70 %) en la revascularización por EAAR (Health and Social Care Information Centre, 2014) con la publicación de tres ensayos clínicos aleatorizados negativos: el *Stent Placement and Blood Pressure and Lipid-Lowering for the Prevention of Progressive Renal Dysfunction Caused by Atherosclerotic Ostial Stenosis of Renal Artery* (STAR) (Bax y cols., 2009), *ASTRAL* (Wheatley y cols., 2009) y *CORAL* (Cooper y cols., 2014).

Displasia fibromuscular

La displasia fibromuscular es una enfermedad no aterosclerótica no inflamatoria de las arterias renales y otras arterias de mediano tamaño (especialmente las carótidas) que puede producir estenosis, oclusión, disección y aneurismas (Olin y cols., 2014).

Las figuras 10-5 y 10-6 muestran los dos tipos más frecuentes de estenosis fibromusculares (Olin y cols., 2014). El aspecto angiográfico más común en la displasia fibromuscular es una arteria que parece un collar de perlas localizado en las porciones media y distal de la arteria (v. fig. 10-5), en contraste con la estenosis ateroesclerótica localizada en la porción proximal de la arteria o su origen (v. fig. 10-4). El collar de perlas indica una fibroplasia medial multifocal. El siguiente tipo más

CUADRO 10-3

Características de las principales formas de estenosis arterial renal

Antecedentes de enfermedad de la arteria renal	Incidencia (%)	Edad en años	Ubicación de la lesión en la arteria renal	Historia natural
Ateroesclerosis	90	> 50	Orificios y 2 cm proximal	La progresión es común, a veces a oclusión
Displasia fibromuscular	1-2 nal	Niños, adultos jóvenes	Región media en la arteria renal principal	Progresión en la mayoría
Íntima Media	10	15-50	Región distal en la arteria renal principal y sus ramas	Progresión en el 33 %
Adventicia	< 1	15-30	Región media a distal en la arteria renal principal	Progresión en la mayoría

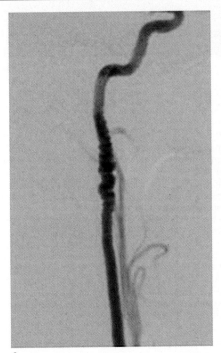

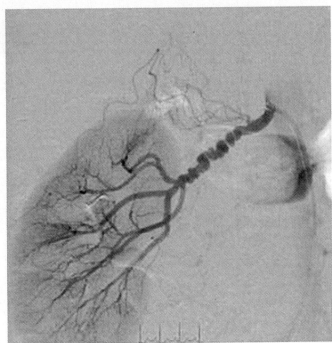

A **B**

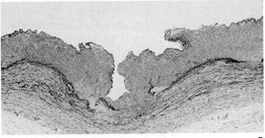

FIGURA 10-5 • Displasia fibromuscular multifocal en las carótidas **(A)** y las arterias renales **(B)**. Hay varias áreas de estenosis y dilatación alternantes (collar de perlas), localizadas en la porción media a distal de la carótida interna y las arterias renales. **C)** Magnificación de microfotografía que muestra una brecha en la media arterial. En la fibroplasia de la media hay áreas alternantes de media afinada y bandas fibromusculares gruesas en las que el músculo arterial es reemplazado por fibroplasia con pérdida del colágeno (tomadas de Virmani R, Carter-Monroe N, Taylor AJ. Congenital anomalies and malformations of the vasculature. En: Creager MA, Beckman JA, Loscalzo J, eds. *Vascular Medicine: A Companion to Braunwald's Heart Disease.* 2nd ed. Philadelphia, PA: Elsevier Saunders; 2013)

C

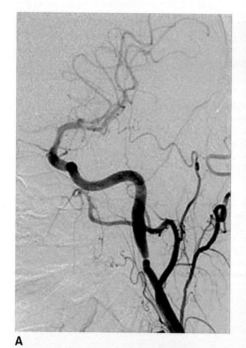

A

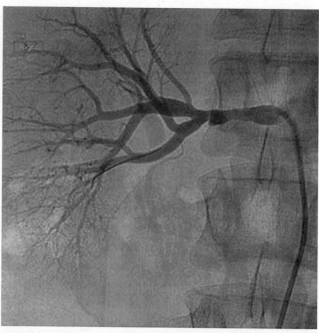

B

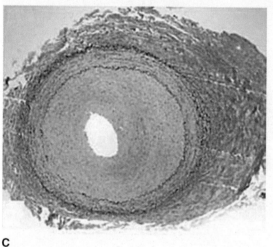

C

FIGURA 10-6 • Displasia fibromuscular focal en las arterias carótidas y renales. Este patrón angiográfico es más consistente con una fibroplasia de la íntima. Esto puede presentarse con bandas concéntricas (constricción localizada), como se muestra en la arteria carótida interna derecha **(A)** o la arteria renal derecha **(B)**. **C)** Hallazgos histopatológicos: engrosamiento concéntrico de la íntima. La media y la adventicia son relativamente normales (**A** y **B** tomadas de Olin JW, Gornik HL, Bacharach JM, et al. Fibromuscular dysplasia: state of the science and critical unanswered questions: a scientific statement from the American Heart Association. *Circulation* 2014;129, 1048–1078. **C** tomada de Virmani R, Carter-Monroe N, Taylor AJ. Congenital anomalies and malformations of the vasculature. En: Creager MA, Beckman JA, Loscalzo J, eds. *Vascular Medicine: A Companion to Barunwald's Heart Disease.* 2nd ed. Philadelphia, PA: Elsevier Saunders; 2013)

frecuente es la displasia fibromuscular unifocal, caracterizada angiográficamente como una estenosis localizada o tubular en la porción media de la arteria (v. fig. 10-6). En la serie retrospectiva de Savard y cols. (2012) de 337 pacientes con displasia fibromuscular de la arteria renal establecida, el 82 % se clasificó como multifocal y el otro 18 % como unifocal. Los pacientes con lesiones unifocales frente a aquéllos con lesiones multifocales difieren de manera significativa en cuanto a la edad promedio al momento del diagnóstico de displasia fibromuscular (30 vs. 49 años, unifocal vs. multifocal), hipertensión (26 vs. 40 años), distribución por sexos (relación mujer:varón 2:1 y 5:1), PA inicial (157/97 y 146/88 mm Hg), tabaquismo actual (50 % y 26 %),

prevalencia de lesiones unilaterales de la arteria renal (79 % vs. 38 %), procedimientos de revascularización renal (90 % vs. 35 %), presencia de asimetría renal (33 % vs. 10 %) y tasas de curación de hipertensión en pacientes sometidos a revascularización (54 % vs. 26 %).

Existe un tercer tipo de diplasia, que es conocida como *displasia fibromuscular perimedial*, la cual aparece casi exclusivamente en niños, y en quienes puede provocar hipertensión o nefropatía crónica (NC) (Olin y cols., 2014). Este tipo poco frecuente de displasia fibromuscular fue encontrado en sólo dos de 577 adultos que eran pacientes inscritos en el Registro estadounidense de displasia fibromuscular (Olin y cols., 2012).

Como nota histórica, la displasia fibromuscular fue descubierta de manera fortuita por Leadbetter y Burkland (1938). Curaron la hipertensión grave en un niño de 5 años al resecarle quirúrgicamente un riñón pélvico solitario y descubrieron la estenosis de la arteria renal durante el examen patológico de la pieza postoperatoria.

La displasia fibromuscular implica no sólo las arterias renales, sino otras arterias de tamaño mediano, más notablemente las carótidas extracraneales, las mesentéricas, las de los miembros inferiores y las vertebrales. Mientras que los aneurismas son frecuentes en la displasia fibromuscular renal, la disección es más recurrente en la de las arterias carótidas, que ocurre en el 75 % de los casos (Olin y cols., 2012).

Los síntomas y signos de presentación de la displasia fibromuscular se muestran en el cuadro 10-4 (Olin y cols., 2012). Los motivos de consulta más frecuentes son hipertensión, cefaleas y acúfenos pulsátiles (estos últimos descritos como un sonido de susurro en los oídos y que alertan sobre la presencia de displasia de las arterias carótidas). Sólo el 5 % de los pacientes son asintomáticos en el inicio; en raras ocasiones se descubre la displasia fibromuscular durante la evaluación de un soplo carotídeo o renal asintomático o es un hallazgo incidental en estudios imagenológicos abdominales no relacionados.

La causa de la displasia fibromuscular y la explicación para la predominancia femenina 10:1 son y siguen siendo un enigma. Algunos estudios sugieren que el tabaquismo resulta un factor de riesgo, pero otros no (Olin y cols., 2014). La aparición familiar ocurre sólo en el 7 % de los casos (Olin y cols.,

---

CUADRO 10-4

Considerar el diagnóstico de displasia fibromuscular en las siguientes circunstancias

Inicio de la hipertensión antes de los 35 años
Hipertensión resistente al tratamiento
Soplo epigástrico y PA alta
Soplo cervical antes de los 60 años
Acúfenos pulsátiles (susurros en los oídos con cada latido)
Cefaleas graves o recurrentes
AIT o ictus antes de los 60 años
Disección de una arteria renal, carótida o vertebral
Aneurisma de una arteria visceral o intracraneal
Aneurisma de la aorta antes de los 60 años
Hemorragia subaracnoidea
Infarto renal

AIT, ataque isquémico transitorio (tomado de Olin JW, Froehlich J, Gu X, et al. The United States Registry for Fibromuscular Dysplasia: Results in the first 447 patients. *Circulation* 2012;125:3182–3190)

2012). Se han propuesto pocos candidatos y ninguno ha sido confirmado.

Otras causas

De las numerosas causas de HTRV enumeradas en el cuadro 10-5, algunas merecen un análisis adicional.

CUADRO 10-5

Mecanismos interactivos subyacentes a la hipertensión y el daño renal en HTRV ateroesclerótica

Hipoperfusión tisular	Isquemia local recurrente
Activación del sistema renina-angiotensina	Depleción de ATP
Función endotelial alterada (endotelina, NO, prostaglandinas)	Daño tubulointersticial
Activación simpaticoadrenérgica	Daño microvascular
Aumento de las especies reactivas de oxígeno	Activación inmunitaria
Liberación de citocinas/inflamación (NF-κB, TNF; TGF-β, PAI-1, IL-1)	Remodelado vascular
Deterioro de las funciones de transporte tubular	Fibrosis intersticial
Apoptosis/necrosis	Activación renina-angiotensina
	Activación simpaticoadrenérgica
	Endotelina
	Disturbios del estrés oxidativo
	LDL oxidada

Modificado de Textor SC. Atherosclerotic renal artery stenosis: Overtreated but underrated? *J Am Soc Nephrol* 2008;19:656–659

Aneurismas

Los aneurismas son frecuentes con la fibroplasia multifocal renal. Los aneurismas saculares, en general en la bifurcación de la arteria renal, pueden inducir hipertensión por varios mecanismos. Rara vez se rompen y no es necesario extirparlos si su diámetro es inferior a 2,0 cm y no hay síntomas ni hipertensión grave (English y cols., 2004).

Embolias

Observadas más frecuentemente como una complicación de la angiografía o la cirugía vascular, las embolias renales de colesterol pueden provocar insuficiencia renal o HTRV (Scolari y cols., 2007). Se suelen ver lesiones cutáneas, oculares y otras lesiones viscerales, y el diagnóstico puede confirmarse mediante biopsia de lesiones cutáneas.

Arteritis

La arteritis aórtica progresiva (arteritis de Takayasu o enfermedad sin pulso) es poco frecuente en América del Norte y Europa, pero es una causa habitual de HTRV en China, India, Japón, México y Brasil, donde se observa en hasta el 60 % de los pacientes (Chaudhry y Latif, 2013). Si no se reconoce, puede llevar a la insuficiencia renal o la HTRV. Se ve principalmente en niños y adultos jóvenes y a menudo se asocia con signos de inflamación crónica (Cakar y cols., 2008), y requiere endoprótesis o revascularización quirúrgica (Chaudhry y Latif, 2013).

La estenosis (u oclusión completa) de las arterias renales es una característica común del síndrome antifosfolipídico, un trastorno multisistémico que se caracteriza por trombosis arterial o venosa asociada con anticuerpos antifosfolipídicos, específicamente anticuerpos anticardiolipinas, anticoagulante lúpico y anticuerpos anti-glucoproteína β2 I (Pons-Estel y Cervera, 2014). El síndrome y la estenosis de la arteria renal asociada pueden ser primarios o secundarios a un lupus eritematoso sistémico o a una vasculitis vinculada con anticuerpos anticitoplasma de neutrófilos (ANCA) de los vasos sanguíneos pequeños a medianos, y los anticuerpos estarán dirigidos contra las proteínas citoplasmáticas (proteinasa 3 [PR3] y mieloperoxidasa [MPO]) expresadas sobre la superficie de los neutrófilos. Las vasculitis positivas para ANCA incluyen la granulomatosis con poliangitis (antes conocida como *granulomatosis de Wegener*), la enfermedad de Kawasaki, la poliarteritis nudosa, la poliangitis microscópica, la vasculitis por IgA (Henoch-Schönlein) y la eritomatosa, la granulomatosis eosinófila con poliangitis (Churg-Strauss), la vasculitis asociada con artritis reumatoide y el sín-

drome de Sjögren. Los pacientes pueden entrar en una fase hipertensa aguda grave, en general asociada con niveles muy elevados de renina plasmática, que probablemente refleje una estenosis intrarrenal por lesiones arteriolares múltiples. La hipertensión con renina elevada a veces puede ser revertida en gran medida por el tratamiento con IECA (Tektonidou, 2009). La HTRV puede estar acompañada por trombosis de la vena renal con proteinuria en el rango nefrótico (Pons-Estel y Cervera, 2014). Se ha informado estenosis de la arteria renal en el síndrome antifosfolipídico con policitemia vera (Zahra Ha-ou-Nou y cols., 2014).

Disección de la aorta

La oclusión de la arteria renal se encontró en casi el 20 % de los pacientes con disección aórtica distal (Rackson y cols., 1990). La isquemia renal resultante y el deterioro de la función renal pueden normalizarse mediante la reparación de la disección (Verhoye y cols., 2005).

CARACTERÍSTICAS CLÍNICAS

La mayoría de los pacientes con EAAR son ancianos con hipertensión e hiperlipidemia y a menudo presentan arteriopatía periférica clínicamente evidente, enfermedad cerebrovascular o coronariopatía. Como ya fue mencionado, las tres presentaciones más específicas de EAAR grave son la hipertensión resistente a fármacos, la nefropatía isquémica y el edema pulmonar fulminante.

Hipertensión

Las características clínicas que sugieren enfermedad renovascular como causa de hipertensión se presentan en el cuadro 10-6 (Sattur y cols., 2013). Algunas de estas características fueron identificadas muchos años atrás en un estudio cooperativo que involucró a 2442 pacientes hipertensos, 880 de los cuales padecían enfermedad renovascular (Maxwell y cols., 1972). De esos 880, 502 tenían cirugías; de ellos, el 60 % tenía EAAR y el 35 % cursaba con displasia fibromuscular. Las características clínicas de 131 pacientes con enfermedad renovascular curada quirúrgicamente fueron comparadas con las de un grupo pareado con hipertensión primaria (Simon y cols., 1972). De las características clínicas más frecuentes en pacientes con HTRV, sólo el soplo abdominal fue el que tuvo valor discriminatorio claro, escuchado en el 46 % de los pacientes con hipertensión renovascu-

Claves clínicas para diagnosticar HTRV

Anamnesis
  Inicio de la hipertensión antes de los 30 años en mujeres sin antecedentes familiares (displasia fibromuscular)
  Inicio brusco o empeoramiento de la hipertensión
  Hipertensión grave o resistente
  Síntomas de enfermedad ateroesclerótica en otros lugares
  Tabaquismo
  Empeoramiento de la función renal con inhibición de la ECA o bloqueo del receptor de la angiotensina II
  Edema pulmonar fulminante recurrente
Exploración física
  Soplos abdominales
  Otros soplos
  Retinopatía hipertensiva avanzada
Laboratorio
  Aldosteronismo secundario
    Aumento de la renina plasmática
    Bajo potasio sérico
    Bajo sodio sérico
  Proteinuria, habitualmente moderada
  Elevación de la creatinina sérica
  Diferencia > 1,5 cm en el tamaño del riñón en la atrofia cortical en la angiografía con TC

lar, pero en sólo el 9 % de los que tenían hipertensión primaria. El soplo se escuchaba en el flanco en el 12 % de los casos con HTRV y en sólo el 1 % de aquéllos con hipertensión primaria.

La mayoría de los soplos son benignos, pero los soplos sistólicos-diastólicos en los hipertensos sugieren HTRV (Turnbull, 1995).

Cardiopatía hipertensiva

En pacientes con HTRV y función renal relativamente conservada, la PA es más difícil de controlar que en los pacientes con hipertensión primaria, y la ecocardiografía muestra un mayor grado de hipertrofia ventricular izquierda concéntrica con más disfunción diastólica y sistólica (Khangura y cols., 2014). La combinación de sobrecarga de presión y activación neurohormonal con inflamación cardiovascular conspira para agravar la cardiopatía hipertensiva, lo que establece el escenario para la aparición de edema pulmonar fulminante.

Hiperaldosteronismo

Los pacientes con HTRV a veces tienen un aldosteronismo secundario grave con hipocalemia que se debe a la pérdida de potasio urinario y bajo sodio sérico, a

diferencia del elevado sodio sérico visto en el hiperaldosteronismo primario (Agarwal y cols., 1999) (todos revertidos cuando se soluciona la HTRV). No hay explicación para esta asociación.

Nefropatía isquémica

Además de la hipertensión, la segunda presentación clínica más habitual de la estenosis arterial renal es la nefropatía isquémica, que se cree representa la causa de nefropatía terminal en al menos el 5 % de los pacientes que son sometidos a diálisis crónica (Levin y cols., 2007).

Los pacientes que tienen nefropatía isquémica pueden ser difíciles de distinguir entre el gran número de personas con hipertensión primaria o nefropatía parenquimatosa primaria que progresa hacia insuficiencia renal. La posibilidad de padecer nefropatía bilateral debe tenerse en cuenta en los siguientes grupos (Sattur y cols., 2013):

▶ Mujeres jóvenes con hipertensión grave, en quienes la enfermedad fibroplásica es frecuente.
▶ Pacientes ancianos con enfermedad ateroesclerótica extensa que de repente deterioran la función renal.
▶ Cualquier paciente hipertenso que desarrolla rápidamente insuficiencia renal progresiva sin evidencia de uropatía obstructiva.
▶ Pacientes en quienes la función renal se deteriora abrupta y progresivamente después del tratamiento con IECA y BRA.
▶ Hipertensos que desarrollan múltiples episodios de edema pulmonar agudo.

Edema pulmonar fulminante

Pickering y cols. (1988) fueron los primeros en implicar la EAAR como causa previsible de edema pulmonar fulminante recurrente (fig. 10-7) (Sarkodieh y cols., 2013). De 11 pacientes con EAAR y episodios múltiples de edema pulmonar, siete tenían estenosis de ambas arterias renales, dos presentaban estenosis de la arteria de un riñón único, y tres tenían estenosis unilateral con un riñón contralateral intacto. La revascularización exitosa (mediante angioplastia en ocho pacientes y cirugía en tres) mejora la PA y la función renal. En su segunda serie de 55 pacientes consecutivos con NC avanzada y EAAR, en el 23 % se produjo edema pulmonar.

En un estudio observacional reciente de 467 pacientes con EAAR tratados en el Manchester Academic Health Sciences Centre, se observó que los 37 pacientes con edema pulmonar fulminante mostraban un aumento de tres veces de eventos cardiovasculares y de dos veces de muerte en comparación con los

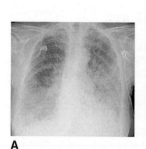
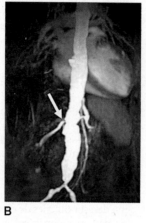
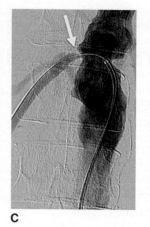
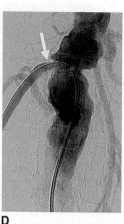

A   B   C   D

FIGURA 10-7 ● Paciente con un solo riñón funcional que consulta por disnea aguda. **A)** Radiografía de tórax que muestra un edema agudo fulminante. **B)** AngioRM que muestra una estenosis de la arteria renal (*flecha*). **C)** Angiografía con sustracción digital (ASD) que confirma estenosis grave de segmento corto en el origen de la arteria renal derecha (*flecha*). **D)** Endoprótesis de 6 × 17 mm (*flecha*) introducida con buenos resultados (tomada de Sarkodieh JE, Walden SH, Low D. Imaging and management of atherosclerotic renal artery stenosis. *Clin Radiol* 2013;68:627–635)

pacientes sin esta presentación (Ritchie y cols., 2014). En este subgrupo, la colocación de endoprótesis más que el tratamiento médico (de acuerdo con la preferencia del médico) se asoció con una reducción del 60 % en la mortalidad.

Otros escenarios

Hipertensión después del trasplante renal

Como se ha descrito en el capítulo 9, los pacientes que desarrollan hipertensión grave después de un trasplante renal deben ser evaluados en busca de estenosis de las arterias renales. La estenosis postrasplante fue informada en el 2 % de los aloinjertos renales en centros de trasplante experimentales y en general tienen un resultado excelente después de una angioplastia renal (Su y cols., 2012).

Impacto de la EAAR sobre los resultados después de la cirugía cardíaca abierta

La estenosis de la arteria renal puede ser una causa de daño renal agudo después de una cirugía cardíaca a cielo abierto, particularmente en pacientes ancianos sometidos a revascularización coronaria (*bypass*), reemplazo valvular aórtico o reparación de aneurisma aórtico. Sin embargo, en una serie reciente de la Cleveland Clinic de 714 pacientes sometidos a cirugía cardíaca a cielo abierto, no se halló asociación entre la EAAR (detectada con ecografía doble en el 29 % de los pacientes) y los resultados quirúrgicos (Philip y cols., 2014). Mientras que los pacientes ancianos y los que recibie-

ron un injerto de la aorta descendente tuvieron un riesgo más alto de daño renal agudo postoperatorio, el riesgo fue similar entre aquéllos con y sin EAAR.

PRUEBAS DIAGNÓSTICAS

Antes de realizar cualquier prueba para el diagnóstico de la HTRV, el médico debe considerar, en caso de estenosis renal, si estaría indicada la revascularización para proporcionar un probable efecto favorable a pesar de las posibles complicaciones (Textor y Lerman, 2013). Como se puede observar en la columna derecha del cuadro 10-7, probablemente la revascularización no sea de beneficio en los pacientes con función renal estable e hipertensión estable de larga duración sensible a antihipertensivos que se toleran con facilidad; por lo tanto, no se debe realizar ninguna prueba en estos pacientes. Por otro lado, en aquéllos con uno o más factores que aumentan las probabilidades de respuesta favorable a la revascularización, enumerados en la columna izquierda del cuadro 10-6, se deben efectuar pruebas para definir el grado de enfermedad renovascular y estimar su importancia funcional. En los pacientes que tienen muchas probabilidades de tener HTRV, son apropiadas la angiografía guiada por catéter y, si se observan estenosis importantes, la revascularización inmediata.

Los estudios imagenológicos para la EAAR que se sospecha que puede ser clínicamente importante pueden dividirse en tres pasos: 1) estudios funcionales no invasivos, 2) angiografía por tomografía computarizada (angioTC) o resonancia magnética (angioRM), y 3) angiografía por sustracción digital invasiva (ASD).

CUADRO 10-7

Factores indicativos de respuesta a la revascularización para HTRV ateroesclerótica

Favorable	No favorable

Respuesta de la PA probable
  Hipertensión resistente al tratamiento
  Inicio reciente/progresión de la hipertensión
  Hipertensión que agrava síndromes coronarios agudos
  Deterioro de la función cardíaca/edema pulmonar
  fulminante
	Respuesta de la PA menos probable
	  Hipertensión estable de larga duración
	  PA aceptables/régimen farmacológico tolerable

Respuesta funcional renal probable
  Afectación de toda la masa renal: estenosis arterial
  renal bilateral/riñón funcional solitario
  Disminución reciente de la TFG
	Menos probabilidades de mejoría de la función renal
	Estenosis de la arterial renal unilateral con
	  circulación contralateral normal
	Enfermedad parenquimatosa bilateral (índice de
	  resistencia elevado en el riñón contralateral)

Riñones viables: flujo sanguíneo conservado en el
  renograma/índice de resistencia favorable mediante
  ecografía Doppler
Insuficiencia renal aguda durante el tratamiento
  antihipertensivo, sobre todo con inhibidores de
  la enzima convertidora de angiotensina (IECA)/
  bloqueantes de los receptores de angiotensina (BRA)
	Función renal estable

Paciente considerado viable con una esperanza de vida
  razonable
	Paciente con viabilidad limitada
	Enfermedad concomitante grave que probablemente
	  reduzca la esperanza de vida

Estudios funcionales no invasivos

Como ya se mencionó, no hay pruebas perfectas para predecir con certeza una respuesta favorable a la colocación de una endoprótesis en la arteria renal. Las pruebas no invasivas disponibles son la ecografía Doppler con índice de resistencia y los estudios de medicina nuclear (renografía).

Ecografía doble con índice de resistencia

Las señales de flujo Doppler de una arteria renal normal y de una arteria estenosada se muestran en las figuras 10-8 y 10-9. Los criterios convencionales para el diagnóstico de estenosis de la arteria renal incluyen una velocidad de flujo 3,5 veces mayor en el sitio de la estenosis (chorro postobstructivo) en la arteria renal principal proximal respecto de la aorta no obstruida (Soulez y cols., 2000). Sin embargo, es fácil subestimar la velocidad máxima si la señal Doppler no está directamente en línea con el chorro o se ve obstaculizada por tejidos blandos superpuestos o gas del intestino. Un método más sensible pero semicuantitativo consiste en buscar una disminución de la velocidad de flujo de la forma de onda ("parvus et tardus") en las arterias renales distales a la estenosis (v. fig. 10-9). La sensibilidad es del 75 % y la especificidad del 90 % cuando se compara con el método estándar de ASD (Hashemi y cols., 2011).

Para poder medir la resistencia vascular en la microcirculación renal, la velocidad del flujo sanguíneo dentro del parénquima renal se estima mediante ecografía Doppler y el índice de resistencia calculado mediante la ecuación: $[1-(\text{velocidad de fin de diástole} \times \text{velocidad sistólica máxima})] \times 100$. Un valor de 0,7 se considera el límite superior normal (Sarkodieh y cols., 2013). Las cifras altas indican enfermedad de los pequeños vasos por hipertensión primaria, enfermedad renal parenquimatosa o cambios inflamatorios debido a ateroesclerosis avanzada. En la hipertensión primaria, un índice de resistencia renal alto se asocia con microalbuminuria (igual que con hipertrofia ventricular izquierda, aumento del grosor de la íntima-media de la carótida y rigidez aórtica) y, en el marco de la NC, predice malos resultados para enfermedad cardiovascular y renal (Doi y cols., 2012). En la EAAR, un índice de resistencia bajo predijo una respuesta terapéutica a la revascularización tanto para la PA como para la función renal en algunos estudios pero no en otros.

En el estudio pionero de Radermacher y cols. (2001) de 138 pacientes con enfermedad renovascular, se midió el índice de resistencia antes de una revascularización mediante angioplastia o cirugía. En los 35 que tuvieron un valor de índice de resistencia

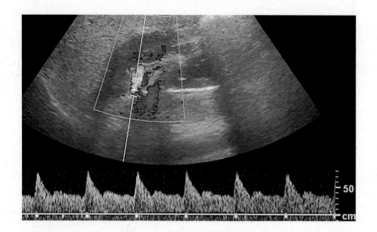

FIGURA 10-8 • Ecografía doble Doppler de la arteria renal principal en un adulto sano que muestra un pico sistólico agudo y una velocidad máxima sistólica de 70 cm/s (tomada de Sarkodieh JE, Walden, SH, Low D. Imaging and management of atherosclerotic renal artery stenosis. *Clin Radiol* 2013;68:627–635)

de 80 o mayor, sólo 1 tuvo una caída posterior en la PA de 10 mm Hg o mayor. En los 96 pacientes con un valor de índice de resistencia de menos de 80, el promedio de la PA cayó al menos 10 mm Hg en 90. En otras series, el índice predijo favorablemente los cambios posrevascularización en la función renal pero no en la PA (Crutchley y cols., 2009), y en otros no predijo cambios en ninguno (García-Criado y cols., 2005). Mientras que todos estos estudios midieron el índice de resistencia del riñón afectado, un estudio reciente sugiere que la presencia de un índice de resistencia de menos de 0,7 tanto en el riñón afectado

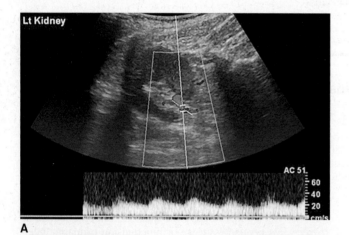

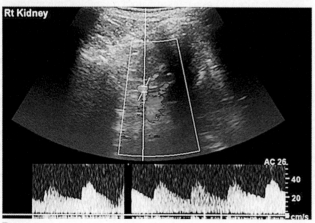

FIGURA 10-9 • Ecografía doble Doppler de las arterias renales izquierda y derecha distales en un paciente con estenosis unilateral de la arteria renal. **A)** Riñón izquierdo: forma de onda *tardus et parvus* que indica una estenosis de la arteria renal. **B)** Riñón derecho del mismo paciente que muestra una forma de onda normal (tomada de Sarkodieh JE, Walden SH, Low D. Imaging and management of atherosclerotic renal artery stenosis. *Clin Radiol* 2013;68:627–635)

como en el no afectado es un mejor predictor de resultados renales beneficiosos (pero no en la PA) en pacientes con EAAR unilateral (Bruno y cols., 2014).

Renografía

Parece lógico que en la HTRV se vea una hipoperfusión del riñón. Sin embargo, al menos dos factores pueden estar involucrados en la reducción del poder discriminatorio de los estudios de perfusión renal. Primero, por razones que no son evidentes, hay una considerable asimetría en el flujo arterial renal, aunque no haya EAAR. La asimetría, definida como una diferencia del 25 % o mayor entre los dos riñones, se encontró en el 51 % de 148 pacientes hipertensos cuyas arterias renales estaban permeables mediante angiografía (Van Onna y cols., 2003). No es sorprendente que la presencia de asimetría aumente las tasas de resultados falsos positivos en la centellografía renal.

El segundo factor que puede desempeñar un papel es el desarrollo frecuente de enfermedad renovascular bilateral o de nefropatía isquémica en el riñón contralateral, que llevan a una reducción diferencial del flujo sanguíneo (Sarkodieh y cols., 2013). Sin embargo, los estudios de perfusión renal pueden ayudar a predecir la respuesta a la revascularización.

La renografía puede realizarse con agentes radiomarcados que son excretados por filtración glomerular (ácido dietilentriamino pentaacético marcado con tecnecio 99, [99Tc-DTPA]) o de manera parcial mediante filtración, pero principalmente a través de la secreción tubular con la finalidad de medir el flujo arterial renal (99Tc-mercaptoacetiltriglicina [99Tc-MAG$_3$]). Cuando se usan solas, las renografías isotópicas tienen casi un 75 % de sensibilidad y especificidad para el diagnóstico de EAAR (Sarkodieh y cols., 2013).

Después de la observación de que la función renal en un riñón isquémico puede reducirse abruptamente después de una sola dosis del IECA captopril (Hricik y cols., 1983), se informó el efecto de este fármaco sobre la recaptación renal del 99Tc-DTPA (Wenting y cols., 1984). La reducción de la recaptación del ácido dimercaptosuccínico (DMSA) o el enlentecimiento de la excreción del 99Tc-DTPA o 99Tc-MAG$_3$ pueden usarse

para identificar el efecto del IECA en la eliminación de las acciones protectoras de los altos niveles de Ang II sobre la autorregulación de la filtración glomerular y en el mantenimiento del flujo arterial renal, respectivamente (fig. 10-10). En el marco de la insuficiencia renal crónica, los elevados niveles de Ang II mantienen la presión de perfusión intraglomerular al constreñir principalmente la arteriola eferente; cuando la vasoconstricción posrenal es bloqueada con un IECA en forma aguda, la tasa de filtración glomerular (TFG) cae.

Para reducir los costos y el tiempo de los estudios, primero debe realizarse la evaluación renal poscaptopril. Si el resultado es negativo (como será la mayoría de las veces), no hay necesidad de un renograma precaptopril. Si la prueba es positiva, el procedimiento debe repetirse al día siguiente sin captopril para asegurarse que las diferencias se asocian con una enfermedad vascular reversible y no con un daño parenquimatoso. Al dar furosemida antes de cada estudio, se magnifica la activación del sistema renina-angiotensina y, por lo tanto, las diferencias entre la perfusión renal precaptopril y poscaptopril.

Como observó Taylor (2000), el renograma con IECA es muy preciso en pacientes con una probabilidad moderada de HTRV y función renal normal, mientras que la sensibilidad y la especificidad son de aproximadamente el 90 %. Al combinar los datos de 10 estudios que evaluaron los efectos de la revascularización en 291 pacientes, el valor predictivo positivo promedio del renograma con IECA fue del 92 %. Como se esperaba, la prueba es menos sensible en pacientes con insuficiencia renal, que fue la norma en los pacientes inscritos en los ensayos STAR, ASTRAL y CORAL; la mitad tendrá una prueba "indeterminada". El estudio puede realizarse en pacientes que toman varios fármacos antihipertensivos excepto IECA y BRA, que deben suspenderse al menos 3 días antes de la renografía (Sarkodieh y cols., 2013).

AngioTC y angioRM

La TC helicoidal y la RM se usan en forma rutinaria para visualizar las arterias renales con inyección intravenosa de material de contraste (v. figs. 10-4 y 10-7). Se

FIGURA 10-10 • Renografía estática con ácido dimercaptosuccínico (DMSA). El estudio precaptopril muestra una reducción global en el riñón derecho. Después de la administración del captopril, la actividad en el riñón derecho disminuye completamente, lo que indica una enfermedad renovascular funcionalmente significativa (tomada de Sarkodieh JE, Walden SH, Low D. Imaging and management of atherosclerotic renal artery stenosis. *Clin Radiol* 2013;68:627–635)

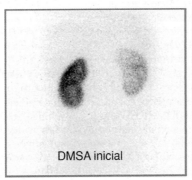
DMSA inicial

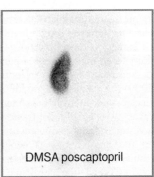
DMSA poscaptopril

dice que la sensibilidad y la especificidad son del 90 %. Ambas técnicas están contraindicadas en la NC avanzada. La angioRM con gadolinio usa radiaciones ionizantes pero está contraindicada en pacientes con NC avanzada, que están en riesgo de padecer fibrosis sistémica nefrógena letal inducida por gadolinio (Daftari y cols., 2014). Si se ve una estenosis de más del 50 % mediante esta técnica, el paciente debe someterse a una angiografía invasiva. Un riñón pequeño con concentración reducida de medio de contraste prueba que una estenosis bilateral causa isquemia renal; la revascularización debe considerarse de manera cuidadosa.

Angiografía invasiva con sustracción digital

La ASD con catéter es el método estándar para evaluar la gravedad de la EAAR. Las guías 2013 ACCF/AHA para arteriopatía periférica (Anderson y cols., 2013) recomiendan la colocación de endoprótesis cuando la ASD muestra estrechamiento ostial/proximal de una arteria renal principal de más del 70 % o entre el 50 y el 70 % con un gradiente pico de más de 20 mm Hg. Sin embargo, aun así, no se puede asegurar al paciente que la revascularización vaya a controlar su hipertensión refractaria al tratamiento y preserve su función renal. Enfatizado por los decepcionantes resultados de tres grandes ensayos clínicos aleatorizados, la discordancia entre una tasa de éxitos del procedimiento consistentemente alta en el restablecimiento de la permeabilidad proximal y el beneficio clínico incierto derivado subrayan la necesidad de cuantificar mejor qué lesiones se acompañan de isquemia renal reversible. La aparición de lesiones ateroescleróticas en la arteria renal principal proximal sola puede subestimar la gravedad hemodinámica, y no proporciona información alguna sobre la integridad de la microcirculación renal.

En 62 pacientes con EAAR unilateral del 50-90 % según ASD y un promedio de edad de 62 años, PA 170/91 y creatinina sérica 1,2, un gradiente de sistólica mayor o igual a 21 mm Hg medida por un alambre guía de presión después de una hiperemia renal inducida por papaverina resultó mejor que el gradiente hemodinámico en reposo o el tamaño de la placa medido por ecografía intravascular para predecir la mejoría de la hipertensión (y la reducción en el número de medicamentos para la hipertensión) con la colocación de una endoprótesis (Leesar y cols., 2009). La papaverina puede haber sido una buena elección porque dilata de manera predominante los vasos pequeños. En contraste, el diámetro de la estenosis medido mediante angiografía renal cuantitativa no fue predictivo y la ecografía intravascular no resultó mucho mejor. Estos datos, aunque son alentadores, se deben confirmar de manera independiente, y los resultados deben ser comparados con un grupo control tratado con medicamentos antes de que el nivel de evidencia se pueda considerar lo suficientemente elevado como para modificar las guías y recomendaciones.

CONCLUSIÓN

El algoritmo mostrado en la figura 10-11 recomienda realizar pruebas en busca de HTRV ateroesclerótica sólo en aquéllos pacientes que tienen más probabilidades de mostrar una respuesta clínica beneficiosa a la revascularización. No hay estimaciones precisas disponibles sobre las cifras de tales pacientes, pero es probable que representen menos del 5 % de la población total de hipertensos. El algoritmo se puede aplicar a los pacientes con displasia fibromuscular. Como son más jóvenes, en general es más fácil identificarlos por la clínica, tienen menos probabilidades de tener insuficiencia renal o ateroesclerosis extensa, y son más propensos a mostrar una respuesta favorable a la angioplastia con balón sin endoprótesis.

Excepto en los relativamente pocos pacientes con una probabilidad elevada de HTRV, y en quienes está indicada una ASD inmediata, el algoritmo debe comenzar con un estudio para confirmar la evidencia clínica de una respuesta favorable a la revascularización. Sólo aquéllos que tienen probabilidades de responder se deben realizar un estudio imagenológico con la finalidad de visualizar la extensión de la enfermedad renovascular, y que indicará el modo apropiado de revascularización.

Como la ecografía Doppler con medición del índice de resistencia puede identificar la enfermedad renovascular y (según la limitada experiencia) verificar la probabilidad de responder a la revascularización, este procedimiento es una manera lógica para comenzar. Si no se dispone de ecografía doble o ésta es técnicamente inadecuada, se recomienda la renografía con captopril.

TRATAMIENTO

Aun si la EAAR se detecta en forma incidental, su presencia indica ateroesclerosis sistémica y el paciente tiene mayor riesgo de presentar eventos cardiovasculares y renales futuros (Textor y Lerman, 2013). Por lo tanto, independientemente de la gravedad/importancia hemodinámica de la estenosis y el escenario clínico, todos los pacientes con EAAR reconocida deben recibir tratamiento médico intensivo. Los objetivos del tratamiento son controlar la hipertensión, preservar la función renal y reducir el riesgo de eventos cardiovasculares.

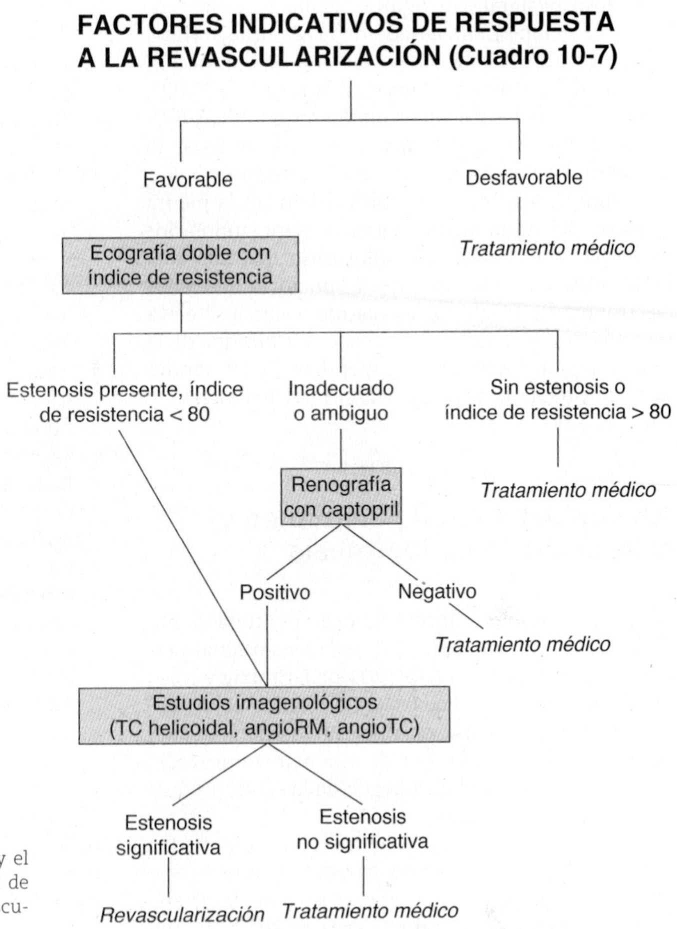

**FACTORES INDICATIVOS DE RESPUESTA
A LA REVASCULARIZACIÓN (Cuadro 10-7)**

Favorable   Desfavorable

Ecografía doble con   *Tratamiento médico*
índice de resistencia

Estenosis presente, índice   Inadecuado   Sin estenosis o
de resistencia < 80   o ambiguo   índice de resistencia > 80

                              Renografía   *Tratamiento médico*
                              con captopril

                    Positivo   Negativo

                                      Tratamiento médico

              Estudios imagenológicos
              (TC helicoidal, angioRM, angioTC)

          Estenosis   Estenosis
          significativa   no significativa

FIGURA 10-11 • Algoritmo para la evaluación y el
tratamiento de la HTRV basado en la presencia de
factores indicativos de una respuesta a la revascu-   *Revascularización*   *Tratamiento médico*
larización (mostrada en el cuadro 10-7)

Tratamiento médico

La mayor experiencia se ha obtenido con los IECA y
los BRA. Aunque no hay ensayos clínicos aleatorizados, la mayor experiencia publicada es un estudio de
cohortes basado en una población de 3570 pacientes
con diagnóstico de enfermedad renovascular a través
de varias técnicas (Hackam y cols., 2008). Todos los
pacientes tenían como mínimo 65 años, con un promedio de edad de 75 años. Se diagnosticó hipertensión
en más del 85 %, y el 64 % tenía nefropatía crónica. La
duración promedio del seguimiento fue de 2 años.

El criterio principal de valoración de muerte,
infarto de miocardio (IAM) o ictus se produjo en 10
por cada 100 años/paciente en aquéllos que no recibían un IECA y 13 por cada 100 años/paciente en los
que no recibían un IECA, una diferencia que fue estadísticamente significativa después del ajuste para diversos
factores de confusión posibles. Además, el número de
hospitalizaciones por insuficiencia cardíaca y necesidad
de inicio de diálisis crónica se redujo en más del 30 %.

El principal problema, como era de esperar en
pacientes cuya perfusión renal depende de un nivel
elevado de angiotensina, fue el daño renal agudo, el
cual se registró en 1,2 por cada 100 años/paciente en
los tratados con IECA frente a 0,6 por cada 100 años/
paciente en los que no recibían un IECA. Una vez más,
como se podía esperar, la mayoría de los daños renales
agudos aparecieron en las personas con nefropatía terminal, diabetes o los que tomaban diuréticos de asa.

El problema de la seguridad y la tolerancia de los
IECA y los BRA en la EAAR fue examinado en un estudio de cohortes observacional de un solo sitio de 621
pacientes con EAAR angiográfica (la mitad con >60 %
de estenosis), de quienes 357 tomaban IECA o BRA
indicados por su médico tratante y los otros 264, no
(Chrysochou y cols., 2012a). El promedio de edad fue
de 72 años, más del 80 % de los pacientes eran hipertensos, el promedio de la TFGe fue 35 ml/min/1,73 m^2,
y el promedio de seguimiento fue de 3 años. El tratamiento basado en IECA/BRA fue bien tolerado sin causar daño renal agudo o hipercalemia en el 94 % de los
357 pacientes e incluso en el 78 % de los 69 pacientes

con EAAR bilateral. Un riguroso análisis de propensiones de tiempo multivariado demostró que el tratamiento con IECA y BRA se asoció con una reducción notable del 40 % en la mortalidad (p = < 0,02). Además, 16 de los pacientes intolerantes a IECA/BRA fueron sometidos a colocación de endoprótesis, lo que restableció su tolerancia a estos fármacos.

Aunque los IECA y los BRA deben ser la piedra angular del tratamiento médico para todos los pacientes con EAAR, es obligatorio realizar una monitorización cuidadosa de la función renal y los electrolitos en sangre. Si la creatinina sérica se eleva más allá del 30 % del nivel inicial, el inhibidor de la renina-angiotensina debe suspenderse y se tendrá que considerar la revascularización (Chrysochou y cols., 2012a).

Angioplastia renal percutánea y colocación de endoprótesis

Después del primer informe del éxito del tratamiento de la HTRV con angioplastia renal transluminal percutánea (Chrysochou y cols., 2012a; Grüntzig y cols., 1978), los aspectos técnicos han mejorado continuamente, incluido el uso de dispositivos de filtración para captar los residuos que de otra manera provocarían ateroembolia y el despliegue de las endoprótesis para reducir la estenosis.

Muchos miles de pacientes con enfermedad renovascular, con o sin pruebas de su importancia funcional, recibieron una angioplastia de la arteria renal ± endoprótesis. Entre 2009 y 2013, fueron publicados los resultados de tres importantes ensayos aleatorizados (cuadro 10-8) (Herrmann y cols., 2014):

▸ Ensayo *Stent Placement and Blood Pressure and Lipid-Lowering for the Prevention of Progression of Renal Dysfunction Caused by Atherosclerotic Ostial Stenosis of the Renal Artery* (STAR) (Bax y cols., 2009). En el más pequeño de los tres estudios, 140 pacientes europeos de un promedio de edad de 67 años con EAAR del 50 % o más, TFGe promedio de 46 ml/min/1,73 m², y una PA promedio inicial de 163/82 mm Hg fueron aleatorizados a tratamiento médico solo o en combinación con colocación de endoprótesis en la arteria renal. Después de 2 años, los pacientes que recibieron una endoprótesis no presentaron beneficios claros, pero sí experimentaron complicaciones, incluidas dos muertes relacionadas con el procedimiento.
▸ Ensayo ASTRAL (*Results of the Angioplasty and Stenting for Renal Artery Lesion*) (Wheatley y cols., 2009). Un total de 806 pacientes con un promedio de edad de 70 años, con EAAR definida por varios métodos, y con PA inicial promedio de 151/76 mm Hg, y TFGe promedio de 40 ml/

min/1,73 m² fueron aleatorizados a tratamiento médico solo o junto con una combinación con angioplastia ± colocación de endoprótesis (95 % de los pacientes recibieron una endoprótesis). Mediante la angiografía, casi la mitad de las estenosis eran graves (> 70 %) y el resto no (50-70 %). Después de 5 años, los pacientes sometidos a angioplastia/endoprótesis no presentaron beneficios clínicos mayores que el grupo que sólo tuvo tratamiento médico, pero 23 pacientes presentaron complicaciones graves, incluidas dos muertes y tres amputaciones de los dedos de los pies o de los miembros completos.
▸ Ensayo *Cardiovascular Outcomes with Renal Atherosclerotic Lesions* (CORAL) (Cooper y cols., 2014). En el más reciente de los tres ensayos, 947 pacientes con una edad promedio de 69 años con EAAR de más del 80 % o del 60-80 % más un gradiente de presión mayor o igual a 20 mm Hg, TFGe promedio de 58 ml/min/1,73 m², y una PA sistólica inicial promedio de 150 mm Hg, fueron aleatorizados a tratamiento médico solo o junto con colocación de endoprótesis de la arteria renal, que redujo exitosamente la estenosis promedio del 68 al 16 %. Después de un seguimiento promedio de 43 meses, los pacientes sometidos a colocación de endoprótesis no presentaron beneficios clínicos. No hubo complicaciones graves.

Estos ensayos pueden haber subestimado los beneficios terapéuticos de las intervenciones percutáneas en subgrupos específicos de pacientes por las siguientes razones:

▸ *Sesgo de reclutamiento/selección.* Como observó White (2014), los médicos probablemente derivan a sus pacientes con enfermedades más graves (que creen que se beneficiarían más con la revascularización) directamente a la intervención percutánea más que para inscribirlos en un ensayo clínico aleatorizado. Cierto porcentaje de los sujetos de los estudios no tienen estenosis graves. La excelente respuesta al tratamiento médico en estos estudios demuestra que la mayoría de los sujetos no tienen una hipertensión refractaria a los medicamentos.
▸ *Falta de una prueba de escrutinio validada para evaluar la repercusión hemodinámica como un criterio de exclusión/inclusión* (White, 2014).
▸ *Estenosis en la endoprótesis.* El ensayo STAR informó una incidencia del 25 % de estenosis en la endoprótesis después de 1 año (Bax y cols., 2009). En la literatura médica, los estudios que usaron ecografía doble para determinar la estenosis en la endoprótesis informaron una incidencia del 13-39 %, según el calibre del vaso nativo y si el desarrollo se produjo con endoprótesis metálicas o con aquéllas que liberan fármacos (Boateng y Greco, 2013). Los regí-

CUADRO 10-8

Ensayos clínicos aleatorizados con tratamiento médico ± angioplastia renal con endoprótesis en pacientes con EAAR

Ensayo	Nº total	Población en estudio	Criterios de inclusión	Resultados
STAR (Bax y cols., 2009)	140	Pacientes con deterioro de la función renal, EAAR en el ostium mediante diferentes estudios y PA estable con estatinas y ácido acetilsalicílico	EAAR > 50 % TFGe < 80 ml/min/1,73 m² PA controlada 1 mes antes de la inclusión	No hay diferencias en la reducción de la TFG, pero muchos no reciben angioplastia debido a EAAR < 50 % por ASD
ASTRAL (Wheatley y cols., 2009)	806	Pacientes con HTA no controlada o refractaria o disfunción renal inexplicable o EAAR bilateral con estatinas y ácido acetilsalicílico	EAAR con duda sobre los beneficios de la revascularización	No hay diferencias en la PA, función renal, mortalidad o eventos CV Eventos adversos graves con angioplastia
CORAL (Cooper y cols., 2014)	956	HTA o 2 o más medicaciones para PA o NC estadio 3+ con EAAR uni o bilateral con estatinas	PAS > 155 mm Hg, al menos 2 medicaciones para PA; EAAR > 60 %	No hay diferencias en muerte por causas CV o renales Mejorías modestas en el grupo de la endoprótesis Tasa de complicaciones 5,5 %

EAAR, estenosis ateroesclerótica de las arterias renales; PAS, presión arterial sistólica; CV, cardiovascular; ASD, angiografía con sustracción digital.

Adaptado de Herrmann SM, Saad A, Textor SC. Management of atherosclerotic renovascular disease after Cardiovascular Outcomes in Renal Atherosclerotic Lesions (CORAL). *Nephrol Dial Transplant*. 2014 Apr 9. [Epub ahead of print]

menes de anticoagulación tienden a ser más cortos con las endoprótesis de la arteria renal que en aquéllos que implican a las coronarias (Boateng y Greco, 2013).

▶ *Comparador activo.* El tratamiento médico para la reducción de los factores de riesgo cardiovasculares, especialmente en el ensayo CORAL, fue completo e intensivo. La PA sistólica cayó 16 mm Hg en el grupo de intervención activa y 15 mm Hg en el de medicación sola (Cooper y cols., 2014).

▶ *Contaminación del grupo.* Algunos pacientes que fracasaron con el tratamiento médico recibieron una angioplastia/endoprótesis "no oficial", lo que redujo la potencia del análisis de intención de tratar para detectar un efecto terapéutico.

A pesar de las potenciales limitaciones, estos importantes estudios se desprenden de la difundida y mal concebida práctica previa de realizar una angiografía renal "de paso" durante el cateterismo antes del diagnóstico cardíaco. Han hecho que el péndulo se aleje de la intervención percutánea al tratamiento estrictamente médico. Pero, en palabras de Textor y Lerman (2014), "¿se ha alejado tanto el péndulo?". Por ejemplo, los datos impresionantes (aunque observacionales) de Ritchie y cols. (2014) proporcionan evidencia valedera de que la revascularización reduce el riesgo de muerte en 60 % en el pequeño subgrupo de pacientes con edema pulmonar fulminante.

Cirugía

Hay muchos estudios observacionales no controlados que han demostrado los efectos positivos de la cirugía sobre la PA y la función renal (Cherr y cols., 2002; Marone y cols., 2004). A pesar del aumento en las probabilidades de que los pacientes derivados para reparación quirúrgica no respondan a la angioplastia o presenten una enfermedad ateroesclerótica extensa en la aorta o los vasos mesentéricos que también necesiten reparación, los resultados globales con la cirugía parecen, en general, similares a los obtenidos con una angioplastia técnicamente satisfactoria (Galaria y cols., 2005). No sorprende que la mortalidad posquirúrgica sea más alta, en promedio un 10 % en el período postoperatorio inmediato (Modrall y cols., 2008).

La cirugía puede ser la única opción para los pacientes con afectación arterial renal importante por arteritis (Weaver y cols., 2004). En algunos pacientes, la nefrectomía (¿o la desnervación renal, tal vez?) puede ser apropiada si tienen hipertensión refractaria y un riñón atrófico no funcional.

La elección del tratamiento

Faltan datos de ensayos aleatorizados importantes y pruebas de escrutinio ideales para informar el diagnóstico y tratamiento óptimos para muchos pacientes con estenosis de la arteria renal conocida o sospechada. Aun así, después de revisar la literatura reciente, hay varios puntos claros:

▶ Los pacientes con displasia fibromuscular evolucionan mejor que los que presentan EAAR. Son más jóvenes, a menudo son mujeres premenopáusicas y cursan una enfermedad vascular focal no ateroesclerótica que tienen una elevada tasa de curación con angioplastia con balón (sin endoprótesis) realizada por un intervencionista experimentado (Olin y cols., 2014). El tratamiento basado en IECA/BRA es una buena alternativa conservadora, pero no para mujeres en edad fértil. Algunos pacientes con displasia fibromuscular tendrán una enfermedad concomitante en la carótida (u otras arterias de tamaño mediano), que puede necesitar evaluación.
▶ En contraste, casi todos los pacientes con EAAR tienen un riesgo cardiovascular global elevado que se debe a la edad, la hipertensión, la cardiopatía hipertensiva, la ateroesclerosis sistémica y la NC. El tratamiento médico intensivo con un régimen combinado antihipertensivo basado en IECA y BRA es la piedra angular de la terapia (Chrysochou y cols., 2012a; Anderson y cols., 2013; Textor y Lerman, 2013), que también incluye la reducción del riesgo cardiovascular global con una estatina, ácido acetilsalicílico, cese del tabaquismo y, en pacientes diabéticos, estrecho control de la glucosa.
▶ La angioplastia con endoprótesis de la arteria renal debe reservarse para los pacientes con EAAR grave probada quienes, a pesar de un tratamiento médico óptimo, tienen una hipertensión no controlada, déficit progresivo de la TFGe, daño renal agudo inducido por IECA/BRA o edema pulmonar fulminante recurrente (Anderson y cols., 2013; Chrysochou y cols., 2012a; Ritchie y cols., 2014; Textor y Lerman, 2013; White, 2014).
▶ La revascularización quirúrgica se indica con mucha menor frecuencia, excepto cuando la angioplastia con endoprótesis no es factible, no es exitosa o cuando se requiere cirugía vascular.

En la evaluación y el tratamiento de estos pacientes complejos deben incluirse médicos experimentados en el tratamiento de la enfermedad renovascular. La derivación a especialistas en hipertensión es muy importante.

TUMORES SECRETORES DE RENINA

Los tumores secretores de renina son raros. Desde el reconocimiento del primer caso (Robertson y cols., 1967), sólo se han registrado unos 90 tumores (Wong y cols., 2008). Como se han descrito con detalle, serán pocos los que se consideren merecedores de publicación. La mayoría de estos tumores son relativamente pequeños y están compuestos de células yuxtaglomerulares secretoras de renina (es decir, hemangiopericitomas). Otras causas de hipertensión y concentraciones elevadas de renina son:

▶ Tumor de Wilms en los niños, normalmente asociado a concentraciones elevadas de prorrenina (Leckie y cols., 1994).
▶ Carcinoma de células renales (Moein y Dehghani, 2000); tumores de varias zonas extrarrenales, incluyendo pulmón, ovarios, hígado, páncreas, sarcomas y teratomas (Pursell y Quinlan, 2003), y paraganglioma suprarrenal (Arver y cols., 1999).
▶ Tumores intrarrenales grandes que compriman los vasos renales.
▶ Hiperplasia unilateral de las células yuxtaglomerulares (Kuchel y cols., 1993).

La mayoría de los tumores secretores de renina de origen renal encajan en un patrón bastante típico:

▶ Hipertensión grave en pacientes relativamente jóvenes: el promedio de edad de los casos descritos es de 27 años (Wong y cols., 2008).
▶ Predominio femenino (Wolley y cols., 2014).
▶ Aldosteronismo secundario, habitualmente manifestado por hipocalemia.
▶ Concentraciones muy elevadas de prorrenina y renina en sangre periférica; concentraciones incluso mayores procedentes del riñón, el cual alberga el tumor, evaluadas mediante muestreo en la vena renal y realizados durante la restricción alimentaria de sodio con una estimulación aguda con IECA (Wolley y cols., 2014).
▶ Tumor identificable mediante TC en la mayoría de los casos pero no en todos (Wolley y cols., 2014).
▶ Morfológicamente, un hemangiopericitoma derivado del aparato yuxtaglomerular.

Ahora que se han cubierto las causas renales de la hipertensión, se analizarán las que están asociadas con los excesos hormonales, los cuales en general son de origen suprarrenal.

REFERENCIAS

Agarwal M, Lynn KL, Richards AM, et al. Hyponatremic-hypertensive syndrome with renal ischemia: An underrecognized disorder. *Hypertension* 1999;33:1020–1024.

Alfidi RJ, Tarar R, Fosmoe RJ, et al. Renal splanchnic steal and hypertension. *Radiology* 1972;102:545–549.

Anderson JL, Halperin JL, Albert NM, et al. Management of patients with peripheral artery disease (compilation of 2005 and 2011 ACCF/AHA guideline recommendations): A report of the American College of Cardiology Foundation/American Heart

Association Task Force On Practice Guidelines. *Circulation* 2013; 127:1425–1443.

Arver S, Jacobsson H, Cedermark B, et al. Malignant human renin producing paraganglionoma-localization with 123I-MIBG and treatment with 131I-MIBG. *Clin Endocrinol (Oxf)* 1999;51: 631–635.

Bax L, Woittiez AJ, Kouwenberg HJ, et al. Stent placement in patients with atherosclerotic renal artery stenosis and impaired renal function: A randomized trial. *Ann Intern Med* 2009;150:840–841.

Benjamin MM, Fazel P, Filardo G, et al. Prevalence of and risk factors of renal artery stenosis in patients with resistant hypertension. *Am J Cardiol* 2014;113:687–690.

Boateng FK, Greco BA. Renal artery stenosis: Prevalence of, risk factors for, and management of in-stent stenosis. *Am J Kidney Dis* 2013;61:147–160.

Bruno RM, Daghini E, Versari D, et al. Predictive role of renal resistive index for clinical outcome after revascularization in hypertensive patients with atherosclerotic renal artery stenosis: A Monocentric Observational Study. *Cardiovasc Ultrasound* 2014;12:9.

Cakar N, Yalcinkaya F, Duzova A, et al. Takayasu arteritis in children. *J Rheumatol* 2008;35:913–919.

Castle CH. Iatrogenic renal hypertension: Two unusual complication of surgery for familial pheochromocytoma. *JAMA* 1973;225: 1085–1088.

Chaudhry MA, Latif F. Takayasu's arteritis and its role in causing renal artery stenosis. *Am J Med Sci* 2013;346:314–318.

Cherr GS, Hansen KJ, Craven TE, et al. Surgical management of atherosclerotic renovascular disease. *J Vasc Surg* 2002;35: 236–245.

Chrysochou C, Foley RN, Young JF, et al. Dispelling the myth: The use of renin-angiotensin blockade in atheromatous renovascular disease. *Nephrol Dial Transplant* 2012a;27:1403–1409.

Chrysochou C, Mendichovszky IA, Buckley DL, et al. Bold imaging: A potential predictive biomarker of renal functional outcome following revascularization in atheromatous renovascular disease. *Nephrol Dial Transplant* 2012b;27:1013–1019.

Cooper CJ, Murphy TP, Cutlip DE, et al. Stenting and medical therapy for atherosclerotic renal-artery stenosis. *N Engl J Med* 2014;370:13–22.

Crutchley TA, Pearce JD, Craven TE, et al. Clinical utility of the resistive index in atherosclerotic renovascular disease. *J Vasc Surg* 2009;49:148–155.

Daftari BL, Aran S, Shaqdan K, et al. Current status of nephrogenic systemic fibrosis. *Clin Radiol* 2014;69:661–668.

Deglise S, Corpataux JM, Haller C, et al. Bilateral renal artery entrapment by diaphragmatic crura: A rare cause of RVHT with a specific management. *J Comput Assist Tomogr* 2007;31:481–484.

De Mast Q, Beutler JJ. The prevalence of atherosclerotic renal artery stenosis in risk groups: A systematic literature review. *J Hypertens* 2009;27:1333–1340.

Doi Y, Iwashima Y, Yoshihara F, et al. Renal resistive index and cardiovascular and renal outcomes in essential hypertension. *Hypertension* 2012;60:770–777.

Dussol B, Nicolino F, Brunet P, et al. Acute transplant artery thrombosis induced by angiotensin-converting inhibitor in a patient with RVHT. *Nephron* 1994;66:102–104.

Edwards BS, Stanson AW, Holley KE, et al. Isolated renal artery dissection. Presentation, evaluation, management, and pathology. *Mayo Clin Proc* 1982;57:564–571.

Eirin A, Zhu XY, Krier J, et al. Adipose tissue-derived mesenchymal stem cells improve revascularization outcomes to restore renal function in swine atherosclerotic renal artery stenosis. *Stem Cells* 2012;30:1030–1041.

English WP, Pearce JD, Craven TE, et al. Surgical management of renal artery aneurysms. *J Vasc Surg* 2004;40:53–60.

Eyler WR, Clark MD, Garman JE, et al. Aniography of the renal areas including a comparative study of renal arterial stenoses in patients with and without hypertension. *Radiology* 1962;78:879–892.

Farreras-Valenti P, Rozman C, Jurado-Grau J, et al. Gröblad-Strandberg-Touraine syndrome with systemic hypertension due to unilateral renal angioma. *Am J Med* 1965;39:355–360.

Galaria II, Surowiec SM, Rhodes JM, et al. Percutaneous and open renal revascularizations have equivalent long-term functional outcomes. *Ann Vasc Surg* 2005;19:218–228.

Garcia-Criado A, Gilabert R, Nicolau C, et al. Value of Doppler sonography for predicting clinical outcome after renal artery revascularization in atherosclerotic renal artery stenosis. *J Ultrasound Med* 2005;24:1641–1647.

Gloviczki ML, Glockner JF, Lerman LO, et al. Preserved oxygenation despite reduced blood flow in poststenotic kidneys in human atherosclerotic renal artery stenosis. *Hypertension* 2010;55;961–966.

Goldblatt H. Symposium on the management of renovascular hypertension reflections. *Urol Clin North Am* 1975;2:219–221.

Goldblatt H, Lynch J, Hanzal RF, et al. Studies on experimental hypertension: I. The production of persistent elevation of systolic blood pressure by means of renal ischemia. *J Exp Med* 1934;59: 347–379.

Gruntzig A, Kuhlmann U, Vetter W, et al. Treatment of renovascular hypertension with percutaneous transluminal dilatation of a renal-artery stenosis. *Lancet* 1978;1:801–802.

Guo H, Kalra PA, Gilbertson DT, et al. Atherosclerotic renovascular disease in older us patients starting dialysis, 1996 to 2001. *Circulation* 2007;115:50–58.

Hackam DG, Duong-Hua ML, Mamdani M, et al. Angiotensin inhibition in renovascular disease: A population-based cohort study. *Am Heart J* 2008;156:549–555.

Hashemi JM, Arasteh M, Shamsolketabi H, et al. Comparing diagnostic techniques of magnetic resonance angiography (MRA) and Doppler ultrasonography in determining severity of renal artery stenosis. *ARYA Atheroscler* 2011;7:58–62.

Herrmann SM, Saad A, Textor SC. Management of atherosclerotic renovascular disease after Cardiovascular Outcomes in Renal Atherosclerotic Lesions (CORAL). *Nephrol Dial Transplant* 2014. [Epub ahead of print].

Hricik DE, Browning PJ, Kopelman R, et al. Captopril-induced functional renal insufficiency in patients with bilateral renal-artery stenoses or renal-artery stenosis in a solitary kidney. *N Engl J Med* 1983;308:373–376.

Imori Y, Akasaka T, Ochiai T, et al. Co-existence of carotid artery disease, renal artery stenosis, and lower extremity peripheral arterial disease in patients with coronary artery disease. *Am J Cardiol* 2014;113:30–35.

Jennings RC, Shaikh VAR, Allen WMC. Renal ischaemia due to thrombosis of renal artery resulting in metastases from primary carcinoma of bronchus. *Br Med J* 1964;2:1053–1054.

Kalra PA, Guo H, Gilbertson DT, et al. Atherosclerotic renovascular disease in the United States. *Kidney Int* 2010;77:37–43.

Kalra PA, Guo H, Kausz AT, et al. Atherosclerotic renovascular disease in United States patients aged 67 years or older: Risk factors, revascularization, and prognosis. *Kidney Int* 2005;68:293–301.

Kasiske BL, Anjum S, Shah R, et al. Hypertension after kidney transplantation. *Am J Kidney Dis* 2004;43:1071–1081.

Kato K, Takashi M, Narita H, et al. Renal hypertension secondary to perirenal pseudocyst: Resolution by percutaneous drainage. *J Urol* 1985;134:942–943.

Khangura KK, Eirin A, Kane GC, et al. Cardiac function in renovascular hypertensive patients with and without renal dysfunction. *Am J Hypertens* 2014;27:445–453.

Kolhe N, Downes M, O'Donnell P, et al. Renal artery dissection secondary to medial hyperplasia presenting as loin pain haematuria syndrome. *Nephrol Dial Transplant* 2004;19:495–497.

Kuchel O, Horky K, Cantin M, et al. Unilateral juxtaglomerular hyperplasia, hyperreninism and hypokalaemia relieved by nephrectomy. *J Hum Hypertens* 1993;7:71–78.

Leadbetter WF, Burkland CE. Hypertension in unilateral renal disease. *J Urol* 1938;39:611–626.

Leckie BJ, Birnie G, Carachi R. Renin in Wilms' tumor: Prorenin as an indicator. *J Clin Endocrinol Metab* 1994;79:1742–1746.

Leesar MA, Varma J, Shapira A, et al. Prediction of hypertension improvement after stenting of renal artery stenosis: Comparative accuracy of translesional pressure gradients, intravascular ultrasound, and angiography. *J Am Coll Cardiol* 2009;53: 2363–2371.

Lekuona I, Laraudogoitia E, Salcedo A, et al. Congestive heart failure in a hypertensive patient. *Lancet* 2001;357:358.

Levin A, Linas S, Luft FC, et al. Controversies in renal artery stenosis: A review by the American Society of Nephrology Advisory Group on Hypertension. *Am J Nephrol* 2007;27:212–220.

Marone LK, Clouse WD, Dorer DJ, et al. Preservation of renal function with surgical revascularization in patients with atherosclerotic renovascular disease. *J Vasc Surg* 2004;39:322–329.

Maxwell MH, Bleifer KH, Franklin SS, et al. Cooperative study of renovascular hypertension. Demographic analysis of the study. *JAMA* 1972;220:1195–1204.

Modrall JG, Rosero EB, Smith ST, et al. Operative mortality for renal artery bypass in the United States: Results from the national inpatient sample. *J Vasc Surg* 2008;48:317–322.

Moein MR, Dehghani VO. Hypertension: A rare presentation of renal cell carcinoma. *J Urol* 2000;164:2019.

Myrianthefs P, Aravosita P, Tokta R, et al. Resolution of Page kidney-related hypertension with medical therapy: A case report. *Heart Lung* 2007;36:377–379.

Nakano S, Kigoshi T, Uchida K, et al. Hypertension and unilateral renal ischemia (Page kidney) due to compression of a retroperitoneal paraganglioma. *Am J Nephrol* 1996;16:91–94.

Nomura S, Hashimoto A, Shutou K, et al. Page kidney in a hemodialyzed patient. *Nephron* 1996;72:106–107.

Olin JW, Froehlich J, Gu X, et al. The United States registry for fibromuscular dysplasia: Results in the first 447 patients. *Circulation* 2012;125:3182–3190.

Olin JW, Gornik HL, Bacharach JM, et al. Fibromuscular dysplasia: State of the science and critical unanswered questions: A scientific statement from The American Heart Association. *Circulation* 2014;129:1048–1078.

Page IH. The mosaic theory 32 years later. *Hypertension* 1982;4:177.

Philip F, Gornik HL, Rajeswaran J, et al. The impact of renal artery stenosis on outcomes after open-heart surgery. *J Am Coll Cardiol* 2014;63:310–316.

Pickering TG, Herman L, Devereux RB, et al. Recurrent pulmonary oedema in hypertension due to bilateral renal artery stenosis: Treatment by angioplasty or surgical revascularisation. *Lancet* 1988;2:551–552.

Pons-Estel GJ, Cervera R. Renal involvement in antiphospholipid syndrome. *Curr Rheumatol Rep* 2014;16:397.

Pradhan N, Rossi NF. Interactions between the sympathetic nervous system and angiotensin system in renovascular hypertension. *Curr Hypertens Rev* 2013;9:121–129.

Pursell RN, Quinlan PM. Secondary hypertension due to a renin-producing teratoma. *Am J Hypertens* 2003;16:592–595.

Rackson ME, Lossef SV, Sos TA. Renal artery stenosis in patients with aortic dissection: Increased prevalence. *Radiology* 1990;177: 555–558.

Radermacher J, Chavan A, Bleck J, et al. Use of Doppler ultrasonography to predict the outcome of therapy for renal-artery stenosis. *N Engl J Med* 2001;344:410–417.

Ramaswamy P, Schulman S, Filipov P, et al. Unmasking of neonatal renovascular hypertension by milrinone used for cardiac dysfunction. *Pediatr Cardiol* 2011;32:998–1000.

Restrick LJ, Ledermann JA, Hoffbrand BI. Primary malignant retroperitoneal germ cell tumour presenting with accelerated hypertension. *J Hum Hypertens* 1992;6:243–244.

Riccialdelli L, Arnaldi G, Giacchetti G, et al. Hypertension due to renal artery occlusion in a patient with antiphospholipid syndrome. *Am J Hypertens* 2001;14:62–65.

Ritchie J, Green D, Chrysochou C, et al. High-risk clinical presentations in atherosclerotic renovascular disease: Prognosis and response to renal artery revascularization. *Am J Kidney Dis* 2014; 63:186–197.

Robertson PW, Klidjian A, Harding LK, et al. Hypertension due to a renin-secreting renal tumour. *Am J Med* 1967;43:963–976.

Saad A, Herrmann SM, Crane J, et al. Stent revascularization restores cortical blood flow and reverses tissue hypoxia in atherosclerotic renal artery stenosis but fails to reverse inflammatory pathways or glomerular filtration rate. *Circ Cardiovasc Interv* 2013;6: 428–435.

Salifu MO, Gordon DH, Friedman EA, et al. Bilateral renal infarction in a black man with medial fibromuscular dysplasia. *Am J Kidney Dis* 2000;36:184–189.

Sarkodieh JE, Walden SH, Low D. Imaging and management of atherosclerotic renal artery stenosis. *Clin Radiol* 2013;68:627–635.

Sattur S, Prasad H, Bedi U, et al. Renal artery stenosis—An update. *Postgrad Med* 2013;125:43–50.

Savard S, Steichen O, Azarine A, et al. Association between 2 angiographic subtypes of renal artery fibromuscular dysplasia and clinical characteristics. *Circulation* 2012;126, 3062–3069.

Scolari F, Ravani P, Gaggi R, et al. The challenge of diagnosing atheroembolic renal disease: Clinical features and prognostic factors. *Circulation* 2007;116:298–304.

Shapiro AL, Cavallo T, Cooper W, et al. Hypertension in radiation nephritis. Report of a patient with unilateral disease, elevated renin activity levels, and reversal after unilateral nephrectomy. *Arch Intern Med* 1977;137:848–851.

Siamopoulos K, Sellars L, Mishra SC, et al. Experience in the management of hypertension with unilateral chronic pyelonephritis: Results of nephrectomy in selected patients. *QJM* 1983;52:349–362.

Silver D, Clements JB. RVHT from renal artery compression by congenital bands. *Ann Surg* 1976;183:161–166.

Simon N, Franklin SS, Bleifer KH, et al. Clinical characteristics of renovascular hypertension. *JAMA* 1972;220:1209–1218.

Slovut DP, Olin JW. Fibromuscular dysplasia. *N Engl J Med* 2004; 350:1862–1871.

Smith HW. Unilateral nephrectomy in hypertensive disease. *J Urol* 1956;76:685–701.

Smith LH, Drach G, Hall P, et al. National High Blood Pressure Education Program (NHBPEP) review paper on complications of shock wave lithotripsy for urinary calculi. *Am J Med* 1991;91:635–641.

Soulez G, Oliva VL, Turpin S, et al. Imaging of renovascular hypertension: Respective values of renal scintigraphy, renal Doppler US, and MR angiography. *Radiographics* 2000;20:1355–1368.

Steffens J, Mast GJ, Braedel HU, et al. Segmental renal hypoplasia of vascular origin causing renal hypertension in a 3-year-old girl. *J Urol* 1991;146:826–829.

Su CH, Lian JD, Chang HR, et al. Long-term outcomes of patients treated with primary stenting for transplant renal artery stenosis: A 10-year case cohort study. *World J Surg* 2012;36:222–228.

Svetkey LP, Kadir S, Dunnick NR, et al. Similar prevalence of renovascular hypertension in selected blacks and whites. *Hypertension* 1991;17:678–683.

Taylor A. Functional testing: ACEI renography. *Semin Nephrol* 2000;20:437–444.

Tedla F, Hayashi R, McFarlane SI, et al. Hypertension after renal transplant. *J Clin Hypertens (Greenwich)* 2007;9:538–545.

Tektonidou MG. Renal involvement in the antiphospholipid syndrome (APS)-APS nephropathy. *Clin Rev Allergy Immunol* 2009;36:131–140.

Textor SC, Lerman LO. Renal artery stenosis: Medical versus interventional therapy. *Curr Cardiol Rep* 2013;15:409.

Textor SC, Lerman LO. Reality and renovascular disease: When does renal artery stenosis warrant revascularization? *Am J Kidney Dis* 2014;63:175–177.

Thatipelli M, Misra S, Johnson CM, et al. Renal artery stent placement for restoration of renal function in hemodialysis recipients with renal artery stenosis. *J Vasc Interv Radiol* 2008;19:1563–1568.

Torres VE, Wilson DM, Burnett JC Jr, et al. Effect of inhibition of converting enzyme on renal hemodynamics and sodium management in polycystic kidney disease. *Mayo Clin Proc* 1991;66:1010–1017.

Turnbull JM. The rational clinical examination. Is listening for abdominal bruits useful in the evaluation of hypertension? *JAMA* 1995;274:1299–1301.

United Kingdom Heath and Social Care Information Centre. Hospital Episode Statistics 2010–2011. 2014. http://www.hscic.gov.uk/hospital-care. Accessed June 23, 2014.

Van Onna M, Houben AJ, Kroon AA, et al. Asymmetry of renal blood flow in patients with moderate to severe hypertension. *Hypertension* 2003;41:108–113.

Verhoye JP, De LB, Heautot JF. Return of renal function after endovascular treatment of aortic dissection. *N Engl J Med* 2005;352:1824–1825.

Viazzi F, Leoncini G, Derchi LE, et al. Ultrasound Doppler renal resistive index: A useful tool for the management of the hypertensive patient. *J Hypertens* 2014;32:149–153.

Watano K, Okamoto H, Takagi C, et al. Neurofibromatosis complicated with XXX syndrome and RVHT. *J Intern Med* 1996;239:531–535.

Weaver FA, Kumar SR, Yellin AE, et al. Renal revascularization in Takayasu arteritis-induced renal artery stenosis. *J Vasc Surg* 2004;39:749–757.

Weinberg I, Keyes MJ, Giri J, et al. Blood pressure response to renal artery stenting in 901 patients from five prospective multicenter FDA-approved trials. *Catheter Cardiovasc Interv* 2014;83:603–609.

Welch WJ. The pathophysiology of renin release in renovascular hypertension. *Semin Nephrol* 2000;20:394–401.

Wenting GJ, Tan-Tjiong HL, Derkx FH, et al. Splint renal function after captopril in unilateral renal artery stenosis. *Br Med J (Clin Res Ed)* 1984;288:886–890.

Wheatley K, Ives N, Gray R, et al. Revascularization versus medical therapy for renal-artery stenosis. *N Engl J Med* 2009;61:1953–1962.

White CJ. The "chicken little" of renal stent trials: The CORAL trial in perspective. *JACC Cardiovasc Interv* 2014;7:111–113.

Wolley M, Gordon RD, Stowasser M. Reninoma: The importance of renal vein renin ratios for lateralisation and diagnosis. *Am J Nephrol* 2014;39:16–19.

Wong L, Hsu TH, Perlroth MG, et al. Reninoma: Case report and literature review. *J Hypertens* 2008;26:368–373.

Zahra Ha-Ou-Nou F, Boumzebra D, Essaadouni L. Coexistence of renal artery stenosis, primary antiphospholipid syndrome and polycythaemia vera: An exceptional association. *Lupus* 2014;23:84–87.

Zhu G, He F, Gu Y, et al. Angioplasty for pediatric renovascular hypertension: A 13-year experience. *Diagn Interv Radiol* 2014;20:285–292.

Aldosteronismo primario

Por más de 40 años, una vez que Jerome Conn caracterizó el síndrome, el aldosteronismo primario (AP) se consideró en general una causa relativamente infrecuente de hipertensión, presente en menos del 1 % de los pacientes. Sin embargo, en los últimos años se ha publicado una prevalencia mucho más alta de este proceso, que alcanza el 40 % en grupos muy seleccionados y se aproxima al 10 % en los pacientes derivados (Funder y cols., 2008; Harvey, 2014), por lo que actualmente se le denomina "la causa más habitual de hipertensión secundaria" (Monticone y cols., 2012a). Estas cifras podrían ser exageradas por el efecto de confusión que producen la derivación y la selección (Kaplan, 2012), pero la disponibilidad de una prueba sencilla de detección sistemática ha motivado que aumente el diagnóstico de las formas más leves de este trastorno, sobre todo las relacionadas con hiperplasia suprarrenal bilateral (HSB) (Funder y cols., 2008). Como veremos, el aumento en la prevalencia de HSB puede ser, al menos en parte, un reflejo de errores que ocurren en la evaluación de los pacientes.

En este capítulo se analizarán los síndromes enumerados en el cuadro 11-1, en los que la secreción del mineralocorticoide fisiológico aldosterona está aumentada de forma primaria. En el capítulo 13 se evaluarán los síndromes causados por la mayor secreción de otros mineralocorticoides, como la desoxicorticosterona en las hiperplasias suprarrenales congénitas, o por la acción del cortisol sobre los receptores de mineralocorticoides, como sucede en el exceso aparente de mineralocorticoides.

Mientras que los grados más leves de AP se han reconocido gracias a la aplicación más amplia de la relación aldosterona:renina en plasma (RA:R) como una prueba de detección sistemática o de casos, ha quedado muy en claro que la mayoría de los pacientes con una RA:R elevada no tienen un hiperaldosteronismo autónomo y hasta tienen menos probabilidades de tener un adenoma suprarrenal solitario. Por lo tanto, para confirmar el tipo de enfermedad actualmente se aconseja la toma de muestras venosas suprarrenales (MVS) bilaterales, un procedimiento que requiere una considerable experiencia para su realización y que supone un gasto considerable para confirmar el tipo de enfermedad (Sarlon-Bartoli, 2011).

La necesidad de confirmar este tipo de enfermedad es esencial: los adenomas deben extirparse por cirugía, mientras que la hiperplasia bilateral nunca se debe tratar por métodos quirúrgicos, ya que casi siempre responde al tratamiento médico (Colussi y cols., 2013).

El médico se enfrenta a un dilema: aunque resulta más fácil el diagnóstico de AP, el diagnóstico etiológico de la enfermedad es más difícil. Dado que la TC y la RM a menudo inducen a error y que la toma de MVS requiere una experiencia considerable, cada vez es más necesario derivar a los pacientes a un centro especializado para realizar la prueba definitiva, lo que a menudo resulta complicado y siempre es costoso.

Para evitar este dilema, este libro expone la visión de que el estudio de detección sistemática de la RA:R es, a grandes rasgos, engañoso (Jansen y cols., 2014). A menudo clasifica falsamente a más de la mitad de los pacientes con un cociente o relación determinados, y no debe realizarse más que a pacientes hipertensos con una hipocalemia inexplicable, resistencia a tres fármacos, después de hallar un incidentaloma suprarrenal (v. cap. 12) o en los familiares de los pacientes con un síndrome familiar. Esta posición no toma en cuenta a todos los pacientes que fueron recomendados para detección sistemática en el *Clinical Practice Guideline of the Endocrine Society* (Funder y cols., 2008), aunque las categorías principales son similares. Aunque a veces el AP se pase por alto, el tratamiento médico (en particular los bloqueantes de los receptores de aldosterona o la eplerenona) casi siempre controlará la hipertensión (y la hipocalemia, si está presente) y todos los efectos dañinos adicionales del exceso de aldosterona, dado que son mediados a través del receptor de mineralocorticoides. Por lo tanto, probablemente así se puedan identificar los pacientes con AP y se evitarán los costosos procedimientos de laboratorio, las pruebas diagnósticas invasivas y las cirugías innecesarias en la

Síndrome de exceso de mineralocorticoides

Adenoma productor de aldosterona
Hiperplasia suprarrenal bilateral
Hiperplasia suprarrenal unilateral primaria
Hiperaldosteronismo familiar tratable con
    glucocorticoides
        Tipo 1: tratable con glucocorticoides
        Tipo 2: mecanismo desconocido
        Tipo 3: mutaciones en los canales de potasio (KCNJ5)
Carcinoma suprarrenal

mayoría de los pacientes negativos. Este abordaje fue recomendado inicialmente por Funder, pero a pesar de su argumento elocuente y convincente (Funder, 2012), el resto de los expertos han seguido insistiendo en la detección sistemática a gran escala, costosa y a menudo imprecisa, la evaluación extensa y la cirugía.

La práctica actual pasa por alto a la mayoría de los pacientes con AP, y al mismo tiempo, identifica erróneamente a muchos que no tienen la enfermedad. Como dice Funder (2012): "podemos cambiar nuestra predisposición mental e incluir a los antagonistas de los receptores de mineralocorticoides a bajas dosis como un tratamiento de primera línea para los individuos hipertensos recientemente descubiertos y administrarlos de rutina en los regímenes de fármacos en casos de hipertensión establecida... Para los individuos con aldosteronismo primario oculto, un antagonista de los receptores de primera línea, junto con un antihipertensivo convencional (y tal vez una tiazida a bajas dosis) podría ser revolucionario. No tenemos los recursos para diagnosticar el aldosteronismo primario, pero tenemos la capacidad para tratarlo".

Esta posición, que se detalla en el resto del capítulo, puede ser demasiado precipitada como para ser aceptada por la mayoría de los que trabajan en esta área. Sin embargo, por el momento, es el mejor equilibrio entre los enormes costos del diagnóstico y la rareza del síndrome.

DEFINICIONES

El *aldosteronismo primario* es el síndrome resultante de la hipersecreción autónoma de aldosterona, casi siempre procedente de la corteza suprarrenal, por lo general por un adenoma solitario o por hiperplasia bilateral, y rara vez por variantes de estas dos causas (cuadro 11-1). Como se verá, se han informado mutaciones

tanto en las células germinales como, más frecuentemente, en las somáticas cerca del filtro de selectividad del canal de potasio KCNJ5 (Gómez-Sánchez, 2014). La mutación de las líneas germinales de inicio fue hallada en tres miembros de una sola familia con hipertensión grave e HSB, mientras que las mutaciones somáticas fueron encontradas sólo en los adenomas productores de aldosterona (Choi y cols., 2011). Conforme crezca la investigación, probablemente se descubran más defectos (Williams y cols., 2014).

La mayoría de los aldosteronismos en la práctica son secundarios a un aumento de la actividad de la renina-angiotensina en respuesta a una reducción de la perfusión renal, como se ve en la estenosis renal, o a la reducción del volumen intravascular, como en los estados crónicos edematosos. La posibilidad de medir la actividad de la renina plasmática (ARP) ha facilitado mucho la diferenciación, ya que la renina está elevada en el aldosteronismo secundario y suprimida en el primario.

INCIDENCIA

Después de reconocer las múltiples características del exceso de aldosterona en un único paciente que presentaba un adenoma suprarrenal solitario en la cirugía, Conn (1955) caracterizó este síndrome. En la década siguiente, Conn y cols. (1965) describieron una frecuencia elevada de AP (casi el 20 % de los pacientes hipertensos de la Universidad de Michigan). Luego se pensó que esta elevada prevalencia reflejaba la naturaleza de los pacientes derivados a ese centro, muy seleccionados y con sospecha de padecer la enfermedad. En la mayoría de las series de pacientes no seleccionados de las décadas de 1970 y 1980 se observó el AP clásico en menos del 0,5 % de los hipertensos (Gifford, 1969; Kaplan, 1967; Sinclair y cols., 1987).

Sin embargo, a principios de la década de 1990, con una prueba de detección sistemática relativamente sencilla (RA:R plasmática), un grupo de investigadores de Brisbane, Australia, descubrió AP en el 8,5 % de 199 pacientes (Gordon y cols., 1993). Desde entonces se ha observado una RA:R anómala en el 4-39 % de los hipertensos (Kaplan, 2007), pero, como se verá más adelante, esto por sí solo no establece el diagnóstico. Aunque la incidencia de AP es más alta de lo que se pensaba antes, es muy poco probable que sea tan frecuente como algunos autores opinan en la actualidad.

CARACTERÍSTICAS CLÍNICAS

La enfermedad suele aparecer en pacientes de entre 30 y 50 años (aunque se han observado casos en pacientes de 3 a 75 años), y es más frecuente en mujeres que en varones. El síndrome se ha reconocido durante el embarazo en pacientes hipocalémicas con niveles de aldosterona aún más elevados de lo esperado y, lo que es más importante, con supresión de la ARP (Al-Ali y cols., 2007).

Las características clínicas clásicas del AP son hipertensión, hipocalemia, excreción urinaria excesiva de potasio, hipernatremia y alcalosis metabólica (fig. 11-1). La presencia habitual de estas características refleja la fisiopatología del exceso de aldosterona.

Hipertensión

Los pacientes con AP son hipertensos, con muy pocas excepciones (Medeau y cols., 2008). La presión arterial (PA) puede ser bastante alta (el promedio en una serie de 136 pacientes fue de 205/123 mm Hg) (Ferriss y cols., 1978b). En otra serie de 140 pacientes, 28 tenían hipertensión grave resistente al tratamiento (Bravo y cols., 1988), mientras que en un estudio de 1616 pacientes con hipertensión resistente, se diagnosticó AP en el 11,3 % (Douma y cols., 2008). Más de una docena de casos han presentado hipertensión maligna (Kaplan, 1963; Prejbisz y cols., 1963). La reducción de la PA durante la noche siempre está atenuada (Zelinka y cols., 2004).

Visto de otra manera, se puede observar un aumento de los niveles de aldosterona y una reducción de los de renina antes de que la hipertensión se manifieste. Entre 3326 participantes normotensos en el *Framingham Heart Study,* se observó un gradiente continuo de incremento del riesgo de progresión de la PA con el aumento de los niveles de la RA:R (Newton-Cheh y cols., 2007). Se obtuvieron resultados similares en un seguimiento de 5 años de 1984 normotensos en Francia (Meneton y cols., 2008).

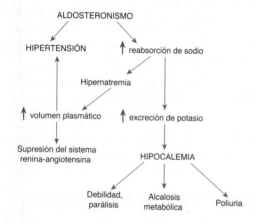

FIGURA 11-1 • Fisiopatología del aldosteronismo (reproducida de Kaplan NM. Primary aldosteronism. En: Astwood EB, Cassidy CE, eds. *Clinical Endocrinology.* Vol. 2. New York: Grune y Stratton; 1968. p. 468-472)

Complicaciones

Las concentraciones inadecuadas de aldosterona para el estado de sodio del paciente ejercen efectos nocivos, rápidos y no genómicos, sobre diversos tejidos a través de su interacción con los receptores de mineralocorticoides. Así, se produce daño vascular (Holaj y cols., 2007) y fibrosis cardíaca (Diez, 2008) y renal (Reincke y cols., 2009), de modo que las complicaciones cardiovasculares son mayores de lo que podría esperarse en la hipertensión acompañante (Milliez y cols., 2005; Mulatero y cols., 2013b). En particular, la hipertrofia ventricular izquierda no suele ser proporcional a la gravedad y duración de la hipertensión (Muiesan y cols., 2008).

El daño vascular es mediado, al menos en parte, por los efectos de la aldosterona sobre el sistema inmunitario (Herrada y cols., 2011), que involucra linfocitos efectores macrófagos y T cooperadores, efectos que pueden prevenirse mediante la participación de linfocitos T reguladores (Kasal y cols., 2012). Además, los pacientes con adenomas productores de aldosterona (pero no aquéllos con HSB) presentan anticuerpos contra los receptores tipo 1 de angiotensina II elevados (Kem y cols., 2014; Rossitto y cols., 2013).

Se han informado otras complicaciones en pacientes con AP más allá de la frecuencia vista en pacientes con hipertensión primaria (esencial), incluidas:

▶ Deterioro de la secreción de insulina (Fischer y cols., 2013), mayor resistencia a la insulina (Kumagai y cols., 2011) y síndrome metabólico (Vaidya y cols., 2013).
▶ Hiperparatiroidismo (Pilz y cols., 2012).
▶ Hiperactividad nerviosa simpática reversible (Kontak y cols., 2010).
▶ Ansiedad (Sonino y cols., 2011) y deterioro cognitivo (Yagi y cols., 2011).
▶ Obesidad (Rossi y cols., 2011a), aunque han informado que los niveles de aldosterona en plasma se asociaron con el índice de masa corporal en pacientes con hipertensión primaria pero no en pacientes con PA (Rossi y cols., 2008a). A pesar de que los adipocitos pueden producir aldosterona, el efecto local permanece (Briones y cols., 2012).

Hemodinámica

Las infusiones de aldosterona en ovejas conscientes inducen hipertensión por sus efectos sobre los riñones (Sosa León y cols., 2002), y en seres humanos la hipertensión se caracteriza hemodinámicamente por un volumen plasmático ligeramente expandido, un aumento del contenido de sodio corporal total e intercambiable y un incremento de la resistencia periférica (Bravo, 1994; Williams y cols., 1984). Cuando se estudió a 10 pacientes con AP (previamente bien controlados con espironolactona) después de 2 semanas de suspender el tratamiento y que la hipertensión reapareciera, se observó que el gasto cardíaco y el contenido de sodio (tanto en volumen plasmático como en sodio intercambiable total) aumentaban inicialmente (fig. 11-2) (Wenting y cols., 1982). Entre las semanas 2 y 6, los patrones hemodinámicos se diferenciaron en dos tipos: en cinco pacientes la hipertensión se mantuvo por aumento del gasto cardíaco; y en los otros cinco, el gasto cardíaco y el volumen sanguíneo retornaron a sus valores iniciales, pero la resistencia periférica se elevó considerablemente. El volumen de sodio corporal total se mantuvo expandido en ambos grupos, aunque más en los pacientes con gasto cardíaco aumentado (Man in't Veld y cols., 1984). Después de la cirugía, el gasto cardíaco descendió en los pacientes con flujo alto y la resistencia periférica disminuyó en los pacientes con resistencia elevada.

Mecanismo de retención de sodio

Las acciones presoras de la aldosterona están relacionadas con sus efectos sobre la retención de sodio a través de su acción sobre los receptores renales de mineralocorticoides (Baxter y cols., 2004). A pesar de que el receptor renal de mineralocorticoides es igualmente receptivo a los glucocorticoides y a los mineralocorticoides (Arriza y cols., 1987; Farman y Rafestin-Oblin, 2001), las concentraciones relativamente bajas de aldosterona pueden unirse al receptor de mineralocorticoides en presencia de concentraciones mucho más altas de glucocorticoides (sobre todo cortisol) debido a la acción de la enzima 11β-hidroxiesteroide deshidrogenasa (11β-HSD), que convierte el cortisol (con su misma afinidad) en cortisona, que no se une al receptor (Walker, 1993).

La aldosterona estimula la reabsorción de sodio mediante complejos efectos genómicos que actúan colectivamente para aumentar la actividad del canal epitelial de sodio situado en la membrana apical (Stokes, 2000). Después de cierta cantidad de expansión de volumen persistente, los aumentos de la perfusión renal y el factor natriurético auricular inhiben la reabsorción de sodio adicional, de modo que se produce un "escape" de la retención progresiva de sodio, a pesar del exceso continuo de aldosterona (Yokota y cols., 1994).

Hipocalemia

Incidencia

Aunque ocasionalmente se ha observado normocalemia en casos clásicos de adenomas productores de aldosterona (APA) (Conn y cols., 1965), la hipocalemia era habitual en las series publicadas antes de principios de la década de 1990. En la serie del MRC hubo hipocalemia en los 62 pacientes con un adenoma demostrado y fue persistente en 53; entre los 17 pacientes con hiperplasia, el potasio plasmático fue persistentemente normal sólo en tres pacientes (Ferriss y cols., 1983). Por otra parte, la mayoría de los pacientes en series descritas recientemente son normocalémicos (Funder y cols., 2008). Hay varios

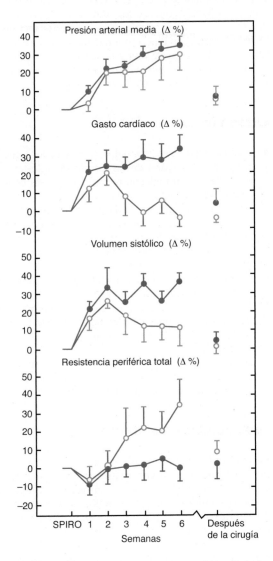

FIGURA 11-2 • Cambios (promedio ± DE) de la hemodinámica sistémica después de la suspensión del tratamiento con espironolactona (SPIRO) y después de la cirugía en 10 pacientes con AP. Obsérvese el descenso del volumen sistólico y del gasto cardíaco después de 2 semanas en los cinco pacientes con hipertensión de alta resistencia (*círculos abiertos*) en comparación con los cinco con hipertensión de alto flujo (*círculos cerrados*) (reproducida de Wenting GJ, Man in't Veld AJ, Derkx FHM, et al. Recurrence of hypertension in primary aldosteronism after discontinuation of spironolactone. Time course of changes in cardiac output and body fluid volumes. *Clin Exp Hypertens* 1982; 4: 1727–1748)

motivos posibles por los cuales la hipocalemia es ahora menos frecuente:

▶ La mayoría de los casos que se detectan actualmente son provocados por HSB, cuyas manifestaciones suelen ser más leves que las apreciadas con APA. Ello incluye el grado de pérdida de potasio.

▶ Como actualmente existe una detección sistemática más extensa, la mayoría de los casos se descubren con mayor antelación, antes de que se desarrolle una hipocalemia significativa.

▶ Los pacientes pueden presentar una pérdida de potasio considerable sin que el K+ sérico descienda hasta el nivel definido como hipocalemia. Mientras que el nivel de K+ habitual de un paciente puede ser de 4,8 mmol/l, un descenso hasta 3,6 mmol/l podría reflejar una pérdida significativa de K+ pero no reconocerse.

▶ Podría haber una falta de conexión entre la hipertensión y la hipocalemia. La hipertensión podría desarrollarse por otros efectos no genómicos de la aldosterona además de la mediación genómica de la mayor reabsorción de sodio renal. De este modo, podría aparecer hipertensión antes de una pérdida significativa de K+.

▶ Si los pacientes reducen la ingestión de Na para el alivio de la hipertensión, se reducirá la pérdida de K+.

▶ Es importante no pasar por alto la hipocalemia. Varios factores pueden causar una elevación temporal y ficticia del potasio plasmático. Una punción venosa difícil y dolorosa puede producir una elevación del potasio plasmático por múltiples razones (si el paciente hiperventila, la alcalosis respiratoria provoca que el potasio salga de las células; el cierre repetido del puño hace que el potasio salga de los músculos en ejercicio; si se mantiene el torniquete, el potasio plasmático se eleva por la estasis venosa). En una serie de 152 pacientes con AP, el potasio sérico era superior a 3,6 mmol/l en sólo el 10,5 % de las muestras obtenidas sin apretar el puño, cifra que aumentaba hasta el 69,1 % después de apretar el puño con un torniquete colocado (Abdelhamid y cols., 2003).

▶ Cualquier grado de hemólisis.

▶ Salida de potasio de las células sanguíneas si se retrasa la separación del plasma por centrifugación o si la muestra se conserva en hielo.

Ante los descensos significativos en el K+ sérico y corporal, la secreción de aldosterona podría reducirse drásticamente, incluso en los adenomas autónomos (Kaplan, 1967). Por lo tanto, es necesario restablecer los valores de K+ antes de determinar los de aldosterona.

Supresión de la liberación de renina

Como consecuencia de la expansión inicial del volumen vascular y de la elevación de la PA, el mecanismo barorreceptor situado en las paredes de las arteriolas aferentes renales suprime la secreción de renina hasta el punto en que el ARNm de renina puede ser indetectable en el riñón (Shionoiri y cols., 1992). Casi todos los pacientes con AP tienen valores bajos de ARP que responden mal a la bipedestación y a los diuréticos, dos maniobras que habitualmente elevan la ARP (Montori y cols., 2001). En raras ocasiones, una lesión renal concomitante puede estimular la liberación de renina (Oelkers y cols., 2000), aunque las concentraciones de renina están casi siempre suprimidas, incluso en los pacientes con hipertensión maligna (Wu y cols., 2000). La presencia de una renina baja en pacientes con hipertensión resistente al tratamiento es indicativa de la presencia de AP (Eide y cols., 2004).

Otros efectos

▶ La hipernatremia es habitual, a diferencia de lo que ocurre en la mayoría de las formas de aldosteronismo secundario edematoso, en las que las concentraciones de sodio a menudo son bastante bajas, o en la hipocalemia inducida por diuréticos, en la que se suele observar un sodio sérico ligeramente bajo. Por lo tanto, los niveles séricos de sodio permiten una diferenciación clínica útil entre aldosteronismo primario y secundario.

▶ La hipomagnesemia por excreción renal excesiva de magnesio puede producir tetania.

▶ La retención de sodio y la pérdida de potasio pueden ser demostrables dondequiera que este intercambio esté afectado por la aldosterona: sudor, saliva y heces.

▶ Las concentraciones de péptido natriurético auricular están adecuadamente elevadas para un estado de expansión de volumen (Opocher y cols., 1992).

Hipertensión resistente

El término *hipertensión resistente* hace referencia a la persistencia de una PA por encima de 140/90 mm Hg a pesar del tratamiento con tres fármacos antihipertensivos, incluido un diurético, a dosis completas. Se ha descrito que el AP está presente en un 20-40 % de los pacientes con hipertensión resistente (Calhoun, 2007), de acuerdo con los resultados en grupos pequeños de pacientes. En un estudio mayor de 251 pacientes con hipertensión resistente, Pimenta y cols. (2007) diagnosticaron AP en 59 individuos (24 %), basándose en estudios hormonales. Como en otras series en las que se había hallado una prevalencia tan elevada del AP entre hipertensos resistentes, los pacientes fueron estudiados mientras tomaban varios fármacos que pueden alterar las concentraciones de renina y aldosterona de forma variable. El número promedio de estos fármacos fue de 4,2 por paciente, y el 71 % estaba recibiendo un β-bloqueante que se sabe que reduce la renina más que la aldosterona, lo que da lugar a resultados falsos positivos de AP.

En un estudio mucho más fiable, que incluyó a 1616 pacientes con hipertensión resistente, un número mucho mayor que el total de todos los informes anteriores, los pacientes fueron estudiados después de suspender todos los fármacos antihipertensivos que pudieran alterar los niveles de renina y aldosterona (Douma y cols., 2008). Se diagnosticó AP en el 11,3 % de estos pacientes, empleando múltiples pruebas para confirmar el diagnóstico. Los autores concluyeron que, dado que se observa hipertensión resistente aproximadamente en el 10 % de los pacientes hipertensos y que el AP está presente en aproximadamente el 10 % de ellos, la prevalencia global del AP "en la población hipertensa general no seleccionada es mucho menor de lo descrito actualmente".

DIAGNÓSTICO

El diagnóstico de aldosteronismo primario es fácil de establecer en los pacientes con hipocalemia no inducida y otras manifestaciones del síndrome en su expresión completa. El hecho de que la mayoría de los pacientes de series publicadas antes de 1990 presentaran hipocalemia refleja la falta de búsqueda del síndrome en hipertensos normocalémicos. En la última década, muchos más pacientes hipertensos han presentado AP, la mayoría sin hipocalemia. Esta mayor frecuencia se debe sobre todo al uso más extendido de la RA:R para la detección de casos. La *Clinical Practice Guideline* (Funder y cols., 2008) detalla los grupos susceptibles de presentar una elevada prevalencia de AP y que, por lo tanto, requieren análisis:

▶ La hipertensión moderada o grave, es decir, los pacientes con PA sistólica por encima de 160 mm Hg o PA diastólica por encima de 100 mm Hg.
▶ La hipertensión resistente, definida como una PA por encima de 140/90 mm Hg a pesar de un tratamiento con tres fármacos antihipertensivos (esta definición no requiere la inclusión de un diurético).
▶ Los hipertensos con hipocalemia espontánea o *inducida por diuréticos*.
▶ La hipertensión con incidentaloma suprarrenal.

La adopción de estas guías requeriría pruebas en un gran segmento de la población hipertensa y, antes de adoptarse, se debe tener en cuenta la advertencia que hicieron Grimes y Schulz (2002):

La detección sistemática tiene un lado oscuro que a menudo se pasa por alto. Puede ser incómoda, desagradable y cara... Después de la agresión de la detección sistemática inicial, puede surgir una segunda ola de daño: resultados falsos positivos y resultados positivos verdaderos que motivan intervenciones peligrosas.

Por tal razón parece prudente restringir las pruebas solamente a determinados grupos, como se recomienda en las guías (Funder y cols., 2008) por los siguientes motivos:

▶ La hipertensión "moderada", de 160-180 mm Hg de sistólica o de 100-110 mm Hg de diastólica, incorporaría aproximadamente al 25 % de todos los hipertensos.
▶ La hipertensión no debe considerarse "resistente" a menos de que el tratamiento incluya un diurético. La prevalencia de resistencia aparente puede incluir al 30 % de todos los hipertensos, aunque muchos menos, aproximadamente un 10 %, son verdaderamente resistentes.
▶ La hipocalemia inducida por un diurético podría reflejar simplemente el uso de un diurético eficaz que induce aldosteronismo secundario. Si esta hipocalemia es resistente a la reposición con potasio, la probabilidad de AP es mayor.
▶ Sólo cerca del 1 % de los casos con incidentalomas suprarrenales presentan AP (Young, 2007a).

Potasio urinario

Aunque la RA:R ha sustituido en buena medida a otras pruebas para la detección de casos, si hay hipocalemia, es preciso recoger una muestra de orina de 24 h para determinar las concentraciones de sodio y potasio antes de comenzar el tratamiento de reposición de potasio, pero 3 o 4 días después de haber suspendido los diuréticos. Si el sodio urinario es superior a 100 mmol/24 h (para asegurarse de que existe el sodio suficiente para permitir que se exprese la pérdida de potasio), la presencia de un nivel superior a 30 mmol/24 h de potasio indica una pérdida renal de éste. Además de la acción del exceso de mineralocorticoides en los síndromes de AP, puede ser preciso tener en cuenta otros procesos en los que la hipocalemia se acompaña de pérdida renal de potasio (cuadro 11-2).

Una vez diagnosticado el origen renal de la hipocalemia, puede ser preferible corregirla con suplementos de potasio, a dosis de 40-80 mmol al día, después de suspender los diuréticos y antes de realizar otras pruebas. Para reponer el potasio corporal total después del uso prolongado de diuréticos, se necesita un mínimo de 3 semanas, y puede tardar meses. Después de un intervalo adecuado, se suspenderá el potasio suplementario durante al menos 3 días y se volverá a comprobar el nivel plasmático de potasio. Si es normal, se determinarán los niveles plasmáticos de renina y aldosterona. Es necesario recordar que si la aldosterona plasmática no está claramente elevada en presencia de hipocalemia, debe repetirse la determinación después de la reposición de potasio.

Causas de hipocalemia por pérdida renal de potasio

I. Flujo elevado de potasio en el conducto colector cortical (CCC)
  A. Aumento de la excreción de sodio, por ejemplo, diuréticos
  B. Aumento de osmoles orgánicos
    1. Glucosa
    2. Urea
    3. Manitol
II. Concentración elevada de potasio en el CCC
  A. Con volumen intravascular expandido (renina plasmática baja)
    1. Exceso primario de mineralocorticoides (v. cuadro 11-1)
    2. Síndrome de Liddle
    3. Anfotericina B
  B. Con volumen extravascular reducido (renina plasmática alta)
    1. Síndrome de Bartter
    2. Síndrome de Gitelman
    3. Pérdida de magnesio
    4. Aumento de la excreción de bicarbonato
    5. Aldosteronismo secundario, por ejemplo, síndrome nefrótico

Relación aldosterona:renina en el plasma

La RA:R procede de dividir la aldosterona plasmática (normal = 5-20 ng/dl) por la ARP (normal = 1-3 ([ng/ml]/h). Si la aldosterona plasmática se mide en picomoles por litro y la ARP en nanogramos por litro, los valores serán 27,7 veces más altos, es decir, una relación de 20 equivale a una relación de 555 en unidades del SI.

Si se obtiene la concentración de la renina plasmática (CRP, también llamada *análisis "directo" o "activo" de renina*), probablemente la RA:R se comunique como aldosterona plasmática en pmol/l dividida por CRP en mU/l (aldosterona plasmática/CRP). Los valores de la CRP son unas siete veces los valores de la ARP. En un estudio, la CRP tiene mejor sensibilidad y especificidad de la RA:R que la ARP (Lonati y cols., 2014).

La RA:R debe llevarse a cabo teniendo en cuenta varios factores que pueden interferir en su validez, tal y como se describe en las guías de práctica (cuadro 11-3) (Funder y cols., 2008). Desafortunadamente, el número de factores invalidantes sigue creciendo, y hoy incluye el uso de fármacos antidepresivos (Ahmed y cols., 2011) y de anticonceptivos orales (Pizzolo y cols., 2010).

La primera evidencia de que la RA:R identificaba a muchos más pacientes con AP que el pequeño porcentaje que se diagnosticaba previamente fue reconocida por Gordon y cols. (1993, 1994), del Greenslopes Hospital de Brisbane, Australia. El grupo de Brisbane halló una alta prevalencia de RA:R elevada en 40 de 199 hipertensos normocalémicos derivados a su unidad de investigación de hipertensión. Tales prevalencias han sido replicadas por diversos investigadores de varios países en todo el mundo, en su mayoría en pacientes derivados a centros de estudio (cuadro 11-4).

Como se ve en el cuadro 11-4, hay considerables diferencias en la definición de RA:R elevada; la mayoría de los umbrales de RA:R representan los valores superiores obtenidos en pacientes que se suponía tenían hipertensión esencial. El umbral informado de RA:R varía desde tan bajo como 20 hasta cifras tan altas como 100, lo que hizo que el promotor más agresivo del mundo para un escrutinio más amplio dijera: "en esencia, la RA:R es un análisis bivariado crudo de variables que tienen una distribución sesgada" (Rossi, 2011a,b). La prevalencia informada de una RA:R elevada (sin importar el umbral usado) en pacientes hipertensos varía del 6% a tan alta como el 39% en pacientes derivados por hipertensión resistente (Kaplan, 2012). Sin embargo, en el grupo por lejos más grande (2444) de hipertensos verdaderamente seleccionados, la frecuencia de una RA:R elevada compuesta por una aldosterona plasmática elevada y una ARP baja fue de sólo el 0,2% (Hannemann y cols., 2012).

A pesar de la amplia utilización de la RA:R para tomar importantes decisiones diagnósticas y terapéuticas, se han realizado muy pocos estudios sobre las características de esta prueba, como especificidad, sensibilidad y razones de verosimilitudes para diferentes valores de corte. En un intento por caracterizar a la RA:R, Montori estudió a 497 pacientes bajo circunstancias variadas. Llegó a dos conclusiones: primero, la relación variaba considerablemente en los mismos pacientes cuando se cambiaba la postura de decúbito supino a bipedestación, y aún más después del tratamiento diurético (25 mg diarios de hidroclorotiazida) durante 4 semanas; segundo, la relación era "fuerte e inversamente dependiente del valor de la ARP", por lo que llegó a la conclusión de que "la razón entre la aldosterona y la renina no ofrece una medición de la aldosterona circulante que sea independiente de la renina y que resulte adecuada para determinar si la concentración plasmática de aldosterona está elevada con respecto a la ARP... La elevación de la RA:R es sobre todo un indicador de ARP baja" (Montori y cols., 2001).

El efecto de confusión del tratamiento diurético observado por Montori y cols. (2001) también se aplica a otros antihipertensivos. Los β-bloqueantes, al disminuir la ARP más que la aldosterona plasmática, pueden aumentar notablemente el número de RA:R falsos positivos, mientras que un IECA, un bloqueante de la angiotensina o un inhibidor directo de la renina pueden causar elevaciones en los niveles de la ARP, lo que produce resultados falsos negativos (Mulatero y cols., 2002). Como se puede observar en el cuadro 11-3, el

CUADRO 11-3

Determinación de la RA:R

A. Preparación
   1. Corregir la hipocalemia si está presente
   2. Alentar al paciente a que consuma más sodio
   3. Suspender durante al menos 4 semanas los fármacos que elevan la renina pero pueden reducir la aldosterona y dar lugar a falsos negativos
      a. Espironolactona, eplerenona, amilorida y triamtereno
      b. Diuréticos reductores de potasio
      c. Productos derivados de la raíz del regaliz
   4. Retirar otros medicamentos que puedan afectar a la RA:R al menos durante 2 semanas
      a. β-bloqueantes adrenérgicos, agonista central α-2 (p. ej., clonidina), antiinflamatorios no esteroideos que reducen la renina más que la aldosterona y dan lugar a falsos positivos
      b. Inhibidores de la enzima convertidora de angiotensina, bloqueantes de los receptores de angiotensina, inhibidores directos de la renina y bloqueantes de los canales de calcio dihidropiridínicos, que elevan la renina y reducen la aldosterona dando lugar a falsos positivos
   5. Si es necesario para mantener el control de la hipertensión, utilizar otros medicamentos antihipertensores que ejerzan menos efectos sobre la RA:R (p. ej., verapamilo de liberación lenta, doxazosina)
   6. Los medicamentos que contienen estrógenos pueden dar lugar a una RA:R falsa positiva al determinar la CRP (en vez de la ARP)
B. Condiciones para la recolección de sangre
   1. Recoger la sangre a media mañana, cuando el paciente lleve levantado al menos 2 h y haya estado sentado durante 5-15 min
   2. Recoger la sangre con cuidado, evitando la estasis y la hemólisis
   3. Mantener la muestra a temperatura ambiente (nunca en hielo, ya que ello promoverá la conversión de renina inactiva a activa) antes de la centrifugación y la congelación rápida de componentes plasmáticos en espera del ensayo
C. Factores que deben tenerse en cuenta al interpretar resultados
   1. Edad: en pacientes > 65 años, la renina puede reducirse más que la aldosterona solamente por la edad, lo que provoca un incremento de la RA:R
   2. Hora del día, alimentación reciente, postura y el tiempo en esa postura
   3. Medicamentos
   4. Método de recogida de sangre, incluidas las dificultades encontradas
   5. Niveles de potasio
   6. La nefropatía puede elevar la aldosterona a través de hipocalemia a la par que se reduce la secreción de renina, lo que causa falsos positivos

RA:R, relación aldosterona:renina; CRP, concentración de renina plasmática; ARP, actividad de renina plasmática

Modificado de Funder JW, Carey RM, Fardella C, et al. Case detection, diagnosis, and treatment of patients with primary aldosteronism: An Endocrine Society clinical practice guideline. *J Clin Endocrinol Metab* 2008;93:3266–3281

efecto de éstos y otros fármacos debe considerarse en la preparación del paciente antes de realizar la prueba de la RA:R (Ahmed y cols., 2011). Sin embargo, para eliminar los fármacos que pueden interferir, los pacientes pueden quedar expuestos a marcados incrementos de la PA y al daño de órganos (Fischer y cols., 2011).

Como observaron Montori y cols. (2001), la causa más frecuente de una RA:R falsa positiva es la presencia de un valor bajo de ARP, como a menudo se puede ver en ancianos, pacientes de raza negra e hipertensos. Con un valor bajo no infrecuente de ARP del orden de 0,3 ng/ml/h, la presencia de una concentración plasmática normal de aldosterona de 12 ng/dl proporcionaría una RA:R de 40 que, según los criterios actuales de la mayoría de los investigadores (v. cuadro 11-4), sería anómala.

Para reducir esta fuente de falsos positivos, algunos autores exigen un valor absoluto elevado de aldosterona plasmática, igual o superior a 16 ng/dl, para decir que la RA:R es anormal (Young, 2002). Sin embargo, el grupo de Brisbane no lo hace así, ya que, en una descripción de 54 pacientes con AP documentado, 20 tenían concentraciones plasmáticas de aldosterona iguales o inferiores a 15 ng/dl (Stowasser y cols., 2003). Sin embargo, se ha informado que exigir una aldosterona plasmática elevada redujo los falsos positivos desde el 30 % hasta el 3 % en un estudio (Seiler y cols., 2004).

CUADRO 11-4

Prevalencia de hiperaldosteronismo autónomo y de adenomas productores de aldosterona en pacientes evaluados con la relación aldosterona en plasma y actividad de la renina plasmática (RA:R)[a]

Referencia	N.º de pacientes	Umbral de RA:R[a]	Elevación de RA:R	Supresión anómala por cargas de sal	Adenoma productor de aldosterona confirmado
Hiramatsu y cols. (1981)	348	40	7,4%	ND[b]	2,6%
Gordon y cols. (1993)	199	30	20%	8,5%	2,5%
Lim y cols. (1999)	125	27	14%	ND	ND
Lim y cols. (2000)	495	27	16,6%	9,2%	0,4%
Nishikawa y Omura (2000)	1020	20	6,4%	ND	4,2%
Loh y cols. (2000)	350	20 + PA > 15	18%	4,6%	1,7%
Rayner y cols. (2000)	216	36 + PA > 18	32%	ND	2,3%
Fardella y cols. (2000)	305	25	9,5%	4,9%	0,3%
Douma y cols. (2001)	978	30 + AldP[c]	21,2%	13,8%	ND
Rossi y cols. (2002)	1046	35	12,8%	6,3%	1,5%
Hood y cols. (2002)	835	40	12,3%	ND	0,7%
Mulatero y cols. (2002)	2160	50	10,6%	7%	1,6%
Calhoun y cols. (2002)	88	20	ND	20,4%	ND
Girerd y cols. (2003)	143	NA	39%	ND	6%
Fogari y cols. (2003)	750	25	12%	6%	2%
Strauch y cols. (2003)	403	50	21,6%	19%	6,5%
Stowasser y cols. (2003)	~300	30	18,6%	17,7%	5%
Mosso y cols. (2003)	609	25	10,2%	6,1%	0%
Olivieri y cols. (2004)	287	50	32,4%	ND	ND
Giacchetti y cols. (2006)	157	40 + AldP > 7 después de salino i.v.	38,8%	100	16,6%
Williams y cols. (2006)	347	25 + PA > 8	7,5%	3,2	ND
Rossi y cols. (2006a,b)	1125	40	11,2%	ND	4,8%
Douma y cols. (2008)	1616	65 + PA > 15	20,9%	11,3	ND
Ribeiro y cols. (2009)	105	25	8,5Z%	11%	0
Westerdahl (2011)	200	65	18%	5,5%	1,5%
Hannemann (2012)	2444	25	0,2%	ND	ND

[a]RA:R expresada como aldosterona en plasma en ng/dl, dividida por ARP en ng/ml/h. AldP, aldosterona en plasma
[b]ND, no disponible
[c]Aumentada

Existe la necesidad de establecer un punto de corte "correcto" de RA:R, para así poder dejar sin detectar muy pocos casos de AP, o sea, obtener una sensibilidad alta, y que no se requieran pruebas adicionales en los que no presentan AP, es decir, una especificidad elevada. Se han realizado muchos intentos, incluido un estudio de Bernini y cols. (2008) que concluyó que una RA:R de 69 proporcionaba el mejor equilibrio entre sensibilidad (98%) y especificidad (85%). Sin embargo, Jansen y cols. (2014) hallaron una diferencia de cinco veces en los niveles de RA:R obtenidos en las mismas circunstancias.

La confusión permanente respecto a la realización e interpretación de la RA:R ha llevado a los autores de las guías de práctica a la siguiente conclusión:

Aunque sería altamente deseable proporcionar recomendaciones claras para establecer un punto de corte para la RA:R y la aldosterona plasmática, la variabilidad

de las pruebas entre los laboratorios y la división en la literatura hasta la fecha hacen que sea más prudente señalar las ventajas y las desventajas relativas, dejando a los médicos la flexibilidad de juzgar por sí mismos (Funder y cols., 2008).

Evidentemente, esta posición no es adecuada como guía para los médicos que deben tratar a la mayoría de los pacientes. El mejor consejo es seguir todos los pasos detallados en el cuadro 11-3, asegurándose de que los pacientes se preparen adecuadamente y de que la muestra de sangre se obtenga en condiciones apropiadas. Entonces deberán analizarse los niveles plasmáticos de aldosterona y la ARP sin calcular una relación. Si la ARP es claramente baja (por debajo de 0,5 ng/ml/h) y la aldosterona plasmática es claramente elevada (por encima de 15 mg/dl), deben realizarse las mismas determinaciones de la actividad de la renina y la aldosterona en otra ocasión, como recomiendan Gordon y Stowasser (2007). Si vuelven a observarse niveles bajos de ARP y elevados de aldosterona, debe efectuarse una prueba de confirmación.

Por supuesto, todo ello da por sentado que el paciente acepte y sea capaz de someterse a una adrenalectomía laparoscópica si el resto de las pruebas confirman la presencia de un APA.

Pruebas confirmatorias

Aldosterona elevada y no suprimible

Si la ARP está baja y la aldosterona alta, es preciso documentar la presencia de una concentración de aldosterona inadecuadamente alta y no suprimible. Esto se demostró por primera vez con la prueba de supresión salina de la aldosterona plasmática. Se han descrito cuatro pruebas confirmatorias, sin ninguna preferencia de una sobre otra en las guías 2008. Desafortunadamente, la única que tiene menos probabilidades de dar resultados falsos positivos, la prueba de supresión con Florinef, es tan difícil de realizar y tan cara que aun su más fiero defensor dijo que "es la menos práctica" (Stowasser, 2009).

Tres de las cuatro pruebas se basan en la demostración de una falta de supresión de la aldosterona después de la expansión de volumen por una carga intravenosa u oral de sal. Esto se demostró primero con la prueba de supresión de la aldosterona plasmática con salina intravenosa (Kem y cols., 1971). Se mide la aldosterona plasmática antes y después de la infusión de 2 l de solución salina normal durante 4 h. Los pacientes con AP presentan niveles basales más altos, pero, lo que es más importante, no suprimen estas concentraciones hasta cifras inferiores a 5 ng/dl después de la solución salina (Mulatero y cols., 2006). Se informaron pruebas de supresión con salina falsas positivas en el 16,1 % (Mulatero y cols., 2006), 24,9 % (Rossi y cols., 2007) y 39,5 % (Giacchetti y cols., 2006) de los pacientes con RA:R elevada. Por lo tanto, para ofrecer una mejor especificidad, Giacchetti y cols. propusieron un punto de corte de 7 ng/dl (2006).

Algunos prefieren medir las concentraciones urinarias de aldosterona después de 3 días de sobrecarga oral de sodio, situando el nivel anormal por encima de 12 (Young, 2002) o 14 µg/24 h (Bravo, 1994). Sin embargo, el grupo de Brisbane ha observado que las pruebas de sobrecarga de sal, tanto intravenosas como orales, a menudo son inadecuadas, y ellos utilizan una dieta rica en sal más dosis altas del mineralocorticoide fluorohidrocortisona (Florinef) durante una hospitalización de 4 días, la prueba FST (*Florinef suppression test*) (Stowasser y cols., 2003).

Supresión con captopril

La inhibición de la enzima convertidora de angiotensina que convierte la angiotensina I inactiva en angio-tensina II activa debe reducir la producción de aldosterona. Mientras que las concentraciones de aldosterona plasmática estaban marcadamente suprimidas 3 h después de la ingestión oral de 1 mg de captopril por kilogramo de peso en pacientes con hipertensión primaria o hipertensión renovascular, se mantienen elevadas en pacientes con hiperaldosteronismo primario (Thibonnier y cols., 1982). La respuesta normal es un nivel de aldosterona plasmática del 30 % o más (Funder y cols., 2008). Mulatero y cols. (2007) informaron resultados decepcionantes en 4 de 11 pacientes. Pocas veces se recomienda.

Descartar el aldosteronismo tratable con glucocorticoides

El aldosteronismo tratable con glucocorticoides o hiperaldosteronismo familiar tipo I debe considerarse en pacientes jóvenes, sobre todo si otros miembros de la familia han presentado aldosteronismo o ictus hemorrágico. La manera más fácil de confirmarlo es demostrando la presencia del gen híbrido en una muestra de sangre (véase más adelante).

Excluir otras enfermedades

Varias causas de aldosteronismo secundario se excluyen fácilmente por la presencia de edema y niveles elevados de ARP en sangre periférica. Además, existen diversas formas monogénicas de hipertensión, la mayoría de las cuales involucran trastornos tubulares renales, algunos asociados con hipertensión e hipocalemia, que no deben confundirse con AP (cuadro 11-5) (Stowasser y Gordon, 2006b).

Los que están numerados como hipertensión e hipocalemia también tienen valores bajos de ARP, pero todos cursan con concentraciones bajas de aldosterona, ya sea por la secreción de otros mineralocorticoides (hiperaldosteronismo tratable con glucocorticoides e hiperplasia suprarrenal congénita provocada por una deficiencia de 11-β-hidroxilasa o 17-β-hidroxilasa) o por aumento del cortisol que actúa como mineralocorticoide (exceso aparente de mineralocorticoides, tema que se analizará con mayor detalle en el capítulo 13), o por mayor reabsorción de sodio en los canales de sodio activados (síndrome de Liddle), o bien mediante un incremento de la actividad de los receptores de los mineralocorticoides (Geller y cols., 2000).

FORMAS FAMILIARES DE HIPERALDOSTERONISMO

Hay tres formas de hiperaldosteronismo familiar que se delinean en el cuadro 11-6.

CUADRO 11-5

Formas monogénicas de hipertensión

Trastorno	Herencia	Consecuencia de gen mutante
Hipertensión e hipocalemia		
Aldosteronismo tratable con glucocorticoides (hiperaldosteronismo familiar de tipo I)	Dominante	Aumento de mineralocorticoides por genes quiméricos de 11-β-hidroxilasa y aldosterona sintasa
Exceso aparente de mineralocorticoides	Recesiva	Menor inactivación de cortisol por carencia de 11-β-HSD
Mutación del receptor de mineralocorticoides	Dominante	Mayor actividad del receptor de mineralocorticoides
Síndrome de Liddle	Dominante	Mayor actividad del canal de sodio epitelial
Hipertensión e hipercalemia		
Seudohipoaldosteronismo tipo 2 (síndrome de Gordon)	Dominante	Aumento en la reabsorción de cloruro en el túbulo distal

Tipo 1: aldosteronismo tratable con glucocorticoides

Sutherland y cols. (1966) describieron a un padre y un hijo con características clásicas de AP cuyo síndrome completo mejoró totalmente con dexametasona, 0,5 mg 4 veces al día (es decir, tratable con glucocorticoides). Luego se demostró que el síndrome seguía un patrón de herencia autosómico dominante y que se asociaba con mayores concentraciones de cortisol 18-hidroxilado. Ulick y cols. (1990) propusieron que el síndrome era el resultado de una actividad adquirida de aldosterona sintasa por parte de las células de la zona fasciculada. Esto explicaría las elevadas concentraciones de esteroides 18-hidroxilados, que pueden ser suprimidos por glucocorticoides exóge-

CUADRO 11-6

Fenotipos clínicos y bioquímicos de formas familiares de hiperaldosteronismo

	Tipo 1/tratable con glucocorticoides	Tipo 2	Tipo 3
Causa genética	Híbrido CYP11 B1/CYP11B2	Desconocido Vínculo con 7p22 en algunas familias	KCNJ5* (mutación de las células germinales)
Transmisión	Autosómica dominante	Autosómica dominante	Autosómica dominante
Diagnóstico	PCR largo	AP confirmado en dos o más miembros de la familia	Secuenciación KCNJ5
Inicio de la hipertensión	Variable	Adultez	Niñez
Gravedad de la hipertensión	Normal a resistente	Normal a resistente	Resistente
Niveles de esteroides híbridos	10 veces el normal	3-4 veces el normal	50-100 veces el normal
Respuesta de la aldosterona a la dexametasona	Supresión completa	Reducción parcial/transitoria	Aumento paradójico
Patología suprarrenal	Normal	Adenoma productor de aldosterona/HSB	HSB marcada

Se ha visto que hasta el 40 % de los pacientes con adenomas productores de aldosterona no familiares esporádicos tienen una mutación somática en KCNJ5 (Boulkroun y cols., 2012). A diferencia de los pocos con mutaciones de las células germinales, los pacientes con mutaciones somáticas deben tratarse de la misma manera que los que no tienen mutaciones.

HSB, hiperaldosteronismo suprarrenal bilateral; KCNJ5, canal filtro de selectividad del canal de potasio, subfamilia 1, miembro 5; CYP11B1, 11-β–hidroxilasa; CYP11B2, aldosterona sintasa

nos, que a su vez supriman la corticotropina (ACTH, de *adrenocorticotropic hormone*), el estímulo normal para la actividad sintética en la zona fasciculada.

Confirmación genética

El acierto de la propuesta Ulick y cols. fue demostrado por Lifton y cols. (1992), quienes observaron "una conexión total entre el aldosteronismo tratable con glucocorticoides y una duplicación genética surgida de un cruce desigual, que fusionaba la región 5' reguladora de 11-β-hidroxilasa con las secuencias 3' codificadoras de aldosterona sintasa" (fig. 11-3). Los dos genes están situados uno al lado del otro en el cromosoma 8 humano y son idénticos en un 94 %, lo que probablemente explique la propensión al entrecruzamiento (Dluhy y Lifton, 1999).

Características clínicas y de laboratorio

A medida que se han ido diagnosticando más pacientes con aldosteronismo tratable con glucocorticoides, se han identificado variaciones tanto en el genotipo como en el fenotipo (Holloway y cols., 2009). Los diferentes lugares de entrecruzamiento génico no parecen influir en el fenotipo, y se han observado fenotipos considerablemente diferentes en una sola familia, que no se explican por distintos genotipos (Carajaval y cols., 2012).

El hiperaldosteronismo suele ser evidente al nacer, heredado como rasgo autosómico dominante, con una incidencia igual en varones y mujeres. La hipertensión a menudo es grave y responde mal al tratamiento antihipertensivo habitual, si bien hay familias en las que algún individuo afectado es normotenso. Se ha descrito una mayor prevalencia de ictus, sobre todo de

hemorragia cerebral por aneurisma intracraneal (Dluhy y Lifton, 1999). Aproximadamente la mitad de los pacientes afectados son normocalémicos, lo que se explica por diversos factores, como una menor actividad mineralocorticoidea de los esteroides 18-hidroxilados y la incapacidad del potasio de la dieta para estimular la secreción de aldosterona cuando ésta procede de la zona fasciculada (Litchfield y cols., 1997).

Diagnóstico

Al inicio, el diagnóstico definitivo se basó en la supresión de la aldosterona con dexametasona, pero hoy en día las pruebas genéticas están tan a la mano que se volvieron el procedimiento de elección. La prueba genética se puede obtener contactando al Lifton Lab en el Yale Medical School, o por teléfono al 203-737-2861 o por fax al 203-785-3784 en Estados Unidos.

Tratamiento

Las dosis supresoras de glucocorticoides exógenos habitualmente controlarán la hipertensión, aunque no se normalicen todas las alteraciones hormonales (Stowasser y cols., 2000b). Se ha utilizado espironolactona, con o sin un diurético tiazídico, sin supresión glucocorticoidea (Dluhy y Lifton, 1999).

Tipo 2: hiperaldosteronismo familiar

La versión familiar de AP se informó por primera vez en 1991 (Gordon y cols., 1991), y hoy ha sido reconocido como con un patrón autosómico dominante en el 3-5 % de los miembros de familias de pacientes con AP documentado (Mulatero y cols., 2013b), lo que sugiere que ésta es, por lejos, la forma familiar más frecuente. Sin

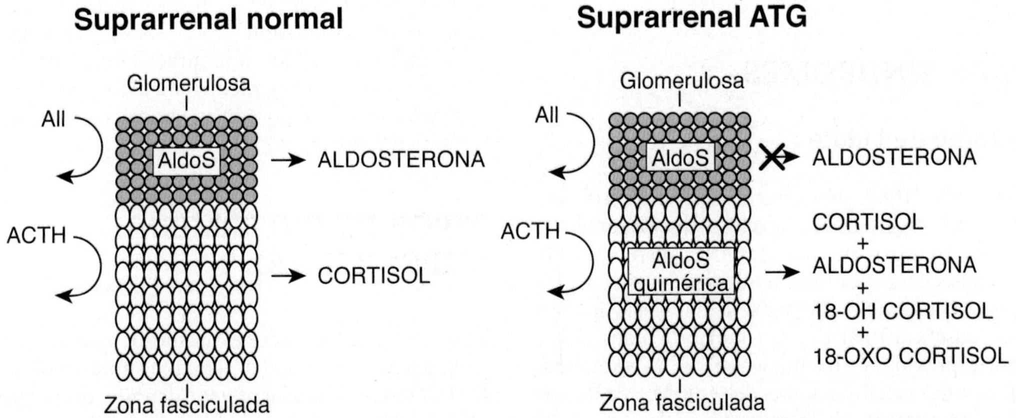

FIGURA 11-3 • Regulación de la producción de aldosterona en la zona glomerular y de la producción de cortisol en la zona fasciculada de la suprarrenal normal, y modelo de las anomalías fisiológicas en la corteza suprarrenal en el aldosteronismo tratable con glucocorticoides (ATG). La expresión ectópica de la actividad enzimática de la aldosterona sintasa en la zona fasciculada suprarrenal da lugar al ATG (reproducida de Lifton RP, Dluhy RG, Powers M, et al. Hereditary hypertension caused by chimaeric gene duplications and ectopic expression of aldosterone synthase. *Nature Genet* 1992;2:66–74, con permiso)

embargo, no hay características clínicas distintivas, ni supresión con la dexametasona ni defectos genéticos reconocibles asociados con ligamientos a un locus en el cromosoma 7p22 (Mulatero y cols., 2013b). Así, estos pacientes deben evaluarse y tratarse de la misma forma que los pacientes con un tipo no familiar de AP.

Tipo 3: hiperaldosteronismo familiar

Geller y cols. (2008) han informado otra forma autosómica dominante familiar de aldosteronismo con hipertensión grave que aparece a los 7 años con niveles muy altos de corticoides 18-hidroxilados que no fueron suprimidos con dexametasona. Se realizó la adrenalectomía bilateral por una hipertensión implacable y el hallazgo de una hiperplasia masiva. Se demostró que el síndrome es causado por una mutación de ganancia de la función en el gen *KCNJ5*, que codifica Kir3,4, un miembro de la familia del canal de K+ rectificador interno (Scholl y cols., 2012), así como en casos similares al original con hipertensión grave (Charmandari y cols., 2012). Tales casos son extremadamente raros (Pallauf y cols., 2012).

Mutaciones somáticas en adenomas productores de aldosterona

En el mismo artículo que describió la familia con la mutación de la *línea germinal*, Choi y cols. (2011) también informaron dos mutaciones somáticas en el mismo canal en 8 de 22 adenomas productores de aldosterona. Luego, estas mutaciones somáticas fueron comunicadas en alrededor del 40 % de los adenomas productores de aldosterona (Azizan y cols., 2012; Boulkroun y cols., 2012; Mulatero y cols., 2013b). Tales mutaciones somáticas no se vieron en el tejido hiperplásico, separando todavía más la fisiopatología del adenoma productor de aldosterona del de la HSB.

OTROS SÍNDROMES

Síndrome de Liddle

Liddle y cols. (1963) describieron a miembros de una familia con hipertensión, alcalosis hipocalémica y secreción mínima de aldosterona, aparentemente como consecuencia de una tendencia inusual de los riñones a conservar sodio y excretar potasio incluso casi en ausencia total de mineralocorticoides. Estos pacientes presentan una mutación de las subunidades β o γ del canal de sodio del epitelio renal, que produce un aumento de la reabsorción de sodio en la nefrona distal (Furuhashi y cols., 2005). Como se analizará en el capítulo 13, estas características clínicas también se observan en el exceso aparente de mineralocorticoides causado por mutaciones de la 11β-hidroxiesteroide deshidrogenasa, que impiden que el cortisol se convierta en cortisona.

Activación de los receptores de mineralocorticoides

Geller y cols. (2000) han identificado una mutación en el receptor de mineralocorticoides que produce hipertensión de comienzo precoz, que se exacerba mucho en el embarazo. La exacerbación es consecuencia de la especificidad alterada del receptor, de modo que las concentraciones elevadas de progesterona y de otros esteroides que carecen de grupos 21-hidroxilo se convierten en potentes agonistas.

Síndrome de Gordon

En este raro síndrome, el aumento de la retención renal de sodio y cloruro provoca hipertensión y supresión del mecanismo renina-aldosterona, pero con hipercalemia (Gordon, 1986). El síndrome, conocido como *seudohipoaldosteronismo de tipo 2*, se hereda con un patrón autosómico dominante, con al menos tres locus reconocidos (Disse-Nicodème y cols., 2000). Se ha observado una RA:R elevada, con aldosterona estimulada por la hipercalemia y renina suprimida por la expansión de volumen (Stowasser, 2000).

Durante el embarazo

El embarazo normal se asocia con una aldosterona plasmática elevada, pero también con una actividad de renina elevada. En 31 casos publicados de AP diagnosticado durante el embarazo, en general con hipocalemia marcada, los niveles de renina estaban reducidos (Lindsay y Nieman, 2006). Además, la hipertensión previa debida a AP puede mejorar durante el embarazo, quizás por el antagonismo de los efectos de una aldosterona elevada por los niveles incrementados de progesterona (Murakami y cols., 2000). El tratamiento es complicado, debido a la imposibilidad de utilizar la mayoría de los tratamientos médicos, por lo que la adrenalectomía laparoscópica puede convertirse en el tratamiento de elección.

TIPOS DE ENFERMEDAD SUPRARRENAL

Una vez que se establece el diagnóstico de AP, es necesario determinar el tipo de afección suprarrenal, ya que la elección del tratamiento es diferente: quirúrgico en el adenoma, médico en la hiperplasia. Esta necesidad es aún mayor hoy en día que en el pasado, porque el diagnóstico de pacientes con manifestaciones más leves de un supuesto aldosteronismo ocurre con mayor facilidad y se establece con mayor frecuencia.

Adenomas productores de aldosterona

Los adenomas solitarios benignos (fig. 11-4) son casi siempre unilaterales y en su mayoría pequeños, con un peso inferior a 6 g y con un diámetro menor de 3 cm. En diversas series, del 20 al 85 % son menores de 1 cm (Rossi y cols., 2001). Histológicamente, la mayoría de los adenomas están compuestos por células cargadas de lípidos y dispuestas en pequeños ácinos o cuerdas, con aspecto y disposición similar al de la zona fasciculada normal, la zona media de la corteza suprarrenal. Además, suele haber hiperplasia focal o difusa, como se observa en la figura 11-4, tanto en el resto de la glándula que presenta el adenoma como en la glándula contralateral (Boulkroun y cols., 2010).

Como se vio, se han informado mutaciones somáticas en los genes que controlan los canales de potasio en alrededor de la mitad de los adenomas productores de aldosterona.

Hiperplasia suprarrenal bilateral (hiperaldosteronismo idiopático)

A finales de la década de 1960 comenzaron a aparecer publicaciones de hiperaldosteronismo no secundario a un adenoma, sino a una HSB (Davis y cols., 1967), lo que se denominó *hiperaldosteronismo idiopático* (HAI) (Biglieri y cols., 1970). Gracias a la detección sistemática del AP, la proporción de pacientes diagnosticados de AP frente a la HSB ha aumentado de forma constante, desde menos de un tercio en la década de 1970 hasta más de dos tercios en la década de 2000 (Young, 2007b).

Los mejores detalles ofrecidos por las nuevas técnicas de imagen pueden generar confusión. Por un lado, como hoy en día es posible reconocer la hiperplasia que a menudo acompaña al adenoma, se puede realizar un diagnóstico erróneo de hiperplasia bilateral; por otro lado, dado que en la hiperplasia a menudo se observa nodularidad, se puede diagnosticar erróneamente un adenoma (Sarlon-Bartoli y cols., 2011). La presencia de hiperplasia bilateral sugiere una respuesta secundaria a algún mecanismo estimulador en lugar de crecimiento neoplásico primario, aunque no se ha identificado ninguno. Se debe recordar que, poco después de la descripción del hiperaldosteronismo asociado con HSB, algunos miembros de la MRC BP Unit de la Western Infirmary de Glasgow publicaron una serie de artículos con datos convincentes de que este proceso era totalmente diferente al del adenoma productor de aldosterona del síndrome de Conn (v. cuadro 11-6) (Ferriss y cols., 1970). Estos autores se refirieron a la HSB simplemente como una forma de "hipertensión esencial con renina baja" (McAreavey y cols., 1983).

Además, hay un incremento progresivo de la hiperplasia nodular suprarrenal con la edad sin relación con la hipertensión (Tracy y White, 2002). Por lo tanto, la mayor frecuencia de casos de hiperplasia quizás sea simplemente un reflejo de las variaciones naturales con la edad: aumento de hiperplasia nodular suprarrenal, renina progresivamente más baja pero concentraciones de aldosterona mantenidas (Guthrie y cols., 1976), que originan una relación aldosterona:renina elevada sin hiperaldosteronismo. Este escenario concuerda con la opinión de los investigadores del MRC de que estos pacientes tienen "hipertensión esencial con renina baja" (McAreavey y cols., 1983).

Otro escenario puede explicar al menos parte de este aumento progresivo en el diagnóstico de HSB a medida que más y más hipertensos son estudiados con RA:R (con una falsa positividad > 50 %) y luego confirmados con pruebas que pueden tener más del 20 % de falsos negativos. El diagnóstico de HSB se hace con el hallazgo de niveles de aldosterona similares en plasma en ambas suprarrenales con muestras venosas suprarrenales (MVS), realizadas de rutina en pacientes con una prueba confirmatoria positiva. Una porción desconocida de estos pacientes no tienen hiperaldosteronismo primario, pero han sido sometidos a MVS innecesarias, que revelan niveles de aldosterona similares a los vistos en pacientes con hipertensión primaria (esencial).

Hiperplasia unilateral

Aún más difícil de explicar que la presencia de hiperplasia bilateral son los 30 casos de hiperaldosteronismo aparentemente causados por hiperplasia de una sola glándula suprarrenal (Goh y cols., 2007).

Otras enfermedades

Carcinoma

Los carcinomas productores de aldosterona son raros (Griffin y cols., 2014); sólo se han publicado 58 casos entre 1955 y 2003 (Seccia y cols., 2005). La mayoría se asocian con hipersecreción concomitante de otras hormonas suprarrenales, aunque algunos pueden hipersecretar sólo aldosterona (Touitou y cols., 1992).

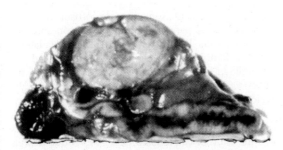

FIGURA 11-4 • Adenoma suprarrenal solitario con hiperplasia difusa extirpado de un paciente con AP

Trastornos asociados

Se han descrito pacientes con AP causado por un adenoma suprarrenal asociado con acromegalia (Dluhy y Williams, 1969), hiperparatiroidismo primario (Pilz y cols., 2012), síndrome de neoplasias endocrinas múltiples I (Gordon y cols., 1995), neurofibromatosis (Biagi y cols., 1999), poliposis adenomatosa familiar (Alexander y cols., 2000), estenosis arterial renal (Mansoor y cols., 2002) y nefropatía terminal (Kazory y Weiner, 2007).

Tumores extrasuprarrenales

Se han detectado tumores ectópicos únicos productores de aldosterona en el riñón (Abdelhamid y cols., 1996) y en el ovario (Kulkarni y cols., 1990).

DIAGNÓSTICO DEL TIPO DE ENFERMEDAD SUPRARRENAL

Se han utilizado varios procedimientos para realizar un correcto diagnóstico de la enfermedad suprarrenal, pero actualmente se recomienda la toma de MVS incluso cuando no haya una ambigüedad aparente en la TC debido a los caprichos de la patología suprarrenal (Funder y cols., 2008). Aún así se producen errores, y la HSB se opera con éxito limitado (Sukor y cols., 2009).

Procedimientos complementarios

En general, las lesiones únicas que se pueden curar mediante cirugía (adenomas y la poco frecuente hiperplasia suprarrenal primaria) presentan su propia autonomía del control normal de producción de aldosterona por el mecanismo renina-angiotensina al presentar: a) concentraciones elevadas de aldosterona y de su precursor la 18-OH-corticosterona (Auchus y cols., 2007), b) escasa o nula respuesta a la estimulación del sistema renina-angiotensina, como ocurre durante la prueba postural en bipedestación, y c) síntesis de esteroides híbridos como el 18-OH-cortisol. Ninguno de estos marcadores suele recomendarse hoy en día.

Tomografía computarizada suprarrenal

Las guías de práctica recomiendan una TC suprarrenal como "el estudio inicial en el análisis de subtipos" (Funder y cols., 2008). Sin embargo, como dijeron Rossi y cols. (2008b), "las imágenes suprarrenales son insuficientes para discriminar entre adenomas productores de aldosterona y HAI", y no incluyeron la TC en su algoritmo para la evaluación diagnóstica del AP.

La escasa precisión de la TC (que es preferible a la RM) se demostró claramente en una serie de la Mayo Clinic que incluyó a 194 pacientes con AP a los que se sometió a TC y MVS, el discriminador más preciso (Young y cols., 2004). La TC identificó correctamente tan sólo al 53 % de los pacientes con lesiones unilaterales o bilaterales. Las TC mostraron un adenoma productor de aldosterona en el 24 % de los pacientes con lesiones bilaterales y que, por lo tanto, serían sometidos a una adrenalectomía de manera inapropiada. Asimismo, las TC mostraron enfermedad bilateral en el 21 % de los pacientes con adenomas productores de aldosterona y que, en consecuencia, se les negaría una adrenalectomía indicada. Además, las TC mostraron adenomas productores de aldosterona en la glándula suprarrenal incorrecta en 12 pacientes. Otros investigadores han publicado datos similares sobre la falibilidad de las TC en comparación con la MVS (Sarlon-Bartoli y cols., 2011; Magill y cols., 2001; Nwariaku y cols., 2006; Riester y cols., 2014).

Muestras venosas suprarrenales

Hoy se reconoce la toma de MVS como el procedimiento definitivo para diferenciar la enfermedad unilateral de la bilateral en pacientes con AP confirmado. Uno de los primeros estudios sobre el papel del cateterismo para la toma de MVS fue elaborado por Rossi y cols. (2001), que publicaron sus resultados en 104 pacientes con AP y datos dudosos por TC o RM. El cateterismo venoso fue factible en el 97,1 % de los intentos, y en el 80,6 % de los casos se obtuvieron muestras bilaterales de forma casi simultánea. Con las MVS selectivas bilaterales, un valor de aldosterona/cortisol en un lado igual o superior a dos veces el del lado contralateral permitió identificar una fuente unilateral de exceso de aldosterona en el 80 % de los pacientes.

Sin embargo, se han publicado por lo menos 10 maneras de realizar e interpretar el cateterismo para la toma de MVS (Kline y cols., 2008). El consenso actual es usar la estimulación con ACTH (Monticone y cols., 2012b) con medición inmediata de cortisol en sangre de dos catéteres para confirmar su posición antes de tomar muestras de aldosterona para calcular la lateralización. También observaron que la especificidad y la sensibilidad verdaderas del cateterismo para MVS no se han validado, ya que sólo los pacientes con lateralización son sometidos a cirugía.

La toma de MVS sólo debe realizarse en centros que tengan experiencia con el procedimiento. Todos los que realizan cateterismo para MVS o que deseen interpretar los datos del método deben leer las guías de práctica clínica (Funder y cols., 2008).

Centellografía suprarrenal

Los centellogramas suprarrenales con el isótopo 6-β-[[131I]]-yodometil-19-norcolesterol (NP-59) se han empleado para identificar el sitio de hipersecreción de la aldosterona (Rossi y cols., 2008b). Como los adenomas pequeños con captación relativamente baja del marcador pueden dar lugar a resultados falsos negativos (Nakahama y cols., 2003), este procedimiento rara vez es necesario.

Plan global

Como se ve en la figura 11-5, debe buscarse el diagnóstico de AP en pacientes en quienes se considere que existe una mayor prevalencia. Sólo el 10-20 % de estos pacientes presentarán la combinación de una ARP baja y una concentración elevada de aldosterona. A estos pacientes se les debe realizar una prueba para confirmar el hiperaldosteronismo autónomo. Se confirmará el diagnóstico en aproximadamente la mitad de ellos, y en éstos se deberá realizar el cateterismo para toma de MVS. Como se ha indicado, la realización de una TC no parece tener valor y tiene el potencial de llevar a errores graves, por lo que no forma parte del algoritmo.

Es necesario recordar que los pacientes jóvenes, y especialmente los que tienen antecedentes familiares de aldosteronismo, deben ser evaluados en busca de un aldosteronismo tratable con glucocorticoides, como se ha descrito en este capítulo. El problema de excluir una hiperfunción suprarrenal en pacientes con incidentaloma suprarrenal se analiza en la primera parte del capítulo 12.

TRATAMIENTO

Una vez determinado el tipo de afección suprarrenal, si el diagnóstico es *adenoma*, hay que realizar una cirugía, y si el diagnóstico es *hiperplasia bilateral*, está indicado el tratamiento médico. Hay informes de mejora del aldosteronismo mediante la extirpación unilateral de una glándula hiperplásica (Goh y cols., 2007), por lo que sólo se debe intervenir si la muestra venosa suprarrenal define claramente una fuente unilateral de hipersecreción de aldosterona.

En un seguimiento de 10 años de 300 pacientes con AP tratado (53 % médicamente), la supervivencia global fue similar a la de 600 pacientes con hipertensión primaria tratada (Reincke y cols., 2012).

Tratamiento quirúrgico

Manejo preoperatorio

Una vez establecido el diagnóstico de adenoma, se puede realizar un ciclo de 3-5 semanas de tratamiento con espironolactona para normalizar las diversas alteraciones de la composición electrolítica y de volumen de líquido, lo que facilita el control anestésico, quirúrgico y postoperatorio.

Técnica quirúrgica

Al mejorar el diagnóstico preoperatorio del adenoma, la adrenalectomía laparoscópica se ha convertido en el procedimiento de elección (Funder y cols., 2008). Si en la operación se descubre una hiperplasia a pesar del diagnóstico preoperatorio de adenoma, sólo debe realizarse una adrenalectomía unilateral. Debido a los malos resultados globales que ha tenido la adrenalectomía bilateral y sus complicaciones, una de las glándulas debe quedar intacta.

Evolución postoperatoria

La hipertensión se alivia sin necesidad de fármacos antihipertensivos en el 35-60 % de los casos y mejora en el resto de los pacientes (Letavernier y cols., 2008; Pang y cols., 2007; Zarnegar y cols., 2008). La probabilidad de una resolución completa de la hipertensión

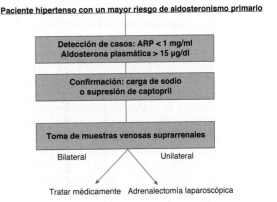

FIGURA 11-5 • Algoritmo diagnóstico para evaluar y tratar a pacientes con aldosteronismo primario. AP, aldosteronismo primario; ARP, actividad de la renina plasmática

es mayor en los pacientes que sólo requirieron dos fármacos antihipertensivos o menos antes de la intervención, en las mujeres, en los no obesos y en los que presentan hipertensión de menos de 6 años de evolución (Zarnegar y cols., 2008).

Complicaciones postoperatorias

Hipoaldosteronismo

Aunque se administre un bloqueante de los receptores de aldosterona antes de la operación, el paciente puede presentar un hipoaldosteronismo con incapacidad para conservar sodio y excretar potasio. Esto puede persistir durante algún tiempo después de la normalización de las concentraciones de renina, de forma análoga a la lentitud de recuperación de la producción de cortisol después de la supresión prolongada de ACTH por los glucocorticoides exógenos.

El déficit de aldosterona no suele ser grave ni prolongado, y se puede controlar simplemente proporcionando suficiente sal sin necesidad de tratamiento exógeno con glucocorticoides o mineralocorticoides.

Hipertensión persistente

La hipertensión puede persistir durante algún tiempo; algunos pacientes necesitan años para recuperar una PA normal. Si la PA no responde, es posible que haya quedado tejido suprarrenal hiperfuncionante. Más probable es la presencia de hipertensión primaria concomitante, como sería de esperar en al menos el 20 % de los casos, o un daño renal significativo por la hipertensión secundaria prolongada (Reincke y cols., 2009). En 99 pacientes afectados de hiperplasia bilateral, la mejoría de la hipertensión después de una adrenalectomía unilateral o bilateral sólo tuvo lugar en el 19 % de los casos (Funder y cols., 2008).

Tratamiento médico

Una terapia farmacológica prolongada con espironolactona o eplerenona o, si estos fármacos no son tolerados, con amilorida, con o sin un diurético tiazídico, es el tratamiento de elección en pacientes con hiperplasia, en aquéllos con adenoma que no pueden o no quieren operarse, en quienes siguen hipertensos después de la intervención quirúrgica y en los sujetos con datos poco consistentes (Funder y cols., 2008). Como se vio, Funder (2011, 2012) defiende el uso de rutina de un bloqueante de los receptores de aldosterona en todos los hipertensos, sin importar si se sospecha un AP.

La mayor experiencia ha sido con la espironolactona, que en general reduce y mantiene la PA (Ferriss y cols., 1978a). Los pacientes con AP tratados con espironolactona presentaron una regresión más lenta pero al final igual de la hipertrofia ventricular izquierda que los sometidos a adrenalectomía unilateral (Catena y cols., 2007). Aunque inicialmente puedan requerirse dosis mayores, se puede mantener una respuesta satisfactoria con dosis de hasta 25-50 mg diarios. La combinación de espironolactona con un diurético tiazídico puede lograr un control aún mejor y permitir dosis más bajas de espironolactona. Con estas dosis más bajas, los diversos efectos secundarios son, en general, menores, y sólo en 3 de 95 casos fueron lo suficientemente graves como para motivar la suspensión del fármaco (Ferriss y cols., 1978a). El antagonista de los receptores de aldosterona más selectivo, la eplerenona, requiere una dosis más elevada pero tiene menos efectos adversos que la espironolactona (Colussi y cols., 2013), y hoy es el tratamiento médico de elección. Si se necesita tratamiento antihipertensivo adicional, quizás sean preferibles los bloqueantes de los canales de calcio, ya que a dosis altas tienen cierta actividad antagonista de los receptores de aldosterona (Dietz y cols., 2008).

En pacientes con cáncer suprarrenal, resultan útiles varios inhibidores de la esteroidogénesis, que se describen en el capítulo siguiente, en el apartado "Tratamiento del síndrome de Cushing".

CONCLUSIONES

El AP sigue siendo una enfermedad fascinante que aparece con mayor frecuencia de lo que se creía, pero menos de lo que algunos dicen. Los defectos comunes en el diagnóstico y tratamiento actual pueden solucionarse mediante el uso rutinario de bloqueantes de los receptores de aldosterona, con la precaución adecuada en pacientes con nefropatía crónica.

En el capítulo 13 se analizan otras formas de hipertensión inducida por mineralocorticoides.

REFERENCIAS

Abdelhamid S, Blomer R, Hommel G, et al. Urinary tetrahydroaldosterone as a screening method for primary aldosteronism: A comparative study. *Am J Hypertens* 2003;16:522–530.

Abdelhamid S, Müller-Lobeck H, Pahl S, et al. Prevalence of adrenal and extra-adrenal Conn syndrome in hypertensive patients. *Arch Intern Med* 1996;156:1190–1195.

Ahmed AH, Calvird M, Gordon RD, et al. Effects of two selective serotonin reuptake inhibitor antidepressants, sertraline and escitalopram, on aldosterone/renin ratio in normotensive depressed male patients. *J Clin Endocrinol Metab* 2011;96:1039–1045.

Al-Ali NA, El-Sandabesee D, Steel SA, et al. Conn's syndrome in pregnancy successfully treated with amiloride. *J Obstet Gynaecol* 2007;27:730–731.

Alexander GL, Thompson GB, Schwartz DA. Primary aldosteronism in a patient with familial adenomatous polyposis. *Mayo Clin Proc* 2000;75:636–637.

Arriza JL, Weinberger C, Cerelli G, et al. Cloning of human mineralocorticoid receptor complementary DNA: Structural and functional kinship with the glucocorticoid receptor. *Science* 1987;237:268–275.

Auchus RJ, Chandler DW, Singeetham S, et al. Measurement of 18-hydroxycorticosterone during adrenal vein sampling for primary aldosteronism. *J Clin Endocrinol Metab* 2007;92: 2648–2651.

Azizan EA, Murthy M, Stowasser M, et al. Somatic mutations affecting the selectivity filter of KCNJ5 are frequent in 2 large unselected collectives of adrenal aldosteronomas. *Hypertension* 2012;59: 587–591.

Baxter JD, Funder JW, Apriletti JW, et al. Towards selectively modulating mineralocorticoid receptor function: Lessons from other systems. *Mol Cell Endocrinol* 2004;217:151–165.

Bernini G, Moretti A, Orlandini C, et al. Plasma and urine aldosterone to plasma renin activity ratio in the diagnosis of primary aldosteronism. *J Hypertens* 2008;26:981–988.

Biagi P, Alessandri M, Campanella G, et al. A case of neurofibromatosis type 1 with an aldosterone-producing adenoma of the adrenal. *J Intern Med* 1999;246:509–512.

Biglieri EG, Schambelan M, Slaton PE Jr, et al. The intercurrent hypertension of primary aldosteronism. *Circ Res* 1970;26/27(Suppl I):I195–I202.

Boulkroun S, Samson-Couterie B, Dzib JF, et al. Adrenal cortex remodeling and functional zona glomerulosa hyperplasia in primary aldosteronism. *Hypertension* 2010;56:885–892.

Boulkroun S, Beuschlein F, Rossi GP, et al. Prevalence, clinical, and molecular correlates of KCNJ5 mutations in primary aldosteronism. *Hypertension* 2012;59:592–598.

Bravo EL. Primary aldosteronism: Issues in diagnosis and management. *Endocrinol Metab Clin NA* 1994;23:271–283.

Bravo EL, Fouad-Tarazi FM, Tarazi RC, et al. Clinical implications of primary aldosteronism with resistant hypertension. *Hypertension* 1988;11(Suppl 1):207–211.

Briones AM, Nguyen Dinh Cat A, Callera GE, et al. Adipocytes produce aldosterone through calcineurin-dependent signaling pathways: Implications in diabetesmellitus-associated obesity and vascular dysfunction. *Hypertension* 2012;59:1069–1078.

Calhoun DA. Is there an unrecognized epidemic of primary aldosteronism? *Hypertension* 2007;50:447–453.

Calhoun DA, Nishizaka MK, Zaman MA, et al. Hyperaldosteronism among black and white subjects with resistant hypertension. *Hypertension* 2002;40:892–896.

Carvajal C, Campino C, Martinez-Aguayo A, et al. A new presentation of the chimeric CYP11B1/CYP11B2 gene with low prevalence of primary aldosteronism and atypical gene segregation pattern. *Hypertension* 2012;59:85–91.

Catena C, Colussi G, Lapenna R, et al. Long-term cardiac effects of adrenalectomy or mineralocorticoid antagonists in patients with primary aldosteronism. *Hypertension* 2007;50:911–917.

Charmandari E, Sertedaki A, Kino T, et al. A novel point mutation in the KCNJ5 gene causing primary hyperaldosteronism and early-onset autosomal dominant hypertension. *J Clin Endocrinol Metab* 2012;97:E1532–E1539.

Colussi G, Catena C, Sechi LA. Spironolactone, eplerenone and the new aldosterone blockers in endocrine and primary hypertension. *J Hypertens* 2013;31:3–15.

Conn JW. Part I. Painting background. Part II. Primary aldosteronism, a new clinical syndrome. *J Lab Clin Med* 1955;43:317.

Conn JW, Cohen ED, Rovner DR, et al. Normokalemic primary aldosteronism: A detectable cause of curable "essential" hypertension. *JAMA* 1965;193:200–206.

Davis WW, Newsome HH Jr, Wright LD Jr, et al. Bilateral adrenal hyperplasia as a cause of primary aldosteronism with hypertension, hypokalemia and suppressed renin activity. *Am J Med* 1967;42:642–647.

Dietz JD, Du S, Bolten CW, et al. A number of marketed dihydropyridine calcium channel blockers have mineralocorticoid receptor antagonist activity. *Hypertension* 2008;51:742–748.

Diez J. Effects of aldosterone on the heart: Beyond systemic hemodynamics? *Hypertension* 2008;52:462–464.

Disse-Nicodème S, Achard JM, Desitter I, et al. A new locus on chromosome 12p13.3 for pseudohypoaldosteronism type II, an autosomal dominant form of hypertension. *Am J Hum Genet* 2000;67:302–310.

Dluhy RG, Lifton RP. Glucocorticoid-remediable aldosteronism. *J Clin Endocrinol Metab* 1999;84:4341–4344.

Dluhy RG, Williams GH. Primary aldosteronism in a hypertensive acromegalic patient. *J Clin Endocrinol* 1969;29:1319–1324.

Douma S, Petidis K, Doumas M, et al. Prevalence of primary hyperaldosteronism in resistant hypertension: A retrospective observational study. *Lancet* 2008;371:1921–1926.

Douma S, Petidis K, Vogiatzis K, et al. The aldosterone/PRA ratio (ARR) application in the diagnosis of primary aldosteronism [Abstract]. *J Hypertens* 2001;19(Suppl 2):S12.

Eide IK, Torjesen PA, Drolsum A, et al. Low-renin status in therapy-resistant hypertension: A clue to efficient treatment. *J Hypertens* 2004;22:2217–2226.

Fardella CE, Mosso L, Gomez-Sanchez C, et al. Primary aldosteronism in essential hypertensives: Prevalence, biochemical profile, and molecular biology. *J Clin Endocrinol Metab* 2000;85:1863–1867.

Farman N, Rafestin-Oblin M-E. Multiple aspects of mineralocorticoid sensitivity. *Am J Physiol Renal Physiol* 2001;280: F181–F192.

Ferriss JB, Beevers DG, Boddy K, et al. The treatment of low-renin ("primary") hyperaldosteronism. *Am Heart J* 1978a;96:97–109.

Ferriss JB, Beevers DG, Brown JJ, et al. Clinical, biochemical and pathological features of low-renin ("primary") hyperaldosteronism. *Am Heart J* 1978b;95:375–388.

Ferriss JB, Brown JJ, Fraser R, et al. Hypertension with aldosterone excess and low plasma-renin: Preoperative distinction between patients with and without adrenocortical tumour. *Lancet* 1970;2:995–1000.

Ferriss JB, Brown JJ, Fraser R, et al. Primary aldosterone excess: Conn's syndrome and similar disorders. In: Robertson JIS, ed. *Handbook of Hypertension.* Vol. 2, Clinical Aspects of Secondary Hypertension, New York: Elsevier; 1983.

Fischer E, Adolf C, Pallauf A, et al. Aldosterone excess impairs first phase insulin secretion in primary aldosteronism. *J Clin Endocrinol Metab* 2013 a;98:2513–2520. doi: 10.1210/jc.2012-3934.

Fischer E, Beuschlein F, Bidlingmaier M, et al. Commentary on the Endocrine Society Practice Guidelines: Consequences of adjustment of antihypertensive medication in screening of primary aldosteronism. *Rev Endocr Metab Disord* 2011;12:43–48.

Fogari R, Preti P, Mugellini A, et al. Prevalence of primary aldosteronism among hypertensive patients [Abstract]. *J Hypertens* 2003;21(Suppl 4):S142.

Funder JW, Carey RM, Fardella C, et al. Case detection, diagnosis, and treatment of patients with primary aldosteronism: An Endocrine Society clinical practice guideline. *J Clin Endocrinol Metab* 2008;93:3266–3281.

Funder JW. Ultimately we are in furious agreement. *J Hypertens* 2012;30:1903–1905.

Furuhashi M, Kitamura K, Adachi M, et al. Liddle's syndrome caused by a novel mutation in the proline-rich PY motif of the epithelial sodium channel b-subunit. *J Clin Endocrinol Metab* 2005;90: 340–344.

Geller DS, Farhi A, Pinkerton N, et al. Activating mineralocorticoid receptor mutation in hypertension exacerbated by pregnancy. *Science* 2000;289:119–123.

Geller DS, Zhang J, Wisgerhof MV, et al. A novel form of human mendelian hypertension featuring nonglucocorticoid-remediable aldosteronism. *J Clin Endocrinol Metab* 2008;93:3117–3123.

Giacchetti G, Ronconi V, Lucarelli G, et al. Analysis of screening and confirmatory tests in the diagnosis of primary aldosteronism: Need for a standardized protocol. *J Hypertens* 2006; 24: 737–745.

Gifford RW Jr. Evaluation of the hypertensive patient with emphasis on detecting curable causes. *Milbank Mem Fund Q* 1969;47: 170–186.

Girerd X, Villeveuve F, Lemaire A, et al. A clinical prediction rule for primary aldosteronism in drug-resistant hypertensive patients referred to an hypertension clinic [Abstract]. *J Hypertens* 2003; 21(Suppl 4):S145.

Goh BK, Tan YH, Chang KT, et al. Primary hyperaldosteronism secondary to unilateral adrenal hyperplasia: An unusual cause of surgically correctable hypertension. A review of 30 case. *World J Surg* 2007;31:72–79.

Gomez-Sanchez CE. Channels and pumps in aldosterone-producing adenomas. *J Clin Endocrinol Metab* 2014;99:1152–1156.

Gordon RD. Syndrome of hypertension and hyperkalemia with normal glomerular filtration rate. *Hypertension* 1986;8:93–102.

Gordon RD, Klemm SA, Stowasser M, et al. How common is primary aldosteronism? Is it the most frequent cause of curable hypertension? *Curr Sci* 1993;11(Suppl 5):S310–S311.

Gordon RD, Stowasser M. Primary aldosteronism: The case for screening. *Nat Clin Pract Nephrol* 2007;3:582–583.

Gordon RD, Stowasser M, Klemm SA, et al. Primary aldosteronism some genetic, morphological, and biochemical aspects of subtypes. *Steroids* 1995;60:35–41.

Gordon RD, Stowasser M, Tunny TJ, et al. Clinical and pathological diversity of primary aldosteronism, including a new familial variety. *Clin Exp Pharmacol Physiol* 1991;18:283–286.

Gordon RD, Stowasser M, Tunny TJ, et al. High incidence of primary aldosteronism in 199 patients referred with hypertension. *Clin Exp Pharmacol Physiol* 1994;21:315–318.

Griffin AC, Kelz R, Livolsi VA. Aldosterone-secreting adrenal cortical carcinoma. A case report and review of the literature. *Endocr Pathol* 2014 April 1,[Epub ahead of print]

Grimes DA, Schulz KF. Uses and abuses of screening tests. *Lancet* 2002;359:881–884.

Guthrie GP Jr, Genest J, Nowaczynski W, et al. Dissociation of plasma renin activity and aldosterone in essential hypertension. *J Clin Endocrinol Metab* 1976;43:446–448.

Hannemann A, Wallaschofski H. Prevalence of primary aldosteronism in patient's cohorts and in population based studies: a review of the current literature. *Horm Metab Res* 2012;44:157–162.

Harvey Am. Hyperaldosteronism. *Surg Clin N Am* 2014;94:643–656.

Herrada AA, Campino C, Amador CA, et al. Aldosterone as a modulator of immunity: Implications in the organ damage. *J Hypertens* 2011;29:1684–1692.

Hiramatsu K, Yamada T, Yukimura Y, et al. A screening test to identify aldosterone-producing adenoma by measuring plasma renin activity. Results in hypertensive patients. *Arch Intern Med* 1981;141:1589–1593.

Holaj R, Zelinka T, Wichterle D, et al. Increased intima-media thickness of the common carotid artery in primary aldosteronism in comparison with essential hypertension. *J Hypertens* 2007;25: 1451–1457.

Holloway CD, MacKenzie R, Fraser S. Effects of genetic variation in the aldosterone synthase (CYO11B2) gene on enzyme function. *Clin Endocrinol* 2009;70:363–371.

Hood S, Cannon J, Scanlon M, et al. Prevalence of primary hyperaldosteronism measured by aldosterone to renin ratio and spironolactone testing: PHARST study [Abstract]. *J Hypertens* 2002; 20(Suppl 4):S119.

Jensen PM, van den Born B-J H,Frenkel WJ, et al. Test characteristics of the aldosterone-to-renin ratio as a screening test for primary aldosteronism. *J Hypertens* 2014;32:115–126.

Kaplan NM. Primary aldosteronism with malignant hypertension. *N Engl J Med* 1963;269:1282–1286.

Kaplan NM. Hypokalemia in the hypertensive patient: With observation on the incidence of primary aldosteronism. *Ann Intern Med* 1967;66:1079–1090.

Kaplan NM. Is there an unrecognized epidemic of primary aldosteronism? (Con). *Hypertens* 2007;50:454–458.

Kaplan NM. Primary aldosteronism: Evidence against a second epidemic. *J Hypertens* 2012;30:1899–1902.

Kasal DA, Barhoumi T, Li MW, et al. T regulatory lymphocytes prevent aldosterone-induced vascular injury. *Hypertension* 2012;59:324–330.

Kazory A, Weiner ID. Primary hyperaldosteronism in a patient with end-stage renal disease. *Nephrol Dial Transplant* 2007;22:917–919.

Kem DC, Hongliang L, Velarde-Miranda C, et al. Autoimmune mechanisms activating the angiotensin AT1 receptor in 'primary' aldosteronism. *J Clin Endocrinol Metab* 2014;99:1790–1797.

Kem DC, Weinberger MH, Mayes DM, et al. Saline suppression of plasma aldosterone in hypertension. *Arch Intern Med* 1971;128: 380–386.

Kline GA, Harvey A, Jones C, et al. Adrenal vein sampling may not be a gold-standard diagnostic test in primary aldosteronism: Final diagnosis depends upon which interpretation rule is used. Variable interpretation of adrenal vein sampling. *Int Urol Nephrol* 2008;40:1035–1043.

Kontak AC, Wang Z, Arbique D, et al. Reversible sympathetic overactivity in hypertensive patients with primary aldosteronism. *J Clin Endocrinol Metab* 2010;95:4756–4761.

Kulkarni JN, Mistry RC, Jamat MR, et al. Autonomous aldosterone-secreting ovarian tumor. *Gynecol Oncol* 1990;37:284–289.

Kumagai E, Adachi H, Jacobs DR Jr, et al. Plasma aldosterone levels and development of insulin resistance: Prospective study in a general population. *Hypertension* 2011;58:1043–1048.

Letavernier E, Peyrard S, Amar L, et al. Blood pressure outcome of adrenalectomy in patients with primary hyperaldosteronism with or without unilateral adenoma. *J Hypertens* 2008;26:1816–1823.

Liddle GW, Bledsoe T, Coppage WS Jr. A familial renal disorder simulating primary aldosteronism but with negligible aldosterone secretion. *Trans Assoc Am Phys* 1963;76:199–213.

Lifton RP, Dluhy RG, Powers M, et al. Hereditary hypertension caused by chimaeric gene duplications and ectopic expression of aldosterone synthase. *Nat Genet* 1992;2:66–74.

Lim PO, Brennan G, Jung RT, et al. High prevalence of primary aldosteronism in the Tayside hypertension clinic population. *J Hum Hypertens* 2000;14:311–315.

Lim PO, Rodgers P, Cardale K, et al. Potentially high prevalence of primary aldosteronism in a primary-care population. *Lancet* 1999;353:40.

Lindsay JR, Nieman LK. Adrenal disorders in pregnancy. *Endocrinol Metab Clin N Am* 2006;30:1–20.

Litchfield WR, Coolidge C, Silva P, et al. Impaired potassium stimulated aldosterone production: A possible explanation for normokalemia in glucocorticoid-remediable aldosteronism. *J Clin Endocrinol Metab* 1997;82:1507–1510.

Loh K-C, Koay ES, Khaw M-C, et al. Prevalence of primary aldosteronism among Asian hypertensive patients in Singapore. *J Clin Endocrinol Metab* 2000;85:2854–2859.

Lonati C, Bassani N, Gritti A, et al. Measurement of plasma renin concentration instead of plasma renin activity decreases the positive aldosterone-to-renin ratio tests in treated patients with essential hypertension. *J Hypertens* 2014;32:627–634.

Magill SB, Raff H, Shaker JL, et al. Comparison of adrenal vein sampling and computed tomography in the differentiation of primary aldosteronism. *J Clin Endocrinol Metab* 2001;86:1066–1071.

Man in't Veld AJ, Wenting GJ, Schalekamp MADH. Distribution of extracellular fluid over the intra- and extravascular space in hypertensive patients. *J Cardiovasc Pharmacol* 1984;6: S143–S150.

Mansoor GA, Malchoff CD, Arici MH, et al. Unilateral adrenal hyperplasia causing primary aldosteronism: Limitations of I-131 norcholesterol scanning. *Am J Hypertens* 2002;15:459–464.

Mattsson C, Young WF Jr. Primary aldosteronism: Diagnostic and treatment strategies. *Nat Clin Pract Nephrol* 2006;2:198–208.

McAreavey D, Murray GD, Lever AF, et al. Similarity of idiopathic aldosteronism and essential hypertension. *Hypertension* 1983;5:116–121.

Medeau V, Moreau F, Trinquart L, et al. Clinical and biochemical characteristics of normotensive patients with primary aldosteronism: A comparison with hypertensive cases. *Clin Endocrinol (Oxf)* 2008;69:20–28.

Meneton P, Galan P, Bertrais S, et al. High plasma aldosterone and low renin predict blood pressure increase and hypertension in middle-aged Caucasian populations. *J Hum Hypertens* 2008;22:550–558.

Milliez P, Girerd X, Plouin PF, et al. Evidence for an increased rate of cardiovascular events in patients with primary aldosteronism. *J Am Coll Cardiol* 2005;45:1243–1248.

Monticone S, Viola A, Tizzani V, et al. Primary aldosteronism: who should be screened? *Horm Metab Res* 2012a;44:163–169.

Monticone S, Satoh F, Giacchetti G, et al. Effect of adrenocorticotrophic hormone stimulation during adrenal venous sampling in primary aldosteronism. *Hypertension* 2012b;59:840–846.

Montori VM, Schwartz GL, Chapman AB, et al. Validity of the aldosterone-renin ratio used to screen for primary aldosteronism. *Mayo Clin Proc* 2001;76:877–882.

Mosso L, Carvajal C, Gonzalez A, et al. Primary aldosteronism and hypertensive disease. *Hypertension* 2003;42:161–165.

Muiesan ML, Salvetti M, Paini A, et al. Inappropriate left ventricular mass in patients with primary aldosteronism. *Hypertension* 2008;52:529–534.

Mulatero P, Bertello C, Garrone C, et al. Captopril test can give misleading results in patients with suspect primary aldosteronism. *Hypertension* 2007;50:e26–e27.

Mulatero P, Bertello C, Rossato D, et al. Roles of clinical criteria, computed tomography scan, and adrenal vein sampling in differential diagnosis of primary aldosteronism subtypes. *J Clin Endocrinol Metab* 2008;93:1366–1371.

Mulatero P, Milan A, Fallo F, et al. Comparison of confirmatory tests for the diagnosis of primary aldosteronism. *J Clin Endocrinol Metab* 2006;91:2618–2623.

Mulatero P, Monticone S, Bertello C, et al. Long-term cardio- and cerebrovascular events in patients with primary aldosteronism. *J Clin Endocrinol Metab* 2013;98:4826–4833.

Mulatero P, Monticone S, Rainey WE, et al. Role of KCNJ5 in familial and sporadic primary aldosteronism. *Nat Rev Endocrinol* 2013b;9:104–112.

Mulatero P, Rabbia F, Milan A, et al. Drug effects on aldosterone/plasma renin activity ratio in primary aldosteronism. *Hypertension* 2002;40:897–902.

Murakami T, Ogura EW, Tanaka Y, et al. High blood pressure lowered by pregnancy. *Lancet* 2000;356:1980.

Murthy M, Azizan EA, Brown MJ, O'Shaughnessy KM. Characterization of a novel somatic KCNJ5 mutation delI157 in an aldosterone-producing adenoma. *J Hypertens* 2012;30:1827–1833.

Murthy M, Xu S, Massimo G, et al. Role for germline mutations and a rare coding single nucleotide polymorphism within the KCNJ5 potassium channel in a large cohort of sporadic cases of primary aldosteronism. *Hypertension* 2014;63:783–789.

Nakahama H, Fukuchi K, Yoshihara F, et al. Efficacy of screening for primary aldosteronism by adrenocortical scintigraphy without discontinuing antihypertensive medication. *Am J Hypertens* 2003;16:725–728.

Newton-Cheh C, Guo CY, Gona P, et al. Clinical and genetic correlates of aldosterone-to-renin ratio and relations to blood pressure in a community sample. *Hypertension* 2007;49:846–856.

Nishikawa T, Omura T. Clinical characteristics of primary aldosteronism: Its prevalence and comparative studies on various causes of primary aldosteronism in Yokohama Rosai Hospital. *Biomed Pharmacother* 2000;54(Suppl 1):83–85.

Nwariaku FE, Miller BS, Auchus R, et al. Primary hyperaldosteronism: Effect of adrenal vein sampling on surgical outcome. *Arch Surg* 2006;141:497–502.

Oelkers W, Diederich S, Bähr V. Primary hyperaldosteronism without suppressed renin due to secondary hypertensive kidney damage. *J Clin Endocrinol Metab* 2000;85:3266–3270.

Olivieri O, Ciacciarelli A, Signorelli D et al. Aldosterone to renin ratio in a primary care setting: The Bussolengo study. *J Clin Endocrinol Metab* 2004;89:4221–4226.

Opocher G, Rocco S, Carpenéa G, et al. Usefulness of atrial natriuretic peptide assay in primary aldosteronism. *Am J Hypertens* 1992;5:811–816.

Pallauf A, Schirpenbach C, Zwermann O, et al. The prevalence of familial hyperaldosteronism in apparently sporadic primary aldosteronism in Germany: A single center experience. *Horm Metab Res* 2012;44:215–220.

Pang TC, Bambach C, Monaghan JC, et al. Outcomes of laparoscopic adrenalectomy for hyperaldosteronism. *ANZ J Surg* 2007;77:768–773.

Pilz S, Kienreich K, Drechsler C, et al. Hyperparathyroidism in patients with primary aldosteronism: Cross-sectional and interventional data from the GECOH study. *J Clin Endocrinol Metab* 2012;97:E75–E79.

Pimenta E, Gaddam KK, Pratt-Ubunama MN, et al. Aldosterone excess and resistance to 24-h blood pressure control. *J Hypertens* 2007;25:2131–2137.

Pizzolo F, Raffaelli R, Memmo A, et al. Effects of female sex hormones and contraceptive pill on the diagnostic work-up for primary aldosteronism. *J Hypertens* 2010;28:135–142.

Prejbisz A, Klisiewicz A, Januszewicz A, et al. 22-Year-old patient with malignant hypertension associated with primary aldosteronism. *J Hum Hypertens* 2013;27:138–140.

Rayner BL, Opie LH, Davidson JS. The aldosterone/renin ratio as a screening test for primary aldosteronism. *S Afr Med J* 2000;90:394–400.

Reincke M, Fischer E, Gerum S, et al. Observational study mortality in treated primary aldosteronism: The German Conn's registry. *Hypertension* 2012;60:618–624.

Reincke M, Rump LC, Quinkler M, et al. Risk factors associated with low glomerular filtration rate in primary aldosteronism. *J Clin Endocrinol Metab* 2009;94:869–875.

Ribeiro MJ, Figueiredo Neto JA, Memoria EV, et al. Prevalence of primary hyperaldosteronism in a systemic arterial hypertension league. *Arq Bras Cardiol* 2009;92:39–45.

Riester A, Fischer E, Degenhart C, et al. Age below 40 or a recently proposed clinical prediction score cannot bypass adrenal venous sampling in primary aldosteronism. *J Clin Endocrinol Metab* 2014;99:E1035–E1039.

Rocha R, Funder JW. The pathophysiology of aldosterone in the cardiovascular system. *Ann NY Acad Sci* 2002;970:89–100.

Rossi GP. Diagnosis and treatment of primary aldosteronism. *Endocrinol Metab Clin North Am* 2011a;40:313–332.

Rossi GP. Does primary aldosteronism exist in normotensive and mildly hypertensive patients, and should we look for it? *Hypertens Res* 2011b;34:43–46.

Rossi GP, Belfiore A, Bernini G, et al. Prospective evaluation of the saline infusion test for excluding primary aldosteronism due to aldosterone-producing adenoma. *J Hypertens* 2007;25:1433–1442.

Rossi GP, Belfiore A, Bernini G, et al. Body mass index predicts plasma aldosterone concentrations in overweight-obese primary hypertensive patients. *J Clin Endocrinol Metab* 2008a;93:2566–2571.

Rossi GP, Bernini G, Caliumi C, et al. A prospective study of the prevalence of primary aldosteronism in 1,125 hypertensive patients. *J Am Coll Cardiol* 2006a;48:2293–2300.

Rossi GP, Bernini G, Desideri G, et al. Renal damage in primary aldosteronism: Results of the PAPY Study. *Hypertension* 2006b;48:232–238.

Rossi GP, Cesari M, Cuspidi C, et al. Long-term control of arterial hypertension and regression of left ventricular hypertrophy with treatment of primary aldosteronism. *Hypertension* 2013;62: 62–69.

Rossi GP, Pessina AC, Heagerty AM. Primary aldosteronism: An update on screening, diagnosis and treatment. *J Hypertens* 2008b; 26:613–621.

Rossi GP, Sacchetto A, Chiesura-Corona M, et al. Identification of the etiology of primary aldosteronism with adrenal vein sampling in patients with equivocal computed tomography and magnetic resonance findings. *J Clin Endocrinol Metab* 2001;86: 1083–1090.

Rossi GP, Seccia TM, Palumbo G, et al. Within-patient reproducibility of the aldosterone: Renin ratio in primary aldosteronism. *Hypertension* 2010;55:83–89.

Rossitto G, Regolisti G, Rossi E, et al. Elevation of angiotensin-II type-1-receptor autoantibodies titer in primary aldosteronism as a result of aldosterone-producing adenoma. *Hypertension* 2013;61:526–533.

Sarlon-Bartoli G, Michel N, Taieb D, et al. Adrenal venous sampling is crucial before an adrenalectomy whatever the adrenal-nodule size on computed tomography. *J Hypertens* 2011;29: 1196–1202.

Scholl UI, Nelson-Williams C, Yue P, et al. Hypertension with or without adrenal hyperplasia due to different inherited mutations in the potassium channel KCNJ5. *Proc Natl Acad Sci U S A* 2012;109:2533–2538.

Seccia TM, Fassina A, Nussdorfer GG, et al. Aldosterone-producing adrenocortical carcinoma: An unusual cause of Conn's syndrome with an ominous clinical course. *Endocrinol Relat Cancer* 2005;12:149–159.

Seiler L, Rump LC, Schulte-Mönting J, et al. Diagnosis of primary aldosteronism: Value of different screening parameters and influence of antihypertensive medication. *Eur J Endocrinol* 2004;150: 329–337.

Shionoiri H, Hirawa N, Ueda S-I, et al. Renin gene expression in the adrenal and kidney of patients with primary aldosteronism. *J Clin Endocrinol Metab* 1992;74:103–107.

Sinclair AM, Isles CG, Brown I, et al. Secondary hypertension in a blood pressure clinic. *Arch Intern Med* 1987;147:1289–1293.

Sonino N, Tomba E, Genesia ML, et al. Psychological assessment of primary aldosteronism: A controlled study. *J Clin Endocrinol Metab* 2011;96:E878–E883.

Sosa León LA, McKinley MJ, McAllen RM, et al. Aldosterone acts on the kidney, not the brain, to cause mineralocorticoid hypertension in sheep. *J Hypertens* 2002;20:1203–1208.

Stokes JB. Understanding how aldosterone increases sodium transport. *Am J Kidney Dis* 2000;36:866–870.

Stowasser M. How common is adrenal-based mineralocorticoid hypertension? *Curr Opin Endocrinol Diabetes* 2000;7:143–150.

Stowasser M. Update in primary aldosteronism. *J Clin Endocrinol Metab* 2009;94:3623–3630.

Stowasser M, Bachmann AW, Huggard PR, et al. Treatment of familial hyperaldosteronism type I: Only partial suppression of adrenocorticotropin required to correct hypertension. *J Clin Endocrinol Metab* 2000;85:3313–3318.

Stowasser M, Gordon RD. Monogenic mineralocorticoid hypertension. *Best Pract Res Clin Endocrinol Metab* 2006b;20:401–420.

Stowasser M, Gordon RD, Gunasekera TG, et al. High rate of detection of primary aldosteronism, including surgically treatable forms, after 'non-selective' screening of hypertensive patients. *J Hypertens* 2003;21;2149–2157.

Strauch B, Zelinka T, Hampf M, et al. Prevalence of primary hyperaldosteronism in moderate to severe hypertension in the Central Europe region. *J Human Hypertens* 2003;17:349–352.

Sukor N, Gordon RD, Ku YK, et al. Role of unilateral adrenalectomy in bilateral primary aldosteronism: A 22 year single center experience. *J Clin Endocrinol Metab* 2009;94:2437–2445.

Sutherland DJA, Ruse JL, Laidlaw JC. Hypertension, increased aldosterone secretion and low plasma renin activity relieved by dexamethasone. *Can Med Assoc J* 1966;95:1109–1119.

Tanabe A, Naruse M, Takagi S, et al. Variability in the renin/aldosterone profile under random and standardized sampling conditions in primary aldosteronism. *J Clin Endocrinol Metab* 2003;88: 2489–2494.

Thibonnier M, Sassano P, Joseph A, et al. Diagnostic value of a single dose of captopril in renin- and aldosterone-dependent, surgically curable hypertension. *Cardiovasc Rev Rep* 1982;3:1659–1667.

Touitou Y, Boissonnas A, Bogdan A, et al. Concurrent adrenocortical carcinoma and Conn's adenoma in a man with primary hyperaldosteronism: In vivo and in vitro studies. *Acta Endocrinol* 1992;127:189–192.

Tracy RE, White S. A method of quantifying adrenocortical nodular hyperplasia at autopsy: Some use of the method in illuminating hypertension and atherosclerosis. *Ann Diagn Pathol* 2002;6: 20–29.

Ulick S, Chan CK, Gill JR Jr, et al. Defective fasciculata zone function as the mechanism of glucocorticoid-remediable aldosteronism. *J Clin Endocrinol Metab* 1990;71:1151–1157.

Vaidya A, Underwood PC, Hopkins PN, et al. Abnormal aldosterone physiology and cardiometabolic risk factors. *Hypertension* 2013;61:886–893.

Walker BR. Defective enzyme-mediated receptor protection: Novel mechanisms in the pathophysiology of hypertension. *Clin Sci* 1993;85:257–263.

Wenting GJ, Man in't Veld AJ, Derkx FHM, et al. Recurrence of hypertension in primary aldosteronism after discontinuation of spironolactone: Time course of changes in cardiac output and body fluid volumes. *Clin Exp Hypertens* 1982;A4:1727–1748.

Westerdahl C, Bergenfelz A, Iaksson A, et al. Primary aldosteronism among newly diagnosed and untreated hypertensive patients in a Swedish primary care area. *Scand J Prim Health Care* 2011;29:57–62.

Williams ED, Boddy K, Brown JJ, et al. Body elemental composition, with particular reference to total and exchangeable sodium and potassium and total chlorine, in untreated and treated primary hyperaldosteronism. *J Hypertens* 1984;2:171–176.

Williams JS, Williams GH, Raji A. Prevalence of primary hyperaldosteronism in mild to moderate hypertension without hypokalemia. *J Hum Hypertens* 2006;20:129–136.

Williams TA, Monticone S, Schack VR, et al. Somatic ATP1A1, ATP2B3, and KCNJ5 mutations in aldosterone-producing adenomas. *Hypertension* 2014;63:188–195.

Wu F, Bagg W, Drury PL. Progression of accelerated hypertension in untreated primary aldosteronism. *Aust NZ J Med* 2000;30:91.

Yagi S, Akaike M, Aihara K, et al. High plasma aldosterone concentration is a novel risk factor of cognitive impairment in patients with hypertension. *Hypertens Res* 2011;34:74–78.

Yokota N, Bruneau BG, Kuroski de Bold ML, et al. Atrial natriuretic factor significantly contributes to the mineralocorticoid escape phenomenon: Evidence of a guanylate cyclase-mediated pathway. *J Clin Invest* 1994;94:1938–1946.

Young WF Jr. Primary aldosteronism: Management issues. *Ann NY Acad Sci* 2002;970:61–76.

Young WF Jr. Clinical practice: The incidentally discovered adrenal mass. *N Engl J Med* 2007a;356:601–610.

Young WF. Primary aldosteronism: Renaissance of a syndrome. *Clin Endocrinol (Oxf)* 2007b;66:607–618.

Young WF Jr, Stanson AW, Thompson GB, et al. Role for adrenal venous sampling in primary aldosteronism. *Surgery* 2004;136: 1227–1235.

Zarnegar R, Young WF Jr, Lee J, et al. The aldosteronoma resolution score: Predicting complete resolution of hypertension after adrenalectomy for aldosteronoma. *Ann Surg* 2008;247:511–518.

Zelinka T, Štrauch B, Pecen L, et al. Diurnal blood pressure variation in pheochromocytoma, primary aldosteronism and Cushing's syndrome. *J Hum Hypertens* 2004;18:107–111.

12

Feocromocitoma (con un prefacio sobre las masas suprarrenales incidentales)

MASA INCIDENTAL SUPRARRENAL

Para considerar las causas suprarrenales de la hipertensión en este capítulo y en los dos siguientes, se comenzará por plantear un problema clínico cada vez más recurrente: las masas suprarrenales descubiertas de manera casual o incidentalomas. Un *incidentaloma suprarrenal* es una masa suprarrenal, en general de 1 cm o más de diámetro, que se descubre casualmente en la tomografía computarizada (TC) o en la resonancia magnética (RM) abdominales realizadas debido a una indicación no suprarrenal (Terzolo y cols., 2011; Zeiger y cols., 2011). Aunque la mayoría son benignos y no funcionales, nunca debe ignorarse un incidentaloma suprarrenal, ya que entre el 10 y el 15 % son malignos o funcionalmente activos. Una resección temprana puede salvar la vida del paciente, y un diagnóstico equivocado puede tener consecuencias catastróficas, incluidas metástasis extrasuprarrenales o crisis hipertensivas.

Prevalencia

Globalmente, hoy en día el 4 % de todas las TC descubren un incidentaloma suprarrenal (Kmietowicz, 2014). La prevalencia del incidentaloma suprarrenal aumenta mucho con la edad (del 0,2 % en las TC realizadas en pacientes de 20-29 años al 7 % en los de más de 70 años) (Terzolo y cols., 2011; Zeiger y cols., 2011).

Diagnóstico diferencial

Todos los incidentalomas deben evaluarse para determinar dos cuestiones: 1) su malignidad y 2) su funcionalidad. Como se muestra en el cuadro 12-1, el diagnóstico diferencial incluye el adenocarcinoma suprarrenal, las metástasis suprarrenales, el síndrome de Cushing subclínico, el feocromocitoma y el adenoma productor de la aldosterona.

Evaluación de la malignidad

La posibilidad de malignidad es una preocupación de gran impacto. El carcinoma corticosuprarrenal se detecta en el 4,7 % y el cáncer metastásico en el 2,5 % de los incidentalomas (Young, 2007b).

Como se muestra en el cuadro 12-2, el tamaño de la masa y su aspecto en la TC o la RM (el *fenotipo de la imagen*) son los dos indicadores claves de malignidad (Young, 2007b).

Tamaño

Los carcinomas corticosuprarrenales son en general grandes; el 90 % tienen un diámetro de al menos 4 cm. Entre los pacientes con un incidentaloma suprarrenal de diámetro superior a 4 cm, uno de cada cuatro tiene un carcinoma corticosuprarrenal (Young, 2007b). Cuanto más pequeño sea el carcinoma en el momento de la resección, menor será el estadio del tumor y mejor será el pronóstico.

Fenotipo de la imagen

La mayoría de los incidentalomas suprarrenales se descubren de manera inesperada en TC con contraste abdominales o torácicas, que a menudo no son técnicamente óptimas para ver las suprarrenales (Terzolo y cols., 2011). Por lo tanto, debe seguirse el *protocolo de tomografía de suprarrenales* para continuar la evaluación del incidentaloma: cortes de TC contiguos de 3-5 mm de espesor sin contraste, 1 min después de la inyección intravenosa del medio y 10-15 min después (Zeiger y cols., 2011).

El citosol de los adenomas suele estar cargado de grasa, lo que les otorga propiedades características en la TC y la RM (Zieger y cols., 2011). En la TC sin contraste, los adenomas benignos en general presentan un valor de atenuación bajo, medido en unidades Hounsfield (UH). Si el valor de atenuación de la TC

CUADRO 12-1

Evaluación clínica de una masa suprarrenal incidental

Trastorno	Prevalencia[a] (%)	Características clínicas que pueden sugerir su presencia
Síndrome de Cushing	7,9	Aumento de peso y síndrome metabólico (intolerancia a la glucosa, dislipidemia, obesidad central), mayor panículo adiposo supraclavicular, plétora facial, facilidad para presentar equimosis, estrías de color púrpura, debilidad muscular proximal, cambios emocionales y cognitivos, infecciones oportunistas, alteración de la función reproductora, acné, hirsutismo, osteoporosis y leucocitosis con linfopenia
Feocromocitoma	5,6	Hipertensión (paroxística o sostenida), más crisis de sudor, cefaleas, palpitaciones y palidez
Aldosteronismo primario	1,2	Hipertensión resistente con hipocalemia o sin ella
Carcinoma adrenocortical	4,7	Dolor abdominal (efecto de masa), síndrome de Cushing (efecto del cortisol), virilización (efecto androgénico), ginecomastia (efecto estrogénico) e hipocalemia (efecto de la aldosterona)
Cáncer metastásico	2,5	Antecedentes de cáncer extrasuprarrenal; signos específicos del cáncer

[a]Porcentaje de masas suprarrenales incidentales descubiertas con hiperfunción suprarrenal o cáncer

Modificado de Young WF Jr. Clinical practice: The incidentally discovered adrenal mass. *N Engl J Med* 2007;356:601–610

sin contraste es inferior a 10 UH, se le puede asegurar al paciente que el tumor es un adenoma benigno rico en lípidos (Zieger y cols., 2011). En la RM ponderada en T_2, los adenomas son isointensos con respecto al hígado y el bazo. En la RM con desplazamiento químico, se pierde la señal en las imágenes desfasadas. Sin embargo, hasta un 30 % de los adenomas no contienen una cantidad elevada de grasa y, por lo tanto, no pueden diferenciarse de un tumor maligno o de un feocromocitoma mediante RM o TC sin contraste. Si el lavado del contraste es superior al 50 % a los 10 min de la inyección, se podrá tranquilizar al paciente (con una sensibilidad y especificidad de casi el 100 %) diciéndole que el adenoma es benigno (Terzolo y cols., 2011). El lavado es más lento en casos de feocromocitomas o tumores suprarrenales. Si la malignidad aún es dudosa, una tomografía por emisión de positrones (PET) con ^{18}F-desoxiglucosa (^{18}F-FDG) tiene una sensibilidad (93-100 %) y una especificidad (80-100 %) muy altas para identificar lesiones malignas, las cuales muestran una captación de glucosa muy elevada (Terzolo y cols., 2011).

CUADRO 12-2

Características típicas de la imagen (fenotipo) de las masas suprarrenales incidentales

Características	Adenoma suprarrenal	Carcinoma adrenocortical	Feocromocitoma	Metástasis
Tamaño	Pequeño (< 3 cm)	Grande (> 4 cm)	Grande (> 3 cm)	Variable
Forma	Redondeada, lisa	Irregular	Redondeada, bordes bien delimitados	Irregular
Textura	Homogénea	Heterogénea	Heterogénea, zonas quísticas (necrosis)	Heterogénea
Lateralidad	Unilateral, solitario	Unilateral, solitario	Unilateral, solitario	Suele ser bilateral
Densidad en la TC sin contraste (UH) TC con contraste	≤ 10	> 10	> 10	> 10
Vascularidad	No vascular	Vascular	Vascular	Vascular
Lavado después de 10 min	≥ 50 %	< 50 %	< 50 %	< 50 %
RM[a]	Isointenso	Hiperintenso	Marcadamente hiperintenso	Hiperintenso
Tasa de crecimiento	Estable o baja (< 1 cm/año)	Rápido (> 2 cm/año)	Lento (0,5-1 cm/año)	Variable

[a]Relacionada con el hígado en imágenes ponderadas en T_2

Modificado de Young WF Jr. The incidentally discovered adrenal mass. *N Engl J Med* 2007;356:601–610

Metástasis

Los cánceres primarios que normalmente metastatizan a las glándulas suprarrenales son los carcinomas de pulmón, riñón y tubo digestivo. Las metástasis generan masas suprarrenales bilaterales, y en muchos casos se descubre el tumor primario antes que los incidentalomas suprarrenales (Young, 2007b).

Evaluación de la hiperfunción

El cuadro 12-3 muestra procedimientos de detección y pruebas de confirmación de hiperfunción suprarrenal (producción autónoma de cortisol, catecolaminas o aldosterona por un tumor suprarrenal). En 3868 pacientes con incidentaloma suprarrenal en 26 series, se hallaron pruebas bioquímicas de síndrome de Cushing subclínico (7,9 %), feocromocitoma (5,6 %) y aldosteronismo primario (AP) (1,2 %) (Barzon y cols., 2003). Algunos datos recientes sugieren que puede aumentar la secreción de cortisol en un 33 % (Kmietowicz, 2014).

El 25-75 % de los carcinomas corticosuprarrenales son hormonalmente activos. El patrón más frecuente es la cosecreción de cortisol y andrógenos, que indica carcinoma corticosuprarrenal (Libe y cols., 2007).

Síndrome de Cushing subclínico

Cuando un incidentaloma suprarrenal se acompaña de signos clínicos sutiles de hipercortisolismo, debe considerarse el síndrome de Cushing subclínico. Los pacientes pueden presentar hipertensión, obesidad central, diabetes, cansancio y facilidad para presentar equimosis; pero no así, estrías de color púrpura que no desaparecen con la presión ni otros signos del cuadro completo del síndrome (Terzolo y cols., 2011; Zeiger y cols., 2013). Por ello, no es fácil distinguir este cuadro clínico del síndrome metabólico corriente, excepto por el descubrimiento por imagenología de una masa suprarrenal.

Para mejorar la sensibilidad de la prueba de supresión con 1 mg de dexametasona nocturna, debe usarse un punto de corte debajo del estándar (1,8 mg/dl en vez de 5 mg/dl) para un valor de cortisol anormalmente elevado a las 8 a.m.; para evitar falsos positivos, un valor alto debe confirmarse varias veces e incluir la supresión con retroalimentación de corticotropina (ACTH), evidencia extra de una hiperproducción suprarrenal autónoma de cortisol (Terzolo y cols., 2011; Zeiger y cols., 2011).

El síndrome de Cushing subclínico constituye un factor de riesgo cardiovascular, como demostró un estudio retrospectivo reciente de 198 pacientes con una masa suprarrenal incidental y sin enfermedad franca que fueron seguidos un promedio de 7,5 años con niveles de cortisol medidos después de una prueba de supresión con dexametasona (Di Dalmazi y cols., 2014). De dichos pacientes, 114 (58 %) tuvieron masas suprarrenales no secretoras estables ([cortisol] plasmático posdexametasona < 50 nmol/l), 61 pacientes (30 %) tuvieron o un fenotipo intermedio estable ([cortisol] 50-138 nmol/l) o síndrome de Cushing subclínico ([cortisol] > 138 nmol/l), y 23 pacientes (12 %) presentaron un patrón progresivo de aumento de la secreción de cortisol. Comparados con pacientes con masas no secretoras estables, la tasa de eventos cardiovasculares y muerte fue más alta en pacientes con enfermedad intermedia o síndrome de Cushing subclínico (6,7 % frente a 16,7 %) y en aquéllos con incremento de la secreción (6,7 % frente a 28,4 %). Un aumento de la secreción de cortisol durante el estudio fue un factor de riesgo independiente para los eventos cardiovasculares nuevos.

El síndrome de Cushing subclínico es muy frecuente con los incidentalomas suprarrenales de más de 2,4 cm de diámetro (Morelli y cols., 2014) y con los incidentalomas suprarrenales bilaterales, mientras que la prevalencia es del 35 % frente al 18 % con los incidentalomas unilaterales (Vassilatou y cols., 2014).

CUADRO 12-3

Evaluación de laboratorio de una masa suprarrenal incidental

Trastorno suprarrenal	Pruebas de escrutinio	Pruebas confirmatorias
Síndrome de Cushing subclínico	Prueba de supresión con 1 mg de dexametasona durante la noche	Corticotropina sérica, cortisol en orina de 24 h; cortisol en saliva a media noche; prueba de inhibición con dexametasona a dosis altas en 2 días
Feocromocitoma	Metanefrinas fraccionadas en plasma o en orina	TC con contraste, RM con gadolinio, considerar gammagrafía con ^{123}I-MIBG
Aldosteronismo primario	Renina plasmática y aldosterona sérica; excreción de potasio en orina de 24 h	Pruebas de supresión de aldosterona con sobrecarga salina; obtención de una muestra de una vena suprarrenal tras demostrarse hiperaldosteronismo no inhibible; TC

Modificado de Young WF Jr. Clinical practice: The incidentally discovered adrenal mass. *N Engl J Med* 2007;356:601–610

Feocromocitoma clínicamente asintomático

En la serie de la Mayo Clinic, aproximadamente el 5 % de los incidentalomas suprarrenales terminaron por ser feocromocitomas (Young, 2007b). La probabilidad de descubrir un feocromocitoma es aproximadamente 25 veces más alta en la asociación incidentaloma suprarrenal más hipertensión que en la población general de hipertensos. Hoy en día, más de la mitad de los feocromocitomas se descubren en forma incidental; de éstos, la mitad no presentan ni hipertensión ni otros rasgos clínicos clásicos (Zeiger y cols., 2011). El diagnóstico se basa en la bioquímica, o sea, la demostración de la hipersecreción de catecolaminas por las células cromafines suprarrenales (v. más adelante).

Aldosteronismo primario

En la serie de la Mayo Clinic, el 1 % de los incidentalomas resultaron ser adenomas productores de aldosterona (Young, 2007b). La mejor prueba de detección sistemática es un análisis de sangre para encontrar un valor elevado de aldosterona sérica y la supresión de la actividad de la renina plasmática (v. cap. 11).

Tratamiento

La figura 12-1 es un algoritmo para la evaluación del paciente con un incidentaloma suprarrenal.

La evaluación hormonal inicial debe incluir las siguientes tres pruebas de detección: 1) prueba de supresión con dexametasona (1 mg) durante la noche para el síndrome de Cushing subclínico, 2) determinación de las metanefrinas libres en plasma o de las metanefrinas y las catecolaminas fraccionadas en una muestra de orina de 24 horas para detectar casos de feocromocitoma, y 3) determinación de la aldosterona sérica y de la actividad de la renina plasmática para detectar AP.

Incluso los feocromocitomas asintomáticos pueden desencadenar una crisis hipertensiva mortal, por lo que deben resecarse tras un bloqueo adrenérgico preoperatorio. Un adenoma productor de aldosterona es indicación de adrenalectomía laparoscópica si está acompañado de hipertensión o hipocalemia.

El tratamiento del síndrome de Cushing subclínico es un proceso en desarrollo. En un estudio no controlado de nueve pacientes con este diagnóstico, la adrenalectomía unilateral mejoró la hipertensión en

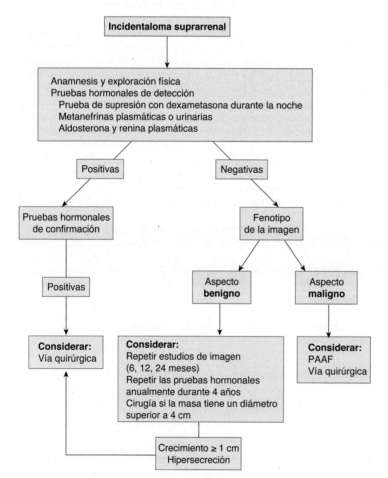

FIGURA 12-1 • Algoritmo para la evaluación diagnóstica de una masa suprarrenal descubierta fortuitamente. PAAF, biopsia por punción aspiración con aguja fina (modificada de Young WF Jr. Clinical practice: The incidentally discovered adrenal mass. *N Engl J Med* 2007b;356:601–610)

seis de ellos y redujo el panículo adiposo supracla-vicular y otras características clínicas en los nueve (Mitchell y cols., 2007). Estos resultados son prometedores e indican que es necesario un estudio multicéntrico de mayor amplitud.

Por ahora, debe considerarse la posibilidad de una adrenalectomía en casos de síndrome de Cushing subclínico en pacientes jóvenes (menores de 40 años) con aparición reciente o deterioro de la hipertensión, la diabetes u otras características clínicas del hipercortisolismo. En pacientes de mediana edad y los ancianos con una masa suprarrenal grande, se recomienda la resección. La mayoría de los adenomas productores de cortisol tienen un diámetro de 2,5 cm o superior. Si se opta por la cirugía, debe administrarse tratamiento con glucocorticoides para así evitar una crisis suprarrenal perioperatoria.

La adrenalectomía está indicada cuando el aspecto radiológico es sospechoso de carcinoma suprarrenal, a menos que existan circunstancias clínicas atenuantes relacionadas con la edad avanzada o con una enfermedad concomitante. Si una masa suprarrenal tiene un diámetro mayor o igual a 6 cm, debe ser extirpada. Si el diámetro de la masa suprarrenal es de entre 4 y 6 cm, deben considerarse la edad del paciente y el fenotipo de la imagen. Antes de los 30 años de edad, los incidentalomas suprarrenales son tan poco frecuentes que incluso una masa con un diámetro menor o igual a 4 cm merece considerar la posibilidad de resección, especialmente si el fenotipo según la imagen es sospechoso (Young, 2007b).

La biopsia por punción aspiración con aguja fina (PAAF) rara vez es necesaria para descartar malignidad porque las características de la imagen son muy predictivas (Terzolo y cols., 2011). La biopsia por PAAF se utiliza principalmente para descartar enfermedad metastásica o infección (p. ej., tuberculosis de glándulas suprarrenales). El feocromocitoma debe descartarse primero con pruebas bioquímicas, ya que la biopsia por PAAF de un feocromocitoma puede precipitar una crisis hipertensiva.

Si la masa tiene un aspecto benigno en la TC o la RM y los estudios hormonales iniciales presentan resultados negativos, los estudios imagenológicos deben repetirse cada 6 meses durante un máximo de 2 años y los estudios de función suprarrenal deben repetirse anualmente durante un máximo de 4 años (Terzolo y cols., 2011). Sólo entonces el paciente puede estar seguro de que es poco probable que sufra problemas más adelante.

REVISIÓN DE HIPERTENSIÓN SUPRARRENAL

Como se vio, todos los pacientes hipertensos con un incidentaloma suprarrenal deben recibir una evaluación diagnóstica para la hipertensión suprarrenal.

Todos los pacientes hipertensos merecen que se *tome en consideración* la posibilidad de una causa suprarrenal, pero sin una masa suprarrenal conocida, sólo un pequeño porcentaje *necesita una evaluación*. Estas enfermedades suprarrenales son raras y producen signos y síntomas inespecíficos. Muchos pacientes con hipertensión primaria sufren crisis recurrentes que hacen pensar en un feocromocitoma, hipocalemia que sugiere un aldosteronismo primario y obesidad central que lleva a pensar en síndrome de Cushing subclínico. La mayoría de estos pacientes presentan una función suprarrenal normal.

Aunque es poco frecuente, el diagnóstico de hipertensión suprarrenal puede conducir a la cura con cirugía o, al menos, a un tratamiento farmacológico altamente efectivo. La extirpación de un tumor suprarrenal hiperfuncionante o el bloqueo de los efectos del exceso hormonal en tejidos determinados pueden ser las únicas maneras de controlar correctamente la hipertensión y proteger al paciente de un rápido daño de órganos y muerte prematura. Éste es especialmente el caso del feocromocitoma.

FEOCROMOCITOMA Y PARAGANGLIOMA

Los *feocromocitomas* son tumores secretores de catecolaminas de las células cromafines suprarrenales. Los *paragangliomas* son tumores extrasuprarrenales de las células de los ganglios simpáticos o vagales. Como se muestra en el cuadro 12-4, las probabilidades de que un paraganglioma secrete catecolaminas depende de su localización. Los paragangliomas secretores de catecolaminas (a menudo denominados "feocromocitomas extrasuprarrenales"), están localizados principalmente en el abdomen o la pelvis. Los paragangliomas vagales no secretores se ubican sobre todo en la cabeza y el cuello, y a

CUADRO 12-4

Localización del paraganglioma

Localización	Porcentaje
Parasimpática (no secretora)	95
Cabeza y cuello	
Secretor de catecolaminas	
Paraaórtica abdominal	75
Vejiga urinaria	10
Tórax	10
Cabeza y cuello	3
Pelvis	2

Modificado de Young WF Jr, Abboud AL. Editorial: Paraganglioma—all in the family. *J Clin Endocrinol Metab* 2006;91:790–792

menudo afectan a las células del cuerpo carotídeo. Aunque el término *feocromocitoma* se utiliza a menudo para incluir los feocromocitomas suprarrenales y los paragangliomas extrasuprarrenales funcionales, en general estos tumores difieren no solo en su localización sino también en la presentación clínica, bases genéticas o potencial maligno (Waguespack y cols., 2010).

La mayoría de los feocromocitomas y paragangliomas secretan tanto adrenalina como noradrenalina (NAdr), en general esta última en forma predominante. Algunos secretan principalmente adrenalina y unos cuantos más sólo dopamina. Cuando se diagnostican y tratan correctamente, la mayoría de los feocromocitomas son curables. Si no se diagnostican o si se tratan incorrectamente, estos tumores pueden ser mortales.

A menudo los feocromocitomas no se detectan (Jones y cols., 2012). En una serie de autopsias realizada en la Mayo Clinic, sólo 13 de 54 feocromocitomas confirmados en la autopsia se habían diagnosticado en vida (Young, 2007a). Los 41 feocromocitomas restantes no diagnosticados fueron la causa de 30 muertes. Estos tumores también pueden sobrediagnosticarse debido a resultados falsos positivos (Yu y Wei, 2010). En cambio, cuando un equipo clínico con experiencia diagnostica y trata el feocromocitoma, los tumores pueden resecarse con éxito, presentando una mortalidad perioperatoria mínima (Darr y cols., 2012; Young, 2007a).

Prevalencia

Los feocromocitomas son raros. La prevalencia estimada es inferior al 0,2 % entre pacientes con hipertensión no seleccionados, pero es del 5 % en los que presentan un incidentaloma suprarrenal (Barzon y cols., 2003; Young, 2007a). Debido a su poca frecuencia y a que pueden provocar paroxismos mortales, el médico necesita un índice de sospecha elevado y un abordaje sistemático para la detección, la localización y la intervención quirúrgica de los feocromocitomas (fig. 12-2).

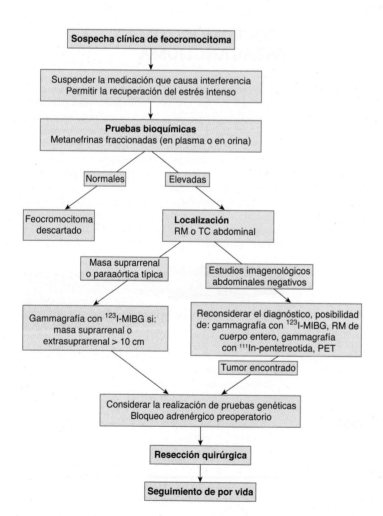

FIGURA 12-2 • Algoritmo de evaluación diagnóstica en caso de sospecha de feocromocitoma. El término *feocromocitoma* se puede referir a los feocromocitomas suprarrenales o a los paragangliomas extrasuprarrenales. In, indio (modificada de Young WF Jr. Adrenal causes of hypertension: Pheochromocytoma and primary aldosteronism. *Rev Endocrinol Metab Disord* 2007a;8:309–320)

Características clínicas

El cuadro 12-5 muestra el cuadro clínico del feocromocitoma y el cuadro 12-6 el diagnóstico diferencial.

Las crisis hiperadrenérgicas son parte del cuadro clínico clásico del feocromocitoma. La estimulación α y β-adrenérgica excesiva del aparato cardiovascular produce los cinco signos y síntomas del paroxismo (Young WF Jr, comunicación personal, 2007c):

▸ Hipertensión paroxística.
▸ Cefalea pulsátil.
▸ Sudoración (a menudo difusa).
▸ Palpitaciones.
▸ Palidez.

La rubefacción es menos frecuente que la palidez porque la NAdr (catecolamina dominante) ejerce un potente efecto vasoconstrictor. Otros signos del estado hiperadrenérgico son la diabetes y la pérdida de peso. Algunos pacientes no presentan síntomas, algunos son normotensos y otros muestran síntomas debido a enfermedades concomitantes.

Hipertensión paroxística

Los paroxismos son el cuadro clásico de la enfermedad, pero es rara la hipertensión exclusivamente paroxística con normotensión entre las crisis. La mayoría de los pacientes presentan hipertensión persistente con o sin

---

CUADRO 12-5

Signos y síntomas de feocromocitoma

Más frecuentes	Menos frecuentes
Hipertensión (sostenida o paroxística)	Hipotensión ortostática
Sudoración excesiva	Rubefacción
Cefaleas	Pérdida de peso
Palpitaciones	Reducción de la motilidad gastrointestinal
Taquicardia	Aumento de la frecuencia respiratoria
Ansiedad y nerviosismo	Náuseas/vómitos
Palidez	Dolor torácico/abdominal
Temblores	Miocardiopatía
Hiperglucemia en ayunas	Mareos
Debilidad, cansancio	Parestesias
	Estreñimiento (muy infrecuentemente diarrea)
	Alteraciones de la visión

Modificado de Pacak K. Preoperative management of the PHEO patient. *J Clin Endocrinol Metab* 2007;92:4069–4079

CUADRO 12-6

Diagnóstico diferencial de las crisis similares a las de los feocromocitomas

Cardiovasculares
  Hipertensión primaria lábil
  Taquicardia paroxística
  Angina
  Edema pulmonar agudo
  Eclampsia
  Crisis hipertensiva durante o después de una intervención quirúrgica
  Hipotensión ortostática
  Hipertensión renovascular
Psicológicos
  Ansiedad con hiperventilación
  Trastorno de angustia
Neurológicos
  Neuropatía autónoma
  Migraña y cefaleas en racimos (*cluster*)
  Ictus
  Tumor cerebral
  Crisis diencefálicas
  Hiperreflexia autónoma, como en el caso de la cuadriplejía
  Disfunción de los barorreceptores
  Síndrome de taquicardia postural ortostática
Endocrinos
  Intolerancia a los hidratos de carbono
  Tirotoxicosis
  Insulinoma e hipoglucemia
  Carcinoma medular tiroideo
  Síndrome menopáusico
  Síndrome carcinoide
  Mastocitosis
Farmacológicos
  Rebote tras la retirada de la clonidina
  Ingestión de fármacos simpaticomiméticos (medicamentos para el resfriado que contienen fenilefrina, cocaína, metanfetaminas)
  Rubefacción inducida por clorpropamida-alcohol
  Inhibidor de la monoaminooxidasa y descongestionante
  Vancomicina "síndrome del hombre rojo"
Simulado
  Ingestión de simpaticomiméticos

---

paroxismos. Éstos pueden desencadenarse por compresión mecánica del tumor (por ejercicio, postura erecta, encorvamiento, micción, defecación, enemas, palpación del abdomen o el útero durante el embarazo), inyección de químicos (anestésicos o agentes de contraste radiológico), fármacos que estimulan la síntesis (glucocorticoides) y la secreción (histamina, opiáceos o nicotina) de catecolaminas, fármacos psiquiátricos que inhiben los transportadores de la recaptación de aminas biógenas (antidepresivos tricíclicos, bloqueantes selectivos de la recaptación de NAdr, etc.) y β-bloqueantes, que dejan relativamente sin oposición a los receptores α-adrenérgicos. Las crisis de feocromocitoma pueden ser inducidas por glucocorticoides, lo que incluye la ACTH, metilprednisolona y por altas dosis (pero no de menos de 1 mg) en las pruebas de supresión de dexametasona (Rosas y cols., 2008). El paroxismo no ocurre inmediatamente, sino entre 5 y 36 h después de la administración de glucocorticoides, y provoca necrosis tumoral. Los paroxismos también pueden producirse sin una estimulación clara, por necrosis tumoral espontánea.

Los paroxismos varían entre pacientes en cuanto a frecuencia, duración, intensidad y síntomas asociados. Pueden ocurrir varias veces al día o cada pocos meses. Los paroxismos por feocromocitoma suelen diagnosticarse erróneamente como crisis de angustia. Los pacientes pueden describir una sensación de opresión en el abdomen que sube hacia el tórax y la cabeza, ansiedad, temblores, sudoración, palpitaciones y debilidad.

Manifestaciones cardíacas de los feocromocitomas

En la serie del Cedars-Sinai, el 12 % de los feocromocitomas surgieron sin hipertensión paroxística sino más bien con un síndrome coronario agudo o una miocardiopatía inducida por catecolaminas con insuficiencia cardíaca aguda (miocardiopatía de *takotsubo* invertida) (Yu y cols., 2012a). Los feocromocitomas también pueden aparecer con taquicardia ventricular monomórfica (Park y cols., 2012). Se requiere un alto índice de sospe-

cha para llegar al diagnóstico, porque estos tumores son mucho más raros que las formas comunes de cardiopatías del adulto que imitan. El no considerar el feocromocitoma y sobre todo el paraganglioma en el diagnóstico diferencial puede llevar a procedimientos invasivos innecesarios, incluido el trasplante cardíaco (Yu y cols., 2012a). Comparados con los pacientes con feocromocitomas que se presentan con un incidentaloma suprarrenal o hipertensión paroxística pero sin manifestaciones cardíacas, aquéllos con complicaciones cardíacas tienen tumores grandes (a menudo > 6 cm), valores de normetanefrinas plasmáticas muy elevadas, fracciones de eyección ventricular izquierda levemente deprimidas, e intervalos QT largos (cuadro 12-7) (Yu y cols., 2012a). También pueden presentarse con ictus embólico por un trombo ventricular izquierdo (Buchbinder y cols., 2009). Por lo tanto, sin hipertensión paroxística, los feocromocitomas deben considerarse en un adulto sin etiología convincente de insuficiencia cardíaca, síndrome coronario agudo o taquicardia con o sin masa suprarrenal (esta última por paraganglioma). Las metanefrinas en plasma de evaluación inmediata permitirán hacer el diagnóstico bioquímico.

Hipotensión

Los feocromocitomas que secretan sobre todo adrenalina pueden presentarse con hipotensión, ataques cíclicos alternantes de hipertensión e hipotensión y

---

CUADRO 12-7

Características de los pacientes con feocromocitoma con o sin complicaciones cardíacas

Características	Complicaciones cardíacas		
	Con (n = 9)	Sin (n = 67)	Valor de *p*
Demografía			
Edad en años	50	51	NS
Femeninos, %	55	60	NS
Feocromocitoma			
Esporádico, %	100	81	NS
Ubicación suprarrenal, %	78	91	NS
Niveles de marcadores bioquímicos, aumento de los pliegues	24	11	0,08
Tamaño tumoral, cm	6,7	4,4	0,02
Factores de riesgo cardíaco	55	59	NS
Cambios ECG			
Cambios ST-T, %	67	15	0,05
QTc, ms	473	443	0,02
Eco de fracción de eyección del ventrículo izquierdo, %	43	66	0,002

Modificado de Nissen NN, Bannykh SI. Cardiac complications as initial manifestation of pheochromocytoma: Frequency, outcome, and predictors. *Endocr Pract* 2012;18:483–492

síndromes coronarios agudos: depresión difusa del segmento ST, dolor torácico, náuseas/vómitos y diaforesis (Darr y cols., 2012). Pueden producir *shock* cardiogénico por miocardiopatía inducida por catecolaminas. La necrosis tumoral espontánea y el uso de α-bloqueantes durante la preparación preoperatoria para la cirugía del feocromocitoma pueden provocar hipotensión profunda. Más frecuentemente los pacientes presentan una hipotensión postural moderada asociada con taquicardia y mareos. La hipotensión postural indica hipovolemia, una característica del feocromocitoma que no se ha explicado adecuadamente. En un hipertenso joven no tratado, la hipotensión postural con taquicardia puede ser la pista de la presencia de un feocromocitoma.

Presentaciones menos frecuentes

Los feocromocitomas también pueden presentarse como un abdomen agudo (por rotura espontánea del tumor), muerte súbita después de un traumatismo abdominal leve, acidosis láctica o fiebre alta y encefalopatía. Los paragangliomas de la vejiga urinaria pueden producir hematuria indolora y síncope miccional (Belian y cols., 2013); tienden a aparecer en adultos más bien jóvenes y la mayoría pueden curarse mediante cistectomía parcial.

La regla del 10 revisada

La enseñanza convencional era que el 10 % de los feocromocitomas son extrasuprarrenales (o sea, paragangliomas secretores), el 10 % aparecen en niños, el 10 % son bilaterales, el 10 % recidivan, el 10 % son malignos, el 10 % se descubren de manera fortuita y el 10 % son familiares. Actualmente, alrededor del 70 % se descubren de manera incidental (Darr y cols., 2012; Yu y cols., 2009) y casi el 30 % son debidos a mutaciones de la línea germinal (o sea, mutaciones que se producen en todas las células del organismo) (Karasel y cols., 2013).

Feocromocitomas y paragangliomas familiares

Los feocromocitomas y los paragangliomas pueden aparecer espontáneamente o ser hereditarios con rasgos autosómicos dominantes aislados o como parte de uno de los síndromes enumerados adelante. Como revisaron Karasek y cols. en los NIH (Karasek y cols., 2013), los genes conocidos que provocan la enfermedad son:

▶ El *RET (reconfiguración durante la transfección)*, proto-oncogén asociado con la neoplasia endocrina múltiple (NEM) tipo 2A (feocromocitoma, carcinoma medular de tiroides, hiperparatiroidismo,) o tipo 2B (feocromocitoma, carcinoma medular de tiroides, neuromas

mucosos, engrosamiento de nervios corneales, ganglioneuromatosis intestinal, facies delgada).

▶ El *VHL*, gen supresor de los genes asociados con la enfermedad de von Hippel-Lindau del feocromocitoma (a menudo bilateral), los angiomas retinianos y cerebelosos, los quistes renales y pancreáticos, y el carcinoma de células renales.

▶ El *NF-1*, asociado con la neurofibromatosis.

▶ El *SDHD,* gen de la subunidad D de la succinato deshidrogenasa (complejo mitocondrial II) que predispone a padecer paraganglioma familiar.

▶ El *SDHB*, gen de la subunidad B de la succinato deshidrogenasa, que también predispone a padecer paraganglioma familiar.

▶ El *SDHC*, gen de la subunidad C de la succinato deshidrogenasa, que predispone sobre todo a padecer paragangliomas vagales de la cabeza y el cuello.

▶ El *SDHA*, mutaciones del gen de la subunidad C de la succinato deshidrogenasa, asociadas principalmente con los paragangliomas abdominales (rara vez con los feocromocitomas suprarrenales).

▶ El *SDHAF2*, mutaciones de la subunidad A F2 de la succinato deshidrogenasa, asociadas con los paragangliomas de cabeza y cuello, y de transmisión paterna.

▶ El *TMEM-127*, gen de la proteína transmembranaria 127, mutaciones asociadas con los feocromocitomas suprarrenales principalmente no malignos.

▶ El *MAX*, proteína MAX (conocida como *factor X asociado con MYC*), interactúa con otros factores de la transcripción que forman una red que regula la proliferación celular, la diferenciación y la apoptosis. Se comporta como gen supresor de tumores; por lo tanto, 2/3 de los feocromocitomas asociados con MAX son bilaterales y el 25 % son malignos.

Fenotipos diferentes de la NEM2 y el síndrome de VHL

Los pacientes con NEM2 son más propensos a sufrir hipertensión paroxística porque los tumores de la NEM2 secretan sobre todo NAdr, mientras que los tumores del síndrome de VHL, predominantemente adrenalina. En comparación con los tumores del síndrome de VHL, los tumores de la NEM2 presentan una mayor expresión tanto de la tirosina hidroxilasa, la enzima limitante de la velocidad de la síntesis de catecolaminas, como de fenil-etanolamina N-metiltransferasa (PNMT), una enzima que transforma NAdr en adrenalina.

La primera descripción de un feocromocitoma en 1886 fue, de hecho, un caso de síndrome NEM2 (Neumann y cols., 2007). La paciente, una chica alemana de 18 años de nombre Mina Roll, presentaba síntomas clásicos de una crisis de feocromocitoma y en la autopsia se descubrió que tenía tumores suprarrenales bilaterales vascularizados que se teñían de marrón oscuro con un fijador de sales de cromo (de ahí el nombre "feo-cromo-citoma", por "células que se tiñen de color oscuro por las sales de cromo"). En una interesante investigación casi detectivesca realizada 120 años después, los genetistas buscaron en el *European-American Pheochromocytoma Registry* y hallaron cuatro miembros vivos de esa familia con una mutación de la línea germinal en el gen *RET*, estableciendo de esta forma el diagnóstico de NEM2. Éstos y otros miembros de la familia tenían feocromocitomas o carcinomas medulares tiroideos, lo que explicaría el bocio mencionado en el informe de la autopsia original de Mina Roll (Neumann y cols., 2007). El reconocimiento clínico temprano del síndrome de NEM2 es especialmente importante porque el carcinoma medular tiroideo, presente en muchos de estos pacientes, es una causa de muerte de consideración y, por lo tanto, debe extirparse inmediatamente.

Neurofibromatosis

Los feocromocitomas sólo aparecen en el 1% de los pacientes con neurofibromatosis tipo 1. En 2006, la neurofibromatosis era la causa de solamente 25 de los 565 casos totales de feocromocitoma en el *European-American Pheochromocytoma Registry* (Bausch y cols., 2006). En comparación, el síndrome de Von Hippel-Lindau solo había causado 75 casos, los síndromes de paraganglioma 54 y 380 los feocromocitomas esporádicos. Los 25 pacientes con neurofibromatosis presentaban feocromocitomas suprarrenales y, de éstos, tres (12%) padecían enfermedad metastásica.

Paraganglioma familiar

Descubiertos recién en el año 2000, los síndromes de paraganglioma familiares se heredan como rasgos autosómicos dominantes (Darr y cols., 2012; Karasek y cols., 2013). Es interesante que la mutación del gen *SDHD* se caracterice por presentar una *impronta materna*, es decir, que la enfermedad sólo pueda heredarse del padre, lo cual enfatiza la importancia de una anamnesis detallada. La mutación del gen *SDHB* se caracteriza por un elevado riesgo de malignidad, incluidos el paraganglioma, el carcinoma de células renales y el carcinoma papilar de tiroides generadores de metástasis. La mutación del gen *SDHC* se asocia principalmente con paragangliomas vagales no secretores (normalmente tumores del cuerpo carotídeo) de la cabeza y el cuello. La producción de 3-metoxitiramina se asocia con la presencia de una mutación *SDHB* subyacente y puede ser un biomarcador viable de malignidad (Van Berkel y cols., 2014).

La oncogenia puede implicar: 1) fallas de la apoptosis durante el desarrollo, o 2) el estímulo seudohipóxico (Karasek y cols., 2013). En condiciones normales, el tejido cromafín extrasuprarrenal ejerce un papel importante en la producción de catecolaminas en el feto en desarrollo, pero el tejido se degenera poco después del nacimiento. La persistencia anómala de tejido fetal puede dar lugar a un paraganglioma. La forma más frecuente de paraganglioma de cabeza y cuello implica a las células del cuerpo carotídeo sensibles a hipoxia. En condiciones hipóxicas, un factor inducible por hipoxia (HIF) generalmente se transloca del citosol al núcleo, lo que provoca una activación compensadora de los genes que participan en la angiogénesis, la eritropoyesis, el recambio de la matriz extracelular y muchos otros procesos defensores frente a la hipoxia tisular. En pacientes con paraganglioma familiar, el HIF permanece activado, no por la hipoxia tisular, sino por la acumulación anómala de succinato. Tal estímulo hipóxico también interviene en la patogenia molecular de la oncogenia del síndrome de VHL, ya que el producto del gen *VHL* está involucrado en la limitación tónica del HIF (Kaelin, 2007; Karasek y cols., 2013).

Otras enfermedades asociadas

El feocromocitoma es un gran simulador y se ha asociado con los siguientes trastornos:

- La *tríada de Carney* de paraganglioma secretor, tumores del estroma gastrointestinal y condroma pulmonar; no parece ser hereditaria y aún se desconocen las bases moleculares de la asociación.
- La *colelitiasis*, vista hasta en el 30% de los pacientes con feocromocitoma.
- La *diabetes*, especialmente en pacientes jóvenes y delgados (Darr y cols., 2012).
- La *hipercalcemia* sin hiperparatiroidismo (Kimura y cols., 1990).
- La *policitemia* por aumento de la producción de eritropoyetina. Con más frecuencia, la elevación del hematocrito se asocia con una disminución del volumen plasmático.
- La *hipertensión renovascular*, probablemente por compresión de una arteria renal por un paraganglioma o por un vasoespasmo inducido por NAdr que causa displasia fibromuscular (Sarathi y cols., 2012).
- La *hiperfunción corticosuprarrenal* puede ser producida por secreción de ACTH por el feocromocitoma, por un adenoma coexistente secretor de cortisol en la otra glándula suprarrenal o por una hiperplasia suprarrenal bilateral (Ghander y cols., 2012).
- La *rabdomiólisis*, en conjunción con insuficiencia renal (Anaforoglu y cols., 2008).
- El *megacolon*, que fue descrito en 17 casos (Sweeney y cols., 2000).

Trastornos que simulan un feocromocitoma

En la mayoría de los pacientes con hipertensión y una o más de las manifestaciones del feocromocitoma *no* se diagnostica este tumor. En el cuadro 12-6 se enumeran la mayoría de los trastornos que pueden simular un feocromocitoma. Los más frecuentes son el trastorno de angustia y la hipertensión primaria lábil. Otras enfermedades que pueden simular un feocromocitoma son la hipertensión de rebote tras la suspensión de la clonidina (especialmente con una administración a demanda), la apnea obstructiva del sueño (v. caps. 3 y 4) y el fallo en el barorreflejo (v. caps. 3 y 14). Este último lo sugieren unos antecedentes remotos de intervención quirúrgica en la cabeza y el cuello con radioterapia con campo de radiación de tipo manto, endarterectomía carotídea reciente o extirpación de tumores bilaterales del cuerpo carotídeo (es decir, paragangliomas vagales).

Seudofeocromocitoma es un término vago a menudo usado como diagnóstico de exclusión para pacientes con hipertensión muy lábil y síntomas que no se diferencian de los de un feocromocitoma real pero pruebas bioquímicas negativas (típicamente en múltiples ocasiones) (Hunt y Lin, 2008; Mann, 2008; Sharabi y cols., 2007). El desencadenante emocional puede no ser evidente y aun así los paroxismos llegar a ser incapacitantes. Se ha implicado una secreción excesiva de adrenalina de la médula suprarrenal, pero se necesitan estudios más grandes (Hunt y Lin, 2008; Sharabi y cols., 2007).

Se ha descrito una forma iatrogénica de seudofeocromocitoma en pacientes psiquiátricos tratados con clozapina, una dibenzodiazepina tricíclica con acciones farmacológicas complejas que involucran receptores α-adrenérgicos y serotonínicos (Sara y cols., 2013). Se ha visto esa hipertensión lábil en los pacientes internados que son tratados con medicación antidepresiva de tercera generación más clonidina (Victor, observaciones no publicadas, 2014).

Muerte por feocromocitoma

La mayoría de las muertes se asocian con el hecho de no considerar la posibilidad de un feocromocitoma en pacientes sometidos a un estrés intenso, como una cirugía no suprarrenal o un parto. Muchas muertes son imprevistas y repentinas; es probable que esto se relacione con efectos inducidos por catecolaminas sobre el músculo cardíaco y el sistema de conducción. Se han producido muertes después de una necrosis hemorrágica aguda del feocromocitoma, tras la administración de β-bloqueantes. Debe considerarse la posibilidad de un feocromocitoma antes de la administración de un β-bloqueante para controlar los síntomas tirotóxicos, ya que esto puede provocar una crisis de feocromocitoma.

Evaluación

Cuándo y cómo realizar las pruebas de detección sistemática

La mayoría de los pacientes hipertensos *no* necesitan pruebas de detección para feocromocitoma. Las indicaciones se enumeran en el cuadro 12-8. Muchas se basan

---

CUADRO 12-8

¿Cuándo realizar estudios sistemáticos para feocromocitoma/paraganglioma?

Crisis hiperadrenérgicas
Hipertensión resistente
Antecedentes familiares de feocromocitoma o paraganglioma
Síndrome familiar (p. ej., NEM2, VHL)
Respuesta hipertensiva a la anestesia
Aparición de hipertensión antes de los 20 años de edad
Hipertensión con miocardiopatía dilatada
Incidentaloma suprarrenal
Miocardiopatía de reciente comienzo sin etiología clara

---

en los antecedentes del paciente. Las pruebas de detección sistemática están indicadas en todos los pacientes con incidentalomas suprarrenales, incluso si los valores de PA son normales.

El abordaje sistemático, como el que se describe en la figura 12-2, ayuda a evitar errores de diagnóstico y la realización de pruebas clínicas innecesarias y caras (Yu y cols., 2011). El diagnóstico consta de dos pasos: a) la determinación bioquímica de la hipersecreción autónoma de catecolaminas y b) la localización del tumor.

Diagnóstico bioquímico

Los descubrimientos científicos en la comprensión del metabolismo de las catecolaminas y los avances técnicos en la determinación de los metabolitos de las catecolaminas han mejorado significativamente la detección bioquímica del feocromocitoma (Darr y cols., 2012).

Fundamento científico

En la figura 12-3 se muestra una visión clara de la secreción, la recaptación y el metabolismo de las catecolaminas, extraído del trabajo de Eisenhofer y cols. en los NIH (Darr y cols., 2012; Eisenhofer y cols., 2004; 2008; Goldstein y cols., 2006).

Los feocromocitomas contienen grandes cantidades de la enzima catecol-O-metiltransferasa (COMT), que transforma la NAdr y la adrenalina en derivados O-metilados, la normetanefrina (NMN) y la metane-

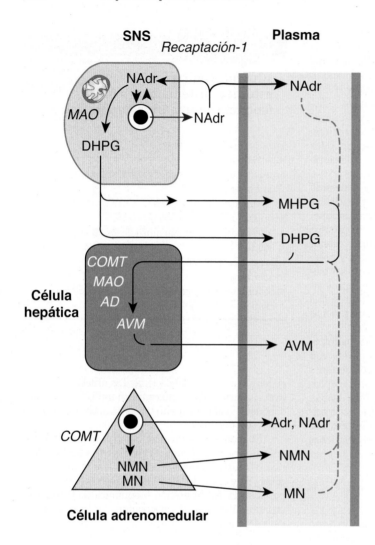

FIGURA 12-3 • Secreción, recaptación y metabolismo de las catecolaminas. SNS, sistema nervioso simpático; NAdr, noradrenalina; Adr, adrenalina; MAO, monoaminooxidasa; OMT, catecol-O-metil-transferasa; DHPG, 3,4-dihidroxifenilglicol; MHPG, 3-metoxi-4-hidroxifenilglicol; CAD, aldehído deshidrogenasa; AVM, ácido vanililmandélico; NMN, normetanefrina; MN, metanefrina (modificada de Goldstein DS, Eisenhofer G, Kopin IJ. Clinical catecholamine neurochemistry: A legacy of Julius Axelrod. *Cell Mol Neurobiol* 2006;26:695–702)

frina (MN), denominadas conjuntamente *metanefrinas*. Las metanefrinas circulan libres en el plasma y son sulfatadas a medida que pasan por la circulación gastrointestinal. Los sulfatos conjugados son filtrados por los riñones y se excretan por la orina. La determinación de las metanefrinas, ya sea en una muestra de plasma o en una muestra de orina de 24 h, resulta muy superior a la determinación de las catecolaminas originales y ha revolucionado el diagnóstico del feocromocitoma.

Las concentraciones elevadas de metanefrinas en plasma o en orina son indicadores diagnósticos muy sensibles de feocromocitoma por distintos motivos. Normalmente, los niveles plasmáticos de NMN y MN son muy bajos. Estas sustancias son producidas principalmente en las células cromafines suprarrenales y no en los nervios simpáticos (como pasa con las catecolaminas originales) ni en el hígado (como pasa con el ácido vanililmandélico, AVM). En las terminales nerviosas simpáticas periféricas no hay COMT. En consecuencia, la mayor parte de la NMN y la MN se sintetiza en el interior de las células cromafines suprarrenales antes de su secreción a la circulación. En pacientes con feocromocitoma, las metanefrinas se sintetizan siempre dentro del tumor y son secretadas constantemente al plasma mediante un proceso autónomo independiente de la liberación vesicular de catecolaminas, que es episódica (Goldstein y cols., 2006). Mientras que los picos en la concentración plasmática de NAdr y adrenalina pueden no detectarse entre las crisis de feocromocitoma, los niveles plasmáticos de metanefrinas están continuamente elevados y, por lo tanto, proporcionan una mayor sensibilidad diagnóstica. Un aumento de la NAdr plasmática del doble del valor original está asociado con un aumento de seis veces el valor original de la NMN plasmática (Eisenhofer y cols., 2008). Las metanefrinas pueden medirse en el plasma (como metanefrinas libres), o bien en una muestra de orina de 24 h como conjugados sulfatados.

¿Cuál es la mejor prueba: metanefrinas en plasma o en orina?

La determinación de metanefrinas en plasma es más cómoda para el paciente y tiene un grado de sensibilidad elevado. Una cifra normal de metanefrinas en plasma descarta virtualmente el diagnóstico de tumor secretor de catecolaminas (excepto en el raro caso de paraganglioma secretor de dopamina). No obstante, la especificidad de esta técnica no es ideal, como muestra una tasa global de falsos positivos del 15 % en algunas series (Young, 2007a). La tasa de falsos positivos aumenta hasta un 25 % en pacientes mayores de 60 años, porque la concentración plasmática de catecolaminas y metanefrinas aumenta normalmente con la edad (Singh, 2004). Las determinaciones urinarias requieren la obtención incómoda de una muestra de 24 h, pero tienen una tasa inferior de falsos positivos, que se sitúa entre el 2 y el 3 % (Young, 2007a).

Tanto las metanefrinas en plasma como las urinarias (o ambas) pueden recomendarse como prueba de detección sistemática (escrutinio o cribado) inicial (Darr y cols., 2012). Las dos son superiores a la determinación de catecolaminas originales solas. El diagnóstico bioquímico debe ser obligatorio antes de ordenar un estudio imagenológico para localizar el tumor; por lo tanto, se necesitan pruebas bioquímicas adicionales cuando los resultados bioquímicos son dudosos.

Si los niveles plasmáticos de metanefrinas son normales, en general no se necesita más evaluación. Un aumento de cuatro veces el valor normal o superior de NMN libre en plasma es casi 100 % diagnóstico de un tumor secretor de catecolaminas; en este caso están indicados estudios de diagnóstico por imagen sin necesidad de pruebas bioquímicas adicionales (Dar y cols., 2012).

Sin embargo, en la práctica clínica a menudo aparecen zonas grises o intermedias (p. ej., un aumento de dos veces el valor de referencia) y que necesitan pruebas bioquímicas adicionales. Un estudio retrospectivo de 140 pacientes que fueron evaluados para detectar feocromocitoma en la Mayo Clinic sugiere que el seguimiento con la determinación de metanefrinas fraccionadas en orina o de cromogranina A (otra proteína liberada por las células cromafines) en plasma mejora la precisión diagnóstica de las metanefrinas plasmáticas (Algeciras-Schimnich y cols., 2008). Cualquiera que sea el método analítico utilizado, prestar atención cuidadosa a la técnica utilizada puede reducir los resultados falsos positivos, como se expone a continuación.

Técnica

Para minimizar las reacciones de estrés agudo, idealmente las muestras de sangre se obtienen sólo después de que el paciente ha permanecido en decúbito supino durante al menos 20 min después de la introducción de una cánula venosa permanente.

Las pruebas de ácido vanililmandélico (VMA) en orina ya no se realizan de forma habitual por su poca sensibilidad (Darr y cols., 2012). Alrededor del 20 % del VMA proviene del metabolismo hepático de catecolaminas y metanefrinas circulantes y el 80 % restante procede de metabolitos de la NAdr de las neuronas (v. fig. 12-2). Así pues, se requieren grandes incrementos en la secreción suprarrenal de catecolaminas por parte de un feocromocitoma para poder detectar un aumento de la excreción urinaria de VMA.

La determinación de las metanefrinas totales en orina mediante espectrofotometría está siendo reemplazada por la cromatografía de líquidos-espectrometría de masas en tándem, que proporciona una mayor detección de las metanefrinas totales y fraccionadas y evita falsos positivos por la interferencia de sotalol, labetalol, paracetamol y otros fármacos con una estructura similar a la de las metanefrinas (Perry y cols., 2007). La figura 12-4 muestra que con la espectrometría de masas en tándem se obtiene una resolución excelente de los valores totales de metanefrinas en orina elevados en los pacientes con feocromocitoma respecto de los valores normales de los pacientes sin feocromocitoma y de los voluntarios sanos (Perry y cols., 2007). Sin embargo, el médico que solicita las pruebas necesita conocer la pericia de su laboratorio en concreto, ya que los valores de referencia pueden variar. Ya no es necesaria la interrupción del tratamiento con fármacos antihipertensivos, excepto en el caso de los α-bloqueantes.

El cuadro 12-9 enumera las distintas pruebas y los valores de corte clínicos utilizados en el laboratorio de la Mayo Clinic.

El cuadro 12-10 muestra los trastornos comunes que pueden elevar los valores de metanefrinas, lo que podría dar lugar a un diagnóstico falso positivo de feocromocitoma. Los más frecuentes son los fármacos antidepresivos, los α-bloqueantes y los simpaticomiméticos. El estrés perioperatorio, el infarto agudo de miocardio y el empeoramiento de una insuficiencia cardíaca pueden dar lugar a aumentos transitorios de las concentraciones de catecolaminas, por lo que debe retrasarse 1 o 2 semanas la realización de pruebas bioquímicas para detectar feocromocitoma hasta que el estrés haya desaparecido (v. fig. 12-2).

Pacientes con nefropatía terminal

El feocromocitoma representa un reto diagnóstico particular en pacientes con insuficiencia renal. La determinación de las metanefrinas en orina no es útil, ni siquiera en pacientes que no presentan anuria, debido a la alteración de la excreción renal. La única opción es la determinación de metanefrinas en plasma, pero la tasa de falsos positivos puede alcanzar hasta un

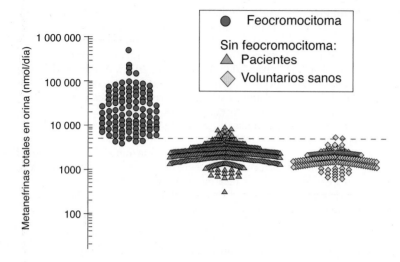

FIGURA 12-4 • Comparación de la excreción de metanefrinas totales en orina de 24 h mediante espectrometría de masas en tándem en pacientes con feocromocitoma o paraganglioma demostrado con la histología (*círculos*, n = 102), pacientes con sospecha de feocromocitoma pero que presentan una evaluación diagnóstica negativa (*triángulos*, n = 404) y voluntarios sanos normotensos (*rombos*, n = 221). La *línea discontinua* es el valor de corte diagnóstico (modificada de Perry CG, Sawka AM, Singh R, et al. The diagnostic efficacy of urinary fractionated metanephrines measured by tandem mass spectrometry in detection of pheochromocytoma. *Clin Endocrinol (Oxf)* 2007;66:703–708)

25 % (Eisenhofer y cols., 2005), porque la misma insuficiencia renal (ya sea una nefropatía terminal [NT] o crónica [NC] moderada) se caracteriza por una hiperactividad simpática y por el deterioro de la excreción de catecolaminas (v. cap. 3). Se presenta una superposición considerable entre los valores de MN en los pacientes en diálisis sin feocromocitoma y aquéllos con feocromocitoma y función renal normal (fig. 12-5) (Niculescu y cols., 2013); por fortuna, hay menos superposición con los valores elevados de NMN, de manera que aquellos valores de corte superiores a los normales de NMN en plasma mayores de 410 pg/ml se recomiendan como evidencia bioquí-

mica de feocromocitoma en el marco de NC o NT (Eisenhofer y cols., 2005).

Paraganglioma secretor de dopamina

A veces un tumor puede secretar exclusivamente dopamina porque las células tumorales no contienen la enzima dopamina-β-hidroxilasa que transforma la dopamina en adrenalina y NAdr. Estos tumores son extremadamente raros y son paragangliomas extrasuprarrenales relacionados por *SDHx* (Waguespack y cols., 2010). Es fácil equivocarse en el diagnóstico debido a los valores normales de PA y de metanefrinas plasmáticas y urinarias. En lugar de crisis hiperadrenérgicas, los síntomas de presentación son náuseas, vómitos o psicosis (debido

CUADRO 12-9	

Diagnóstico bioquímico de tumor secretor de catecolaminas

Prueba	Valor de corte[a]
Análisis de sangre	
Normetanefrina libre en plasma	0,9 nmol/l
Metanefrina libre en plasma	0,5 nmol/l
Noradrenalina en plasma	750 pg/ml
Adrenalina en plasma	110 pg/ml
Dopamina en plasma	30 pg/mL
Análisis de orina	
Metanefrinas totales	1300 mg/24 h
Normetanefrina	900 mg/24 h
Metanefrina	400 mg/24 h
Noradrenalina	170 mg/24 h
Adrenalina	300 mg/24 h
Dopamina	50 mg/24 h

[a]Valores en decúbito supino del laboratorio de la Mayo Clinic

Modificado de Singh RJ. Advances in metanephrine testing for the diagnosis of PHEO. *Clin Lab Med* 2004;24:85–103

CUADRO 12-10	

Causas de falsos positivos en metanefrinas

Fármacos que aumentan las catecolaminas
   Antidepresivos
   Levodopa
   Retirada de clonidina (administración a demanda)
   Antipsicóticos
   α-bloqueantes
Trastornos que aumentan las catecolaminas
Estrés físico intenso (debido a intervención quirúrgica, ictus, infarto de miocardio, etc.)
Apnea obstructiva del sueño
Nefropatía terminal

Modificado de Young WF Jr. Pheochromocytoma. En: *ASH Clinical Hypertension Review Course Syllabus*. American Society of Hypertension 2007:481–494

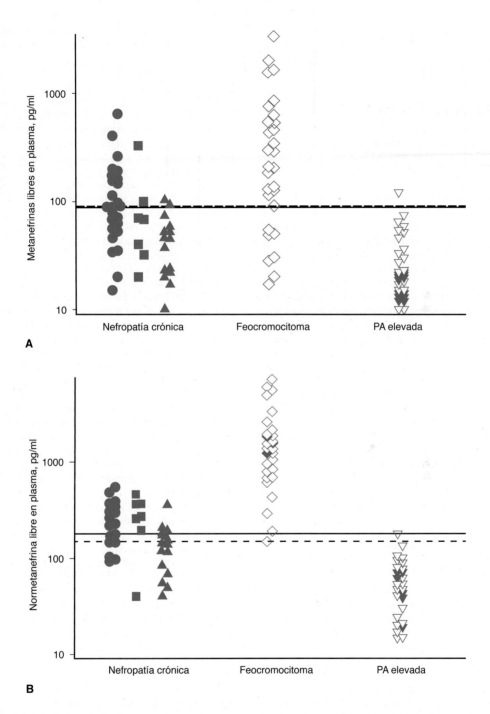

FIGURA 12-5 • Niveles de metanefrinas libres en plasma **(A)** y de normetanefrina **(B)** en pacientes con nefropatía crónica (terminal), feocromocitoma y PA alta con función renal normal (modificada de Niculescu DA, Ismail G, Polana C. Plasma free metanephrines and renal failure. *Endocr Pract* 2014;20(2):139–144)

a la producción excesiva de dopamina) o un síndrome inflamatorio con fiebre, pérdida de peso y una tasa de sedimentación elevada. La mayoría de estos tumores son descubiertos de manera fortuita en una TC o una

RM abdominales realizadas para determinar la causa del dolor abdominal. A menudo, estos paragangliomas son grandes y metastásicos para el momento del descubrimiento, lo que conlleva un mal pronóstico. El diagnóstico se realiza a través de un nivel elevado de dopamina en orina de 24 h, elevación que normalmente es drástica (varias veces el límite superior del valor normal de 3300 nmol/24 h).

Pruebas farmacológicas

La mejoría de las determinaciones de metanefrinas y el aumento de su disponibilidad han hecho que las peligrosas pruebas de estimulación (p. ej., la inyección de glucagón) hayan quedado obsoletas. La prueba de supresión con clonidina, aunque es segura, rara vez es necesaria para distinguir entre los falsos positivos y las verdaderas elevaciones en los valores de las metanefrinas (Lee y cols., 2011). Los niveles plasmáticos de catecolaminas y metanefrinas se miden antes y 3 h después de una sola dosis oral de 0,3 mg de clonidina (Eisenhofer y cols., 2008). El principio es que la clonidina, un simpaticolítico central, debería provocar una caída mayor en las catecolaminas y las metanefrinas plasmáticas cuando los niveles plasmáticos elevados se deben a hiperactividad nerviosa simpática más que cuando se deben a un tumor de secreción autónoma. Sin embargo, puede haber falsos negativos en pacientes con feocromocitomas y elevaciones moderadas de los niveles plasmáticos de catecolaminas y metanefrinas, porque una gran parte de la NAdr y la NMN plasmáticas procede de nervios simpáticos que siguen funcionando normalmente y todavía responden a la clonidina (Sartori y cols., 2008). La prueba no puede distinguir los falsos positivos de los positivos reales en los valores aumentados de MN, y no es necesario confirmar el diagnóstico de feocromocitoma cuando existe un aumento indudable de las metanefrinas en plasma o en orina.

Localización del tumor

TC y RM abdominales

Tras la confirmación del diagnóstico bioquímico de la hipersecreción autónoma de catecolaminas, el siguiente paso es ubicar el tumor como preparación para la operación curativa (v. fig. 12-2). Los estudios imagenológicos iniciales son la RM o la TC abdominales o pélvicas, ya que el 90 % de los tumores secretores de catecolaminas son feocromocitomas suprarrenales y el 98 % se sitúan en el abdomen o la pelvis (Young, 2007a).

Sin embargo, el diagnóstico del feocromocitoma no siempre es sencillo. La figura 12-6 muestra cuatro situaciones clínicas diferentes para ilustrar la importancia de considerar el fenotipo según la imagen, los síntomas del paciente y el grado de anomalía de las pruebas bioquímicas (Young, 2007c). Los pacientes 1 y 3 no tenían síntomas y ambos presentaban incidentalomas suprarrenales. En el paciente 1, el fenotipo según la imagen era sospechoso de feocromocitoma, y la elevación de cinco veces el valor normal de NMN plasmáti-

cas (sin estrés reciente o fármacos con posibilidad de introducir confusión) confirmó el diagnóstico. En el paciente 3, el fenotipo por la imagen no era sospechoso de feocromocitoma y el valor normal de las metanefrinas plasmáticas descartó este diagnóstico, así que no fue necesario seguir con la evaluación. El paciente 2 presentaba los síntomas clásicos del feocromocitoma y un fenotipo según la imagen típico de una masa suprarrenal quística hiperintensa de entre 3 y 10 cm con centros necróticos. La concentración plasmática de NMN era 20 veces la normal, lo que confirmó el diagnóstico. El paciente 4 representa una situación clínica frecuente en la que se solicitó la determinación de la concentración plasmática de NMN, debido a episodios de hipertensión lábil con rubefacción, y se obtuvieron cifras elevadas de interpretación confusa. Posteriormente, las concentraciones normales de metanefrinas y catecolaminas en orina de 24 h descartaron este diagnóstico sin necesidad de realizar estudios imagenológicos.

En pacientes en los que se sospecha un feocromocitoma, tal vez no sea necesario el bloqueo adrenérgico antes de los estudios imagenológicos con contraste para evitar una crisis hipertensiva durante la administración intravenosa del agente de contraste. No se observaron crisis paroxísticas en 17 pacientes con feocromocitoma a los que se administró agente de contraste no iónico (Bessell-Browne y O'Malley, 2007). Según Pacak (2007), "el agente de contraste no iónico para la TC no provoca efecto apreciable alguno sobre la liberación de NAdr y adrenalina en distintos tipos de pacientes con feocromocitoma. Por lo tanto, no parece necesario el bloqueo adrenérgico como medida de precaución específica antes de la administración intravenosa del contraste no iónico".

Aunque se espera la confirmación de los resultados de este pequeño estudio, está claro que el gadolinio no estimula los feocromocitomas, lo que elimina la necesidad del bloqueo adrenérgico antes de realizar la RM con este agente de contraste. La RM y la TC tienen la misma sensibilidad (90-100 %) y especificidad (70-80 %) en la detección del feocromocitoma suprarrenal, mientras que la RM puede identificar paragangliomas pélvicos que podrían pasar desapercibidos mediante TC o gammagrafía con ^{131}I-metayodobencilguanidina (MIBG) (Garovic y cols., 2004). Por lo tanto, si se encuentra disponible, el método de elección es la RM con gadolinio.

Estudios imagenológicos adicionales

Si los estudios de imagen abdominales son negativos, puede utilizarse la gammagrafía con ^{123}I-MIBG para localizar el tumor (v. fig. 12-2). Antes de la gammagrafía con MIBG, deben suspenderse los bloqueantes de los canales del calcio (BCC) así como los β-bloqueantes vasodilatadores como los descongestivos nasales y el labetalol porque pueden interferir con la recaptación del MIBG (Waguepack y cols., 2010).

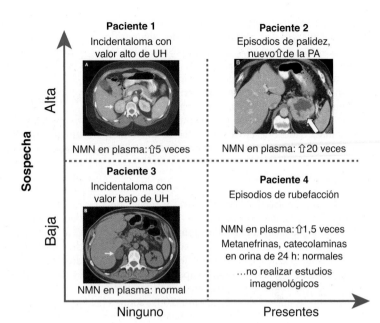

FIGURA 12-6 • Ejemplos de cuatro pacientes en quienes se sospechó un feocromocitoma de acuerdo con sus síntomas o los estudios por la imagen. UH, unidades Hounsfield; NMN, normetanefrina (modificada de Young WF Jr. Pheochromocytoma. En: *ASH Clinical Hypertension Review Course Syllabus.* American Society of Hypertension 2007, pp. 481–494)

Algunos expertos recomiendan una gammagrafía con MIBG de confirmación antes de las intervenciones quirúrgicas de feocromocitoma (Pacak, 2007); otros creen que esta prueba es innecesaria, ya que puede producir tanto falsos positivos como falsos negativos (Garovic y cols., 2004). Otros procedimientos de localización son la RM de cuerpo entero, la gammagrafía con ^{111}In-pentetreotida y la PET con ^{18}F-desoxiglucosa, que es superior a la gammagrafía con MIBG para detectar feocromocitomas metastásicos (Timmers y cols., 2009), con ^{11}C-hidroxiefedrina o 6-^{18}F-dopamina (Young, 2007a).

Las guías del 2012 del European Association of Nuclear Medicine para las imágenes del feocromocitoma y el paraganglioma enfatizan la importancia cada vez mayor de la PET (Taieb y cols., 2012). Para el feocromocitoma no metastásico aparentemente esporádico, la ^{123}I-MIBG es tan sensible como la PET y superior a la tomografía por emisión de fotón único (SPECT)/TC con ^{111}In-pentetreotida respecto de la localización del tumor. La PET debe reservarse para:

▶ Casos de MIBG negativos.
▶ Tumores multifocales en la centellografía con MIBG.
▶ Pacientes en los que no es seguro seguir con la administración de fármacos que interfieren con la precisión de la ^{123}I-MIBG. Entre ellos están los BCC, los β-bloqueantes y los descongestivos nasales antes mencionados, así como los opiáceos, los antidepresivos tricíclicos y los antipsicóticos. El labetalol debe suspenderse 10 días antes para evitar un falso negativo en el estudio MIBG (Taieb y cols., 2012).

Estudios genéticos

El objetivo de las pruebas genéticas es identificar a las personas con riesgo de presentar tumores secretores de catecolaminas nuevos o recidivantes. En estos individuos, las pruebas bioquímicas de detección y los estudios imagenológicos pueden detectar tumores tempranos que aún no hayan metastatizado, lo que aumenta la probabilidad de curación quirúrgica.

Algunos expertos recomiendan la realización de pruebas genéticas en todos los pacientes con tumores secretores de catecolaminas y en sus parientes de primer grado (Giménez-Roqueplo y cols., 2006; Pacak y cols., 2007a), mientras que otros recomiendan un método más selectivo y con una mejor relación costo-efectividad (Eric y Neumann, 2009; Young, 2007a). Se desconoce la tasa exacta de herencia familiar porque muchos de los errores diagnósticos ocurrieron fuera de centros académicos y porque existe un sesgo de derivación en los centros académicos que conducen la investigación. Hoy se estima que el 30 % de todos los feocromocitomas y paragangliomas son hereditarios, y hay mutaciones de la línea germinal en el 5-27 % de los casos aparentemente esporádicos, o sea, aquéllos sin evidencia de síndromes asociados o de antecedentes familiares después de una evaluación exhaustiva (Moraitis y cols., 2014; Muth y cols., 2012).

Sin embargo, en Estados Unidos, el rendimiento de las pruebas genéticas sistemáticas en pacientes con feocromocitoma suprarrenal esporádico (definido por una enfermedad unilateral, antecedentes familiares negativos y ausencia de síntomas y signos sindrómicos) es muy bajo (Young y Abboud, 2006). No obstante, hay que monitorizar a todos los pacientes en busca de hallazgos de un síndrome familiar, algunos de los cuales pueden detectarse en examen físico, como los angiomas retinianos en el síndrome de VHL, una masa tiroidea en la NEM2, manchas color café con leche en la neurofibromatosis tipo 1 y una masa en el cuello en los síndromes de paraganglioma. La evaluación y la monitorización de los parientes de primer grado también son importantes dado que estos trastornos se transmiten con un rasgo autosómico dominante.

¿Quién debe ser evaluado?

Las pruebas genéticas detectan más casos y deben considerarse en pacientes con uno o más de los cuadros siguientes: a) paraganglioma, b) feocromocitoma suprarrenal bilateral, c) feocromocitoma suprarrenal unilateral y antecedentes familiares de feocromocitoma/paraganglioma, d) feocromocitoma suprarrenal unilateral antes de los 40 años, y datos clínicos que sugieran trastorno sindrómico (Erlic y Neumann, 2009; Young y Abboud, 2006), y e) todos los feocromocitomas pediátricos porque la mayoría tendrán una mutación de la línea germinal (Waguespack y cols., 2010). Debe obtenerse un consentimiento informado y ofrecerse asesoramiento genético a todos los miembros de la familia. En www.genetests.org hay disponible una lista de laboratorios de diagnóstico de genética molecular autorizados.

¿Qué genes deben analizarse?

Para eliminar el gasto innecesario (y a menudo no reembolsable) que suponen las pruebas genéticas para detectar todas las mutaciones de la línea germinal conocidas que provocan feocromocitoma o paraganglioma, los genes deben estudiarse de forma secuencial en un orden determinado por las circunstancias clínicas (Erlic y Neumann, 2009; Young y Abboud, 2006). Por ejemplo, un paciente con paraganglioma abdominal secretor de catecolaminas tiene más probabilidades de presentar una mutación en los genes *SDHB*, *SDHD* o *VHL*, en este orden. Por lo tanto, la primera prueba debe ser la de *SDHB*, pues así no se necesitarán más pruebas si se identifica la mutación. En alguien con feocromocitoma suprarrenal bilateral pero sin carcinoma medular tiroideo, la mutación más probable es la del gen *VHL*, seguida de la del *RET*; si se identifica una mutación en el primero, no es necesario analizar el segundo. La clave es derivar al paciente a un centro especializado.

Tratamiento

El tratamiento de elección es la resección quirúrgica. La mayoría de los feocromocitomas son benignos y pueden extirparse con tasas de curación elevadas. Cuando es un equipo médico con experiencia el que trata a los pacientes, la mortalidad operatoria es inferior al 3 %

(Darr y cols., 2012; Young, 2007a). Por lo tanto, se recomienda con firmeza la derivación a un centro con experiencia para cualquier paciente en el que la sospecha de feocromocitoma sea alta (Moraitis y cols., 2014).

Manejo preoperatorio

El manejo preoperatorio del feocromocitoma implica el bloqueo α-adrenérgico seguido de un bloqueo β-adrenérgico y una expansión del volumen plasmático. Se necesitan ambos bloqueos adrenérgicos, α y β, para prevenir una crisis de feocromocitoma en el quirófano. Se recomienda un consumo libre de sal para evitar la hipotensión postoperatoria. El manejo preoperatorio debe empezar 10 días antes de la operación para garantizar la eficacia del bloqueo adrenérgico y la expansión de volumen. A falta de ensayos controlados aleatorizados, la mayoría de los expertos recomiendan la siguiente estrategia (Darr y cols., 2012; Young, 2007a).

Bloqueo α

La fenoxibenzamina es un α-bloqueante irreversible que produce un bloqueo α-adrenérgico más completo y sostenido que la doxazosina y otros α-bloqueantes de uso frecuente en la práctica general. En consecuencia, los efectos secundarios incluyen hipotensión ortostática, taquicardia refleja, miosis, falta la eyaculación, congestión nasal, diarrea y cansancio. Los efectos secundarios son menos graves con doxazosina, prazosina o terazosina, y por eso son las elegidas para el tratamiento paliativo prolongado del exceso de catecolaminas en el contexto del feocromocitoma metastatizante, para el que la curación con cirugía no es una opción. Para la preparación quirúrgica a corto plazo previa a la resección del feocromocitoma, es preferible la fenoxibenzamina, debido a la larga duración del bloqueo α. Esta elección también da tiempo adecuado para la reexpansión del volumen plasmático antes de la operación.

En el protocolo de la Mayo Clinic (Young, 2007a), la dosis inicial de fenoxibenzamina es de 10 mg dos veces al día. Esta dosis se aumenta entre 10 y 20 mg cada 2-3 días, según sea necesario para controlar la PA y los síntomas del exceso de catecolaminas. La dosis final promedio está entre 20 y 100 mg/día. El objetivo de la PA sentado es menos de 120/80 mm Hg. La hipotensión ortostática es muy frecuente cuando el bloqueo α se superpone a un volumen plasmático reducido, que en general acompaña al exceso crónico de catecolaminas. Por este motivo, deben darse instrucciones sobre el consumo libre de sal al paciente para lograr una PA en bipedestación superior a 90 mm Hg.

Bloqueo β

Excepto en el caso de pacientes con intolerancia a los β-bloqueantes, el bloqueo β está indicado para controlar la taquicardia sinusal y otras taquiarritmias inducidas por catecolaminas, pero *sólo* después de haber alcanzado un bloqueo α eficaz (que suele tardar entre 4 y 7 días). Si se utilizan solos de forma inadvertida, los β-bloqueantes pueden empeorar la hipertensión, porque dejan sin oposición la vasoconstricción mediada por los receptores α. Los β-bloqueantes también pueden precipitar un edema pulmonar si existe una miocardiopatía inducida por catecolaminas. Por lo tanto, debe iniciarse la administración del β-bloqueante con una dosis baja y ascenderla con cuidado.

El protocolo de la Mayo Clinic utiliza propranolol de acción corta, con una dosis inicial de 10 mg cada 6 h (Young, 2007a). Durante los 3-5 días siguientes se aumenta la dosis gradualmente y se pasa a una formulación de acción prolongada para eliminar la taquicardia antes de la operación.

El protocolo de los NIH es parecido (Pacak, 2007). El bloqueo β y la ingestión libre de sal se agregan a la fenoxibenzamina. Los niveles recomendados son PA en posición sedente menor de 130/80 mm Hg, PA sistólica de pie mayor de 100 mm Hg, frecuencia cardíaca en sedestación de 60-70 lpm, y frecuencia cardíaca de pie de 70-80 lpm.

Bloqueantes de los canales de calcio

Los BCC se han usado con eficiencia y seguridad tanto como complemento al bloqueo α/β como para dar una forma alternativa de terapia primaria para el control pre e intraoperatorio del feocromocitoma (Bravo y Tagle, 2003; Darr y cols., 2012). Estos fármacos bloquean la señal de calcio intracelular que produce una vasoconstricción α-adrenérgica como respuesta a la NAdr. Según Bravo (2004), de la Cleveland Clinic:

> Estos agentes [los BCC] no producen hipotensión y por eso pueden usarse de formas segura en pacientes que son normotensos pero sufren episodios ocasionales de hipertensión paroxística.

Los BCC también pueden ser útiles para prevenir el espasmo arterial coronario inducido por catecolaminas que ocasionalmente tiene lugar en pacientes con feocromocitoma.

El BCC utilizado de forma más frecuente en el tratamiento del feocromocitoma es la nicardipina (Young, 2007a), que puede administrarse por vía oral (30-60 mg dos veces al día) para regular la PA antes de la operación o por vía intravenosa (5-15 mg/h) para regular la PA en el quirófano.

Inhibición de la síntesis de catecolaminas

La α-metilparatirosina (metirosina) inhibe la tirosina hidrolasa, que cataliza el paso inicial de la síntesis de catecolaminas. Los efectos secundarios pueden ser incapacitantes, en especial cuando se utiliza durante más de una semana, e incluyen sedación, depresión, ansiedad, pesadillas, urolitiasis, diarrea, galactorrea y signos extrapiramidales. Según Young (2007a):

> Aunque algunos centros defienden el uso preoperatorio sistemático de este fármaco, la mayoría lo reservan sobre todo para pacientes que no pueden tratarse con el protocolo de combinación típico de α y β-bloqueantes por causas cardiopulmonares (p. ej., broncoespasmo). La α-metilparatirosina (metirosina) debe usarse con precaución y sólo cuando otros compuestos no resulten eficaces o (además del bloqueo α y β) en pacientes en los que la manipulación o la destrucción del tumor (p. ej., ablación por radiofrecuencia de localizaciones metastásicas) será significativa.

El protocolo de la Mayo Clinic es el siguiente (Young, 2007a): 250 mg de metirosina c/6 h el día 1, 1500 mg c/6 h el día 2, 750 mg c/6 h el día 3 y 1000 mg c/6 h el día antes de la operación (día 4), con la última dosis la mañana antes de la operación (día 5). El principal efecto secundario de este corto ciclo es la hipersomnia (Young, 2007).

Crisis hipertensiva aguda

Las crisis hipertensivas agudas pueden producirse antes o durante la operación y deben solucionarse con un tratamiento intravenoso (v. también cap. 8). Las opciones para este tratamiento son nitroprusiato de sodio, nicardipina o fentolamina. El nitroprusiato es el tratamiento más utilizado para todas las formas de crisis hipertensivas, incluido el feocromocitoma. Debe evitarse la administración de nitroprusiato en mujeres embarazadas y en pacientes con insuficiencia renal debido a las reacciones adversas al tiocianato. La nicardipina es una buena alternativa; se inicia la infusión intravenosa a 5 mg/h y se aumenta la velocidad en intervalos de 2,5 mg/h cada 15 min, hasta una dosis máxima de 15 mg/h. La fentolamina ya casi no se utiliza y puede que no esté disponible; el protocolo consiste en una dosis de prueba de 1 mg seguida de varios bolos de 5 mg.

Cirugía y anestesia

La cirugía de un feocromocitoma es un procedimiento de alto riesgo, pero pueden lograrse tasas de supervivencia de entre el 98 y el 100 % en centros con experiencia (Darr y cols., 2012; Young, 2007a). La mayoría de los expertos recomiendan el ingreso en el hospital el día antes de la operación para garantizar la expansión adecuada del volumen (solución salina intravenosa con dextrosa al 5 %) y la administración de una dosis final preoperatoria de fármacos bloqueantes la mañana antes de la operación.

La mayoría de los anestésicos pueden utilizarse si se ha preparado adecuadamente al paciente, pero deben evitarse algunos fármacos (incluidos el fentanilo, la ketamina y la morfina) porque pueden estimular la secreción de catecolaminas por parte del feocromocitoma. Debe evitarse la administración de atropina para prevenir la taquicardia debida a la inhibición vagal. Durante la operación, deben controlarse minuciosamente los indicadores hemodinámicos.

La localización precisa del tumor ha permitido que la adrenalectomía laparoscópica se haya convertido en el procedimiento quirúrgico de elección para la resección de feocromocitomas unilaterales de diámetro inferior a los 8-10 cm. Con la vía de acceso quirúrgico retroperitoneal, los días de internación se reducen a dos (Young, 2007a). Los tumores más grandes requieren adrenalectomía a cielo abierto. Los paragangliomas abdominales requieren una vía de acceso quirúrgico en la línea media anterior, mientras que para la resección de paragangliomas en el cuello, el tórax y la vejiga urinaria se necesita una vía de acceso especializada. Se ha recomendado la adrenalectomía parcial para pacientes con feocromocitomas bilaterales en casos de síndromes de VHL y NEM2.

Después de la cirugía, los pacientes deben ser monitorizados minuciosamente en una unidad de cuidados intensivos durante las primeras 24 h. Las dos principales complicaciones postoperatorias son la hipotensión y la hipoglucemia, y pueden producirse súbitamente a pesar de una preparación preoperatoria cuidadosa (Lenders y cols., 2005). La hipotensión aparece principalmente por hipovolemia y debe tratarse con líquidos intravenosos y, si es necesario, con fármacos hipertensores. La hipotensión también puede ser consecuencia de una insuficiencia corticosuprarrenal transitoria, en especial si se han manipulado ambas glándulas suprarrenales durante la operación. La glucemia debe controlarse cuidadosamente y los líquidos de infusión intravenosa deben contener un 5 % de dextrosa para compensar la hipoglucemia que se produce debido a la privación repentina de catecolaminas y a un aumento de rebote de la secreción de insulina (Lenders y cols., 2005).

A menudo, al momento de recibir el alta, la PA ya se ha normalizado, pero puede permanecer elevada durante varias semanas tras una operación exitosa. Casi el 50 % de los pacientes mantienen un cierto grado de hipertensión debido al remodelado vascular persistente y a las lesiones hipertensivas en el órgano diana asociadas o a la hipertensión primaria coexistente.

Seguimiento postoperatorio

Seguimiento postoperatorio inicial

Deben determinarse las concentraciones de metanefrinas fraccionadas en plasma y orina entre 1 y 2 semanas después de la operación. Si los valores se han normalizado totalmente, se considera que la operación ha sido un éxito. Los valores elevados indican la presencia de un tumor residual, un segundo feocromocitoma o paraganglioma, o metástasis.

Seguimiento postoperatorio tardío

Después de una adrenalectomía exitosa, debe someterse a los pacientes a pruebas bioquímicas anuales durante el resto de sus vidas para detectar tumores recidivantes o nuevos o enfermedad metastásica. No se necesitan estudios imagenológicos a menos que aumenten los niveles de metanefrinas. El riesgo permanente de recidiva varía según el genotipo.

Feocromocitoma durante el embarazo

El feocromocitoma es una causa rara pero importante de mortalidad materna y fetal. A menudo no se diagnostica porque se estima que la prevalencia es de 1 solo caso por cada 143 000 embarazos, los síntomas pueden ser inespecíficos y puede ser asintomático hasta el momento del parto (Biggar y Lennard, 2013). El embarazo puede precipitar una crisis de feocromocitoma debido al movimiento fetal, el crecimiento uterino o el trabajo de parto. La mortalidad materna y fetal supera el 50 % si no se diagnostica la enfermedad. Con el diagnóstico prenatal y el tratamiento adecuado, la mortalidad materna se reduce a cero y la fetal cae por debajo del 15 %. Si se diagnostica en el primer o segundo trimestre (antes de las 23 semanas de gestación), el feocromocitoma debe resecarse (por vía laparoscópica) después de un bloqueo adrenérgico preoperatorio. Si se diagnostica en el tercer trimestre, el tratamiento médico debe usarse como puente hasta extirpar el feocromocitoma en el momento de la cesárea, esta última para minimizar el estrés del trabajo de parto y el parto (Biggar y Lennard, 2013). La TC y la centellografía con MIBG están contraindicadas en el embarazo, pero la RM puede considerarse segura. Los tumores extrasuprarrenales y bilaterales son frecuentes en las mujeres embarazadas porque puede haber mutaciones sindrómicas de la línea germinal en los adultos jóvenes.

Feocromocitomas en niños

Hasta uno de cada cinco feocromocitomas aparece en niños (Waguespack y cols., 2010). Una revisión de historias clínicas de la base de datos de la Mayo Clinic de 1975 a 2005 identificó a 30 pacientes menores de 18 años con feocromocitoma o paraganglioma demostrados por histología (Pham y cols., 2006), de los cuales la mayoría eran adolescentes. La proporción de paraganglioma (60 %), enfermedad metastásica (47 %) o una mutación genética o antecedentes familiares de feocromocitoma/paraganglioma (30 %) fue considerablemente superior en estos pacientes en comparación con las series de adultos del mismo centro. Otras series indican que, en los niños, más del 40 % de los feocromocitomas están asociados con mutaciones genéticas conocidas (Havekes y cols., 2009). La enfermedad metastásica fue más probable en aquéllos con enfermedad aparentemente esporádica, paraganglioma o un diámetro tumoral superior a 6 cm. Es esencial diferenciar el paraganglioma (con dopamina y metanefrinas fraccionadas) de los neuroblastomas retroperitoneales, que son mucho más frecuentes en niños y no requieren un bloqueo adrenérgico preoperatorio. En los niños, también es esencial diferenciar entre el feocromocitoma y el trastorno por déficit de atención con hiperactividad (Havekes y cols., 2009).

Feocromocitomas pequeños

Aunque en general los feocromocitomas se diagnostican cuando son grandes, se están diagnosticando cada vez más feocromocitomas pequeños (< 3 cm) gracias a la disponibilidad de estudios abdominales con TC y RM. Una serie retrospectiva de 24 pacientes del Cedars-Sinai indica que los feocromocitomas pequeños pueden acompañarse de niveles mínimamente elevados (en forma proporcional) o normales de metanefrina que requieren un alto índice de sospecha y fenotipo de lá imagen para el diagnóstico (Yu y cols., 2012b).

Feocromocitoma maligno

La malignidad se define por la presencia de metástasis a distancia dado que actualmente no existen marcadores moleculares o histológicos (Jiménez y cols., 2013). Los sitios de metástasis más frecuentes son ganglios linfáticos, huesos, hígado y pulmones. Tres predictores clínicos de feocromocitoma o paraganglioma simpático metastásicos son:

- El tamaño del tumor mayor de 5 cm.
- La localización extrasuprarrenal en el abdomen, la pelvis o el tórax.
- La mutación de la línea germinal en el gen *SDHB*.

Al menos el 50 % de todos los casos de metástasis tienen una mutación *SDHB*. El crecimiento rápido es otro indicio de malignidad. Mientras que los feocromocitomas malignos crecen a una tasa de aproximadamente 2 cm/año, los feocromocitomas esporádicos crecen muy lentamente, casi sin cambios en un período de 3 años (Yu y Phillips, 2012).

La presencia de metástasis a distancia reduce mucho la posibilidad de curación con cirugía. Globalmente, la tasa de supervivencia a 5 años es de sólo el 60 % (Jiménez y cols., 2013). La supervivencia a largo plazo

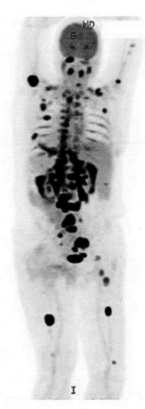

FIGURA 12-7 • Metástasis óseas extensas en el centellograma con ^{123}I-MIBG en un paciente con paraganglioma metastásico del órgano de Zuckerkandl (tomada de Jiménez C, Rohren E, Habra MA, et al. Current and future treatments for malignant pheochromocytoma and sympathetic paraganglioma. *Curr Oncol Rep* 2013;15:356–371)

es más probable con las metástasis óseas, que pueden ser solitarias, que con las hepáticas, pulmonares o ganglionares. Sin embargo, las metástasis óseas pueden ser extensas (fig. 12-7).

Actualmente, las opciones terapéuticas son limitadas, e incluyen: 1) cirugía para reducir la masa tumoral, 2) radioterapia de haz externo para metástasis óseas únicas, 3) ablación por radiofrecuencia de metástasis hepáticas únicas con un diámetro inferior a 4 cm, 4) radioterapia sistémica con ^{123}I-MIBG para pacientes con gammagrafías con ^{131}I-MIBG positivas, 5) octreotida u otros análogos de la somatostatina para los casos poco frecuentes de pacientes con estudios imagenológicos diagnósticos con octreotida positivos, 6) quimioterapia con ciclofosfamida, vincristina y dacarbazina, y 7) sunitinib, un inhibidor oral de los receptores de la tirosina sinasa (Jiménez y cols., 2013). Con cualquiera de estas modalidades, las respuestas a menudo son parciales y de corta duración. El tratamiento con ^{131}I requiere una preparación con perclorato de sodio o yoduro de potasio para proteger la glándula tiroidea, así como la interrupción de los fármacos que interfieren con la recaptación de MIBG. Un metaanálisis reciente de 243 pacientes sugiere que el tratamiento con ^{131}I-MIBG puede estabilizar la actividad de la enfermedad (el volumen tumoral, la respuesta a las catecolaminas) en el 40 % de los pacientes con feocromocitomas metastásicos y en el 50 % de los pacientes con paragangliomas metastásicos (van Hulsteijn y cols., 2013). Es posible que se requiera un tratamiento prolongado con α y β-bloqueantes, y a veces con metirosina, para paliar los síntomas del exceso de catecolaminas, que pueden ser graves.

A continuación analizaremos el exceso de cortisol o desoxicorticosterona como otra causa suprarrenal de hipertensión.

REFERENCIAS

Algeciras-Schimnich A, Preissner CM, Young WF Jr, et al. Plasma chromogranin A or urine fractionated metanephrines follow-up testing improves the diagnostic accuracy of plasma fractionated metanephrines for pheochromocytoma. *J Clin Endocrinol Metab* 2008;93:91–95.

Anaforoglu I, Ertorer ME, Haydardedeoglu FE, et al. Rhabdomyolysis and acute myoglobinuric renal failure in a patient with bilateral pheochromocytoma following open pyelolithotomy. *South Med J* 2008;101:425–427.

Barzon L, Sonino N, Fallo F, et al. Prevalence and natural history of adrenal incidentalomas. *Eur J Endocrinol* 2003;149:273–285.

Bausch B, Borozdin W, Neumann, HP. Clinical and genetic characteristics of patients with neurofibromatosis type 1 and pheochromocytoma. *N Engl J Med* 2006;354:2729–2731.

Beilan J, Lawton A, Hajdenberg J, et al. Pheochromocytoma of the urinary bladder: A systematic review of the contemporary literature. *BMC Urol* 2013;13:22.

Bessell-Browne R, O'Malley ME. CT of pheochromocytoma and paraganglioma: Risk of adverse events with i.v. administration of non-ionic contrast material. *AJR Am J Roentgenol* 2007;188:970–974.

Biggar MA, Lennard TW. Systematic review of pheochromocytoma in pregnancy. *Br J Surg* 2013;100:182–190.

Bravo EL. Pheochromocytoma: Current perspectives in the pathogenesis, diagnosis, and management. *Arq Bras Endocrinol Metabol* 2004;48:746–750.

Bravo EL, Tagle R. Pheochromocytoma: State-of-the-art and future prospects. *Endocr Rev* 2003;24(4):539–553.

Buchbinder NA, Yu R, Rosenbloom BE, et al. Left ventricular thrombus and embolic stroke caused by a functional paraganglioma. *J Clin Hypertens (Greenwich)* 2009;11:734–737.

Darr R, Lenders JW, Hofbauer LC, et al. Pheochromocytoma—update on disease management. *Ther Adv Endocrinol Metab* 2012; 3(1):11–26. doi: 10.1177/2042018812437356.

Di Dalmazi G, Vicennati V, Garelli S, et al. Cardiovascular events and mortality in patients with adrenal incidentalomas that are either non-secreting or associated with intermediate phenotype for subclinical Cushing's syndrome: A 15-year retrospective study. *Lancet Diabetes Endocrinol* 2014;2(5):396–405.

Eisenhofer G, Huysmans F, Pacak K, et al. Plasma metanephrines in renal failure. *Kidney Int* 2005;67:668–677.

Eisenhofer G, Kopin IJ, Goldstein DS. Catecholamine metabolism: A contemporary view with implications for physiology and medicine. *Pharmacol Rev* 2004;56:331–349.

Eisenhofer G, Siegert G, Kotzerke J, et al. Current progress and future challenges in the biochemical diagnosis and treatment of pheochromocytomas and paragangliomas. *Horm Metab Res* 2008;40:329–337.

Erlic Z, Neumann HP. When should genetic testing be obtained in a patient with pheochromocytoma or paraganglioma? *Clin Endocrinol (Oxf)* 2009;70:354–357.

Garovic VD, Hogan MC, Kanakiriya SK, et al. Labile hypertension, increased metanephrines and imaging misadventures. *Nephrol Dial Transplant* 2004;19:1004–1006.

Ghander C, Tenenbaum F, Tissier F, et al. When adrenal Cushing's and pheochromocytoma meet. *Lancet* 2012;380:1683.

Gimenez-Roqueplo AP, Lehnert H, Mannelli M, et al. Pheochromocytoma, new genes and screening strategies. *Clin Endocrinol (Oxf)* 2006;65:699–705.

Goldstein DS, Eisenhofer G, Kopin IJ. Clinical catecholamine neurochemistry: A legacy of Julius Axelrod. *Cell Mol Neurobiol* 2006;26:695–702.

Havekes B, Romijn JA, Eisenhofer G, et al. Update on pediatric pheochromocytoma. *Pediatr Nephrol* 2009;24(5):943–950.

Hunt J, Lin J. Paroxysmal hypertension in a 48-year-old woman. *Kidney Int* 2008;74:532–535.

Jimenez C, Rohren E, Habra MA, et al. Current and future treatments for malignant pheochromocytoma and sympathetic paraganglioma. *Curr Oncol Rep* 2013;15:356–371.

Jones AG, Evans PH, Vaidya B. Pheochromocytoma. *BMJ* 2012;344:e1042.

Kaelin WG Jr The von Hippel-Lindau tumor suppressor protein and clear cell renal carcinoma. *Clin Cancer Res* 2007;13: 680s–684s.

Karasek D, Shah U, Frysak Z, et al. An update on the genetics of pheochromocytoma. *J Hum Hypertens* 2013;27:141–147.

Kimura S, Nishimura Y, Yamaguchi K, et al. A case of pheochromocytoma producing parathyroid hormone-related protein and presenting with hypercalcemia. *J Clin Endocrinol Metab* 1990;70: 1559–1563.

Kmietowicz Z. "Silent" adrenal tumours should be monitored for changes, say researchers. *BMJ* 2014;348:g1205.

Lee GR, Johnston PC, Atkinson AB, et al. A comparison of plasma-free metanephrines with plasma catecholamines in the investigation of suspected pheochromocytoma. *J Hypertens* 2011;29: 2422–2428.

Lenders JW, Eisenhofer G, Mannelli M, et al. Pheochromocytoma. *Lancet* 2005;366:665–675.

Libe R, Fratticci A, Bertherat J. Adrenocortical cancer: Pathophysiology and clinical management. *Endocr Relat Cancer* 2007;14:13–28.

Mann SJ. Severe paroxysmal hypertension (pseudopheochromocytoma). *Curr Hypertens Rep* 2008;10:12–18.

Mitchell IC, Auchus RJ, Juneja K, et al. "Subclinical Cushing's syndrome" is not subclinical: Improvement after adrenalectomy in 9 patients. *Surgery* 2007;142:900–905.

Moraitis AG, Martucci VL, Pacak K. Genetics, diagnosis, and management of medullary thyroid carcinoma and pheochromocytoma/paraganglioma. *Endocr Pract* 2014;20:176–187.

Morelli V, Reimondo G, Giordano R, et al. Long-term follow-up in adrenal incidentalomas: An Italian multicenter study. *J Clin Endocrinol Metab* 2014;99:827–834.

Muth A, Abel F, Jansson S, et al. Prevalence of germline mutations in patients with pheochromocytoma or abdominal paraganglioma and sporadic presentation: A population-based study in Western Sweden. *World J Surg* 2012;36:1389–1394.

Neumann HP, Vortmeyer A, Schmidt D, et al. Evidence of MEN-2 in the original description of classic pheochromocytoma. *N Engl J Med* 2007;357:1311–1315.

Niculescu DA, Ismail G, Poiana C. Plasma free metanephrine and normetanephrine levels are increased in patients with chronic kidney disease. *Endocr Pract* 2014;20(2):139–144.

Pacak K. Preoperative management of the pheochromocytoma patient. *J Clin Endocrinol Metab* 2007;92:4069–4079.

Pacak K, Eisenhofer G, Ahlman H, et al. Pheochromocytoma: Recommendations for clinical practice from the First International Symposium. October 2005. *Nat Clin Pract Endocrinol Metab* 2007;3:92–102.

Park JW, Park SJ, Hur KY, et al. Recurrent ventricular tachycardia in malignant metastatic pheochromocytoma. *Circulation* 2012;125: e435–e438.

Perry CG, Sawka AM, Singh R, et al. The diagnostic efficacy of urinary fractionated metanephrines measured by tandem mass spectrometry in detection of pheochromocytoma. *Clin Endocrinol (Oxf)* 2007;66:703–708.

Pham TH, Moir C, Thompson GB, et al. Pheochromocytoma and paraganglioma in children: A review of medical and surgical management at a tertiary care center. *Pediatrics* 2006;118: 1109–1117.

Rosas AL, Kasperlik-Zaluska AA, Papierska L, et al. Pheochromocytoma crisis induced by glucocorticoids: A report of four cases and review of the literature. *Eur J Endocrinol* 2008;158:423–429.

Sara J, Jenkins M, Chohan T, et al. Clozapine use presenting with pseudopheochromocytoma in a schizophrenic patient: A case report. *Case Rep Endocrinol* 2013;2013:194927.

Sarathi V, Bandgar T, Lila AR, et al. Coexistence of pheochromocytoma/paraganglioma and renal artery stenosis. *Indian J Endocrinol Metab* 2012;16:1009–1011.

Sartori M, Cosenzi A, Bernobich E, et al. A pheochromocytoma with normal clonidine-suppression test: How difficult the biochemical diagnosis? *Intern Emerg Med* 2008;3:61–64.

Sharabi Y, Goldstein DS, Bentho O, et al. Sympathoadrenal function in patients with paroxysmal hypertension: Pseudopheochromocytoma. *J Hypertens* 2007;25:2286–2295.

Singh RJ. Advances in metanephrine testing for the diagnosis of pheochromocytoma. *Clin Lab Med* 2004;24:85–103.

Sweeney AT, Malabanan AO, Blake MA, et al. Megacolon as the presenting feature in pheochromocytoma. *J Clin Endocrinol Metab* 2000;85:3968–3972.

Taieb D, Timmers HJ, Hindie E, et al. EANM 2012 guidelines for radionuclide imaging of pheochromocytoma and paraganglioma. *Eur J Nucl Med Mol Imaging* 2012;39:1977–1995.

Terzolo M, Stigliano A, Chiodini I, et al. AME position statement on adrenal incidentaloma. *Eur J Endocrinol* 2011;164:851–870.

Timmers HJ, Chen CC, Carrasquillo JA, et al. Comparison of 18F-fluoro-L-DOPA, 18F-fluoro-deoxyglucose, and 18F-fluorodopamine PET and 123I-MIBG scintigraphy in the localization of pheochromocytoma and paraganglioma. *J Clin Endocrinol Metab* 2009;94: 4757–4767.

van Berkel A, Lenders JW, Timmers HJ. Diagnosis of endocrine disease: Biochemical diagnosis of pheochromocytoma and paraganglioma. *Eur J Endocrinol* 2014;170:R109–R119.

van Hulsteijn LT, Niemeijer ND, Dekkers OM, et al. I-MIBG therapy for malignant paraganglioma and pheochromocytoma: systematic review and meta-analysis. *Clin Endocrinol (Oxf)* 2014;80(4): 487–501.

Vassilatou E, Vryonidou A, Ioannidis D, et al. Bilateral adrenal incidentalomas differ from unilateral adrenal incidentalomas in subclinical cortisol hypersecretion but not in potential clinical implications. *Eur J Endocrinol* 2014;171:37–45.

Waguespack SG, Rich T, Grubbs E, et al. A current review of the etiology, diagnosis, and treatment of pediatric pheochromocytoma and paraganglioma. *J Clin Endocrinol Metab* 2010;95:2023–2037.

Young WF Jr. Adrenal causes of hypertension: Pheochromocytoma and primary aldosteronism. *Rev Endocr Metab Disord* 2007a;8: 309–320.

Young WF Jr. Clinical practice. The incidentally discovered adrenal mass. *N Engl J Med* 2007b;356:601–610.

Young WF Jr. Clinical practice. The incidentally discovered adrenal mass. *N Engl J Med* 2007c;356(6):601–610. Review.

Young WF Jr, Abboud AL Editorial: paraganglioma—all in the family. *J Clin Endocrinol Metab* 2006;91:790–792.

Yu R, Nissen NN, Bannykh SI. Cardiac complications as initial manifestation of pheochromocytoma: Frequency, outcome, and predictors. *Endocr Pract* 2012a;18:483–492.

Yu R, Nissen NN, Chopra P, et al. Diagnosis and treatment of pheochromocytoma in an academic hospital from 1997 to 2007. *Am J Med* 2009;122:85–95.

Yu R, Nissen NN, Dhall D, et al. Diagnosis and management of pheochromocytoma in an academic hospital 3 years after formation of a pheochromocytoma interest group. *Endocr Pract* 2011;17:356–362.

Yu R, Phillips E. Growth speed of sporadic pheochromocytoma. *Clin Endocrinol (Oxf)* 2012;77:331–332.

Yu R, Pitts A, Wei M. Small pheochromocytomas: significance, diagnosis, and outcome. *J Clin Hypertens (Greenwich)* 2012b;14:307–315.

Yu R, Wei M. False positive test results for pheochromocytoma from 2000 to 2008. *Exp Clin Endocrinol Diabetes* 2010;118:577–585.

Zeiger MA, Siegelman SS, Hamrahian AH. Medical and surgical evaluation and treatment of adrenal incidentalomas. *J Clin Endocrinol Metab* 2011;96:2004–2015.

13

Hipertensión inducida por cortisol o desoxicorticosterona

L os capítulos anteriores describen los síndromes de hipertensión inducida por catecolaminas o un exceso de la aldosterona. Este capítulo cubre los síndromes en los que la hipertensión es inducida por otros esteroides suprarrenales: el *cortisol*, sea por exceso (síndrome de Cushing) o por una mayor exposición a los receptores de mineralocorticoides (RMC) (exceso aparente de mineralocorticoides e ingestión de orozuz o regaliz), o la *desoxicorticosterona* (DOC) (hiperplasia suprarrenal congénita). El síndrome de Cushing subclínico es la alteración hormonal más frecuente en aparecer con los incidentalomas hallados con estudios imagenológicos suprarrenales (Starker y cols., 2014), como se vio en el capítulo 12.

SÍNDROME DE CUSHING

Importancia

Aunque el síndrome de Cushing franco es poco frecuente, a menudo se debe sospechar en cada vez más pacientes con síndrome metabólico (Prague y cols., 2013). Además, a medida que se han ido identificando formas más leves y cíclicas del síndrome (Manenschijn y cols., 2012), la confirmación del diagnóstico por laboratorio se ha hecho más difícil a pesar de la disponibilidad de mejores análisis hormonales (Newell-Price y cols., 2006; Nieman y cols., 2008).

Cuando está presente, el síndrome de Cushing es una enfermedad grave. La hipertensión afecta a más del 75 % de los pacientes con este síndrome (Feelders y cols., 2012), a menudo es difícil de tratar, y si no se controla totalmente, la tasa de mortalidad se multiplica por cinco (Yaneva y cols., 2013).

Fisiopatología

El síndrome de Cushing es causado por un exceso de cortisol endógeno en la forma idiopática o un exceso de esteroides exógenos en la forma iatrogénica, que es más frecuente y que puede ser consecuencia incluso del uso de cremas cosméticas que contengan esteroides (Druce y cols., 2008). La enfermedad idiopática puede ser dependiente o independiente de la corticotropina (ACTH) (cuadro 13-1; fig. 13-1). El tipo más frecuente, denominado *enfermedad de Cushing*, se debe a la hiperproducción de ACTH por un microadenoma hipofisario con la subsiguiente hiperplasia suprarrenal bilateral difusa. Puede observarse una producción ectópica de ACTH en varios tipos de tumores; los más numerosos son los carcinomas pulmonares microcíticos (Boscaro y cols., 2001). Además, es posible que las células corticosuprarrenales contengan receptores "ilegítimos", los cuales responden a ligandos poco habituales (Bertherat y cols., 2005).

Las formas independientes de la ACTH son principalmente adenomas suprarrenales benignos o carcinomas malignos, pero varias formas de hiperplasia pueden plantear dificultades diagnósticas. Como se vio en el capítulo 12, está subiendo el número de tumores suprarrenales que se descubren de manera incidental mediante tomografía computarizada (TC) o resonancia magnética (RM) del abdomen. Hasta el 20 % de estos incidentalomas suprarrenales, cuando se detectan, secretan cortisol de un modo parcialmente no regulado, y a menudo se asocian con hipertensión, diabetes y obesidad generalizada (Rossi y cols., 2000). En 5 años, hasta el 7 % de los pacientes con una regulación normal del cortisol presentan hiperfunción subclínica (Barzon y cols., 2002). La adrenalectomía puede estar indicada en algunos pacientes con rasgos clínicos pero con pruebas hormonales "subclínicas" (Mitchell y cols., 2007).

Se han descrito diversas variantes interesantes, como las mostradas a continuación:

- Enfermedad espontáneamente remitente (Ishibashi y cols., 1993).
- Enfermedad cíclica o periódica (Manenschijn y cols., 2012).
- Asociación con trastornos hipotalámicos francos (Dubois y cols., 2007).

Prevalencia de varios tipos de síndrome de Cushing en tres series separadas (en porcentajes)

Referencia	Orth (1995)	Boscaro y cols. (2000)	Valassi y cols. (2011)
Número de pacientes	630	302	481
Dependiente de ACTH			
ACTH hipofisaria (enfermedad de Cushing)	68	66	66
Síndrome de la ACTH ectópica	12	7	5
Síndrome de la CRH ectópica	< 1	< 1	
Hiperplasia suprarrenal macronodular		2	
Independiente de ACTH			
Adenoma suprarrenal	10	18	27
Carcinoma suprarrenal	8	6	
Hiperplasia micronodular	1	< 1	
Hiperplasia suprarrenal por otro estímulo (p. ej., GIP)	< 1	< 1	
Ingestión exógena de glucocorticoides			

▶ Transición de enfermedad dependiente de la hipófisis a enfermedad independiente de la hipófisis (Hermus y cols., 1988).

▶ Hiperplasia macronodular bilateral independiente de la ACTH, que a menudo es masiva (Doppman y cols., 2000), puede ser genética (Beauschlein y cols., 2014; Faucz y cols., 2014) y asociarse con la expresión de receptores ectópicos para varias hormonas, incluyendo el polipéptido inhibidor gástrico (GIP), la vasopresina, agonistas β-adrenérgicos, la lutropina/gonadotrofina coriónica humana (LH/CG) o la serotonina 5-HT4 (Bertherat y cols., 2005; Lacroix y cols., 2001). En ocasiones, estos receptores están presentes también en adenomas suprarrenales.

▶ Displasia micronodular pigmentada, en muchos de los casos como parte del síndrome familiar autosómico dominante con mixomas cardíacos y cutáneos: complejo de Carney (Bram y cols., 2014).

▶ Asociación con feocromocitoma (Lee y cols., 2008), quimiodectoma, tumores carcinoides (Corsello y cols., 2014) y neoplasia endocrina múltiple tipo 1 (Simonds y cols., 2012).

▶ Aumento de la sensibilidad de los receptores glucocorticoideos periféricos, con síntomas clínicos sin aumento de las concentraciones de cortisol (van Rossum y Lamberts, 2004).

Hipertensión con exceso de glucocorticoides

Alrededor del 75 % de los pacientes con síndrome de Cushing presentan hipertensión. La gravedad de la hipertensión puede relacionarse con la supresión del descenso nocturno normal de la presión arterial (PA) observada después de administrar de manera exógena glucocorticoides y en los pacientes con síndrome de Cushing (Zelinka y cols., 2004). Cuanto más duradera sea la hipertensión, mayores serán las probabilidades de que persista después de aliviar el síndrome (Suzuki y cols., 2000).

La hipertensión es relativamente infrecuente en los pacientes que toman glucocorticoides exógenos debido al uso de derivados esteroides con menos actividad mineralocorticoidea que el cortisol. Sin embargo, se pueden producir incrementos significativos de la PA en los 5 días siguientes a la administración de cortisol con dosis bastante elevadas (Whitworth y cols., 2000).

Mecanismos para la hipertensión

Diversos mecanismos pueden ser responsables de la hipertensión tan frecuente en el síndrome de Cushing, a saber:

▶ La acción de la retención de sodio con concentraciones elevadas de *cortisol*. Aunque el cortisol es 300 veces menos potente como mineralocorticoide que la aldosterona, normalmente se secreta 200 veces más cortisol, y esta cantidad está aumentada dos veces o más en el síndrome de Cushing. Con niveles elevados de cortisol, se desborda la capacidad de la 11β-hidroxiesteroide deshidrogenasa 2 (11β-HSD2) de convertir el cortisol en cortisona, lo que permite al cortisol actuar en los RMC (Quinkler y Stewart, 2003; Ulick y cols., 1992b).

▶ Los glucocorticoides activan directamente los receptores de glucocorticoides situados en el mús-

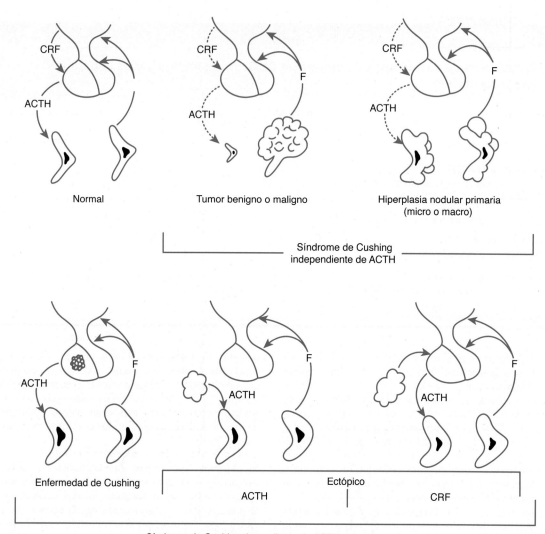

FIGURA 13-1 • Causas del síndrome de Cushing endógeno. Las lesiones de *arriba* se originan en la suprarrenal. Las de *abajo* surgen en la hipófisis (enfermedad de Cushing) o por producción ectópica de ACTH o factor liberador de corticotropina (CRF). F, cortisol (modificada de Carpenter PC. Diagnostic evaluation of Cushing syndrome. *Endocrinol Metab Clin NA* 1988;17:445–472)

culo liso vascular para aumentar la PA en ratones con genes inactivados (Goodwin y cols., 2008) y estimular la señalización de los mineralocorticoides en células del músculo liso vascular in vitro, independientemente de las concentraciones de aldosterona (Molnar y cols., 2008).

▶ El aumento de la producción de mineralocorticoides. Aunque habitualmente sólo se observan en pacientes con tumores suprarrenales, se han detectado mayores concentraciones de 19-nor-DOC (Ehlers y cols., 1987), DOC y, menos frecuentemente, aldosterona (Cassar y cols., 1980) en pacientes con todas las formas del síndrome.

▶ La estimulación de los receptores de glucocorticoides en la porción dorsal del rombencéfalo (Scheuer y cols., 2004).

▶ La reducción de la actividad de diversos mecanismos vasodilatadores (Saruta, 1996), en especial el óxido nítrico endotelial (Mangos y cols., 2000).

▶ El aumento de los niveles del sustrato de renina y el incremento de la reactividad a diversos *presores* (van der Pas y cols., 2014).

▶ También pueden estar implicados otros mecanismos, por ejemplo, el aumento de la eritropoyetina (Whitworth y cols., 2000) o la endotelina (Kirilov y cols., 2003).

Cuadro clínico

Se ven muchos más pacientes con rasgos cushingoides que pacientes con el síndrome. Dicho síndrome es

CUADRO 13-2

Cuadro clínico del síndrome de Cushing

Características clínicas	Incidencia aproximada (%)
Generales	
Obesidad	80-95
Troncal	45-95[a]
Hipertensión	70-90
Cefaleas	10-50
Cutáneas	
Plétora facial	70-90
Hirsutismo	70-80
Estrías púrpuras	50-70[a]
Moretones	30-70[a]
Neuropsiquiátricas	60-95
Disfunción gonadal	
Trastornos menstruales	75-95
Impotencia o reducción de la libido	65-95
Musculoesqueléticas	
Osteopenia	75-85
Debilidad por miopatía	30-90[a]
Metabólicas	
Intolerancia a la glucosa/ diabetes	40-90
Cálculos renales	15-20

[a]Características más distintivas.

Modificado de Nieman LK, et al. The diagnosis of Cushing's syndrome. *J Clin Endocrinol Metab* 2008;93(5):1526–1540

más probable en pacientes con las características clínicas enumeradas en el cuadro 13-2 (Prague y cols., 2013) junto con un estado hipercoagulable (van der Pas y cols., 2012). Además, se suele observar una hipocalemia significativa en el síndrome de ACTH ectópica (Torpy y cols., 2002).

El síndrome de Cushing infantil se suele manifestar por aumento de peso y retraso del crecimiento; se detectó hipertensión sistólica en el 93 % de 63 pacientes jóvenes (Magiakou y cols., 1997). Por fortuna, la PA se suele normalizar unos pocos meses después de la curación quirúrgica, pero pueden presentarse efectos secundarios relacionados con la hipertensión residual (Lodish y cols., 2009).

Seudosíndrome de Cushing

Entre el 50 y 80 % de los pacientes con síndrome de Cushing cumplen los criterios del trastorno depresivo mayor y pueden tener problemas psicológicos y cognitivos persistentes incluso después de la remisión quirúrgica (Resmini y cols., 2012). Por otro lado, los pacientes con *depresión* endógena sin síndrome de Cushing pueden tener un hipercortisolismo escasa-

mente suprimible asociado con un incremento de la frecuencia de los pulsos de ACTH (Mortola y cols., 1987), pero sus concentraciones basales de cortisol suelen ser normales y no manifiestan una hiperrespuesta a la hormona liberadora de corticotropina (CRH) (Yanovski y cols., 1998).

Los *alcohólicos* suelen presentar numerosas características indicativas de síndrome de Cushing, tales como hipertensión y aumento de la secreción de cortisol (Baldrick y cols., 2008), lo que probablemente refleje un incremento de la secreción de factor liberador de corticotropina (Groote Veldman y Meinders, 1996). Por otro lado, el 20 % de los pacientes con síndrome de Cushing muestran esteatosis hepática en las TC (Rockall y cols., 2003).

A menudo, las *mujeres embarazadas* presentan características que hacen pensar en un síndrome de Cushing; la rara aparición de este síndrome durante la gestación puede plantear dudas en el diagnóstico (Solomon y Seely, 2006).

Diagnóstico de laboratorio

Hay dos escenarios, un tanto contradictorios, en cuanto al diagnóstico del síndrome de Cushing. El primero es que la enfermedad se busca en más pacientes con cuadros clínicos sospechosos, como obesos diabéticos mal controlados; en un estudio se comprobó que el 5,5 % padecía síndrome de Cushing (Tabarín y Pérez, 2011). Este escenario requiere pruebas de detección con gran especificidad, es decir, pocos falsos positivos, de manera que sean menos las sospechas que necesiten múltiples pruebas de confirmación (Newell-Price, 2008).

El segundo escenario se relaciona con la duración, habitualmente larga, entre el comienzo de los síntomas y el momento del diagnóstico, con un promedio de 6 años en un centro (Psaras y cols., 2011). Este escenario requiere pruebas de confirmación con gran sensibilidad, es decir, pocos falsos negativos, de forma que se pueda identificar correctamente a todos los pacientes lo antes posible. En vista de la naturaleza grave y la frecuente irreversibilidad de las complicaciones de la enfermedad, es probable que lo mejor sea hacer una serie de pruebas durante un período breve para lograr el máximo poder de predicción (Findling y Raff, 2006). Sin embargo, sigue existiendo polémica acerca de cuáles son los valores de corte adecuados para obtener los mejores resultados de las distintas pruebas (Newell-Price, 2008).

Pruebas de detección sistemática

Para la interpretación de los niveles de cortisol, considerar que 1 µg/dl = 27 mmol/l.

La extensión de la evaluación diagnóstica de los pacientes con sospecha de síndrome de Cushing varía

CUADRO 13-3

Pruebas para determinar la causa anatómica del síndrome de Cushing

	Suprarrenal	Hipofisaria	Ectópica
ACTH	Baja	Normal/alta	Normal/muy alta
Prueba de CRH	Sin respuesta	Respuesta	Rara vez respuesta
Dex 8 mg	Sin supresión	Supresión	Rara vez supresión
TC/RM suprarrenales	Masa(s)	Normal/hiperplasia[a]	Normal/hiperplasia[a]
RM hipofisaria	Normal	Tumor (60 %)	Normal
Muestra bilateral del seno petroso inferior	No aplicable	Gradiente (fosa/periferia)	Sin gradiente (fosa/periferia)

[a]Nódulos.

Dex, dexametasona.

Datos de Arnaldi G, Angeli A, Atkinson AB, et al. Diagnosis and complications of Cushing's syndrome: A consensus statement. *J Clin Endocrinol Metab* 2003;88(12):5593–5602

con la situación clínica. La prueba de supresión con 1 mg de dexametasona por la noche será adecuada para la mayoría de los pacientes con manifestaciones sólo mínimamente sugestivas; en los pacientes con manifestaciones muy indicativas debe repetirse el cortisol urinario libre (CUL) en 24 h y el cortisol salival o sérico a medianoche (Arnaldi y cols., 2003; Findling y Raff, 2006; Nieman y cols., 2008). En datos obtenidos de 4126 pacientes (Pecori y cols., 2007) se observó que, para el cortisol sérico a medianoche, con un valor de corte de 1,8 µg/dl (50 mmol/l), sólo se obtenía una especificidad del 20 %, mientras que tanto el CUL en orina de 24 h como la prueba de supresión con dexametasona por la noche tenían especificidades del 91 %. Sin embargo, la facilidad de obtención de la muestra y la elevada sensibilidad del control salival al final de la noche llevaron a Elias y cols. (2014) a recomendarlo como la mejor prueba de detección. La Endocrine Society recomienda cualquiera de las tres pruebas: el cortisol urinario, el cortisol salival al final de la noche o la prueba de supresión con 1 mg de dexametasona por la noche (Nieman y cols., 2008), teniendo en cuenta que las precisiones globales son parecidas (Elamin y cols., 2008).

Cortisol urinario libre

El CUL de 24 h proporciona una medición integrada del cortisol libre circulante. La cromatografía de líquidos de alta resolución junto con espectrometría de masas es más específica que los inmunoanálisis. El rango normal superior se sitúa entre 40 y 50 µg/24 h (1100-1380 mmol/l), y un valor cuatro veces mayor suele ser diagnóstico (Findling y Raff, 2006). La cifra puede ser menor en pacientes con daño renal o mayor con un incremento de los volúmenes urinarios al reducir la fracción de cortisol filtrado que se metaboliza a cortisona o se reabsorbe. Como el valor es variable, en general se analizan tres muestras diarias.

Supresión plasmática nocturna

Para la detección sistemática ha funcionado bien la prueba de supresión con una sola dosis de 1 mg de dexametasona a la hora de acostarse (PSN), determinando el cortisol plasmático a las 8:00 a.m. de la mañana siguiente, pero para tener una sensibilidad adecuada, el valor de corte debe ser de 1,8 µg/dl, en vez del previamente recomendado de 5 µg/dl (Findling y cols., 2004). Sin embargo, con este valor más bajo, se registran falsos positivos en un 10 % de los pacientes sin síndrome de Cushing y falsos negativos en un 20 % de los pacientes que la padecen (Findling y Raff, 2006).

Cortisol salival al final de la noche

Los mayores niveles séricos o salivales de cortisol al final de la noche son el marcador más precoz y sensible para el síndrome de Cushing (Elias y cols., 2014). En lugar de la molestia de tener que tomar muestras de sangre, la determinación de las concentraciones salivales de cortisol en muestras obtenidas fácilmente ha sido aceptada como una prueba de detección válida, incluso en los niños (Batista y cols., 2007). Las cifras mayores de 0,3 µg/dl (8,6 mmol/l) son anómalas (Findling y Raff, 2006).

Prueba de supresión con bajas dosis de dexametasona y combinada dexametasona/CRH

La prueba de supresión con dexametasona puede dar resultados anómalos porque la hipersecreción hormonal puede ser cíclica o variable. Los estados de seudosíndrome de Cushing, incluida la depresión, se pueden descartar con mayor precisión agregando una prueba de estimulación con CRH después de finalizar la prueba con dexametasona en dosis baja (Yanovski y cols., 1998). Sin embargo, Gatta y cols. (2007) no hallaron una mayor precisión diagnóstica al añadir la prueba de estimulación con CRH a la prueba de supresión con dexametasona por la noche, utilizando un valor de corte del cortisol plasmático 15 min después de la CRH de 4 µg/dl (110 mmol/l). El valor del cortisol plasmático 15 min después de la CRH (1 µg/kg) es superior a 1,4 µg/dl (40 mmol/l) en los pacientes con síndrome de Cushing, pero se mantiene suprimido en las personas sanas y en los pacientes con seudosíndrome de Cushing.

Evaluación de la causa del síndrome de Cushing

Una vez diagnosticado, se debe determinar con precisión la causa anatómica para guiar el tratamiento (cuadro 13-3). En vista de todas las rarezas clínicas y dificultades analíticas que suelen confundir el diagnóstico diferencial de la etiología del síndrome de Cushing, casi siempre conviene la derivación a un centro médico con experiencia en el estudio de estos pacientes.

Análisis de corticotropina

El primer paso es medir la ACTH plasmática con análisis inmunométricos de doble anticuerpo, que son sensibles, específicos y fiables, y pueden detectar valores inferiores a 10 pg/ml (2 pmol/l). Una concentración de ACTH inferior a 5 pg/ml indica síndrome de Cushing independiente de la suprarrenal, en general debido a un tumor suprarrenal. Sin embargo, otros estímulos de los receptores corticosuprarrenales, como el péptido insulinotrópico y la vasopresina, pueden causar hiperplasia suprarrenal nodular bilateral con valores suprimidos de ACTH plasmática. Una ACTH plasmática normal o elevada, por encima de 20 pg/ml, indica síndrome de Cushing dependiente de la ACTH debido a un tumor hipofisario o ectópico. Cuando los valores se encuentran entre 10 y 20 pg/ml, está indicada una prueba de estimulación con CRH (Arnaldi y cols., 2003).

Prueba de estimulación con hormona liberadora de corticotropina

La mayoría de los tumores hipofisarios responden a la CRH por vía intravenosa (1 µg/kg) con la liberación de ACTH en plasma, pero no ocurre así con las tumoraciones suprarrenales. Desafortunadamente, algunos tumores secretores de ACTH ectópica expresan el receptor de CRH y también responden a la CRH por vía intravenosa. Findling y Raff (2006) recomiendan una prueba de CRH en pacientes con síndrome de Cushing cuya concentración de ACTH plasmática se encuentra en el límite inferior. En general la respuesta de la ACTH es exagerada si el tumor hipofisario expresa el receptor de CRH, pero se ve atenuada en caso de tumores suprarrenales.

Supresión con dosis altas de dexametasona

Aplicando el criterio de supresión del CUL a menos del 10 % del valor basal para el diagnóstico de enfermedad de Cushing dependiente de la hipófisis, la prueba de supresión con dexametasona a dosis altas (2 mg cuatro veces al día durante 2 días) proporciona una sensibilidad del 70-80 % y una especificidad cercana al 100 % (Boscaro y cols., 2001). Sin embargo, los resultados no distinguen con claridad la ACTH ectópica de los tumores hipofisarios, por lo que esta prueba ya no se recomienda actualmente (Findling y Raff, 2006).

Resonancia magnética hipofisaria

En la mayoría de los pacientes, después de evaluar la ACTH plasmática, se realiza una RM hipofisaria con gadolinio (Lonser y cols., 2013). Con esta prueba se detecta un adenoma hipofisario aislado en un 60 % de los pacientes; si el tumor es mayor de 6 mm, no son necesarios otros estudios y se puede derivar al paciente a un neurocirujano especializado en operaciones de hipófisis (Arnaldi y cols., 2003). Hay que recordar que cerca del 15 % de la población general presenta tumoraciones hipofisarias que se descubren de manera fortuita, aunque la mayoría tiene menos de 5 mm de diámetro (Karavitaki y cols., 2007). Debido a que en algunos pacientes con tumor secretor de ACTH ectópica se pueden observar anomalías en la RM hipofisaria, está indicada una toma de muestras bilateral del seno petroso inferior en los sujetos con características clínicas indicativas de tumor ectópico, como síntomas de presentación rápida o hipocalemia (Findling y Raff, 2006).

Toma de muestras del seno petroso inferior

La toma de muestras simultánea y bilateral del seno petroso inferior es un medio muy útil para confirmar si la fuente de corticotropina es o no la hipófisis, sobre todo si las imágenes son negativas. Una relación ACTH central/ACTH periférica superior a 3 después de la estimulación con CRH tiene una sensibilidad del 95-97 % y una especificidad del 100 % para diagnosticar enfermedad de Cushing dependiente de la hipófisis (Arnaldi y cols., 2003). Se observó menos discriminación en una serie de 185 procedimientos del seno petroso inferior, con un poder predictivo positivo del 99 %, pero sólo un 20 % de poder predictivo negativo (Swearingen y cols., 2004). En vista de la dificultad técnica de la toma de muestras del seno petroso inferior, pueden tomarse muestras de la vena yugular interna y sólo derivar para toma de muestra del seno petroso superior a aquellos pacientes con un resultado negativo (Ilias y cols., 2004).

Si los datos clínicos y de laboratorio apuntan a un tumor ectópico productor de ACTH, en la actualidad se emplean la TC y la RM de cuello, tórax y abdomen (y para los tumores ocultos la gammagrafía con ^{111}In-pentatreotida, un análogo de la somatostatina) para localizar el tumor (De Herder y Lamberts, 1999). Mediante la tomografía por emisión de positrones (PET) con otros precursores marcados, se han identificado tumores carcinoides secretores de ACTH (Dubois y cols., 2007).

Tratamiento

Antihipertensivo

Hasta proporcionar un tratamiento definitivo, la hipertensión que acompaña al síndrome de Cushing se puede tratar temporalmente con los antihipertensivos habituales descritos en el capítulo 7. Como es probable que haya un volumen de líquidos excesivo, un diurético, quizás combinado con un bloqueante de la aldosterona, como la espironolactona o la eplerenona, es una elección inicial apropiada. Una vez comenzado el tratamiento definitivo, la hipertensión suele mejorar, pero a menudo persisten factores de riesgo ateroescleróticos, probablemente por cierta obesidad abdominal residual así como resistencia a la insulina (Barahona y cols., 2013).

Tratamiento del síndrome en general

En vista de la morbilidad a largo plazo asociada con el síndrome de Cushing, el trastorno se debe tratar lo antes posible después de establecer el diagnóstico (Pulse y cols., 2013). La elección del tratamiento definitivo depende de la causa del síndrome (cuadro 13-4).

▸ En la mayoría de los pacientes con la enfermedad de Cushing dependiente de ACTH con tumor hipofisario, la extirpación microquirúrgica transesfenoidal es el tratamiento de elección (Hassan-Smith y cols., 2012; Wagenmakers y cols., 2013). En ciertas situaciones puede usarse la adrenalectomía bilateral o la radioterapia estereotáctica (Petit y cols., 2008) si la cirugía hipofisaria no tiene éxito o cuando no se halla un tumor hipofisario (Pouratian y cols., 2007).
▸ Los tumores suprarrenales benignos se deben extirpar quirúrgicamente, cada vez más con laparoscopia (Pouratian y cols., 2014).
▸ En el caso de los cánceres suprarrenales y los tumores secretores de ACTH ectópica que no se pueden resecar, puede ser útil la extirpación de la suprarrenal, pero suele ser necesaria la quimioterapia (Pozza y cols., 2012).
▸ Los fármacos del cuadro 13-4 se emplean para superar rápidamente las complicaciones graves, en la preparación para la cirugía o si hay que demorar el tratamiento definitivo (Trainer y cols., 2014).

CUADRO 13-4

Tratamientos para el síndrome de Cushing

Clase	Sitio	Terapia
Cirugía	Hipófisis	Microsección transesfenoidal; hipofisectomía transesfenoidal
	Suprarrenal	Adrenalectomía unilateral, adrenalectomía bilateral
Radiación		Rayos X fraccionados (4-6 semanas) Dosis única Bisturí gamma Acelerador lineal Protones pesados cargados
Fármacos	Actúan en el eje hipotalámico-hipofisario	Antagonistas de la serotonina (ciproheptadina, ritanserina) Agonistas de la dopamina (bromocriptina, lisurida) Agonistas GABA (valproato de sodio) Análogos de la somatostatina (octreotida; pasireotida) Agonistas PPAR γ
	Inhibidores de la síntesis de esteroides adrenocorticales	Mitotano Metirapona Aminoglutetimida Ketoconazol
	Antagonista de glucocorticoides	Etomidato Mifepristona

Seguimiento

Con tratamiento definitivo se han registrado tasas de remisión del 70-80%, definidas como concentraciones plasmáticas y urinarias normales de cortisol y resolución de los estigmas clínicos (Arnaldi y cols., 2003; Hassan-Smith y cols., 2012). Sin embargo, hasta el 25% de los pacientes con síndrome de Cushing dependiente de la hipófisis presentan recidivas a 5 años de una cirugía transesfenoidal inicialmente exitosa, por lo que es necesario un seguimiento estrecho y prolongado (Alexandraki y cols., 2013).

SÍNDROMES DE AUMENTO DEL ACCESO DEL CORTISOL A LOS RECEPTORES DE MINERALOCORTICOIDES

Menos frecuentes que el síndrome de Cushing causado por el exceso de cortisol, hay una serie de síndromes fascinantes en los que las concentraciones de cortisol normales o elevadas ejercen un efecto mineralocorticoideo al unirse a los receptores renales de mineralocorticoides. Como se ve en la figura 13-2, el RMC renal normal es un receptor para los glucocorticoides y los mineralocorticoides. La enzima isoforma de tipo 2 de la 11β-hidroxiesteroide deshidrogenasa (11β-HSD2) en los túbulos renales antes de estos receptores normalmente convierte las grandes cantidades de cortisol plenamente activo en cortisona inactiva, lo que deja a los RMC abiertos a los efectos de la aldosterona (Quinkler y Stewart, 2003).

Sin embargo, hay deficiencias tanto congénitas como adquiridas de la enzima 11β-HSD2, de modo que los niveles normales de cortisol siguen siendo totalmente activos, inundando de esta manera los RMC e induciendo el síndrome completo de exceso de mineralocorticoides como retención de sodio, pérdida de potasio e hipertensión con supresión prácticamente total de la secreción de renina y aldosterona (Stewart, 2003).

Deficiencia de 11β-HSD2: exceso aparente de mineralocorticoides

El exceso aparente de mineralocorticoides es un trastorno autosómico recesivo que se ha identificado hasta ahora en unos 100 pacientes. Clínicamente, el síndrome se caracteriza por consanguinidad familiar, bajo peso al nacer, retraso del crecimiento, inicio de hipertensión grave al principio de la infancia con lesión orgánica, hipercalciuria, nefrocalcinosis e insuficiencia renal (Chemaitilly y cols., 2003). Como hemos mencionado, hay retención de sodio, hipocalemia y bajas concentraciones de aldosterona y renina.

Genética

Poco después de la descripción del primer caso (Werder y cols., 1974), Ulick y cols. (1979) advirtieron que estos niños no metabolizaban normalmente el cortisol. Años más tarde, Stewart y cols. (1988), en estudios de un sujeto de 20 años con el síndrome, identificaron un defecto en la vía cortisol-cortisona renal y demostraron el déficit de la enzima 11β-HSD2. Se han identificado diversas mutaciones en el gen de 11β-HSD en pacientes con exceso aparente de mineralocorticoides (Carvajal y cols., 2003; Friso y cols., 2008).

Algunas de estas mutaciones producen sólo una inhibición parcial de la enzima 11β-HSD2, como se evidencia en la mayor relación entre metabolitos de la cortisona y del cortisol en orina y una evolución clí-

Riñón normal **Riñón con exceso aparente de mineralocorticoides**

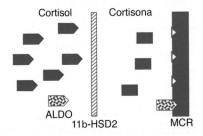 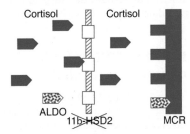

FIGURA 13-2 • Protección de receptores mediada por enzimas. Frecuentemente, la 11β-hidroxiesteroide deshidrogenasa (11β-HSD2) convierte el cortisol en cortisona inactiva en la nefrona más proximal, protegiendo a los receptores de mineralocorticoides (RMC) del cortisol y permitiendo un acceso selectivo a la aldosterona. Cuando hay una deficiencia de 11β-HSD2, por ejemplo, en el déficit congénito (riñón con exceso aparente de mineralocorticoides) o tras la administración de orozuz o regaliz, el cortisol accede de manera inapropiada a los receptores de mineralocorticoides, lo que provoca retención de sodio y pérdida de potasio (modificada de Cerame BI, New MI. Hormonal hypertension in children: 11β-hydroxylase deficiency and apparent mineralocorticoid excess. *J Ped Endocrinol Metab* 2000;13:1537–1547)

nica más leve con el mayor peso al nacer, una edad más tardía de presentación (Núñez y cols., 1999) y, al menos en un paciente, hipertensión con renina sólo un poco baja (Wilson y cols., 1998). No sorprende que se hayan visto mutaciones que causan menos inhibición de la enzima en pacientes con hipertensión "esencial". Algunos autores las han encontrado, pero la mayoría no (Quinkler y Stewart, 2003). También se ha propuesto una alteración de la actividad de la 11β-HSD2 para la sensibilidad al sodio (Ferrari y cols., 2001), el retraso del crecimiento intrauterino (McTernan y cols., 2001) y la preeclampsia (Schoof y cols., 2001).

Se ha propuesto una interesante posibilidad de que la actividad de la 11β-HSD2 pueda disminuir con la edad y que, de este modo, participe en la hipertensión en las personas de edad avanzada (Campino y cols., 2013).

Variantes

Algunos pacientes con las características del exceso aparente de mineralocorticoides presentan un defecto no en la vía cortisol-cortisona sino en el anillo A de reducción del cortisol a metabolitos inactivos por déficit de la enzima 5β-reductasa (Ulick y cols., 1992a). Las elevadas concentraciones resultantes de cortisol mantienen ocupados los RMC de la misma manera que en la deficiencia de 11β-HSD2.

Tratamiento

El tratamiento en general se basa en el bloqueo competitivo del RMC con espironolactona (Dave-Sharma, 1998) o eplerenona (Funder, 2000). También se ha utilizado la supresión del cortisol endógeno con dexametasona (Quinkler y Stewart, 2003). Se ha descrito la curación de un paciente después del trasplante de un riñón con actividad normal de 11β-HDS2 (Palermo y cols., 1998).

Inhibición de la 11β-HSD2: ácido glicirretínico (orozuz o regaliz)

Desde principios de la década de 1950, se sabe que el ácido glicirricínico, el principio activo del extracto de orozuz o regaliz, causa hipertensión, retención de sodio y pérdida de potasio. Stewart y cols. (1987), así como Edwards y cols. (1988), reconocieron las semejanzas entre el síndrome inducido por el regaliz y el síndrome del exceso aparente de mineralocorticoides, y comprobaron que el regaliz inhibía la misma enzima renal 11β-HSD2, la cual era deficitaria en el exceso aparente de mineralocorticoides. Estos efectos se acompañaban de una disminución de la cortisona y un incremento de la excreción de cortisol, lo que refleja la inhibición de la actividad renal de 11β-HSD2.

Las cantidades relativamente pequeñas de regaliz de repostería, de tan sólo 50 g al día durante 2 semanas, aumentan la PA en personas sanas (Sigurjonsdottir y cols., 2001). El síndrome también ha sido provocado por los extractos de regaliz en el tabaco, los dulces y los productos de fitoterapia (Sontia y cols., 2008). No sorprende que se haya demostrado que los bloqueantes de los receptores de la aldosterona (espironolactona y eplerenona) alivian todos los efectos de la hipertensión inducida por regaliz (Quaschning y cols., 2001). Reconocer y suprimir el hábito es incluso mejor.

Exceso masivo de cortisol

La capacidad de inactivación de la 5β-reductasa y de la vía cortisol-cortisona dirigida por la 11β-HSD se puede superar con cantidades masivas de cortisol. Ulick y cols. (1992b) demostraron que éste es el mecanismo responsable de las importantes manifestaciones del exceso de mineralocorticoides (hipocalemia profunda e hipertensión) que se observan en pacientes con tumores con secreción ectópica de ACTH, en los cuales las concentraciones de cortisol son mucho mayores que en otras causas de síndrome de Cushing (Torpy y cols., 2002).

Resistencia a los glucocorticoides

Las formas esporádicas y familiares de resistencia de los receptores de glucocorticoides, atribuidas a diferentes mutaciones en el gen de los receptores (Nicolaides y cols., 2014), aumentan los niveles de cortisol circulante pero sin los signos típicos del síndrome de Cushing (Kino y cols., 2002). Muchos de estos pacientes presentan una hipertensión que puede imitar el exceso de mineralocorticoides. Asimismo, entre 60 pacientes hipertensos menores de 36 años se observaron mayores concentraciones de metabolitos urinarios de los glucocorticoides en 45, lo que indica una resistencia parcial de los receptores de glucocorticoides con posterior incremento de los efectos mineralocorticoideos (Shamim y cols., 2001).

EXCESO DE DESOXICORTICOSTERONA: HIPERPLASIA SUPRARRENAL CONGÉNITA

Las cantidades excesivas del mineralocorticoide desoxicorticosterona (DOC) pueden causar hipertensión (Ferrari y Bonny, 2003), debido a la presencia de glándulas suprarrenales hiperplásicas con deficiencias enzimáticas o a raros tumores secretores de DOC (Gröndal y cols., 1990).

Se han identificado defectos en todas las enzimas implicadas en la síntesis de esteroides suprarrenales (fig. 13-3). Estos defectos se heredan de forma autosómica recesiva y sus manifestaciones se deben a niveles inadecuados de los productos finales de la síntesis de esteroides, en particular el cortisol. Las concentraciones bajas de cortisol provocan una secreción de ACTH mayor, lo que aumenta aún más la acumulación de esteroides precursores proximales al bloqueo enzimático y estimula la esteroidogénesis en vías que no están bloqueadas (cuadro 13-5).

Las manifestaciones clínicas de la hiperplasia suprarrenal congénita, a menudo evidentes al nacer, varían de acuerdo con el grado de deficiencia enzimática y la mezcla de esteroides secretados por las glándulas suprarrenales hiperplásicas. El tipo más frecuente, la deficiencia de 21-hidroxilasa, responsable de quizá el 90 % de todas las hiperplasias suprarrenales congénitas, que actualmente se puede reconocer en la sangre materna (New y cols., 2014), no se asocia con hipertensión.

Las dos formas de hiperplasia suprarrenal congénita que cursan con hipertensión se deben a la deficiencia de las enzimas 11β-hidroxilasa (CYP11β1) o 17-hidroxilasa (CYP17A). Aunque éstas son causas poco frecuentes de hipertensión, se han podido observar deficiencias enzimáticas parciales en mujeres hirsutas (Lucky y cols., 1986), por lo que resulta posible que algunos adultos hipertensos puedan presentar formas sutiles no identificadas de hiperplasia suprarrenal congénita.

Deficiencia de 11-hidroxilasa

La deficiencia de 11-hidroxilasa es mucho menos frecuente que la de 21-hidroxilasa en adultos hiperandrogenizados (Escobar-Morreale y cols., 2008), es la segunda forma más habitual de hiperplasia suprarrenal congénita y en general se detecta en la lactancia porque, como puede verse en la figura 13-3, el defecto induce un exceso de andrógenos. La carencia de la enzima impide la hidroxilación del 11-desoxicortisol, lo que provoca deficiencia de cortisol e impide la conversión de DOC en corticosterona y aldosterona. Las concentraciones elevadas de DOC inducen hipertensión e hipocalemia, ambas características previstas del exceso de mineralocorticoides. Por ello, el síndrome cursa con virilización del lactante, hipertensión e hipocalemia.

La deficiencia de la enzima se ha atribuido a diversas mutaciones en el gen *CYP 11B1* (Polat y cols., 2014). El síndrome se diagnostica por las concentraciones elevadas de 11-desoxicortisol y DOC en orina y plasma. El tratamiento, como en todos los síndromes de hiperplasia suprarrenal congénita, consiste en glucocorticoides, que deben aliviar la hipertensión y la hipocalemia y posibilitar el desarrollo normal del niño. Se ha demostrado que el diagnóstico y el tratamiento prenatales evitan la virilización (Cerame y cols., 1999).

Deficiencia de 17-hidroxilasa

A diferencia de las deficiencias de 21-hidroxilasa y 11-hidroxilasa, la hiperplasia suprarrenal congénita originada por la deficiencia de 17-hidroxilasa se asocia

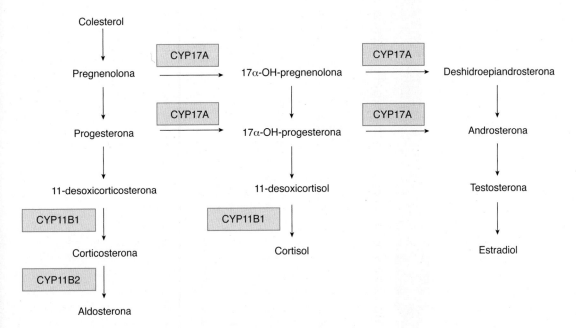

FIGURA 13-3 • Vía de los esteroides suprarrenales

CUADRO 13-5

Síndromes de hiperplasia suprarrenal congénita

Enzima	Sitio del defecto		Niveles de esteroide			Características clínicas	
	Precursor aumentado	Producto disminuido	17-OH-P o P'triol	DOC	Aldo	Virilización	Hipertensión
21-hidroxilasa							
Sin pérdida de sal	17-hidroxiprogesterona	11-desoxicortisol, cortisol	↑↑↑			Intensa	No
Con pérdida de sal	Progesterona	11-DOC, cortisol	↑↑↑	↓	↓↓	Intensa	No
11-hidroxilasa	11-desoxicortisol	Cortisol	↑	↑↑	↓↑	Intensa	Sí
	11-desoxicorticolesteroide	Corticosterona					
17-hidroxilasa	Progesterona	Cortisol	↓↓	↑↑	↓↑	Ausente	Sí
	Pregnenolona	17-hidroxipregnenolona					
3β-ol-deshidrogenasa	Pregnenolona	Progesterona, cortisol	↑	↓	↓	Leve	No
Proteína STAR	Colesterol	Todos los esteroides	↓↓	↓↓	↓↓	Ausente	No

17-OH-P, 17-hidroxiprogesterona; P' triol, pregnanetriol; Aldo, aldosterona; N, normal; ↑, aumentado en varios grados; ↓, disminuido en varios grados

característicamente con la ausencia de hormonas sexuales, lo que provoca masculinización incompleta en los varones y amenorrea primaria en las mujeres, además de hipertensión e hipocalemia (v. fig. 13-3, cuadro 13-5). Se trata del primer trastorno hipertensivo de la esteroidogénesis identificado (Biglieri y cols., 1966). Hasta el momento se han descrito alrededor de 40 mutaciones diferentes en CYP17, y existe una considerable variabilidad en las características clínicas y hormonales (Rosa y cols., 2007).

Una vez estudiadas las diversas causas renales y suprarrenales de hipertensión, se pasará a examinar la variedad incluso mayor de formas menos frecuentes.

REFERENCIAS

Alexandraki KI, Kaltsas GA, Isodori AM, et al. Long-term remission and recurrence rates in Cushing's disease: predictive factors in a single-centre study. *Eur J Endocrinol* 2013;168:639–648.

Alwani RA, Schmit Jongbloed LW, de Jong FH, et al. Differentiating between Cushing's disease and psuedo-Cushing's syndrome: comparison of four tests. *Eur J Endocrinol* 2014;170:477–486.

Arnaldi G, Angeli A, Atkinson AB, et al. Diagnosis and complications of Cushing's syndrome: A consensus statement. *J Clin Endocrinol Metab* 2003;88(12):5593–5602.

Badrick E, Bobak M, Britton A, et al. The relationship between alcohol consumption and cortisol secretion in an aging cohort. *J Clin Endocrinol Metab* 2008;93(3):750–757.

Barahona M-J, Resmini E, Vilades D, et al, 2013;98:1093–1099.

Barzon L, Fallo F, Sonino N, et al. Development of overt Cushing's syndrome in patients with adrenal incidentaloma. *Eur J Endocrinol* 2002;146:61–66.

Batista DL, Riar J, Keil M, et al. Diagnostic tests for children who are referred for the investigation of Cushing syndrome. *Pediatrics* 2007;120(3):e575–e586.

Bertherat J, Contesse V, Louiset E, et al. In vivo and in vitro screening for illegitimate receptors in ACTH-independent macronodular adrenal hyperplasia (AIMAH) causing Cushing's syndrome: Identification of two cases of gonadotropin/gastric inhibitory polypeptide-dependent hypercortisolism. *J Clin Endocrinol Metab* 2005:90;1302–1310.

Beuschlein F, Fassnacht M, Calebiro D, et al. Constitutive activation of PKA catalytic subunit in adrenal Cushing's syndrome. *N Engl J Med* 2014;370:1019–1028.

Biglieri EG, Herron MA, Brust N. 17-Hydroxylation deficiency in man. *J Clin Invest* 1966;45:1946–1954.

Boscaro M, Barzon L, Fallo F, et al. Cushing's syndrome. *Lancet* 2001;357:783–791.

Bram Z, Xekouki P, Louiset E, et al. Does somatostatin have a role in the regulation of cortisol production in primary pigmented nodular adrenocortical disease (PPNAD) ? A clinical and in vitro investigation. *J Clin Endocrinol Metab* 2014;99:E891–E901.

Campino C, Martinez-Aguayo A, Baudrand R, et al. Age-related changes in 11beta-hydroxysteroid dehydrogenase type 2 activity in normotensive subjects. *Am J Hypertens* 2013;26:481–487.

Carvajal CA, Gonzalez AA, Romero DG, et al. *J Clin Endocrinol Metab* 2003;88:2501–2507.

Cassar J, Loizou S, Kelly WF, et al. Deoxycorticosterone and aldosterone excretion in Cushing's syndrome. *Metabolism* 1980;29:115–119.

Cerame B, New MI. Hormonal hypertension in children:11 beta-hydroxylase deficiency and apparent mineralocorticoid excess. *J Ped Endocrinol Metab* 2000;13:1537–1547.

Cerame BI, Newfield RS, Pascoe L, et al. Prenatal diagnosis and treatment of 11beta-hydroxylase deficiency congenital adrenal hyperplasia resulting in normal female genitalia. *J Clin Endocrinol Metab* 1999;84:3129–3134.

Charmandari E, Kino T, Ichijo T, et al. Generalized glucocorticoid resistance: Clinical aspects, molecular mechanisms, and implications of a rare genetic disorder. *J Clin Endocrinol Metab* 2008;93:1563–1572.

Chemaitilly W, Wilson RC, New MI. Hypertension and adrenal disorders. *Curr Hypertens Rep* 2003;5:498–504.

Conzo G, Pasquali D, Gambardella C, et al. Long-term outcomes of adrenalectomy for Cushing disease. *Int J Surg* 2014;May 23 [Epub ahead of print].

Corsello S, Senes P, Iezzi R, et al. Cushing's syndrome due to a bronchial ACTH-secreting carcinoid successfully treated with radiofrequency ablation (RFA). *J Clin Endocrinol Metab* 2014;99:E862–E865.

Dave-Sharma S, Wilson RC, Harbison MD, et al. Examination of genotype and phenotype relationships in 14 patients with apparent mineralocorticoid excess. *J Clin Endocrinol Metab* 1998;83:2244–2254.

De Herder WW, Lamberts SWJ. Tumor localization—The ectopic ACTH syndrome. *J Clin Endocrinol Metab* 1999;84:1184–1185.

Doppman JL, Chrousos GP, Papanicolaou DA, et al. Adrenocorticotropin-independent macronodular adrenal hyperplasia: An uncommon cause of primary adrenal hypercortisolism. *Radiology* 2000;216:797–802.

Druce M, Goldstone AP, Tan TM, et al. The pursuit of beauty. *Lancet* 2008;371(9612):596.

Dubois S, Morel O, Rodien P, et al. A pulmonary adrenocorticotropin-secreting carcinoid tumor localized by 6-Fluoro-[18F]L-dihydroxyphenylalanine positron emission/computed tomography imaging in a patient with Cushing's syndrome. *J Clin Endocrinol Metab* 2007;92(12):4512–4513.

Edwards CRW, Burt D, McIntyre MA, et al. Localisation of 11b-hydroxysteroid dehydrogenase-tissue specific protector of the mineralocorticoid receptor. *Lancet* 1988;2:986–989.

Ehlers ME, Griffing GT, Wilson TE, et al. Elevated urinary 19- nordeoxycorticosterone glucuronide in Cushing's syndrome. *J Clin Endocrinol Metab* 1987;64:926–930.

Elamin MB, Murad MH, Mullan R, et al. Accuracy of diagnostic tests for Cushing's syndrome: A systematic review and metaanalyses. *J Clin Endocrinol Metab* 2008;93(5):1553–1562.

Elias PCL, Martinez EZ, Barone FC, et al. Late-night salivary cortisol has a better performance than urinary free cortisol in the diagnosis of Cushing's syndrome. *J Clin Endocrinol Metab* 2014;99:2045–2051.

Escobar-Morreale HF, Sanchon R, San Millan JL. A prospective study of the prevalence of nonclassical congenital adrenal hyperplasia among women presenting with hyperandrogenic symptoms and signs. *J Clin Endocrinol Metab* 2008;93(2):527–533.

Faucz FR, Zilbermint M, Lodish MB, et al. Macronodular adrenal hyperplasia due to mutations in an armadillo repeat containing 5 (ARMC5) gene:a clinical and genetic investigation. *J Clin Endocrinol Metab* 2014;99:E1113–E1119.

Feeders RA, Pulgar SJ, Kempel A, et al. The burden of Cushing's disease: Clinical and health-related quality of life aspects. *Eur J Endocrinol* 2012;167:311–326.

Ferrari P, Bonny O. Forms of mineralocorticoid hypertension. *Vitam Horm* 2003;66:113–156.

Ferrari P, Sansonnens A, Dick B, et al. In vivo 11beta-HSD-2 activity: Variability, salt-sensitivity, and effect of licorice. *Hypertension* 2001;38:1330–1336.

Findling JW, Raff H. Cushing's syndrome: Important issues in diagnosis and management. *J Clin Endocrinol Metab* 2006;91(10):3746–3753.

Findling JW, Raff H, Aron DC. The low-dose dexamethasone suppression test: A reevaluation in patients with Cushing's syndrome. *J Clin Endocrinol Metab* 2004;89:1222–1226.

Friso S, Pizzzolo F, Choi SW, et al. Epigenetic control of 11 beta-hydroxysteroid dehydrogenase 2 gene promoter is related to human hypertension. *Atherosclerosis* 2008;199:323–327.

Gatta B, Chabre O, Cortet C, et al. Reevaluation of the combined dexamethasone suppression-corticotropin-releasing hormone test for differentiation of mild Cushing's disease from pseudo-Cushing's syndrome. *J Clin Endocrinol Metab* 2007;92(11):4290–4293.

Goodwin JE, Zhang J, Geller DS. A critical role for vascular smooth muscle in acute glucocorticoid-induced hypertension. *J Am Soc Nephrol* 2008:19;1291–1299.

Graham UM, Hunter SJ, McDonnell M, et al. A comparison of the use of urinary cortisol to creatinine ratios and nocturnal salivary cortisol in the evaluation of cyclicity in patients with Cushing's syndrome. *J Clin Endocrinol Metab* 2013;98:E72–E76.

Gröndal S, Eriksson B, Hagenäs L, et al. Steroid profile in urine: A useful tool in the diagnosis and follow up of adrenocortical carcinoma. *Acta Endocrinol (Copenh)* 1990;122:656–663.

Groote Veldman R, Meinders AE. On the mechanism of alcohol-induced pseudo-Cushing's syndrome. *Endocrinol Rev* 1996;17:262–268.

Hassan-Smith ZK, Sherlock M, Reulen RC, et al. Outcome of Cushing's disease following transsphenoidal surgery in a single center over 20 years. *J Clin Endocrinol Metab* 2012;97:1194–1201.

Hermus AR, Pieters GF, Smals AG, et al. Transition from pituitary-dependent to adrenal-dependent Cushing's syndrome. *N Engl J Med* 1988;318:966–970.

Ilias I, Chang R, Pacak K, et al. Jugular venous sampling: An alternative to petrosal sinus sampling for the diagnostic evaluation of adrenocorticotrophic hormone-dependent Cushing's syndrome. *J Clin Endocrinol Metab* 2004;89:3795–3800.

Karavitaki N. Nonfunctioning pituitary adenomas: The consequences of a 'watch and wait' approach. *Clin Endocrinol (Oxf)* 2007;1365–2265.

Kino T, Vottero A, Charmandari E, et al. Familial/sporadic glucocorticoid resistance syndrome and hypertension. *Ann NY Acad Sci* 2002;970:101–111.

Kirilov G, Tomova A, Dakovska L, et al. Elevated plasma endothelin as an additional cardiovascular risk factor in patients with Cushing's syndrome. *Eur J Endocrinol* 2003;149:549–553.

Lacroix A, N'Diaye N, Tremblay J, et al. Ectopic and abnormal hormone receptors in adrenal Cushing's syndrome. *Endrocrine Rev* 2001;22:75–110.

Lee P, Bradbury RA, Sy J, et al. Phaeochromocytoma and mixed corticomedullary tumour—a rare cause of Cushing's syndrome and labile hypertension in a primigravid woman postpartum. *Clin Endocrinol (Oxf)* 2008;68(3):492–494.

Lodish MB, Sinaii N, Patronas N, et al. Blood pressure in pediatric patients with Cushing syndrome. J Clin Endocrinol Metab 2009; 94:2002–2008.

Lonser RR, Wind JJ, Nieman LK, et al. Outcome of surgical treatment of 200 children with Cushing's disease. *J Clin Endocrinol Metab* 2013;98:892–901.

Lucky AW, Rosenfield FL, McGuire J, et al. Adrenal androgen hyperresponsiveness to adrenocorticotropin in women with acne and/or hirsutism: Adrenal enzyme defects and exaggerated adrenarche. *J Clin Endocrinol Metab* 1986;62:840–848.

Magiakou MA, Mastorakos G, Zachman K, et al. Blood pressure in children and adolescents with Cushing syndrome before and after surgical cure. *J Clin Endocrinol* 1997;82:1734–1738.

Manenschijn L, Koper JW, van den Akker EL, et al. A novel tool in the diagnosis and follow-up of (cyclic) Cushing's syndrome: Measurement of long-term cortisol in scalp hair. *J Clin Endocrinol Metab* 2012;97:E1836–E1843.

Mangos GJ, Walker BR, Kelly JJ, et al. Cortisol inhibits cholinergic vasodilatation in the human forearm. *Am J Hypertens* 2000;13: 1155–1160.

McTernan CL, Draper N, Nicholson H, et al. Reduced placental 11 beta-hydroxysteroid dehydrogenase type 2 mRNA levels in human pregnancies complicated by intrauterine growth reduction: An analysis of possible mechanisms. *J Clin Endocrinol Metab* 2001;86:4979–4983.

Mitchell IC, Auchus RJ, Juneja K, et al. "Subclinical Cushing's syndrome" is not subclinical: Improvement after adrenalectomy in 9 patients. *Surgery* 2007;142(6):900–905.

Molnar GA, Lindschau C, Dubrovska G, et al. Glucocorticoid-related signaling effects in vascular smooth muscle cells. *Hypertension* 2008;51(5):1372–1378.

Mortola JF, Liu JH, Gillin JC, et al. Pulsatile rhythms of adrenocortico (ACTH) and cortisol in women with endogenous depression: Evidence for increased ACTH pulse frequency. *J Clin Endocrinol Metab* 1987;65:962–968.

New MI, Tong YK, Yuen T, et al. Noninvasive prenatal diagnosis of congenital adrenal hyperplasia using cell-free fetal DNA in maternal plasma. *J Clin Endocrinol Metab* 2014;99:E1022–E1030.

Newell-Price J. Diagnosis of Cushing's syndrome: Comparison of the specificity of first-line biochemical tests. *Nat Clin Pract Endocrinol Metab* 2008;4(4):192–193.

Newell-Price J, Bertagna X, Grossman AB, et al. Cushing's syndrome. *Lancet* 2006;367(9522):1605–1617.

Nicolaides NC, Roberts ML, Kino T, et al. A novel point mutation of the human glucocorticoid receptor gene causes primary generalized glucocorticoid resistance through impaired interaction with the LXXLL motif of the p160 coactivators: Dissociation of the transactivating and transrepressive activities. *J Clin Endocrinol Metab* 2014;99:E902–E907.

Nieman LK, Biller BM, Findling JW, et al. The diagnosis of Cushing's syndrome: An Endocrine Society Clinical Practice Guideline. *J Clin Endocrinol Metab* 2008;93:1526–1540.

Nunez BS, Rogerson FM, Mune T, et al. Mutant of 11b-hydroxysteroid dehydrogenase (11-HSD2) with partial activity. *Hypertension* 1999; 34:638–642.

Palermo M, Cossu M, Shackleton CHL. Cure of apparent mineralocorticoid excess by kidney transplantation. *N Engl J Med* 1998;329:1782–1788.

Pecori GF, Ambrogio AG, De MM, et al. Specificity of first-line tests for the diagnosis of Cushing's syndrome: Assessment in a large series. *J Clin Endocrinol Metab* 2007;92(11):4123–4129.

Petit JH, Biller BM, Yock TI, et al. Proton stereotactic radiotherapy for persistent adrenocorticotropin-producing adenomas. *J Clin Endocrinol Metab* 2008;93(2):393–399.

Polat S, Kulle A, Karaca Z, et al. Characteristic of threee novel CYP11B1 mutations in classic and non-classic 11 bta-hydroxylase deficiency. *Eup J Endocrinol* 2014;170:697–706.

Pozza C, Graziadio C, Gianetta E, et al. Management strategies for aggressive Cushing's syndrome: From macroadenomas to ectopics. *J Oncol* 2012, article ID:685213. doi: 10.155/2012/685213.

Pouratian N, Prevedello DM, Jagannathan J, et al. Outcomes and management of patients with Cushing's disease without pathological confirmation of tumor resection after transsphenoidal surgery. *J Clin Endocrinol Metab* 2007;92(9):3383–3388.

Prague JK, May S, Whielaw BC. Cushing's syndrome. *BMJ* 2013; 346:f945.

Psaras T, Milian M, Hattermann V, et al. Demographic factors and the presence of comorbidities do not promote early detection of Cushing's disease and acromegaly. *Exper Clin Endocrinol Diabetes* 2011;119:121–125.

Quaschning T, Ruschitzka FT, Shaw S, et al. Aldosterone receptor antagonism normalizes vascular function in liquorice-induced hypertension. *Hypertension* 2001;37:801–805.

Quinkler M, Stewart PM. Hypertension and the cortisol-cortisone shuttle. *J Clin Endocrinol Metab* 2003;88:2384–2392.

Resmini E, Santos A, Gómez-Anson B, et al. Verbal and visual memory performance and hippocampal volumes, measured by 3-Tesla magnetic resonance imaging, in patients with Cushing's syndrome. *J Clin Endocrinol Metab* 2012;97:663–671.

Rockall AG, Sohaib SA, Evans D, et al. Hepatic steatosis in Cushing's syndrome: A radiological assessment using computer tomography. *Eur J Endocrinol* 2003;149:543–548.

Rosa S, Duff C, Meyer M, et al. P450c17 deficiency: Clinical and molecular characterization of six patients. *J Clin Endocrinol Metab* 2007;92(3):1000–1007.

Rossi R, Tauchmanova L, Luciano A, et al. Subclinical Cushing's syndrome in patients with adrenal incidentaloma: Clinical and biochemical features. *J Clin Endocrinol Metab* 2000;85: 1440–1448.

Saruta T. Mechanism of glucocorticoid-induced hypertension. *Hypertens Res* 1996;19:18.

Scheuer DA, Bechtold AG, Shank SS, et al. Glucocorticoids act in the dorsal hindbrain to increase arterial pressure. *Am J Physiol Heart Circ Physiol* 2004;286:H458–H467.

Schoof E, Girsti M, Frobenius W, et al. Decreased gene expression of 11beta-hydroxysteroid dehydrogenase type 2 and 15-hydroxy-prostaglandin dehydrogenase in human placenta of patients with preeclampsia. *J Clin Endocrinol Metab* 2001;86:1313–1317.

Shamim W, Yousufuddin M, Francis DP, et al. Raised urinary glucocorticoid and adrenal androgen precursors in the urine of young hypertensive patients: Possible evidence for partial glucocorticoid resistance. *Heart* 2001;86:139–144.

Sigurjonsdottir HA, Manhem K, Wallerstedt S. Liquorice-induced hypertension—A linear dose–response relationship. J Hum *Hypertens* 2001;15:549–552.

Simonds WF, Varghese S, Marx SJ, Nieman LK. Cushing's syndrome in multiple endocrine neoplasia type 1. *Clin Endocrinol* 2012;76: 379–386.

Solomon CG, Seely EW. Hypertension in pregnancy. *Endocrinol Metab Clin North Am* 2006;35(1):157–171.

Sontia B, Mooney J, Gaudet L, et al. Pseudohyperaldosteronism, liquorice, and hypertension. *J Clin Hypertens* 2008;10: 153–157.

Starker LF, Kunstman JW, Carling T. Subclinical Cushing syndrome: A review. *Surg Clin North Am* 2014;94:657–668.

Starkman MN. Neuropsychiatric findings in Cushing syndrome and exogenous glucocorticoid administration. *Endocrinol Metab Clin North Am* 2013;42:477–488.

Stewart PM, Corrie JET, Shackleton CHL, et al. Syndrome of apparent mineralocorticoid excess: A defect in the cortisol-cortisone shuttle. *J Clin Invest* 1988;82:340–349.

Stewart PM, Wallace AM, Valentino R, et al. Mineralocorticoid activity of liquorice: 11-Beta-hydroxysteroid dehydrogenase deficiency comes of age. *Lancet* 1987;2:821–824.

Suzuki T, Shibata H, Ando T, et al. Risk factors associated with persistent postoperative hypertension in Cushing's syndrome. *Endocrine Res* 2000;26:791–795.

Swearingen B, Katznelson L, Miller K, et al. Diagnostic errors after inferior petrosal sinus sampling. *J Clin Endocrinol Metab* 2004;89: 3752–3763.

Tabarin A, Perez P. Pros and cons of screening for occult Cushing syndrome. *Nat Rev Endocrinol* 2011;7:445–455.

Torpy DJ, Mullen N, Ilias J, et al. Association of hypertension and hypokalemia with Cushing's syndrome caused by ectopic ACTH secretion: A series of 58 cases. *Ann NY Acad Sci* 2002;970:134–144.

Trainer PJ. Next generaton medical therapy for Cushing's syndrome-can we measure a benefit. *J Clin Endocrinol Metab* 2014;99: 1157–1160.

Ulick S, Levine LS, Gunczler P, et al. A syndrome of apparent mineralocorticoid excess associated with defects in the peripheral metabolism of cortisol. *J Clin Endocrinol Metab* 1979;49:757–764.

Ulick S, Tedde R, Wang JZ. Defective ring A reduction of cortisol as the major metabolic error in the syndrome of apparent mineralocorticoid excess. J Clin Endocrinol Metab 1992a;74:593–599.

Ulick S, Wang JZ, Blumenfeld JD, et al. Cortisol inactivation overload: A mechanism of mineralocorticoid hypertension in the ectopic adrenocorticotropin syndrome. *J Clin Endocrinol Metab* 1992b; 74:963–967.

Valassi E, Santos A, Yaneva M, et al. The European Registry on Cushing's syndrome: 2-Year experience. Baseline demographic and clinical characteristics. *Eur J Endocrinol* 2011;165:383–392.

van der Pas R, de Bruin C, Leebeek FW, et al. The hypercoagulable state in Cushing's disease is associated with increased levels of procoagulant factors and impaired fibrinolysis, but is not reversible after short-term biochemical remission induced by medical therapy. *J Clin Endocrinol Metab* 2012;97:1303–1310.

van der Pas R, van Esch JHM, de Bruin C, et al. Cushing's disease and hypertension: in vivo and in vitro study of the role of the renin-angiotensin-aldosterone system and effects of medical therapy. *Eur J Endocrinol* 2014;170:181–191.

van Rossum EFC, Lamberts SWJ. Polymorphisms in the glucocorticoid receptor gene and their associations with metabolic parameters and body composition. *Recent Prog Hormone Res* 2004;59:333–357.

Vezzosi D, Cartier D, Regnier C, et al. Familial adrenocorticotropin-independent macronodular adrenal hyperplasia with aberrant serotonin and vasopressin adrenal receptors. *Eur J Endocrinol* 2007;156(1):21–31.

Wagenmakers MA, Boogaarts HD, Roerink SH, et al. Endoscopic transsphenoidal pituitary surgery: A good and safe primary treatment option for Cushing's disease, even in case of macroadenomas or invasive adenomas. *Eur J Endocrinol* 2013;169:329–337.

Werder E, Zachmann M, Völlmin JA, et al. Unusual steroid excretion in a child with low-renin hypertension. *Res Steroids* 1974;6:385–395.

Whitworth JA, Mangos GJ, Kelly JJ. Cushing, cortisol, and cardiovascular disease. *Hypertension* 2000;36:912–916.

Wilson RC, Dave-Sharma S, Wei J-Q, et al. A genetic defect resulting in mild low-renin hypertension. *Proc Natl Acad Sci USA* 1998;95:10200–10205.

Yaneva M, Kalinov K, Zacharieva S. mortality in Cushing's syndrome: data from 386 patients fom a single referral center. *Eur J Endocrinol* 2013;169:621–627.

Yanovski JA, Cutler GB Jr, Chrousos GP, et al. The dexamethasone-suppressed corticotropin-releasing hormone stimulation test differentiates mild Cushing's disease from normal physiology. *J Clin Endocrinol Metab* 1998;83:348–352.

Zelinka T, Štrauch B, Pecen L, et al. Diurnal blood pressure variation on pheochromocytoma, primary aldosteronism, and Cushing's syndrome. *J Hum Hypertens* 2004;18:107–111.

Zelinka T, Štrauch B, Pecen L, et al. Diurnal blood pressure variation on pheochromocytoma, primary aldosteronism, and Cushing's syndrome. *J Hum Hypertens* 2004;18:107–111.

14

Otras formas de hipertensión identificables

omo se describe en el capítulo 3, es probable que intervengan múltiples mecanismos en la patogenia de la hipertensión primaria (esencial). Además de la participación de los elementos obvios, como el manejo renal del sodio, el sistema renina-angiotensina (SRA) y el sistema nervioso simpático, cuyas funciones alteradas pueden estar determinadas genéticamente, hay una serie de factores ambientales ocultos. De estos factores, el aporte de sodio y potasio, el aumento de peso y el estrés muy probablemente son causales. Otros, como el tabaquismo y el alcohol, pueden elevar la presión arterial (PA), pero en general se considera que son contribuyentes en vez de causales porque, cuando se interrumpen, su efecto hipertensor desaparece.

Como se analiza en los capítulos 9 a 16, se han observado varias causas secundarias o identificables de hipertensión. Además de ellas, que reflejan primordialmente alteraciones hormonales suprarrenales y renales, se han identificado otras formas de hipertensión, generalmente menos frecuentes, que se analizarán en este capítulo. En el capítulo 16 se proporciona información adicional sobre la hipertensión en la infancia.

COARTACIÓN DE LA AORTA

La constricción de la luz de la aorta es más frecuente justo después del origen de la arteria subclavia izquierda, en o por debajo de la inserción del ligamento arterioso. Esta lesión representa aproximadamente el 7 % de todas las cardiopatías congénitas. La presentación habitual consiste en hipertensión en los miembros superiores con disminución o ausencia de los pulsos femorales (cuadro 14-1).

La mayoría de los otros casos se identifican en los exámenes médicos de rutina. La edad de presentación se asocia con la gravedad más que con el sitio de obstrucción, como resultado de una insuficiencia cardíaca o a veces un ictus, una disección aórtica o una endo-

carditis. Los adultos con coartación aórtica reparada en la infancia son más propensos a presentar válvulas aórticas bicúspides, estenosis subaórtica, defectos del tabique ventricular y arco aórtico hipoplásico (Warnes y cols., 2008). También existe una asociación importante con los aneurismas del polígono de Willis, que pueden romperse.

Fisiopatología

Si la coartación es proximal al conducto arterioso, se observan en el principio de la vida hipertensión pulmonar, insuficiencia cardíaca congestiva y cianosis de la mitad inferior del cuerpo. Antes de que la cirugía fuese posible, el 45-84 % de los lactantes con coartación fallecían durante el primer año de vida (Campbell, 1970).

Los pacientes con lesiones posductales menos graves pueden permanecer asintomáticos durante la infancia. Sin embargo, casi siempre desarrollan una enfermedad cardiovascular prematura; en las dos series más grandes de casos de autopsia observados antes de la introducción de la cirugía eficaz, el promedio de edad en el momento de la muerte era de 34 años (Campbell, 1970). Las causas de la defunción reflejaban la carga de presión para el corazón y las lesiones cardíacas y cerebrales asociadas.

Además del estímulo mecánico para una PA elevada, es probable que la coartación induzca anomalías estructurales y funcionales en los segmentos arteriales proximales a la constricción que persisten después de la reparación y, por lo tanto, puedan contribuir con el desarrollo posterior de hipertensión y un riesgo excesivo de enfermedad cardiovascular arteriosclerótica (Brili y cols., 2005). Estas anomalías (que incluyen disfunción endotelial en los vasos del antebrazo derecho y deterioro de la elasticidad de la arteria carótida pero no de la arteria femoral) se acompañan de niveles circulantes elevados de citocinas proinflamatorias y moléculas de adhesión, las cuales pueden mejorar con el tratamiento

CUADRO 14-1

Síntomas y signos de coartación

Síntomas

Cefaleas
Pies fríos
Dolor en las piernas con el ejercicio

Signos

Hipertensión
Choque de punta hiperdinámico
Soplo en el pecho y la espalda
Pulsación en el cuello
Pulso femoral débil

con un inhibidor de la enzima convertidora de angiotensina (IECA) (Brili y cols., 2008). En un modelo de conejos de coartación, la corrección completa del gradiente de presión no tuvo ningún efecto sobre la disfunción endotelial y la expresión anómala de proteínas (reducción de la miosina del músculo liso e incremento de la miosina no muscular) en las paredes de la aorta proximal, las arterias coronarias y los vasos cerebrales (Menon y cols., 2012). Después de la reparación de la coartación, se ve cada vez más aumento de peso y obesidad, probablemente por la restricción del ejercicio, lo que puede contribuir con el inicio tardío de la hipertensión y riesgo de enfermedad cardiovascular arterioesclerótica (Smith-Parrish y cols., 2014).

Reconocimiento de la coartación

La hipertensión en el brazo derecho con pulsos femorales débiles en una persona joven es muy sugestiva de coartación. Los pacientes consultan por cefaleas al realizar esfuerzos o claudicación intermitente. La detección de un soplo de válvula aórtica bicúspide (soplo creciente-decreciente de estenosis aórtica con o sin un soplo diastólico de insuficiencia aórtica), defecto del tabique interventricular (soplo sistólico intenso) o colaterales (soplo continuo sobre el área paraesternal y la escápula derecha) puede ayudar al diagnóstico. La coartación se halla en el 12 % de las mujeres jóvenes con síndrome de Turner, lo que es 200 veces más elevado que en la población general (Wong y cols., 2014). Con una coartación mínima, los síntomas pueden no aparecer hasta más adelante en la vida. A menudo, el corazón es grande y muestra hipertrofia del ventrículo izquierdo en el electrocardiograma. La radiografía de tórax puede ser diagnóstica si muestra el signo del "tres" por la dilatación de la aorta por encima y por debajo de la constricción, así como la escotadura en las costillas por agrandamiento de los vasos colaterales (fig. 14-1) (Quirós-López y

García-Alegría, 2007). El diagnóstico actualmente se hace mediante la ecocardiografía con ventana supraesternal con flujo Doppler color y se confirma mediante resonancia magnética (RM) y tomografía computarizada (TC) (v. fig. 14-1) (Quirós-López y García-Alegría, 2007). Las pruebas de ejercicio con una bicicleta ergométrica supina son importantes para determinar las respuestas de la PA y el gradiente Doppler ecocardiográfico al ejercicio, que estima el gradiente de la coartación (Warnes y cols., 2008).

Una coartación aórtica en un adulto probablemente represente una arteritis de Takayasu o enfermedad sin pulsos, una arteritis de células gigantes que aparece en mujeres jóvenes entre 20 y 30 años y causa estenosis y a veces formación de aneurismas de la aorta y sus ramas principales (fig. 14-2) (Clifford y Hoffman, 2014). Mientras que los corticosteroides son el tratamiento de primera línea, los primeros resultados con los anti-TNF, principalmente el etanercept o el infliximab, son promisorios (Clifford y Hoffman, 2014).

Tratamiento

Antes de la reparación, debe controlarse la hipertensión con un IECA o un bloqueante de los receptores de angiotensina (BRA) como terapia de primera línea. Como tratamiento adicional, se puede incluir un β-bloqueante si la raíz de la aorta es demasiado grande, para minimizar el riesgo de rotura de un aneurisma, o un vasodilatador, si hay una insuficiencia aórtica asociada que podría exagerarse por una bradicardia o con un β-bloqueante. Según las *2008 American College of Cardiology/American Heart Association Guidelines* (Warnes y cols., 2008), la intervención se recomienda en casos en los que el gradiente pico a pico de la coartación es mayor o igual a 20 mm Hg o si el gradiente es menor de 20 mm Hg ante evidencia anatómica por imágenes de coartación significativa, con evidencia radiográfica de flujo colateral relevante. Se recomienda la reparación temprana, y las tasas de recoartación con muy bajas, aunque las tasas de hipertensión postoperatoria tardía y de enfermedad cardiovascular arteriosclerótica son elevadas. La intervención percutánea con catéter y endoprótesis está indicada para la coartación recidivada moderada, y la reoperación quirúrgica, en caso de coartación reparada previamente con un segmento largo de recoartación o con hipoplasia concomitante del arco aórtico y sexo femenino en edad fértil, para asegurar la resección del segmento precoartación. Si la reparación se posterga hasta la adultez, hay mayor probabilidad de hipertensión persistente, que puede ser grave. Aun ante una PA de reposo normal, puede haber una respuesta exagerada de la PA al ejercicio (Warnes y cols., 2008).

Evidentemente, después de la reparación los pacientes deben ser seguidos al menos cada año con estudios con estrés, y cualquier grado de hipertensión en reposo o inducida por el ejercicio debe ser tratada

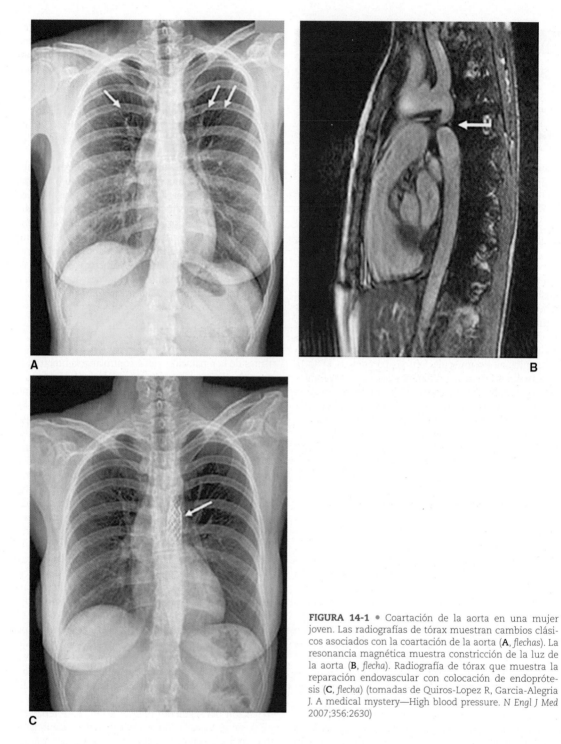

FIGURA 14-1 • Coartación de la aorta en una mujer joven. Las radiografías de tórax muestran cambios clásicos asociados con la coartación de la aorta (**A**, *flechas*). La resonancia magnética muestra constricción de la luz de la aorta (**B**, *flecha*). Radiografía de tórax que muestra la reparación endovascular con colocación de endoprótesis (**C**, *flecha*) (tomadas de Quiros-Lopez R, Garcia-Alegria J. A medical mystery—High blood pressure. *N Engl J Med* 2007;356:2630)

intensivamente (Gurvitz y cols., 2013). A pesar de que ha habido mejorías en la técnica quirúrgica y que se ha realizado la operación a edades más tempranas, la supervivencia a largo plazo no ha mejorado tanto como se esperaba, ya que hasta el 75 % de los pacientes desarrollan hipertensión postoperatoria de por vida si se repara después de los 15 años y hasta el 40 % de los que son operados antes de los 15 años (Brown y cols., 2013). Por lo tanto, resulta esencial el seguimiento médico de por vida con un tratamiento intensivo de la hipertensión y control de los factores de riesgo cardiovasculares arterioscleróticos.

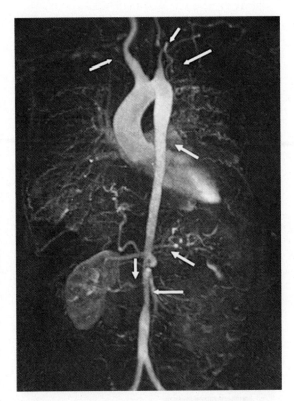

FIGURA 14-2 • Lesiones vasculares en la arteritis de Takayasu. RM de toda la aorta en una mujer de 33 años con arteritis de Takayasu. Las *flechas* indican múltiples lesiones estenóticas u oclusivas. La carótida común izquierda y ambas arterias subclavias están ocluidas, lo que produce flujo anterógrado a través de las arterias vertebrales. La arteria renal derecha es estenótica y la izquierda está ocluida, lo que se refleja en un riñón izquierdo atrófico. También hay áreas de estenosis en la aorta descendente y abdominal. Los síntomas de presentación son síncope, hipertensión grave y ataque isquémico transitorio (tomada de Clifford A, Hoffman GS. Recent advances in the medical management of Takayasu arteritis: An update on use of biologic therapies. *Curr Opin Rheumatol* 2014;26(1):7–15)

ALTERACIONES HORMONALES

Hipotiroidismo

La hipertensión, sobre todo la diastólica, puede ser más común en los pacientes hipotiroideos. En 40 pacientes vigilados de manera prospectiva durante el período en que se convirtieron en hipotiroideos tras un tratamiento con yodo radiactivo por tirotoxicosis, 16 (40 %) desarrollaron una PA diastólica superior a 90 mm Hg (Streeten y cols., 1988). Los pacientes hipotiroideos suelen tener un gasto cardíaco bajo con disminución de la contractilidad y alteración de la relajación diastólica (Danzi y Klein, 2003). La resistencia periférica aumenta para mantener la perfusión tisular, con una combinación de mayor reactividad de los receptores α-adrenérgicos, aumento de la actividad nerviosa simpática (Fletcher y Weetman, 1998) y aldosterona (Fommei y

Iervesi, 2002). Estos factores tenderían a aumentar las PA diastólicas más que las sistólicas, el patrón habitual observado en el hipotiroidismo (Saito y Saruta, 1994).

El hipotiroidismo subclínico, definido como una elevación de la tirotropina (TSH) pero con niveles normales de tiroxina libre, fue asociado con una PA marginalmente elevada en un metaanálisis de 50 147 individuos en 20 estudios (Ye y cols., 2014). Un metaanálisis de 10 estudios poblacionales detectó un aumento del 51 % del riesgo relativo de coronariopatía en pacientes de este tipo menores de 65 años (Gencer y cols., 2013).

Hipertiroidismo

En los pacientes con hipertiroidismo es habitual una elevación de la PA sistólica pero con disminución de la presión diastólica, asociada con un gasto cardíaco elevado y una reducción de la resistencia periférica. Incluso después de un tratamiento exitoso, se mantiene la morbilidad cardiovascular (Metso y cols., 2008).

Hiperparatiroidismo

El hiperparatiroidismo es común; es responsable del 80-90 % de las hipercalcemias en pacientes ambulatorios asintomáticos. La elevación del calcio suele ser leve (10,5-11,5 mg/dl) y a menudo se observa sólo después de comenzar el tratamiento con tiazidas para la hipertensión. Sólo la mitad de los pacientes con hiperparatiroidismo muestran una elevación de los niveles de paratohormona (PTH), y los otros tienen niveles inapropiadamente "normales" con calcio elevado en plasma (Adami y cols., 2002). La incidencia del hiperparatiroidismo primario es más alta entre los individuos negros, seguidos por los blancos, y las tasas más bajas son de asiáticos e hispanos (Yeh y cols., 2013). Se han publicado guías de consenso sobre indicadores para la cirugía paratiroidea (Bilezikian y cols., 2009).

Varios estudios recientes han indicado que el hiperparatiroidismo resulta ser un factor de riesgo cardíaco. Sin importar el nivel sérico de 25OHD, el aumento de los niveles de PTH se asocia con PA elevada en pacientes ancianos con hipertensión sistólica aislada (Mateus-Hamdan y cols., 2013). El *Parathyroid Epidemiology and Audit Research Study* (PEARS), un estudio de cohortes observacional de 2097 pacientes con hiperparatiroidismo primario no tratado (promedio de edad de 68, 70 % mujeres), halló que la PTH en suero (no el calcio sérico) fue el mejor predictor de enfermedad cardiovascular letal y no letal (Yu y cols., 2013). Los pacientes con hiperparatiroidismo primario son propensos no sólo a la hipertensión sino también a las cardiopatías, que mejoran después de la paratiroidectomía (Agarwal y cols., 2013).

La aldosterona puede vincular la PTH elevada con la hipertensión. La paratiroidectomía reduce la aldosterona sérica y mejora los resultados cardiovasculares (Tomaschitz y cols., 2014). La PTH induce la secreción de aldosterona tanto directamente uniéndose a los receptores de PTH en la zona glomerulosa suprarrenal, como indirectamente potenciando los efectos de la angiotensina II. Estos efectos de la PTH sobre la aldosterona y el aparato cardiovascular pueden justificar la paratiroidectomía, aun en ancianos (Oltmann y cols., 2013). Entre los pacientes con aldosteronismo primario, los niveles séricos elevados inclinan el diagnóstico hacia el adenoma productor de aldosterona más que a la hiperplasia suprarrenal bilateral, y así puede ser útil para escoger a los pacientes que deben ser sometidos a toma de muestra venosa suprarrenal (Rossi y cols., 2012).

Deficiencia de vitamina D

La deficiencia crónica de vitamina D aumenta los niveles de PTH y puede causar hiperparatiroidismo primario, que puede incrementar el riesgo cardiovascular, especialmente en pacientes con nefropatía crónica (NC) (Lavie y cols., 2013). Algunos estudios epidemiológicos, como el *Copenhagen City Heart Study* (Brondum-Jacobsen y cols., 2012) y el estudio *Whitehall* (Tomson y cols., 2013), siguen mostrando que los niveles más bajos de 25-hidroxivitamina D plasmática se asocian con eventos cardiovasculares letales y no letales. Sin embargo, como se ve en el capítulo 3, los ensayos aleatorizados apropiados muestran que los suplementos de vitamina D no tienen efectos sobre la PA en pacientes con hipertensión resistente ni la hipertrofia ventricular izquierda (Witham y cols., 2013), ni en ancianos con hipertensión sistólica aislada (Witham y cols., 2013).

Acromegalia

La acromegalia afecta al 20 % de los pacientes con síndrome de McCune-Albright, que presentan la tríada de displasia fibrosa ósea (a menudo en la base del cráneo), manchas café con leche y endocrinopatía hiperfuncionante (Salenave y cols., 2014). En una serie reciente, el promedio de edad en el momento del diagnóstico de acromegalia fue de 24 años y se halló un adenoma hipofisario en la mitad (Salenave y cols., 2014). Se detecta hipertensión aproximadamente en el 35 % de los pacientes con acromegalia, y éste es un factor de riesgo relacionado con un aumento de la tasa de mortalidad (Dekkers y cols., 2008). La hipertensión se asocia con varios factores: retención de sodio, vasoconstricción neurógena, disfunción endotelial y remodelado hipertrófico de las arterias de resistencia (Rizzoni y cols., 2004). La hipertrofia ventricular izquierda y la alteración de la función sistólica son habituales (Bogazzi y cols., 2008). Existen guías disponibles para el tratamiento (Melmed y cols., 2009). En general, cuando se controla la enfermedad, mejora la hipertensión (Melmed, 2009).

APNEA OBSTRUCTIVA DEL SUEÑO

La apnea obstructiva del sueño ha sido implicada como la forma más común de hipertensión identificable en Estados Unidos, ya que la PA se evalúa con la apnea en los estudios epidemiológicos, la cual se encuentra en el 50 % de los pacientes hipertensos (Konecny y cols., 2014). Aún así, faltan pruebas claras de causalidad. Un reto consiste en cómo separar claramente un efecto independiente de la apnea obstructiva del sueño de un problema asociado, como obesidad o problemas del sueño. Más problemático aún, es que la presión positiva continua de las vías aéreas (CPAP) produce una mejoría leve en la PA, a pesar de los grandes beneficios en la apnea obstructiva del sueño (Montesi y cols., 2012).

Cuadro clínico y diagnóstico

La apnea obstructiva del sueño se debe tomar en cuenta en los pacientes con las características clínicas de obesidad progresiva, ronquidos fuertes, sueño irregular y somnolencia diurna (cuadro 14-2). Aunque la apnea

---

CUADRO 14-2

Características clínicas de la apnea obstructiva del sueño

Anamnesis
Ronquidos[a]
Apnea durante el sueño
Despertar nocturno
Crisis de ahogo
Sudoración nocturna y enuresis
Actividad motora anómala durante el sueño
Somnolencia diurna excesiva[a]
Cefalea
Pérdida de memoria y de concentración
Cambios de personalidad, depresión
Angina
Disminución de la libido, impotencia

Exploración física
Hipertensión[a]
Sobrepeso, especialmente visceral[a]

Anomalías en la cavidad bucal
Hipertrofia de las amígdalas
Úvula engrosada
Paladar blando largo y redundante

Datos cardiovasculares
Aumento de la variabilidad de la frecuencia cardíaca
Hipertrofia ventricular izquierda
Arritmias
Trastornos de la conducción

---

[a]Más útil para considerar el diagnóstico

obstructiva del sueño es frecuente en los pacientes con obesidad mórbida, la mayoría de las personas afectadas no presentan el perfil de Pickwick. Un aumento ponderal del 10 % se asoció con un riesgo seis veces mayor de presentar apnea obstructiva del sueño en sujetos que no tenían inicialmente este problema (Peppard y cols., 2000a). Casi todas las personas con apnea del sueño roncan, pero sólo aproximadamente la mitad de las personas que roncan durante más de la mitad de la noche tienen apnea del sueño (Kibecny y cols., 2014). Es posible que el diagnóstico se establezca mediante un estudio del sueño en el domicilio (Tishler y cols., 2003), pero tendrá mayor certeza si se considera una polisomnografía nocturna en un laboratorio de sueño, con registros continuos de la respiración, electroencefalograma (EEG), electromiograma (EMG), movimientos oculares, electrocardiograma, saturación de O_2 y PA.

Asociación con la hipertensión

Incidencia

Varios estudios transversales y observacionales han demostrado de manera inequívoca una prevalencia y una incidencia superiores de hipertensión sistémica en proporción directa con la intensidad de la apnea del sueño (fig. 14-3) (Hiestand y cols., 2006). Lavie y cols. (2000) advirtieron que cada episodio de apnea por hora de sueño aumentaba las probabilidades de tener hipertensión en un 1 %, mientras que cada disminución del 10 % de la saturación de O_2 incrementaba las probabilidades en un 13 %.

Los antecedentes de ronquidos, por sí mismos, se han asociado con una mayor incidencia de hipertensión. En 73 000 enfermeras estadounidenses vigiladas durante 8 años, el riesgo de padecer hipertensión aumentó en un 29 % en las que roncaban sólo en ocasiones y en un 55 % en las que roncaban de manera regular, en comparación con aquéllas que dijeron que no roncaban nunca (Hu y cols., 1999). La asociación fue independiente de la edad, el índice de masa corporal, el perímetro de la cintura y otros factores relacionados con el estilo de vida.

El riesgo de hipertensión es mayor en las personas más jóvenes que en las mayores de 60 años (Konecny y cols., 2014). Además, la prevalencia de la apnea del sueño es incluso superior en los pacientes con hipertensión no controlada y en aquéllos con ictus. Típicamente, en los pacientes con apnea obstructiva del sueño no se produce un descenso nocturno en la PA, y presentan una elevación matutina pronunciada de ésta cuando se les realiza una monitorización ambulatoria automatizada de la PA (MAAPA) (Amin y cols., 2008).

Mecanismos de la hipertensión

Se han propuesto varios mecanismos posibles para explicar la hipertensión persistente como efecto de la apnea obstructiva del sueño (Konecny y cols., 2014), incluyendo: mayor impulso del quimiorreceptor carotídeo, tanto por la noche como por el día, por estimulación neuronal simpática; inflamación vascular; aumento del cortisol y de la eritropoyetina; rigidez arterial y, más recientemente, desviación del líquido central durante la posición horizontal nocturna. En apoyo a este último

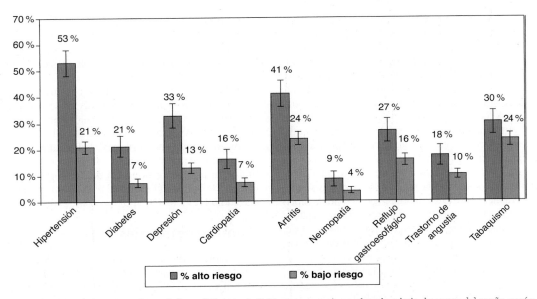

FIGURA 14-3 • Prevalencia de enfermedades crónicas en individuos con un riesgo elevado o bajo de apnea del sueño, según el cuestionario de Berlín (reproducido de Hiestand DM, Britz P, Goldman M y cols. Prevalence of symptoms and risk of sleep apnea in the US population: Results from the national sleep foundation sleep in America 2005 poll. *Chest* 2006;130:780–786)

mecanismo, la presión positiva graduada de la parte inferior del cuerpo (usada en experimentos para desplazar la sangre venosa de la parte inferior del cuerpo a la región cardiovascular) disparó un mayor grado de constricción de las vías aéreas superiores en pacientes con hipertensión resistente que en aquéllos con hipertensión bien controlada (Friedman y cols., 2013). Además, se han visto valores altos de aldosterona con baja actividad de la renina plasmática en más de la mitad de los pacientes con apnea obstructiva del sueño, lo que sugiere que la aldosterona contribuye con la apnea obstructiva al desplazar el líquido del plasma al espacio extracelular alrededor de las vías aéreas (Clark y cols., 2012).

Tratamiento

La reducción del peso (incluso una reducción del 10 % del peso corporal) ayuda en el largo plazo (Peppard y cols., 2000a); evitar la posición de decúbito supino durante el sueño puede ser eficaz en el corto plazo (Kuhlmann y cols., 2009). Además, entre un grupo de 60 pacientes obesos con apnea obstructiva del sueño, la cirugía bariátrica no produjo una mayor mejoría en la apnea frente al tratamiento convencional para reducir el peso (índice de apnea, a pesar de una pérdida de peso mucho mayor con la cirugía) (Dixon y cols., 2012). El mayor alivio se consigue con presión positiva continua nasal en las vías respiratorias (CPAP), pero los aparatos odontológicos (dispositivos de avance mandibular) son mejor tolerados y están ganando popularidad. En un ensayo aleatorizado reciente de 126 pacientes con apnea obstructiva del sueño moderada-grave, la CPAP fue más eficaz que los dispositivos mandibulares para reducir el índice apnea-hipopnea, pero el cumplimiento fue mejor con los dispositivos (Phillips y cols., 2013). Sin embargo, en ese estudio ninguno de los abordajes mejoró la PA en la monitorización ambulatoria de 24 horas. Un metaanálisis que incluyó 1948 pacientes en 28 ensayos ha confirmado los resultados de varios estudios antiguos que mostraban que la CPAP sólo reduce la PA en el consultorio en alrededor de 2/3 mm Hg (Montesi y cols., 2012).

La conclusión es obvia: ni la CPAP ni los dispositivos odontológicos solos serán suficientes para controlar la hipertensión en pacientes con apnea obstructiva del sueño. Se necesitan ensayos aleatorizados bien diseñados para determinar si un tratamiento basado en diuréticos, tal vez combinado con un bloqueante de la aldosterona y una tiazida potente, sería efectivo tanto para la apnea obstructiva del sueño como para la hipertensión asociada. Mientras tanto, se requiere bajar de peso y un tratamiento antihipertensivo estándar para controlar la PA, además de la CPAP y los dispositivos odontológicos para mejorar la apnea obstructiva del sueño y el sopor diurno. Al reducir la presión transmural transtorácica, la CPAP puede reducir el riesgo de hipertrofia ventricular izquierda y la fibrilación auricular (menos estiramiento auricular), aunque esto contribuya poco para mejorar la PA (Naughton y cols., 1995).

TRASTORNOS NEUROLÓGICOS

Aparte del ictus, varios trastornos aparentemente diferentes del sistema nervioso central y periférico pueden causar hipertensión. Muchos pueden hacerlo por medio de un mecanismo común que involucra la descarga del sistema nervioso simpático por los centros vasomotores en respuesta a episodios de hipertensión intracraneal. Es necesario un incremento de la presión sistémica para restablecer la perfusión cerebral.

Como vimos en los capítulos 4 y 7, los pacientes con ictus pueden experimentar grandes elevaciones transitorias de la PA. Rara vez, se puede producir una hipertensión episódica indicativa de feocromocitoma después de un infarto cerebral (Manger, 2008).

Enfermedad de Alzheimer

De acuerdo con la American Heart Association/American Stroke Association (Gorelick y cols., 2011):

"La hipertensión de la mediana edad es un factor de riesgo modificable importante para el deterioro cognitivo posterior, el deterioro cognitivo leve y la demencia vascular. En estudios de cohortes longitudinales, la PA sistólica elevada se asoció con un mayor deterioro cognitivo al final de la vida, aunque algunos estudios han informado una relación en forma de "J" o de "U". Los datos sobre el papel de la PA y la hipertensión en la ancianidad no son consistentes, y dejan abierto el tema sobre el tratamiento de la PA en pacientes ancianos".

Los ensayos aleatorizados han producido resultados inconsistentes en cuanto a si la terapia antihipertensiva reduce el deterioro cognitivo, que nunca ha sido un criterio de valoración primario. Los datos más convincentes provienen del ensayo *Syst-Eur*, en el que el inicio de la enfermedad de Alzheimer se redujo en 50 % con un tratamiento con bloqueantes de los canales de calcio (BCC) frente a placebo (Forette y cols., 1998). Algunos datos observacionales provocativos del *Cardiovascular Heart Study* indican que el deterioro cognitivo en hipertensos ancianos se reduce con IECA de acción central que cruzan la barrera hematoencefálica, como ramipril, peridopril y lisinopril, pero no con otros IECA que no la cruzan, como benazepril, enalapril y quinapril (Sing y cols., 2009). El tratamiento con perindopril mostró una señal positiva respecto del declive cognitivo en el ensayo PROGRESS (Tzourio y cols., 2003), pero no en el estudio HYVET-COG (Peters y cols., 2008).

Tumores cerebrales

Los tumores intracraneales, especialmente los que surgen en la fosa posterior, pueden causar hipertensión (Pallini y cols., 1995). En algunos pacientes, la hipertensión paroxística y otras características que indican un exceso de catecolaminas pueden apuntar erróneamente al diagnóstico de feocromocitoma. El problema se puede agravar con la mayor incidencia de tumores neuroectodérmicos, algunos dentro del SNC, en los pacientes con feocromocitoma. A diferencia de éstos, que siempre presentan niveles elevados de catecolaminas, los pacientes con tumores cerebrales pueden tener mayores niveles de catecolaminas durante un paroxismo de hipertensión, pero valores normales en otros momentos (Manger, 2008).

Cuadriplejía

Los pacientes con lesiones transversales de la médula espinal cervical por encima de los orígenes de las neuronas simpáticas toracolumbares, pierden el control central de sus eferencias simpáticas. La estimulación de los nervios ubicados por debajo de la lesión, como en caso de distensión vesical o intestinal, puede provocar una actividad simpática refleja a través de la médula espinal aislada, induciendo hipertensión, sudoración, rubefacción, piloerección y cefaleas, un síndrome descrito como *hiperreflexia autónoma*. Estos pacientes muestran respuestas presoras muy exageradas a diversos estímulos (Krum y cols., 1992). La hipertensión puede ser suficientemente grave y persistente para causar accidentes cerebrovasculares y la muerte. Con un α-bloqueante se controla con eficacia el síndrome (Chancellor y cols., 1994).

Lesión craneal grave

Inmediatamente después de un traumatismo craneoencefálico grave, la PA puede aumentar por un estado hiperdinámico mediado por una actividad nerviosa simpática excesiva (Simard y Bellefleur, 1989). Si la hipertensión es persistente y grave, se debe administrar un β-bloqueante de acción corta (p. ej., esmolol). Debe actuarse con precaución cuando se utilizan vasodilatadores como hidralazina y nitroprusiato, porque pueden aumentar el flujo sanguíneo cerebral y la presión intracraneal. Además, la hipotensión es una amenaza incluso mayor (Fuller y cols., 2014). Tanto una PA sistólica alta como una baja preinternamiento (y la frecuencia cardíaca) predicen la mortalidad después de la lesión cerebral traumática (Reisner y cols., 2014).

Otros trastornos neurológicos

Puede verse hipertensión en los siguientes casos:

- Síndrome de Guillain-Barré (Watson y cols., 2014).
- Insomnio familiar mortal, una enfermedad por priones con atrofia grave del tálamo (Portaluppi y cols., 1994).
- Fallo de los barorreceptores (Heusser y cols., 2005).
- Insuficiencia autonómica con hipotensión ortostática e hipertensión en decúbito supino, que a menudo se alivia con un BRA al acostarse (Arnold y cols., 2013).
- Enfermedad de Parkinson, en la que la intensa hipotensión postural se puede acompañar también de hipertensión nocturna (Low y cols., 2014), lo que indica la importancia de la monitorización ambulatoria de la PA para manejar la presión en esta población (Tsukamoto y cols., 2013).

TRASTORNOS SOMÁTICOS FUNCIONALES

La ansiedad y la depresión son comunes en la población general e incluso más prevalentes en los pacientes con hipertensión o enfermedad cardiovascular (Davies y cols., 2004). En Estados Unidos, el terrorismo está cobrando factura. Según los datos de salud de una muestra nacional representativa recolectada antes del 9 de septiembre de 2001 como línea de base, la respuesta de estrés agudo por los ataques terroristas predijeron un aumento de los informes de hipertensión diagnosticada por el médico y otras dolencias cardiovasculares en los 3 años que siguieron al ataque (Holman y cols., 2008). Se halló un trastorno de ansiedad en el 19,5 % de pacientes consecutivos vistos en 15 clínicas de atención primaria estadounidenses en 2005 (Kroenke y cols., 2007).

Los pacientes con ansiedad son más propensos a presentar reacciones de bata blanca durante varias consultas (Pickering y Clemow, 2008). Obviamente, estos pacientes presentarán una ansiedad mayor a menos que se detecte su reacción excesiva alterante y se alivie la ansiedad por su PA.

A pesar de su frecuencia, a menudo no se reconoce que la ansiedad y sus manifestaciones sean responsables de una gama de síntomas (Pickering y Clemow, 2008). Debido al hecho tan común de no identificar la naturaleza subyacente de diversos síndromes funcionales (cuadro 14-3) (Wessely y cols., 1999), los pacientes y sus médicos a menudo entran en un círculo vicioso: cada vez hay más y más pruebas, a menudo con resultados falsamente positivos; más diagnósticos incorrectos de enfermedades "orgánicas"; más tratamientos ineficaces; cada vez más ansiedad y cada vez más síntomas funcionales.

Hiperventilación inducida por la ansiedad

Este problema a menudo se encuentra en los pacientes hipertensos, por su preocupación por padecer el "asesino silencioso" o por su escasa respuesta a los tratamientos antihipertensivos. En 300 pacientes consecutivos que le fueron derivados al autor, generalmente por hipertensión difícil de controlar, 104

CUADRO 14-3

Síndromes somáticos funcionales por especialidad

Especialidad	Síndrome
Gastroenterología	Síndrome del intestino irritable, dispepsia no ulcerosa
Ginecología	Síndrome premenstrual, dolor pélvico crónico
Reumatología	Fibromialgia
Cardiología	Dolor torácico atípico o no cardíaco
Medicina respiratoria	Síndrome de hiperventilación
Enfermedades infecciosas	Síndrome de fatiga crónica (posvírica)
Neurología	Cefalea tensional
Odontología	Disfunción de la articulación temporomandibular, dolor facial atípico
Oído, nariz y garganta	Síndrome del globo
Alergología	Sensibilidad a varios productos químicos

Modificado de Wessely S, Nimnuan C, Sharpe N. Functional somatic syndromes: One or many? *Lancet* 1999;354:936–939

tenían síntomas atribuibles a hiperventilación inducida por ansiedad (fig. 14-4) (Kaplan, 1997). Los síntomas y signos de la crisis de angustia abarcan todas estas mismas manifestaciones, pero van más allá e incluyen los temores a desmoronarse, perder el control o experimentar una ansiedad incluso más aguda, y se asocian con mayor reactividad de los nervios simpáticos en estado de vasoconstricción (Katon, 2006). En 351 pacientes hipertensos seleccionados al azar en una consulta de atención primaria de Sheffield, Reino Unido, se habían producido crisis de angustia en el 18 % durante los 6 meses previos y en el 37 % a lo largo de su vida (Davies y cols., 1999). El diagnóstico registrado de hipertensión habitualmente precedió al inicio de las crisis de angustia. La ansiedad y las crisis de angustia fueron incluso más frecuentes en sus pacientes que presentaban intolerancia inespecífica a numerosos antihipertensivos (Davies y cols., 2003). Estos pacientes son extremadamente difíciles de ayudar.

Muchos de estos pacientes habían sido objeto de una evaluación intensiva por mareos, cefaleas, dolor torácico, cansancio, etcétera (Newman-Toker y cols., 2008). Cuando los síntomas se reproducen hiperventilando voluntariamente y se alivian reinspirando el aire dentro una bolsa de papel, el reconocimiento del mecanismo por parte del paciente a menudo produce un alivio inmediato y da pie al uso apropiado de ejercicios de reinhalación, otro tratamiento cognitivo o, si es necesario, ansiolíticos.

Apuntalamiento mecanicista de la conexión corazón/cerebro

La depresión puede no ser más frecuente en la hipertensión no complicada (Lenoir y cols., 2008). Los antidepresivos pueden tener cierto riesgo de producir hipertensión (Licht y cols., 2009). La hipertensión se ha asociado con la ira, y la rumiación sobre eventos previos que provocaron ira es común y representa un fuerte predictor de la PA diurna y la frecuencia cardíaca durante la monitorización ambulatoria de la PA (Ottaviani y cols., 2011).

En pacientes con crisis de angustia, los estudios imagenológicos del cerebro indican una regulación a la baja fundamental de los neurotransmisores inhibitorios (GABA y serotonina) (Davies y cols., 2010). La

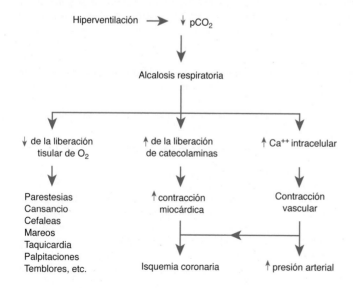

FIGURA 14-4 • Mecanismos por los cuales la hiperventilación aguda puede provocar diversos síntomas, isquemia coronaria y aumento de la presión arterial. Ca, calcio; pCO$_2$, presión parcial de dióxido de carbono

liberación cerebral de noradrenalina (NAdr) aumenta y se asocia con un aumento de la liberación de NAdr en el corazón y con las múltiples descargas de los axones por ciclo cardíaco en los nervios simpáticos musculares (Lambert y cols., 2011).

ESTRÉS FÍSICO AGUDO

Puede producirse hipertensión durante varios tipos de estrés físico agudo, que en general refleja una intensa descarga simpática y a veces la contribución de una elevación del sistema renina-angiotensina por contracción de volumen.

Trastornos quirúrgicos

Hipertensión perioperatoria

Además de las razones mencionadas en el análisis sobre anestesia e hipertensión en el capítulo 7, por varias razones la hipertensión puede ser un problema durante la cirugía y después de ella. Los valores postoperatorios elevados pueden asociarse con dolor, hipoxia e hipercapnia, y con excitación física y emocional. Se deben abordar estas causas en vez de tratar la PA elevada con antihipertensivos.

Se han registrado incrementos considerables de la PA al llevar a cabo un neumoperitoneo para una cirugía laparoscópica abdominal (Joris y cols., 1998). La elevación de la PA estuvo acompañada de aumentos de las concentraciones sanguíneas de catecolaminas, cortisol y vasopresina, y mostró alivio con clonidina preoperatoria.

Cirugía cardiovascular

El cuadro 14-4 resume las causas de la hipertensión asociada con la cirugía de manera temporal (Vuylsteke y cols., 2000).

Cirugía de revascularización coronaria

Alrededor de un tercio de los pacientes tendrán hipertensión después de una derivación coronaria (*bypass*), que habitualmente comienza en las 2 h siguientes a la cirugía y dura 4-6 h. El tratamiento inmediato puede ser importante para prevenir una insuficiencia cardíaca o un infarto de miocardio postoperatorios. Además de profundizar la anestesia, se han empleado varios antihipertensivos parenterales, como el nitroprusiato y la nitroglicerina, para el manejo (Vuylsteke y cols., 2000).

CUADRO 14-4

Hipertensión asociada con cirugía cardíaca

Preoperatoria
  Ansiedad, angina
  Suspensión del tratamiento antihipertensivo
  Efecto de rebote de los β-bloqueantes en pacientes con coronariopatía

Intraoperatoria
  Inducción de anestesia: intubación endotraqueal, manipulación nasofaríngea, uretral o rectal
  Antes de derivación cardiopulmonar (durante la esternotomía y la retracción torácica)
  Durante la bomba extracorpórea
  Después de la bomba extracorpórea (durante la cirugía)

Postoperatoria
  Precoz (en un plazo de 2 h)
    De causa evidente: hipoxia, hipercapnia, dificultades respiratorias, hipotermia, escalofríos, despertar de la anestesia
    Sin causa evidente: después de revascularización miocárdica; con menos frecuencia después de una valvuloplastia; después de resección de coartación aórtica
  Tardía (semanas o meses)
    Después de valvuloplastia aórtica mediante homoinjertos

Modificado de Estafanous FG, Tarazi RC. Systemic arterial hypertension associated with cardiac surgery. *Am J Cardiol* 1980;46:685–694

Otras cirugías cardíacas

Se ha informado hipertensión, aunque con menor frecuencia, después de otras operaciones cardíacas. Casi todos los pacientes sometidos a un trasplante cardíaco ortotópico presentan hipertensión (Taegtmeyer y cols., 2004) y sufren la pérdida del descenso nocturno habitual de la PA, probablemente por una combinación de efectos, incluida la acción de los fármacos inmunosupresores (v. el apartado "Fármacos inmunosupresores" más adelante en este capítulo), la alteración del control de los barorreceptores por desnervación cardíaca (aferente) (Scherrer y cols., 1990) y la incapacidad para excretar el sodio con normalidad (Hoorn y cols., 2011). La hipertensión se puede controlar con una combinación de IECA o BCC dihidropiridínicos (estos fármacos como monoterapia son eficaces en un 50 % de los pacientes) (Rockx y Haddad, 2007), y de ser necesario, una tiazida (como contrainhibición del transportador Na-Cl sensible a la tiazida por los inhibidores de calcineurina) y un simpaticolítico central (para contrarrestar la activación nerviosa simpática).

Endarterectomía carotídea

En pacientes con enfermedad cerebrovascular conocida sometidos a endarterectomía carotídea, la hipertensión postoperatoria puede ser particularmente grave (Demirel y cols., 2012a), debido a una alteración de la actividad barorrefleja carotídea (Demirel y cols., 2012b). La hipertensión neurogénica aguda es peor con la endarterectomía carotídea por eversión, que requiere que el cirujano seccione el nervio del seno carotídeo, que con la incisión convencional longitudinal (Demirel y cols., 2012a). El control perioperatorio de la hipertensión es importante porque la hipertensión postoperatoria grave puede producir un síndrome de hiperperfusión cerebral, que es una forma de encefalopatía hipertensiva que a menudo lleva a la hemorragia cerebral con una tasa de mortalidad del 67 % (Stoneham y Thompson, 2009). Con una enfermedad carotídea unilateral, la hipertensión en general es autolimitada. El tratamiento a corto plazo más lógico es el labetalol (un α,β-bloqueante) más que un vasodilatador como el nitroprusiato o la nifedipina, que podrían incrementar el flujo sanguíneo cerebral.

AUMENTO DEL VOLUMEN INTRAVASCULAR

Si el volumen vascular está aumentado en un grado significativo durante un período corto, la respuesta natriurética renal puede no ser capaz de eliminar el exceso de volumen, sobre todo si la función renal también está deteriorada. Los transportadores de oxígeno basados en hemoglobina (HBOC, de *hemoglobin-based oxygen carriers*) producen hipertensión por vasoconstricción secundaria al trasporte de óxido nítrico (NO). Tanto el NO inhalado como el nitrito de sodio intravenoso administrado antes de la infusión de HBOC previenen la aparición posterior de hipertensión en ratones y corderos (Yu y cols., 2008). El mismo beneficio se vio con los activadores directos de la guanilato ciclasa soluble (GCs) en ratas (Raat y cols., 2013). Se requieren ensayos clínicos.

Tratamiento con eritropoyetina

La corrección de la anemia con eritropoyetina (EPO) en pacientes con NC avanzada puede exacerbar la hipertensión. A medida que aumenta el hematocrito, también lo hace la viscosidad de la sangre y la PA. El mecanismo puede ser más complicado que simplemente el aumento de la viscosidad, dado que la EPO puede estimular tanto la producción de la endotelina como de las especies reactivas del oxígeno (Rancourt y cols., 2010). Cerca de un cuarto de los pacientes desarrollan hipertensión clínicamente importante (Luft,

2000). Esto puede aumentar el peligro actualmente reconocido de tratar la anemia de la NC (Varizi y Zhou, 2009), y por eso se está reduciendo el uso de la EPO (Winkelmayer y cols., 2014).

Policitemia e hiperviscosidad

Los pacientes con policitemia primaria a menudo son hipertensos, y algunos hipertensos tienen una policitemia relativa que se puede resolver cuando se reduce la PA. La hipertensión vista en los estados policitémicos podría reflejar también el aumento de la viscosidad sanguínea. Se registraron reducciones significativas de la PA en 12 pacientes hipertensos con policitemia cuando se redujo la viscosidad sanguínea sin modificar el volumen sanguíneo (Bertinieri y cols., 1998).

SUSTANCIAS QUÍMICAS QUE CAUSAN HIPERTENSIÓN

El cuadro 14-5 enumera varias sustancias químicas que pueden ocasionar hipertensión, indicando su mecanismo, si se conoce. Algunas de estas sustancias, como los antiácidos que contienen sodio, el alcohol, la insulina, el regaliz, los anticonceptivos orales y los inhibidores de la monoaminooxidasa, se analizan en otras partes de este libro por su frecuencia de uso o sus características especiales.

Cafeína y café

Es probable que la cafeína sea la droga más consumida en el mundo, y su uso casi sin duda aumentará con la proliferación asombrosa de tiendas *Starbucks* y sus clones. El consumo de café causa un aumento agudo de la PA que dura 3 horas (Mesas y cols., 2011) debido a la activación simpática central y al bloqueo de los receptores vasculares de adenosina (Vlachopoulos y cols., 2007). Aunque se ha supuesto en general una tolerancia a este efecto presor, dicha tolerancia se observó únicamente en la mitad de los consumidores regulares (Lovallo y cols., 2004). Sin embargo, el consumo habitual de café no se asoció con un aumento de la incidencia de la hipertensión en dos metaanálisis separados (Mesas y cols., 2011; Steffen y cols., 2012).

Así, los efectos de la cafeína en la hipertensión a largo plazo pueden ser neutros pero, al menos a corto plazo, puede advertirse un efecto presor. Tal vez lo más conveniente sea que los pacientes se tomen la PA en su casa antes de beber café, té o café ligeramente descafeinado y en la hora siguiente. Se recomienda que aquéllos experimenten un efecto hipertensor importante, reduzcan o interrumpan su consumo de cafeína, especialmente si no son consumidores habituales.

CUADRO 14-5

Hipertensión inducida por agentes químicos

Mecanismos	Ejemplos
Expansión de volumen de líquidos	
Aumento del aporte de sodio	Antiácidos; alimentos elaborados (cap. 6)
Efectos mineralocorticoideos	Orozuz o regaliz (cap. 13), cortisona (cap. 14); esteroides anabólicos (Owens y cols., 1998)
Estimulación del sistema renina-angiotensina	Estrógenos (anticonceptivos orales; cap. 11)
Inhibición de las prostaglandinas	AINE (Solomon, 2004)
Estimulación de la actividad nerviosa simpática	
Agentes simpaticomiméticos	Cafeína (Lovallo y cols., 2004); cocaína (Tuncel y cols., 2002); efedrina (Bent, 2008); metilenodioximetanfetamina (MDMA, "éxtasis") (Lester y cols., 2000); metilfenidato (Ritalin) (Ballard y cols., 1976); nicotina (Halimi y cols., 2002); fenciclidina (Sernulan) (Eastman y Cohen, 1975); fenilpropanolamina (Kernan y cols., 2000)
Interacciones con inhibidores de la monoaminooxidasa	Alimentos ricos en tiramina (p. ej., vino tinto, queso curado) (Liu y Rustgi, 1987)
Anestésicos	Ketamina (Broughton Pipkin y Waldron, 1983)
Alcaloides ergotamínicos	Ergotamina (Joyce y Buggay, 1986)
Agonistas de los receptores dopaminérgicos	Bromocriptina (Bakht y cols., 1990)
Antidopaminérgicos	Metoclopramida (Roche y cols., 1985)
Análogos de la sandostatina	Acetato de octreotida (Pop-Busui y cols., 2000)
Interferencia con los antihipertensivos	
Inhibición de la síntesis de prostaglandinas	AINE (Izhar, 2004)
Inhibición de la captación neuronal	Antidepresivos tricíclicos (Walsh y cols., 1992); sibutramina (Bray, 2002)
Respuesta paradójica a los antihipertensivos	
Retirada, seguido de ↑ de las catecolaminas	Clonidina (Metz y cols., 1987)
Vasoconstricción α-adrenérgica sin oposición	β-bloqueantes (Drayer y cols., 1976
Actividad simpaticomimética intrínseca	Pindolol (Collins y King, 1972)
Combinación de α y β-bloqueante	Propranolol más clonidina (Warren y cols., 1992)
Mecanismos desconocidos	
Intoxicación por metales pesados	Plomo (Nash y cols., 2003); mercurio (Velzeboer y cols., 1997); talio (Bank y cols., 1972))
Productos químicos	Disulfuro de carbono (Egeland y cols., 1992); arsénico (Rahman y cols., 1999); cloruro de metilo (Scharnweber y cols., 1974); bifenilo policlorado (Kreiss y cols., 1981)
Insecticidas	Paratión (Tsachalinas y cols., 1971)
Picaduras de insectos	Araña (Weitzman y cols., 1977); escorpión (Gueron y Yaron, 1970)
Agentes de diagnóstico	Índigo carmín (Wu y Johnson, 1969); entagastrina (Merguet y cols., 1968); protirrelina (Rosenthal y cols., 1987)
	Protirrelina (Rosenthal et al., 1987)
Fármacos	Ciclosporina (Zhang y Victor, 2000), clozapina (Henderson y cols., 2004), disulfiram (Volicer y Nelson, 1984); eritropoyetina (Luft, 2000); remedios fitoterapéuticos (De Smet, 2002); indinavir (Cattelan y cols., 2000); litio (Michaeli y cols., 1984)
Alcohol	Alcohol (Sierksma y cols., 2004)

Adaptado de Grossman E, Messerli FH. High blood pressure: A side effect of drugs, poisons, and food. *Arch Intern Med* 1995;155:450–460

Nicotina y tabaquismo

Entre los adultos estadounidenses, un sorprendente 32 % usa uno o más productos del tabaco (Lee y cols., 2014). Mientras la tasa de tabaquismo con cigarrillos se ha estabilizado o reducido recientemente en Estados Unidos, fumar tanto cigarros/puros como en narguile, hookah o pipa de agua, está aumentando a tasas alarmantes (Lee y cols., 2014). En una encuesta representativa de 3 mil millones de personas en 16 países de bajos y medianos ingresos realizada entre 2008 y 2010, el 49 % de los hombres y el 11 % de las mujeres fumaban un producto del tabaco (Giovino y cols., 2012). Es evidente que la comunidad sanitaria internacional está librando una dura batalla contra las grandes tabacaleras.

La siguiente gran epidemia es la de los cigarrillos electrónicos (vaporizador electrónico), que administra nicotina pero reemplaza el humo combustible con vapor (Fairchild y cols., 2014). Así, los cigarrillos electrónicos representan una reducción del daño más que una abstinencia. Sin embargo, en un ensayo aleatorizado de 657 fumadores de cigarrillos, después de 6 meses, la abstinencia de tabaco fue de sólo el 7 % con cigarrillos electrónicos de nicotina, del 6 % con parches de nicotina, y del 4 % con cigarrillos electrónicos de placebo libres de nicotina (Bullen y cols., 2013). Si no representan una ayuda demasiado eficaz contra el tabaquismo, ¿podrían los cigarrillos electrónicos alentar el doble hábito o hasta servir como puente hacia el cigarrillo tradicional? (Fiore y cols., 2014).

Como se describe en los capítulos 3 y 6, incluso en los fumadores crónicos, cada cigarrillo induce una respuesta presora (Mahmud y Feely, 2003). Mientras que la PA periférica retorna casi a los valores basales en un plazo de 15 min, la presión en la aorta se mantiene elevada. Además, los índices de rigidez de las grandes arterias empiezan a ser mayores en los fumadores crónicos y se mantienen superiores a los de los no fumadores. Estas consecuencias hemodinámicas del tabaquismo se han infravalorado por dos motivos: primero, en el ambiente sin tabaco donde se atiende a los pacientes se suele medir la PA mucho después de que los efectos a corto plazo hayan desaparecido; segundo, la PA en el brazo (periférica) suele ser engañosamente menor en los fumadores crónicos, los cuales presentan una amplificación reducida de la presión aórtica-braquial (Mahmud y Feely, 2003). Con los cigarros/puros se ha observado un incremento a corto plazo similar de la rigidez de las grandes arterias (Vlachopoulos y cols., 2004).

Los datos sobre la prevalencia de la hipertensión persistente entre los fumadores no han sido consistentes: la mayoría indica que tienen una PA superior registrada mediante monitorización ambulatoria mientras continúan fumando (Oncken y cols., 2001), pero si la PA se mide cuando los sujetos no están fumando, la hipertensión observada no es mucho mayor (Halimi y cols., 2002). Cuando los fumadores crónicos dejan el hábito, su PA suele aumentar, en gran parte por el aumento de peso (Halimi y cols., 2002). Por otro lado, datos muy claros indican que tanto el tabaquismo activo de cigarrillos (Hänninen y cols., 2014) como el ser fumador pasivo de segunda mano (Seki y cols., 2010) son causas mayores de hipertensión oculta. El fumar narguile o pipas de agua es también un factor riesgo para hipertensión y síndrome metabólico en la población del Oriente Medio, donde esta práctica ha sido endémica desde hace siglos (Shafique y cols., 2012).

Se ha comprobado que el tabaquismo tiene un efecto sumamente perjudicial sobre la función renal (Orth y Ritz, 2002) y sobre la función cognitiva (Sabia y cols., 2008). Además, los 2983 fumadores inscritos en el imponente ensayo *Hypertension Optimal Treatment* (HOT) constituyeron el único subgrupo que experimentó un mayor riesgo de eventos cardiovasculares importantes cuando recibió un tratamiento más intensivo para reducir la PA (Zachetti y cols., 2003). Como señalan los autores, estos datos "refuerzan la necesidad de realizar esfuerzos concertados para persuadir a los pacientes a dejar de fumar". Este hallazgo potencialmente importante aún debe confirmarse en un estudio independiente. Para la mayoría de los pacientes que no dejan de fumar, el objetivo general del tratamiento antihipertensivo es alcanzar menos de 135/85 mm Hg para la PA tomada en el domicilio (que será más alta que su PA en el consultorio libre de humo).

Alcohol

El alcohol es una espada de dos filos: en exceso, es una causa importante de trastornos sociales, traumatismos y muertes; con moderación (una medida por día, dos para los varones), protege frente al infarto de miocardio, el ictus, la diabetes y la insuficiencia cardíaca (O'Keefe y cols., 2014). Parte de este distinto papel tiene que ver con la hipertensión: en exceso, el alcohol aumenta la PA; con moderación, puede proteger frente al desarrollo de la hipertensión (v. también caps. 3 y 6).

La relación con la hipertensión

Cuando se consume en cantidades equivalentes a tres medidas habituales (una medida habitual corresponde a 350 ml de cerveza, 120 ml de vino o 45 ml de whisky, los cuales contienen aproximadamente 12 g de etanol), el alcohol causa un efecto depresor inmediato y luego un efecto hipertensor (Rosito y cols., 1999). Estos cambios se reflejan en las mediciones de la rigidez arterial mediante la velocidad de la onda del pulso (Sasaki y cols., 2013).

En estudios poblacionales grandes, la incidencia de hipertensión fue mayor en las personas que bebían más de tres medidas al día (Ohira y cols., 2009), según una relación dosis-respuesta lineal o con un umbral en el que las cantidades más pequeñas se asociaban con una disminución moderada (O'Keefe y cols., 2014). Cuando se dejan de beber grandes cantidades de alcohol, se suele producir un descenso significativo de la PA (Ohira y cols., 2009). Los mecanismos del efecto presor ejercido por grandes cantidades de etanol no están bien definidos, pero podrían involucrar la activación central del sistema nervioso simpático y la liberación de la hormona liberadora de corticotropina (Randin y cols., 1995).

Relación con otras enfermedades

Se ha demostrado que un consumo leve a moderado, o sea, menos de tres medidas al día, tiene varios beneficios importantes, como se detalla en el capítulo 3.

Los beneficios deben sopesarse con la posibilidad de estimular el abuso del alcohol y con la elevada prevalencia de consumo excesivo de bebidas alcohólicas entre los ancianos (O'Connell y cols., 2003). Entre 553 ancianos (promedio de edad 71), los grandes bebedores mostraron una asociación con las PA más altas en la monitarización ambulatoria, mientras que los bebedores leves mostraron una asociación con una mínima variabilidad de la PA diurna (Jaubert y cols., 2014).

La gota es incluso más frecuente entre las personas que beben poco (Choi y cols., 2004). El consumo leve a moderado de tres a seis medidas al día aumentó el riesgo de cáncer de mama en el *Nurses' Health Study* (Chen y cols., 2011) y en una revisión reciente de la literatura médica (Scoccianti y cols., 2014). Además, como se describe en el capítulo 3, una mutación genética puede hacer que algunas personas se vean afectadas incluso por el consumo de cantidades pequeñas de alcohol (Tseng y cols., 2008).

No dudamos en permitir que los hipertensos beban con moderación, pero otros no creen que los médicos deban recomendar el consumo de cualquier cantidad de alcohol (O'Keefe y cols., 2014).

Fármacos antiinflamatorios no esteroideos

Es bien sabido que los antiinflamatorios no esteroideos (AINE) elevan la PA, reducen el efecto de algunos antihipertensivos y aumentan el riesgo de sufrir un infarto de miocardio o ictus (Patrono y Baigent, 2014). Probablemente esta interferencia refleje la inhibición de los mecanismos contrarreguladores dependientes de las prostaglandinas en el riñón que se han atribuido a los antihipertensivos y tal vez cierta inhibición de la óxido nítrico sintasa. La reducción de la generación de NO y la inhibición de las enzimas ciclooxigenasas pueden inducir retención de sodio renal y, por lo tanto,

aumentar la PA y precipitar hipertensión, elevando el riesgo de ictus (Patrono y Baigent, 2014).

Un estudio de cohortes de 5710 pacientes hipertensos en el sistema de seguro de salud francés halló que los IECA y los BRA fueron las únicas clases de fármacos que requirieron aumento de la dosis antihipertensiva después de agregar un AINE (Fournier y cols., 2012). Además, un estudio reciente de casos y controles del *UK Clinical Practice Research Database* halló que la adición de un AINE a la combinación con IECA y BRA, más un diurético, se asocia con un aumento del riesgo del 31 % de daño renal agudo, el 81 % dentro del primer mes de tratamiento (Lapi y cols., 2013).

El American College of Rheumatology recomienda que el paracetamol sea el tratamiento inicial para la artrosis (Hochberg y cols., 2012). Si 4000 mg/día no proporcionan alivio sintomático, se recomiendan AINE orales excepto para pacientes de 75 años o más, en quienes es preferible usar AINE tópicos en lugar de sistémicos. Una revisión sistemática reciente encontró evidencia conflictiva y poco concluyente respecto de si el paracetamol aumenta la PA en pacientes con hipertensión y sin ella (Turtle y cols., 2013). Claramente, el riesgo de aumento de la PA y de eventos cardiovasculares asociados es menor con el paracetamol y con bajas dosis de ácido acetilsalicílico (81 mg/día), intermedio con los AINE selectivos no-COX2 e incluso con dosis altas de ácido acetilsalicílico, y muy alta con los AINE selectivos COX-2 (Antman y cols., 2007).

Fármacos inmunosupresores

La introducción del inhibidor de la calcineurina ciclosporina en 1983 mejoró considerablemente la supervivencia a largo plazo después del trasplante de órganos. Sin embargo, en seguida se advirtieron complicaciones importantes, incluyendo nefrotoxicidad e hipertensión. Algunos problemas similares acompañaron a otro inhibidor de la calcineurina, el tacrolimús. Más recientemente se han introducido los inhibidores de la diana en los mamíferos de la rapamicina (mTOR), el sirolimús y el everolimús, con menos hipertensión pero con otras toxicidades (trombocitopenia, hiperplasia gingival y úlceras bucales) (Morath y cols., 2013; Uhlmann y cols., 2012).

Tras un trasplante cardíaco se produce incluso más hipertensión que tras un trasplante renal. Se observa en aproximadamente la mitad de los receptores y se atribuye al intenso régimen inmunosupresor requerido (Roche y cols., 2008), así como a la desaferentación del corazón donante con pérdida de la inhibición aferente cardíaca vagal sobre la activación simpática mediada por el inhibidor de la calcineurina (Scherrer y cols., 1990).

Además de los modelos en roedores (Zhang y Victor, 2000), el argumento más poderoso a favor de un componente neurógeno de la hipertensión inducida por ciclosporina/tacrolimús es la crisis hipertensiva con edema cerebral y convulsiones causada por sobredosis aguda, especialmente las sobredosis iatrogénicas durante la terapia intravenosa en pacientes pediátricos (Ceschi y cols., 2013). El personal médico debe tener particular cuidado al medir las formulaciones que no son cápsulas o comprimidos para evitar tales errores potencialmente letales. La fenitoína y el fenobarbital se usan para tratar las convulsiones y para potenciar el metabolismo del inhibidor de la calcineurina mediante inducción de CYP3A.

Tratamiento

La patogenia de la hipertensión mediada por el inhibidor de la calcineurina es multifactorial, y el tratamiento es en general empírico; se han implicado mecanismos neurales, hormonales, vasculares y renales (Hoorn y cols., 2012). Mientras que los BCC dihidropiridínicos, los simpaticolíticos centrales y los IECA o BRA son opciones razonables, las tiazidas deben ser parte de un régimen multifármaco porque algunas evidencias recientes sugieren que el tacrolimús activa el cotransportador renal de sodio cloruro sensible a las tiazidas para causar hipertensión tanto en ratones como en humanos receptores de trasplantes renales (Hoorn y cols.,2011).

Quimioterapia

A medida que aumenta el número, la variedad y la efectividad de los fármacos quimioterapéuticos para el cáncer, la mortalidad debida a enfermedades cardiovasculares de los supervivientes a largo plazo es mayor que la provocada por los cánceres recidivantes (Steingart y cols., 2013). La hipertensión se ha convertido en el trastorno concomitante más frecuente que acorta directamente la supervivencia y que puede aparecer incluso más a menudo con fármacos que alteran la angiogénesis por inhibición del factor de crecimiento del endotelio vascular (VEGF): los anticuerpos monoclonales anti-VEGF, como el bevacizumab, y los inhibidores de los receptores de VEGF, como el sorafenib, el sunitinib y el pazopanib (Milan y cols., 2014).

Ante la ausencia de datos de ensayos clínicos aleatorizados, se ha recomendado la amlodipina de acuerdo con la teoría de que se trata de una hipertensión con deficiencia de NO, pero el tema clave es alcanzar un control adecuado de la hipertensión con tratamiento antihipertensivo estándar (Mancia y cols., 2013). El diltiazem y el verapamilo deben evitarse cuando se use sunitinib y sorafenib porque los BCC no dihidropiridínicos son inhibidores poderosos de CYP3A4 que deteriorarán el metabolismo de los fármacos anti-VEGF (Milan y cols., 2014).

Suplementos dietéticos

Antes comercializados como ayuda para perder peso y potenciadores de la energía, los suplementos que contienen efedra fueron retirados del mercado por la U.S. Food and Drug Administration en 2004 por vincularse con infartos, ictus, convulsiones y psicosis (Bent, 2008). Sin embargo, los suplementos dietéticos libres de efedra, como Zantrex 3®, Xenadrine EFX®, Metabolift® y Guarana®, que contienen grandes cantidades de cafeína y otros simpaticomiméticos, pueden causar problemas: con su uso diario, aumentan la PA (en promedio 10/5 mm Hg) y la frecuencia cardíaca, y pueden disparar una taquicardia supraventricular o hasta una ventricular (Foster y cols., 2013). Aunque a menudo se aconseja a los pacientes hipertensos evitar remedios para el resfrío que contengan seudoefedrina (un agonista α-adrenérgico), un metaanálisis demostró un efecto irrelevante sobre la PA en hipertensos adecuadamente tratados (Salerno y cols., 2005a). Se pueden ver efectos más pronunciados con el uso de la fenilpropanolamina, empleada para la congestión nasal y la obesidad (Salerno y cols., 2005,b). Sin embargo, estos agonistas α-adrenérgicos, cuando se toman con un vaso de agua, pueden disparar un aumento enorme de la PA con crisis hipertensivas en pacientes con hipotensión ortostática hipoadrenérgica, con vasos sanguíneos hipersensibles por desnervación, y en pacientes con falla del barorreflejo (Jordan y cols., 2004). Quizá la mejor manera de prevenir estas interacciones es aconsejar a los hipertensos a evitar todos los medicamentos de venta libre y las plantas medicinales.

Drogas de abuso

La marihuana, o el δ-8-tetrahidrocannabinol, parece activar el sistema nervioso simpático, causando una taquicardia sinusal brusca y un pequeño incremento en la PA en sedestación, pero rara vez causa hipotensión ortostática (Malinowska y cols., 2012). La marihuana se ha vinculado con un aumento pequeño pero estadísticamente significativo del riesgo de taquiarritmia auricular y ventricular, ictus e infarto de miocardio, y mayor mortalidad con estos eventos (Singh y cols., 2012). No hay ensayos que investiguen los efectos del fármaco antiobesidad antagonista del receptor tipo 1 de cannabinoides rimonabant (que ha sido retirado del mercado por causar depresión suicida) en pacientes hipertensos (Siebenhofer y cols., 2013).

La cocaína (Kontak y cols., 2013) y las anfetaminas (Rush y cols., 2011) activan el SNC y puede disparar hipertensión aguda, ictus y síndrome coronario agudo. Incluso una pequeña dosis intranasal de cocaína (la mitad de la dosis convencional usada para anestesia local durante los procedimientos nasales) dispara la constricción aguda de los microvasos coronarios humanos y reduce la perfusión miocárdica a pesar de un incremento en la PA y la frecuencia cardíaca, aumentando la demanda de oxígeno miocárdica (Gurudevan y cols., 2013). Cierta evidencia débil indica que las benzodiazepinas y los nitratos son recomendables como tratamiento de primera línea para la hipertensión aguda y el dolor de pecho inducidos por la cocaína, y el labetalol es el tratamiento de segunda línea (McCord y cols., 2008). La dexmedetomidina, un simpaticolítico central intravenoso, podría ser útil como terapia agregada pero sólo a dosis bajas no sedantes, dado que las dosis altas pueden causar un aumento paradójico de la PA; se requieren ensayos aleatorizados (Kontak y cols., 2013).

El siguiente capítulo analiza la hipertensión en las mujeres embarazadas o que toman estrógenos.

REFERENCIAS

Adami S, Marcocci C, Gatti D. Epidemiology of primary hyperparathyroidism in Europe. *J Bone Miner Res* 2002;17(Suppl 2): N18–N23.

Agarwal G, Nanda G, Kapoor, A, et al. Cardiovascular dysfunction in symptomatic primary hyperparathyroidism and its reversal after curative parathyroidectomy: Results of a prospective case control study. *Surgery* 2013;154:1394–1403.

Amin R, Somers VK, McConnell K, et al. Activity-adjusted 24-hour ambulatory blood pressure and cardiac remodeling in children with sleep disordered breathing. *Hypertension* 2008;51: 84–91.

Antman EM, Bennett JS, Daugherty A, et al. Use of nonsteroidal antiinflammatory drugs: An update for clinicians: A scientific statement from the American Heart Association. *Circulation* 2007;115: 1634–1642.

Arnold AC, Okamoto LE, Gamboa A, et al. Angiotensin II, independent of plasma renin activity, contributes to the hypertension of autonomic failure. *Hypertension* 2013;61:701–706.

Bakht FR, Kirshon B, Baker T, et al. Postpartum cardiovascular complications after bromocriptine and cocaine use. *Am J Obstet Gynecol* 1990;162(4):1065–1066.

Ballard JE, Boileau RA, Sleator EK, et al. Cardiovascular responses of hyperactive children to methylphenidate. *JAMA* 1976;236(25):2870–2874.

Bank WJ, Pleasure DE, Suzuki K, et al. Thallium poisoning. *Arch Neurol* 1972;26(5):456–464.

Bent S. Herbal medicine in the United States: Review of efficacy, safety, and regulation: Grand rounds at University of California, San Francisco Medical Center. *J Gen Intern Med* 2008;23: 854–859.

Bertinieri G, Parati G, Ulian L. Hemodilution reduces clinic and ambulatory blood pressure in polycythemic patients. *Hypertension* 1998;31:848–853.

Bilezikian JP, Khan AA, Potts JT Jr. Guidelines for the management of asymptomatic primary hyperparathyroidism: Summary statement from the third international workshop. *J Clin Endocrinol Metab* 2009;94:335–339.

Bogazzi F, Lombardi M, Strata E, et al. High prevalence of cardiac hypertophy without detectable signs of fibrosis in patients with untreated active acromegaly: An in vivo study using magnetic resonance imaging. *Clin Endocrinol* 2008;68:361–368.

Bray GA. Sibutramine and blood pressure: A therapeutic dilemma. *J Hum Hypertens* 2002;16(1):1–3.

Brili S, Tousoulis D, Antoniades C, et al. Evidence of vascular dysfunction in young patients with successfully repaired coarctation of aorta. *Atherosclerosis* 2005;182:97–103.

Brili S, Tousoulis D, Antoniades C, et al. Effects of ramipril on endothelial function and the expression of proinflammatory cytokines and adhesion molecules in young normotensive subjects with successfully repaired coarctation of aorta: A randomized crossover study. *J Am Coll Cardiol* 2008;51:742–749.

Brondum-Jacobsen P, Benn M, Jensen GB, et al. 25-hydroxyvitamin d levels and risk of ischemic heart disease, myocardial infarction, and early death: Population-based study and meta-analyses of 18 and 17 studies. *Arterioscler Thromb Vasc Biol* 2012;32:2794–2802.

Broughton Pipkin F, Waldron BA. Ketamine hypertension, and the renin-angiotensin system. *Clin Exp Hypertens A* 1983;5(6): 875–883.

Brown ML, Burkhart HM, Connolly HM. Coarctation of the aorta: Lifelong surveillance is mandatory following surgical repair. *J Am Coll Cardiol* 2013;62:1020–1025.

Bullen C, Howe C, Laugesen M, et al. Electronic cigarettes for smoking cessation: A randomised controlled trial. *Lancet* 2013;382: 1629–1637.

Campbell M. Natural history of coarctation of the aorta. *Br Heart J* 1970;32:633–640.

Cattelan A, Trevenzoli M, Naso A, et al. Severe hypertension and renal atrophy associated with indinavir. *Clin Infect Dis* 2000;30:619–621.

Ceschi A, Rauber-Luthy C, Kupferschmidt H, et al. Acute calcineurin inhibitor overdose: Analysis of cases reported to a national poison center between 1995 and 2011. *Am J Transplant* 2013;13:786–795.

Chancellor MB, Erhard MJ, Hirsch IH, et al. Prospective evaluation of terazosin for the treatment of autonomic dysreflexia 17. *J Urol* 1994;151:111–113.

Chen WY, Rosner B, Hankinson SE, et al. Moderate alcohol consumption during adult life, drinking patterns, and breast cancer risk. *JAMA* 2011;306:1884–1890.

Choi HK, Atkinson K, Karlson EW, et al. Alcohol intake and risk of incident gout in men: A prospective study. *Lancet* 2004;363: 1277–1281.

Clark D III, Ahmed MI, Calhoun DA. Resistant hypertension and aldosterone: An update. *Can J Cardiol* 2012;28:318–325.

Clifford A, Hoffman GS. Recent advances in the medical management of Takayasu arteritis: An update on use of biologic therapies. *Curr Opin Rheumatol* 2014;26:7–15.

Collins IS, King IW. Pindolol, (Visken, LB46). A new treatment for hypertension: Report of a multicentric open study. *Curr Ther Res Clin Exp* 1972;14(4):185–194.

Danzi S, Klein I. Thyroid hormone and blood pressure regulation. *Curr Hypertens Rep* 2003;5:513–520.

Davies SJ, Esler M, Nutt DJ. Anxiety—bridging the heart/mind divide. *J Psychopharmacol* 2010;24:633–638.

Davies SJ, Ghahramani P, Jackson PR, et al. Association of panic disorder and panic attacks with hypertension. *Am J Med* 1999;107: 310–316.

Davies SJ, Jackson PR, Potokar J, et al. Treatment of anxiety and depressive disorders in patients with cardiovascular disease. *BMJ* 2004;328:939–943.

Davies SJ, Jackson PR, Ramsay LE, et al. Drug intolerance due to nonspecific adverse effects related to psychiatric morbidity in hypertensive patients. *Arch Intern Med* 2003;163:592–600.

De Smet PA. Herbal remedies. *N Engl J Med* 2002;347:2046–2056.

Dekkers OM, Biermasz NR, Pereira AM, et al. Mortality in acromegaly: A metaanalysis. *J Clin Endocrinol Metab* 2008;93:61–67.

Demirel S, Attigah N, Bruijnen H, et al. Eversion carotid endarterectomy is associated with impaired postoperative hemodynamic stability compared with the conventional technique. *Ann Vasc Surg* 2012a;26:755–765.

Demirel S, Macek L, Bruijnen H, et al. Eversion carotid endarterectomy is associated with decreased baroreceptor sensitivity compared to the conventional technique. *Eur J Vasc Endovasc Surg* 2012b;44:1–8.

Dixon JB, Schachter LM, O'Brien PE, et al. Surgical vs conventional therapy for weight loss treatment of obstructive sleep apnea: A randomized controlled trial. *JAMA* 2012;308:1142–1149.

Drayer JI, Keim HJ, Weber MA, et al. Unexpected pressor responses to propranolol in essential hypertension. An interaction between renin, aldosterone and sympathetic activity. *Am J Med* 1976;60(6): 897–903.

Eastman JW, Cohen SN. Hypertensive crisis and death associated with phencyclidine poisoning. *JAMA* 1975;231(12):1270–1271.

Egeland GM, Burkhart GA, Schnorr TM, et al. Effects of exposure to carbon disulphide on low density lipoprotein cholesterol concentration and diastolic blood pressure. *Br J Ind Med* 1992;49(4): 287–293.

Fairchild AL, Bayer R, Colgrove J. The renormalization of smoking? E-cigarettes and the tobacco "endgame." *N Engl J Med* 2014;370: 293–295.

Fiore MC, Schroeder SA, Baker TB. Smoke, the chief killer—strategies for targeting combustible tobacco use. *N Engl J Med* 2014;370: 297–299.

Fletcher AK, Weetman AP. Hypertension and hypothyroidism. *J Hum Hypertens* 1998;12:79–82.

Fommei E, Iervasi G. The role of thyroid hormone in blood pressure homeostasis: Evidence from short-term hypothyroidism in humans. *J Clin Endocrinol Metab* 2002;87:1996–2000.

Forette F, Seux ML, Staessen JA, et al. Prevention of dementia in randomised double-blind placebo-controlled Systolic Hypertension in Europe (Syst-Eur) trial. *Lancet* 1998;352:1347–1351.

Foster L, Allan MC, Khan A, et al. Multiple dosing of ephedra-free dietary supplements: Hemodynamic, electrocardiographic, and bacterial contamination effects. *Clin Pharmacol Ther* 2013;93: 267–274.

Fournier JP, Sommet A, Bourrel R, et al. Non-steroidal anti-inflammatory drugs (NSAIDs) and hypertension treatment intensification: A population-based cohort study. *Eur J Clin Pharmacol* 2012;68:1533–1540.

Friedman O, Bradley TD, Logan AG. Influence of lower body positive pressure on upper airway cross-sectional area in drug-resistant hypertension. *Hypertension* 2013;61:240–245.

Fuller G, Hasler RM, Mealing N, et al. The association between admission systolic blood pressure and mortality in significant traumatic brain injury: A multi-centre cohort study. *Injury* 2014;45:612–617.

Gencer B, Collet TH, Virgini V, et al. Subclinical thyroid dysfunction and cardiovascular outcomes among prospective cohort studies. *Endocr Metab Immune Disord Drug Targets* 2013;13:4–12.

Giovino GA, Mirza SA, Samet JM, et al. Tobacco use in 3 billion individuals from 16 countries: An analysis of nationally representative cross-sectional household surveys. *Lancet* 2012;380:668–679.

Gorelick PB, Scuteri A, Black SE, et al. Vascular contributions to cognitive impairment and dementia: A statement for healthcare professionals from the american heart association/american stroke association. *Stroke* 2011;42:2672–2713.

Gueron M, Yaron R. Cardiovascular manifestations of severe scorpion sting. Clinicopathologic correlations. *Chest* 1970;57(2): 156–162.

Gurudevan SV, Nelson MD, Rader F, et al. Cocaine-induced vasoconstriction in the human coronary microcirculation: New evidence from myocardial contrast echocardiography. *Circulation* 2013; 128:598–604.

Gurvitz M, Marelli A, Mangione-Smith R, et al. Building quality indicators to improve care for adults with congenital heart disease. *J Am Coll Cardiol* 2013;62:2244–2253.

Halimi JM, Giraudeau B, Vol S, et al. The risk of hypertension in men: Direct and indirect effects of chronic smoking. *J Hypertens* 2002;20:187–193.

Hänninen MR, Niiranen TJ, Puukka PJ, et al. Metabolic risk factors and masked hypertension in the general population: The FinnHome study. *J Hum Hypertens* 2014. doi: 10.1038/jhh.2013.129. [Epub ahead of print].

Henderson DC, Daley TB, Kunkel L, et al. Clozapine and hypertension: A chart review of 82 patients. *J Clin Psychiatry* 2004;65:686–689.

Heusser K, Tank J, Luft FC, et al. Baroreflex failure. *Hypertension* 2005;45:834–839.

Hiestand DM, Britz P, Goldman M, et al. Prevalence of symptoms and risk of sleep apnea in the US population: Results from the national sleep foundation sleep in America 2005 poll. *Chest* 2006;130:780–786.

Hochberg MC, Altman RD, April KT, et al. American College of Rheumatology 2012 recommendations for the use of nonpharmacologic and pharmacologic therapies in osteoarthritis of the hand, hip, and knee. *Arthritis Care Res* 2012;64:465–474.

Holman EA, Silver RC, Poulin M, et al. Terrorism, acute stress, and cardiovascular health: A 3-year national study following the September 11th attacks. *Arch Gen Psychiatry* 2008;65:73–80.

Hoorn EJ, Walsh SB, McCormick JA, et al. The calcineurin inhibitor tacrolimus activates the renal sodium chloride cotransporter to cause hypertension. *Nat Med* 2011;17:1304–1309.

Hoorn EJ, Walsh SB, McCormick JA, et al. Pathogenesis of calcineurin inhibitor-induced hypertension. *J Nephrol* 2012;25:269–275.

Hu FB, Willett WC, Colditz GA, et al. Prospective study of snoring and risk of hypertension in women. *Am J Epidemiol* 1999;150: 806–816.

Izhar M, Alausa T, Folker A, et al. Effects of COX inhibition on blood pressure and kidney function in ACE inhibitor-treated blacks and hispanics. *Hypertension* 2004;43(3):573–577.

Jaubert MP, Jin Z, Russo C, et al. Alcohol Consumption and Ambulatory Blood Pressure: A Community-Based Study in an Elderly Cohort. *Am J Hypertens* 2014;27(5):688–694.

Jordan J, Shannon JR, Diedrich A, et al. Water potentiates the pressor effect of ephedra alkaloids. *Circulation* 2004;109:1823–1825.

Joris JL, Chiche JD, Canivet JL, et al. Hemodynamic changes induced by laparoscopy and their endocrine correlates: Effects of clonidine. *J Am Coll Cardiol* 1998;32:1389–1396.

Joyce DA, Gubbay SS. Arterial complications of migraine treatment with methysergide and parenteral ergotamine. *Br Med J (Clin Res Ed)* 1982;285(6337):260–261.

Kaplan NM. Anxiety-induced hyperventilation. A common cause of symptoms in patients with hypertension. *Arch Intern Med* 1997;157:945–948.

Katon WJ. Clinical practice. Panic disorder. *N Engl J Med* 2006;354: 2360–2367.

Kernan WN, Viscoli CM, Brass LM, et al. Phenylpropanolamine and the risk of hemorrhagic stroke. *N Engl J Med* 2000;343(25): 1826–1832.

Konecny T, Kara T, Somers VK. Obstructive sleep apnea and hypertension: An update. *Hypertension* 2014;63:203–209.

Kontak AC, Victor RG, Vongpatanasin W. Dexmedetomidine as a novel countermeasure for cocaine-induced central sympathoexcitation in cocaine-addicted humans. *Hypertension* 2013;61:388–394.

Kreiss K, Zack MM, Kimbrough RD, et al. Association of blood pressure and polychlorinated biphenyl levels. *JAMA* 1981;245(24): 2505–2509.

Kroenke K, Spitzer RL, Williams JB, et al. Anxiety disorders in primary care: Prevalence, impairment, comorbidity, and detection. *Ann Intern Med* 2007;146:317–325.

Krum H, Louis WJ, Brown DJ, et al. Pressor dose responses and baroreflex sensitivity in quadriplegic spinal cord injury patients. *J Hypertens* 1992;10:245–250.

Kuhlmann U, Bormann FG, Becker HF. Obstructive sleep apnoea: Clinical signs, diagnosis and treatment. *Nephrol Dial Transplant* 2009;24:8–14.

Lambert EA, Schlaich MP, Dawood T, et al. Single-unit muscle sympathetic nervous activity and its relation to cardiac noradrenaline spillover. *J Physiol* 2011;589:2597–2605.

Lapi F, Azoulay L, Yin H, et al. Concurrent use of diuretics, angiotensin converting enzyme inhibitors, and angiotensin receptor blockers with non-steroidal anti-inflammatory drugs and risk of acute kidney injury: Nested case–control study. *BMJ* 2013; 346:e8525.

Lavie CJ, Dinicolantonio JJ, Milani RV, et al. Vitamin D and cardiovascular health. *Circulation* 2013;128:2404–2406.

Lavie P, Herer P, Hoffstein V. Obstructive sleep apnoea syndrome as a risk factor for hypertension: Population study. *BMJ* 2000;320:479–482.

Lee YO, Hebert CJ, Nonnemaker JM, et al. Multiple tobacco product use among adults in the United States: Cigarettes, cigars, electronic cigarettes, hookah, smokeless tobacco, and sinus. *Prev Med* 2014;62C:14–19.

Lenoir H, Lacombe JM, Dufouil C, et al. Relationship between blood pressure and depression in the elderly. The three-city study. *J Hypertens* 2008;26:1765–1772.

Lester JW, Hofmann PA. Role for PKC in the adenosine-induced decrease in shortening velocity of rat ventricular myocytes. *Am J Physiol Heart Circ Physiol* 2000;279(6):H2685–693.

Licht CM, de Geus EJ, Seldenrijk A, et al. Depression is associated with decreased blood pressure, but antidepressant use increases the risk for hypertension. *Hypertension* 2009;53:631–638.

Liu LX, Rustgi AK. Cardiac myonecrosis in hypertensive crisis associated with monoamine oxidase inhibitor therapy. *Am J Med* 1987;82(5):1060–1064.

Lovallo WR, Wilson MF, Vincent AS, et al. Blood pressure response to caffeine shows incomplete tolerance after short-term regular consumption. *Hypertension* 2004;43:760–765.

Low DA, Vichayanrat E, Iodice V, et al. Exercise hemodynamics in Parkinson's disease and autonomic dysfunction. *Parkinsonism Relat Disord* 2014;20(5):549–553. doi: 10.1016/j.parkreldis.2014.02.006.

Luft FC. Erythropoietin and arterial hypertension. *Clin Nephrol* 2000;53:S61–S64.

Mahmud, A, Feely, J. Effect of smoking on arterial stiffness and pulse pressure amplification. *Hypertension* 2003;41:183–187.

Malinowska B, Baranowska-Kuczko M, Schlicker E. Triphasic blood pressure responses to cannabinoids: Do we understand the mechanism?. *Br J Pharmacol* 2012;165:2073–2088.

Mancia G, Fagard R, Narkiewicz K, et al. 2013 ESH/ESC Guidelines for the management of arterial hypertension: The Task Force for the management of arterial hypertension of the European Society of Hypertension (ESH) and of the European Society of Cardiology (ESC). *Eur Heart J* 2013;34(28):2159.

Manger WM. "Cerebral vasculitis": Mistaken cause of fluctuating blood pressure and neurological manifestations. *Kidney Int* 2008;73:354–359.

Mateus-Hamdan L, Beauchet O, Bouvard B, et al. High parathyroid hormone, but not low vitamin D concentrations, expose elderly inpatients to hypertension. *Geriatr Gerontol Int* 2013;13:783–791.

McCord J, Jneid H, Hollander JE, et al. Management of cocaine-associated chest pain and myocardial infarction: A scientific statement from the American Heart Association Acute Cardiac Care Committee of the Council on Clinical Cardiology. *Circulation* 2008;117:1897–1907.

Melmed S. Acromegaly pathogenesis and treatment. *J Clin Invest* 2009;119:3189–3202.

Melmed S, Colao A, Barkan A, et al. Guidelines for acromegaly management: An update. *J Clin Endocrinol Metab* 2009;94: 1509–1517.

Menon A, Eddinger TJ, Wang H, et al. Altered hemodynamics, endothelial function, and protein expression occur with aortic coarctation and persist after repair. *Am J Physiol Heart Circ Physiol* 2012;303:H1304–H1318.

Merguet P, Ewers HR, Brouwers HP. [Blood pressure and heart rate in normotensive subjects following maximum stimulation of gastrin secretion using pentagastrin]. *Verh Dtsch Ges Inn Med* 1974;80: 561–564.

Mesas AE, Leon-Munoz LM, Rodriguez-Artalejo F, et al. The effect of coffee on blood pressure and cardiovascular disease in hypertensive individuals: A systematic review and meta-analysis. *Am J Clin Nutr* 2011;94:1113–1126.

Metso S, Auvinen A, Salmi J, et al. Increased long-term cardiovascular morbidity among patients treated with radioactive iodine for hyperthyroidism. *Clin Endocrinol* 2008;68:450–457.

Metz S, Klein C, Morton N. Rebound hypertension after discontinuation of transdermal clonidine therapy. *Am J Med* 1987;82(1): 17–19. Erratum in: *Am J Med* 1987;82(4):869.

Michaeli J, Ben-Ishav D, Kidron R, et al. Severe hypertension and lithium intoxication. *JAMA* 1984;251:1680.

Milan A, Puglisi E, Ferrari L, et al. Arterial hypertension and cancer. *Int J Cancer* 2014;134:2269–2277.

Montesi SB, Edwards BA, Malhotra A, et al. The effect of continuous positive airway pressure treatment on blood pressure: A systematic review and meta-analysis of randomized controlled trials. *J Clin Sleep Med* 2012;8:587–596.

Mourer JS, de Koning EJ, van Zwet EW, et al. Impact of late calcineurin inhibitor withdrawal on ambulatory blood pressure and carotid intima media thickness in renal transplant recipients. *Transplantation* 2013;96:49–57.

Nash D, Magder L, Lustberg M, et al. Blood lead, blood pressure, and hypertension in perimenopausal and postmenopausal women. *JAMA* 2003;289(12):1523–1532.

Naughton MT, Rahman MA, Hara K, et al. Effect of continuous positive airway pressure on intrathoracic and left ventricular transmural pressures in patients with congestive heart failure. *Circulation* 1995;91:1725–1731.

Newman-Toker DE, Hsieh YH, Camargo CA Jr, et al. Spectrum of dizziness visits to US emergency departments: Cross-sectional analysis from a nationally representative sample. *Mayo Clin Proc* 2008;83:765–775.

O'Connell H, Chin AV, Cunningham C, et al. Alcohol use disorders in elderly people—redefining an age old problem in old age. *BMJ* 2003;327:664–667.

Ohira T, Tanigawa T, Tabata M, et al. Effects of habitual alcohol intake on ambulatory blood pressure, heart rate, and its variability among Japanese men. *Hypertension* 2009;53:13–19.

O'Keefe JH, Bhatti SK, Bajwa A, et al. Alcohol and cardiovascular health: The dose Makes the poison or the remedy. *Mayo Clin Proc* 2014;89:382–393.

Oltmann SC, Schneider DF, Sippel RS, et al. Presentation, management, and outcomes of hyperparathyroidism in octogenarians and nonagenarians. *Ann Surg Oncol* 2013;20:4195–4199.

Oncken CA, White WB, Cooney JL, et al. Impact of smoking cessation on ambulatory blood pressure and heart rate in postmenopausal women. *Am J Hypertens* 2001;14:942–949.

Orth SR, Ritz E. The renal risks of smoking: An update. *Curr Opin Nephrol Hypertens* 2002;11:483–488.

Ottaviani C, Shapiro D, Fitzgerald L. Rumination in the laboratory: What happens when you go back to everyday life? *Psychophysiology* 2011;48:453–461.

Owens PE, Lyons S, O'Brien E. Can heart rate predict blood pressure response to anti-hypertensive drug therapy? *J Hum Hypertens* 1998;12(4):229–233.

Pallini R, Lauretti L, Fernandez E. Chronic arterial hypertension as unique symptom of brainstem astrocytoma. *Lancet* 1995;345:1573.

Patrono C, Baigent C. Nonsteroidal anti-inflammatory drugs and the heart. *Circulation* 2014;129:907–916.

Peppard PE, Young T, Palta M, et al. Longitudinal study of moderate weight change and sleep-disordered breathing. *JAMA* 2000a;284: 3015–3021.

Peppard PE, Young T, Palta M, et al. Prospective study of the association between sleep-disordered breathing and hypertension. *N Engl J Med* 2000b;342:1378–1384.

Peters R, Beckett N, Forette F, et al. Incident dementia and blood pressure lowering in the Hypertension in the Very Elderly Trial cognitive function assessment (HYVET-COG): A double-blind, placebo controlled trial. *Lancet Neurol* 2008;7:683–689.

Phillips CL, Grunstein RR, Darendeliler MA, et al. Health outcomes of continuous positive airway pressure versus oral appliance treatment for obstructive sleep apnea: A randomized controlled trial. *Am J Respir Crit Care Med* 2013;187:879–887.

Pickering TG, Clemow L. Paroxysmal hypertension: The role of stress and psychological factors. *J Clin Hypertens* 2008;10:575–581.

Pop-Busui R, Chey W, Stevens MJ. Severe hypertension induced by the long-acting somatostatin analogue sandostatin LAR in a patient with diabetic autonomic neuropathy. *J Clin Endocrinol Metab* 2000;85(3):943–946.

Portaluppi F, Cortelli P, Avoni P, et al. Diurnal blood pressure variation and hormonal correlates in fatal familial insomnia. *Hypertension* 1994;23:569–576.

Quiros-Lopez R, Garcia-Alegria J. A medical mystery: High blood pressure—the answer. *N Engl J Med* 2007;357:717–718.

Raat NJ, Tabima DM, Specht PA, et al. Direct sGC activation bypasses NO scavenging reactions of intravascular free oxy-hemoglobin and limits vasoconstriction. *Antioxid Redox Signal* 2013;19: 2232–2243.

Rahman M, Tondel M, Ahmad SA, et al. Hypertension and arsenic exposure in Bangladesh. *Hypertension* 1999;33(1):74–78.

Rancourt ME, Rodrigue ME, Agharazii M, et al. Role of oxidative stress in erythropoietin-induced hypertension in uremic rats. *Am J Hypertens* 2010;23:314–320.

Randin D, Vollenweider P, Tappy L, et al. Suppression of alcohol-induced hypertension by dexamethasone. *N Engl J Med* 1995;332:1733–1737.

Reisner A, Chen X, Kumar K, et al. Prehospital heart rate and blood pressure increase the positive predictive value of the Glasgow Coma Scale for high-mortality traumatic brain injury. *J Neurotrauma* 2014;31(10):906–913. doi: 10.1089/neu.2013.3128.

Rizzoni D, Porteri E, Giustina A, et al. Acromegalic patients show the presence of hypertrophic remodeling of subcutaneous small resistance arteries. *Hypertension* 2004;43:561–565.

Roche SL, Kaufmann J, Dipchand AI, et al. Hypertension after pediatric heart transplantation is primarily associated with immunosuppressive regimen. *J Heart Lung Transplant* 2008;27:501–507.

Rockx MA, Haddad H. Use of calcium channel blockers and angiotensin-converting enzyme inhibitors after cardiac transplantation. *Curr Opin Cardiol* 2007;22:128–132.

Rosenthal E, Najm YC, Maisey MN, et al. Pressor effects of thyrotrophin releasing hormone during thyroid function testing. *BMJ* 1987;294:806–807.

Rosito GA, Fuchs FD, Duncan BB. Dose-dependent biphasic effect of ethanol on 24-h blood pressure in normotensive subjects. *Am J Hypertens* 1999;12:236–240.

Rossi GP, Ragazzo F, Seccia TM, et al. Hyperparathyroidism can be useful in the identification of primary aldosteronism due to aldosterone-producing adenoma. *Hypertension* 2012;60:431–436.

Rush CR, Stoops WW, Lile JA, et al. Subjective and physiological effects of acute intranasal methamphetamine during d-amphetamine maintenance. *Psychopharmacology* 2011;214:665–674.

Sabia S, Marmot M, Dufouil C, et al. Smoking history and cognitive function in middle age from the Whitehall II study. *Arch Intern Med* 2008;168:1165–1173.

Saito I, Saruta T. Hypertension in thyroid disorders. *Endocrinol Metab Clin North Am* 1994;23:379–386.

Salenave S, Boyce AM, Collins MT, et al. Acromegaly and McCune-Albright Syndrome. *J Clin Endocrinol Metab* 2014;99(6):1955–1969. doi: 10.1210/jc.2013-3826.

Salerno SM, Jackson JL, Berbano EP. Effect of oral pseudoephedrine on blood pressure and heart rate: A meta-analysis. *Arch Intern Med* 2005a;165:1686–1694.

Salerno SM, Jackson JL, Berbano EP. The impact of oral phenylpropanolamine on blood pressure: A meta-analysis and review of the literature. *J Hum Hypertens* 2005b;19:643–652.

Sasaki S, Yoshioka E, Saijo Y, et al. Relation between alcohol consumption and arterial stiffness: A cross-sectional study of middle-aged Japanese women and men. *Alcohol* 2013;47:643–649.

Scharnweber HC, Spears GN, Cowles SR. Case reports. Chronic methyl chloride intoxication in six industrial workers. *J Occup Med* 1974;16(2):112–113.

Scherrer U, Vissing SF, Morgan BJ, et al. Cyclosporine-induced sympathetic activation and hypertension after heart transplantation. *N Engl J Med* 1990;323:693–699.

Scoccianti C, Lauby-Secretan B, Bello PY, et al. Female breast cancer and alcohol consumption: A review of the literature. *Am J Prev Med* 2014;46:S16–S25.

Seki M, Inoue R, Ohkubo T, et al. Association of environmental tobacco smoke exposure with elevated home blood pressure in Japanese women: The Ohasama study. *J Hypertens* 2010;28:1814–1820.

Shafique K, Mirza SS, Mughal MK, et al. Water-pipe smoking and metabolic syndrome: A population-based study. *PLoS One* 2012;7:e39734.

Siebenhofer A, Jeitler, K, Horvath K, et al. Long-term effects of weight-reducing drugs in hypertensive patients. *Cochrane Database Syst Rev* 2013;3:CD007654.

Sierksma A, Muller M, van der Schouw YT, et al. Alcohol consumption and arterial stiffness in men. *J Hypertens* 2004;22:357–362.

Simard JM, Bellefleur M. Systemic arterial hypertension in head trauma. *Am J Cardiol* 1989;63:32C–35C.

Singh NN, Pan Y, Muengtaweeponsa, S, et al. Cannabis-related stroke: Case series and review of literature. *J Stroke Cerebrovasc Dis* 2012;21:555–560.

Sink KM, Leng X, Williamson J, et al. Angiotensin-converting enzyme inhibitors and cognitive decline in older adults with hypertension: Results from the Cardiovascular Health Study. *Arch Intern Med* 2009;169:1195–1202.

Smith-Parrish M, Yu S, Rocchini A. Obesity and elevated blood pressure following repair of coarctation of the aorta. *J Pediatr* 2014;164(5):1074–1078.

Solomon DH, Glynn RJ, Rothman KJ, et al. Subgroup analyses to determine cardiovascular risk associated with nonsteroidal antiinflammatory drugs and coxibs in specific patient groups. *Arthritis Rheum* 2008;59(8):1097–1104. doi: 10.1002/art.23911.

Steffen M, Kuhle C, Hensrud D, et al. The effect of coffee consumption on blood pressure and the development of hypertension: A systematic review and meta-analysis. *J Hypertens* 2012;30:2245–2254.

Steingart RM, Yadav N, Manrique C, et al. Cancer survivorship: Cardiotoxic therapy in the adult cancer patient; cardiac outcomes with recommendations for patient management. *Semin Oncol* 2013;40:690–708.

Stoneham MD, Thompson JP. Arterial pressure management and carotid endarterectomy. *Br J Anaesth* 2009;102:442–452.

Streeten DH, Anderson GH Jr, Howland T, et al. Effects of thyroid function on blood pressure. Recognition of hypothyroid hypertension. *Hypertension* 1988;11:78–83.

Taegtmeyer AB, Crook AM, Barton PJ, et al. Reduced incidence of hypertension after heterotopic cardiac transplantation compared with orthotopic cardiac transplantation: Evidence that excision of the native heart contributes to post-transplant hypertension. *J Am Coll Cardiol* 2004;44:1254–1260.

Tishler PV, Larkin EK, Schluchter MD, et al. Incidence of sleep-disordered breathing in an urban adult population: The relative importance of risk factors in the development of sleep-disordered breathing. *JAMA* 2003;289:2230–2237.

Tomaschitz A, Ritz E, Pieske B, et al. Aldosterone and parathyroid hormone interactions as mediators of metabolic and cardiovascular disease. *Metabolism* 2014;63:20–31.

Tomson J, Emberson J, Hill M, et al. Vitamin D and risk of death from vascular and non-vascular causes in the Whitehall study and meta-analyses of 12,000 deaths. *Eur Heart J* 2013;34:1365–1374.

Tsachalinas D, Logaras G, Paradelis A. Observations on two hundred forty six cases of acute poisoning with parathion in Greece. *Eur J Toxicol* 1971;4(1):46–49.

Tseng YM, Jin YR, Chen IJ, et al. Roles of the genetic variation of alcohol-metabolizing enzymes on biomarkers in trauma patients with excessive alcohol intake at emergency department. *Clin Chim Acta* 2008;389:14–18.

Tsukamoto T, Kitano Y, Kuno S. Blood pressure fluctuation and hypertension in patients with Parkinson's disease. *Brain Behav* 2013;3:710–714.

Tuncel M, Wang Z, Arbique D, et al. Mechanism of the blood pressure—raising effect of cocaine in humans. *Circulation* 2002; 105(9):1054–1059.

Turtle EJ, Dear JW, Webb DJ. A systematic review of the effect of paracetamol on blood pressure in hypertensive and non-hypertensive subjects. *Br J Clin Pharmacol* 2013;75:1396–1405.

Tzourio C, Anderson C, Chapman N, et al. Effects of blood pressure lowering with perindopril and indapamide therapy on dementia and cognitive decline in patients with cerebrovascular disease. *Arch Intern Med* 2003;163:1069–1075.

Uhlmann D, Weber T, Ludwig S, et al. Long-term outcome of conversion to sirolimus monotherapy after liver transplant. *Exp Clin Transplant* 2012;10:30–38.

Vaziri ND, Zhou XJ. Potential mechanisms of adverse outcomes in trials of anemia correction with erythropoietin in chronic kidney disease. *Nephrol Dial Transplant* 2009;24:1082–1088.

Velzeboer SC, Frenkel J, de Wolff FA. A hypertensive toddler. *Lancet* 1997;349(9068):1810.

Vlachopoulos C, Alexopoulos N, Panagiotakos D, et al. Cigar smoking has an acute detrimental effect on arterial stiffness. *Am J Hypertens* 2004;17:299–303.

Vlachopoulos CV, Vyssoulis GG, Alexopoulos NA, et al. Effect of chronic coffee consumption on aortic stiffness and wave reflections in hypertensive patients. *Eur J Clin Nutr* 2007;61:796–802.

Volicer L, Nelson KL. Development of reversible hypertension during disulfram therapy. *Arch Intern Med* 1984;144:1294–1296.

Vuylsteke A, Feneck RO, Jolin-Mellgard A, et al. Perioperative blood pressure control: A prospective survey of patient management in cardiac surgery. *J Cardiothorac Vasc Anesth* 2000;14:269–273.

Walsh BT, Hadigan CM, Wong LM. Increased pulse and blood pressure associated with desipramine treatment of bulimia nervosa. *J Clin Psychopharmacol* 1992;12(3):163–168.

Warnes CA, Williams RG, Bashore TM, et al. ACC/AHA 2008 guidelines for the management of adults with congenital heart disease: A report of the American College of Cardiology/American Heart Association Task Force on Practice Guidelines (Writing Committee to Develop Guidelines on the Management of Adults With Congenital Heart Disease). Developed in Collaboration With the American Society of Echocardiography, Heart Rhythm Society, International Society for Adult Congenital Heart Disease, Society for Cardiovascular Angiography and Interventions, and Society of Thoracic Surgeons. *J Am Coll Cardiol* 2008;52:e143–e263.

Warren SE, Ebert E, Swerdlin AH, et al. Clonidine and propranolol paradoxical hypertension. *Arch Intern Med* 1979;139(2):253.

Watson L, Aziz M, Vassallo G, et al. Bladder dysfunction and hypertension in children with Guillain-Barre syndrome. *Pediatr Nephrol* 2014. [Epub ahead of print].

Weitzman S, Margulis G, Lehmann E. Uncommon cardiovascular manifestations and high catecholamine levels die to "black widow" bite. *Am Heart J* 1977;93(1):89–90.

Wessely S, Nimnuan C, Sharpe M. Functional somatic syndromes: One or many? *Lancet* 1999;354:936–939.

Winkelmayer WC, Mitani AA, Goldstein BA, et al. Trends in anemia care in older patients approaching end-stage renal disease in the United States (1995–2010). *JAMA Intern Med* 2014;174(5): 699–707.

Witham MD, Ireland S, Houston JG, et al. Vitamin d therapy to reduce blood pressure and left ventricular hypertrophy in resistant hypertension: Randomized, controlled trial. *Hypertension* 2014;63:706–712.

Witham MD, Price RJ, Struthers AD, et al. Cholecalciferol treatment to reduce blood pressure in older patients with isolated systolic hypertension: The VitDISH randomized controlled trial. *JAMA Intern Med* 2013;173:1672–1679.

Wong SC, Burgess T, Cheung M, et al. The prevalence of turner syndrome in girls presenting with coarctation of the aorta. *J Pediatr* 2014;164:259–263.

Wu CC, Johnson AJ. The vasopressor effect of indigo carmine. *Henry Ford Hosp Med J* 1969;17(2):131–137.

Ye Y, Xie H, Zeng Y, et al. Association between subclinical hypothyroidism and blood pressure—a meta-analysis of observational studies. *Endocr Pract* 2014;20:150–158.

Yeh MW, Ituarte PH, Zhou HC, et al. Incidence and prevalence of primary hyperparathyroidism in a racially mixed population. *J Clin Endocrinol Metab* 2013;98:1122–1129.

Yu N, Leese GP, Donnan PT. What predicts adverse outcomes in untreated primary hyperparathyroidism? The Parathyroid Epidemiology and Audit Research Study (PEARS). *Clin Endocrinol (Oxf)* 2013;79:27–34.

Yu B, Raher MJ, Volpato GP, et al. Inhaled nitric oxide enables artificial blood transfusion without hypertension. *Circulation* 2008;117:1982–1990.

Zanchetti A, Hansson L, Clement D, et al. Benefits and risks of more intensive blood pressure lowering in hypertensive patients of the HOT study with different risk profiles: Does a J-shaped curve exist in smokers? *J Hypertens* 2003;21:797–804.

Zhang W, Victor RG. Calcineurin inhibitors cause renal afferent activation in rats: A novel mechanism of cyclosporine-induced hypertension. *Am J Hypertens* 2000;13:999–1004.

15

Hipertensión en el embarazo y los anticonceptivos orales

E l 10 % de las primigestas y el 8 % de todos los embarazos cursan con hipertensión. La preeclampsia (PE), definida como la hipertensión de reciente comienzo con proteinuria después de las 20 semanas de gestación, es la causa principal de muerte materna y fetal en el mundo (Abalos y cols., 2013). Aunque la mortalidad materna por PE ha disminuido en los países desarrollados, sigue siendo una causa frecuente de partos prematuros de recién nacidos de bajo peso por retraso del crecimiento intrauterino (Sibai, 2008a). Como se verá luego y como se observó en el capítulo 3, cuando estos bebés se hacen adultos presentan un riesgo mayor de tener hipertensión y enfermedad cardiovascular, y las mujeres muestran más probabilidades de padecer PE en sus propios embarazos (Collen y cols., 2013). Además, la tasa de PE se está incrementando, probablemente a causa del aumento de la edad materna y del número de partos múltiples (Wallis y cols., 2008), mientras que el número de hospitalizaciones por ictus en Estados Unidos entre las mujeres puérperas también ha aumentado (Kuklina y cols., 2011).

Se pondrá especial atención en la obesidad materna, que provoca un incremento del riesgo para la hipertensión durante el embarazo (Macdonald-Wallis y cols., 2013) con aumento del tamaño de los bebés y del número de cesáreas. Además, la obesidad materna "marca" al bebé y aumenta el riesgo de que padezca obesidad, hipertensión y enfermedad cardiovascular prematura a lo largo de su vida (Gademan y cols., 2013; Reynolds y cols., 2013).

La hipertensión se observa con mayor frecuencia en las mujeres que toman anticonceptivos orales, aunque el riesgo absoluto es pequeño (Lidegaard y cols., 2012). Si bien no se conocen totalmente las causas de la hipertensión relacionada con el embarazo ni de la inducida por los anticonceptivos orales, si ambas formas de hipertensión se diagnostican temprano y se tratan de forma apropiada, es posible reducir su morbimortalidad.

TIPOS DE HIPERTENSIÓN DURANTE EL EMBARAZO

Clasificación

La clasificación provista en el informe del National HBPEP Working Group del año 2000 se divide en los siguientes puntos:

- *Hipertensión crónica:* hipertensión, definida como una presión arterial (PA) sistólica superior a 140 mm Hg o diastólica superior a 90 mm Hg presente antes del embarazo, diagnosticada antes de la semana 20 de gestación o que persiste 6 semanas después del parto.
- *Hipertensión gravídica:* hipertensión descubierta por primera vez después de la semana 20 de gestación, la cual no presenta proteinuria. En algunos casos pude aparecer una preeclampsia; si no es así y la PA se normaliza después del parto, es posible considerar el diagnóstico de hipertensión transitoria del embarazo; si la PA se mantiene elevada durante el puerperio, el diagnóstico es hipertensión crónica.
- *Preeclampsia (PE):* hipertensión descubierta por primera vez después de la semana 20 de gestación (o antes con enfermedades trofoblásticas) con una proteinuria de al menos 300 mg en una muestra de 24 h (Kayatas y cols., 2013).
- *Eclampsia:* PE con crisis epilépticas no atribuibles a otras causas. Las crisis pueden aparecer dos o más días después del parto (Fong y cols., 2013).
- *PE superpuesta a hipertensión crónica:* en un estudio prospectivo en el que participaron 822 mujeres con hipertensión crónica, el 22 % desarrolló PE (Chappell y cols., 2008).

El diagnóstico correcto puede no ser evidente hasta las 12 semanas posteriores al parto (fig. 15-1) (Garovic, 2012).

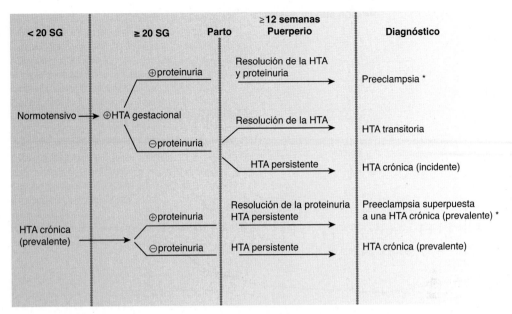

FIGURA 15-1 • Trastornos hipertensivos en el embarazo: clasificación de los criterios diagnósticos. SG, semanas de gestación; HTA, hipertensión (tomada de Garovic VD. The role of angiogenic factors in the prediction and diagnosis of preeclampsia super-imposed on chronic hypertension. *Hypertension* 2012;59:555–557)

MONITORIZACIÓN DE LA PRESIÓN ARTERIAL DURANTE EL EMBARAZO

Medición en el consultorio

El efecto que produce la medición de la PA en el consultorio, analizado en el capítulo 2, evidentemente también ocurre durante el embarazo. Pero los errores en la medición de la PA tienen una importancia incluso más inmediata: es posible que algunas pacientes diagnosticadas erróneamente como hipertensas reciban un sobretratamiento, pero es peor el caso de las pacientes con presiones elevadas que sugieren PE y que no son detectadas oportunamente.

La medición de la PA durante la gestación debe seguir las recomendaciones de las guías clínicas descritas en el capítulo 2. En principio, la PA debe medirse en los dos brazos, puesto que se ha observado una diferencia de 10 mm Hg o más en el 8,3 % de las mujeres embarazadas (Poon y cols., 2008b). El brazo con el valor más alto es el que se tomará como referencia.

En un metaanálisis de 34 estudios en los que participaron 60 599 mujeres, Cnossen y cols. (2008) vieron que el factor pronóstico de la PE más preciso en las pacientes cuyo riesgo se consideraba bajo era una PA media de 90 mm Hg o superior durante el primer o el segundo trimestre. En mujeres consideradas de riesgo elevado, el mejor factor pronóstico fue una PA diastólica de 75 mm Hg o superior durante el período entre las semanas 13 y 20 de gestación.

Mediciones en el domicilio

En su revisión de las mediciones de la PA durante el embarazo, Chancellor y Thorp (2008) concluyeron:

[…] que las mujeres embarazadas pueden beneficiarse de evitar la evaluación clínica y sus imprecisiones inherentes. Los aparatos de registro de la PA en el domicilio son baratos y solucionan algunos de los problemas del contexto clínico. En nuestra experiencia, las mujeres suelen tomarse el tiempo y tener la energía para estandarizar el entorno y seguir los protocolos de forma consistente. Con estos datos, podrán proporcionar a sus médicos información más precisa sobre la evolución de su PA durante el transcurso de su embarazo.

Hasta que la monitorización domiciliaria de la PA sea de uso habitual, la mayoría de las mujeres serán monitorizadas mediante mediciones ocasionales de la PA en el consultorio. Las definiciones presentadas con anterioridad en este capítulo se basan en mediciones en el consultorio, con la precaución de que, a no ser que la mujer se encuentre grave, son necesarias las mediciones repetidas de la PA antes de diagnosticar cualquier forma de hipertensión.

Monitorización ambulatoria

En el embarazo normal, las presiones más bajas se observan en el segundo trimestre, con aumentos a los valores previos a la gestación conforme ésta llega a tér-

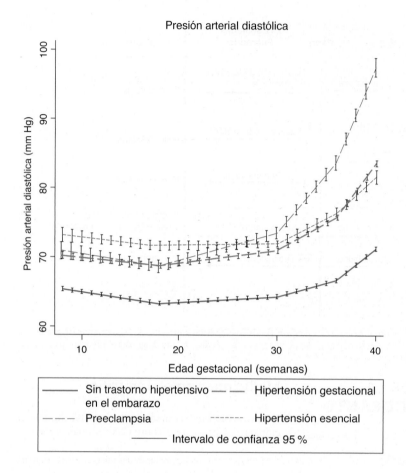

Presión arterial diastólica

FIGURA 15-2 • Trayectorias promedio de presiones arteriales diastólicas por trastornos hipertensivos en el embarazo en un modelo conjunto no ajustado (N = 13016) (tomada de Macdonald-Wallis C, Lawlor DA, Fraser A, et al. Blood pressure change in normotensive, gestational hypertensive, preeclamptic, and essential hypertensive pregnancies. *Hypertension* 2012;59:1241–1248)

mino (Macdonald-Wallis y cols., 2012). Los datos que se muestran en la figura 15-2 provienen de mediciones en el consultorio repetidas (promedio 14) de 13016 mujeres seguidas durante todo el embarazo. Un estudio longitudinal y prospectivo de 403 mujeres que comenzaron con una PA ocasional normal durante el primer trimestre y que fueron sometidas a mediciones repetidas con monitorización ambulatoria automatizada de la PA (MAAPA) cada 4 semanas halló niveles significativamente mayores de PA diurnas y nocturnas *durante el primer trimestre* en las 128 mujeres que luego presentaron hipertensión gravídica y en las 40 que más tarde presentaron PE, en comparación con las 235 que siguieron siendo normotensas (Hermida y cols., 2004). Estos datos sugieren que la MAAPA puede ser el mejor instrumento disponible para la identificación precoz de las mujeres predispuestas a hipertensión gravídica o con PE. Además, las mujeres que desarrollaron PE presentaron una mayor atenuación del descenso nocturno de la PA durante el tercer trimestre en comparación con las que sólo padecían hipertensión gravídica, por lo que dicho procedimiento puede proporcionar una alerta de la inminente aparición de PE (Ayala y Hermida, 2013).

Análisis de la onda de pulso

Como se describe en los capítulos 2 y 3, el análisis de la onda del pulso se utiliza cada vez más como medición no invasiva de la distensibilidad arterial y la PA central. Por desgracia, el procedimiento no pronosticó el desarrollo de PE mejor que la medición de la PA braquial y el perfil del factor de riesgo materno (Carty y cols., 2013).

CAMBIOS CIRCULATORIOS EN EL EMBARAZO NORMAL

Las mediciones seriadas realizadas antes de la concepción han permitido bosquejar la evolución de los profundos cambios que se producen en el embarazo normal que son evidentes ya en las semanas 6 o 7 (Mahendru y cols., 2012). En 10 mujeres, 9 de ellas nulíparas, estudiadas antes y durante el embarazo en diversas ocasiones, se observó una disminución significativa de la resistencia vascular periférica que pro-

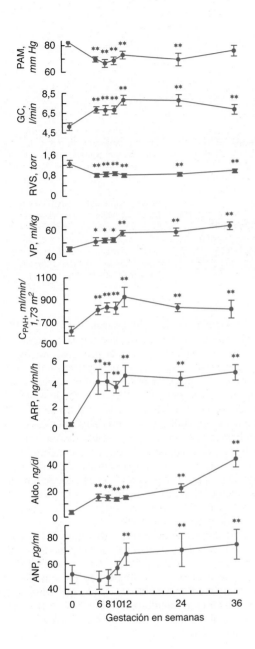

FIGURA 15-3 • Cambios de la presión arterial media (PAM), el gasto cardíaco (GC), la resistencia vascular sistémica (RVS), el volumen plasmático (VP), el flujo plasmático renal efectivo determinado por la depuración de paraaminohipurato (C_{PAH}), la actividad de la renina plasmática (ARP), la aldosterona plasmática (Aldo) y el péptido natriurético auricular (PNA) en diez mujeres estudiadas en la mitad de la fase folicular de los períodos menstruales y en las semanas 6, 8, 10, 12, 24 y 36 de gestación. *valor $p < 0,05$; **valor $p < 0,01$ (adaptada de Chapman AB, Abraham WT, Zamudio S y cols. Temporal relationships between hormonal and hemodynamic changes in early human pregnancy. *Kidney Int* 1998;54:2056–2063)

vocó una reducción de la PA, a pesar de un mayor gasto cardíaco, incluso antes de la formación de la placenta (fig. 15-3) (Chapman y cols., 1998). Tal como señalan los autores, "es probable que factores maternos, posiblemente relacionados con cambios en la función ovárica o con la mayor función del cuerpo lúteo, sean responsables de la vasodilatación periférica inicial vista en el embarazo humano" (Chapman y cols., 1998).

El aumento progresivo de los volúmenes plasmático y sanguíneo es probablemente una adaptación a la vasodilatación y al descenso de la PA, que se efectúa mediante la retención renal de sodio. La baja presión y el bajo volumen circulatorio provocan un incremento de la secreción de renina (Watanabe y cols., 2012) y, secundariamente, un aumento de los niveles de aldosterona junto con la estimulación por parte del factor de crecimiento endotelial vascular (VEGF) (Gennari-Moser y cols., 2013). La elevación tardía del péptido natriurético auricular plasmático es la prueba de que, a pesar del aumento del volumen sanguíneo, la circulación central no está expandida en exceso. Como consecuencia de la vasodilatación renal, el flujo plasmático renal y la filtración glomerular aumentan mientras que la resistencia renal vascular tiende a disminuir.

Al mismo tiempo que diversos mecanismos incrementan los niveles de renina-angiotensina-aldosterona, el embarazo normal pone en marcha numerosos mecanismos incluidos el óxido nítrico, el monóxido de carbono y el sulfuro de hidrógeno (Holwerda y cols., 2013) para proteger las circulaciones materna y fetal de la intensa vasoconstricción, de la retención de volumen líquido y de la pérdida de potasio que normalmente producirían los niveles elevados de angiotensina II y aldosterona (Gennari-Moser y cols., 2014).

Cabría esperar que las grandes cantidades de mineralocorticoides potentes aumentaran la reabsorción de sodio a costa de pérdidas progresivas de potasio por vía renal; sin embargo, las mujeres embarazadas son normocalémicas, probablemente como resultado de los altos niveles de progesterona, que actúa como antagonista de la aldosterona (Brown y cols., 1986).

Rang y cols. (2008) mostraron que el embarazo normal es un estado de baja PA asociado con una intensa vasodilatación que reduce la resistencia periférica, junto con un aumento del volumen líquido que eleva el gasto cardíaco. El flujo sanguíneo renal aumenta considerablemente y se activa el sistema renina-aldosterona (SRA), pero con efectos atenuados. Los niveles de péptido natriurético C siguen bajos en los embarazos normales (Reid y cols., 2014).

PREECLAMPSIA

En la mayoría de los casos, la PE se manifiesta al final del embarazo con pocas complicaciones graves en la madre y el feto. En un pequeño porcentaje de mujeres,

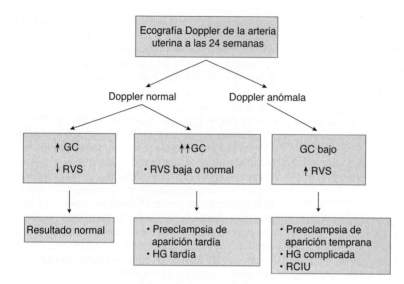

FIGURA 15-4 • Hemodinámica uteroplacentaria y materna a las 24 semanas y el posterior desenlace del embarazo. GC, gasto cardíaco; HG, hipertensión gravídica; RCIU, retraso del crecimiento intrauterino; RVS, resistencia vascular sistémica (modificada de Valensise H, Vasapollo B, Gagliardi G y cols. Early and late preeclampsia: Two different maternal hemodynamic states in the latent phase of the disease. *Hypertension* 2008;52:873–880)

el 10-30 %, la PE se manifiesta más pronto, antes de la semana 34; en estos casos es frecuente el retraso del crecimiento intrauterino (RCIU) y la madre sufre más complicaciones (Sibai, 2008b). Valensise y cols. (2008) describieron la hemodinámica materna de 75 mujeres con PE de aparición temprana y 32 con PE de aparición tardía. A todas se les realizó una ecografía Doppler de la arteria uterina a las 24 semanas de gestación. En la figura 15-4 se resumen los resultados del estudio, que también han registrado otros investigadores (Khaw y cols., 2008; Mei y cols., 2008; Rang y cols., 2008).

A partir de los resultados de estos estudios, Valensise y cols. (2008) concluyeron que "la PE de aparición temprana está mediada por la placenta, y se asocia con una invasión defectuosa del trofoblasto y con un elevado porcentaje de alteraciones en el Doppler de la arteria uterina".

Problemas con el diagnóstico de preeclampsia

Hay problemas inherentes en el diagnóstico de un síndrome de causa desconocida que sólo produce signos muy inespecíficos. Por ejemplo, la PA en el embarazo normal en general cae durante el primer y segundo trimestre, y regresa a los niveles preembarazo durante el tercer trimestre. Como las mujeres con hipertensión crónica presentan una caída aún mayor, su elevación posterior al final del embarazo puede parecer un ataque de PE. Además, aquéllas con hipertensión crónica pueden tener una proteinuria no reconocida previamente: si se ve sólo después de la mitad del embarazo, el diagnóstico de PE parece ser más certero.

La distinción entre la hipertensión crónica y la PE es más que de interés académico: en la primera, la hipertensión resulta el problema principal, mientras que "la preeclampsia es más que hipertensión; es un síndrome sistémico y varias de sus complicaciones 'no hipertensivas' pueden ser letales, aun cuando la elevación de la PA sea bastante leve" (*National HBPEP Working Group*, 2000). El control de la hipertensión y el embarazo, así como el pronóstico de los futuros embarazos, varía con el diagnóstico. La conclusión es clara: cuando haya duda, diagnosticar PE e instituir tratamiento, porque aun una PE leve puede progresar rápidamente. Si la PE se diagnostica y se trata correctamente, es posible reducir el riesgo para la madre y el feto (Lindheimer y cols., 2009).

Evidentemente, las mujeres deben ser evaluadas antes de la concepción. Si la paciente es hipertensa, el tratamiento debe excluir IECA, BRA o inhibidores directos de la renina. Si hay una nefropatía, se requiere una observación más cuidadosa dado que existe un riesgo mayor de resultados adversos (Vikse, 2013). Es fundamental el conocimiento previo de la PA y la función renal.

Epidemiología

Las causas de la PE deben explicar las siguientes características, como lo señaló Chesley (1985):

▶ Aparece casi exclusivamente durante el primer embarazo; las nulíparas son entre seis y ocho veces más susceptibles que las multíparas. Las primigrávidas de mayor edad son más vulnerables que las más jóvenes.
▶ Sucede con mayor frecuencia en las mujeres con fetos múltiples, mola hidatiforme o diabetes.

▶ La incidencia va en aumento conforme se llega a término; es poco frecuente antes del final del segundo trimestre.

▶ Las características del síndrome son la hipertensión, el edema, la proteinuria y, en estado avanzado, las convulsiones y el coma.

▶ Hay manifestaciones anatomopatológicas hepáticas y renales características.

▶ El síndrome tiene una tendencia hereditaria; en las familias de las mujeres con antecedentes de PE, el síndrome se desarrolló en el 25 % de las hijas y las nietas, pero sólo en el 6 % de las nueras.

▶ Desaparece de manera rápida en el momento en el que se termina el embarazo.

En el cuadro 15-1 se enumeran los múltiples factores de riesgo de PE que se han identificado (Dekker y Sibai, 2001). Lo que sigue siendo una incógnita es el

---

CUADRO 15-1

Factores de riesgo de preeclampsia

Factores de riesgo preconceptivos o crónicos

Factores de riesgo relacionados con el compañero sexual
Nuliparidad, primomaternidad
Limitada exposición al esperma, embarazo durante la adolescencia, inseminación por donante
Compañero sexual que fue el padre en un embarazo con preeclampsia de otra mujer
Cualquiera de los miembros de la pareja procede de un embarazo complicado por una PE

Factores de riesgo maternos específicos
Antecedentes de PE
Edad materna avanzada
Intervalos largos entre los embarazos
Antecedentes familiares
Raza negra o grupo hispano
La paciente necesita la donación de un ovocito
Inactividad física
Presencia de trastornos subyacentes específicos
Hipertensión crónica y enfermedad renal
Obesidad, resistencia a la insulina, peso materno bajo al nacer

Factores exógenos
Tabaquismo (disminuye el riesgo)
Estrés, sobrecarga psicosocial relacionada con el trabajo
Dieta inadecuada

Factores de riesgo asociados con el embarazo

Embarazo múltiple
Infección de las vías urinarias
Anomalías congénitas estructurales
Hidropesía fetal
Anomalías cromosómicas (trisomía 13, triploidia)
Molas hidatídicas

Modificado de Dekker G, Sibai B. Primary, secondary, and tertiary prevention of pre-eclampsia. *Lancet* 2001;357:209–215

---

mecanismo por el cual se inicia todo este proceso, el resorte que pone en marcha el curso frecuentemente explosivo de esta extraña enfermedad que perturba hasta un máximo de 1 de cada 10 primeros embarazos, y que rara vez vuelve a repetirse. La dificultad para identificar una causa específica se relaciona con la probable presencia de varios mecanismos y, hasta hasta hace poco, a la ausencia de un modelo experimental de PE. Otra dificultad es la incapacidad para identificar los mecanismos patogénicos precoces, que siguen siendo invisibles para la tecnología actual. La mayor parte de lo que se conoce son las manifestaciones tardías de un proceso que se inicia mucho antes. Como se verá, hasta hoy no existe ninguna prueba de detección sistemática clínicamente útil para predecir el desarrollo de una PE, a pesar del reconocimiento de factores angiogénicos circulantes (Levine y cols., 2004) y antiangiogénicos (Levine y cols., 2006).

Fisiopatología

Como establecieron Delles y Freel (2013):

> Se cree que la patogenia de la preeclampsia es desencadenada por una excesiva respuesta inmunitaria materna contra el trofoblasto en desarrollo que produce un estrés oxidativo placentario, hipoperfusión e hipoxia, y la posterior liberación de factores placentarios que causan una disfunción endotelial diseminada en la circulación materna. A su vez, la hipoperfusión placentaria resultante probablemente se agrave con la reducción de la actividad de los factores de crecimiento, incluyendo el factor de crecimiento placentario, el VEGF y el factor de crecimiento transformador β-1. Las células trofoblásticas apoptóticas liberan factores antiangiogénicos, como la sFlt-1 (*fms-like tyrosine kinase-1*) soluble, una forma soluble del receptor VEGF-1 y una endoglina soluble, parte del receptor del factor de crecimiento transformador β, y todos ellos interactúan y reducen los niveles sistémicos y locales de VEGF, el factor de crecimiento placentario y el factor de crecimiento transformador β-1.

Dechend y Staff (2012) han usado el modelo en tres etapas empleado por Redman y Sargent (2012) de esta forma:

> La disregulación de los factores inmunitarios (etapa 1) que subyace a una placentación defectuosa con reducción de la invasión por parte de las células trofoblásticas extravellosas fetales y la reducción del remodelado de las arterias espiraladas uteroplacentarias maternas (etapa 2) son los eventos fisiopatológicos iniciales (fig. 15-5). Aparece una circulación uteroplacentaria desfavorable, con aumento del estrés oxidativo, estrés del retículo endoplasmático y mayor liberación de factores derivados del trofoblasto a la circulación materna, que se cree contribuyen con la respuesta inflamatoria materna excesiva y la disfunción endotelial (Buurma y cols., 2013; Rajakumar y cols.,

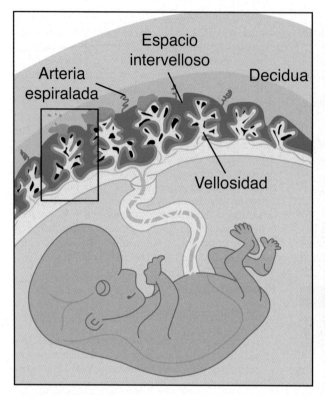
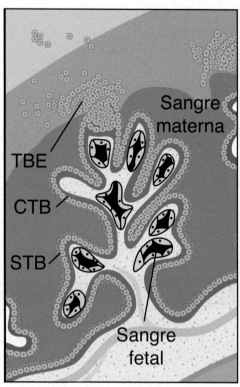

FIGURA 15-5 ● Espacio intervelloso de la placenta. La sangre materna baña los árboles vellosos, que están cubiertos por sincitiotrofoblastos (STB), y debajo subyace una población de células progenitoras llamadas *citotrofoblastos* (CTB). Los nodos sincitiales se forman sobre estas vellosidades, y el material derivado del trofoblasto es transferido a la circulación materna. TBE, trofoblastos extravellosos (adaptada de Dechend R, Staff AC. Placenta messages to the mother: Not just debris. *Hypertension* 2012;59:191–193)

2012). Esto induce los signos clínicos maternos de preeclampsia con hipertensión y proteinuria (etapa 3).

Posteriormente, Staff y cols. (2013) recomendaron una redefinición de la preeclampsia usando biomarcadores derivados del trofoblasto placentario (fig. 15-6). Enfatizan que la definición actual basada en los "umbrales de PA y proteinuria no se correlacionan bien con los resultados maternos y perinatales más graves". La justificación racional de una redefinición se ha vuelto más lógica desde los hallazgos de Rajakumar y cols. (2012) y Buurma (2013). Como dicen Dechend y Staff (2012):

"La interfase entre la sangre placentaria derivada del feto y la sangre materna está formada por un sincitio de sincitiotrofoblastos nucleados, que es un resultado de la fusión de un citotrofoblasto mononucleado. Los sincitiotrofoblastos entran en contacto directo con la sangre de la madre en el espacio intervelloso placentario (v. fig. 15-5)… estas estructuras derivadas del trofoblasto son una parte de un espectro de tráfico de material derivado del sincitiotrofoblasto. Este material incluye microvesículas anucleadas derivadas del trofoblasto y las

mucho más pequeñas nanovesículas derivadas del trofoblasto, que juntas se conocen como *restos placentarios*. La apoptosis puede ser un mecanismo regulador de la descamación de los restos subcelulares. Sin embargo, las palabras "restos" o "basura" pueden llevar a un error, porque no todas las vesículas subcelulares son estructuras desechables de una placenta cansada sino más bien pueden ser mensajeros bioactivos importantes de la placenta derivada del feto hacia la madre… Se cree que contribuyen con la inflamación sistémica generalizada en la circulación materna, la disfunción endotelial, seguidas de hipertensión y proteinuria en la mujer embarazada. Aunque los mecanismos precisos son desconocidos, hay evidencia de que las vesículas pueden modificar la secuencia de varias respuestas celulares que contribuyen con el fenotipo proinflamatorio y deterioran la dilatación vascular materna… Rajakumar y cols. (2012) informaron datos mecanicistas nuevos sobre una ruta mediante la cual la proteína soluble antiangiogénica sFlt1, generada por la placenta, entra en la circulación materna sistémica".

Los autores demostraron que algunas estructuras placentarias se desinsertan fácilmente de la placenta y

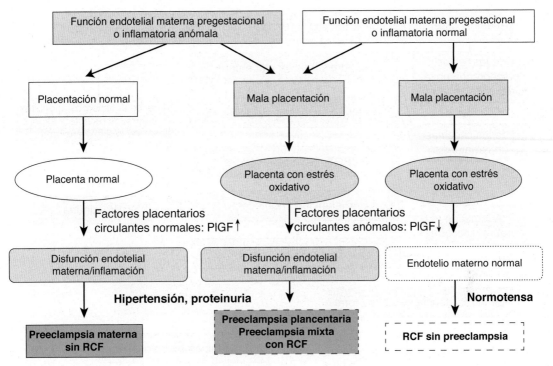

FIGURA 15-6 • Modelo extendido de definición de la PE según los biomarcadores derivados de la placenta. La figura ilustra las principales vías alternativas que llevan al mismo diagnóstico de PE, con o sin restricción del crecimiento fetal (RCF), o al desarrollo de RCF sin PE. Las vías se diferencian por el PlGF circulante como biomarcador de disfunción placentaria. Hasta hoy, no está claro si el agregado de otros biomarcadores derivados de la placenta (como la sFlt-1 o la endoglina soluble), o incluso biomarcadores maternos (como las citocinas inflamatorias), deben agregarse a este algoritmo para mejorar la definición y sub-clasificación de los tipos de PE (tomada de AC, Benton SJ, von Dadelszen P, y cols. Redefining preeclampsia using placenta-derived biomarkers. *Hypertension* 2013;61:932–942)

dan lugar a fragmentos libres multinucleados de 50-150 μm de diámetro que están cargadas de la proteína sFlt1 y de mRNA.

Buurma y cols. (2013) extendieron sus hallazgos con la prueba de un atrapamiento particular de estas partículas en los pulmones maternos y concluyeron:

…que la desinserción de nodos sinciciales de la placenta produce agregados sinciciales transcripcionalmente activos que representan una fuente autónoma de la sFlt1 antiangiogénica vertida en la circulación materna. El proceso de formación de nodos sinciciales, dispersión de los agregados sinciciales y aparición de micropartículas placentarias en la circulación materna parece acelerarse mucho en la preeclampsia y puede contribuir con el daño vascular materno que caracteriza este trastorno. Más recientemente, estudios de Lyall y cols. (2014) han sido interpretados por Burke y Karamanchi (2014), quienes establecieron que "la falta de trofoblastos intramurales en los vasos miometriales, más que una invasión trofoblástica intersticial defectuosa, puede ser la anomalía principal en la PE".

En un libro orientado hacia la clínica como éste, no puede aportarse demasiada información sobre la fisiopatología de la preeclampsia. Las publicaciones de Staff y cols. (2013), Wang y cols. (2014) y Warrington y cols. (2013) proporcionan detalles adicionales. Warrington y cols. (2013) se enfocan principalmente en el desarrollo de la hipertensión (fig. 15-7).

Diagnóstico

Diagnóstico temprano

A pesar del impresionante número de series publicadas sobre el uso de varios marcadores angiogénicos y antiangiogénicos, continúa la incertidumbre respecto de cuál es el más específico y sensible para identificar correctamente a las pacientes que están destinadas a desarrollar PE lo suficientemente temprano como para usar tratamientos aceptables, como las dosis bajas de ácido acetilsalicílico.

Algunos datos recientemente publicados sugieren que la predicción puede haber mejorado hasta alcanzar el nivel de utilidad clínica. Myatt y cols.

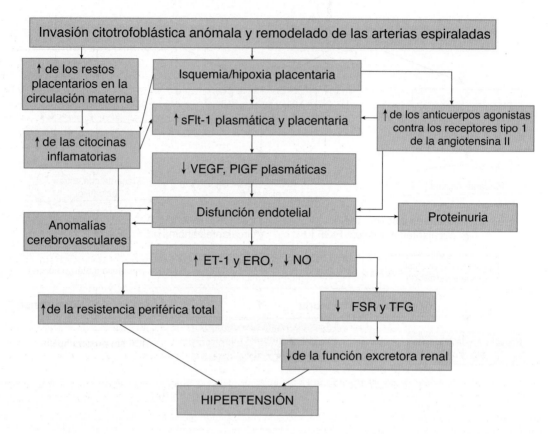

FIGURA 15-7 ● Esquema de los posibles eventos y factores iniciadores en la fisiopatología de la preeclampsia. ET-1, endotelina-1; TFG, tasa de filtración glomerular; PlGF, factor de crecimiento placentario; FSR, flujo sanguíneo renal; ERO, especies reactivas del oxígeno; sFlT-1, *fms-like tyrosine kinase-1*; VEGF, factor de crecimiento del endotelio vascular (tomada de Warrington JP, George EM, Palei AC, y cols. Recent advances in the understanding of the pathophysiology of preeclampsia. *Hypertension* 2013;62:666–673.)

(2013) evaluaron biomarcadores en mujeres nulíparas de bajo riesgo, 153 de las cuales desarrollarían PE y 468 permanecerían normotensas. Concluyen que "los cambios en los biomarcadores angiogénicos entre el primer trimestre y la primera parte del segundo, combinados con el cuadro clínico, tienen gran utilidad para predecir la preeclampsia de inicio temprano".

Ohkurchi y cols. (2014) y por Verlohren y cols. (2014) presentaron evidencias similares. Ambos grupos usaron diferentes puntos de corte en dos fases gestacionales para mejorar la precisión diagnóstica de los niveles de factor angiogénico soluble sFlt1, del factor de crecimiento placentario (PlGF) proangiogénico y del factor de crecimiento endotelial vascular (VEGF). Por lo tanto, la cuestión de si la eficiencia en relación con los costos de las pruebas diagnósticas tempranas para la PE es buena, propuesta por Hyde y Thornton (2013), posiblemente sea contestada en breve con un "sí", de acuerdo con Schnettler y cols. (2013).

Hasta que estos y otros marcadores para la PE temprana sean clínicamente útiles, el diagnóstico de la PE dependerá de las características maternas.

Diagnóstico actual

La hipertensión que aparece con proteinuria después de la vigésima semana de gestación en una nulípara joven es probablemente una PE, en particular si la mujer refiere antecedentes familiares positivos del síndrome. Debido a que, por lo general, las pacientes no tienen síntomas, los cuidados prenatales son fundamentales para detectar los signos precoces y evitar así las peligrosas secuelas que tiene el síndrome que se desarrolla totalmente.

De acuerdo con la lista de los factores de riesgo conocidos (v. cuadro 15-1), se debe evaluar y vigilar más estrechamente a las mujeres con las siguientes características (Ananth y Cleary, 2013):

▶ Primer embarazo.
▶ PE en un embarazo anterior.
▶ ≥ 10 años desde el último embarazo.
▶ Índice de masa corporal ≥ 35.
▶ Antecedentes familiares de PE (la madre o la hermana).

▶ La paciente fue de bajo peso al nacer.
▶ PA diastólica ≥ 80 mm Hg.
▶ Proteinuria (≥ + más de una vez y ≥ 300 mg/24 h).
▶ Embarazo múltiple.
▶ Enfermedad subyacente.
  ▶ Hipertensión preexistente.
  ▶ Nefropatía preexistente.
  ▶ Diabetes preexistente.
  ▶ Presencia de anticuerpos antifosfolipídicos antihipertensivos.

Hipertensión

El criterio de la PA se basa en las mediciones de 140/90 mm Hg o más registradas en al menos dos ocasiones, con 6 horas de separación entre una y otra. Obviamente, no es posible confirmar los niveles de presión durante varias semanas; por ello se recomienda en pacientes no embarazadas.

Sobrediagnóstico

A pesar de la mayor mortalidad perinatal general que acompaña a las elevaciones incluso transitorias de la PA, para una paciente en particular existe una posibilidad de sobrediagnóstico de PE de acuerdo con estas cifras, que se ha comprobado que tienen un valor predictivo positivo solo del 23-33 % y un valor predictivo negativo del 81-85 % (Dekker y Sibai, 2001). A las 18 semanas de gestación, los valores ambulatorios de la PA y de la frecuencia cardíaca son más altos en las mujeres que más tarde presentarán PE, pero dichos signos también tienen un bajo valor predictivo (Hermida y cols., 2004). Por lo tanto, en las mujeres en las que se detectan estos valores de PA en ausencia de otras características indicativas, deberán realizarse mediciones repetidas y un cuidadoso seguimiento durante al menos algunos días o semanas antes de establecer el diagnóstico o instaurar el tratamiento.

Consecuencias

Por otra parte, no se requieren valores de presión excesivamente altos para que las consecuencias sean graves: hay mujeres que pueden sufrir convulsiones por una encefalopatía hipertensiva con presiones de sólo 160/110 mm Hg. Tal como señaló el informe del *National HBPEP Working Group* (2000):

> El espectro clínico de la preeclampsia va de formas leves a graves. En la mayoría de las mujeres, la progresión a través de dicho espectro es lenta y puede que el trastorno nunca pase de una preeclampsia leve. En otras, la enfermedad progresa más rápidamente y pasa de leve a grave en días o semanas. En los casos más graves, la progresión puede ser fulminante, con una preeclampsia leve que evoluciona a grave o a eclampsia en días o incluso horas. Por ello, para el tratamiento clínico, es mejor diagnosticar en

exceso la preeclampsia porque uno de los objetivos principales del tratamiento es la prevención de la morbimortalidad materna o perinatal, principalmente por medio de la elección del momento del parto.

Proteinuria

La *proteinuria* se define como más de 300 mg de proteínas en la orina de 24 h o 300 mg/l en dos muestras obtenidas al azar en condiciones higiénicas con al menos 4 h de intervalo. Se ha visto que la relación proteína-creatinina en una muestra de orina obtenida al azar es un mal predictor si los niveles están por debajo de 2000 mg/día (Kayatas y cols., 2013).

Hiperuricemia

Roberts y cols. (2005) observaron que la hiperuricemia es tan importante como la proteinuria para identificar el riesgo fetal en mujeres con hipertensión gravídica. Bellomo y cols. (2011) hallaron que, en un grupo de 206 primigrávidas con hipertensión de reciente comienzo, un ácido úrico plasmático por encima de 5,2 mg/dl (309 µmol/l) predijo el desarrollo de PE con una sensibilidad del 88 % y una especificidad del 93 %.

Diagnóstico diferencial

La mayoría de las mujeres con características típicas de hipertensión de novo en el embarazo sin otros trastornos evidentes padecen PE (Maynard y cols., 2008). El reconocimiento de la PE superpuesta a la hipertensión crónica puede ser más difícil. Como se describe en el informe del *National HBPEP Working Group* (2000):

> La preeclampsia puede aparecer en [el 15-25 % de] las mujeres ya hipertensas (es decir, con hipertensión crónica) [...] El diagnóstico de una preeclampsia superpuesta es sumamente probable con los siguientes datos:

▶ Aparición o aumento repentino de la proteinuria.
▶ En mujeres con hipertensión y sin proteinuria al principio del embarazo (< 20 semanas).
▶ En mujeres con hipertensión y proteinuria antes de las 20 semanas de gestación.
▶ Ascenso repentino de la PA en una mujer cuya hipertensión estaba controlada.
▶ Trombocitopenia (recuento plaquetario menor de 100 000/mm³).
▶ Aumento de la alanina aminotransferasa (ALAT) o de la aspartato aminotransferasa (ASAT) hasta valores anómalos.

La presencia de una retinopatía hipertensiva, descrita en el capítulo 4, o de una hipertrofia ventricular izquierda serían, asimismo, signos indicativos de hipertensión crónica.

Tratamiento

Tratamiento no farmacológico

Cese del tabaquismo: en 2007, el 26 % de las madres fumaron durante el embarazo y sus niños tuvieron más hipertensión, pero esto se adjudicó principalmente a la obesidad (de Jonge y cols., 2013).

    Reposo en cama: en mujeres internadas debido a distintas indicaciones pretérmino, se observó que el reposo en cama estricto reduce la incidencia de PE y RCIU (Abenhaim y cols., 2008). Sin embargo, de acuerdo con una revisión Cochrane, McCall y cols. (2013) dijeron que esto "no estaba sustentado en los datos y no era ético".

    Ejercicio: la mayoría de los estudios hallaron que el ejercicio moderado brinda cierta protección frente a la PE (Genest y cols., 2012).

    Sodio: se ha recomendado el mantenimiento de la ingestión habitual de sodio para evitar reducir aún más la perfusión placentaria (Knuist y cols., 1998).

    Suplementos con calcio: aunque alguna vez se dijo que los suplementos con calcio eran eficaces para prevenir la PE en las poblaciones de alto riesgo, no es un tratamiento útil (Hofmeyr y cols., 2008). Sin embargo, en un estudio in vitro, el calcio protegió frente a la activación endotelial por los restos trofoblásticos (Chen y cols., 2013).

    Cafeína: la cafeína puede aumentar el riesgo de aborto espontáneo, por lo que parece prudente la sugerencia de restringir su ingestión, aun en madres sin PE (Weng y cols., 2008).

    Alcohol: la mayoría de los datos observacionales no informan efectos adversos sobre los niños de madres que consumieron cantidades de alcohol pequeñas durante el embarazo (Kelly y cols., 2013; McCarthy y cols., 2013), pero Lewis y cols. (2012) realizaron un estudio genético de 4117 niños de 8 años de madres que consumieron varias cantidades de alcohol durante el embarazo y hallaron que cuatro variantes genéticas en los genes que metabolizan el alcohol en estos niños tenían una asociación fuerte con un coeficiente intelectual bajo. Estos datos hicieron que Gray (2013) recomendara evitar el alcohol durante el embarazo.

Tratamiento farmacológico

Las indicaciones para el tratamiento farmacológico para la hipertensión durante el embarazo se mantienen poco claras porque no hay evidencia de que los fármacos mejoren los resultados fetales. Las guías 2013 ESH/ESC (cuadro 15-2) (Mancia y cols., 2013) establecen que:

> En ausencia de ensayos clínicos aleatorizados, las recomendaciones sólo pueden guiarse por la opinión de los expertos. Aunque hay consenso de que el tratamiento farmacológico de la hipertensión grave en el embarazo (> 160 para la PAS o > 110 mm Hg para la PAD) es necesario y de provecho, los beneficios del tratamiento antihipertensivo son dudosos para las PA leve o moderadamente elevadas en el embarazo (< 160/110 mm Hg), sean preexistentes o inducidas por el embarazo, excepto por un riesgo bajo de desarrollar hipertensión grave. Las guías internacionales y nacionales varían con respecto a los umbrales para iniciar el tratamiento y a los objetivos de la PA en el embarazo.

> … A pesar de la falta de evidencia, la *Task Force* 2013 reconfirma que "los médicos deben considerar el inicio temprano del tratamiento antihipertensivo ante valores > 140/90 en mujeres con (i) hipertensión gestacional (con o sin proteinuria), (ii) hipertensión preexistente con superposición de hipertensión gestacional, y (iii) hipertensión con daño asintomático de órganos o síntomas en cualquier momento durante el embarazo…

CUADRO 15-2

Fármacos orales para el tratamiento de la hipertensión crónica en el embarazo

Fármaco	Comentarios
Metildopa	Preferidos de acuerdo con los estudios de seguimiento prolongado que apoyan la seguridad
β-bloqueantes	Informes de retraso del crecimiento intrauterino (atenolol)
Labetalol	Cada vez más es el preferido antes de la metildopa debido a sus escasos efectos colaterales
Antagonistas del calcio (nifedipina)	Datos limitados; no hay aumento en la teratogenia
Diuréticos	No son fármacos de primera línea; probablemente seguros para reducir la retención de líquidos por otros agentes
IECA, bloqueantes de los receptores A-II, inhibidores directos de la renina	Contraindicados: se informó toxicidad y muerte fetal

No se ha proporcionado información adicional sobre los fármacos antihipertensivos que pueden ser usados en la mujer hipertensa; por lo tanto, las recomendaciones de usar metildopa, labetalol o nifedipina (como único antagonista del calcio) realmente evaluados en el embarazo pueden confirmarse. Los β-bloqueantes (que posiblemente causan retraso del crecimiento fetal si se dan temprano en el embarazo) y los diuréticos (en la reducción del volumen plasmático preexistente) deben usarse con precaución. Como se mencionó, los fármacos que interfieren con el sistema renina-angiotensina (IECA, BRA, inhibidores de la renina) deben evitarse en su totalidad. En la emergencia (preeclampsia), el labetalol intravenoso es el fármaco de elección, y el nitroprusiato de sodio o la nitroglicerina en infusión intravenosa son los que le siguen.

Estas preferencias generalmente aceptadas (Al Khaja y cols., 2014) pueden reflejar la hipertensión per se y no los medicamentos. En un estudio de cohortes retrospectivo basado en la población de unos 100 000 partos que incluyeron 1964 con hipertensión crónica, Orbach y cols. (2103) hallaron una tasa similar de resultados perinatales adversos en aquellas mujeres que no recibieron fármacos antihipertensivos que en aquéllas que recibieron metildopa o atenolol.

La antigua preferencia por la hidralazina no está justificada. Como se vio en un metaanálisis de los 21 ensayos aleatorizados controlados publicados entre 1966 y 2002 que involucraron a 893 mujeres que recibieron antihipertensivos de acción corta por hipertensión grave en el embarazo, la hidralazina se asoció con más efectos colaterales maternos y fetales que la nifedipina, la isradipina o el labetalol (Magee y cols., 2003).

Se ha documentado de manera concluyente la necesidad de adminstrar sulfato de magnesio para prevenir las convulsiones eclámpticas, tanto frente a placebo (Magpie Trial Collaborative Group, 2002) como frente a bloqueantes de los canales del calcio (Belfort y cols., 2003). Además, su uso proporciona neuroprotección a los bebés nacidos antes de las 30 semanas de gestación, que puede requerirse en mujeres con PE grave (Crowther y cols., 2003).

Consecuencias a largo plazo

Maternas

Después del parto, las mujeres que han sufrido PE, especialmente si su inicio es temprano, siguen teniendo mayor riesgo de hipertensión, diabetes y obesidad (Ahmed y cols., 2014). Parte de este riesgo continuado se puede deber a su estado pregestacional, en especial la obesidad (Gademan y cols., 2013). Como consecuencia, estas mujeres sufren más enfermedades cardiovasculares (Hermes y cols., 2013) y nefropatías (Vikse y cols., 2013) más adelante en sus vidas. Su riesgo inmediato de complicaciones graves es bajo, y si reciben un asesoramiento y seguimiento adecuados, pueden modificar sus estilos de vida mejor que la mayoría, debido a su experiencia previa durante el embarazo (Hertig y cols., 2008). A medida que se han reconocido las consecuencias de la obesidad materna, se ha enfatizado la necesidad de la reducción del peso prenatal y de tener un escaso aumento de peso durante el embarazo (Kominiarek y cols., 2013).

Aun con una PE franca, las mujeres que tienen bebés pequeños para la edad gestacional tienen más enfermedades cardiovasculares (Melchiorre y cols., 2012) y renales (Viske y cols., 2013) a largo plazo. De manera similar, los nacimientos pretérmino son un riesgo para la hipertensión materna posterior (Catov y cols., 2013).

El 15-20 % de las mujeres que han sufrido PE la presentarán de nuevo en embarazos posteriores. Por lo tanto, deben recibir un seguimiento más cercano durante sus embarazos posteriores, a partir de la semana 12 (Spaan y cols., 2012).

Fetales

Los niños de mujeres que son obesas antes de embarazarse tienen un riesgo significativamente mayor de ser hipertensos (Gademan y cols., 2013) y de tener mortalidad cardiovascular temprana (Reynolds y cols., 2013), aún más si sus madres tienen hipertensión durante el embarazo.

Los bebés nacidos pequeños para la edad gestacional, a menudo por desnutrición materna, sufren más hipertensión y enfermedades cardiovasculares y renales (Ingelfinger y Nuyt, 2012). Se ven riesgos similares en bebés nacidos pretérmino (de Jong y cols., 2012). Las consecuencias de la hipertensión materna sobre sus niños se extiende a un mayor deterioro cognitivo después de los 70 años (Tuovinen y cols., 2013).

Prevención

Dekker y Sibai (2001) dividieron la prevención en tres etapas:

1. La prevención *primaria* será evidentemente difícil sin el conocimiento de la causa. Sin embargo, evitar los factores de riesgo conocidos (v. cuadro 15-1) debe ayudar. En particular, prevenir el embarazo adolescente, reducir la obesidad y la resistencia a la insulina, una nutrición adecuada y evitar los partos múltiples en los casos de embarazo asistido (Thomopoulos y cols., 2013) deben ser consideradas como medidas protectoras.

2. La prevención *secundaria* implica la identificación del síndrome lo antes posible y la utilización de las estrategias que se cree influirán sobre los mecanis-

mos patogénicos. Éstas incluyen el uso de ácido acetilsalicílico en dosis bajas para las 16 semanas de gestación (Roberge y cols., 2012), pero no los suplementos de calcio (Levine y cols., 1997). Además, la reducción del estrés oxidativo con antioxidantes puede funcionar en modelos animales (Hoffmann y cols., 2008), pero ni la vitamina C ni la vitamina E son preventivas (Rossi y Mullin, 2011).

3. La prevención *terciaria* implica diversas modificaciones del estilo de vida y remedios descritos en el apartado sobre tratamiento.

Como se dice en las guías ESH/ESC (Mancia y cols., 2013):

Hay una controversia considerable respecto de la eficacia de las dosis bajas de ácido acetilsalicílico… Dos análisis recientes llegaron a conclusiones opuestas. Rossi y Mullin (2011) usaron un análisis global de datos de aproximadamente 5000 mujeres con riesgo elevado y 5000 mujeres con bajo riesgo de preeclampsia y no informaron efectos de las bajas dosis de ácido acetilsalicílico en la prevención de la enfermedad. Sin embargo, Bujold y cols. (2010) analizaron los datos de unas 11 000 mujeres inscritas en ensayos clínicos de bajas dosis de ácido acetilsalicílico para mujeres embarazadas y vieron que aquéllas que iniciaron el tratamiento antes de las 16 semanas de gestación tuvieron una reducción significativa y marcada del riesgo relativo para el desarrollo de preeclampsia (riesgo relativo: 0,47) y preeclampsia grave (riesgo relativo: 0,09) comparado con los controles. [En otro metaanálisis publicado antes de los que usaron en las guías ESH/ESC, Roberge y cols. (2012) concluyeron que las "bajas dosis de ácido acetilsalicílico iniciadas durante o antes de las 16 semanas redujeron significativamente el riesgo de preeclampsia grave (riesgo relativo: 0,22), pero no el de preeclampsia leve (riesgo relativo: 0,81)"]… Frente a esta discrepancia de datos, sólo se puede ofrecer un consejo prudente: las mujeres con riesgo elevado de preeclampsia… pueden tomar 75 mg de ácido acetilsalicílico diariamente desde las 12 semanas hasta el nacimiento del bebé, siempre y cuando su riesgo de sufrir hemorragia digestiva sea bajo.

ECLAMPSIA

La eclampsia se define por la presencia de crisis epilépticas debidas a encefalopatía hipertensiva sobre un fondo de PE (Fong y cols., 2013). Esta grave complicación es menos frecuente gracias a los mejores cuidados prenatales, pero sigue observándose en un 1 % de todos los embarazos en las sociedades en desarrollo (Miguil y Chekairi, 2008).

Manifestaciones de enfermedades más graves

Coagulación intravascular

Como se puede ver en la figura 15-8, la activación de una coagulación intravascular y el depósito posterior de fibrina pueden ser responsables de la mayoría de los daños orgánicos posteriores que se observan en la PE grave. Se ha observado un aumento de las concentraciones plasmáticas de los indicadores de la activación plaquetaria (β-tromboglobulina), de la coagulación (complejos trombina-antitrombina III) y del daño de las células endoteliales (fibronectina y laminina) hasta 4 semanas antes del inicio de los signos clínicos de la PE (Powers y cols., 2008). Se pueden detectar varios marcadores inflamatorios una vez que el proceso ha comenzado (cuadro 15-3) (Catov y cols., 2013).

Síndrome HELLP

Pocas mujeres desarrollan una complicación más grave de la eclampsia: el síndrome HELLP (por hemólisis, enzimas hepáticas elevadas y plaquetas bajas; *hemolysis, elevated liver enzymes, and low platelets*) (Walker, 2000). El síndrome comparte muchas características con el síndrome hemolítico urémico y con la púrpura trombótica trombocitopénica (PTT). Si la PTT inicial se acompaña de las otras manifestaciones del

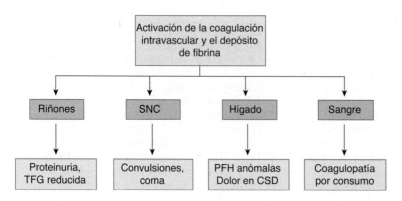

FIGURA 15-8 • Modelo propuesto para explicar las consecuencias de la activación de la coagulación intravascular y el depósito de fibrina en la fisiopatología de la PE. SNC, sistema nervioso central; TFG, tasa de filtración glomerular; PFH, pruebas de función hepática; CSD, cuadrante superior derecho (modificada de Friedman SA. Preeclampsia: A review of the role of prostaglandins. *Obstet Gynecol* 1988;71:122-137)

CUADRO 15-3

Criterios para el diagnóstico de la preeclampsia grave

Síntomas

Disfunción del sistema nervioso central, como visión borrosa o cefaleas intensas

Distensión de la cápsula hepática con dolor en el hipocondrio derecho

Signos

PA sistólica superior a 160 mm Hg o PA diastólica superior a 110 mm Hg antes y después de 6 h en reposo

Edema pulmonar

Ictus

Ceguera cortical

Retraso del crecimiento intrauterino

Hallazgos de laboratorio

Proteinuria > 5 g/día

Oliguria < 500 ml/día o creatinina sérica superior a 1,2 mg/dl

Síndrome del HELLP

Lesión hepática con valor de transaminasas séricas superior al doble del normal

Trombocitopenia inferior a 100 000 plaquetas/mm^3

Coagulopatía con tiempo de protrombina prolongado o fibrinógeno bajo

Modificado de Norwitz ER, Funai EF. Expectant management of severe preeclampsia remote from term: Hope for the best, but expect the worst. *Am J Obstet Gynecol* 2008;199:209–212

síndrome HELLP, la mortalidad materna se eleva a cerca de la mitad (Martin y cols., 2008). Los corticoesteroides pueden ser útiles (Wallace y cols., 2013), pero normalmente es necesaria la inducción del parto (Alanis y cols., 2008).

Flujo sanguíneo cerebral

Como se verá, pueden aparecer convulsiones (es decir, eclampsia) con o sin manifestaciones previas de PE. La mayoría de las mujeres con PE tienen cefaleas; unas pocas presentan ceguera cortical (Apollon y cols., 2000) y otras muestran signos neurológicos de encefalopatía hipertensiva. Como se describió en el capítulo 8, la encefalopatía hipertensiva refleja un aumento de la hiperperfusión sobre un fondo de vasoespasmo. En la PE se han descrito hallazgos similares: tanto vasoespasmo (Brackley y cols., 2000) como edema cerebral (Schwartz y cols., 2000), que reflejan un incremento del flujo sanguíneo cerebral con fracaso de la autorregulación (Belfort y cols., 2008).

Actualmente se reconoce que la profilaxis con sulfato de magnesio es esencial en la prevención de la eclampsia.

Tratamiento de preeclampsia grave/eclampsia

El tratamiento de la PE grave y la eclampsia grave puede requerir el uso de agentes parenterales (cuadro 15-4). Además de los fármacos antihipertensivos, las mujeres con niveles elevados de factores endógenos similares a la digital pueden responder a un anticuerpo antidigoxina (Lam y cols., 2013). El tratamiento expectante de la PE grave antes de las 24 semanas de gestación es casi siempre inútil, por lo que debe proporcionarse la posibilidad de someterse a un aborto (Bombrys y cols., 2008). Norwitz y Funai (2008) concluyen que:

> No existe absolutamente ningún beneficio médico materno en seguir embarazada una vez que se ha diagnosticado la preeclampsia grave. Al estar de acuerdo con seguir el tratamiento expectante se pone en un riesgo, pequeño pero significativo, su propia salud en un intento por retrasar el parto hasta alcanzar una edad gestacional

CUADRO 15-4

Tratamiento de la hipertensión aguda grave en la preeclampsia

Hidralazina	Bolo i.v. de 5 mg, luego 10 mg cada 20-30 min hasta un máximo de 25 mg, repetir varias horas después si fuera necesario
Labetalol	Bolo i.v. de 20 mg, luego 40 mg 10 min después, 80 mg cada 10 min en dos dosis adicionales hasta un máximo de 220 mg
Nifedipina	10 mg v.o., repetir cada 20 min hasta un máximo de 30 mg. Precaución cuando se use nifedipina junto con sulfato de magnesio, ya que puede provocar una disminución pronunciada de la presión arterial. La U.S. Food and Drug Administration no ha aprobado la nifedipina de acción corta para el tratamiento de la hipertensión
Nitroprusiato de sodio (rara vez, cuando otros fracasan)	0,25 µg/kg/min hasta un máximo de 5 µg/kg/min. Si se usa durante más de 4 h, puede producirse intoxicación fetal por cianuro

favorable. Desde nuestro punto de vista, el tratamiento expectante de la preeclampsia grave lejos del término sólo debe llevarse a cabo en circunstancias específicas: si el embarazo es viable (≥ 24 semanas de gestación) sin evidencia de RCIU, si la mujer está internada en un centro médico de atención especializada y si acepta el riesgo potencial para su salud que supone continuar con el embarazo después de un extenso asesoramiento por parte de los subespecialistas en medicina maternofetal y en neonatología.

Tratamiento

El informe del National HBPEP Working Group (2000) proporciona estos tres principios para realizar el tratamiento:

1. El parto es siempre el tratamiento apropiado para la madre, pero puede que no lo sea para el feto. El pilar del tratamiento obstétrico de la PE se basa en dilucidar si el feto tiene más probabilidades de sobrevivir sin complicaciones neonatales significativas en el útero o en la sala de cuidados neonatales.
2. Los cambios fisiopatológicos de la PE grave indican que la mala perfusión es el factor principal que conduce a la alteración fisiológica de la madre y al aumento de la morbimortalidad perinatales. Los intentos de tratar la PE por medio de natriuresis o disminución de la PA pueden agravar los importantes cambios fisiopatológicos.
3. Los cambios patogénicos de la PE están presentes mucho antes de que se manifiesten los criterios clínicos diagnósticos. Estas observaciones indican que antes del diagnóstico clínico puede haber ya presentes cambios irreversibles que afectan al bienestar fetal. Si hubiera justificaciones racionales para emplear tratamientos distintos al parto, éstas serían paliar el estado de la madre a fin de permitir la maduración fetal y del cuello uterino.

HIPERTENSIÓN CRÓNICA Y EMBARAZO

A medida que cada vez más mujeres en los países desarrollados retrasan sus embarazos hasta que tienen más de 30 o 40 años y a menudo son obesas, es probable que la prevalencia de la hipertensión preexistente siga aumentando (Bateman y cols., 2012).

Las mujeres embarazadas pueden presentar cualquiera de los otros tipos de hipertensión que fueron mencionados en el capítulo 1. Como la PA suele caer durante la primera mitad del embarazo, la hipertensión preexistente no puede reconocerse si se atiende por primera vez a la mujer en ese momento. Sin embargo, si la presión es alta durante las primeras 20 semanas, casi siempre la causa es una hipertensión crónica más que una PE (American College of Obstetrics and Gynecology, 2012).

El embarazo parece desencadenar una hipertensión latente primaria en algunas mujeres cuya presión se normaliza entre embarazos pero al final permanece elevada. En la mayoría de las pacientes, esta "hipertensión transitoria" aparece en la fase final de la gestación, no se acompaña de proteinuria o edema importantes y desaparece durante los 10 días que siguen al parto. La hipertensión transitoria por lo general reaparece durante los embarazos posteriores y a menudo es la base para un diagnóstico erróneo de PE en mujeres multíparas (National HBPEP Working Group, 2000).

Para esclarecer la verdadera naturaleza de la hipertensión que se observa durante un embarazo, a menudo es necesario un seguimiento de la paciente en el puerperio (v. fig. 15-1). A los 3 meses, los diversos cambios observados en el embarazo habrán desaparecido por completo, de manera que, si está indicado, se podrán realizar otros estudios para aclarar la causa de la hipertensión. Si se ve antes de las 20 semanas, el diagnóstico en general es evidente. La hipertensión crónica es más probable si existe hipertrofia ventricular izquierda o retinopatía hipertensiva.

Riesgo para la madre y para el feto

Las mujeres con hipertensión crónica tienen un aumento del riesgo del 30 % de sufrir PE superpuesta y desprendimiento prematuro de la placenta, y al menos sus hijos varones presentan un riesgo tres veces mayor de mortalidad perinatal (Zetterström y cols., 2008). Incluso sin la PE superpuesta, las mujeres con hipertensión crónica tienen embarazos más complicados, con mayor retraso del crecimiento intrauterino y mayor mortalidad perinatal (Chappell y cols., 2008). Estos riesgos son incluso superiores entre las mujeres afroamericanas, entre las que tienen una PA diastólica superior a 110 mm Hg durante el primer trimestre y entre las que presentan una proteinuria precoz en la gestación (Sibai y cols., 1998a). Se ha informado que las mujeres con una creatinina plasmática superior a 2 mg/dl tienen una probabilidad del 33 % de experimentar insuficiencia renal terminal después de la gestación (Epstein, 1996), por lo que se les debe aconsejar con firmeza no embarazarse. Sin embargo, se han descrito embarazos culminados con éxito en la mayoría de las mujeres que concibieron durante una diálisis prolongada (Bagon y cols., 1998).

Tratamiento

Las mujeres con hipertensión leve a moderada deben ser controladas de manera cercana, deben estar advertidas sobre los signos de PE temprana y deben tener sus partos a las 38 o 39 semanas (Cruz y cols., 2012).

Se les debe advertir no realizar ejercicios intensos, no beber alcohol o fumar, y aconsejarles restringir el sodio dietético a 100 mmol/día (National HBPEP Working Group, 2000).

Al igual que con la preeclampsia, sigue habiendo dudas sobre el uso de fármacos antihipertensivos y sobre qué agentes elegir (Bramhan y cols., 2014).

Como se ve en el cuadro 15-2, los fármacos que bloquean el SRA están contraindicados durante el embarazo, aun en el primer trimestre (Cooper y cols., 2006). La hipertensión (tratada o no) durante el embarazo aumenta ligeramente el riesgo de aparición de malformaciones fetales (Caton y cols., 2009).

Otras causas de hipertensión durante el embarazo

Rara vez hay formas secundarias identificables de hipertensión durante la gestación (American College of Obstetrics and Gynecology, 2012). Su diagnóstico puede confundirse por los múltiples cambios del SRA y de otros sistemas hormonales que ocurren durante el embarazo, y su tratamiento puede resultar difícil por los efectos adversos sobre el feto. Estas formas diversas de hipertensión identificables durante el embarazo se estudian en sus respectivos capítulos. Los de origen suprarrenal ya han sido bien revisados (Monticone y cols., 2012).

SÍNDROMES PUERPERALES

Es necesario vigilar de una manera atenta y continua a las mujeres con PE después del parto (Hertig y cols., 2008). Como se vio, la PE y la eclampsia pueden aparecer en el puerperio. Si la PA se mantiene alta 6 semanas después del parto, otras causas de hipertensión pueden ser responsables (Barmham y cols., 2013).

La *miocardiopatía periparto* es una forma rara —informada en alrededor de 1 de cada 3000 recién nacidos vivos (Mielniczuk y cols., 2006)–, pero grave, de disfunción sistólica ventricular izquierda que aparece en el último mes del embarazo o en los 5 meses posteriores al parto sin causas identificables o cardiopatía previa reconocible (Bello y cols., 2013).

Hipertensión y lactancia

La lactancia durante al menos los primeros 6 meses de vida se asocia con una *menor* incidencia de hipertensión tanto en las madres (Lupton y cols., 2013) como en los bebes (van Rossem y cols., 2012). Todos los fármacos antihipertensivos tomados por las madres se excretan en la leche materna; la mayoría están presentes en concentraciones muy bajas, excepto el propranolol y la nifedipina, de acuerdo con las guías ESC 2011, que cubren muchos fármacos que pueden usarse durante el embarazo (Regitz-Zagrosek y cols., 2011).

HIPERTENSIÓN Y ANTICONCEPTIVOS ORALES

Los anticonceptivos orales han sido usados por millones de mujeres desde principios de la década de 1960. Son seguros para la mayoría, pero su uso acarrea un pequeño riesgo.

Incidencia de hipertensión

La PA aumenta un poco en la mayoría de las mujeres que toman anticonceptivos orales que contienen estrógenos (Hickson y cols., 2011). En un estudio de cohortes prospectivo de casi 70 000 enfermeras que cubrió los 4 años transcurridos entre 1989 y 1993, cuando la dosis de estrógenos era dos o tres veces mayor a la de los anticonceptivos orales actuales, el riesgo relativo global de hipertensión fue un 50 % mayor en las que usaban estos fármacos en comparación con las que nunca los habían utilizado, y un 10 % mayor en comparación con las antiguas usuarias (Chasan-Taber y cols., 1996). El aumento del 50 % del riesgo relativo se tradujo en 41 casos por 10 000 años-persona de uso de anticonceptivos orales.

Factores predisponentes

En el ensayo prospectivo *U.S. Nurses Study,* el riesgo de hipertensión no se vio modificado significativamente por la edad, los antecedentes familiares de hipertensión, la etnia o el índice de la masa corporal (Chasan-Taber y cols., 1996).

Mecanismos

No se sabe si los anticonceptivos orales causan hipertensión de novo o simplemente despiertan la tendencia a la hipertensión primaria que a la larga se manifestaría de manera espontánea. Tampoco se conoce el mecanismo de la hipertensión inducida por los anticonceptivos orales, en particular porque los estrógenos parecen ser vasodilatadores (Lee y cols., 2000). En una comparación de 225 mujeres jóvenes que tomaban anticonceptivos orales frente a 660 que no, las usuarias de anticonceptivos tuvieron una PA sistólica 2 mm Hg más alta y un incremento estadísticamente significativo en las mediciones de la rigidez de las grandes arterias (Hickson y cols., 2011).

Riesgos en perspectiva

En un estudio de cohortes con datos de todas las mujeres danesas de entre 15 y 49 años en el intervalo entre 1995 y 2009, Lidegaard y cols. (2012) hallaron un incremento *relativo* de 1,5 a 2 veces de sufrir ictus trombóticos e infarto de miocardio en aquellas mujeres que tomaban anticonceptivos orales con etinilestradiol a dosis de 20 μg y 30 a 40 μg sin diferencias entre los progestágenos. Los anticonceptivos solos de prostaglandinas no causaron un incremento detectable del riesgo cardiovascular.

Como propuso Petitti (2012), "el número de eventos trombóticos adicionales atribuibles a los anticonceptivos hormonales es alrededor de 1-2 por cada 10 000 mujeres por año... Estas son cifras pequeñas. Para una mujer cualquiera, la probabilidad de un evento es bastante baja". Petitte también estableció que "ese pequeño riesgo podría minimizarse y tal vez eliminarse dejando de fumar... y evitando el uso de anticonceptivos orales si la PA está elevada".

La tromboembolia pulmonar no se asoció con los anticonceptivos orales que contienen levonorgestrel (Lidegaard y cols., 2011) o norgestimato (Martínez y cols., 2012). Actualmente hay disponible un anticonceptivo oral con sólo 10 μg de etinilestradiol (Archer y cols., 2013) y también es posible encontrar nuevos anticonceptivos no orales que contienen sólo progestágenos (Bateson y cols., 2013).

HIPERTENSIÓN Y ESTROGENOTERAPIA DE REEMPLAZO

En 2013, la U.S. Preventive Services Task Force reforzó la recomendación contra el uso de estrógenos posmenopáusicos para la prevención primaria de trastornos crónicos (Moyer y USPSTF, 2013). Sin embargo, los estrógenos seguirán usándose porque no hay nada más eficaz para prevenir los sofocos o bochornos (North American Menopause Society, 2012).

En vista del conocido efecto prohipertensivo de los estrógenos administrados en dosis suprafisiológicas para la anticoncepción, preocupa la posibilidad de que las dosis más bajas para la reposición también puedan aumentar la PA, sumándose así al frecuente incremento que tiene lugar después de la menopausia en relación con el aumento del peso corporal y el envejecimiento (Coylewright y cols., 2008). En un estudio de 1000 mujeres posmenopáusicas y premenopáusicas no tratadas seguidas durante una mediana de 5,3 años, el 15 % desarrolló hipertensión, más si tenían al menos un embarazo (Giubertoni y cols., 2013). En un ensayo clínico aleatorizado, la mitad de 1006 mujeres en el comienzo de la menopausia que tomaban estrógenos tuvieron un riesgo reducido de eventos cardiovasculares en un seguimiento de 10 años (Schierbeck y cols., 2012). La mayoría de los ensayos controlados no hallaron diferencias o incluso una *reducción* en la PA ambulatoria y una mayor caída en la

PA nocturna en las usuarias de estrógenos (Coyleweight y cols., 2008), sobre todo en el período inicial (Barton y Meyer, 2009). Las mujeres que ya son hipertensas pueden mostrar una caída en la PA con el uso de estradiol transdérmico (Ahmed y cols., 2008; Chu y cols., 2008; Vongpatanasin y cols., 2003).

REFERENCIAS

Abalos E, Cuesta C, Grosso AL, et al. Global and regional estimates of preeclampsia and eclampsia: A systematic review. *Eur J Obstet Gynecol Reprod Biol* 2013;170:1–7.

Abenhaim HA, Bujold E, Benjamin A, et al. Evaluating the role of bedrest on the prevention of hypertensive diseases of pregnancy and growth restriction. *Hypertens Pregnancy* 2008;27:197–205.

ACOG Practice Bulletin. Chronic hypertension in pregnancy. *Obstet Gynecol* 2012;119:396–407.

Ahmed SB, Culleton BF, Tonelli M, et al. Oral estrogen therapy in postmenopausal women is associated with loss of kidney function. *Kidney Int* 2008;74:370–376.

Ahmed R, Dunford J, Mehran R et al. Pre-eclampsia and future cardiovascular risk among women. *J Am Coll Cardiol* 2014;63:1815–1822.

Alanis MC, Robinson CJ, Hulsey TC, et al. Early-onset severe preeclampsia: Induction of labor vs elective cesarean delivery and neonatal outcomes. *Am J Obstet Gynecol* 2008;199:262–266.

Al Khaja KAJ, Sequeira RP, Alkhaja AK, Damanhori AHHH. Drug treatment of hypertension during pregnancy: a critical review of adult guideline recommendations. *J Hypertens* 2014;32:454–463.

Ananth CV, and Cleary LK. Pre-eclampsia and cardiovascular disease: more questions than answers? *BJOG* 2013;120:920–923.

Apollon KM, Robinson JN, Schwartz RB, et al. Cortical blindness in severe preeclampsia: Computer tomography, magnetic resonance imaging, and single-photon-emission computed tomography findings. *Obstet Gynecol* 2000;95:1017–1019.

Archer DF, Nakajima ST, Sawyer AT, et al. Norethindrone acetate 1.0 milligram and ethinyl estradiol 10 micrograms as an ultra low-dose oral contraceptive. *Obstet Gynecol* 2013;122:601–607.

Ayala DE, Hermida RC. Ambulatory blood pressure monitoring for the early identification of hypertension in pregnancy. *Chronobiol Int* 2013;30:233–259.

Bagon JA, Vernaeve H, De Muylder X, et al. Pregnancy and dialysis. *Am J Kidney Dis* 1998;31:756–765.

Barton M, Meyer MR. Postmenopausal hypertension: Mechanism and therapy. *Hypertension* 2009;54:11–18.

Bateman BT, Bansil P, Hernandez-Diaz S, et al. Prevalence, trends, and outcomes of chronic hypertension: A nationwide sample of delivery admissions. *Am J Obstet Gynecol* 2012;206:134 e1–134 e8.

Bateson D, McNamee K, Briggs P. Newer non-oral hormonal contraception. *BMJ* 2013;346:f341.

Belfort M, Allred J, Dildy G. Magnesium sulfate decreases cerebral perfusion pressure in preeclampsia. *Hypertens Pregnancy* 2008;27:315–327.

Belfort MA, Anthony J, Saade GR, et al.; Nimodipine Study Group. A comparison of magnesium sulfate and nimodipine for the prevention of eclampsia. *N Engl J Med* 2003;348:304–311.

Bello N, Rendon IS, Arany Z. The relationship between pre-eclampsia and peripartum cardiomyopathy: A systematic review and meta-analysis. *JACC* 2013;62:1715–1723.

Bellomo G, Venanzi S, Saronio P, et al. Prognostic significance of serum uric acid in women with gestational hypertension. *Hypertension* 2011;58:704–708.

Bombrys AE, Barton JR, Nowacki EA, et al. Expectant management of severe preeclampsia at less than 27 weeks' gestation: Maternal and perinatal outcomes according to gestational age by weeks at onset of expectant management. *Am J Obstet Gynecol* 2008;199:247–256.

Brackley KJ, Ramsay MM, Broughton Pipkin F, et al. The maternal cerebral circulation in pre-eclampsia: Investigations using Laplace transform analysis of Doppler waveforms. *Br J Obstet Gynecol* 2000;107:492–500.

Bramham K, Nelson-Piercy C, Brown MJ, et al. Postpartum management of hypertension. *BMJ* 2013;346:f894.

Bramham K, Parnell B, Nelson-Piercy C, et al. Chronic hypertension and pregnancy outcomes: systematic review and meta-analysis. *BMJ* 2014;348:g2301.

Brown MA, Sinosich MJ, Saunders DM, et al. Potassium regulation and progesterone-aldosterone interrelationships in human pregnancy: A prospective study. *Am J Obstet Gynecol* 1986;155:349–353.

Bujold E, Roberge S, Lacasse Y, et al. Prevention of preeclampsia and intrauterine growth restriction with aspirin started in early pregnancy: A meta-analysis. *Obstet Gynecol* 2010;116:402–414.

Burke SD, Karumanchi A. Spiral artery remodeling and preeclampsia revisited. *Hypertension* 2013;62:1013–1014.

Buurma AJ, Penning ME, Prins F, et al. Preeclampsia is associated with the presence of transcriptionally active placental fragments in the maternal lung. *Hypertension* 2013;62:608–613.

Carty DM, Neisius U, Rooney LK, et al. Pulse wave analysis for the prediction of preeclampsia. *J Hum Hypertens* 2013; accessed on July 18, 2013.

Caton AR, Bell EM, Druschel CM, et al. Antihypertensive medication use during pregnancy and the risk of cardiovascular malformations. *Hypertension* 2009;54:63–70.

Catov JM, Lewis CE, Lee M, et al. Preterm birth and future maternal blood pressure, inflammation, and intimal-medial thickness: the CARDIA study. *Hypertension* 2013;61:641–646.

Chancellor J, Thorp JM Jr. Blood pressure measurement in pregnancy. *BJOG* 2008;115:1076–1077.

Chapman AB, Abraham WT, Zamudio S, et al. Temporal relationships between hormonal and hemodynamic changes in early human pregnancy. *Kidney Int* 1998;54:2056–2063.

Chappell LC, Enye S, Seed P, et al. Adverse perinatal outcomes and risk factors for preeclampsia in women with chronic hypertension: A prospective study. *Hypertension* 2008;51:1002–1009.

Chasan-Taber L, Willett WC, Manson JE, et al. Prospective study of oral contraceptives and hypertension among women in the United States. *Circulation* 1996;94:483–489.

Chen Q, Tong M, Wu M, et al. Calcium supplementation prevents endothelial cell activation: possible relevance to preeclampsia. *J Hypertens* 2013;31:1828–1836.

Chesley LC. Diagnosis of preeclampsia. *Obstet Gynecol* 1985;65: 423–425.

Chu MC, Cushman M, Solomon R, et al. Metabolic syndrome in postmenopausal women: The influence of oral or transdermal estradiol on inflammation and coagulation markers. *Am J Obstet Gynecol* 2008;199:526–527.

Cnossen JS, Vollebregt KC, de Vrieze N, et al. Accuracy of mean arterial pressure and blood pressure measurements in predicting preeclampsia: Systematic review and meta-analysis. *Br Med J* 2008;336: 1117–1120.

Collen AC, Hellgren M, Gustafsson H, et al. Cardiovascular and metabolic characteristics 40 years after hypertensive pregnancies: a long-term follow-up study of mothers. *J Hypertens* 2013;31:758–765.

Cooper WO, Hernandez-Diaz S, Arbogast PG, et al. Major congenital malformations after first-trimester exposure to ACE inhibitors. *N Engl J Med* 2006;354:2443–2451.

Coylewright M, Reckelhoff JF, Ouyang P. Menopause and hypertension: An age-old debate. *Hypertension* 2008;51:952–959.

Crowther CA, Hiller JE, Doyle LW, et al.; Australasian Collaborative Trial of Magnesium Sulphate (ACTOMg SO4) Collaborative Group. Effect of magnesium sulfate given for neuroprotection before preterm birth: A randomized controlled trial. *JAMA* 2003;290:2669–2676.

Cruz MO, Gao W, Hibbard JU. What is the optimal time for delivery in women with gestational hypertension? *Am J Obstet Gynecol* 2012;207:214.e1–214.e16.

Dechend R, Staff AC. Placenta messages to the mother: Not just debris. *Hypertension* 2012;59:191–193.

de Jong F, Monuteaux MC, van Elburg RM, et al. Systematic review and meta-analysis of preterm birth and later systolic blood pressure. *Hypertension* 2012;59:226–234.

de Jonge LL, Harris HR, Rich-Edwards JW, et al. Parental smoking in pregnancy and the risks of adult-onset hypertension. *Hypertension* 2013;61:494–500.

Dekker G, Sibai B. Primary, secondary, and tertiary prevention of pre-eclampsia. *Lancet* 2001;357:209–215.

Delles C, Freel EM. Aldosterone, vascular endothelial growth factor, and preeclampsia: a mystery solved? *Hypertension* 2013;61: 958–960.

Dechend R, Staff AC. Placental messages to the mother: not just debris. *Hypertension* 2012;59:191–193.

Epstein FH. Pregnancy and renal disease. *N Engl J Med* 1996;335: 277–278.

Fischer MJ, Lehnerz SD, Hebert JR, et al. Kidney disease is an independent risk factor for adverse fetal and maternal outcomes in pregnancy. *Am J Kidney Dis* 2004;43:415–423.

Fong A, Chau CT, Pan D, et al. Clinical morbidities, trends, and demographics of eclampsia: A population-based study. *Am J Obstet Gynecol* 2013;209:229.e1–229.e7.

Fraser A, Nelson SM, Macdonald-Wallis C, et al. Hypertensive disorders of pregnancy and cardiometabolic health in adolescent offspring. *Hypertension* 2013;62:614–620.

Friedman SA. Preeclampsi: A review of the role of prostglandins. *Obstet Gynecol.* 1988;71:122–137.

Gademan MG, van Eijsden M, Roseboom TJ, et al. Maternal prepregnancy body mass index and their children's blood pressure and resting cardiac autonomic balance at age 5 to 6 years. *Hypertension* 2013;62:641–647.

Garovic VD. The role of angiogenic factors in the prediction and diagnosis of preeclampsia superimposed on chronic hypertension. *Hypertension* 2012;59:555–557.

Genest DS, Falcao S, Gutkowska J, et al. Impact of exercise training on preeclampsia: Potential preventive mechanisms. *Hypertension* 2012;60:1104–1009.

Gennari-Moser C, Khankin EV, Escher G, et al. Vascular endothelial growth factor-A and aldosterone: Relevance to normal pregnancy and preeclampsia. *Hypertension* 2013;61:1111–1117.

Gennari-Moser C, Escher G, Kramer S, et al. Normotensive blood pressure in pregnancy. *Hypertension* 2014;63:362–368.

Giubertoni E, Bertelli L, Bartolacelli Y, et al. Parity as predictor of early hypertension during menopausal transition. *Jl Hypertens* 2013;31:501–507; discussion 07.

Gray R. Low-to-moderate alcohol consumption during pregnancy and child development—moving beyond observational studies. *BJOG* 2013;120:1039–1041.

Hermes W, Franx A, van Pampus MG, et al. Cardiovascular risk factors in women who had hypertensive disorders late in pregnancy: a cohort study. *Am J Obstet Gynecol* 2013;208:474 e1–474 e8.

Hermida RC, Ayala DE, Fernandez JR, et al. Reproducibility of the tolerance-hyperbaric test for diagnosing hypertension in pregnancy. *J Hypertens* 2004;22:565–572.

Hertig A, Watnick S, Strevens H, et al. How should women with preeclampsia be followed up? New insights from mechanistic studies. *Nat Clin Pract Nephrol* 2008;4:503–509.

Hickson SS, Miles KL, McDonnell BJ, et al. Use of the oral contraceptive pill is associated with increased large artery stiffness in young women: The ENIGMA study. *J Hypertens* 2011;29:1155–1159.

Hoffmann DS, Weydert CJ, Lazartigues E, et al. Chronic tempol prevents hypertension, proteinuria, and poor feto-placental outcomes in BPH/5 mouse model of preeclampsia. *Hypertension* 2008;51:1058–1065.

Hofmeyr GJ, Mlokoti Z, Nikodem VC, et al. Calcium supplementation during pregnancy for preventing hypertensive disorders is not associated with changes in platelet count, urate, and urinary protein: A randomized control trial. *Hypertens Pregnancy* 2008;27:299–304.

Holwerda KM, Faas MM, van Goor H, et al. Gasotransmitters: A solution for the therapeutic dilemma in preeclampsia? *Hypertension* 2013;62:653–659.

Hyde C, Thornton S. Does screening for pre-eclampsia make sense? *BJOG* 2013;120:1168–1170.

Ingelfinger JR, Nuyt AM. Impact of fetal programming, birth weight, and infant feeding on later hypertension. *J Clin Hypertens* 2012;14:365–371.

Kayatas S, Erdogdu E, Cakar E, et al. Comparison of 24-hour urinary protein and protein-to-creatinine ratio in women with preeclampsia. *Eur J Obstet Gynecol Reprod Biol* 2013;170:368–371.

Kelly Y, Iacovou M, Quigley MA, et al. Light drinking versus abstinence in pregnancy—behavioural and cognitive outcomes in 7-year-old children: a longitudinal cohort study. *Br J Obstet Gynecol* 2013;120:1340–1347.

Khaw A, Kametas NA, Turan OM, et al. Maternal cardiac function and uterine artery Doppler at 11–14 weeks in the prediction of pre-eclampsia in nulliparous women. *Br J Obstet Gynecol* 2008;115:369–376.

Knuist M, Bonsel GJ, Zondervan HA, et al. Low sodium diet and pregnancy-induced hypertension: A multi-centre randomised controlled trial. *Br J Obstet Gynecol* 1998;105:430–434.

Kominiarek MA, Seligman NS, Dolin C, et al. Gestational weight gain and obesity: Is 20 pounds too much? *Am J Obstet Gynecol* 2013;209:214 e1–214 e11.

Kuklina EV, Tong X, Bansil P, et al. Trends in pregnancy hospitalizations that included a stroke in the United States from 1994 to 2007: Reasons for concern? *Stroke* 2011;42:2564–2570.

Lam GK, Hopoate-Sitake M, Adair CD, et al. Digoxin antibody fragment, antigen binding (Fab), treatment of preeclampsia in women with endogenous digitalis-like factor: A secondary analysis of the DEEP Trial. *Am J Obstet Gynecol* 2013;209: 119 e1–119 e16.

Lee AFC, McFarlane LC, Struthers AD. Ovarian hormones in man: Their effects on resting vascular tone, angiotensin converting enzyme activity and angiotensin II-induced vasoconstriction. *Br J Clin Pharmacol* 2000;50:73–76.

Levine RJ, Hauth JC, Curet LB, et al. Trial of calcium to prevent preeclampsia. *N Engl J Med* 1997;337:69–76.

Levine RJ, Lam C, Qian C, et al. Soluble endoglin and other circulating antiangiogenic factors in preeclampsia. *N Engl J Med* 2006;355:992–1005.

Levine RJ, Maynard SE, Qian C, et al. Circulating angiogenic factors and the risk of preeclampsia. *N Engl J Med* 2004;350:672–683.

Lewis SJ, Zuccolo L, Davey Smith G, et al. Fetal alcohol exposure and IQ at age 8: evidence from a population-based birth-cohort study. *PloS one* 2012;7:e49407.

Lidegaard O, Lokkegaard E, Jensen A, et al. Thrombotic stroke and myocardial infarction with hormonal contraception. *N Engl J Med* 2012;366:2257–2266.

Lidegaard O, Nielsen LH, Skovlund CW, et al. Risk of venous thromboembolism from use of oral contraceptives containing different progestogens and oestrogen doses: Danish cohort study, 2001–9. *BMJ* 2011;343:d6423.

Lindheimer MD, Taler SJ, Cunningham FG. Hypertension in pregnancy. *J Clin Hypertens* 2009;11:214–225.

Lyall F, Robson SC, Bulmer JN. Spiral artery remodeling and trophoblast invasion in preeclampsia and fetal growth restriction. *Hypertension* 2014;62:1046–1054.

Lupton SJ, Chiu CL, Lujic S, et al. Association between parity and breastfeeding with maternal high blood pressure. *Am J Obstet Gynecol* 2013;208:454 e1–454 e7.

Macdonald-Wallis C, Lawlor DA, Fraser A, et al. Blood pressure change in normotensive, gestational hypertensive, preeclamptic, and essential hypertensive pregnancies. *Hypertension* 2012;59:1241–1248.

Macdonald-Wallis C, Tilling K, Fraser A, et al. Gestational weight gain as a risk factor for hypertensive disorders of pregnancy. *Am J Obstet Gynecol* 2013;209:327 e1–327 e17.

Magee LA, Cham C, Waterman EJ, et al. Hydralazine for treatment of severe hypertension in pregnancy: Meta-analysis. *Br Med J* 2003; 327:955–960.

Magpie Trial Collaborative Group. Do women with pre-eclampsia, and their babies, benefit from magnesium sulphate? The Magpie Trial: A randomised placebo-controlled trial. *Lancet* 2002;359: 1877–1890.

Mahendru AA, Everett TR, Wilkinson IB, et al. Maternal cardiovascular changes from pre-pregnancy to very early pregnancy. *J Hypertens* 2012;30:2168–2172.

Mancia G, Fagard R, Narliewicz K, et al. 2013 ESH/ESC guidelines for the management of arterial hypertension. *J Hypertens* 2013;31: 1281–1357.

Martin JN Jr, Bailey AP, Rehberg JF, et al. Thrombotic thrombocytopenic purpura in 166 pregnancies:1955–2006. *Am J Obstet Gynecol* 2008;199:98–104.

Martinez F, Ramirez I, Perez-Campos E, et al. Venous and pulmonary thromboembolism and combined hormonal contraceptives. Systematic review and meta-analysis. *Eur J Contracept Reprod Health Care* 2012;17:7–29.

Maynard S, Epstein FH, Karumanchi SA. Preeclampsia and angiogenic imbalance. *Annnu Rev Med* 2008;59:61–78.

McCall CA, Grimes DA, Lyerly AD. "Therapeutic" bed rest in pregnancy: unethical and unsupported by data. *Obstet Gynecol* 2013;121:1305–1308.

McCarthy FP, O'Keeffe LM, Khashan AS, et al. Association between maternal alcohol consumption in early pregnancy and pregnancy outcomes. *Obstet Gynecol* 2013;122:830–837.

Mei S, Gu H, Wang Q, et al. Pre-eclampsia outcomes in different hemodynamic models. *J Obstet Gynaecol Res* 2008;34:179–188.

Melchiorre K, Sutherland GR, Liberati M, et al. Maternal cardiovascular impairment in pregnancies complicated by severe fetal growth restriction. *Hypertension* 2012;60:437–443.

Mielniczuk LM, Williams K, Davis DR, et al. Frequency of peripartum cardiomyopathy. *Am J Cardiol* 2006;97:1765–1768.

Miguil M, Chekairi A. Eclampsia, study of 342 cases. *Hypertens Pregnancy* 2008;27:103–111.

Monticone S, Auchus RJ, Rainey WE. Adrenal disorders in pregnancy. *Nature Rev Endocrinol* 2012;8:668–678.

Moyer VA; Force USPST. Menopausal hormone therapy for the primary prevention of chronic conditions: U.S. Preventive Services Task Force recommendation statement. *Ann Intern Med* 2013;158:47–54.

Myatt L, Clifton RG, Roberts JM, et al. Can changes in angiogenic biomarkers between the first and second trimesters of pregnancy predict development of pre-eclampsia in a low-risk nulliparous patient population? *BJOG* 2013;120:1183–1191.

National High Blood Pressure Education Program Working Group on High Blood Pressure in Pregnancy. Report of the National High Blood Pressure Education Program Working Group on High Blood Pressure in Pregnancy. *Am J Obstet Gynecol* 2000;183:S1–S22.

North American Menopause Society. The 2012 hormone therapy position statement of: The North American Menopause Society. *Menopause* 2012;19:257–271.

Norwitz ER, Funai EF. Expectant management of severe preeclampsia remote from term: Hope for the best, but expect the worst. *Am J Obstet Gynecol* 2008;199:209–212.

Ohkuchi A, Hirashima C, Takahashi K, et al. Onset threshold of the plasma levels of soluble fms-like tyrosine kinase 1/placental growth factor ratio for predicting the imminent onset of pre-eclampsia within 4 weeks after blood sampling at 19–31 weeks of gestation. *Hypertension Res* 2013;36(12):1073–1080.

Orbach H, Matok I, Gorodischer R, et al. Hypertension and antihypertensive drugs in pregnancy and perinatal outcomes. *Am J Obstet Gynecol* 2013;208:301 e1–301 e6.

Petitti DB. Hormonal contraceptives and arterial thrombosis—not risk-free but safe enough. *N Engl J Med* 2012;366:2316–2318.

Poon LC, Kametas N, Strobl I, et al. Inter-arm blood pressure differences in pregnant women. *BJOG* 2008;115:1122–1130.

Powers RW, Catov JM, Bodnar LM, et al. Evidence of endothelial dysfunction in preeclampsia and risk of adverse pregnancy outcome. *Reprod Sci* 2008;15:374–381.

Rajakumar A, Cerdeira AS, Rana S, et al. Transcriptionally active syncytial aggregates in the maternal circulation may contribute to circulating soluble fms-like tyrosine kinase 1 in preeclampsia. *Hypertension* 2012;59:256–264.

Rang S, van Montfrans GA, Wolf H. Serial hemodynamic measurement in normal pregnancy, preeclampsia, and intrauterine growth restriction. *Am J Obstet Gynecol* 2008;198:519.

Redman CW, Sargent IL. Immunology of pre-eclampsia. *Am J Reprod Immunol* 2010;63:534–543.

Regitz-Zagrosek V, Lundqvist CB, Borghi C, et al. ESC Guidelines on the management of cardiovascular diseases during pregnancy: the Task Force on the Management of Cardiovascular Diseases during Pregnancy of the European Society of Cardiology (ESC). *Eur Heart J* 2011;32:3147–3197.

Reid RA, Prickett TCR, Pullar BE, et al. C-type natriuretic peptide in complicated pregnancy: Increased secretion precedes adverse events. *J Clin Endocrinol Metab* 2014;99:1470–1478.

Reynolds RM, Allan KM, Raja EA, et al. Maternal obesity during pregnancy and premature mortality from cardiovascular event in adult offspring: follow-up of 1 323 275 person years. *BMJ* 2013;347:F4539.

Roberge S, Giguere Y, Villa P, et al. Early administration of low-dose aspirin for the prevention of severe and mild preeclampsia: a systematic review and meta-analysis. *Am J Perinatol* 2012;29:551–556.

Roberts JM, Bodnar LM, Lain KY, et al. Uric acid is as important as proteinuria in identifying fetal risk in women with gestational hypertension. *Hypertension* 2005;46:1263–1269.

Rossi AC, Mullin PM. Prevention of pre-eclampsia with low-dose aspirin or vitamins C and E in women at high or low risk: a systematic review with meta-analysis. *Eur J Obstet Gynecol Reprod Biol* 2011;158:9–16.

Schierbeck LL, Rejnmark L, Tofteng CL, et al. Effect of hormone replacement therapy on cardiovascular events in recently postmenopausal women: randomised trial. *BMJ* 2012;345:e6409.

Schnettler WT, Dukhovny D, Wenger J, et al. Cost and resource implications with serum angiogenic factor estimation in the triage of pre-eclampsia. *BJOG* 2013;120:1224–1232.

Schwartz RB, Feske SK, Polak JF, et al. Preeclampsia-eclampsia: Clinical and neuroradiographic correlates and insights into the pathogenesis of hypertensive encephalopathy. *Radiology* 2000;217:371–376.

Sibai BM, Lindheimer M, Hauth J, et al. Risk factors for preeclampsia, abruptio placentae, and adverse neonatal outcomes among women with chronic hypertension. *N Engl J Med* 1998;339:667–671.

Sibai BM. Intergenerational factors: a missing link for preeclampsia, fetal growth restriction, and cardiovascular disease? *Hypertension* 1998b;51:993–994.

Spaan J, Peeters L, Spaanderman M, et al. Cardiovascular risk management after a hypertensive disorder of pregnancy. *Hypertension* 2012;60:1368–1373.

Staff AC, Benton SJ, von Dadelszen P, et al. Redefining preeclampsia using placenta-derived biomarkers. *Hypertension* 2013;61:932–942.

Thomopoulos C, Tsioufis C, Michalopoulou H, et al. Assisted reproductive technology and pregnancy-related hypertensive complications: a systematic review. *J Hum Hypertens* 2013;27:148–157.

Tuovinen S, Eriksson JG, Kajantie E, et al. Maternal hypertensive disorders in pregnancy and self-reported cognitive impairment of the offspring 70 years later: The Helsinki Birth Cohort Study. *Am J Obstet Gynecol* 2013;208:2001–2009.

Valensise H, Vasapollo B, Gagliardi G, et al. Early and late preeclampsia: Two different maternal hemodynamic states in the latent phase of the disease. *Hypertension* 2008;52:873–880.

van Rossem L, Wijga AH, de Jongste JC, et al. Blood pressure in 12-year-old children is associated with fatty acid composition of human milk: the prevention and incidence of asthma and mite allergy birth cohort. *Hypertension* 2012;60:1055–1060.

Verlohren S, Herraiz I, Lapaire O, et al. New gestational phase-specific cutoff values for the use of the soluble fms-like tyrosine kinase-1/placental growth factor ratio as a diagnostic test for pre-eclampsia. *Hypertension* 2014;63:346–352.

Vikse BE. Pre-eclampsia and the risk of kidney disease. *Lancet* 2013;382:104–106.

Vongpatanasin W, Tuncel M, Wang Z, et al. Differential effects of oral versus transdermal estrogen replacement therapy on C-reactive protein in postmenopausal women. *J Am Coll Cardiol* 2003;41:1358–1363.

Walker JJ. Pre-eclampsia. *Lancet* 2000;356:1260–1265.

Wallace K, Martin JN Jr, Tam Tam K, et al. Seeking the mechanism(s) of action for corticosteroids in HELLP syndrome: SMASH study. *Am J Obstet Gynecol* 2013;208:380 e1–380 e8.

Wallis AB, Saftlas AF, Hsia J, et al. Secular trends in the rates of preeclampsia, eclampsia, and gestational hypertension, United States, 1987–2004. *Am J Hypertens* 2008;21:521–526.

Wang W, Parchim NF, Iriyama T, et al. Excess LIGHT contributes to placental impairment, increased secretion of vasoactive factors, hypertension, and proteinuria in preeclampsia. *Hypertension* 2014;63:595–606.

Warrington JP, George EM, Palei AC, et al. Recent advances in the understanding of the pathophysiology of preeclampsia. *Hypertension* 2013;62:666–673.

Watanabe N, Bokuda K, Fujiwara T, et al. Soluble (pro)renin receptor and blood pressure during pregnancy: a prospective cohort study. *Hypertension* 2012;60:1250–1256.

Weng X, Odouli R, Li DK. Maternal caffeine consumption during pregnancy and the risk of miscarriage: A prospective cohort study. *Am J Obstet Gynecol* 2008;198:279.e1–279.e8.

16

Hipertensión en la niñez y la adolescencia

JOSEPH T. FLYNN

L a hipertensión, especialmente la primaria relacionada con la obesidad, ya no debe considerarse algo poco frecuente en niños y adolescentes. Este capítulo describe las características de la hipertensión en la niñez y la adolescencia, y también examina la evidencia cada vez más fuerte de que la génesis de la enfermedad cardiovascular (ECV) en el adulto tiene sus orígenes en la infancia (Panel de expertos, 2011).

PREVALENCIA DE LA HIPERTENSIÓN EN LOS JÓVENES

La hipertensión en la niñez se reconoció por primera vez a mediados de la década de 1960 (Londe y cols., 1971). Inicialmente, los umbrales utilizados para definir la hipertensión en los jóvenes eran los mismos que se usaban para los adultos. No sorprende que se observara que la hipertensión era muy rara en los niños pequeños, pero que podía afectar hasta a un 2 % de los adolescentes (cuadro 16-1). Los estudios de detección posteriores aplicaron percentiles poblacionales de presión arterial (PA) como umbral para el diagnóstico y confirmaron que menos del 2 % de los niños eran hipertensos (Fixler y cols., 1979). Estos programas de detección también demostraron la importancia de efectuar varias mediciones de la PA antes de considerar a un niño como hipertenso: las "prevalencias" de la hipertensión fueron significativamente mayores en los estudios en los que se hizo solamente una medición de la PA que en los estudios en los que se realizaron varias mediciones (v. cuadro 16-1).

En estudios recientes del *Houston Screening Project* (McNiece y cols., 2007a; Sorof y cols., 2002, 2004a) se observó el impacto de la epidemia de obesidad en la infancia sobre la prevalencia de la hipertensión en los jóvenes. En varias publicaciones, estos investigadores han demostrado que la prevalencia de la hipertensión es mayor en los niños obesos (hasta el 4,5 %) que en

los niños que no lo son. De hecho, un análisis reciente de los datos de la PA en niños de entre 8 y 17 años, obtenidos en el estudio NHANES y en otros estudios poblacionales relacionados llevados a cabo en Estados Unidos entre 1963 y 2002, mostró claramente un aumento de la prevalencia de la PA elevada en niños (fig. 16-1). Gran parte de este aumento se atribuye al incremento de la obesidad en la niñez (Din-Dzietham y cols., 2007). Según este análisis, la prevalencia de la prehipertensión ha alcanzado actualmente el 10 %, y la prevalencia de la hipertensión casi el 4 %. Es especialmente preocupante el hecho de que esta escalada ha tenido un efecto mucho mayor en niños de raza negra de origen no hispano y en americanos de origen mexicano que en los niños de raza blanca (v. fig. 16-1).

Se vieron hallazgos similares en algunos estudios de evaluación sistemática realizados en otros países, como Islandia (Steinthorsdottir y cols., 2011) y China (Cao y cols., 2012) (v. cuadro 16-1). Por lo tanto, es evidente que el incremento en la prevalencia de PA elevada en niños es un fenómeno global, probablemente relacionado con el aumento de la prevalencia de obesidad infantil en todo el mundo (Flynn, 2013).

PRECURSORES EN LA INFANCIA DE LA HIPERTENSIÓN Y LAS ECV DE LA EDAD ADULTA

Cada vez está más claro que la hipertensión y otras enfermedades cardiovasculares de la edad adulta tienen su origen en la infancia. En los jóvenes pueden medirse otros factores de riesgo cardiovascular conocidos, además de los valores de PA, y relacionarlos con la posterior aparición de hipertensión y sus manifestaciones cardiovasculares en la vida adulta (Expert Panel, 2011). La importancia de la hipertensión en los jóvenes queda subrayada por los muchos estudios que documentan la aparición de daño orgánico hipertensivo en los niños y adolescentes.

Prevalencia de hipertensión en niños y adolescentes en estudios de evaluación sistemática

Lugar del estudio	Número de evaluados	Edad (años)	N.º de estudios	Criterios normativos	Prevalencia	Referencia
Edmonton, Canadá	15 594	15-20	1	150/95	2,2 %	Silverberg y cols. (1975)
Nueva York, NY, EE.UU.	3537	14-19	2	140/90	1,2 % HTAS 2,4 % HTAD	Kilcoyne y cols. (1974)
Dallas, TX, EE.UU.	10 641	14	3	Percentil 95	1,2 % HTAS 0,4 % HTAD	Fixler y cols. (1979)
Minneapolis, MN, EE.UU.	14 686	10-15	1	1987 TF	4,2 %	Sinaiko y cols. (1989)
Tulsa, OK, EE.UU.	5537	14-19	1	1987 TF	6,0 %	O'Quin y cols. (1992)
Minneapolis, MN, EE.UU.	14 686	10-15	2	1996 WG	0,8 % HTAS 0,4 % HTAD	Adrogué y Sinaiko (2001)
Houston, TX, EE.UU.	5102	12-16	3	1996 WG	4,5 %	Sorof y cols. (2004[a])
Houston, TX, EE.UU.	6790	11-17	3	2004 Fourth Report	3,2 % HTA 15,7 % PHTA	McNiece y cols. (2007[a])
Reykjavik, Islandia	1071	9-10	3	2004 Fourth Report	3,1 %	Steinthorsdottir y cols. (2011)
Changsha, China	88 974	12-17	3	2004 Fourth Report	3,1 % HTA 7,2 % PTHA	Cao y cols. (2012)

HTAD, hipertensión diastólica; PHTA, prehipertensión; HTAS, hipertensión sistólica; TF, *Second Task Force Report* (Task Force on Blood Pressure Control in Children, 1987); WG, *Working Group Report* (National High Blood Pressure Education Program Working Group on Hypertension Control in Children and Adolescents, 1996)

Patrón de la presión arterial

Varios investigadores han examinado el patrón de la PA con el transcurso del tiempo, sobre todo en Muscatine, Iowa (Lauer y cols., 1993) y en Bogalusa, Luisiana (Berenson, 2002). En todos los estudios, el mejor predictor de una PA elevada sostenida más tarde en la vida fue el antecedente de un valor inicial elevado (Bao y cols., 1995). Aunque puede que dicho valor no se traduzca en un valor elevado sostenido después, Lauer y cols. (1993) observaron que el 24 % de los adultos jóvenes cuya PA superó alguna vez el percentil 90 cuando eran niños, tenían una PA mayor que el percentil 90 cuando eran adultos, un porcentaje 2,4 veces superior al esperado. En la cohorte de Bogalusa, el 40 % de aquéllos con una PA sistólica y el 37 % de aquéllos con una

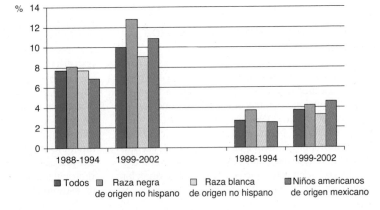

FIGURA 16-1 • Prevalencia de la prehipertensión (*barras de la parte izquierda*) y de la hipertensión (*barras de la parte derecha*) en niños estadounidenses entre 1999 y 2002, en comparación con el período entre 1988 y 1994 (datos de Din-Dzietham R, Liu Y, Bielo MV, et al. High blood pressure trends in children and adolescents in national surveys, 1963 to 2002. *Circulation* 2007;116: 1488–1496)

PA diastólica por encima del percentil 80 en el período basal siguieron teniendo una PA mayor que el percentil 80 al cabo de 15 años (Bao y cols., 1995). Más recientemente, los datos del estudio *Fels Longitudinal* han agregado más peso al concepto de que una PA elevada en la niñez es capaz de predecir mayores probabilidades de sufrir hipertensión en la adultez (Carrico y cols., 2013).

El patrón es más consistente si los valores elevados de presión arterial en la niñez se combinan con obesidad, antecedentes paternos de hipertensión o un aumento de la masa del ventrículo izquierdo en la ecocardiografía (Lauer y cols., 1993; Shear y cols., 1986). Sin embargo, la fuerza del patrón parece reducirse tras períodos largos de seguimiento (Chen y Wang, 2008; Toschke y cols., 2010).

En vista de la mayor prevalencia de la hipertensión en los adultos de raza negra que en los de raza blanca, se han hecho comparaciones del fenómeno de patrón en niños de raza negra y de raza blanca (Lane y Gill, 2004). Los niños de raza negra tienen una PA media significativamente más alta que los niños de raza blanca, incluso después de realizar ajustes en función de diversos factores de confusión posibles, como el aumento de peso (Bao y cols., 1995), el crecimiento o la posición socioeconómica (Dekkers y cols., 2002). Dekkers y cols. (2002) observaron que las diferencias étnicas en la PA sistólica se manifiestan antes en las niñas que en los niños y que tanto las diferencias en la PA sistólica como en la diastólica suelen aumentar con la edad.

La importancia del patrón de la PA quedó resaltada en un metaanálisis reciente de 50 estudios de cohorte realizados entre 1970 y 2006 (Chen y Wang, 2008). El coeficiente promedio del patrón fue de 0,38 para la PA sistólica y de 0,28 para la diastólica, y la fuerza del patrón de la PA aumentó con la edad al inicio del seguimiento tanto para la PA sistólica como para la diastólica. Se hallaron coeficientes de patrón modestos similares en otro metaanálisis realizado para examinar el impacto del patrón de PA sobre los ensayos de intervención longitudinal (Toschke y cols., 2010). Tomados en conjunto, estos datos indican que la PA tiene un patrón a lo largo del tiempo a nivel poblacional, y apoya las intervenciones diseñadas para evitar el futuro desarrollo de hipertensión.

Daño orgánico hipertensivo en los jóvenes

La hipertrofia ventricular izquierda, el mayor grosor de la íntima-media de la carótida, e incluso la alteración de la función cognitiva son pruebas concretas de las consecuencias de la PA elevada en la infancia y de la posible morbilidad permanente. Laird y Fixler (1981) demostraron por primera vez que se producía una hipertrofia ventricular izquierda en jóvenes hipertensos, y luego se demostró que ocurre en una proporción significativa de niños y adolescentes hipertensos. Se

han informado prevalencias de entre 20 y 41 %, en función de los criterios diagnósticos utilizados (Brady y cols., 2010; Flynn y Alderman, 2005; Hanevold, 2004; McNiece y cols., 2007b; Sorof y cols., 2003). La prevalencia de la hipertensión ventricular izquierda puede estar afectada por la obesidad concurrente (Falkner y cols., 2013; Hanevold y cols., 2004), y el grado de elevación de la PA (Falkner y cols., 2013; McNiece y cols., 2007b). Sólo un estudio realizado en niños hipertensos no ha logrado demostrar una relación entre la hipertensión ventricular izquierda y los parámetros específicos de elevación de la PA (Brady y cols., 2008).

El aumento del grosor de la íntima-media de la carótida, bien documentado como una consecuencia cardiovascular de la PA elevada en estudios en poblaciones extensas (Vos y cols., 2003), también se ha observado en niños y adolescentes con hipertensión primaria en estudios de un solo centro (Lande y cols., 2006; Litwin y cols., 2006; Sorof y cols., 2003). Aunque los efectos de la obesidad crearon confusión en los estudios iniciales del grosor de la íntima-media de la carótida en jóvenes hipertensos (Litwin y cols., 2006; Sorof y cols., 2003), un estudio realizado cuidadosamente en el que se controlaba el índice de masa corporal (IMC) de los sujetos, mostró una relación definitiva entre la PA elevada y el aumento del grosor de la íntima-media de la carótida en pacientes jóvenes (Lande y cols., 2006).

La disminución de la función cognitiva es otro efecto de la PA elevada sobre los órganos susceptibles a verse afectados, descrito recientemente en las personas jóvenes (Lande y cols., 2003). Aunque desde hace tiempo se reconoce que la hipertensión de larga duración es un factor de riesgo para la disminución de la función cognitiva, e incluso de demencia en los ancianos (Paglieri y cols., 2004), este estudio demostró que los niños y adolescentes con una PA mayor que el percentil 90 tenían un rendimiento más bajo en determinadas pruebas cognitivas en comparación con niños normotensos. En un reciente estudio de seguimiento, los niños hipertensos mostraron una reducción de la función ejecutiva asociada con la reducción de la reactividad cerebrovascular en respuesta a la hipercapnia (Ostrovskaya y cols., 2013). Estos hallazgos, que aún requieren confirmación, agregan ímpetu a las recomendaciones de consenso para instituir un tratamiento farmacológico antihipertensivo de niños y adolescentes con PA persistentemente elevada.

Hay menos datos pediátricos disponibles sobre el otro efecto importante de la hipertensión sobre órganos susceptibles de resultar afectados, es decir, sobre el daño renal. Aunque la hipertensión acompaña frecuentemente a la nefropatía crónica (NC) en niños, pocas veces es la causa (Shatat y Flynn, 2005). Incluso la microalbuminuria, que se observa a menudo en adultos hipertensos, pocas veces se detecta en niños con hipertensión aislada, incluso cuando presentan hipertrofia ventricular izquierda (Sorof y cols., 2004b). Sin embargo, un estudio más reciente mostró que aproximadamente el 58% de los adolescentes hipertensos presentaban microalbuminuria, con una mayor prevalencia en los pacientes con hipertensión en estadio 2 respecto de aquéllos en estadio 1 (Assadi, 2007). En este estudio, el descenso de la PA estaba acompañado de una reducción de los casos de microalbuminuria e hipertrofia ventricular izquierda. Asimismo, otro estudio demostró que los niños con prehipertensión bajo monitorización ambulatoria automática de la PA (MAAPA) tuvieron una mayor excreción proteica urinaria y una menor tasa de filtración glomerular que los niños normotensos (Lubrano y cols., 2009). Así, puede que haya cada vez más evidencia de que la PA elevada, aun en la niñez, tiene efectos perjudiciales sobre el riñón.

Presión arterial en la infancia y aparición posterior de enfermedad cardiovascular

Como recientemente ha sido estipulado por la U.S. Preventive Services Task Force (Thompson y cols., 2013), no hay datos hasta el presente que documenten claramente una relación entre la PA durante la niñez y la morbimortalidad cardiovascular durante la adultez. Sin embargo, varios estudios han demostrado que la PA y otros factores de riesgo cardiovascular tradicionales, si están presentes en la infancia, predicen la aparición posterior de un engrosamiento de la íntima-media de la carótida (Davis y cols., 2001; Li y cols., 2003; Raitakari y cols., 2003; Vos y cols., 2003) y de rigidez arterial (Juonala y cols., 2006; Li y cols., 2004); ambos constituyen criterios de valoración secundarios bien aceptados de ateroesclerosis y eventos cardiovasculares.

Además, hay estudios longitudinales que han demostrado que los niños con una PA elevada presentan mayor riesgo de padecer síndrome metabólico en la edad adulta (Sun y cols., 2007) y que hay componentes de dicho síndrome, factor de riesgo importante de morbilidad cardiovascular, que pueden ser rastreados desde la infancia y hasta la edad adulta (Chen y cols., 2007). En conjunto, estos datos indican que, con el tiempo, se establecerá una relación más estrecha entre la morbimortalidad en la edad adulta y los precursores en la infancia, y enfatizan la necesidad de intervenir a una edad temprana.

POSIBLES FACTORES CAUSALES DE LA HIPERTENSIÓN EN LA NIÑEZ

Se ha informado una serie de factores que se asocian con los niveles de PA en los niños (cuadro 16-2), y que se han evaluado como posibles factores causales de la hipertensión infantil. Algunos factores son genéticos o

---

CUADRO 16-2

Factores relacionados con los niveles de presión arterial en niños y adolescentes

Genéticos/familiares

Anomalías autonómicas (Lopes y cols., 2000)
Deleción del gen de la ECA (Taittonen y cols., 1999)
Etnia (Hohn y cols., 1994; Sorof y cols., 2004a)
Aumento de la sensibilidad a la sal en personas afroamericanas (Wilson y cols., 1996)
Obesidad (Sorof y cols., 2004a)
Valores de presión arterial de los padres y los hermanos (Schieken y cols., 1993)
Tabaquismo de los padres (Giussani y cols., 2013)

Ambientales

Peso al nacer (Huxley y cols., 2002)
Amamantamiento (Martin y cols., 2004)
Crecimiento en los primeros años de la infancia (Belfort y cols., 2007)
Aumento del peso neonatal (Singhal y cols., 2004)
Nivel socioeconómico (Dekkers y cols., 2002)
Ejercicio/actividad física (Alpert, 2000; Giussani y cols., 2013; Knowles y cols., 2013)

Mixtos genéticos y ambientales

Estatura (Daniels y cols., 1996)
Peso (Sorof y cols., 2004a)
Masa corporal (Kvaavik y cols., 2003)
Frecuencia del pulso (Zhou y cols., 2000)
Crecimiento somático y maduración sexual (Daniels y cols., 1996)
Consumo de sodio y de otros nutrimentos (Falkner y cols., 2000)
Reactividad del sistema nervioso simpático (Urbina y cols., 1998)
Estrés (Saab y cols., 2001)
Ácido úrico (Feig y Johnson, 2007)

---

ambientales, pero la mayoría tienen aportes de ambos. La estatura, la masa corporal y el desarrollo somático dependen no sólo de influencias genéticas, sino también de la nutrición y el ejercicio.

Papel crítico de la obesidad

La obesidad en los niños y los adolescentes está creciendo a un ritmo alarmante en todas las sociedades desarrolladas (al igual que otros comportamientos aberrantes), entre las cuales Estados Unidos es el país que lidera el camino (Wang y Lobstein, 2006). Algunos datos recientes indican que esta tendencia no muestra signos de disminuir (Ogden y cols., 2010); de hecho, entre los niños pequeños, la prevalencia de la obesidad sigue aumentando en todo el mundo (de Onis y cols.,

2010). Lamentablemente, la obesidad en la adolescencia está estrechamente asociada con la obesidad en la edad adulta (Kvaavik y cols., 2003), y establece las bases de todas las consecuencias. Sin embargo, como dato interesante, un metaanálisis reciente indica que la obesidad en la niñez sola no es un factor independiente para enfermedad cardiovascular, excepto entre aquéllos cuyo IMC aumenta desde la niñez hasta la adultez, lo que apoya el concepto de que la intervención en la niñez es crucial para la prevención de la ECV adulta (Lloyd y cols., 2010).

Principalmente como consecuencia del crecimiento de la obesidad, la PA media de los niños y adolescentes estadounidenses aumentó en 1,4/3,3 mm Hg de 1990 a 2000 (Muntner y cols., 2004), y la prevalencia de la hipertensión y la prehipertensión se ha incrementado (Din-Dzietham y cols., 2007). Recientemente se revisaron los vínculos fisiopatológicos entre la obesidad infantil y el desarrollo de hipertensión, incluido el papel crucial de la activación del sistema nervioso simpático (Flynn, 2013).

Bajo peso al nacer y crecimiento en los primeros años de la niñez

Los estudios de población realizados por Barker y otros investigadores han mostrado una asociación inversa entre el peso al nacer y la PA en la edad adulta (Gamborg y cols., 2007; Law y cols., 2002; Zureik y cols., 1996). También se ha observado una asociación entre peso al nacer y coronariopatía o diabetes tipo 2 (Barker y cols., 2002). Las explicaciones propuestas para estos resultados incluyen una nutrición materna deficiente (Barker y cols., 1993; Law y cols., 1991), que probablemente conduzca a un menor número de nefronas en el niño (Mackenzie y cols., 1996). Las autopsias que muestran un número reducido de nefronas en pacientes con hipertensión primaria (Keller, 2003) han sumado una evidencia interesante a favor de esta hipótesis.

Existen otros datos que indican que el crecimiento durante la niñez puede ser menos importante que el peso al nacer como influencia sobre la PA futura. Los niños que son pequeños al nacer pero que experimentan un aumento de peso acelerado poco después del nacimiento (Singhal y cols., 2003) o entre el primer y quinto año de vida (Law y cols., 2002) tienen luego más resistencia a la insulina, obesidad e hipertensión. Esta asociación entre aumento de peso rápido después del nacimiento y PA elevada se ha documentado de manera prospectiva en niños de 3 años (Belfort y cols., 2007), de 8 años (Burke y cols., 2004) y de los 11 a los 14 años (Falkner y cols., 2004).

Los niños que son amamantados y que, por lo tanto, tienen tasas de aumento de peso más bajas durante la niñez, cuentan con PA menores en las etapas posteriores de la vida que los que reciben leches adicionadas (Singhal y cols., 2001). Aunque puede que esta protec-

ción frente a la PA elevada con la lactancia se haya exagerado en alguna publicación (Owen y cols., 2003), el peso de la evidencia respalda la existencia de cierta asociación (Martin y cols., 2004). Se desconoce si la lactancia también tiene otros efectos aparte de reducir la velocidad del aumento de peso (Grummer-Strawn y Mei, 2004), pero el crecimiento más lento en las primeras etapas de la vida parece ser favorable para la salud cardiovascular a largo plazo (Singhal y cols., 2004).

Factores genéticos

La heredabilidad de la PA se estableció hace décadas a partir de la observación de que existe una correlación entre los valores de PA de los padres y sus hijos naturales, pero no se ha observado lo mismo entre los padres y sus hijos adoptados (Biron y cols., 1976). Algunos estudios publicados recientemente han demostrado que un porcentaje elevado de niños y adolescentes con hipertensión primaria tienen antecedentes familiares de hipertensión en uno de los padres o de los abuelos (Flynn y Alderman, 2005; Robinson y cols., 2005). Asimismo, se ha demostrado la existencia de influencias genéticas en comparaciones de hermanos (Wang y cols., 1999) y gemelos (Kupper y cols., 2006).

CUADRO 16-3

Características de niños normotensos con y sin antecedentes de hipertensión familiar

↑ Rigidez de la arteria carótida (Meaney y cols., 1999)
↑ Reactividad de la presión arterial (Lemne, 1998)
↑ Concentraciones de leptina e insulina (Makris y cols., 1999)
↑ Pulso y PAD con el ejercicio dinámico; ↑ pulso con ejercicios isométricos (Mehta y cols., 1996)
↑ PAS en adolescentes afroamericanos homocigóticos para el polimorfismo de deleción del gen de la ECA (Taittonen y cols., 1999)
↑ Velocidad del contratransporte de sodio-litio (McDonald y cols., 1987)
↑ PA durante el sueño en adolescentes afroamericanos determinada mediante MAAPA (Harshfield y cols., 1994)
↑ Actividad de los componentes del sistema nervioso vegetativo (Lopes y cols., 2000)
Índices cardíacos:
  ↑ Cociente del índice de masa del tabique intravascular: pared posterior (de Leonardis y cols., 1988)
  ↑ Grosor del tabique interventricular durante la sístole (Hansen y cols., 1992)
  ↑ IAM de ventrículo izquierdo (van Hooft y cols., 1993)

PAS, presión arterial sistólica; PAD, presión arterial diastólica; IAM, infarto agudo de miocardio

El cuadro 16-3 enumera algunas de las diferencias informadas entre niños normotensos con antecedentes familiares de hipertensión frente a aquéllos con antecedentes negativos de hipertensión. Es probable que los polimorfismos genéticos que aún no se han descubierto sean los responsables del desarrollo de la hipertensión "primaria" en familias, y que éstos, combinados con factores ambientales, expliquen la aparición precoz de la hipertensión en algunos niños y adolescentes no obesos.

Factores ambientales

De los factores ambientales, se ha apuntado que el aumento de la masa corporal es un determinante importante de los niveles elevados de la PA en la infancia y la adolescencia. La relación entre el sodio y la PA se ha explicado a detalle en el capítulo 6. Un análisis reciente del sodio dietético y la PA en niños, realizado en Gran Bretaña, mostró que un incremento de 1 g/día en la ingestión de sal se asociaba con un aumento de 0,4 mm Hg en la PA sistólica (He y cols., 2008). La ingestión de sodio puede ejercer sus efectos sobre la PA en pacientes que están genéticamente predispuestos a niveles de PA más elevados y que son sensibles al sodio, especialmente los afroamericanos (Wilson y cols., 1996). Los adolescentes obesos también responden más al sodio ingerido (Rocchini y cols., 1989).

En un estudio de intervención se demostró que otros constituyentes de la dieta, incluidos el calcio, el potasio, las proteínas y las fibras, muestran asociaciones inversas con la PA en niños y adolescentes (Simons-Morton y Obarzanek., 1997). En otro estudio, Falkner y cols. (2000), utilizando el folato como marcador indirecto de la adecuada ingestión de micronutrimentos, concluyeron que los adolescentes de origen afroamericano con mayores consumos de folato y micronutrimentos tenían menores PA diastólicas medias. El consumo de cafeína también se ha asociado con una PA elevada en adolescentes; el efecto es mayor en los individuos afroamericanos que en los de raza blanca (Savoca y cols., 2004).

PREVENCIÓN DE LA HIPERTENSIÓN

Cada vez se concede más importancia a la necesidad del diagnóstico precoz y del tratamiento adecuado de la PA elevada en los niños (National High Blood Pressure Education Program Working Group on High Blood Pressure in Children and Adolescents, 2004). Los médicos que trabajan con niños y con sus familias están en una posición ideal para introducir medidas preventivas que garanticen la salud cardio-vascular en el futuro (Panel de expertos, 2011; Kavey y cols., 2003).

Los niños y sus familias necesitan información detallada sobre el consumo óptimo de nutrimentos en la dieta y una orientación cultural adecuada. Una vez que se han alcanzado las necesidades dietéticas de colesterol y la mielinización del SNC (típicamente a los 2 años de edad), deben darse recomendaciones para un aporte prudente de grasas, como las presentes en la dieta DASH (Appel y cols., 1997; Couch y cols., 2008). Las comidas familiares son un ámbito ideal para crear hábitos de alimentación saludables para toda la vida.

Asimismo, las actividades familiares que incluyen ejercicio de acuerdo con la edad son útiles, no sólo para prevenir la hipertensión, sino también para controlar la obesidad (Torrance y cols., 2007). Debe informarse a las familias de los efectos nocivos de los agentes presores (incluidos el tabaco, las drogas de abuso y los antiinflamatorios no esteroideos, AINE) y de su capacidad de incrementar la PA con el uso crónico. Con estas medidas proactivas, la salud de los niños mejorará. Lo que aún se desconoce es si se evitará la hipertensión.

CLASIFICACIÓN Y DIAGNÓSTICO DE HIPERTENSIÓN EN NIÑOS Y ADOLESCENTES

Los criterios diagnósticos para una PA elevada en la niñez se basan en el concepto de que la PA en los niños aumenta con la edad y con el tamaño corporal, lo que imposibilita utilizar un único valor de PA para definir la hipertensión como se hace en los adultos. Los primeros investigadores de la hipertensión juvenil reconocieron este hecho; inicialmente, adoptaron el umbral para los adultos de 140/90 mm Hg, pero después notaron que dicho valor constituía una PA elevada grave, de manera particular en los niños pequeños, y que era necesario disponer de datos poblacionales para definir mejor lo que constituía una PA elevada en los jóvenes (Loggie, 1977).

Bajo los auspicios del National Heart, Lung and Blood Institute, se han publicado guías de consenso con recomendaciones para la identificación y el tratamiento de la hipertensión infantil en cuatro ocasiones desde 1977. Estas guías también han incluido datos normativos sobre la PA en la niñez derivados de estudios transversales de gran escala en niños sanos. Las guías más recientes, "El cuarto informe sobre el diagnóstico, la evaluación y el tratamiento de la presión arterial elevada en niños y adolescentes" (National High Blood Pressure Education Program Working Group on High Blood Pressure in Children and Adolescents, 2004), adaptaron la terminología y los criterios de estadificación utilizados en las guías de consenso del JNC-7 para la hipertensión adulta (Chobanian, 2003) al problema de la hipertensión infantil, y ponen su énfasis en la prevención de la enfermedad cardiovascular en la edad adulta mediante la intervención temrpana en los niños y adolescentes con PA elevada.

Desde la publicación del Cuarto informe, han salido a la luz pública dos conjuntos adicionales de guías para la hipertensión infantil (Expert Panel, 2011; Lurbe y cols., 2009) pero, salvo una excepción notable (véase el análisis sobre el tratamiento), ninguno de estos documentos difiere sustancialmente de lo expuesto en el Cuarto informe. Debido al mayor conocimiento obtenido sobre la PA en los jóvenes en la década que pasó desde la publicación del Cuarto informe, es claro que se necesita una guía pediátrica que esté revisada.

Definiciones y clasificación de la presión arterial elevada

Como ya se mencionó, las definiciones de PA normal y elevada en niños entre 1 y 17 años se constuyen estadísticamente según la distribución de la PA en la niñez y adolescencia:

▶ PA normal: PA sistólica o diastólica menor que el percentil 90 para la edad, el sexo y la estatura (cuadros 16-4 y 16-5).
▶ Prehipertensión: PA sistólica o diastólica entre los percentiles 90 y 95 o PA ≥ 120/80 en un adolescente.
▶ Hipertensión: PA sistólica y/o diastólica persistentemente ≥ percentil 95.

Mientras que puede ser preferible tener una definición basada en el riesgo de hipertensión en los jóvenes

---

CUADRO 16-4

Niveles de presión arterial para los niños según percentiles de edad y estatura[a]

Edad (años)	Percentil de PA ↓	PA sistólica (mm Hg) ← Percentiles de estatura →							PA diastólica (mm Hg) ← Percentiles de estatura →						
		5	10	25	50	75	90	95	5	10	25	50	75	90	95
1	50	80	81	83	85	87	88	89	34	35	36	37	38	39	39
	90	94	95	97	99	100	102	103	49	50	51	52	53	53	54
	95	98	99	101	103	104	106	106	54	54	55	56	57	58	58
	99	105	106	108	110	112	113	114	61	62	63	64	65	66	66
2	50	84	85	87	88	90	92	92	39	40	41	42	43	44	44
	90	97	99	100	102	104	105	106	54	55	56	57	58	58	59
	95	101	102	104	106	108	109	110	59	59	60	61	62	63	63
	99	109	110	111	113	115	117	117	66	67	68	69	70	71	71
3	50	86	87	89	91	93	94	95	44	44	45	46	47	48	48
	90	100	101	103	105	107	108	109	59	59	60	61	62	63	63
	95	104	105	107	109	110	112	113	63	63	64	65	66	67	67
	99	111	112	114	116	118	119	120	71	71	72	73	74	75	75
4	50	88	89	91	93	95	96	97	47	48	49	50	51	51	52
	90	102	103	105	107	109	110	111	62	63	64	65	66	66	67
	95	106	107	109	111	112	114	115	66	67	68	69	70	71	71
	99	113	114	116	118	120	121	122	74	75	76	77	78	78	79
5	50	90	91	93	95	96	98	98	50	51	52	53	54	55	55
	90	104	105	106	108	110	111	112	65	66	67	68	69	69	70
	95	108	109	110	112	114	115	116	69	70	71	72	73	74	74
	99	115	116	118	120	121	123	123	77	78	79	80	81	81	82
6	50	91	92	94	96	98	99	100	53	53	54	55	56	57	57
	90	105	106	108	110	111	113	113	68	68	69	70	71	72	72
	95	109	110	112	114	115	117	117	72	72	73	74	75	76	76
	99	116	117	119	121	123	124	125	80	80	81	82	83	84	84

CUADRO 16-4

Niveles de presión arterial para los niños según percentiles de edad y estatura[a] (continuación)

Edad (años)	Percentil de PA ↓	PA sistólica (mm Hg) ← Percentiles de estatura →							PA diastólica (mm Hg) ← Percentiles de estatura →						
		5	10	25	50	75	90	95	5	10	25	50	75	90	95
7	50	92	94	95	97	99	100	101	55	55	56	57	58	59	59
	90	106	107	109	111	113	114	115	70	70	71	72	73	74	74
	95	110	111	113	115	117	118	119	74	74	75	76	77	78	78
	99	117	118	120	122	124	125	126	82	82	83	84	85	86	86
8	50	94	95	97	99	100	102	102	56	57	58	59	60	60	61
	90	107	109	110	112	114	115	116	71	72	72	73	74	75	76
	95	111	112	114	116	118	119	120	75	76	77	78	79	79	80
	99	119	120	122	123	125	127	127	83	84	85	86	87	87	88
9	50	95	96	98	100	102	103	104	57	58	59	60	61	61	62
	90	109	110	112	114	115	117	118	72	73	74	75	76	76	77
	95	113	114	116	118	119	121	121	76	77	78	79	80	81	81
	99	120	121	123	125	127	128	129	84	85	86	87	88	88	89
10	50	97	98	100	102	103	105	106	58	59	60	61	61	62	63
	90	111	112	114	115	117	119	119	73	73	74	75	76	77	78
	95	115	116	117	119	121	122	123	77	78	79	80	81	81	82
	99	122	123	125	127	128	130	130	85	86	86	88	88	89	90
11	50	99	100	102	104	105	107	107	59	59	60	61	62	63	63
	90	113	114	115	117	119	120	121	74	74	75	76	77	78	78
	95	117	118	119	121	123	124	125	78	78	79	80	81	82	82
	99	124	125	127	129	130	132	132	86	86	87	88	89	90	90
12	50	101	102	104	106	108	109	110	59	60	61	62	63	63	64
	90	115	116	118	120	121	123	123	74	75	75	76	77	78	79
	95	119	120	122	123	125	127	127	78	79	80	81	82	82	83
	99	126	127	129	131	133	134	135	86	87	88	89	90	90	91
13	50	104	105	106	108	110	111	112	60	60	61	62	63	64	64
	90	117	118	120	122	124	125	126	75	75	76	77	78	79	79
	95	121	122	124	126	128	129	130	79	79	80	81	82	83	83
	99	128	130	131	133	135	136	137	87	87	88	89	90	91	91
14	50	106	107	109	111	113	114	115	60	61	62	63	64	65	65
	90	120	121	123	125	126	128	128	75	76	77	78	79	79	80
	95	124	125	127	128	130	132	132	80	80	81	82	83	84	84
	99	131	132	134	136	138	139	140	87	88	89	90	91	92	92
15	50	109	110	112	113	115	117	117	61	62	63	64	65	66	66
	90	122	124	125	127	129	130	131	76	77	78	79	80	80	81
	95	126	127	129	131	133	134	135	81	81	82	83	84	85	85
	99	134	135	136	138	140	142	142	88	89	90	91	92	93	93
16	50	111	112	114	116	118	119	120	63	63	64	65	66	67	67
	90	125	126	128	130	131	133	134	78	78	79	80	81	82	82
	95	129	130	132	134	135	137	137	82	83	83	84	85	86	87
	99	136	137	139	141	143	144	145	90	90	91	92	93	94	94
17	50	114	115	116	118	120	121	122	65	66	66	67	68	69	70
	90	127	128	130	132	134	135	136	80	80	81	82	83	84	84
	95	131	132	134	136	138	139	140	84	85	86	87	87	88	89
	99	139	140	141	143	145	146	147	92	93	93	94	95	96	97

[a]Para usar el cuadro, primero coloque la estatura del niño en una curva de crecimiento estándar (www.cdc.gov/growthcharts). La PAS y la PAD del niño se comparan con los valores que figuran en el cuadro para los percentiles de edad y estatura correspondientes del niño.

PAS, presión arterial sistólica; PAD, presión arterial diastólica.

Reproducido del National High Blood Pressure Education Program Working Group on High Blood Pressure in Children and Adolescents. The Fourth Report on the Diagnosis, Evaluation, and Treatment of High Blood Pressure in Children and Adolescents. National Heart, Lung, and Blood Institute, Bethesda, Maryland. *Pediatrics* 2004;114:555–576

CUADRO 16-5

Niveles de presión arterial para las niñas según percentiles de edad y estatura[a]

Edad (años)	Percentil de PA ↓	PA sistólica (mm Hg) ← Percentiles de estatura →							PA diastólica (mm Hg) ← Percentiles de estatura →						
		5	10	25	50	75	90	95	5	10	25	50	75	90	95
1	50	83	84	85	86	88	89	90	38	39	39	40	41	41	42
	90	97	97	98	100	101	102	103	52	53	53	54	55	55	56
	95	100	101	102	104	105	106	107	56	57	57	58	59	59	60
	99	108	108	109	111	112	113	114	64	64	65	65	66	67	67
2	50	85	85	87	88	89	91	91	43	44	44	45	46	46	47
	90	98	99	100	101	103	104	105	57	58	58	59	60	61	61
	95	102	103	104	105	107	108	109	61	62	62	63	64	65	65
	99	109	110	111	112	114	115	116	69	69	70	70	71	72	72
3	50	86	87	88	89	91	92	93	47	48	48	49	50	50	51
	90	100	100	102	103	104	106	106	61	62	62	63	64	64	65
	95	104	104	105	107	108	109	110	65	66	66	67	68	68	69
	99	111	111	113	114	115	116	117	73	73	74	74	75	76	76
4	50	88	88	90	91	92	94	94	50	50	51	52	52	53	54
	90	101	102	103	104	106	107	108	64	64	65	66	67	67	68
	95	105	106	107	108	110	111	112	68	68	69	70	71	71	72
	99	112	113	114	115	117	118	119	76	76	76	77	78	79	79
5	50	89	90	91	93	94	95	96	52	53	53	54	55	55	56
	90	103	103	105	106	107	109	109	66	67	67	68	69	69	70
	95	107	107	108	110	111	112	113	70	71	71	72	73	73	74
	99	114	114	116	117	118	120	120	78	78	79	79	80	81	81
6	50	91	92	93	94	96	97	98	54	54	55	56	56	57	58
	90	104	105	106	108	109	110	111	68	68	69	70	70	71	72
	95	108	109	110	111	113	114	115	72	72	73	74	74	75	76
	99	115	116	117	119	120	121	122	80	80	80	81	82	83	83
7	50	93	93	95	96	97	99	99	55	56	56	57	58	58	59
	90	106	107	108	109	111	112	113	69	70	70	71	72	72	73
	95	110	111	112	113	115	116	116	73	74	74	75	76	76	77
	99	117	118	119	120	122	123	124	81	81	82	82	83	84	84
8	50	95	95	96	98	99	100	101	57	57	57	58	59	60	60
	90	108	109	110	111	113	114	114	71	71	71	72	73	74	74
	95	112	112	114	115	116	118	118	75	75	75	76	77	78	78
	99	119	120	121	122	123	125	125	82	82	83	83	84	85	86
9	50	96	97	98	100	101	102	103	58	58	58	59	60	61	61
	90	110	110	112	113	114	116	116	72	72	72	73	74	75	75
	95	114	114	115	117	118	119	120	76	76	76	77	78	79	79
	99	121	121	123	124	125	127	127	83	83	84	84	85	86	87
10	50	98	99	100	102	103	104	105	59	59	59	60	61	62	62
	90	112	112	114	115	116	118	118	73	73	73	74	75	76	76
	95	116	116	117	119	120	121	122	77	77	77	78	79	80	80
	99	123	123	125	126	127	129	129	84	84	85	86	86	87	88
11	50	100	101	102	103	105	106	107	60	60	60	61	62	63	63
	90	114	114	116	117	118	119	120	74	74	74	75	76	77	77
	95	118	118	119	121	122	123	124	78	78	78	79	80	81	81
	99	125	125	126	128	129	130	131	85	85	86	87	87	88	89
12	50	102	103	104	105	107	108	109	61	61	61	62	63	64	64
	90	116	116	117	119	120	121	122	75	75	75	76	77	78	78
	95	119	120	121	123	124	125	126	79	79	79	80	81	82	82
	99	127	127	128	130	131	132	133	86	86	87	88	88	89	90

CUADRO 16-5

Niveles de presión arterial para las niñas según percentiles de edad y estatura[a] (continuación)

Edad (años)	Percentil de PA ↓	PA sistólica (mm Hg) ← Percentiles de estatura →							PA diastólica (mm Hg) ← Percentiles de estatura →						
		5	10	25	50	75	90	95	5	10	25	50	75	90	95
13	50	104	105	106	107	109	110	110	62	62	62	63	64	65	65
	90	117	118	119	121	122	123	124	76	76	76	77	78	79	79
	95	121	122	123	124	126	127	128	80	80	80	81	82	83	83
	99	128	129	130	132	133	134	135	87	87	88	89	89	90	91
14	50	106	106	107	109	110	111	112	63	63	63	64	65	66	66
	90	119	120	121	122	124	125	125	77	77	77	78	79	80	80
	95	123	123	125	126	127	129	129	81	81	81	82	83	84	84
	99	130	131	132	133	135	136	136	88	88	89	90	90	91	92
15	50	107	108	109	110	111	113	113	64	64	64	65	66	67	67
	90	120	121	122	123	125	126	127	78	78	78	79	80	81	81
	95	124	125	126	127	129	130	131	82	82	82	83	84	85	85
	99	131	132	133	134	136	137	138	89	89	90	91	91	92	93
16	50	108	108	110	111	112	114	114	64	64	65	66	66	67	68
	90	121	122	123	124	126	127	128	78	78	79	80	81	81	82
	95	125	126	127	128	130	131	132	82	82	83	84	85	85	86
	99	132	133	134	135	137	138	139	90	90	90	91	92	93	93
17	50	108	109	110	111	113	114	115	64	65	65	66	67	67	68
	90	122	122	123	125	126	127	128	78	79	79	80	81	81	82
	95	125	126	127	129	130	131	132	82	83	83	84	85	85	86
	99	133	133	134	136	137	138	139	90	90	91	91	92	93	93

[a]Para usar el cuadro, primero coloque la estatura de la niña en una curva de crecimiento estándar (www.cdc.gov/growthcharts). La PAS y la PAD de la niña se comparan con los valores que figuran en el cuadro para los percentiles de edad y estatura correspondientes de la niña.

PAS, presión arterial sistólica; PAD, presión arterial diastólica.

Reproducido del National High Blood Pressure Education Program Working Group on High Blood Pressure in Children and Adolescents. The Fourth Report on the Diagnosis, Evaluation, and Treatment of High Blood Pressure in Children and Adolescents. National Heart, Lung, and Blood Institute, Bethesda, Maryland. *Pediatrics* 2004;114:555–576

(Chiolero, 2014), las definiciones estadísticas previas siguen siendo las únicas disponibles hasta el presente.

El Cuarto informe proporcionó guías para estadificar la gravedad de la hipertensión en niños y adolescentes, que puede entonces usarse clínicamente para guiar la evaluación y el tratamiento (cuadro 16-6). Los niños o los adolescentes con hipertensión estadio 2 deben ser evaluados y tratados más rápida o intensivamente que aquéllos con grados más leves de elevación de la PA. El abordaje global de la clasificación de la PA elevada en niños y adolescentes se resume en la figura 16-2.

Evaluación

Confirmación de la elevación de la PA

El primer paso en la evaluación de un niño o un adolescente hipertenso es confirmar que la PA está verdaderamente elevada. Como las distribuciones de PA publicadas en el Cuarto informe se basan en las que fueron obtenidas mediante auscultación, y dadas las imprecisiones inherentes a las PA registradas mediante oscilometría y su variación frente a las PA obtenidas mediante auscultación en las personas jóvenes (Butani y Morgenstern, 2003; Eliasdottir y cols., 2013; Park y cols., 2001), se recomienda que si se descubre que la PA de un niño está elevada utilizando un aparato automático, debe confirmarse mediante auscultación. Las excepciones a esta norma son los bebés y los niños pequeños que no pueden cooperar con la medición manual de la PA. Además, a menos que se observen síntomas de hipertensión, debe demostrarse que la PA del niño o el adolescente está elevada al menos en tres ocasiones antes de establecer el diagnóstico de hipertensión (National High Blood Pressure Education Program Working Group on High Blood Pressure in Children and Adolescents, 2004).

CUADRO 16-6

Clasificación de la hipertensión en niños y adolescentes, con recomendaciones sobre la frecuencia de la medición y el tratamiento

	Percentil de PAS o PAD[a]	Frecuencia de medición de la PA	Modificaciones terapéuticas del estilo de vida	Tratamiento farmacológico
Normal	< 90	Volver a controlar en la próxima exploración física programada	Recomendar al paciente que siga una dieta sana, duerma y haga ejercicio	—
Prehipertensión	90 a < 95 o si la PA es superior a 120/80 mm Hg aunque sea inferior al percentil 90 hasta < percentil 95[b]	Volver a medir a los 6 meses	Consejos para adelgazar si el paciente tiene sobrepeso, introducir actividad física y dieta	Ninguno, a menos de que haya indicaciones que lo requieran, como NC, diabetes mellitus, insuficiencia cardíaca, HVI
Hipertensión en estadio 1	95 al 99 más 5 mm Hg	Nueva determinación en 1 o 2 semanas o antes si el paciente está sintomático; si la PA es persistentemente elevada en dos ocasiones más, evaluar o derivar al médico original en un plazo de 1 mes	Consejos para adelgazar si el paciente tiene sobrepeso, introducir actividad física y dieta	Iniciar el tratamiento basándose en las indicaciones del cuadro 16-6 o si hay indicaciones que lo requieran, como las anteriores
Hipertensión en estadio 2	> 99 más 5 mm Hg	Evaluar o derivar al médico original en un plazo de 1 semana (o inmediatamente) si el paciente está sintomático	Consejos para adelgazar si el paciente tiene sobrepeso, introducir ejercicio físico y dieta	Iniciar el tratamiento

[a]Para el sexo, la edad y la estatura correspondientes, determinadas al menos en tres ocasiones diferentes; si las categorías de PA sistólica y diastólica son diferentes, la que hay que elegir es la del mayor valor.

[b]Esto ocurre normalmente a los 12 años de edad para la PA sistólica y a los 16 años para la diastólica.

HVI, hipertrofia ventricular izquierda; NC, nefropatía crónica; PAS, presión arterial sistólica; PAD, presión arterial diastólica.

Adaptado de National High Blood Pressure Education Program Working Group on High Blood Pressure in Children and Adolescents. The Fourth Report on the Diagnosis, Evaluation, and Treatment of High Blood Pressure in Children and Adolescents. National Heart, Lung, and Blood Institute, Bethesda, Maryland. *Pediatrics* 2004;114:555–576

Siempre que sea posible, deben utilizarse en los niños y adolescentes las técnicas para la medición manual de la PA recomendadas por la American Heart Association (Pickering y cols., 2005) en lo referente al tamaño del manguito, la posición del paciente, etcétera. Al igual que en los adultos, el quinto ruido de Korotkoff debe informarse como PA diastólica, salvo en aquellos niños y adolescentes en quienes los ruidos de Korotkoff se oigan bajos hasta "cero"; en dichos niños, el cuarto ruido de Korotkoff debe ser informado como PA diastólica (National High Blood Pressure Education Program Working Group on High Blood Pressure in Children and Adolescents, 2004).

Monitorización ambulatoria de la PA, hipertensión de bata blanca e hipertensión enmascarada

La MAAPA se considera una técnica adecuada para la evaluación de la PA elevada en niños y adolescentes (Flynn y cols., 2014; National High Blood Pressure Education Program Working Group on High Blood Pressure in Children and Adolescents, 2004; Urbina y cols., 2008b). Las indicaciones recomendadas para realizar la MAAPA en niños abarcan la identificación de la hipertensión de bata blanca y de la hipertensión enmascarada, la evaluación del control de la PA en los pacientes tratados con antihipertensivos y la investiga-

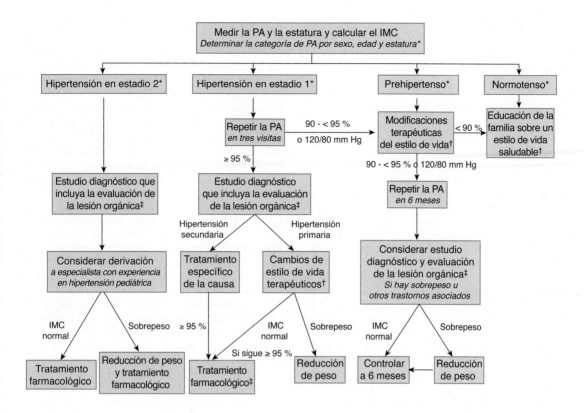

FIGURA 16-2 • Algoritmo de tratamiento recomendado para niños y adolescentes con presión arterial (PA) elevada. IMC, índice de masa corporal. *Véanse las tablas 16-4 a 16-6. †Modificación de la dieta y actividad física. ‡Especialmente si es un niño pequeño, la PA es muy elevada, tiene antecedentes familiares escasos o nulos, es diabético o presenta otros factores de riesgo (reproducida del National High Blood Pressure Education Program Working Group on High Blood Pressure in Children and Adolescents. The fourth report on the diagnosis, evaluation, and treatment of high blood pressure in children and adolescents. National Heart, Lung, and Blood Institute, Bethesda, Maryland. *Pediatrics* 2004;114:555–576)

ción de los episodios de hipotensión (Flynn y Urbina, 2012; Flynn y cols., 2014; Lurbe y cols., 2004; Urbina y cols., 2008). Con el uso de la MAAPA en una población pediátrica derivada se demostró que ésta reduce el costo de la evaluación de la PA elevada a través de la identificación de los pacientes con hipertensión de bata blanca, quienes posteriormente pueden recibir una evaluación diagnóstica menos exhaustiva (Swartz y cols., 2008).

Los niños y los adolescentes con hipertensión secundaria tienen una hipertensión nocturna más significativa y una hipertensión diastólica diurna mayor que los niños con hipertensión primaria (Flynn, 2002), así como atenuación del descenso nocturno de la PA (Seeman y cols., 2005), lo que sugiere que la monitorización ambulatoria puede utilizarse para identificar a los niños que necesitan una evaluación más intensiva de las causas subyacentes de la hipertensión.

La hipertensión de bata blanca parece ser al menos tan frecuente en los niños como en los adultos (Flynn y Urbina, 2012), aunque debe decirse que la hipertensión de bata blanca es menos probable con niveles elevados de PA en el consultorio (Sorof y cols., 2001).

Varios estudios han indicado que los niños que tienen hipertensión de bata blanca en forma aguda pueden presentar signos de daño de órganos, como un aumento de la masa ventricular izquierda (Kavey y cols., 2007; Lande y cols., 2008; Stabouli y cols., 2005). Estos datos, combinados con los resultados de los estudios de monitorización que sugieren que estos niños tienen mayor probabilidad de presentar un riesgo superior de padecer hipertensión en el futuro, indican que debe modificarse el estilo de vida de los niños con hipertensión de bata blanca y que debe realizarse un seguimiento prospectivo para detectar la aparición de hipertensión definitiva.

Recientemente también se ha descrito una hipertensión oculta o enmascarada en poblaciones pediátricas (Lurbe y cols., 2005; Matsuoka y Awazu, 2004; Stabouli y cols., 2005), y se asocia con daño orgánico, específicamente con hipertrofia ventricular izquierda (Lurbe y cols., 2005; McNiece y cols., 2007b; Stabouli y cols., 2005; Urbina, 2008). Tal vez esos niños deban ser evaluados más exhaustivamente para detectar causas subyacentes de la hipertensión, y quizá deba introducirse un tratamiento farmacológico. Sin embargo, debido a que en pediatría la MAAPA sigue siendo una técnica especializada, se necesitan estudios adicionales para identificar grupos de niños con un mayor riesgo de hipertensión en los que dicha técnica podría ser útil.

Diagnóstico diferencial

Tradicionalmente se creía que la mayoría de los casos de hipertensión en los niños eran secundarios a un trastorno subyacente. Como se observa en el cuadro 16-7, éste es realmente el caso en los bebés y en los niños pequeños. En los niños hipertensos de estos grupos etarios, después de realizar una evaluación diagnóstica adecuada, a menudo se observa nefropatía, enfermedad renovascular o cardiopatía. Esto se ilustra con bastante claridad en un análisis recientemente publicado de sujetos inscritos en dos estudios de fármacos antihipertensivos: el 80 % de los niños enrolados de menos de 6 años tuvieron causas secundarias de hipertensión (Flynn y cols., 2012). Por lo tanto, la hipertensión primaria en niños pequeños se considera un diagnóstico de exclusión.

Sin embargo, en los adolescentes, lo más probable es que la hipertensión sea de origen primario. Esto se demostró hace más de 10 años en un estudio de más de 1000 niños hipertensos evaluados en un hospital pediátrico de Polonia (Wyszynska y cols., 1992). En esta serie, la gran mayoría de los adolescentes con PA elevada persistente no presentaban una causa subyacente identificable. Otras características indicativas del diagnóstico de hipertensión primaria son crecimiento normal (con o sin obesidad), ausencia de síntomas de hipertensión, antecedentes médicos normales y antecedentes familiares de hipertensión (Flynn y Alderman, 2005). Puede que los adolescentes hipertensos con este perfil no necesiten una evaluación tan exhaustiva como los que no lo presentan.

Evaluación diagnóstica

La hipertensión en la niñez y la adolescencia en general es asintomática, aunque hasta la mitad de los pacientes pueden presentar uno o más síntomas, y el más frecuente es la cefalea (Croix y Feig, 2006). Los deportistas adolescentes pueden tener cefaleas después de hacer un ejercicio agotador. Algunos síntomas, como crisis epilépticas, epistaxis, mareos y síncopes, son poco frecuentes, y su aparición indica que el aumento de la PA se ha exacerbado por sustancias ingeridas o por una alteración emocional. Por otra parte, si estos síntomas se manifiestan junto con una elevación de la PA en un niño más pequeño, pueden indicar la presencia de hipertensión secundaria. Por este motivo, es importante incluir en la evaluación diagnóstica un examen de los sistemas orgánicos para descubrir tanto signos como síntomas de enfermedades subyacentes, como la nefropatía, que podrían ser la causa de la PA elevada.

Los antecedentes familiares que hay que evaluar no deben ser sólo de hipertensión, sino también de enfermedades y complicaciones asociadas, como dislipidemia, ictus, infarto de miocardio y diabetes. Muchas sustancias comúnmente utilizadas por niños y adolescentes o algunas sustancias de abuso pueden aumentar la PA, como los fármacos de prescripción y especialidades farmacéuticas publicitarias (p. ej., corticosteroides o descongestionantes) y drogas como las anfetaminas y la cocaína.

La exploración física debe empezar estableciendo los parámetros del crecimiento, especialmente la estatura y el IMC, y la medición de la PA en ambos brazos y al menos en una pierna. Posteriormente, la exploración debe centrarse en detectar signos de causas secundarias de hipertensión, como disminución de los pulsos femorales, ruidos abdominales y estigmas cushingoides (cuadro 16-8).

CUADRO 16-7

Causas de hipertensión infantil por grupo etario

	Lactantes[a] (%)	Edad escolar (%)	Adolescentes (%)
Primaria/esencial	< 1	15-30	85-95
Secundaria	99	70-85	5-15[b]
Enfermedad renal parenquimatosa	20	60-70	
Renovascular	25	5-10	
Endocrina	1	3-5	
Coartación aórtica	35	10-20	
Nefropatía por reflujo	0	5-10	
Neoplásico	4	1-5	
Otros	20	1-5	

[a]Menos de 1 año de edad.

[b]Los porcentajes de las causas son generalmente similares a los de los niños en edad escolar

---

CUADRO 16-8

Hallazgos en la exploración física y etiología de la hipertensión en niños y adolescentes

	Hallazgos	Posible etiología
Signos vitales	Taquicardia	Hipertiroidismo, feocromocitoma, neuroblastoma, hipertensión primaria
	Pulsos femorales disminuidos; PA más baja en piernas que en brazos	Coartación aórtica
Estatura/peso	Retraso del crecimiento	Insuficiencia renal crónica
	Obesidad	Hipertensión primaria, síndrome metabólico
	Obesidad troncal/central	Síndrome de Cushing
Cabeza y cuello	Facies de luna llena	Síndrome de Cushing
	Facies de diablillo	Síndrome de Williams (renovascular)
	Cuello alado	Síndrome de Turner (coartación aórtica)
	Tiromegalia, proptosis	Hipertiroidismo
Piel	Palidez, sofocos, diaforesis	Feocromocitoma
	Acné, hirsutismo, estrías	Síndrome de Cushing, abuso de esteroides anabólicos
	Manchas café con leche	Neurofibromatosis (renovascular), enfermedad de von Hippel-Lindau (nefropatía quística)
	Adenoma sebáceo	Esclerosis tuberosa (nefropatía quística)
	Eritema malar	Lupus eritematoso sistémico
Tórax	Tórax en escudo/ancho	Síndrome de Turner (coartación aórtica)
	Soplo cardíaco	Coartación aórtica
	Roce pericárdico	Lupus eritematoso sistémico (pericarditis)
	Choque de punta	HVI/hipertensión crónica
Abdomen	Masa	Tumor de Wilms, neuroblastoma, feocromocitoma
	Soplo epigástrico/flanco	Estenosis arterial
	Riñones palpables	Nefropatía poliquística, hidronefrosis, nefropatía displásica multiquística
Genitales	Ambiguos/virilización	Hiperplasia suprarrenal
Extremidades	Edema	Enfermedad renal parenquimatosa
	Edema de las articulaciones	Lupus eritematoso sistémico
	Debilidad muscular	Hiperaldosteronismo, síndrome de Liddle

Excepto en los niños muy pequeños, la probabilidad de que un niño asintomático con PA persistentemente elevada tenga una causa subyacente de dicha elevación es remota. En los niños con una causa identificable de hipertensión, los antecedentes y la exploración física en general revelan signos indicativos de la causa, por lo que no está justificada una evaluación detallada sin evidencia significativa. Deben realizarse en todos los pacientes pruebas de detección básicas, como bioquímica sérica, lípidos y análisis de orina. Puede ser necesario hacer estudios especiales concretos en algunos niños, sobre todo en los que tienen hipertensión sintomática o hipertensión en estadio 2 (National High Blood Pressure Education Program Working Group in Children and Adolescents, 2004; Varda y Gregoric, 2005).

Como se vio antes, debe considerarse la posibilidad de incluir la MAAPA en la evaluación de todos los niños y adolescentes con PA elevada persistente en el consultorio (Flynn y Urbina., 2012), para identificar tanto a los niños con hipertensión de bata blanca como aquéllos con posible hipertensión secundaria. Como la frecuencia de hipertrofia del ventrículo izquierdo es elevada en los niños y adolescentes hipertensos (Flynn y Alderman, 2005; Hanevold y cols., 2004; Sorof y cols. 2004b), debe considerarse una ecocardiografía en la evaluación inicial, especialmente si se necesita intervención farmacológica, para que la resolución de las anomalías pueda monitorizarse y correlacionarse con el control adecuado de la PA.

TRATAMIENTO DE LA HIPERTENSIÓN EN NIÑOS Y ADOLESCENTES

El tratamiento de la hipertensión en niños y adolescentes sigue siendo bastante empírico, porque no se han realizado estudios a largo plazo con intervenciones dietéticas o tratamientos farmacológicos. Aunque ahora se dispone de más datos sobre la seguridad y la eficacia del tratamiento farmacológico que en el pasado (Flynn y Daniels, 2006), la decisión de si un niño concreto debe recibir o no medicación debe hacerse de manera individual.

Tratamiento no farmacológico

Las organizaciones que emiten guías enfatizan que el tratamiento de la hipertensión en niños y adolescentes debe iniciarse con medidas no farmacológicas (v. fig. 16-2) (Expert Panel, 2011; National High Blood Pressure Education Program Working Group in Children and Adolescents, 2004). Aunque la magnitud del cambio de la PA puede ser discreta, se ha demostrado que el adelgazamiento, el ejercicio aerobio y las modificaciones dietéticas reducen la PA en los niños y adolescentes (Bianchini y cols., 2013; Maggio y cols., 2011; Torrance y cols., 2007). Por ejemplo, en lo referente al ejercicio, se ha demostrado que hacer ejercicio de forma sostenida durante 3-6 meses produce una reducción de 6-12 mm Hg de la PA sistólica y de 3-5 mm Hg de la PA diastólica (Alpert, 2000). Se ha demostrado que el ejercicio mejora la composición corporal y reduce otros factores de riesgo cardiovascular asociados con la obesidad (Zorba y cols., 2011). Sin embargo, si se abandona el entrenamiento, en general la PA suele aumentar rápidamente hasta los valores que se tenían previos al inicio del ejercicio. Es importante enfatizar que, en el tratamiento de la hipertensión, son preferibles las actividades de ejercicio aerobio, como correr, caminar o montar en bicicleta, a las formas estáticas de ejercicio.

Muchos niños que ya realizan una o más actividades adecuadas sólo necesitan incrementar la frecuencia y la intensidad de dichas actividades para ver un beneficio en términos de descenso de la PA. En la misma línea, es importante decir que se ha demostrado que la actividad física inicial se asocia inversamente con la PA en niños tan jóvenes como de entre 5 y 7 años (Knowles y cols., 2013). La hipertensión no se considera una contraindicación para participar en deportes de competición, siempre y cuando la PA del niño se encuentre "controlada" (McCambridge y cols., 2010).

Varios estudios han demostrado que la pérdida de peso en los adolescentes obesos reduce la PA (Hobkirk y cols., 2012; Torrance y cols., 2007). La pérdida de peso no sólo disminuye la PA, sino que también mejora otros factores de riesgo cardiovascular como la dislipidemia y la resistencia a la insulina (Bianchini y cols., 2013; Reinehr y cols., 2006). En estudios en los que se consiguió una disminución del IMC de aproximadamente el 10 %, las reducciones a corto plazo de la PA fueron de 8-12 mm Hg.

Desafortunadamente, es muy difícil adelgazar y en general no se consigue, especialmente en el ámbito de la atención primaria. Los programas integrales tienen tasas de éxito más elevadas. Sin embargo, la identificación de una complicación de la obesidad, como la hipertensión, puede representar una motivación necesaria para que los pacientes y sus familias introduzcan las modificaciones adecuadas en su estilo de vida.

Se ha prestado mucha atención al papel de la dieta en el tratamiento de la hipertensión, sobre todo al sodio. Una vez que la hipertensión se ha establecido, "la sensibilidad a la sal" es más frecuente, y la reducción del consumo de sodio puede tener un efecto positivo (Cutler, 1999; Hanevold, 2013). Otros constituyentes de la dieta que se han examinado en pacientes con hipertensión son el potasio y el calcio, y se ha demostrado que ambos tienen efectos antihipertensivos (Cutler, 1999; Mu et cols., 2005). Por lo tanto, una dieta baja en sodio y rica en potasio y calcio puede ser más eficaz que una dieta que sólo sea baja en sodio.

Un ejemplo de dicha dieta es la dieta DASH, que se ha demostrado que tiene un efecto hipotensor claro en adultos con hipertensión, incluso en los que reciben antihipertensivos (Appel y cols., 1997). Un estudio reciente que utilizó un régimen alimentario tipo DASH confirmó su eficacia para la reducción de la PA en niños hipertensos (Couch y cols., 2008). La dieta DASH también comprende medidas para reducir el consumo de grasas en la dieta, lo que constituye una estrategia importante porque la presencia de hipertensión e hiperlipidemia es frecuente en niños y adolescentes, y por la necesidad imperiosa de iniciar la prevención de la enfermedad cardiovascular adulta a la edad más temprana posible (Expert Panel, 2011; Kavey y cols., 2003).

Tratamiento farmacológico

Como se apuntó con anterioridad, hay muchos datos que documentan el desarrollo de daño orgánico en niños y adolescentes hipertensos, y un conjunto creciente de datos indica que la PA elevada en personas jóvenes puede tener efectos cardiovasculares adversos en la edad adulta. Sin embargo, también se ha dicho que las consecuencias a largo plazo de la hipertensión no tratada en un niño o un adolescente hipertenso asintomático sin daño orgánico ni hipertensión secundaria subyacentes son completamente desconocidas (Thompson y cols., 2013). También hay una significativa falta de datos sobre los efectos a largo plazo de los antihipertensivos en el crecimiento y el desarrollo de los niños. Por consiguiente, debe confirmarse una indicación clara que justifique el tratamiento farmacológico en una persona joven antes de prescribir medicación.

Las indicaciones aceptadas para el uso de antihipertensivos en niños y adolescentes son las siguientes (Lurbe y cols., 2009; National High Blood Pressure Education Program Working Group in Children and Adolescents, 2004):

▶ Hipertensión sintomática.
▶ Hipertensión secundaria.
▶ Daño hipertensivo en un órgano.
▶ Diabetes (tipos 1 y 2).
▶ Hipertensión persistente a pesar del uso de medidas no farmacológicas (v. fig. 16-2).
▶ Hipertensión estadio 2.

La reducción de la PA con tratamiento farmacológico en los niños hipertensos que entran dentro de una de estas categorías produce efectos favorables en la salud.

El número de antihipertensivos que se han estudiado de forma sistemática en niños ha aumentado notablemente en la última década debido a los incentivos proporcionados a la industria farmacéutica bajo los auspicios de la *Food and Drug Modernization Act* (FDAMA, Ley de modernización para la comida y los fármacos) de 1997 y la legislación posterior (Ferguson y Flynn, 2013; Flynn, 2003; Welch y cols., 2012). Los resultados publicados de ensayos clínicos patrocinados por la industria (que se han resumido en otras publicaciones [Ferguson y Flynn, 2013]) pueden utilizarse para guiar la prescripción de antihipertensivos a los niños y adolescentes que requieren tratamiento farmacológico, con lo que se aumentó la confianza de los médicos que tratan a dichos niños. La dosificación recomendada que figura en el cuadro 6-9 incorpora datos obtenidos de muchos de estos estudios.

No hay estudios disponibles que hayan demostrado beneficios específicos de una clase de antihipertensivos sobre otra para el grupo pediátrico; por lo tanto, la elección del antihipertensivo inicial para los niños sigue dependiendo de la preferencia de cada médico. Los diuréticos y los β-bloqueantes, que se recomendaban como tratamiento inicial en los *First and Second Task Force Reports* (Blumenthal y cols., 1977; Task Force on Blood Pressure Control in Children, 1987), tienen una larga historia de seguridad y eficacia en niños hipertensos y todavía se consideran adecuados para los jóvenes a pesar de no haber sido aprobados por la FDA para tal fin (Welch y cols., 2012). Algunos estudios recientes patrocinados por la industria han demostrado que las clases más nuevas de fármacos, como los inhibidores de la enzima convertidora de angiotensina (IECA), los bloqueantes de los canales de calcio y los bloqueantes de los receptores de angiotensina (BRA), son bien tolerados y seguros en niños hipertensos (Ferguson y Flynn, 2013), y hoy han sido aprobados para su uso pediátrico y pueden prescribirse si están indicados.

Es necesario considerar el uso de clases específicas de antihipertensivos en los niños hipertensos con enfermedades orgánicas subyacentes o concomitantes específicas (Ferguson y Flynn, 2013). El mejor ejemplo de ello es el uso de IECA o de antagonistas del receptor de la angiotensina en los niños con diabetes o nefropatías proteinúricas (Lurbe y cols., 2009). Esto concuerda con la estrategia delineada por el informe del JNC-7, que recomienda que se utilicen clases específicas de antihipertensivos en adultos de ciertas categorías de alto riesgo (Chobanian y cols., 2003).

Los antihipertensivos generalmente se prescriben a los niños de forma escalonada (fig. 16-3): la dosis inicial en los niños es la dosis mínima recomendada, y luego se va aumentando hasta alcanzar la dosis máxima recomendada o hasta que el niño presente efectos adversos debidos a la medicación; en ese momento debe añadirse otro fármaco de una clase diferente y así sucesivamente hasta que se alcance la PA deseada. El objetivo terapéutico recomendado por el Cuarto informe es de menos del percentil 95 para niños con hipertensión secundaria o con daño orgánico (National High Blood Pressure Education Program Working Group in Children and Adolescents, 2004). La European Society of Hypertension ha recomendado objetivos menores, debajo del percentil 90 para niños con hipertensión primaria y menores del percentil 75 para niños que presentan hipertensión secundaria, especialmente aquéllos con NC (Lurbe y cols., 2009). Un estudio reciente realizado en la República Checa demostró que estos objetivos de reducción de la PA pueden ser difíciles de alcanzar en este grupo etario pediátrico, sobre todo si no se utilizan varios fármacos (Seeman y Gilík, 2013).

Aunque no es un fármaco antihipertensivo, un estudio pequeño de adolescentes hipertensos informó que el alopurinol resultó eficaz para reducir la PA (Feig y cols., 2008), lo que refuerza la hipótesis de la participación del ácido úrico en el desarrollo de la hipertensión (Feig y Johnson, 2007). Sin embargo, se necesitan estudios adicionales que lo confirmen antes de recomendar la reducción del ácido úrico como un posible tratamiento para la hipertensión, especialmente si se toma en cuenta el perfil de riesgo que se sabe tiene el alopurinol (Yanik y Feig, 2013).

El tratamiento de la hipertensión infantil debe incluir la monitorización continua de la PA, la vigilancia sobre los efectos secundarios de la medicación, el control periódico de la función renal y los electrolitos (en los niños tratados con IECA, BRA o diuréticos), los consejos sobre otros factores de riesgo cardiovascular y el énfasis continuo sobre el beneficio que tienen las modificaciones terapéuticas del estilo de vida. Si se produce daño orgánico, como hipertrofia ventricular izquierda, debe reevaluarse de manera periódica.

CUADRO 16-9

Dosis recomendadas para fármacos antihipertensivos seleccionados para el uso en niños y adolescentes hipertensos

Clase	Fármaco	Dosis de inicio	Intervalo	Dosis máxima[a]
Antagonistas de los receptores de aldosterona	Eplerenona	25 mg/día	1-2 × día	100 mg/día
	Espironolactona[b]	1 mg/kg/día	1-2 × día	3,3 mg/kg/día hasta 100 mg/día
Inhibidores de la ECA	Benazapril[b]	0,2 mg/kg/día hasta 10 mg/día	1 × día	0,6 mg/kg/día hasta 40 mg/día
	Captopril[b]	0,3-0,5 mg/kg/dosis	2-3 × día	6 mg/kg/día hasta 450 mg/día
	Enalapril[b]	0,08 mg/kg/día	1 × día	0,6 mg/kg/día hasta 40 mg/día
	Fosinopril	0,1 mg/kg/día hasta 10 mg/día	1 × día	0,6 mg/kg/día hasta 40 mg/día
	Lisnopril[b]	0,07 mg/kg/día hasta 5 mg/día	1 × día	0,6 mg/kg/día hasta 40 mg/día
	Quinapril	5-10 mg/día	1 × día	80 mg/día
Bloqueantes de los receptores de angiotensina	Candesartán	4 mg/día	1 × día	32 mg/día
	Losartán[b]	0,75 mg/kg/día hasta 50 mg/día	1 × día	1,4 mg/kg/día hasta 100 mg/día
	Olmesartán	20-35 kg: 10 mg/día ≥ 35 kg: 20 mg/día	1 × día	20-35 kg: 20 mg/día ≥ 35 kg: 40 mg/día
	Valsartán[b]	1,3 mg/kg/día hasta 40 mg/día < 6 años: 5-10 mg/día	1 × día	2,7 mg/kg/día hasta 160 mg/día < 6 años: 80 mg/día
Antagonistas α y β adrenérgicos	Labetalol[b]	2-3 mg/kg/día	2 × día	10-12 mg/kg/día hasta 1,2 mg/día
	Carvedilol	0,1 mg/kg/dosis hasta 6,25 mg 2 × día	2 × día	0,5 mg/kg/dosis hasta 25 mg 2 × día
Antagonistas β-adrenérgicos	Atenolol[b]	0,5-1 mg/kg/día	1 × día, 2 × día	2 mg/kg/día hasta 100 mg/día
	Bisoprolol/HCT	0,04 mg/kg/día hasta 2,5-6,25 mg/día	1 × día	10/6,25 mg/día
	Metoprolol	1-2 mg/kg/día	2 × día	6 mg/kg/día hasta 200 mg/día
	Propranolol	1 mg/kg/día	2 × día, 3 × día	8 mg/kg/día hasta 640 mg/día
Bloqueante de los canales de calcio	Amlodipina[b]	0,1 mg/kg/día	1 × día	0,6 mg/kg/día hasta 10 mg/día
	Felodipina	2,5 mg/día	1 × día	10 mg/día
	Isradipina[b]	0,05-0,15 mg/kg/dosis	3 × día, 4 × día	0,8 mg/kg/día hasta 20 mg/día
	Nifedipina de liberación prolongada	0,25-0,5 mg/kg/día	1 × día, 2 × día	3 mg/kg/día hasta 120 mg/día
Agonistas centrales α	Clonidina[b]	5-10 mcg/kg/día	2 × día, 3 × día	25 mcg/kg/día hasta 0,9 mg/día
Diuréticos	Amilorida	5-10 mg/día	1 × día	20 mg/día
	Clortalidona	0,3 mg/kg/día	1 × día	2 mg/kg/día hasta 50 mg/día
	Furosemida	0,5-2,0 mg/kg/dosis	1 × día, 2 × día	6 mg/kg/día
	HCT	0,5-1 mg/kg/día	1 × día	3 mg/kg/día hasta 50 mg/día
Vasodilatadores	Hidralazina	0,25 mg/kg/dosis	3 × día, 4 × día	7,5 mg/kg/día hasta 200 mg/día
	Minoxidil	0,1-0,2 mg/kg/día	2 × día, 3 × día	1 mg/kg/día hasta 50 mg/día

[a]Nunca debe excederse la dosis máxima recomendada para adultos.
[b]Para estos fármacos existe información sobre la preparación estable en suspensión.
HCT, hidroclorotiazida; ECA, enzima convertidora de angiotensina

También puede ser adecuado considerar el tratamiento de "reducción escalonada" en determinados niños y adolescentes. Esta estrategia consiste en reducir poco a poco la dosis de medicación después de un período prolongado de buen control de la PA, con el objetivo final de suspenderla totalmente. Los niños con hipertensión primaria no complicada, especialmente los adolescentes obesos que consiguen adelgazar y mantener la pérdida de peso, son los mejores candidatos para la suspensión de la medicación. En estos niños se debe vigilar de forma continua la PA después de haber suspendido el tra-

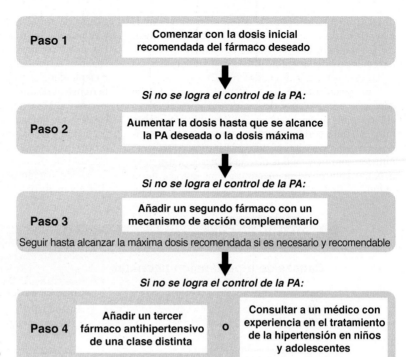

| Paso 1 | Comenzar con la dosis inicial recomendada del fármaco deseado |

Si no se logra el control de la PA:

| Paso 2 | Aumentar la dosis hasta que se alcance la PA deseada o la dosis máxima |

Si no se logra el control de la PA:

| Paso 3 | Añadir un segundo fármaco con un mecanismo de acción complementario |

Seguir hasta alcanzar la máxima dosis recomendada si es necesario y recomendable

Si no se logra el control de la PA:

| Paso 4 | Añadir un tercer fármaco antihipertensivo de una clase distinta | o | Consultar a un médico con experiencia en el tratamiento de la hipertensión en niños y adolescentes |

FIGURA 16-3 • Planteamiento escalonado del tratamiento farmacológico de la hipertensión en la infancia

tamiento farmacológico y mientras siguen recibiendo tratamiento no farmacológico.

TEMAS ESPECIALES

Hipertensión en la lactancia

Existen pocos datos normativos y correctos disponibles sobre los valores de PA tanto en los recién nacidos como en los lactantes prematuros. Además, en los lactantes, la PA varía según el tamaño corporal, la edad de gestación y la edad posmenstrual, entre otros muchos factores (Dionne y cols., 2012). Por lo tanto, puede ser difícil asegurar si los valores de PA de un bebé son lo suficientemente altos como para justificar una evaluación y un tratamiento.

Aunque en un estudio se observó que el 28 % de los bebés con un peso corporal inferior a 1500 g tenían al menos un valor elevado de PA documentado durante su estancia en la unidad de cuidados intensivos neonatales (Al-Aweel, 2001), la incidencia real de hipertensión en los recién nacidos es muy baja, y oscila entre el 0,2 % en los neonatos sanos y el 0,7-2,5 % en los neonatos de alto riesgo (Dionne y cols., 2012). Sin embargo, ciertas categorías de bebés tienen un riesgo significativamente más alto. Por ejemplo, las probabilidades de tener hipertensión aumentan en los neonatos con antecedentes de cateterismo de la arteria umbilical, en los que han sufrido daño renal agudo en la unidad de cuidados intensivos neonatales y en los que

presentan neumopatía crónica, en comparación con aquéllos sin estos factores de riesgo (Blowey y cols., 2011; Sahu y cols., 2013; Saliem y cols., 2007). Por otra parte, la hipertensión es tan infrecuente en bebés por lo demás sanos nacidos de término que ni siquiera está recomendado determinar la PA de forma sistemática (AAP Committee on Fetus and Newborn, 1993).

El diagnóstico diferencial de la hipertensión en los recién nacidos y en los lactantes de mayor edad es muy amplio (cuadros 16-7 y 16-10). Las causas más importantes de hipertensión neonatal son la enfermedad renovascular (sobre todo la tromboembolia aórtica o la renal relacionada con el cateterismo de la arteria umbilical) (Bauer y cols., 1975), la enfermedad parenquimatosa renal y la displasia broncopulmonar (Alagappan y Malloy, 1998; Sahu y cols., 2013; Saliem y cols., 2007). La causa cardíaca más frecuente es la coartación de la aorta torácica, en la que la hipertensión puede persistir o reaparecer tras la reparación quirúrgica (O'Sullivan y cols., 2002). Para un análisis más completo, consulte otras referencias (Dionne y cols., 2012).

La investigación de los lactantes hipertensos debe realizarse de manera similar a la evaluación de los niños mayores con hipertensión. Como en el caso de los niños de mayor edad, deben usarse manguitos de presión del tamaño apropiado para evitar errores en las mediciones. Además, es importante ser consistente en la elección del miembro en el que se realiza la medición de la PA, especialmente en bebés internados (Nwankwo y cols., 1997). Una revisión completa de los antecedentes del lactante y una exploración física dirigida orientarán hacia la causa subyacente en la mayoría de los casos. Se deben realizar, según indicación, estudios de laboratorio seleccionados. La ecografía renal es particularmente útil dada la preponderancia de las causas renales (v. cuadro 16-10).

El tratamiento de la hipertensión neonatal debe adecuarse a la gravedad de la hipertensión y al estado clínico general del lactante. Por ejemplo, los bebés muy enfermos con hipertensión grave deben ser tratados con un fármaco intravenoso administrado mediante infusión continua, ya que de esta forma se consigue el máximo control de la magnitud y la rapidez de la reducción de la PA. Por otra parte, los bebés con un estado de salud relativamente bueno e hipertensión leve pueden ser tratados con antihipertensivos orales. Las dosis recomendadas de antihipertensivos en los lactantes se presentan en el cuadro 16-11. Un estudio reciente demostró que pueden usarse fármacos antihipertensivos de diferentes clases en los lactantes (Blowey y cols., 2011). Desafortunadamente, las iniciativas legales, que han aumentado la cantidad de datos sobre la eficacia y la seguridad en pediatría, no se han extendido a los lactantes (Flynn, 2003). Por consiguiente, la elección de un antihipertensivo para ser utilizado en un recién nacido depende mucho de la experiencia de cada médico.

CUADRO 16-10

Causas de hipertensión neonatal

Renovasculares

Tromboembolia
Estenosis arterial renal
Coartación aórtica media
Trombosis venosa renal
Compresión de la arteria renal
Aneurisma de la aorta abdominal
Calcificación arterial idiopática
Síndrome de la rubéola congénita

Nefropatía parenquimatosa

Congénita
  Poliquistosis renal
  Nefropatía poliquística-displásica
  Esclerosis tuberosa
  Obstrucción de la unión pieloureteral
  Hipoplasia renal unilateral
  Megauréter primario
  Síndrome nefrótico congénito
Adquirida
  Necrosis tubular aguda
  Necrosis cortical
  Nefritis intersticial
  Síndrome hemolítico-urémico
  Obstrucción (cálculos, tumores)

Pulmonares

Displasia broncopulmonar
Neumotórax

Cardíacas

Coartación de la aorta

Endocrinas

Hiperplasia suprarrenal congénita
Hiperaldosteronismo
Hipertiroidismo
Seudohipoaldosteronismo tipo II (síndrome de Gordon)

Fármacos/intoxicaciones

Lactantes
  Dexametasona
  Fármacos adrenérgicos
  Intoxicación por vitamina D
  Teofilina
  Cafeína
  Pancuronio
  Fenilefrina
Madres
  Cocaína
  Heroína

Neoplasias

Tumor de Wilms
Nefroma mesoblástico
Neuroblastoma
Feocromocitoma

Neurológicas

Dolor
Hipertensión intracraneal
Crisis epilépticas
Disautonomía familiar
Hematoma subdural

Otras

Alimentación parenteral total
Cierre de un defecto de la pared abdominal
Hemorragia suprarrenal
Hipercalcemia
Tracción
OMEC
Asfixia en el nacimiento

OMEC, oxigenación por membrana extracorpórea

CUADRO 16-11

Dosis recomendadas para fármacos antihipertensivos seleccionados para el tratamiento de la hipertensión infantil

Clase	Fármaco	Vía	Dosis	Intervalo
Inhibidores de la ECA[a]	Captopril	v.o.	< 3 meses: 0,01-0,5 mg/kg/dosis máx 2 mg/kg/día > 3 meses: 0,15-0,3 mg/kg/dosis máx 6 mg/kg/día	3 × día
	Enalapril	v.o.	0,08-0,6 mg/kg/día	1-2 × día
	Lisinopril	v.o.	0,07-0,6 mg/kg/día	1-2 × día
Antagonistas α y β	Labetalol	v.o.	0,5-1,0 mg/kg/dosis máx 10 mg/kg/día	1-2 × día
		i.v.	0,20-1,0 mg/kg/dosis 0,25-3,0 mg/kg/h	Cada 4-6 h infusión
	Carvedilol	v.o.	0,1 mg/kg/dosis hasta 0,5 mg/kg/dosis	2 × día
β-antagonistas	Esmolol	i.v.	100-500 mcg/kg/min	Infusión
	Propranolol	v.o.	0,5-1,0 mg/kg/dosis máx 8-10 mg/kg/día	3 × día
Bloqueantes de los canales de calcio	Amlodipina	v.o.	0,05-0,3 mg/kg/dosis máx 0,6 mg/kg/día	1-2 × día
	Isradipina	v.o.	0,05-0,15 mg/kg/dosis máx 0,8 mg/kg/día	4 × día
	Nicardipina	i.v.	1-4 mcg/kg/min	Infusión
Diuréticos	Clorotiazida	v.o.	5-15 mg/kg/dosis	2 × día
	Hidroclorotiazida	v.o.	1-3 mg/kg/dosis	1 × día
	Espironolactona	v.o.	0,5-1,5 mg/kg/dosis	2 × día
Vasodilatadores	Hidralazina	v.o.	0,25-1,0 mg/kg/dosis máx 7,5 mg/kg/día	1-2 × día
		i.v.	0,15-0,6 mg/kg/dosis	Cada 4 h
	Minoxidil	v.o.	0,1-0,2 mg/kg/dosis	1-2 × día
	Nitroprusiato de sodio	i.v.	0,5-10 mcg/kg/min	Infusión

[a]No recomendado para lactantes con edad gestacional corregida < 44 semanas
v.o., vía oral; i.v., intravenosa

Hipertensión aguda grave

La fisiopatología, tratamiento y a evolución de la hipertensión grave en niños y adolescentes han sido revisados a detalle por otros autores (Flynn y Tullus, 2009; Singh y cols., 2012). Muchos aspectos son similares a las emergencias y urgencias hipertensivas en adultos, descritas en el capítulo 8. Sin embargo, hay algunos aspectos singulares que es necesario tener en cuenta.

Entre las enfermedades subyacentes que pueden producir con frecuencia hipertensión aguda grave en un niño o un adolescente están la nefropatía aguda o crónica, el trasplante de órganos sólidos, la estenosis de la arteria renal y las nefropatías congénitas, como la poliquistosis renal autosómica recesiva. La causa más frecuente de hipertensión aguda grave en los adultos es la falta de cumplimiento con el tratamiento de los pacientes con hipertensión establecida (Bender y cols., 2006), situación que rara vez se ve en los pacien-

tes pediátricos, excepto tal vez en aquéllos con nefropatía establecida.

La encefalopatía hipertensiva es el síntoma potencialmente letal más frecuente en los niños y adolescentes con hipertensión grave, lo cual enfatiza la necesidad de reducir la PA en forma lenta y controlada para evitar las complicaciones que se producen por la pérdida de los procesos autorreguladores normales (Singh y cols., 2012). Los síntomas menos intensos son náuseas, vómitos o irritabilidad inusual; como estos síntomas pueden ser en cierta medida inespecíficos, sobre todo en los niños pequeños, debe mantenerse un grado elevado de sospecha clínica.

Aunque no existen recomendaciones basadas en la evidencia, el objetivo habitual del tratamiento de una emergencia hipertensiva es reducir la PA en no más del 25 % durante las primeras 8 h, con un retorno gradual a la PA normal/deseada en 24-48 h (Flynn y Tullus, 2009). El tratamiento de las emergencias hipertensivas en los niños debe iniciarse con una infusión continua intravenosa de un antihipertensivo; la nicardipina y el labetalol son los más utilizados. Otros fármacos intravenosos que han resultado útiles en niños con hipertensión grave son el nitroprusiato de sodio, el esmolol, la hidralazina y el fenoldopam (Singh y cols., 2012). Es necesario mencionar que hay poca evidencia disponible de ensayos clínicos para estos fármacos en pacientes pediátricos, por lo que su uso se basa mucho en las opiniones de los expertos.

Pueden utilizarse antihipertensivos orales en pacientes pediátricos con hipertensión aguda grave que no presenten síntomas potencialmente mortales. La variedad de antihipertensivos orales para el tratamiento de la hipertensión grave en este tipo de pacientes es bastante limitada. En los adultos la nifedipina de acción corta ya no se recomienda (Flynn y Tullus., 2009). En el cuadro 16-12 se enumeran las dosis recomendadas de los fármacos de administración oral e intravenosa utilizados para tratar la hipertensión grave aguda en niños y adolescentes.

CUADRO 16-12

Fármacos antihipertensivos para el tratamiento de la hipertensión grave en niños y adolescentes

Fármaco	Clase	Dosis	Vía	Comentarios
Útil para los pacientes hipertensos graves con síntomas potencialmente mortales				
Esmolol	Bloqueantes β-adrenérgicos	100-500 mcg/kg/min	Infusión i.v.	Se prefiere la infusión constante de acción muy corta. Puede causar bradicardia profunda
Hidralazina	Vasodilatador directo	0,2-0,6 mg/kg/dosis	i.v., i.m.	Debe administrarse cada 4 horas cuando se da en bolo i.v.
Labetalol	Bloqueante α y β adrenérgico	Bolo: 0,2-1 mg/kg/dosis, hasta 40 mg/dosis Infusión: 0,25-3 mg/kg/h Infusión: 0,25-3,0 mg/kg/h	Bolo i.v. o infusión	El asma y la insuficiencia cardíaca manifiesta son contraindicaciones relativas
Nicardipina	Bloqueante de los canales de calcio	Bolo: 30 mcg/kg hasta 2 mg/dosis Infusión: 0,5-4 µg/kg/min	Bolo i.v. o infusión	Puede causar taquicardia refleja
Nitroprusiato de sodio	Vasodilatador directo	0,51 mcg/kg/min	Infusión i.v.	Controlar los niveles de cianato con el uso prolongado (> 72 h) o con insuficiencia renal; o coadministrar con tiosulfato de sodio
Útil para pacientes hipertensos graves con síntomas menos importantes				
Clonidina	Agonista central α	0,05-0,1 mg/dosis, puede repetirse hasta una dosis total de 0,8 mg	v.o.	Los efectos colaterales incluyen xerostomía y somnolencia
Enalaprilato	IECA	0,05-0,1 mcg/kg/dosis hasta 1,25 mg/dosis	Bolo i.v.	Puede causar hipotensión prolongada e insuficiencia renal aguda, especialmente en neonatos
Fenoldopam	Agonista de los receptores de dopamina	0,2-0,8 mcg/kg/dosis hasta 25 mg/dosis	Infusión i.v.	Produjo reducciones modestas en la PA en un ensayo clínico pediátrico en pacientes de hasta 12 años
Hidralazina	Vasodilatador directo	0,25 mg/kg/dosis hasta 0,25 mg/dosis	v.o.	Suspensión brusca sólo por 1 semana
Israpidina	Bloqueante de los canales de calcio	0,050,1 mg/kg/dosis hasta 5 mg/dosis	v.o.	Suspensión puede agravarse
Minoxidil	Vasodilatador directo	0,1-0,2 mg/kg/dosis hasta 10 mg/dosis	v.o.	El más potente vasodilatador oral de acción prolongada

REFERENCIAS

Adrogue HE, Sinaiko AR. Prevalence of hypertension in junior high school-aged children: Effect of new recommendations in the 1996 Updated Task Force Report. *Am J Hypertens* 2001;14(5 Pt 1): 412–414.

Alagappan A. Malloy MH. Systemic hypertension in very low birth weight infants with bronchopulmonary dysplasia: Incidence and risk factors. *Am J Perinatol* 1998;15:3–8.

Al-Aweel I, Pursley DM, Rubin LP, et al. Variations in prevalence of hypotension, hypertension and vasopressor use in NICUs. *J Perinatol* 2001;12:272–278.

Alpert BS. Exercise as a therapy to control hypertension in children. *Int J Sports Med* 2000;21(Suppl 2):S94–S96.

American Academy of Pediatrics Committee on Fetus and Newborn. Routine evaluation of blood pressure, hematocrit and glucose in newborns. *Pediatrics* 1993;92:474–476.

Appel LJ, Moore TJ, Obarzanek E, et al. A clinical trial of the effects of dietary patterns on blood pressure. *N Engl J Med* 1997;336:1117–1124.

Assadi F. Effect of microalbuminuria lowering on regression of left ventricular hypertrophy in children and adolescents with essential hypertension. *Pediatr Cardiol* 2007;28:27–33.

Bao W, Threefoot SA, Srinivasan SR, Berenson GS. Essential hypertension predicted by tracking of elevated blood pressure from childhood to adulthood: the Bogalusa Heart Study. *Am J Hypertens.* 1995;8:657–665.

Barker DJ, Eriksson JG, Forsen T, et al. Fetal origins of adult disease: Strength of effects and biological basis. *Int J Epidemiol* 2002;31:1235–1239.

Barker DJ, Gluckman PD, Godfrey KM, et al. Fetal nutrition and cardiovascular disease in adult life. *Lancet* 1993;341:938–941.

Bauer SB, Feldman SM, Gellis SS, et al. Neonatal hypertension: A complication of umbilical-artery catheterization. *N Engl J Med* 1975;293:1032–1033.

Belfort MB, Rifas-Shiman SL, Rich-Edwards J, et al. Size at birth, infant growth, and blood pressure at three years of age. *J Pediatr* 2007;151:670–674.

Bender SR, Fong MW, Heitz S, et al. Characteristics and management of patients presenting to the emergency department with hypertensive urgency. *J Clin Hypertens* 2006;8:12–18.

Berenson GS. Childhood risk factors predict adult risk associated with subclinical cardiovascular disease: The Bogalusa Heart Study. *Am J Cardiol* 2002;90:3L–7L.

Bianchini JA, da Silva DF, Nardo CC, et al. Multidisciplinary therapy reduces risk factors for metabolic syndrome in obese adolescents. *Eur J Pediatr* 2013;172:215–221.

Biron P, Mongeau JG, Bertrand D. Familial aggregation of blood pressure in 558 adopted children. *Can Med Assoc J* 1976; 115:773–774.

Blowey DL, Duda PJ, Stokes P, et al. Incidence and treatment of hypertension in the neonatal intensive care unit. *J Am Soc Hypertens* 2011;5:478–483.

Blumenthal S, Epps RP, Heavenrich R, et al. Report of the task force on blood pressure control in children. *Pediatrics* 1977;59: 797–820.

Brady TM, Fivush B, Flynn JT, et al. Ability of blood pressure to predict left ventricular hypertrophy in children with primary hypertension. *J Pediatr* 2008;152:73–78, 78.e1.

Brady TM, Fivush B, Parekh RS, et al. Racial differences among children with primary hypertension. *Pediatrics* 2010;126:931–937.

Burke V, Beilin LJ, Blake KV, et al. Indicators of fetal growth do not independently predict blood pressure in 8-year-old Australians: A prospective cohort study. *Hypertension* 2004;43:208–213.

Butani L, Morgenstern BZ. Are pitfalls of oscillometric blood pressure measurements preventable in children? *Pediatr Nephrol* 2003;18:313–318.

Cao Z-Q, Zhu L, Zhang T, et al. Blood pressure and obesity among adolescents: a school-based population study in China. *Am J Hypertens* 2012;25:576–552.

Carrico RJ, Sun SS, Sima AP, et al. The predictive value of childhood blood pressure values for adult elevated blood pressure. *Open J Pediatr* 2013;3:116–126.

Chen W, Srinivasan SR, Li S, et al. Clustering of long-term trends in metabolic syndrome variables from childhood to adulthood in Blacks and Whites: The Bogalusa Heart Study. *Am J Epidemiol* 2007;166:527–533.

Chen X, Wang Y. Tracking of blood pressure from childhood to adulthood: A systematic review and meta-analysis. *Circulation* 2008;117:3171–3180.

Chiolero A. The quest for blood pressure reference values in children. *J Hypertens* 2014;32:477–479.

Chobanian AV, Bakris GL, Black HR, et al. The Seventh Report of the Joint national committee on prevention, detection, evaluation, and treatment of high blood pressure: The JNC 7 report. *JAMA* 2003;289:2560–2572.

Couch SC, Saelens BE, Levin L, et al. The efficacy of a clinic-based behavioral nutrition intervention emphasizing a DASH-type diet for adolescents with elevated blood pressure. *J Pediatr* 2008;152:494–501.

Croix B, Feig DI. Childhood hypertension is not a silent disease. *Pediatr Nephrol* 2006;21:527–532.

Cutler JA. The effects of reducing sodium and increasing potassium intake for control of hypertension and improving health. *Clin Exp Hypertens* 1999;21:769–783.

Daniels SR, Obarzanek E, Barton BA, et al. Sexual maturation and racial differences in blood pressure in girls: The National Heart, Lung, and Blood Institute Growth and Health Study. *J Pediatr* 1996;129:208–213.

Davis PH, Dawson JD, Riley WA, et al. Carotid intimal-medial thickness is related to cardiovascular risk factors measured from childhood through middle age: The Muscatine Study. *Circulation* 2001;104:2815–2819.

Dekkers JC, Snieder H, van den Oord EJ, et al. Moderators of blood pressure development from childhood to adulthood: A 10-year longitudinal study. *J Pediatr* 2002;141:770–779.

de Leonardis V, De Scalzi M, Falchetti A, et al. Echocardiographic evaluation of children with and without family history of essential hypertension. *Am J Hypertens* 1988;1(3 Pt 1):305–308.

de Onis M, Blössner M, Borghi E. Global prevalence and trends of overweight and obesity among preschool children. *Am J Clin Nutr* 2010;92:1257–1264.

Din-Dzietham R, Liu Y, Bielo MV, et al. High blood pressure trends in children and adolescents in national surveys, 1963 to 2002. *Circulation* 2007;116:1488–1496.

Dionne JM, Abitbol CL, Flynn JT. Hypertension in infancy: Diagnosis, management and outcome. *Pediatr Nephrol* 2012;27:17–32 Erratum in: *Pediatr Nephrol* 2012;27:159–160.

Eliasdottir SB, Steinthorsdottir SD, Indridason OS, et al. Comparison of aneroid and oscillometric blood pressure measurements in children. *J Clin Hypertens* 2013;15:776–783.

Expert Panel on Integrated Guidelines for Cardiovascular Health and Risk Reduction in Children and Adolescents; National Heart, Lung, and Blood Institute. Expert panel on integrated guidelines for cardiovascular health and risk reduction in children and adolescents: summary report. *Pediatrics* 2011;128(Suppl 5):S213–S256.

Falkner B, DeLoach S, Keith SW, et al. High risk blood pressure and obesity increase the risk for left ventricular hypertrophy in African-American adolescents. *J Pediatr* 2013;162:94–100.

Falkner B, Hulman S, Kushner H. Effect of birth weight on blood pressure and body size in early adolescence. *Hypertension* 2004;43:203–207.

Falkner B, Sherif K, Michel S, et al. Dietary nutrients and blood pressure in urban minority adolescents at risk for hypertension. *Arch Pediatr Adolesc Med* 2000;154:918–922.

Feig DI, Johnson RJ. The role of uric acid in pediatric hypertension. *J Ren Nutr* 2007;17:79–83.

Feig DI, Soletsky B, Johnson RJ. Effect of allopurinol on blood pressure of adolescents with newly diagnosed essential hypertension. *JAMA* 2008;300:924–932.

Ferguson MA, Flynn JT. Rational use of antihypertensive medications in children. *Pediatr Nephrol* 2014;29:979–988.

Fixler DE, Laird WP, Fitzgerald V, et al. Hypertension screening in schools: Results of the Dallas study. *Pediatrics* 1979;63:32–36.

Flynn JT. Differentiation between primary and secondary hypertension in children using ambulatory blood pressure monitoring. *Pediatrics* 2002;110:89–93.

Flynn JT. Successes and shortcomings of the FDA Modernization Act. *Am J Hypertens* 2003;16:889–891.

Flynn JT. The changing face of pediatric hypertension in the era of the childhood obesity epidemic. *Pediatr Nephrol* 2013;28:1059–1066.

Flynn JT, Alderman MH. Characteristics of children with primary hypertension seen at a referral center. *Pediatr Nephrol* 2005;20:961–966.

Flynn JT, Tullus K. Severe hypertension in children and adolescents: Pathophysiology and treatment. *Pediatr Nephrol* 2009;24:1101–1112.

Flynn J, Zhang Y, Solar-Yohay S, et al. Clinical and demographic characteristics of children with hypertension. *Hypertension* 2012;60:1047–1054.

Flynn JT, Daniels SR, Hayman LL, et al. Update: Ambulatory blood pressure monitoring in children and adolescents: A scientific statement from the American Heart Association. *Hypertension* 2014;63:1116–1135.

Flynn JT, Urbina EM. Pediatric ambulatory blood pressure monitoring: Indications and interpretations. *J Clin Hypertens* 2012; 14:372–382.

Gamborg M, Byberg L, Rasmussen F, et al. Birth weight and systolic blood pressure in adolescence and adulthood: Meta-regression analysis of sex- and age-specific results from 20 Nordic studies. *Am J Epidemiol* 2007;166:634–645.

Giussani M, Antolini L, Brambilla P, et al. Cardiovascular risk assessment in children: Role of physical activity, family history and parental smoking on BMI and blood pressure. *J Hypertens* 2013;31:983–992.

Grummer-Strawn LM, Mei Z. Does breastfeeding protect against pediatric overweight? Analysis of longitudinal data from the Centers for Disease Control and Prevention Pediatric Nutrition Surveillance System. *Pediatrics* 2004;113:e81–e86.

Hanevold C, Waller J, Daniels S, et al. The effects of obesity, gender, and ethnic group on left ventricular hypertrophy and geometry in hypertensive children: A collaborative study of the International Pediatric Hypertension Association. *Pediatrics* 2004;113:328–333.

Hanevold CD. Sodium intake and blood pressure in children. *Curr Hypertens Rep* 2013;15:417–425.

Hansen HS, Nielsen JR, Hyldebrandt N, et al. Blood pressure and cardiac structure in children with a parental history of hypertension: The Odense Schoolchild Study. *J Hypertens* 1992;10:677–682.

Harshfield GA, Alpert BS, Pulliam DA, et al. Ambulatory blood pressure recordings in children and adolescents. *Pediatrics* 1994;94 (2 Pt 1):180–184.

He FJ, Marrero NM, Macgregor GA. Salt and blood pressure in children and adolescents. *J Hum Hypertens* 2008;22:4–11.

Hobkirk JP, King RF, Gately P, et al. Longitudinal factor analysis reveals a distinct clustering of cardiometabolic improvements during intensive, short-term dietary and exercise intervention in obese children and adolescents. *Metab Syndr Relat Disord* 2012;10:20–25.

Hohn AR, Dwyer KM, Dwyer JH. Blood pressure in youth from four ethnic groups: The Pasadena Prevention Project. *J Pediatr* 1994;125:368–373.

Huxley R, Neil A, Collins R. Unravelling the fetal origins hypothesis: Is there really an inverse association between birth weight and subsequent blood pressure? *Lancet* 2002;360:659–665.

Juonala M, Viikari JS, Rönnemaa T, et al. Elevated blood pressure in adolescent boys predicts endothelial dysfunction: The cardiovascular risk in young Finns study. *Hypertension* 2006;48:424–430.

Kavey REW, Daniels SR, Lauer RM, et al. American Heart Association guidelines for primary prevention of atherosclerotic cardiovascular disease beginning in childhood. *Circulation* 2003;107:1562–1566.

Kavey RE, Kveselis DA, Atallah N, et al. White coat hypertension in childhood: Evidence for end-organ effect. *J Pediatr* 2007;150:491–497.

Keller G, Zimmer G, Mall G, et al. Nephron number in patients with primary hypertension. *N Engl J Med* 2003;348:101–108.

Kilcoyne MM, Richter RW, Alsup PA. Adolescent hypertension. I Detection and prevalence. *Circulation* 1974;50:758–764.

Knowles G, Pallan M, Thomas GN, et al. Physical activity and blood pressure in primary school children: A longitudinal study. *Hypertension* 2013;61:70–75.

Kvaavik E, Tell GS, Klepp K-I. Predictors and tracking of body mass index from adolescence into adulthood. *Arch Pediatr Adolesc Med* 2003;157:1212–1218.

Kupper N, Ge D, Treiber FA, et al. Emergence of novel genetic effects on blood pressure and hemodynamics in adolescence: The Georgia Cardiovascular Twin Study. *Hypertension* 2006; 47:948–954.

Laird WP, Fixler DE. Left ventricular hypertrophy in adolescents with elevated blood pressure: Assessment by chest roentgenography, electrocardiography, and echocardiography. *Pediatrics* 1981;67:255–259.

Lande MB, Carson NL, Roy J, et al. Effects of childhood primary hypertension on carotid intima media thickness: A matched controlled study. *Hypertension* 2006;48:40–44.

Lande MB, Kaczorowski JM, Auinger P, et al. Elevated blood pressure and decreased cognitive function among school-age children and adolescents in the United States. *J Pediatr* 2003;143:720–724.

Lande MB, Meagher CC, Fisher SG, et al. Left ventricular mass index in children with white coat hypertension. *J Pediatr* 2008;153:50–54.

Lane DA, Gill P. Ethnicity and tracking blood pressure in children. *J Hum Hypertens* 2004;18:223–228.

Lauer RM, Clarke WR, Mahoney LT, et al. Childhood predictors for high adult blood pressure. The Muscatine Study Pediatr. *Clin North Am* 1993;40:23–40.

Law CM, Barker DJ, Bull AR, et al. Maternal and fetal influences on blood pressure. *Arch Dis Child* 1991;66:1291–1295.

Law CM, Shiell AW, Newsome CA, et al. Fetal, infant, and childhood growth and adult blood pressure: A longitudinal study from birth to 22 years of age. *Circulation* 2002;105:1088–1092.

Lemne CE. Increased blood pressure reactivity in children of borderline hypertensive fathers. *J Hypertens* 1998;16:1243–1248.

Li S, Chen W, Srinivasan SR, et al. Childhood blood pressure as a predictor of arterial stiffness in young adults: The Bogalusa Heart Study. *Hypertension* 2004;43:541–546.

Li S, Chen W, Srinivasan SR, et al. Childhood cardiovascular risk factors and carotid vascular changes in adulthood: The Bogalusa Heart Study. *JAMA* 2003;290:2271–2276.

Litwin M, Niemirska A, Sladowska J, et al. Left ventricular hypertrophy and arterial wall thickening in children with essential hypertension. *Pediatr Nephrol* 2006;21:811–819.

Lloyd LJ, Langley-Evans SC, McMullen S. Childhood obesity and adult cardiovascular disease risk: A systematic review. *Int J Obes (Lond)* 2010;34:18–28.

Loggie JM. Juvenile hypertension. *Compr Ther* 1977;3:47–54.

Londe S, Bourgoignie JJ, Robson AM, et al. Hypertension in apparently normal children. *J Pediatr* 1971;78:569–577.

Lopes HF, Silva HB, Consolim-Colombo FM, et al. Autonomic abnormalities demonstrable in young normotensive subjects who are children of hypertensive parents. *Braz J Med Biol Res* 2000;33:51–54.

Lubrano R, Travasso E, Raggi C, et al. Blood pressure load, proteinuria and renal function in pre-hypertensive children. *Pediatr Nephrol* 2009;24:823–831.

Lurbe E, Sorof JM, Daniels SR. Clinical and research aspects of ambulatory blood pressure monitoring in children. *J Pediatr* 2004;144:7–16.

Lurbe E, Cifkova R, Cruickshank JK, et al. Management of high blood pressure in children and adolescents: Recommendations of the European Society of Hypertension. *J Hypertens* 2009;27: 1719–1742.

Lurbe E, Torro I, Alvarez V, et al. Prevalence, persistence, and clinical significance of masked hypertension in youth. *Hypertension* 2005;45:493–498.

Mackenzie HS, Lawler EV, Brenner BM. Congenital oligonephropathy: The fetal flaw in essential hypertension? *Kidney Int Suppl* 1996;55:S30–S34.

Maggio AB1, Aggoun Y, Martin XE, et al. Long-term follow-up of cardiovascular risk factors after exercise training in obese children. *Int J Pediatr Obes* 2011;6:e603–e610.

Makris TK, Stavroulakis GA, Krespi PG, et al. Elevated plasma immunoreactive leptin levels preexist in healthy offspring of patients with essential hypertension. *Am Heart J* 1999;138(5 Pt 1): 922–925.

Martin RM, Ness AR, Gunnell D, et al. Does breast-feeding in infancy lower blood pressure in childhood? The Avon Longitudinal Study of Parents and Children (ALSPAC). *Circulation* 2004;109: 1259–1266.

Matsuoka S, Awazu M. Masked hypertension in children and young adults. *Pediatr Nephrol* 2004;19:651–654.

McCambridge TM, Benjamin HJ, Brenner JS, et al. Athletic participation by children and adolescents who have systemic hypertension. *Pediatrics* 2010;125:1287–1294.

McDonald A, Trevisan M, Cooper R, et al. Epidemiological studies of sodium transport and hypertension. *Hypertension* 1987;10(5 Pt 2): 142–147.

McNiece KL, Gupta-Malhotra M, Samuels J, et al. Left ventricular hypertrophy in hypertensive adolescents: Analysis of risk by 2004 National High Blood Pressure Education Program Working Group staging criteria. *Hypertension* 2007a;50:392–395.

McNiece KL, Poffenbarger TS, Turner JL, et al. Prevalence of hypertension and pre-hypertension among adolescents. *J Pediatr* 2007b;150:640–644.

Meaney E, Samaniego V, Alva F, et al. Increased arterial stiffness in children with a parental history of hypertension. *Pediatr Cardiol* 1999;20:203–205.

Mehta SK, Super DM, Anderson RL, et al. Parental hypertension and cardiac alterations in normotensive children and adolescents. *Am Heart J* 1996;131:81–88.

Mu JJ, Liu ZQ, Liu WM, et al. Reduction of blood pressure with calcium and potassium supplementation in children with salt sensitivity: A 2-year double-blinded placebo-controlled trial. *J Hum Hypertens* 2005;19:479–483.

Muntner P, He J, Cutler JA, et al. Trends in blood pressure among children and adolescents. *JAMA* 2004;291:2107–2113.

National High Blood Pressure Education Program Working Group on Hypertension Control in Children and Adolescents. Update on the 1987 task force report on high blood pressure in children and adolescents: A working group report from the National High Blood Pressure Education Program. *Pediatrics* 1996;98:649–658.

National High Blood Pressure Education Program Working Group on High Blood Pressure in Children and Adolescents. The fourth report on the diagnosis, evaluation, and treatment of high blood pressure in children and adolescents. National Heart, Lung, and Blood Institute, Bethesda, Maryland. *Pediatrics* 2004;114:555–576.

Nwankwo M, Lorenz J, Gardiner J. A standard protocol for blood pressure measurement in the newborn. *Pediatrics* 1997;99:E10.

Ogden CL, Carroll MD, Curtin LR, et al. Prevalence of high body mass index in US children and adolescents, 2007–2008. *JAMA* 2010;303:242–249.

O'Quin M, Sharma BB, Miller KA, et al. Adolescent blood pressure survey: Tulsa, Oklahoma, 1987 to 1989. *South Med J* 1992;85: 487–490.

Ostrovskaya MA, Rojas M, Kupferman JC, et al. Executive function and cerebrovascular reactivity in pediatric hypertension. *J Child Neurol* 2013; doi: 10.1177/0883073813494264.

O'Sullivan JJ, Derrick G, Darnell R. Prevalence of hypertension in children after early repair of coarctation of the aorta: A cohort study using casual and 24 hour blood pressure measurement. *Heart* 2002;88:163–166.

Owen CG, Whincup PH, Gilg JA, et al. Effect of breast feeding in infancy on blood pressure in later life: Systematic review and meta-analysis. *BMJ* 2003;327:1189–1195.

Paglieri C, Bisbocci D, Di Tullio MA, et al. Arterial hypertension: A cause of cognitive impairment and of vascular dementia. *Clin Exp Hypertens* 2004;26:277–285.

Park MK, Menard SW, Yuan C. Comparison of auscultatory and oscillometric blood pressures. *Arch Pediatr Adolesc Med* 2001;155: 50–53.

Pickering TG, Hall JE, Appel LJ et al. Recommendations for blood pressure measurement in humans and experimental animals. Part 1: Blood pressure measurement in humans. A statement for professionals from the Subcommittee of Professional and Public Education of the American Heart Association Council on High Blood Pressure Research. *Hypertension* 2005;45:142–161.

Raitakari OT, Juonala M, Kähönen M, et al. Cardiovascular risk factors in childhood and carotid artery intima-media thickness in adulthood: The Cardiovascular Risk in Young Finns Study. *JAMA* 2003;290:2277–2283.

Rangan AM, Flood VL, Denyer G, et al. The effect of dairy consumption on blood pressure in mid-childhood: CAPS cohort study. *Eur J Clin Nutr* 2012;66:652–657.

Reinehr T, de Sousa G, Toschke AM, et al. Long-term follow-up of cardiovascular disease risk factors in children after an obesity intervention. *Am J Clin Nutr* 2006;84:490–496.

Robinson RF, Batisky DL, Hayes JR, et al. Significance of heritability in primary and secondary pediatric hypertension. *Am J Hypertens* 2005;18:917–921.

Rocchini AP, Key J, Bondie D, et al. The effect of weight loss on the sensitivity of blood pressure to sodium in obese adolescents. *N Engl J Med* 1989;321:580–585.

Saab PG, Llabre MM, Ma M, et al. Cardiovascular responsivity to stress in adolescents with and without persistently elevated blood pressure. *J Hypertens* 2001;19:21–27.

Sahu R, Pannu H, Yu R, et al. Systemic hypertension requiring treatment in the neonatal intensive care unit. *J Pediatr* 2013;163: 84–88.

Saliem WR, Falk MC, Shadbolt B, et al. Antenatal and postnatal risk factors for neonatal hypertension and infant follow-up. *Pediatr Nephrol* 2007;22:2081–2087.

Savoca MR, Evans CD, Wilson ME, et al. The association of caffeinated beverages with blood pressure in adolescents. *Arch Pediatr Adolesc Med* 2004;158:473–477.

Schieken RM. Genetic factors that predispose the child to develop hypertension. *Pediatr Clin North Am* 1993;40:1–11.

Seeman T, Palyzová D, Dusek J, et al. Reduced nocturnal blood pressure dip and sustained nighttime hypertension are specific markers of secondary hypertension. *J Pediatr* 2005;147:366–371.

Seeman T, Gilík J. Long-term control of ambulatory hypertension in children: Improving with time but still not achieving new blood pressure goals. *Am J Hypertens* 2013;26:939–945.

Shatat IF, Flynn JT. Hypertension in children with chronic kidney disease. *Adv Chron Kid Dis* 2005;12:378–384.

Shear CL, Burke GL, Freedman DS, et al. Value of childhood blood pressure measurements and family history in predicting future blood pressure status: Results from 8 years of follow-up in the Bogalusa Heart Study. *Pediatrics* 1986;77:862–869.

Silverberg DS, Nostrand CV, Juchli B, et al. Screening for hypertension in a high school population. *Can Med Assoc J* 1975;113:103–108.

Simons-Morton DG, Hunsberger SA, Van Horn L, et al. Nutrient intake and blood pressure in the Dietary Intervention Study in Children. *Hypertension* 1997;29:930–936.

Sinaiko AR, Gomez-Marin O, Prineas RJ. Prevalence of "significant" hypertension in junior high school-aged children: The Children and Adolescent Blood Pressure Program. *J Pediatr* 1989;114(4 Pt 1): 664–669.

Singh D, Akingbola O, Yosypiv I, et al. Emergency management of hypertension in children. *Int J Nephrol* 2012;2012:420247.

Singhal A, Cole TJ, Fewtrell M, et al. Is slower early growth beneficial for long-term cardiovascular health? *Circulation* 2004;109: 1108–1113.

Singhal A, Cole TJ, Lucas A. Early nutrition in preterm infants and later blood pressure: Two cohorts after randomised trials. *Lancet* 2001;357:413–419.

Singhal A, Fewtrell M, Cole TJ, et al. Low nutrient intake and early growth for later insulin resistance in adolescents born preterm. *Lancet* 2003;361:1089–1097.

Sorof JM, Alexandrov AV, Cardwell G, et al. Carotid artery intimal medial thickness and left ventricular hypertrophy in children with elevated blood pressure. *Pediatrics* 2003;111:61–66.

Sorof JM, Poffenbarger T, Franco K, et al. Evaluation of white coat hypertension in children: Importance of the definitions of normal ambulatory blood pressure and the severity of casual hypertension. *Am J Hypertens* 2001;14:855–860.

Sorof JM, Poffenbarger T, Franco K, et al. Isolated systolic hypertension, obesity, and hyperkinetic hemodynamic states in children. *J Pediatr* 2002;140:660–666.

Sorof JM, Lai D, Turner J, et al. Overweight, ethnicity, and the prevalence of hypertension in school-aged children. *Pediatrics* 2004a;113:475–482.

Sorof JM, Turner J, Martin DS, et al. Cardiovascular risk factors and sequelae in hypertensive children identified by referral versus school-based screening. *Hypertension* 2004b;43:214–218.

Stabouli S, Kotsis V, Toumanidis S, et al. White-coat and masked hypertension in children: Association with target-organ damage. *Pediatr Nephrol* 2005;20:1151–1155.

Steinthorsdottir SD, Eliasdottir SB, Indridason OS, et al. Prevalence of hypertension in 9- to 10-year-old Icelandic school children. *J Clin Hypertens* 2011;13:774–779

Sun SS, Grave GD, Siervogel RM, et al. Systolic blood pressure in childhood predicts hypertension and metabolic syndrome later in life. *Pediatrics* 2007;119:237–246.

Swartz SJ, Srivaths PR, Croix B, et al. Cost-effectiveness of ambulatory blood pressure monitoring in the initial evaluation of hypertension in children. *Pediatrics* 2008;122:1177–1181.

Taittonen L, Uhari M, Kontula K, et al. Angiotensin converting enzyme gene insertion/deletion polymorphism, angiotensinogen gene polymorphisms, family history of hypertension, and childhood blood pressure. *Am J Hypertens* 1999;12(9 Pt 1):858–866.

Task Force on Blood Pressure Control in Children. Report of the second task force on blood pressure control in children—1987.

National Heart, Lung, and Blood Institute, Bethesda, Maryland. *Pediatrics* 1987;79:1–25.

Thompson M, Dana T, Bougatsos C, et al. Screening for hypertension in children and adolescents to prevent cardiovascular disease. *Pediatrics* 2013;131:490–525.

Torrance B, McGuire KA, Lewanczuk R, et al. Overweight, physical activity and high blood pressure in children: A review of the literature. *Vasc Health Risk Manag* 2007;3:139–149.

Toschke AM, Kohl L, Mansmann U, et al. Meta-analysis of blood pressure tracking from childhood to adulthood and implications for the design of intervention trials. *Acta Paediatr* 2010;99:24–29.

Urbina E. Removing the mask: The danger of hidden hypertension. *J Pediatr* 2008;152:455–456.

Urbina E, Alpert B, Flynn J, et al. Ambulatory blood pressure monitoring in children and adolescents: Recommendations for standard assessment: A scientific statement from the American Heart Association Atherosclerosis, Hypertension, and Obesity in Youth Committee of the council on cardiovascular disease in the young and the council for high blood pressure research. *Hypertension* 2008;52:433–451.

Urbina EM, Bao W, Pickoff AS, Berenson GS. Ethnic (black-white) contrasts in heart rate variability during cardiovascular reactivity testing in male adolescents with high and low blood pressure: the Bogalusa Heart Study. *Am J Hypertens.* 1998;11:196–202.

van Hooft IM, Grobbee DE, Waal-Manning HJ, et al. Hemodynamic characteristics of the early phase of primary hypertension. The Dutch Hypertension and Offspring Study. *Circulation* 1993;87: 1100–1106.

Varda NM, Gregoric A. A diagnostic approach for the child with hypertension. *Pediatr Nephrol* 2005;20:499–506.

Vos LE, Oren A, Uiterwaal C, et al. Adolescent blood pressure and blood pressure tracking into young adulthood are related to subclinical atherosclerosis: The Atherosclerosis Risk in Young Adults (ARYA) study. *Am J Hypertens* 2003;16:549–555.

Wang Y, Lobstein T. Worldwide trends in childhood overweight and obesity. *Int J Pediatr Obes* 2006;1(1):11–25.

Wang X, Wang B, Chen C, et al. Familial aggregation of blood pressure in a rural Chinese community. *Am J Epidemiol* 1999;149: 412–420.

Welch WP, Yang W, Taylor-Zapata P, et al. Antihypertensive drug use by children: Are the drugs labeled and indicated? *J Clin Hypertens (Greenwich)* 2012;14:388–395.

Wilson DK, Bayer L, Sica DA. Variability in salt sensitivity classifications in black male versus female adolescents. *Hypertension* 1996;28:250–255.

Wyszynska T, Cichocka E, Wieteska-Klimczak A, et al. A single center experience with 1025 children with hypertension. *Acta Paediatr* 1992;81:244–246.

Yanik M, Feig DI. Serum urate: A biomarker or treatment target in pediatric hypertension? *Curr Opin Cardiol* 2013;28:433–438.

Zhou L, Ambrosius WT, Newman SA, et al. Heart rate as a predictor of future blood pressure in schoolchildren. *Am J Hypertens* 2000;13:1082–1087.

Zorba E, Cengiz T, Karacabey K. Exercise training improves body composition, blood lipid profile and serum insulin levels in obese children. *J Sports Med Phys Fitness* 2011;51:664–649.

Zureik M, Bonithon-Kopp C, Lecomte E, et al. Weights at birth and in early infancy, systolic pressure, and left ventricular structure in subjects aged 8 to 24 years. *Hypertension* 1996;27:339–345.

Información para el paciente

¿QUÉ ES LA HIPERTENSIÓN?

El término *hipertensión* es sinónimo de presión arterial (PA) elevada. Para la mayoría de las personas, una presión arterial por encima de 140/90 se considera hipertensión. El número superior, la presión *sistólica*, es la presión más alta en las arterias cuando el corazón late y las llena. El número inferior, la presión *diastólica*, es la presión más baja en las arterias cuando el corazón se relaja entre latidos.

Como parte del envejecimiento, los vasos sanguíneos en general se vuelven más rígidos, por lo que pueden dilatarse menos cuando la sangre sale del corazón e ingresa en las arterias. Por lo tanto, la presión sistólica en general es más alta cuando se envejece.

¿QUÉ CAUSA LA HIPERTENSIÓN?

En la mayoría de los pacientes no puede hallarse una causa específica de hipertensión; en el 10 % puede encontrarse una causa específica y a menudo aliviarse con algún tratamiento médico o quirúrgico.

El término usado para describir el tipo habitual de hipertensión ha sido *esencial*, pero es preferible usar *primaria*. Los factores involucrados son:

◗ Herencia.
◗ Obesidad.
◗ Ingestión elevada de sodio (sal).
◗ Estrés psicológico.

Además, a veces algunos otros factores desempeñan un papel, incluidos:

◗ Exceso de alcohol (más de 2 o 3 medidas por día).
◗ Fumar.
◗ La apnea del sueño.
◗ Medicamentos fitoterapéuticos.
◗ Fármacos para adelgazar y otros estimulantes, como la efedra.
◗ Inactividad física.

¿LA HIPERTENSIÓN PUEDE CURARSE?

Generalmente no. Algunas personas que disminuyen de manera considerable su exceso de peso, reducen la ingestión de sodio (o alcohol) o alivian su estrés, pueden hacer que su presión elevada vuelva a los niveles considerados normales.

¿CUÁLES SON LAS CONSECUENCIAS DE LA HIPERTENSIÓN?

Al elevar la carga sobre el corazón y los vasos sanguíneos, la hipertensión y otros factores de riesgo inducen infartos, insuficiencia cardíaca, ictus y daño renal. Otros factores de riesgo cardiovascular importantes son:

◗ Fumar.
◗ Niveles anormales de lípidos en la sangre (altas lipoproteínas de baja densidad [LDL, colesterol "malo"] o bajas lipoproteínas de alta densidad [HDL, colesterol "bueno"]).
◗ Diabetes.

¿CÓMO TRATAR LA HIPERTENSIÓN?

El tratamiento siempre debe incluir una modificación en todos los hábitos insalubres en el estilo de vida, incluyendo:

◗ Dejar de fumar.
◗ Perder peso.
◗ Incrementar la actividad física. La American Heart Association y el American College of Cardiology recomiendan realizar tres o cuatro sesiones de 40 minutos de actividad física aeróbica moderada a intensa por semana.
◗ Reducir la ingestión de sal, más fácil de cumplir con una dieta rica en frutas y vegetales frescos y cocinando en casa. La mayor parte de la sal proviene de las comidas procesadas, especialmente las ricas en almidones o hidratos de carbono (p. ej., un plato de pasta en un restaurante). Es importante leer las etiquetas de los alimentos procesados y evitar cualquiera con más de 300 mg de sodio por porción.
◗ Adoptar una dieta DASH (*Dietary Approach to Stop Hypertension*). Esta dieta es rica en vegetales, frutos secos, cereales, lácteos bajos en grasas, pescados, aves de corral; y reducida en: dulces, bebidas endulzadas con azúcar y carnes rojas. Cada individuo debe adaptar este patrón alimentario a los requisitos calóricos, preferencias culturales/personales y trastornos médicos como diabetes (para más información y recetas, visite la página http://dashdiet.org/).
◗ Beber sólo una cantidad saludable de alcohol.

En general se necesita algún fármaco antihipertensivo. Hay tres tipos principales:

▶ **Bloqueantes de los canales de calcio**, que abren los vasos sanguíneos.
▶ **Inhibidores de la enzima convertidora de angiotensina (IECA) y bloqueantes de los receptores de angiotensina (BRA)**, que contrarrestan la acción hipertensiva de la hormona angiotensina.
▶ **Diuréticos**, que eliminan parte del exceso de sodio y agua de la circulación.

A veces se necesitan otros fármacos:

▶ **β-bloqueantes**, que reducen la frecuencia y la fuerza de las contracciones cardíacas.
▶ **α-bloqueantes**, que reducen la PA y, en hombres ancianos, pueden mejorar los síntomas del agrandamiento prostático.
▶ **Agentes de acción central**, que reducen la adrenalina.
▶ **Otros vasodilatadores**, que, como los bloqueantes de los canales de calcio, abren los vasos sanguíneos.

Todos tienen efectos colaterales, y el paciente debe contactar al médico si no se siente bien después de comenzar con uno o más de estos fármacos. La acción de la mayoría de los fármacos puede reducirse por un aumento de peso, el consumo excesivo de sodio o alcohol, y ciertos fármacos, como los inflamatorios no esteroides (p. ej., ibuprofeno, etc.). El paciente debe informarle al médico qué medicamentos de venta libre o de prescripción está tomando. Los comprimidos deben tomarse diariamente a la misma hora, en general después de levantarse o antes de acostarse.

¿CÓMO ASEGURAR UN BUEN CONTROL DE LA PRESIÓN?

En el pasado, sólo se usaban mediciones ocasionales para determinar el grado de hipertensión. Cada vez se usan más dispositivos semiautomáticos operados con batería para asegurar un tratamiento adecuado pero no excesivo. Con tales dispositivos, que cuestan entre USD $40 y 100, el paciente puede monitorizar su PA, en especial si se hacen cambios en el tipo o la dosis de los medicamentos usados.

GUÍAS PARA MONITORIZACIÓN DE LA PA EN EL DOMICILIO

Equipos

El dispositivo debe validarse frente a la medición manual convencional en el consultorio médico para asegurar su precisión. El manguito debe ser lo suficientemente grande para rodear el brazo. Para la mayoría de los adultos debe usarse "un manguito grande para adultos". Si el dispositivo viene con un manguito pequeño, debe poder ser sustituido por uno más grande antes de ser usado.

Procedimiento

El paciente no debe fumar o beber café unos 30 minutos antes de tomarse la presión. Se debe sentar con la espalda y el brazo apoyados, el brazo al nivel del corazón (la mitad del pecho). Después de 3 a 5 minutos de estar sentado tranquilo, se deben tomar dos lecturas separadas por 1 minuto. Si las dos mediciones difieren en más de 10 mm Hg, se debe tomar una lectura adicional cada minuto hasta que estén dentro de los 10 mm Hg.

Se deben registrar de la siguiente manera:

Fecha	Hora	Primera lectura	Segunda lectura	Circunstancias
3 de mayo	7 a.m.	150/95	145/90	Antes del desayuno
5 de mayo	6 p.m.	135/85	130/80	Después del ejercicio
7 de mayo	8 a.m.	110/70	105/60	Mareado después de levantarse

La American Heart Association recomienda realizar la monitorización de la presión arterial todos los días durante una semana a la vez. En cada uno de esos días, se deben tomar dos mediciones todas las mañanas antes del desayuno (y antes de tomar los comprimidos) y dos mediciones cada noche (después de cenar). Durante esta semana, se deben tomar mediciones adicionales si el paciente no se siente bien, como si está mareado o tiene un dolor de cabeza intenso. En general, el paciente no puede decir cuándo tiene presión alta, pero puede elevarse si está ansioso.

Si las mediciones se realizan con la finalidad de diagnosticar hipertensión, es posible extender el procedimiento otra semana.

Si las mediciones se realizan para monitorizar el tratamiento, el procedimiento puede repetirse cada mes hasta que la presión arterial se encuentre en el rango de objetivo: en general en un valor promedio global de menos de 135/85.

Las lecturas pueden variar hasta 40 mm Hg de un momento al otro. Rara vez permanecen iguales. El paciente debe llevar su diario consigo en la visita al médico. Una vez que la presión arterial está bien controlada con un régimen terapéutico bien tolerado, el paciente no necesita monitorizarse la presión durante varios meses.

Se puede obtener más información en la página de la American Heart Association, www.**heart**.org/.

Nota: las páginas seguidas por una "f" indican figuras; aquéllas seguidas por una "c" indican cuadros.